内村祐之・吉益脩夫監修
福島 章・中田 修・小木貞孝編集

日本の精神鑑定

［増補新版］

重要事件25の鑑定書と解説　1936-1994

みすず書房

日本の精神鑑定　増補新版　目次

日本の精神鑑定

現代の精神鑑定

凡例

一、本書は『日本の精神鑑定』（みすず書房、一九七三年一月刊）および『現代の精神鑑定』（福島章編著、金子書房、一九九九年三月刊）を合わせて一書としたものである。

一、構成は「日本の精神鑑定」・「現代の精神鑑定」の二部構成とし、「日本の精神鑑定」には元本の巻末年表をのぞきすべて収録し（「監修のことば」「あとがき」を含む）、「現代の精神鑑定」には、元本の最終章に掲載されていた「連続幼女殺人事件」をのぞき、すべて収録した（「まえがき」を含む）。巻末にはそれぞれの元本にあった「執筆者紹介」を、最新の情報にもとづいて編集の上、付した。

一、今回の増補新版にあたり、字句の訂正は最小限にとどめた。

一、「精神分裂病」「精神薄弱」など、今日では不適切な表現が頻出するが、執筆時の時代性や本書の資料的性格を重視し、そのままとした。

日本の精神鑑定

監修のことば

裁判の正確さを期するにあたり、精神医学の知識と経験とが、しばしば非常に重要であることは、文化国家において、古くから、裁判精神医学という特別な専門分科が確立していることから明らかである。のみならず、その重要性は時代と共に認識されつつある。

この分野の受持つ領域は多岐にわたるが、その要とするところは、精神医学の専門知識をもって、裁判をも含めた司法行政の科学性に寄与しようというところにある。そしてそれらの中で精神鑑定は、精神医学の専攻者が最もしばしば関与する業務である。

精神鑑定にもさまざまの場合があるが、日常圧倒的に多いのは、刑事事件の被告人が、事件を起こした当時と、現在すなわち裁判時とに示す精神状態の鑑定である。事件当時被告人が、自己の行為に対して責任をもち得る精神状態にあったか否か、また裁判に当たって正常な答弁能力をもっているか否か、これらの判定に資するために、裁判所は専門の鑑定人の意見を徴するわけである。

われわれの永年の経験によると、特長のある精神異常のゆえに、専門家としてはきわめて鑑定の容易なものもあるが、そのような場合はむしろ稀で、多くの場合、鑑定は非常に困難である。時によると、二人以上の鑑定人の意見が食い違うようなこともある。つまり、裁判所側が明瞭を期し得ないような精神状態は、専門家にとっても問題である場合が多いわけである。

このような事情からも推測されるように、鑑定人は鑑定のために実に大きな努力と苦心とを払う。精神鑑定書はそれゆえに、鑑定人の苦心の結晶であるばかりでなく、時には重要な学術論文たるにふさわしい内容をさえ具えている。ところが、このような鑑定書は公表される機会が少なくて、多くの場合、数人の裁判当事者の目に触れるだけで終ってしまう。これは、重要な、また興味深い資料の死蔵であって、惜しみても余りあることである。ただに学問的興味のみに止まらず、世間の耳目をそばだたせた事件の犯人が、どのような精神状態で犯行を犯したかということは、広く一般人の関心を呼ぶことでもあろう。私自身、自分の関与しなかった幾つかの事件について、そのような一般的関心をそそられたものだった。

かねがね、このように感じていた私は、こうした精神鑑定書を集めて一書を作ったらば有益ではあるまいかと思っていた。私自身が鑑定したものの一部は、かつて印刷に附したが、この本はすでに絶版になっている。そこで私は、私以外の専門家の手に成る非常に興味深い精神鑑定書をも集めて、これを一書にしてはと、さきに提案したことがあった。これは幸い多くの同僚諸氏の賛成を得て、その代表作とも言うべき数々の資料が寄せられた。本書の骨子をなすものがそれである。一見して、私がかねて知りたいと念願していた資料の多くがここに集まっているのに感銘した。それは学問的興味に止まらず、人間性に根差した、うそ、いつわりのない、真実そのものであり、それゆえにスリルに満ちたものである。

しかし重要な精神鑑定書の多くは、詳細をきわめたものであるのみならず、正確を期するために、多くの陰性所見までをも網羅しているので、冗長とさえ思われるものである。そこで本書では、これを一般にも読みやすくするために、適当に取捨、整理して編集し、適宜解説を加えた上、被告人のその後の運命をもできる限り追求することとした。この面倒な仕事を引受けられたのは、裁判精神医学に経験の深い中田修、小木貞孝、福島章の諸君である。これらの諸君の骨折によって、本書が単なる精神鑑定書の公表以上の内容をそなえるようになったと信ずるものであって、諸君の労に対して厚き感謝なきを得ない。

本書はまた法律家に対して、その精神医学への理解を深めるために参考となると思う。もともと法律家と精神科医とでは教養の内容に大きな相違があるために、相互に十分に理解し合うことは困難である。しかしこの困難は双方の努力によって克服されねばならない。かつての裁判精神医学の権威者アシャッフェンブルグが言ったように、両者が各々の職分を守りつつ、互に手を携えることこそ、科学的裁判業務を進歩せしめる道である。そして本書は代表的な精神科医の立場を示すものと言えるであろう。

法律と精神医学との境界にある広い領域を進歩させるのに何よりも必要なのは相互の信頼関係である。この信頼関係に欠けるところがあれば、進歩は阻害され、逆行現象さえ起こしかねない。この意味で、私は当今の若い世代に見られる対立ムードを、深い憂慮をもってながめているものであることを、最後に附言しておきたい。

一九七二年四月

内村祐之

大本教事件

〔昭和13年・精神分裂病あるいは拘禁精神病〕

三浦百重

目次

解説

大本教は明治25年、開祖出口ナオによって開かれた宗教である。ナオの娘すみ子（二代教主）の婿出口王仁三郎《わにさぶろう》は組織者としてもすぐれた人物であったため、大正時代に入ってから大本は大きな発展をとげ、大教団となったが、大正10年第一回の弾圧を受けた。王仁三郎をはじめ多くの幹部が起訴され、不敬罪・新聞紙法違反に問われたのである。

その後王仁三郎は大陸に渡り、「大本ラマ教」を作ったり、種々の政治活動に関係したりしていたが、昭和3年からふたたび教団の再編成に力を注ぎ、以前にまさる大隆盛をみた。京都府亀岡に本部がおかれ、豪壮な神殿楼閣が築かれ、数十万部の機関紙が全国の信者に送られていた。このころ大本教に走った人々には大学、高専出のインテリが多かった。活動家の半数以上は専門学校以上の学歴のあるインテリであり、彼らは当時の世相に愛想をつかして大本教に走ったといわれる。昭和10年前後の信者は八百万人と称せられた。当時の日本の人口は約七千万人であるから、当時の大本教がいかに巨大な力をもっていたかが解る。

しかし、昭和10年12月8日、第二回の大弾圧が開始され、三百人近い信者が検挙され、出口王仁三郎、すみ子夫妻をはじめとする六一名が治安維持法違反、不敬罪、出版法新聞法違反などで起訴された。亀岡、綾部の本部・施設は爆薬で破壊され、教団の財産は徹底的に破壊され収奪された。弾圧を受けたのは大本教ばかりでなく、昭和12年4月には「ひとのみち教団」が弾圧を受け解散を命ぜられ、昭和13年11月には「天理本道」（教祖大西愛次郎）も大弾圧を受けて解体した。大本教弾圧は、国民の信仰の自由が奪われ、やがてはキリスト教に対する弾圧などにもエスカレートして行くファシズムへの道程の最初の一石であったということができる。

さて、大本第二次弾圧は昭和10年12月に始るが、一審公判が開始したのが二年半後の昭和13年8月10日、一審判決が四年後の昭和15年2月29日（治安維持法・不敬罪ともに有罪）、二審判決が六年半後の昭和17年7月31日（治安維持法無罪、不敬罪のみ有罪）、上告審判決がじつに九年九ヵ月後の昭和20年9月8日（上告棄却）という、長い経過をとった。出口王仁三郎、すみ子、伊佐男らが保釈出所を許されたのは、拘禁後六年八ヵ月の昭和17年8月であり、もっとも短い人でも約二年の拘留を受けた。

逮捕された人数からいっても、拘留期間からいっても、この事件はけたはずれに大きなものであった。この事件が被疑者（被告人）に大きな苦痛を与えたことは想像に困難でない。特に、帝国憲法下において「逆賊」「国賊」「不敬の徒」とみられた大本教の人々に対する取調べが今日の想像を絶する苛酷なものであったことは、多くの記録が明らかにしている。拷問に耐えかねて命を失ったもの、自殺したものもすくなくない。昭和11年に起訴された六一人の被告人中、昭和20年の上告審判決までに死亡したものは一六名を数える。

ここに掲げるのは、昭和10年の弾圧にさいして、教団の最高幹部の一人として逮捕され、獄中で精神病様状態に陥った出口元男の精神鑑定書である。鑑定人は当時の京都帝国大学医学部三浦百重教授である。

出口元男は、大本教団では出口日出麿と称し、三代教主出口直日（朝野）の夫で、現在は教主補の地位にある。第二次大本教弾圧事件当時、元男は四〇歳の働きざかりの年齢であった。王仁三郎を助けて教団を運営、推進する中心人物の一人であり、さらに王仁三郎の女婿として、将来の教団を背負って立つ後継者と目されていた。実際、元男は精力的で、人望のある、すぐれた指導者であったようで、全国を宣伝行脚して大本教の教勢拡大に活躍し、昭和6年以降はしばしば朝鮮、満州に渡って布教や社会事業に活躍した。彼の活動の特徴の一つは、他宗派、各種団体と提携し、それらを組織統合してゆく能力にあったといわれる。教団の最重要人物の一人である彼に対して、当局の取調べがとくにきびしく苛酷なものであったろうことは容易に想像されるのである。

三浦鑑定の結論を要約すると、

一、佯狂（詐病）ではなく、真正の精神病である。

二、精神分裂症がもっとも疑わしいが、

三、拘禁精神病も考えられる。

四、知性の完全な運用は困難である。

ということになろう。現在の時点から見て三浦教授の診断がきわめて正確であったと思われるのは、症状から考慮して精神分裂病を疑いながら、なお拘禁精神病の可能性を残しておいた点である。実際、鑑定書の記載の中には精神分裂病様の状態像の中に、症状の流動性、的はずれ応答の目立つ点、わざとらしさがみられる点など、拘禁精神病の特徴とも思われるものが注目される。

ところで、出口元男の病気が精神分裂病であるか、拘禁精神病であったかについての判断はこの解説のよくするところではない。元男はその妻が教主であるため、現在も大本教主補の地位にあるが、「社会的活動はほとんど停止したまま、亀岡の自宅で療養に専念しておられるようである」（出口日出麿「生きがいの探求」中の梅棹忠夫解説。講談社、昭和41年）という。これは「獄中生活によってすっかり健康を害されたため」であるが、有能ですぐれた指導者であった人がその活動能力を失ったことは事実であるらしい。ちなみに、前掲著書も出口元男の若い時代のノートを教団関係者が編集・出版したもので、最近の著述ではない。

鑑定書には面会の妻子に子の安否をたずねたり、わが子をそれと認知しなかったりする症状が記述されているが、この状態を妻直日は次のように歌っている。

うつろなる夫の魂誰にむかいわが訴えむもとにかえせと

　痾《かん》高く朝より叫ぶ夫の声治安維持法に苦しみし過去がいまにつづいて
　君なくて一日をだにも生きがたきおのれの心いまぞしりたり
　こなごなにうち砕かれしわがこころもとにかえらむすべはなきかな
　父のことというなといえば幼心に聞きわけたらむいわずなりぬる

　ところで、出口元男に関するこの三浦鑑定は、元男一人の責任能力・訴訟能力に影響しただけでなく、大本裁判全体にも大きな衝撃を与えた。何故なら、精神病状態にあると鑑定された元男の予審判事調書が、理路整然としており、判事の作為であることが疑われたからである。大本側は判事らを公文書偽造で告発した。これは不起訴となったが、裁判所は取調にあたった警官や検事を証人として召喚して、拷問や作為の有無を調査した。

　大本側の文献（出口栄二「大本教事件」三一新書、昭和45年。出口京太郎「巨人出口王仁三郎」講談社、昭和42年など）によれば、元男の精神異常は、拘禁まもない昭和11年春にさかのぼる。これに対して、三浦鑑定書によれば、発病は昭和12年3月以降と推定されているが、その根拠は昭和11年7月初旬の検事調書、および昭和11年7月14日から昭和13年7月4日にいたる予審判事訊問調書の供述が整然としていることにある。しかし、検事調書予審調書の信用性を疑うとすれば、この推測には疑問があり、昭和11年10月頃の神経衰弱様状態を精神障害の始まりと考えることも出来る。

　大本裁判の詳しい経過は割愛せざるを得ないが、この鑑定書が大本教弾圧と旧憲法下における裁判の悲惨さを証言する上で一つの重要な資料であることは強調しておきたい。


（福島　章）

治安維持法違反被告人出口元男精神状態鑑定書

現住所　京都府何鹿郡綾部町大字本宮小字下三十二番地
本　籍　同右
氏　名　出口元男
明治三十年十二月二十八日生

右被告人に対する治安維持法違反被告事件につき昭和十三年八月六日京都地方裁判所第一刑事部に於て裁判長判事庄司直治は予に命ずるに左記事項の鑑定を以てせり

鑑定事項

一、被告人出口元男の精神状態に現在異状ありや否や
一、若し異状ありとせば
(1)　異状を生じたる時期
(2)　異状の程度如何

依って予は宣誓受命の上与へられたる鑑定資料即ち本件記録、証拠品中被告人の日誌、刑務所身分帳簿並に被告人の留置後認めたる書翰を閲覧し、又昭和十三年九月二十九日、同年十月十三日、同月二十日、同月二十五日、同年十一月十五日の五回中京区刑務支所に於て親しく検診を重ね、更に同年十一月二十六日より同年十二月六日

に至る期間は京都帝国大学附属医院精神科に於てその状態を観察し、同年十二月九日再び上京区刑務支所に於て検診を施し彼此考覈して此の鑑定書を作る。

一　遺伝歴

遺伝に関する詳細は判明せず。乃ち被告人の実父は昭和二年死亡し（行年七十歳にして脚気の為め斃ると云ふ）、母（六十八歳）は現在す。元男に同胞六人あり。末妹登美子は幼時脳脊髄膜炎に罹り、一旦治癒せしも、学齢期に入り癲癇発作を発し、精神機能漸次頽廃し、為に十六歳にして死亡せり。

被告人に三子あり、その健康につきては詳にし難し。

傍系にありては、母方の叔父と父方の叔母と血族結婚し、その間に生れたる被告人の一従弟が憂鬱症を疾むと云ふ。

医師坂部浩の証明書によれば河原弥市なるもの早発性痴呆症に罹り、一般衰弱の為め終に二十八歳にして死亡せること知らる。是れ凡らく前者と同一人なるべし。

以上要するに、被告人は多少の精神病的負因を有するものなり。

二　生活歴

被告人元男は明治三十年十二月二十八日岡山県倉敷町阿知町呉服商亡仁科清吉の次男として生れ、生後直ちに実父の伯父なる同県浅口郡連島村字西の浦質商高見和平次の長男とし入籍され、その手に養育され、居村の小学校に学び、大正五年四月岡山県立岡山中学校を卒業し、次で第六高等学校を経て、八年九月京都帝国大学文学部国文科に入学、後同大学史学科に転し、通学すること一年余にして、大正十二年六月同科第二学年の中途にて退学し、約半年の後京都市仁和尋常小学校の代用教員となりしも、十三年三月（或は秋頃と云ふ）之を辞し、専心大本教に奉仕せんとし、亀岡に赴き、天恩郷作業課員となりて労働生活を送り、翌十四年二月綾部に転して本宮庶務科受附係を勤め、十五年には同所天声社編輯部員となり、昭和二年本部地方宣伝課次長に進む。之より先被告人は、前夫と離別し独り生活せる出口王仁三郎の長女朝野に中等程度の東洋史を教授し居りしが、終に之れと情を通し、昭和三年二月朝野の婿養子となり、翌四年高見家を実弟に譲り出口家に入籍す。爾来教主補佐、教主補皇道大本総統補、其他同教の重要地位を占め、常に幹部として諸般の事務を統轄せり。其の間三子を挙ぐ。

而して、被告人は幼時より家庭の影響を受けて信仰心厚かりしが、高等学校在学中偶々大本信者なる同窓生の勧説により、同教の講習を受け、神霊の実在を認識し、爾来通学の傍、天声社大正日日新聞の事務を助けたることもありき。綾部に移りてよりは専心大本教に奉仕し、日常事務の傍屡々各地を巡歴し、或は講話により、或は著作により同教の宣伝に、拡大に務めたるが、為めに昭和十一年七月十三日治安維持法違反として起訴せらるるに至れり。

自ら云ふ所によれば、小学校中学校に於ける学業成績は常に優秀にして、文芸、園芸をその趣味とし、酒、煙草は之を嗜まずと。

この間疾病としては、検診時鑑定人の問に応じて脚気及梅毒を疾めりと云ふも、その言には当意即答的の点ありて、直ちに之を信じ難し。然れども、その日誌中には日常何人も相遇する倦怠、疲労、或は軽き下痢等を除きても稍注目に値する記載あり。今、その二、三を挙ぐれば

「昨夜は背の中心ひりひりとして寝つかれない程痛かった。今日は右に廻って軽くなった夕方礼拝に出る決心をしたらもう何ともなくなった」（昭和三年一月二十二日）

「左の横腹に荒壁色の霊蛇首を窺けておりさては此奴に四五杯喰はされたりと懸命に鎮魂す、実に油断も隙もならぬことなり」（昭和八年四月十八日）

「みそ落の背部、脊髄の両側が熱っぽく重たい、これは呼吸器患者の霊気映れるなり、（中略）午后は右脇腹きりきり痛み、それが止んだかと思ふと両方の腎臓に凝りを覚ゆいやはや今日は悪夢に追ひかけられながら霧の中を突貫して居る気持」（昭和七年八月三十一日）

「みそ落緊縮感あり耳鳴す」（昭和九年十月十四日）

無論斯る記載を以て俄に彼に病変ありと断定するは早計なるも、被告人木下愛隣訊問調書抄本中には「出口元男は何か考込んで居る様な時に一寸ぼんやりして居る様に見えました」とあり、又被告人松田盛政第十九回訊問調書抄本中には「日常の言動は神憑り式とても申して宜しいか絶へず妙な動作を為して居りました」とあると彼此照合し、其の性格に多少偏倚乃至神経症の如きものありしに非ざるやを疑はしむ。かくて弁護士前田亀千代同赤塚源二郎上申書によれば昭和十一年二月には高度の神経衰弱症の診断下に京都赤十字社病院分院に入院加療せるものの如きも、同年七月三日の検事聴取に対しては「多少の関節炎と頭の具合の悪い様な気味が残ってますが取立てて何処が悪いといふ様な処はありませぬ食事等もおいしく頂いております」と自陳し、其言ふが如くんば、病症の寛解せるを示し、身分帳簿中視察表に十一年十月五日神経衰弱の理由により肉汁の購入を許可され、同月七日の欄には精神変質病、休養解除すとの保健技師西尾利次の記述あるのみにて詳記なきに鑑み、自覚的にも他覚的にも著しき変化はなきに至れるものなりと考へらる。

三　現在状態歴

然るに視察表昭和十二年三月八日の項には「本被告人は精神沈鬱性、表情鈍にして時々無為的に高笑することあり、精神内界の稍々変常あるものと認めらる云々」の保健技師杉下学人他一名の記載あり、神経衰弱（精神変質症）として医の診療を受け、十二月八日に至れり、此間病牀日誌によれば、服薬不定、時に頭病を訴へ、時に無為、時に独語、空笑あり。或は興奮し、不得要領なることを饒舌するも、意識溷濁、幻覚は欠き、妄想も著明ならざりしが如し。又視察表には十二年十二月二十一日及び十三年一月二十二日の両回居房に於て備品を抛ち、物品を破壊し暴行せる旨の記載あり。

接見の際の記録には昭和十三年一月迄は或は頭の具合よしと云ひ、或は元気なりと云ひ、愛児を案じ、裁判の結果を憂ひ敢て異常なきも、十三年三月二十六日朝野との応対には末子の年齢を尋ね、四歳なる旨を告げられしに、「馬鹿なことを云へ五年生になったのとちがうか云々」と答へ、末子を示されては「そんな子は何処の子か」と云ひ、被告人の子なるを教ゆるも「わしは知らん」と称し、七月二十日の弁護士との接見には何事にも殆ど「そうですか」とのみ答へ、又九月一日朝野との接見時には、入用物を問はれて「へー左様なら又来て下さい」、健康を尋ねられては「雨は降って来ませんか」とのみ云ふ等人目を惹くものあり。

信書にも

「拝啓仕候陳者この節小生事撃剣が致し度相成候御座候頓首再拝のところこのごろ朝雨にてすがしく相成申候今朝は格べつよろしく雀むらがり鳴き出しおもしろく御座候お祭ちかみ甘酒いたゝき度候小供は無事の御意念にや」（十二年五月十一日消印、出口直日宛）

「拝啓向寒の候高堂各位御健全にて御消光被遊候や御伺ひ申上候降而弊店皆々無事暮居候間御安意被下度候ところでしよしやの一本杉どうそおめこを御大事に御守護の程願上奉り候頓首」（時日不明、出口宇知磨宛）

の如く一見解し難きものあり。
而して、昭和十三年八月五日付保健技師松岡功の診査書には一過性の幻臭、幻聴と共に、注意及び追想力の軽度の障碍並に感情鈍麻ありとなし、この故を以て被告人が正常者にあらざることは確実なりとせり。

然るに、再び身分帳簿を顧るに、上掲の如く異様なる応答をなせると同時期に於てすら、他方に被告人は全く正常と思惟せらるる答をなせること敢て尠からず。

之を例へば、上記の三月二十六日朝野との会見中にも或は子女の消息を尋ね、或はその収監後新に移転せる留守宅の模様を質し等し、又知已日向良宏其他との接見時の応対にも屢々来訪、差入を謝し、普通の如く健康を語る等のことあり。

之れと同様の事実はその信書中にも認めらる。即ち

謹啓仕候此節御機嫌よろしく御座なされ候や御伺ひ申上候小生無事消光罷在候間御安意なし下され度候其後小供も御世話にて難有く御座候早々拝具（時日不明出口王仁三郎宛）

拝啓其後御無沙汰仕候処拙者無異御休心下され度候先達は御面会亦さいさいの御差入れ難有く拝謝奉り候五月雨時分かに存し候処御身体大事になし下され度拙者も大事になし申候頓首再拝（昭和十三年五月十三日消印出口直日宛）

の如く、何等健常人のなす所と異変なきものも存す。

更に昭和十一年七月三日より同七日に至る四回の検事聴取書にあらはれたる被告人の陳述、同年七月十四日より昭和十三年七月四日に至る間に於ける二十四回に及ぶ予審判事訊問調書に記されたる答弁を観るに、その抱懐せる思想の如何は別とし、叙述は理路明白にして、思惟過程に障礙あるを想はしむるもの全くなく、唯各調書の末

尾に認められたるその姓名の自書が彼の信書、或は日記等の書体に比し、明かに自由奔放の点を欠くを見るのみ。以上要するに被告人は昭和十二年三月頃より既に人目を惹く異様行動ありしと共に他方健全なる精神活動もありしものと推定さる。

四　現在状態

被告人は十一月二十六日の検診に於て鑑定人の問ふがままに「悪い処は頭です……しゃんとしません」と答へたる他はその健康に就き自覚的症状を与へしことなし。精神科入院中も尿利便通可良にして、十二月四、五の両日は不食なりしことありしも他は規定の食事を全部平げ、食慾も不振と云ふべからず。唯睡眠について問へば尋常なりと答ふるも、看護手の観る所によれば夜間数回覚醒し、時には暁方までも眠をなさざることあり、不眠ありとなさざる可からず。検診の全期間を通じ、被告人元男の精神状態には著変を認めざりき。故に一括して、之を記載せん。

一般状態

被告人は一般に元気稍劣しき風あるも未だ疲労衰憊せりと云ふには遠し。体姿も既述の如く前屈するも、敢て意気消沈せるが為めのものに非ずして、却って脊柱前彎なる身体的原因に基くものなり。顔貌は茫乎として表情運動不活発なるも、甚しき仮面状は呈せず、時に微かなる不快、憤懣等の色露はれ、放置するも全く空虚となることなし。況んや表情の倒錯は毫も認めず。然るに、一方被告人は屢々其眉間に顰縮を表はし、或は口を半開に保ち、或は視線を転々とし、或は対手を正視することなく、一見奇異の感を生ぜしむ。依って、試みに之れを叱責するに、数次にして、漸く是等異様表情は消失す、されどその持続は短時間にして、毎に旧態に復し、終には全く外部の干渉により之れを更変することなきに至る。著衣は比較的整然とし、身体の汚染することなきも、高等なる情操の存在は疑はしく、之を例へば、検診時出入に際し時々一揖して感謝の辞を言ふことあるも、又時に全く斯ることに関しては風馬牛に過ぎ、その前者にありても礼譲の表現は甚しく粗略にして、慇懃を欠く。歩行、書字等に於ては衒奇的の点を認め難きも被告人は毎常、時あれば或は「うー、うー」と長大息し、或は「げー、げー」と曖気を出すが如き風をなし、甚しきは低声に意味不明の言を囁く。この独語は検診に於けるよりも入院中病室にて一人臥牀する時に於て甚し。

意識

意識は常に清明にして、時に鑑定人を指して「弁護士さんですか」等云ふも、次回に於て教へざるに医師たることを認め、刑務所を「拘置所の一種です」と惚けたる返答をなすも二三問の後「刑務所にいつ来たか」と問へば、之を領解したる返答をなす等により、人、所に対する指南正しく行はるるを知る。日時に就きても時に誤答することなきに非ざるも、後に記すべき当意即答的のものを除外して考ふれば、悉く外界との交渉少き被告人の現在状況より当然齎され得べき範囲のものにて、此の指南力にも障碍なきを知る。

意志行為

一見茫乎として無気力なる観を呈し、殊に精神科病舎入院中も同室の他患と交渉を持つこと少く、昼間も多くは一人臥蓐を守り、無為症の存在を想はしむるものあり。然れども毎回の検診に於てその内容は暫く措き、問には迅速に反応して答を作し、命令には直ちに随従して書字等を円滑に遂行す。唯稀に緘黙して答へざることあるも、夫等は明に被告人に不快なる情緒を随伴するものにして、同時に不濾等の色あるを常とす。此を以て是を観れば、前段の故を以て被告人の意志の発動に減退ありと謂ふを得ず。却って彼は時として或は、他患と将棋を競ひ、或は食後自発的にその食器を片付くる等のことあるのみならず、時には興奮状態にすら陥れり、即ち、入院中十一月二十八日には動機の徴すべきもの無きに、走り寄りて「この婆、婆……」と叫びながら雑仕婦を殴打し、十二月二日にも同様のことあり、同月五日には突然臥牀を蹴って立ち、自己の足袋を脱して他患の蒲団下に押入し、一旦自牀に復帰せしも、再び腰巻パッチ等を脱で他の患者に投げ付けたることあり。鑑定人が検診中には斯る劇しき興奮はなかりしも、精神運動に若干の亢進あるは、之を明にし得たり。即ち被告人の態度には落付き少なく、椅座し居りても、或は上体を前後左右に動揺させ、或は手掌にて膝上を撫し、又前述の如く屢々独語及び笑声を発し、長大息する等のことありて、静粛を保つこと甚しく困難なり。加ふるに、是等の不穏挙動は全く無意味なりと観らるる以外に、毎に同一運動を反復繰り返し、所謂常同症の存在を明示す。

言語に於て拒絶症的傾向なきは前述の如くなるが、其他にありても毫も拒絶症の存在を検出せず。入院中の絶食もその前に於て看護人に絶食を予告せるを以てすれば、拒絶症の一示現たる拒食症とはなし難く、寧ろ一種の衒奇症状と解せらる。更に一層衒奇的なる行動は、十月十三日の検診中突然鶏の鳴声を真似し、入院中十二月四日には恰も猿に似て、四足にて室内を匍行したることありき。

而して発語、及び其他一般行動は幾分須忽に著手され、取って付けたるが如き感を与ふるも、明かなる衝動的行為は存せず。

感情

頭貌の示すが如く、一般に感情の発露は鈍麻し、刺戟に対し、深刻なる表出は欠く。例へば、談拘禁に及ぶも深く之を恥る色なく、妻子につき問ふも強くその安否を憂ひず、入院、退院に際しても括然とし毫も感情動揺せず。唯僅かに叱責せられたる瞬間には不快を露はし、執拗に追問すれば憤懣する為めか終に沈黙して答へざることあり。又十二月九日の検診中突然物音（水槽の溢水ならん）を聴くや、驚愕して叫を発し、九月十五日智能検査中、問題の解答に成功すれば、微かに安堵の風あるが如き、ある程度の鈍麻はありとするも未だ全き不管症は呈せず。されど前掲の如く、礼容全からざるのみならず、謙譲又は忍耐を以て検者に対することなく、自容的なり。十一月二十八日の検診には便用紙を検者に請ふ等のことあり。或は又何等憚る所なく平然として「ちんぼ」「せっちん云々」等の卑猥の語を弄することよりしても、高等なる情操の鈍麻は否むべからざるものなり。加ふるに、被告人の感情発動は単に上述の如く微弱なるのみならず、其の持続も亦甚しく短縮され、暫時にして旧の茫乎たる風に帰るを常とす。

叡智

叡智に陥欠ありや否やを被告人に於て定めんには深甚なる注意を要す。蓋し問診に於て当意即答的に出鱈目を云ふこと多きを以てなり。今此の点を考慮の中に置き以下の記述を進めん。

先づ被告人、注意力に就ては一見無頓着の如く見ゆるも、敢て鈍麻のあるものに非ず。検診時、例へば突然足音を聴き、雨音がしたる等の際には直ちに之れに注意を転向し、卓上の鉛筆が牀上に落ちかかるを見ては、直ちに手を延して之れを支へ、検診室に偶々新しき盆栽器具あれば出入時よく之れを熟視する等のことあり、注意はよく喚起せらる。一方彼はその視線を転々することあるもその凡ては検者の注視を避けんが為めにして未だ著明の散乱症はなく、殊に智能検査の際の如きよく問意に固定す。

而して周囲の事象の認識はその当を得るものの如く、妄覚の如きも十二月二日の検診に監房内にありて家人の声を聞けりと云ひ、或は入院中子供の吸口が見へるとも云ひ、其所に居らざる医師の息が臭ふとの言を為すも、俄に之を真の幻聴幻臭と断じ難きは、詳細を追窮すれば曖昧漠乎とし、強く之れを主張せざるにより知る。注意し、認識したるものに於ては領解も速に行はる。入院中隣牀の患者が治療の目的を以て施される注射の為め高声に叫ぶを観て、これを制止する看護手を詰れるが如きことあるも、かかる誤解は常人として許容し得べきものなる可し。

記憶に属しては一般問診に於ては、誤答を与ふること多きも、誤れるものも書かしむれば正答する場合あり、例へば第一回問診時郷里を問ふに「岡山県越中、富山、浅口郡」と云ひ黙するにより、筆紙を与へ記さしむるに、直ちに岡山県浅口郡連島町大字西之浦二五六番地と記し、大祓の祝詞を書かしむるに中途に於て之を廃するも、書きたるものにありては誤謬を認めず。又検診の回数等よく正答し、後述一般智能検査に於ても六位の数列を再現し得、又日常生活に於ても検診室より病舎に帰る際の如き、初めて自ら穿ち来りし履物を多数の中より直ちに撰び出す等より考ふれば、記憶、記銘に少くとも云ふべき障碍は無きものにして、その誤答は主として屢々云へる当意即答症あるが為めと解すべきなり。

然るに考慮行序、従ってその談話叙述に於ては人目を惹くものあり。即ち観念連合は一つの目的観念に指導せらるることなく、支離滅裂に陥ると共に、既述の行為に観たる常同症と同様、屢々理由なくして同一観念の反覆さるることあり、為めに叙述は連絡なき語句の錯雑せる集合に過ぎずして、その真意を解し難きこと多く、或は場合によりては更に洋語又は無意味なる語を混ずることすらあり。然らざるも屢々見当違ひの出鱈目を答へ当意即答症の顕著なるものあり。斯る異常は問診の随所に見るを得るものなるが、今その二三を掲げて之を例証せん。

問　何故刑務所に連れて来られた

答　存じません

問　自分の事だよ

答　連れて来た人が知ってます

問　自分のことぢゃないか

答　へー

問　何時から来て居る

答　百万年程
問　何が
答　印度が没落しました
問　誰がそんなことを聞いた
問　M、Cであります
答　真直に向きなさい
答　へえ
問　偽を云ふから真直に向けぬのだ
答　M、Cは印度の南で、どぶんと下りました。揚豆腐
問　豆腐はどうした
答　食べます
問　誰が
答　ビルマ。印度の土人

——以上九月二十九日検診記録中——

問　身体の具合の悪い所はないかね
答　ありません。悪い所は頭です。……しゃんとしません「かんけつ」と云はれました
問　「インテルミッテンス」か
答　「ノッホ」「ドッホ」……いあ……はあ「ダイニング」……「イエス」、へえ「ナイン」しっぽですへえ「ノッホ」「ノッホ」
問　何んです

答　「ヤア」「ヤア」です（熾に周囲を見廻す）
問　げえげえやるのは何時頃からか
答　げえげえ云ふのは……（考へる風あり）最近ですな
問　もっと前ぢゃ無いか
答　五六年でしたか……
問　げえげえの神様と云ふそうだね
答　……へえ
問　何時頃からか
答　綾部へ行ってからです。「ゲシュレヒト」「デッヒ」……へえ
問　退屈か
答　「ゴット」しばらくで御座います　又治ります、今会ひましたへえ……同じ様な青の風呂敷で御座いました、村長さんで御座いますか……（頻りに四周を見る）。飯時分ではありませんか
問　夫うだね
答　饂飩が好きで御座います。うどんが食べたう御座います
問　うどんとってやらうか
答　うどんとそばと云ふのがありますな
問　どちらが好い
答　……あった……「ドッホ」「ドッホ」

——以上十一月二十六日検診記録中——

斯くの如きは、毎常検診に観る所なり、又時に健常人の「しゃれ」に類することを云ひ、例へば「医専に入れて

下さい」と云ふにより大学へ入る資格がある旨を告ぐるに「専は先ですから」と云ふが如きことありて、斯る間にありても、音韻連合等外部聯合の多きこと察知さる。然れども、被告人は一定観念に就て常人と異なる内容を有す—観念の移動分離—と明かに思惟せらるるものなし。又妄想或は過価観念の存否も明かなるものなく、強迫観念に至りては片鱗をも示すことなし。

一般智能

十一月十五日の検診に於ては智性作用を一層明確にすべく、京都帝国大学精神病学教室改訂ヤーキスブリッヂ氏点数式一般智能検査を施したり。

得点を平均標準値と照合するに満十五歳の七七点を凌ぎ、成人の九一点に稍劣る。然れども未だ健常成人の範囲内にあるのみならず、不成功に終りたる問題も失敗の因由は彼が試験に対し真摯を欠き、当意即答するが為めなるは、不成功に引続き、他の、より困難なる問題を正解するにより、又試験が進行して、当意即答を減ずるに従ひ好成績を得たるに由り断言し得。

要するに被告人は現在一般智能に関しては少くとも云ふべき欠陥なきものなり。

然れども、茲に被告人の一般精神活動を通じて考慮せざる可からざる一事あり。即ち、被告人は上記の如く異様なる行動に出で、支離滅裂、当意即答的の語をなすも、その多くに於て作意的なりとの感を抱かしむ。加ふるに斯る異様行動も試に叱すれば之れを改め、支離滅裂、当意即答の中にも問意に適ひたる真実を語ることあり。更に亦感情鈍麻を示す一方、精神科に留置せられては、鑑定人に対し刑務所よりも本病院の好ましきを告げ、「先生の云ふ通りに致しますから、どうか先生……おまかせ……主治医になって、宜しく御頼みします、へえ……」「悪い所はおっしゃって下さい」と懇願し（十一月二十六日）、看護手には人を殴打したるが為め刑務所に送られたりと訴言し（十二月四日）、家郷へ入院の通知を認め（十一月二十八日）、留守宅の消息を知らんとし助力を請ひ（十二月二日）、「アーアー帰りたい」と独語し（十一月三十日）、或は「ぱんを食べたいが、あの人（同病舎の患者）が食べたそうにして居るからあの人にやって下さい」と同情を現はし（同日）、或は他患者を指し「あの人は気違の様ですね、少し変っていますね」と云ひ周囲へ関心を有することを示す。

以上の諸点より被告人の呈せる異常は或は故意に詐れるものにあらずやとの疑念を生ず。この点は鑑定上頗る重大なりと思惟せらるるを以て後章診断及説明の項に詳述せん。

五　診断並に説明

以上縷述せる所を綜括するに、被告人元男は生来多少の精神病的負因を有し、検挙以前より既に若干偏れる性格乃至神経症を有したるに非ざるやと疑はれ、鑑定期間を通じては身体的には何等特筆すべき異状を認めざりしも、精神的には表情の不活潑、高等感情の鈍麻、独語症、衒奇症、常同症、支離滅裂症、当意即答症に加ふるに不穏或は時として興奮を示す。加ふるに是等異様状態は屢々作意的の色彩を帯び、且つ、この異様状態と混じて、健康なる精神活動をも認めらるるものなり。

(イ)　被告人元男は佯狂に非ざるか

前節の末尾に掲げたる事実は、人をして被告人元男は現在真の精神病を疾むものにあらずして、佯狂ならんとの疑惑を懐かしむるものなるべし。故に、先づ此点より考察を進めん。今、叙述の明瞭を期して、佯狂の定義を記さんに、佯狂とは意識的に精神病を佯詐し、その症状と思惟する所を仮装するものにして、詐病の一種なり。従って、その異様状態発生の裏にたとへ自ら病たらんことを望み、或は病を佯らんと欲することあるも、夫等精神作用が意識下に沈潜する限りは佯狂と称し難く、ある精神病学者はかかるものに佯狂性精神病の名を与へし程にして、この場合は一種の心因性精神病なり。

以上の前提の下に、本被告人の状態を考察するに、標記の命題は否定さるべきものならん。抑々真実の精神病と佯狂との鑑別に就きては、古くより種々の方法が提案され居るも、その凡ては僅に一二の症候のみに係はるものにして、未だ該人格全体をとりて之れを鑑別する方法無し。換言すれば吾人は今、猶絶対に信頼し得べき佯狂の客観的鑑別方法を有せず。故に、茲に、之を他方面より考へんとす。

凡そ、被告人が審理を受くるに方りては、絶対的の真理愛を抱ける高潔なる人を別とし、大部分は譬へ健常人の範囲内にあるものと雖も、その生物的本能に基き、所罰の軽からんことを欲し、種々なる方便を講ずるなるべし。為に「精神病者は其の罪を軽減或は免除さる」との法律の規定がこの方便として利用さるることあるべきも、当然期待し得らる。然るに、事実は、一般に佯狂は甚だ稀に生じ、僅に被告人の一小部分に於て観らるるのみなるは何故ぞ。蓋し、健全なる精神の所有者が佯狂の如き不自然なる作業を遂行せんには非常なる努力を必要とすると共に、一方従来の教養等により被告人が体得せるその徳性は佯詐すること自体に対し、羞恥の情を意識的に無意識的に喚起せしめ、知性はその発覚を恐れ、本能の指す所に反し該行為への意志決定を困難にし、佯狂の発生を阻止せるが為めなり。故に厳密に云へば、長期に亘る佯狂者は夫れ以前に既に徳性の不完、知性の不透徹ありて、便利主義に傾くものなる可きは、恰も虚言者に於けると同様なり。

之を本被告人に就いて観るに、その生活歴に照し、又前記松田盛政は「元男の講演や其著書は理路整然たるものあります」と述べ、(同人第十九回予審訊問調書抄本)又木下愛隣は「話を致せば仲々確かりして居った様に思ひます」(同人第十四回予審訊問調書抄本)と告ぐるにより、又智能検査の結果よりして斯る理義を弁へざるものとは考へられず。唯其性格に関しては、今日之を精確に判定し得べき充分なる資料を有せず。従って吾人は多少断定に躊躇するものなるが、前に屢々反復せる性格の偏畸乃至神経症を認容するも、其日記等に現はれたる各種の徳目に関する記述並に衆人の上に立ちてよく之を統轄し絶大なる信仰をかち得たるその生活歴に鑑みて、其程度は未だ著明なる異常と計量すべきものにありしや大に疑はしく、却って偏畸は僅微にして、唯高潔なる人格との対照を作りしのみならん。故に若し仮に彼が今日演ずる異様状態が佯狂ならんには、彼自ら不自然に打勝ち、其の知性並に徳性の重圧を排除するを要し、為めに費す努力は甚だ大なるべし。一方、被告人は後述するが如く、現在観るが如き異様状態を続くること少くとも既に一年九ケ月の長きに及ぶ。茲に於てかこの長期努力の結果として、当然生理的原則に従ひ、心身二方面に亘り、極度の疲労、衰憊を来さざる可からず。然るに、本被告人の現在状態は之れに反して、上記の如く、全く他の因由を以て説明し得る軽度の意気消沈を示すのみにして、佯詐の将来せるものとしては甚しく軽きに過ぐ。是を以て鑑定人は本被告の作す所は佯狂にあらずと信ず。一般に、短時間の佯狂は可能なるも、長時間の夫れは不可能なりとする多数学者の見解は以上の推論を一層確実にするものならん。

更に、本被告人には異様状態と正常精神活動と混在するが為め、愈々人をして佯狂を想はしむる点につき校ふるに、詐病に於ては異常状態の中に健康なる精神作用を包含し、異様状態の生ずる機転は全く正規心理を以て説明し得べき理なるに、この場合は異様、正常の両者は融合或は統一すること無くして、別個各独立して雑然混淆し、恰も時計の振子の如く病的現象と健全現象を反覆示現す。かかる状態は或る種の慢性又は悪急性の精神病に於ては、毎に観る所なり。之れ乃ち、夫等に在りては、その精神欠陥は恒常的に曝露するものに非らずして、唯、欠陥出現の可能性を有するに止り、一旦出現するも或は不明の原因により自主的に、或は場合によりては叱責、強請等により他動的に欠陥は包被され、健全精神状態に復し得るに基く。故に本被告人が異様、正常の両状態を露はすを以て、直ちに之れを佯狂と断定するを得ず。而して、異様状態それ自体に就きても、佯詐せんとの動因を仮定せざる限り、その状態中には正規精神活動の片鱗をも窺ふを得ず。又一歩譲り、仮に佯詐せんとの企図――無論意識的に――を有するとするも、上述の如く検診其他に於ては彼は異様状態を露はしながら、他方に健康精神活動を示すは、利害関係より考へて、正規精神としては其の企図との間に矛盾ありとも云ひ得べく、少くとも佯狂なりとの積極的証明は之れを欠く。

或は云はん、多くの異様状態自体に於て作意的色彩を伴へるは佯狂の証左にあらずやと。思ふに然らず。定義に示せるが如く、詐病は意識的なるを要し、意識下に於て之れを欲するも佯詐するとは云ひ難し。然るに、かかる意識下の精神活動によりても作意的色彩の付与せらるべきはヒステリー患者の行動に於て日常凡ての臨牀家の認むる所なり。本件の場合にも之れと類を同ふし、殊に神経症の素質の多少とも疑はるる彼に在りては作意的に感ぜらるるは当然あり得べきことにして、従って、未だ佯狂とは断じ難し。かく観じ来れば、何れの方面よりするも佯詐するとの積極的証明なく、却って、本節の第一段に述べし理由により、本被告人は真の精神病を疾むものと思料せらる。

(ロ)　然らば被告人元男の現在状態は如何なる疾病に属せしむべきや

現在状態に述べし所により、本被告人の中枢神経系統には粗大なる器質的変化なきは明かなり。又屢々言及せる性格異常乃至神経症も現在状態の診断には重きを置くの要なし。而して又嘗て京都赤十字社病院分院に神経衰弱にて入院し、身分帳にも同様の診断名を見るも、神経衰弱によりて被告人の現在示すが如き狂的病像は絶対にあり得べからざることとなり。然るに、本章の冒頭に綜括せる表情の不活潑より興奮に至る迄の諸症候は悉く、最も屢々精神分裂症に於て観らる。

然れども今少しく考ふるに、是等諸症候は該症の二次的症候に過ぎずして、他の疾病、之れを例へば白痴等にも発現することあり、故に、精神分裂症と診断するには、更に進んで、その基本的症候たる自閉症と多価性とを証せざるべからず。今少しく岐路に入り説明せんに、自閉症とは不可親性の反面にして、本症の患者は実在の世界の他に自己の世界を創造し、時に実在の世界に復帰することあるも、須臾にして創造の世界に逃避し、自己の病的思索に満足し、之によりて多く行動す。為めに健康人はその行為を理解し難く、且つ他より之を左右し得ざるを謂ひ、又多価性とは、健康者に於ては一義なるべき精神現象が分裂して、統一を失ひ、多数の意義、相反する心情が同時に並存する状態なり。例へば同一人に対しても愛と憎とを同時に感じ、甚しき場合には顔面表情の如きも、その上半部は泣顔となり、下半部は笑顔を作る等のことを生ず。為めに本症の患者は健康者との精神的交通に欠け、感情的に共感を失ふ。

本論に立ち還り、本被告人に就きこの点を吟味するに、その異様行動の動機、成立機転等が全く吾人の理解の外にあるは元より、周囲への関心を示すこと稀にして、一般には他との交渉を殆ど求めず、病舎内にても、大方、一人自牀を守りて、他患と交歓することなかりき。叱責すれば、時には微に憤懣等を示すも、直ちに旧態に復し、概して人の喜に喜ばず、憂ひに憂ひざる点あり。一例を云へば、入院の始めは病院に永く在院せしめられんことを請ひながら、巡査に連行され退院するに方りて何等落胆の風等全く見られざりしが如し。

検診中にも毎に矛盾したる言動を示し、身分帳にも子供の安否を問ふと共に他方其子供は吾子に非ずと（昭和十三年三月二十六日）なせる記載ありて、本被告人は精神分裂症の基本症候を若干具有するものと考へらる。然れども、此の点に就いて鑑定人の獲たる所は比較的少く、或は、本症は拘禁による精神分裂症的反応なるやも知れず。殊に作意的色彩あるは益々其疑を抱かしむるものなり。而して、凡らく、この両者の鑑別は彼が拘禁をとかれ、自由を得たる暁に於て始めて正確に決定し得らるるものならん。

翻って、彼の遺伝及既往を再検すれば、夫等は精神分裂症ともよく一致連絡するものなり。乃ち遺伝に現はれたる精神分裂症は（早発性痴呆とも云ふ）もとより、刑務支所の病牀日誌に記載されたる神経衰弱なる病名も、精神分裂症の初期に於ては屡々神経衰弱様症候を呈すとの成書の記載と合致し、よく理解し得らる。

(ハ)　現在症発生の時期

次に、本症発生の時期を考察するに、昭和十一年二月神経衰弱の診断下に（鑑定人には下痢の為めと云へり）医療を受けたるも、其後退院し、十一年七月三日より七月七日に至る四回の検事聴取には各回とも整然と大部に亘る陳述をなし、身分帳にも同年十月五日に至り初めて、神経衰弱の為め滋養剤の購入許可あるに及ぶ迄、何等疾病につき記載見ざるよりして、譬へ之れが精神分裂症の初期徴候なりしとするも、同症は一旦寛解し、健康を回復せるものなるべし。又之れが真の神経衰弱症なりしならんには、本症とは全く別個のものにして考慮の要なし。かくして鑑定資料よりすれば、現在状態の発生ありと確言し得るは、刑務所病牀日誌に記載ある昭和十二年三月以後なり。

(二)　被告人の精神障碍の程度

本症発生は前述の如く推定さるるが、予審訊問第一乃至第四回は健康時に訊するものとして、暫く措き、十三年六月三日に始り十三年七月四日に至る第五乃至二〇回の同訊問に於ても、被告人は問意に適ひたる詳細の陳述をなし居れるを以て観れば、前述したる病的示現と健康示現との混淆に於て、当時健康なる精神生活を示すこと現在より遥に多かりしものなるべく、現症は其後に於て急速に増悪せるならん。而して、現在の状態にありては健康なる精神活動のあらはるることは頗る断片的にして、たとへ知性の障碍は未だ少しと雖も、情意の障碍と相待ち、為めに一般を通じては、知性の運用完全せず、理義に徹底し難きものと思料す。殊にその障碍は健康人と量的と云はんより質的に異るに於ておや。

六　鑑定

一、被告人出口元男は現在真実の精神病に罹り、病名としては精神分裂症が最も疑はしきものなり。而して

(一)　本病症発生の時期は昭和十二年三月頃と推定され、

(二)　現在異状の程度よりすれば、知性の完全なる運用は全く望むべからず。

右鑑定に及び候也

昭和十三年十二月二十一日

鑑定人　三浦百重

阿部定事件

村松常雄
高橋角次郎

〔昭和11年・色情症《ニンフォマニア》〕

目次

解　説

「阿部定事件」とは、昭和11年5月18日に起きた、殺人・死体損壊事件の通称である。被告人阿部定は、当時三〇歳の女性、被害者の石田吉男（仮名）は四一歳の妻子ある男性で、彼女の雇主であり、愛人であった。

事件の経過は鑑定書記載の公訴事実、および本人の供述に詳しいが、要するに、彼女は愛人と荒川区尾久の待合「満佐喜《まさき》」で愛欲のかぎりをつくしたうえ、愛人を絞殺し、死体を愛撫し、肉切庖丁によって愛人の腕に自分の名「定」の一字を刻み、さらに彼の陰茎・陰のうを切断してこれを大切に携帯して逃走し、逮捕にいたるまでの間これを愛玩していたものである。

これが猟奇的事件として、マスコミによってセンセーショナルに報道されたことはいうまでもない。しかし、鑑定書にも述べられているように、阿部定は性的欲動こそきわめて強い女性であったが、けっして性的倒錯者（いわゆる変態性欲者）ではなかった。愛人を永久に自分だけのものとするために彼女は愛する男を殺し、その性器を切りとって大切に持ち歩いていたのである。この死体損壊や性器に対する執着、あるいは事件前の彼らの愛のいとなみのはげしさには常軌を逸している面があり、異様でグロテスクな感じがしないわけではない。しかし、性的禁圧をふくめて、道徳一般の禁圧のきわめて強かった昭和11年という時代に、自分の欲求にこれほど忠実に生きた女性が存在したことは特筆すべきであろう。

事件は二・二六事件勃発後三ヵ月たらずにあたる。要するに、この国に軍閥ファッショの重圧がしだいに国民のうえにおおいかぶさってきた時代である。

この犯行行為そのものが、阿部定の生活史的必然性に深く根ざしたものであることは、事件後の彼女のやや高揚した精神状態からも理解されよう。この高揚状態については、鑑定書中の供述、特に事件後・逮捕時の部分からもあきらかである。たとえば逮捕時、自ら「お尋ね者の定です」と名乗り、警視庁・予審廷でも「何等隠さんとする様子を示さず、寧ろ得意気に自己の犯行其他を逐一詳細に陳述せるが如く」とあるし、本人もまた「とても朗らかで」あったと述べている。この高揚状態が、はっきり現れているのは、精神鑑定時（昭和11年9月10日より同26日）の供述より、逮捕直後と思われる予審調書（「新評」昭和45年10月号所載）である。

精神医学的にみれば、阿部定に本件犯行を可能とさせた資質として、道徳的—倫理的感情の欠如、抑制欠如、ヒステリー性格などの欠落的《プクヴアテイブ》な素質、および異常に強烈な性欲動によるものと考えられる。鑑定人の村松常雄博士によって「性的過敏症（淫乱症）」と記載されているものは、現行の「精神医学統一用語」によれば「（女子）色情症」と称せられる。原語は nymphomania, Nymphomanie である。これは性欲の量的異常であって、性欲の質的異常である性的倒錯とは一応区別される。

犯行後、阿部は自分がいわゆる変態性欲者であるとみなされることに強く反発している。阿部の性行動の中にたしかにサド・マゾヒズムやフェティシズムのニュアンスがうかがわれるが、これは彼女の異常に強い性欲動の表現の一つとみられるべきものである。彼女の性行動の中核はやはり正常な（非倒錯的な）性交にあったと考えられる。それゆえ、彼女は異常性欲者であるが性倒錯者とはいえないであろう。

阿部定はこの事件により昭和11年12月21日、東京刑事地方裁判所により懲役六年（未決通算一二〇日算入）の実刑判決を受けた。控訴はせず、これは確定判決となった。女子刑務所である栃木刑務所に服役したが、紀元二六〇〇年奉祝恩赦に浴して四年八ヵ月二三日に減刑され、昭和16年5月17日満期出所した。昭和46年現在健在で、出所後再犯の記録はない。

（福島　章）

殺人及死体損壊事件被告人阿部定精神状態鑑定書

被告人阿部定に対する殺人及死体損壊被告事件に付余は昭和十一年九月十日東京刑事地方裁判所に於て予審判事正田光治より裁判所書記小山俊太郎立会の上左記事項の鑑定を為し其の結果を書面に作成して提出すべきことを命ぜられ、必要に応じ本件記録並に証拠品を閲覧し被告人阿部定の身体を検査し得る旨告げられたり。

鑑定事項

本　籍　名古屋市東区（以下略）

現住所　不定

被告人　阿部　定《サダ》

明治三十八年五月二十八日生　三十二歳　女

一、本件犯行当時に於ける被告人の精神状態。

二、現在に於ける被告人の精神状態。　以上

依て余は之を受諾宣誓の上本鑑定に着手し、先づ本件記録を閲読し、鑑定に必要なる証拠品の一部を閲覧し、更に被告人の実姉を裁判所に出頭せしめて直接被告人の遺伝歴、既往歴等に関して特に詳細に聴取し、又東京帝国大学医学部副手医学士高橋角次郎を助手として之を伴ひ市ケ谷刑務所に於て被告人の精神的並に身体的状態を

数回に亘つて精査し、以て本鑑定書を製作提出するものなり。

一　公訴事実

被告人阿部定は神田区（以下略）畳職良男（仮名）の四女にして、十五歳の時既に処女を喪ひ、次で不良団の仲間入を為し、十八歳の頃自ら進んで横浜市に於て芸妓と為り、爾来富山、長野、京都、大阪、名古屋等の各地を転々放浪して芸妓、娼妓、私娼、或は妾等の淪落生活を続け、昭和十一年二月一日中野区（以下略）割烹店吉田屋事石田吉男（仮名）当四十二年方に女中として住込むや、間もなく右吉男と情を通じ、家人に感知せらるるに及び、同年四月二十三日両名相携へて家出し、市内の待合を転々として愛慾生活に耽溺したるが、同年五月初旬頃に至り吉男は被告人との関係を永く持続する為同人を妾と為し待合を開業せしめん事を決意し其費用調達の為一時帰宅するや、被告人定は吉男に対する恋慕愛着の至情禁じ難く、瞬時も吉男と別離するの堪へ難きものありて同月十一日電話を以て吉男を誘出し、共に荒川区尾久町の待合「まさき」事正木志ま方に赴き、同家二階四畳半「さくら」の間に流連し、日夜愛慾の限りを尽し、遂に吉男を完全に独占し、他の女性は妻と雖も一指だに触れさせまじと欲求するに至りたるも、吉男に於て妻子を振捨て自己と同棲する迄の意思なきを看取し、寧ろ吉男を永遠に独占せんが為には同人を殺害するに若かずと考へ居りたる折柄偶五月十六日夜吉男と情交中刺戟を求むべく同人の頸部を腰紐を以て緊迫し傷害を与へたる事ありて、吉男は之が治療の意あるを察知し、茲に於て予ての決意を固め同月十八日午前二時頃前記「さくら」の間に於て熟睡中の吉男の頸部に自己の腰紐を二重に巻付け、其両端を両手を以て力強く引絞めて即時同人を窒息死に至らしめ、更に同室にありたる肉切庖丁を以て吉男の陰茎及陰嚢を切取り、且同人の左上膊部外側に右庖丁を以て被告人の名「定」の字を刻込み以て吉男の死体を損壊したる後其陰部より流出したる血液を以て吉男の左大腿部に「定吉二人」なる文字を、同人寝床の敷布に

「定吉二人きり」なる文字を、書遺し、右切取りたる陰茎及陰嚢を懐中して同日午前八時頃同家を逃走したるものなり。

二　既往歴

甲　遺伝歴

本人遺伝歴としては特にその父系に関して詳細に明瞭なり難き点あれども、その長兄に放蕩懶惰の著しきものあり、又姉照子及母に於てその性格に本人と若干相似たる点あるが如きも、其他には特に挙ぐべきものを認めず。

乙　本人歴

(イ)　胎生期より小学校時代迄

本人出生時父は五十二歳位、母は四十二歳位にして、胎生期母の心身に特別の事なく、胎児としての発育尋常にして出産も普通、唯娩出時窒息状態なりしは多分胎児が大なりしためならんと云う。母の乳量不充分なりしため間もなく近所に里子に遣られ約一年の後その里親が鎌倉へ移転することになりたるため毎日顔が見られなくては困るといふので引取りたりといふ。爾来父母の膝下に養育せられ、其の前後生歯、匍匐、歩行、等の時期も普通にして、智慧付きも尋常なりしが、唯四歳頃迄全然口をきかざりしため唖にはあらずやと言われいたりといふ。其他幼年期より少年期を通じて痙攣、夜中驚悸、其他神経質の症状等なく、頭部外傷もなく、九歳の頃左側中耳炎(？)を経過し、爾来左耳は全く聞えずといふ外重症疾患もなく、頗る健康に発育せりといふ。

唯本人は末子として幼時より両親の寵愛を恣にし、殊に子煩悩なる母の盲愛を受けて「我儘一杯に育てられ

（兄）」母は本人の美貌を誇らしげに着飾らしめて連れ歩くこと多く、神田小学校に入学して後町家の慣習に従って三味線の稽古に通はしめられ、学業は兎角怠り勝ちとなり、成績は始終不良にして「乙や丙が多く甲は少く、甲は唱歌位で操行は丙でした」と云ひ、自然益学校は嫌いになり、小学校より稽古事を止める様に注意を受けたる事あるも母子共に意に介する事なく「小学校在学中ずっとお稽古に身を入れて了ひました」といふ。

又当時両親は神田にて畳屋を営み家運の最も隆盛なりし頃にて、常に六人位の職人を置き、繁忙時には十人以上も職人を傭ふ事あり、夫等の職人達より色々性的の事を聞かされ、又三味線の稽古の際にも性的の事を聞かさるる事あり、既に十歳位より春画等より「男が女とする事等を知り自然ませて居りました」と自ら言ふ。但し手淫等したる事なく、盗癖、嘘言癖、等の不良行為をなしたる事なしといふ。

（ロ）　不良少女時代

神田尋常小学校卒業後は一年位裁縫の稽古等をなしゐたるが、十五歳頃月経来潮し其頃より家庭にも紛糾せる事情続発し、即兄は其頃商売女を家に入れ両親との関係円滑ならず「親は職人を姉の婿養子にしたため兄は家の相続を奪はれるものと解して若夫婦を虐め、母は姉の味方をし家庭に紛争多く、両親はこれを私（定）に見せまいとして毎日表で遊んで来いといふので毎日お友達の宅等に遊びに行き自然に外が好きになりました。」然し当時は尚「真面目な考へを持って居た」が「十五歳の夏お友達の家で学生に姦淫されてからがらりと気持が変って不良と浅草を遊び暮す様になったのです。」「とても焼け糞になって了ひました。」云々。斯くして間もなく浅草の「紫団」なる不良仲間にて近所の乾物屋の息子と親しくなり、これと十六歳以来約一年間性的関係を結び殆んど毎日の如く粉飾美装して出歩き、自家より金を持出しては不良仲間に与へて「神田のさあちゃん」と騒がれ得意となし居たり。

その間、十六歳の四月頃芝区三田の某家に行儀見習いのため女中奉公に出されたる事あり、令嬢附の女中になりたるところ夫迄の放縦自恣の習慣よりその生活に堪へ得ず、約一ケ月にして令嬢の着衣、帯、指輪等を身に着け「後で返せば良いと簡単に考へて」無断浅草に活動見物に出掛け警察の手にて連戻されたる上解雇せられたる事あり。

又同じく十六歳の頃、兄と商売人上りのその先妻とが、芸者になれば奇麗な着物が着られ贅沢に遊んで暮せると勧誘せられ、本人もその気になり親に無断にて家出したる事あるも、その晩浅草の芸者屋にて親が恋しくて堪らず帰宅せりといい、定は「兄が三百円で芸者にしようとした」といへり。

次いで翌年（大正十年）本人が十七歳の春兄夫婦はまた家出し、両親は神田の家を売り、当時姉の嫁先きの在住せる埼玉県坂戸町へ本人と共に引籠りたるも、本人の素行は依然として改まらず、厚化粧し着飾っては出歩き、独りで洋食屋等に出入し、間もなく近所の男と関係し更に附近某待合女将の媒介にて某新聞記者とも関係を結び、本人が東京へ戻りたき希望あるを奇貨として誘拐せられ、失踪して川越の旅館に三日間その男と滞在せるところを親に連戻されたる事あり。

姉の供述によれば「其頃から定は始終芸者になり度いと云って居り、両親は夫れを抑へて居たのですが、之では仕方がないと云ふので」云々、又「父は定は性的に病的なのかも知れないと云ひ、放っておけば悪者の手で遠くへ売飛ばされて了ふであらうならそれよりは始めから娼妓にしておけば却って本人の為に安全であらうと云ひ」、母や姉の止むるをも聞かず、漸く芸妓にするといふ事になり大正十一年七月本人十八歳の時、兄の先妻の姉の夫なる木彫業山田（仮名）（当時横浜在住）に芸者に周旋方を依頼せり。

当時の心境に関し本人の供述に依れば「初めは兄等にすすめられ芸者がどんなものであるかも知らずに芸者になりたがってゐたが、横浜に連れて行かれたときはもう芸者がどんなものかを知ってゐたので自分では嫌だったがどうでもなれと覚悟して了ひました」といふ。尚十六、七歳の頃子宮内膜炎にて浜田病院に通院せる事ありといふ。

（八）　芸妓時代（十八歳より二十一歳迄）

斯くして本人は稲葉方に預けられ、芸妓には年齢不足のため約一ケ月同方に滞在後、山田が身元引受人となり紹介業者塚田某の手にて横浜芸妓置屋「叶屋」に出されたるも「未だ芸者にならぬ内一ケ月位でその家は厭だと云って出て来」、同年八月頃横浜芸妓屋「春新美濃」にて芸名「みやこ」として芸者となりたるも、家風厳格なりしため勤め切れず、翌大正十二年本人が十九歳の春横浜芸妓屋「川茂中」に鞍替へし震災時に至れり。その前後既に山田と性的関係あり、震災直後山田の家族と共に富山に行き、同地の芸妓屋「平安楼」に「春子」と名乗りて約一年間勤めたるも、大正十二年十月以降翌十三年八月頃迄に前後約八回に亘り主人又は朋輩等の三味線用の撥、金煙管、金簪等を竊取入質し、警察の取調を受けたる事あり。本人はこれに関し「当時私には未だ情事の味が判らず、客を取ることを嫌って居たので、山田に支払ふ食費や小使銭が足りなかったためにしたのです。金が出来たら直ぐ返さうと思ってゐたのが出来なくなって了ったので、全然人に見付からない様にする気ならあんな見付かり易い近所の質屋等に入れずにもっと遠くに持って行くか、現金をとります。」「平安楼の主人は私がそんな事をしたのを前から知ってゐたのに私がよく売れて居たので黙ってゐたが、私が愈東京へ戻ると決ったら急に態度を変へて警察に訴へたので、その為めに平安楼を出されたのではありません。」云々といふ。

何れにせよ大正十三年本人が二十歳の暮に山田の家族と共に東京に戻り、山田方に半年程寄食中山田が飽く迄も自分を喰ひ物にせむとする心底を看破し、これと縁を断つために翌大正十四年七月（本人二十一歳）信州飯田町の芸妓屋「三河屋」に身売りして「静香」と名乗れり。

証人某の供述中昭和十一年八月二十六日本人が「二十歳位の時に姉の子で十四歳位の男の子を公園に連れて行き無理に自分に関係させ色事を教へた事がある等と云って居りました。」云々に就いては本人は全くその事実なしとて否認す。

三河屋主人の証言中「私方に来て一月位経った時、静香（お定）が朋輩と何か云ひ合って居て気持が変だから医者を呼んで呉れと云ふので近所の医者を呼び、医者が注射しようとすると静香は薬を見せて呉れと云ひました、其の薬には英語で何か書いてありましたが本人は夫れを見て之ではいかぬ斯ういふ薬を注射して呉れと今忘れましたが薬の名を云ひました、医者はその薬を打つと癖になり中毒するから此薬を注射しておいて様子を見ようと云ひました、すると静香は医者にへぼへぼと悪口を云ひ帰って呉れと云ったので医者は怒って注射せずに帰りました、医者が帰ってから本人は私に自分で注射する器械を使って居たが横浜から来る時忘れたと云って居ました。」云々とあり、これに依れば当時麻薬中毒の存せるが如きも本人は全然その事実なしと否認し居り、注射に関しては「カルシウム注射とか六百六号や水銀注射の外一度も注射した事はありませぬ。」と云ひ、後に身体的現在症の項に記す如く本人の皮膚に中毒者に見らるる如き瘢痕を認めず、又前記の証言にても麻薬の注射を行ふ事なくして鎮静せるが如く解せらるるを以て、該精神発作が事実なりとすとも恐らく心因性の一時的興奮状態なるべきかと推定せらる。

又同証人の供述中「私は本人を呼んでお座敷を替へる時は電話を掛けて呉れなければ困ると云ったところ静香は申訳無い是れから気を付けますと云って部屋へ帰りました、三十分位経つと静香が変だと云ふ知らせがあったので行って見ると静香は部屋に座って足を投出して居り両手で髪の毛を摑み眼が吊った様になって申訳ない申訳ないと云ひ乍ら髪を毟る様にして居る内足をばたばたやり出し股迄露はに出すので変に思ひ亦医者を呼んで注射して貰ひました。医者はヒステリーだと思ふが二時間位経てば静まるだらうと云って帰りました。其の後も手の付け様の無い程暴れて居りましたが医者の云ふ通り二時間位で静まりました。其の翌日馴染の客が時計と金を三十円持って来て呉れた所静香は客の前で貰ったものをその頭に叩きつけたさうで客は驚いて私に其の話をしました。静香はその翌日頃その時計を壊して了ったと云ふ事を家内が云って居りました。」「何でも静香はその客がもっと余計に呉れる約束だったのに人を馬鹿にして居るとか申して居たさうです。」云々とあり、本人はこれに関し「それは覚えて居ます、主人に対してむしゃむしゃしていた所へお座敷を代へた事で叱られたのが癪に触って夢中になって高い櫛や簪を折ったり鏡台を蹴飛ばしたりしました。その時二時間位の間は覚えがなかったかも知れませんが古い事なのでよく覚えて居ません。その翌日客が金を持って来たのをしっぱたいた事も覚えて居ます。それは嫌ひな客だったからです。」と述べ、当時飲酒の有無を訊したところ「客に物を打付けたときは酒の上だったと思ふが、その前の日にも酒を飲んで居たかどうか覚えがない。」と答へ、此の一時性興奮も亦恐らく心因性のものかと推せらる。

山田の証言によれば「定が信州の三河屋に居た頃主人から定が逃走した。行ったら抑へて呉れと云ふ手紙が参り、次いで定の居所が判ったけれども医者の診断に依れば発作的の発狂だとの事で到底家へ置く事は出来ない、時計や器物を毀して困るから他へ住替さして呉れといふ手紙が来ました。」云々とあり、本人の言に依れば三河屋に勤めてより半年程で花柳病消渇に罹り検黴を受くる様になりたるより「そんなことなら女郎になった方がましと考へ」その年の十二月中旬芸妓を止めたり。

(二)　娼妓時代（二十一歳より二十七歳迄）

芸妓を廃して後直ちに大阪の妓楼「御園楼」にて娼妓となり、「園丸」と名乗り約半年無事に勤め、本人も「其頃から私は客を相手にするのが厭ではありませんでしたから御園楼では面白く働きました」と云ひ、翌大正十五年本人二十二歳の六月に落籍話しの実現出来ざりしに不満もあり、且つ飽きて、同じく大阪の「朝日席」に鞍替へしたるも四月目位に情夫と失跡せる事あり、本人はこれに関し「逃げたと云ふ訳でなく客と遊びに出て帰りにくくなり帰るのが遅れたのです」と云ふ。又証人某（貸座敷「朝日席」の番頭）の供述によれば、本人は「手癖が悪く客のどうらんを探して五円札や十円札を抜く云々と云ふ風評を聞きました、然し事実は判らなかった為め警察騒ぎにはなりませんでした。」とあり、此処にも半年程にして同年十二月初旬名古屋の「徳栄楼」に鞍替へ、ここには二年間程勤め居たりしがその当時「梅毒に罹ったので注射を十本位した」云々といひ、又其後「チフスをやったりして商売が段々厭になって住替へ様と無断逃亡した」が二、三日して連れ戻され、間もなく解雇せられて、昭和四年五月頃本人二十五歳の時大阪の貸座敷「都楼」に住替へたり。然るに該楼は「客種が落ちるので直ぐ嫌になり」半月位して逃亡し、横浜で見付けられて連戻され、「自由廃業するつもりでごたごたした」揚句、翌昭和五年本人二十六歳の一月頃丹波篠山の貸座敷「大正楼」に鞍替へたるところ「玉の井以下なので嫌になり、半年位した時馳落ちの様にして逃げたが連れ戻された」ことあり、又朋輩の預れる客の金九十円、又遊客の指輪、現金二十円を盗み、竊盗罪にて起訴猶予となれる事ありといひ、本人は「逃亡のために客の金を百円程盗んだ」といふ。其頃疣痔を病み二ケ月程入院したることありといふ。翌昭和六年本人二十七歳の二月再び逃亡して神戸に至り茲に本人の娼妓生活を終へたり。

（ホ）　私娼及妾時代（二十七歳より三十一歳迄）

斯くて逃亡により娼妓生活を脱したる本人は神戸にて約二週間某カフエーの女給をなしたる後、私娼生活に入り、所謂高等淫売をなし居たるが、約三ケ月にして主人の搾取振りに憤慨して神戸を去り、大阪にて同様の私娼となる中、間もなく妾となり「其頃から情事に快感が湧き一人寝は淋しくてなりませぬでした」と云ひ、一年程にて妾を止め一人にて大阪のアパートに一ケ月半程暮したる事あるも「男に遠ざかると気がいらいらするので当時医者に診察して貰った事がありました」云々、其時医師は別に異状はなく夫婦生活に入るか精神修養のための読書をすすめたりといふ。

右の妾当時麻雀賭博嫌疑を受け警察の取調べを受けたる事あり。又其間三ケ月程帰省したる事あり。

昭和八年本人二十九歳の一月母が死亡し其の後東京に戻り東京にて高等淫売をなす内、同年十月頃より中島朝次郎の妾となり、翌年一月父死亡の時はこれをよく看護して孝養を尽し、同年九月頃中島の病後合意で別れて横浜の山田方に約半月寄食の後、横浜にて高等淫売を為し、同年十二月某の妾となりたるも之を嫌ひて半月程にて逃亡し、連戻されて後一ヶ月程にして翌昭和十年一月（本人三十一歳）再び逃走して名古屋に到り、小料理店「寿」の女中となり働き居る内、同年四月末小宮某（仮名）と関係を生じ、そのまま家出して同地の小料理店「福住」に住込み中「何となく名古屋に厭きて」同年六月上旬帰京し、横浜草町方にて高等淫売中間もなく草町と関係してこれと同棲したるも、同年八月熱海にて小宮に意見せられて感動し「先生に動かされて将来は真面目になって先生を頼らうと決心し」「夫以来淫売生活から全然足を洗ってしまひ」「煙草も断たうと思って近所の御祖師様に御百度参りをし禁煙のお願を懸けました」といひ、熱海より草町の許へ帰らず、山田方に寄食せり。

斯くして其の後は小宮を頼って更生せんと決意したるも、小宮とは月に一回位しか逢ふ事が出来ざるため満足出来ず、既に別れたる中島を呼出してこれと関係せる事あり。又「手指の関節に吹き出物が出来膿が出たので自分で本を買って調べたところ梅毒らしいので」同昭和十年十一月下旬より本年一月十日頃迄草津温泉にて治療したり。草津より帰京後黒川方又は今尾方に寄食して小宮と逢ひ居たるも、小宮の忠言に基き小料理屋を始める準備として見習奉公をせんとし本年二月一日中野吉田屋石田吉男方の女中となれり。

（ヘ）本年二月以降犯行前後の事情

吉田屋に住込後間もなく主人石田吉男と性的関係を生じ、これを女中に発見され石田の妻の知る所となれるため、四月二十三日朝石田と牒し合せて家出して渋谷の待合「みつわ」にて落合ひ、同月二十七日夜八時迄同家に流連し、同十時過よりは二子多摩川の待合「田川」に移り、二十九日朝本人のみ名古屋に至り小宮より金を受取り、翌三十日午後八時半帰京して「田川」に待てる石田を呼出し、これと共に尾久の待合「なきさ」に入り、翌五月一日の夜再び二子の「田川」に戻り、三日の夜更に「なきさ」に移り、五日又小宮より金を受取るため本人のみ一時外出し六日の夜は一旦別れるつもりにてここを出たるも其夜は中野の待合「関弥」に一泊し、翌七日朝遂に別れて石田は家に帰り、本人は下谷の山田方に戻れり。即ち四月二十三日以後五月七日迄約半ケ月間待合を転々として泊り歩きその間「殆んど食事もせずに酒を飲んでは関係して居ました」と云ひ、待合「みつわ」の女中の証言によるに「四月二十三日朝二人が来て……毎日一時間位宛三回位別な芸者を取換へて呼び、酒を飲んで良い気持になると寝床に這入り、外出せずぶっ通しに寝たり起きたりして居ました。料理は碌に取りませぬでしたが酒は毎日十五、六本から二十本位取り、ビールも一本か二本飲みました」云々とあり、又待合「田川」の女将の供述によるも両人が四月二十七日夜来てより床は敷放しにて「疲れると眠り眼が覚めると酒を飲むといふ具合にして全然外出もせず飯も食はず湯にも入らず顔も洗ひませんでした」云々。又「私の居るのも構はず寝て居る男の蒲団を捲って男の物を舐めて平気な顔をして又酒を飲み」云々とあり、又当時同待合に呼ばれたる芸妓の供述によるも「お定さんはいきなり布団を捲って小さくなって居る男のおちんこを一寸舐めては平気な顔で亦お酒を飲んだり、キッスしたり頰を舐めたりして居り私が其の座敷に三時間位居る間二、三度おちんこを舐めました」云々とあり、異常に烈しき性行為を連続行ひ、四月二十三日頃は本人は月経中なるにも拘らず石田は本人の陰部を舐め、又四月二十七八日頃には本人の示唆により石田は椎茸を本人の陰部に挿入して後これを二人にて食し、或は茹卵を本人の陰部に擦着けて食する等の行為ありたるといひ、又「私が石田の陰毛を十本位鋏で切ったり、おちんこを摑んで切る真似をしたりする」と「石田は嬉しがって笑ひました」云々とあり相互に性器を玩弄して飽く事を知らざりしが如し。

其後五月七日より十一日迄四日間別れ居たる間毎晩、「気がいらいらして」眠れず、石田とその妻との性生活を想像して「此時位嫉妬の為め苦しんだ事は生れて初めてです」と云ひ「妾なんかになって半分半分の生活をしても仕方がない、石田と夫婦になるには他処へ逃げるより方法はないが石田は逃げる人でもないし等考へて一層石田を殺してしまはうか知らと迄思ひましたが……結局取り止めのない考へでした」云々といふ。山田の陳述に依るも五月七日より十日迄同方に起居当時は「態度が余程荒んで居りました、平生は私には余程遠慮があって真面目な態度をして居ましたが其の時に限り酒を呑み度いから許して頂戴と云って、立膝でビールを二、三本飲み」云々とあり、又当日本人が「明治座」にて芝居見物中『新作艶物語』中の『小金』といふ芸者が出刃庖丁を懐に入れてその色男の親元の所に行って啖呵を切る所があり、芝居見物中も石田の事ばかり考へて居たのでこれを見て畜生出刃庖丁で嚇かしてやらうと思った」といひ、五月十一日石田に逢ひたくて我慢が出来ず新宿の「明治屋」旅館へ行く途中出刃庖丁を買ひに金物店に寄りたるも他の客に遠慮して「出刃庖丁を下さいと云へなかったので肉切庖丁を買ひ」同旅館より電話にて石田を呼出し午後八時半頃中野駅にて再び石田と落合へり。

当日明治屋旅館にての状態に関し「今迄私（本人）は先生（小宮）に気兼ねして旅館では上品にして居ましたが、其の晩は直き石田と逢へるので嬉しくて堪らず、先生は問題で無かったから煙草は喫む、ビールは飲むと云ったので旅館でも吃驚して居たらうと思ひます」「帳場の卓上の電話で旅館の人達に聞えましたが酔って居たし嬉し紛れに遠慮なく甘ったれた話を石田としたのを今考へると醜態だったと思ひます」云々といひ、当時「午後六時頃から多分三十分位の間に空き腹にビール二本を飲みそれから自動車でゆられて中野迄行ったので酔ひが出て了ひ」中野にて石田に逢ふや前記庖丁を以て戯れに石田を脅し等し、駅附近のおでんやに入りて二人にて酒三本（一本一合）を飲みたるが「それも多分三十分位の間のことで自分の方が余計に飲んだと思ふがよく覚えていません。後で聞くと石田にキッスしたり抱付いたり大変だったさうですが私は当時酔って了って居り何をしたか覚えて居ませんでした」といふ。

夫れより尾久の待合「まさき」に行き、犯行ありし十八日迄一週間再び極端なる情痴の生活に耽溺し、同待合女中の供述に依れば「いつも床を敷放して飲酒しては寝て居た」「外出もせず寝たり起きたりして二人が酒を飲んで居た」とあり、本人も亦「十八日暁方石田を殺す迄寝床を敷いた儘石田と二人裸で寝て許り居ました。其の間二人の情事は以前待合を泊り歩いた時より猛烈で夜も碌々寝ず殆んど入浴もしませんでした」といひ、その間十三日夜芸者を一人呼び、十五日の夕方本人のみ小宮に逢ひて金を受取るために外出し、十六日の夕方石田は理髪に出掛けたりといふ。

又「三日もの間帰って居てお内儀さんと関係しない筈はないと思ふと石田が何と云っても自分の気持が治らず、石田と関係しては後で石田の身体を所嫌はず抓ったり引っ叩いたり噛んだりして虐めました。石田は私から何をされても怒る様な事はなくどんな事でもして遣るから勘弁して呉れ」と云って居たといひ、又種々性慾の刺戟を工夫し、或は庖丁を以て石田の陰部を切る真似をなし、或ひは十二、三日頃には石田の示唆により先づ「石田と関係し乍ら喉を指で締めて貰ひ」次に「今度は私が上になって石田の喉を締め」等したる事あり。遂に十六日の晩には「今度は紐で締めるわよと云って枕元にあった私の腰紐をとり石田の頸に二巻き巻付けて……私が上になって情交し乍ら頸を締めたり緩めたりして居り」「少し頸を締めると腹が出ておちんこがびくびくとして気持が良いものですから」これを頻りに反復せる内「ぢれったい程可愛いいと思ふ気持で両手につい力が入ってぎゅーと締めて了ひました、石田がうーうーと云ったのでそれ迄下ばかり見ていた眼を上げて初めて顔の方を見たら顔が真赤になって居たので吃驚して手を放しました。石田は顔が熱いと云ったが次第に顔全体が赤紫色になり両眼も赤く少し腫れ、頸に紐の跡が付いたので驚いて水で冷したりして介抱しました」といひ「其時は殺す気持はなかった。心の何処かに殺したい気持が全然なかったとも云へないのかも知れないが自分には解らない」といふ。

翌十七日午前中介抱を続け「十七日の朝はもう石田は飲めませんでしたから私丈前の晩に残った酒を飲み」、午後京橋資生堂にて石田の顔の治療法を尋ね、眼薬と「カルモチン」三十錠入一箱とを求め、帰途食事を摂り石田のために野菜スープ及西瓜を買求めて午後九時頃待合「まさき」に戻りたるところ、石田が前夜自分に喉を絞められたるにも拘らず本人を恐れて自宅に逃げ帰りもせずに待ち居たる姿を見て一層愛着を感じたりといふ。但し前夜首を絞めて以来石田は元気衰へて性交本人の意の如くならず本人は帰宅後直ちに石田の下帯をとらせ土産の「スープ、」西瓜を食べさせつつ性交を挑みたるも「石田は今晩丈けは何もしないで寝かせて呉れと云った。私は本当はしたかったので癪に触った。」といふ。依って本人に元気を付けさせるべくウドンを食べさせ、又鎮静の目的にて求め来たりしカルモチンを先づ薬剤師の注意に従ひ三錠飲ませたるも「石田はカルモチン三粒位では効かないよと云ひますから」又五錠飲ませ、夜遅く又五、六錠、更に鶏のスープと共に十二、三錠、合計三十錠を約三時間の間に飲ませ「十二時頃二人布団に入りました」といふ。又カルモチンに関し本人は「資生堂で鎮静させた方がよいと云はれたので買って来たので、三十錠も呑ませたのは本人が三錠位では効かないからもっと呉れといふしカルモチンなら百錠位飲んだって死なないと聞いて居たからです、石田を殺すためならその時石田にカルモチンだとは云はないし殺すためならカルモチンなんかなくたって出来ます」といふ。本人の情欲は益旺んにして「私がだまって（石田の陰部を自分の陰部に）入れていると石田も黙ってさせていました。石田も何度かしてやると云ってして呉れ様としたが途中で直ぐ駄目になるので癪に触って仕方がなく、石田が眠ってから上に乗って入れたりしたが本当に出来なかったのでじれったくなりました。」といふ。又本人は「買物から帰って後ビールを一本飲んでから酒をちびちび飲んで石田を殺す時迄に若し酒が四本出たとすれば三本半位私一人で飲んだ訳です、一本には一合入って居るのです」といひ、石田の疲労衰弱して只管休息安眠を欲せるに反し石田が眠らんとするとき「お前は俺が眠ったら又絞めるだらうととても優しく云ふので私は始めはウウンと云ったが又ウンと云ったら、石田は絞めるなら途中で手を放すなよ、後がとても苦しいからと云ふので私（本人）もはてな、この人は私に殺される覚悟なのか知らと一寸感じましたが、そんな筈はない、いつもの冗談だと思ひました」「俺の顔を見ていて呉れよねと云ったので」石田の右側に添寝しつつ石田の寝顔を眺めながら殺害を決意し、十八日午前二時頃枕許にありし腰紐を熟睡中の石田の頸に二巻き巻付け両端を持ち上半身を石田の体にのしかゝる様にして絞め付けて死に至らしめたり。

殺害の動機に関して本人は「五月七日から十日迄石田と別れ自分一人稲葉方に居た当時石田の事許り考へて辛い思ひをし、石田を殺してしまはうか知らと云ふ考が出ましたが、夫れは直ぐ他の気持に打消されて居たところ、其の晩石田から色々云ひ聞され顔を治すためにも将来二人が立行くためにも一時別れなければならないと云はれたので石田の寝顔を見て考へて居る内、石田が家へ帰れば自分が介抱した様にお内儀さんが介抱するに極って居るし今度別れればどうせ一月も二月も会へないのだが此間でさへ辛かったのだからとても我慢出来るものでないと思ひ、どうしても石田を帰したくありませんでした。石田は私から心中して呉れとか何処かへ逃げて呉れとか云った所で今迄待合を出させて末永く楽しまうと云って居たし、石田としては現在出世したのですから今の立場で死ぬとか駈落するとかは考へられませぬから、私の云ふのを断る事は判り切って居るので私は心中や駈落はてんで問題にして居なかったから、結局石田を殺して永遠に自分のものにする外ないと決心したのです。」又「遅かれ早かれ石田を殺さなければならなかった」と思ふが「当夜急に殺す決心を早めたのは石田の頸や顔の跡が原因になったと思ひます」といひ「決心が出来ると何事をも考へる余裕もなく」全く躊躇する事なく之を実行せりといひ「人を殺せばどうなるかなどと考へていたら私は殺しません、夫れ程落付いて考へてはいませんでした唯帰したくなかったのです」「お内儀さんに介抱させたくなかったのです」「私は石田が此の世に居ないと思へば安心していられますが誰か他の女と一緒にいると思ふとたまらないのです。」といひ又当時前記の如き性的焦躁ありし事を認むるも「それで殺した訳ではありません」と云ひ、五月十一日以後の飲酒に関し「どの位飲んだか覚えがないですが平均して二人で一日に一升以上は飲んでいたでせう」「その間に酔って覚えのない事は全然ありません、何でも判っきり覚えてゐます」「宿酔や頭痛などもありませんでしたが醒めては飲み、醒めては飲みして居たので体がだるくてふらふらしてゐました、それで寝床も敷放しになったのです」「然し酒のために殺したのではありません」といふ。

因みに五月十一日以後五月十八日迄の間待合「まさき」にて飲用せる酒類の量は同女中の証言によれば左の如く、酒は「東自慢」にして一本とは二合入なり。

五月十一日　酒　三本　ビール二本
五月十二日　酒　九本　ビール三本

五月十三日　酒　十六本　ビール一本
五月十四日　酒　八本　ビール四本
五月十五日　酒　四本　ビール四本
五月十六日　酒　十一本　ビール三本
五月十七日　酒　四本　ビール一本
五月十八日暁方　ビール一本

但し十四日には芸者一名が二時間程酒の相手をなした事あり、十七日以後は石田は殆んど飲まず「酒は男の方が多く飲んだ様ですがビールは殆んど女の方が飲みました、そして何時も女の方が酷く酔って居り、だらしない格好をして居ましたが割合確乎はして居た様です」云々といふ。

又其間の性生活は「まあ絶えず興奮してゐて殆んど続け様に情交し一回済めば一時間寝て了ふが、お互ひに始終陰部にさはり通しで私がさはる方が多かった、本当の交接の回数は日によって違ふが一日五、六回位です、」「石田は何でも私の言ふなりするなりになって居て私がして欲しい事は厭な顔もせず面白がってして呉れました」「頸を絞めっこする事も私が教へた、男でも濃厚なのは女の首をしめるといふことだってねと私が云ひました」「石田は腹の中では嫌だと思ってもしたのかも知れません」「普通の男ならあんな顔にされれば誰でも怒ると思ふのにそれがとても優しかったのです」「然し流石の石田も終にはへこたれたらしく口には出しては云はなかったが困ってゐました」「一晩中眠かさないこともありました、無茶苦茶でした、石田のが大きくならないと癪に触ってしっぱたきました」云々といふ。

石田を絞殺後のことに関し本人の供述に依れば「私はどうにも身体が震へてなりませぬから茶卓の上に在った酒の一杯入ってゐる御銚子を取上げラッパ飲みに全部飲んでから石田が生還らない様に喉の正面の辺りを腰紐を堅く一度結ひ」次いで絞殺の時の石田の唸り声を誰か聞いて居なかったか家人の様子を見るため階下に降りビー

ルを一本持ち来ってそれを飲み「少しは泣けたが私は石田を殺してしまふとすっかり安心して肩の重荷が降りた様な気がして気分が朗らかになりました」といひ、それより「石田の横に寝て石田の口がからからに渇いてゐたから舌で舐めてやり、顔を拭いてやったりして居りましたが、死骸の側に居る様な気はせず石田が生きてゐるより可愛らしい様な気持で朝方迄一緒に寝て居り、おちんちんを舐めたり弄ったり一寸自分の前に当てて見たりして居りましたが、其の間に色々の事を考へて居る内……自分も死なければしようがないのかなと考へたり……小宮先生に一眼会って御詫びしようと思ったりしました」といふ。斯くて朝方迄死体の陰部を玩弄中「夫れは一番可愛いい大事な物ですからその儘にしておけば湯棺でもする時お内儀さんが触るに違無いから夫れを誰にも触らせ度くないと、どうせ石田の死骸をそこに置いて逃げなければなりませぬが、石田のおちんちんがあれば石田と一緒の様な気がして淋しくないと思ったから」十一日に買ひ来れる肉切庖丁を以て陰茎を根部より切除し、次いで陰嚢をも切除し、下腹部の切口をなでて指等挿入する内手指に夥しき血が附着せるよりその血をも形見として保有するため「自分の着て居た長襦袢の袖と襟とに塗付け」「石田は完全に自分のものだといふ意味を人に知らせ度い様な気がして」「石田の左腿にその血で『定吉二人』と書き又敷布にも『定吉二人きり』と書きました。」次に自分の名を石田の身体に付けておいて貰ひたかったので「石田の左腕に『定』と云ふ自分の名を庖丁で刻みました」云々といふ。それから後片附をして「乱籠の中に脱いであった石田の六尺褌を腹に巻付け、お腹の所へ肌へ付けておちんちんの包を差込み、それから石田の襯衣を着てズボン下を穿き其の上に自分の着物を着て」石田に別れのキッスをして午前八時頃待合「まさき」を出たりといふ。右の褌、襯衣、ズボン下等を肌身に着けたるは「其の褌や下着は男の臭ひがして石田臭いから可愛いい石田の形見に自分の身体に着けて出たのです」といひ、自殺の考へに関しては「殺して了ってから自分も死なければならないと思ひましたが、石田の死体をいぢって楽しんで居る間に時間が長かったものですから色々考へて小宮さんに色々御世話になった御礼や御詫びをしたいといふ気になったのです、嘘をついて小宮さんから金を取ったりしたので私は済まないと思ひ」「どうしても小宮先生に会はなければならぬと思った」「若し先生の事を左様に考へなかったら私はきっと「まさき」の二階か物干で頸を吊って死ぬのでしたが、先生の事を考へて外出する気になった許りに石田と別れるのが淋しくて石田の襯衣を着たり、おちんちんを切ったり気違染みた事をして了ったのです。そんな事で世間から変態の様に云はれるのが口惜しう御座います」。

斯くして待合「まさき」を出で自動車にて新宿伊勢丹四角に至り、徒歩にて新宿駅に行きて円タクにて上野松坂屋に至り、附近の小野古着店にて着衣を買ひて之に改め、又下駄も買ひて之を代へ、その隣家にて電話を借りて待合「まさき」の女中に「昼頃帰るから帰る迄起さずに置いて下さい」と頼み、又神田の万代館に居る小宮に電話をかけて打合せ、神田「万惣」果実店の前にて落合ひ、日本橋「木村屋」喫茶店に行きて暫く休み、昭和通りの蕎麦屋にて昼食を喫し、更に大塚「みどり屋旅館」に至りて二時間許り休息中「先生の気持を察して慰める為に兎に角寝ませうと」云ひて同衾性交をなし、午後一時頃「みどり屋」を出て自動車にて新橋に向ひ、小宮とは途中小石川壱岐坂にて別れ、「着物も似合はず下駄もきついので」新橋「あづまや」古着店にて又着衣を買ひて再び着装を改め、又下駄も新しく買ひて之れに代へ、更に附近にて「勿論人眼に付かない様にする為めに」眼鏡を買って掛け、午後四時頃「すし」を食し、銀座「コロンバン」にも寄り、更に浜町公園迄歩いてそこのベンチで一時間許り考へ込み「公園前の喫茶店でコーヒーを飲み乍ら夕刊を見たところ未だ変った記事がありませぬから大丈夫と思ひ」夜七時頃浅草の「上州屋」といふ宿屋に至れり。「初めは先生に会ってから死なうと思って居ましたが、先生と別れてからの私は何っ方にしたって死なければならないと漠然考へては居ましたが石田の大切な物を身に付けて居る為め安心した様な気持もあり」「結局懐中にある石田の「おちんちん」に未練が出て之としんみり別れてから死んでも遅くはないと考へ」、其の夜は「上州屋」旅館に泊り「一人寝ましたが布団の中でその紙包を拡げ石田の「おちんちん」と睾丸を眺めて居り、之れをしゃぶったり前にも一寸当てて見たり、色々考へて少し泣いたりして碌々寝られませんでした」「一日も永く石田の「おちんちん」に触って居たいと云ふ気持から一層の事大阪にでも高飛びしてゆっくり石田の「おちんちん」と暮し最後にそれを抱いて生駒山から谷底へ飛び込もうと決心し」、翌十九日「朝早く帳場の新聞を借りて来て見たところ私の若い時の写真と尾久の事が書いてありましたから宿の者に此の新聞を見られては大変だと考へ布団の下に隠して置き」、午前十時頃宿を出で、降雨のため大阪行きを躊躇しつつ浅草に行き、「松竹館」にて活動を見物し、午後二時頃銀座に出で食事せんとしたるも「恰好が悪かったため止めて」品川駅に至り、大阪行きの切符を求め、発車時間迄二時間程あるので新聞を五通り買ひ、駅前の喫茶店で酒を一本飲み、眠くなったので午後五時頃近所の旅館「品川館」に行きて入浴し、ビールを一本飲み按摩を呼び、夕食後夕刊を見たるところ「夫れ迄は夫れ程にも思って居ませんでしたが「高橋お伝」だとか何とか大変な事を書立て、各駅に全部刑事が張込んで居る事が書いてあったので、大変な事になったもう生きて居られないし、大阪へ行くどころではないから気の毒だが此宿屋で死なうと決心し、買った切符は番頭に頼んで金を取戻して貰ひました。此の儘宿屋に居れば警察から調べに来て其の晩の内にも捕まるから早く死に度いと思ひましたが欄間が低い為め頸を吊ると足が届いてしまひ死ねそうもありませぬから捕まる覚悟で午前一時頃迄起きて居りました。」然るにその夜は何事もなく翌二十日朝に至り欄間の高き離れの部屋に移り、小宮、縁者及び被害者石田吉男の三人に宛てて各一通の遺書を認め「夜中に死ぬ心算でビールを三本許り飲んでから寝て居るとその日午後四時半頃警察の人が部屋に来たので阿部定は私ですと云って捕まった次第です」云々といふ。尚右の行動中按摩に対し故意に裾を開きて見せたりといふ按摩の陳述に対しては本人は「そんな事は全然ありません、私は眠って了って石田の夢を見てゐたので眼が醒めてから『私寝言でも云った』と聞いた位です」といひ、又既に自ら殺害せる石田に宛てて何故に遺書を認めたるかに関しては「淋しかったので書きたくなったしレターペーパーも余ってゐたので序でに書いたのです」といふ。

前記旅館にて刑事に捕へられたる際も刑事の訊問に対して自ら「お尋ね者の定です」と名乗りたりといひ、警視庁及予審廷にての訊問に対しても何等隠さんとする様子を示さず、寧ろ得意気に自己の犯行其他を逐一詳細に陳述せるが如く、本人も拘引当時は「酔ってゐたしとても朗らかで」「警視庁に居た頃は未だ石田を完全に独占したので安心して嬉しい様な気持であり、石田の事を喋ると嬉しく」「どうせ死刑になると思って何も彼も喋って了ひました。」約一ケ月の後、六月十五日市ケ谷刑務所に移って後も「十日間位は未だ朗らかで」「当時も未だ石田の夢を見ると可愛いい様な嬉しい様な気持がして居ましたが、一日一日と気持が変って来て此頃（昭和十一年七月十日）はあんな事をしなければよかった、馬鹿々々しいことをしたと後悔して居ます、殊に殺さなければよかったが仕方なく殺したとしても石田の物を取ったり、下衣を着たりしなければよかったと思って居ます、一番後悔してゐる事はあんな事さへしなければ今頃は小宮先生と一緒になれて幸福なのだがと思ふ事です」「只小宮さん丈けは申訳ないと心から思って居ります」又「世間から私を色気狂ひの様に誤解されるのが一番残念です」云々といひ刑務所に於ても従順冷静にして風船貼りの仕事も普通に為し居るといふ。

（ト）　其他の諸事項

本人と性交なしたる事ある証人等は口を揃へて本人が性的に異常に過敏にして性慾の甚だ強烈なること、相互に性器を弄する事を望み、又その性的興奮極期（オルガスムス）の異常に長く且つ深き事を供述せり。即ち例へば証人Ａの陳述にも、「性交は好きな方で執拗く一晩一度では到底満足しない女でした」「技巧は上手でなく男に良くして貰って自己満足をする女でした」「交接の感受性が非常に強い女で高潮に達すると動悸が激しくなり、快感の為め身体の置場所もない様な風になり、夢中になって性交後は死んだ様になりますから最初は驚いて了ひました。五分位経って水を飲ませると初めて落着くのです」「関係する度に左様な事がありました」「夫れに精力が強く幾らでも続くといふ方で、良くなると滅茶苦茶に何もかも忘れてしまひ耽溺すると云ふ風でした」とあり、又証人Ｂの陳述にも「私の局部を平気で舐めたり、一晩で一度位ではとても満足せず殆んど一晩中眠らせないで関係しない時でも女の局部へ手を当てさせて居なければ承知しないと云ふ風でした」「何時も枕元に水を持って来て置きますが、性交が高潮すると息詰まる様になり関係後は五分位死んだ様になって初めは驚いた位です、そうして自分で水を飲んで居りました」とあり、証人Ｃの供述にも亦「定は非常に感受性が強く、局部丈けでなく、衿首とか乳房とか女性として刺戟を感ずる部分は人の十倍もの感触を持って居るらしく触られた丈けで直ぐ眼の色を変へました。情交して気分の出る頃になると段々様子が変り、態度や精神に興奮状態が判然現はれ情事が高潮すると一種の無我といふのでせうか判らなくなり、気の行く時は息が止り心臓の鼓動が激しくなり、身体が硬直しますから最初私は吃驚して了ひました、関係が済んで後も稍暫らく意識阻喪して居る様で、最初私が水を飲むかといひましたが要らないと云ひました。其の後水を飲んだ事はなく本人としては恍惚として非常に良い気持で居るらしいのです」とあり、更に証人Ｄの供述にも同様に「私のものを入れて見たり出して見たり吸ったり舐めたり玩具にして一度関係するのに一時間も二時間もかかるといふ風で、気持の出る時になると夢中で気違ひの様になり、髪が潰れ様がどうしようが無茶苦茶になり、息が詰って顔の色が青くなり心配の位でした。然しそのままにして置けば二、三十分位で亦平常になりました、関係が済んで一緒に寝て居ても不思議な事は夜は殆んど寝ない女で、耳の穴を吸って見たり、キッスしたり、性器を弄ったりして寝かせませぬ」とあり、終りに証人小宮某の陳述（昭和十一年八月三十日）に依るも亦「自分の経験からも普通と違ひ濃厚な女である事は間違ないと思ひます。例へば身体を叩いて呉れとか、頭を毟る様にして呉れとか云ひ、情交前にも陰部が濡れて居るので病気だと思って聞いて見た事がありましたが、本人の云ふには医者に診て貰ったところ非常に感受性が強いからだとの事でした。情交中も極度に興奮して心臓が激しくなり、息が止るかと思はれて心配になる位であり、情事が終ると其の儘ぐったりして寝て居ると云ふ風です。電車等に同席した際も成可く摺り寄る様な事をしましてたしなめた事もありました」とあり。然れども陰部を舐め、又小宮に向って「身体を叩いて呉れとか頭を毟る様にして呉れとか云ひ」たる外には質的に著明なる病的行為はなかりしものの如く、夫等の点に関し本人は「二十歳頃より情事の味を覚え、二十五、六歳頃より本当に好きになり」「商売をしてゐる中はそれ程に感じなかったが、商売を止めてから本当に感じる様になりました。尤も商売をしてゐる間も嫌ひではありませんでした」「他の娼妓等との話等から考へると少し強いのかも知れませんが自分では普通と思ひます」「又気の行くときの感じ方も人より長いらしく、人の倍位続くらしい、何分間位続くかなんて事は解りませんが一定の所迄興奮してその状態が長く続き、良い気持でゐてうつらうつらとしていて十分か十五分位はじっとしてゐます。関係がすんで直ぐ跳び起る様な事は絶対に出来ません、死んだ様になって居るのは疲れてゐるので気を失ふ事はありません」といひて自己の性慾の稍強き方なる事は認め居るも「小さいときから手淫はした事はありません」「身体を叩いて呉れとか毛を毟る様にして呉れとか云ったときはとても良かったときそうなったので何時でもではありません」「舐めたり弄ったりするのは普通お茶の子だと思ひます。深窓のお嬢さんならばしないかも知れないけれど、普通の女なら自分の好きな男ならばすると思ひます、AだってCだって簡単に舐めて呉れて、舐め方で始めて舐めるか舐めた事があるか分ります。私は舐められるのも舐めるのも好きです」と云ひ、最後に石田との性行為に関しては「今迄どの男とでも石田と同じ様な事をした訳ではありませぬ。今迄は自分を忘れて男と関係した事はなく「自分を忘れずに時と場合を考へて簡単に別れて居ました」「私があんな変態的の事をしたのは石田が始めてです」「嫉妬から石田を引掻いたり噛んだりした事はありますが性的興奮のためにしたのではありません」「お刺身や椎茸や茹卵等でふざけたのは私がさせたのですが生れて始めてしました」「芸者の居る前で石田のを舐めたのは興奮してゐたからです」「色んな事をするのは本当の性交をよくするためで、一番満足を得るのは普通の方法です。然し唯の性交丈けでは満足出来ません」「商売のときは男が先きに行っても我慢出来るが、そうでないときは我慢が出来ず引っ叩きたくなります。それは誰だってさうだと思ひます」と云ひ又「石田の首を絞めたのも最初刺戟を求めたからで、対手を苦しめたり、苦しめられたりする事によって満足を求めたのではありません。今迄もそんな事で性的に興奮したこともありません」「最後に石田を殺したのも石田が生きて居ればお内儀さんの所へ帰るので、唯帰したくないといふ気持で後の事等全然考へる事なく殺したので、性慾に駆られて快感を求めたのではありません」云々。然れども「殺したら、あっ死んぢゃったと思った、別に激しい良心の苛責もなく、打撃も受けなかった所か普通だった。別に快感はなかったが、安心した。殺した後の酒の味などとても美味しかった」「可哀さうとも思ったが独占出来て嬉しいと思ふ気分の方が多かった」「死体を見ても気味が悪いなどとは感じなかった、親が子の死体を抱き寝するのと同じ様な気持で温めてやりたい様な気持で抱き寝した。今考へればもう一日位抱いて居てもよかったと思ふ」「体や首を持って逃げる訳には行かないので一番思ひ出の多い所を切り取って行ったのです」「庖丁を買ふときに当時殺す気が全然なかったとは云へないが、あの庖丁で殺さうなどとは判っきり思ってゐなかったし、首を絞め様とも考へて居ませんでした。況して庖丁であそこを切取る考へなどありませんでした」「切取った時血を見ても唯なつかしい丈けでした」「その血を繻絆につけたのも形見にと思ったので、今でも血のついた繻絆があればその方がなつかしくて良い気持だと思ひます」「肌着や襌も同じ様になつかしい形見なので男のものなら何でも汚ないとは思はずこれを好くのは普通と思ひます」「切取った石田のものも一度か二度は出して見た事もありますがそれも変態とは思ひません」「警視庁で私が死刑にならないと思へばあんなに得々として喋りはしなかったでせうが、何も彼も喋ったので人は変態といふでせうが、私が云はなければ石田とどんな事をしたかも人には全然判らなかった筈です、私が弁護士を頼んだのも罪の軽いのを願ふのではなく私が変態でないと云ふ事を云って貰ひたいからです」云々といふ。

因みに被害者石田吉男も亦好色にして七年間野口せんを妾にし居たるも同人並びに被害者の妻石田とくの供述に依れば性慾異常はなかりしが如し。

即ち本人の性慾の異常に強く且反応の強烈なる点は明かなるも、その性行為として為せる種々の行動はそれが果して前記せるが如き程度に止ることにして真ならば要するに尋常性交の快感に達する準備行為乃至は性的遊戯と見るべき範囲にして唯その程度の強烈なるは本人の性慾の量的に異常に強きことと、本人の職業的経歴と、又多く軽度の酩酊状態にありし点等を考慮せば、直ちに質的にも異常ありとは断じ難く、準備的行為、遊戯的性行為乃至は残虐行為そのものに最終の快感を求め性行為の目的を遂ぐるが如き狭義の所謂性欲倒錯にはあらざるが如し。

又殺害行為の原因も明かに本人の性慾に根ざし、被害者の肉体を永久に独占し、殺害者との性的耽溺を永久に恣にせんとの熱烈なる性的欲求に基き、現実に於いてそれの不可能なる事を覚るに及び被害者の肉体を他の女に与へて之れを傍観するの苦痛を忍ばんよりは寧ろ之を滅ぼして纔にその独占慾を満足せしめんとし、これを実行したるものにしてその性的独占慾其物は病的と為し難きも、その欲求の強烈なりしは本人性慾の強烈なる事より容易に推し得べく、本人も殺害後安心して朗らかになれりと云ひ居り、又その実行が極めて簡単に躊躇なく行はれたる点に関しても其の外に本人の衝動性性格、当時の軽度の酩酊、当夜の性的焦躁等多くの点を考慮し得るも然かも殺害行為其物に性的快感の激発を求めたるが如き倒錯即ち快楽性殺人（Lustmord）とは考へ難し。

唯殺害後死体に対する態度及行動に就ては必ずしもその量的異常のみを以て理解し難き点あり。その肉体に対する愛着、独占慾、耽溺を恣にせんとする欲求等より死体の愛撫玩弄より更に進んで性器の切断に迄脱線せるが如きも其の血の滴れる切口を撫でそこに指を挿入しその血液を自分の繻絆に塗付け、又その血液を以て文字を書き庖丁を以て死体に自己の名を刻み、更に切断せる性器を弄する等に至っては全く常軌を甚しく脱逸せるものにして、所謂残忍性淫乱症（サヂスムス）及び節片淫乱症（フェチシスムス）に属すべき倒錯的傾向を有する衝動の相当に強く有したるものと云はざるを得ず。被害者の襯衣、ズボン下、褌等肌に着けこれに快感を覚ゆといふ事も亦節片淫乱症的傾向を示すものと為し得べきもその程度に於いて稍軽きものなり。

三　現在証

甲　身体的現在証

昭和十一年九月二十九日に採取せる血液及脳脊髄液に於ける所見は血液ワッセルマン氏反応は弱陽性にして梅毒の存することを示すも、脳脊髄液は無色透明、初圧一二・〇糎（水柱）、総蛋白量三五瓱（一〇〇立方糎内）、細胞数約三個にしてノンネ、アペルト氏第一期反応微陽性、パンディー氏反応陰性、ワッセルマン氏反応陰性、高田・荒氏反応陰性、ゴルドソル反応図表の如く要するに蛋白量少しく多く、ゴルドソル反応全くは正常と云ひ難きも、尚之を以って病的とは為し得ざる程度なり。

本人の体格、栄養共に中の下位にして、歯列不整、両側拇指及小指の短きこと等の変質徴候を示し、両側下腿の痛覚及振動感覚の軽度の鈍麻及二、三の圧通点、角膜反応の軽度の鈍麻等ありて所謂「ヒステリー」性徴候を推せしめ、其他中耳炎に基く左耳聴力障礙あり、又嗄声、左側下肢腱反射減弱等は梅毒を疑はしむるも確実なり難く、血液には梅毒反応弱陽性なるも脳脊髄液所見は略々正常なり。

乙　精神的現在証

姿態尋常、立居振舞等も尋常、従順、表情運動尋常、談話流暢にして質問に対し明確に答へ、指南力は時、場所、周囲に関し何れも正確にして意識明瞭なり。領取も良く、注意も普通にして、記銘力は対語試験に於いて頗る優秀にして時間も短かく追想の錯誤は位置的のもの唯一個あるのみなり。記憶も亦良く本人歴等の聴取に際し常に正確に答へたり。観念聯合の状態も亦尋常にして聯合検査に於いては反応の様式簡明にして時間も概ね短かく、その種別にも著しき病的の点を認めざるもその特徴としては自己中心性、感情的のもの多く、反応時間十秒以上のものは「男」（女）、「絞め殺す」（殺さない）、「考へる」（忘れる）、「四十二」（三十二）（因みに被害者の年齢は四十二歳にして本人の年齢は三十二歳なり）にして明かに所謂「複錯」による反応遅滞を示し、其他程度の稍軽きものに「褌」（風呂敷）、「切取る」（切取らぬ）、「椎茸」（お汁）等あり、但し「絞め殺す」「切取る」なる特殊刺戟語に対し共に否定の様式を以って反応せること反応遅滞の甚だしくは大ならざる点等は後述本人の道徳的感情の低級なる点と思ひ合せて興味ありと云ふべし。次に智能に就きてはその総得点三十二点（満点五十点）にして小学校教育のみを了へその後花柳界の生活を続け来たれるものとして中の下位に当るべきも、就中日常的智識の甚だ貧弱なること論理的、抽象的の考慮、判断、工夫が頗る低級なることを以って特徴とせり。「ブールドン」氏抹消試験の結果は、所要時間は最初は稍著しく遅きも次第にこれを短縮する「興奮型」を示し、脱落数は稍多く、注意持続作業の不完全なるを示し誤謬はなし。妄覚及び妄想はなきが如く、現在の感情状態に関しては「色んなことが忘れられないで気が沈みます」といふも抑鬱状態とは認め得ず。

次に本人の気質性格に関しては例へば実姉とくの供述によれば「性質は悪いとは思はれませぬが虚栄心が強く負嫌ひな女です」「勝気で自分の思ったことは何処迄もやり通す方ですが一面人情味は極く深い女であります」又見栄坊で体裁を作り「子供の時分からものを繕ふ性質でありましたから私も初め定の言も全部は信用しませぬでした」「我儘で贅沢なことが自分の身を滅ぼすことになった大きな原因と思ひます」といひ、一面又非常に執念深く云はれたこと等なかなか忘れずにいるといひ、証人山田の供述によるも「定は考へがふらふらして居り、平気で嘘を云ひ、無類の男好きですが男に執着する女ではありませんでした」「男と関係中一時は非常に熱しますが直ぐ冷める質です」「虚栄心が強く」「非常に我の強い女で我儘が原因で転々する様なことになったと思ひます」云々とあり。本人も「自分は子供のときから派手好きの方で我儘で我慢の出来ぬ質です、食物でも人でも好き嫌ひが多く、又それが急に変ることもある。一時は死ぬ程惚れてゐても急に厭になってどうしてあんな男に惚れたのだらうと思ったりすることがあります。感じ易く、怒り易く、機嫌も変り易く、情に脆く、人の口に乗り易いと思ふ。別に陽気でも陰気でもない、又陽気になったり陰気になったりした様なこともない。気が小さくて淋しがりの方で大きくなる迄便所に独りで行けなかった位で人恋しがりの方です。独りだと寝られなくて泣きたくなることがあるのは肉体的の淋しさでせう。十五の時に男に口説かれたときもだらしがないから一度丈けでなく三度も関係したのですが、貞操などといふことは夫以来考へません。ふわふわ上調子で馬鹿にされたのだと思ひます。そんな風で意志は弱く、溺れ易い様でゐながら然し自分の思ったことは何処迄もやり通す所もあります。嘘は仕方のないときに云ふ丈ですが一度嘘で自分の経歴などを隠すと色々嘘でかためなければならぬ様になることがあるのです。竊盗等に就いては悪いことは知ってゐますが後で返せばいいといふ様にあっさり考へる方です。何でも考へないでして了ふ質です。」再三の家出逃亡に関しては既に述べたる如く「嫌だとなったら我慢が出来ず、深く考へることなしに飛び出して了ふ」といふ。「然し義理を外すことは嫌ひな質です」「然し自分では子供のときの環境の影響でかうなったといふよりは自分がしっかりしてゐないためだと思ひます」云々といひ、実姉とくは「本人がこんな人間になったのは生れ付きの性格と環境と半々位と思ひます」といふ。尚犯行当時及びその前後に於ける精神状態等に関する本人自らの批判を記さば「その当時は気違ひ沙汰だと思ひます、此処（市ケ谷刑務所）へ来る迄頭が変になってゐました」「自分で当時少し変だったと思ひます。今ならば殺しません。酒を飲んだためにそういふ気になりやすかったのでせうか」「然し殺したのは酒のためではありません」「どうせ殺す様なことになったでせう」「針のめど程のことからこんなことになったのだと思ひます」「石田が逃げ帰ったらそれであきらめたかも知れません」「今から考へると私は死ねばよかったかと思ふし、死んでいたら色気違ひにされて了ふかとも思ふ。刑事の来るのが五、六時間遅かったら私はあれを持って死んでゐたのです」云々といひ其当時二人の為めの幸福とか、性慾以外の人生とか、他に幸福を求める方法とか、愛人との実直な生活方法の可能とかに関しては「全然そんなことは考へません」と云ひ、殺害後二度と石田と話しが出来なくなったのを残念とは思はぬかと問へば「そんな風に思ったことはありません」と答へたり。後悔に就いても「小宮先生に一番すまなかったと思ひます、その次に石田も可哀さうだったと思ひます」又「一番後悔してゐることはあんなことさへしなければ今頃は小宮先生と一緒になれて幸福なのだがと思ふことです」といへることあるといふも余に向っては「私は後悔してゐますが、それは自分の幸福のための後悔ではありません」ともいひ、現在の心境としては「自分は色事ばかりで失敗して来たのだから生意気なことを云ふ様だけれどこれから男なしで生きて行かれる様になりたい」「刑が済んだらどうするか今考へてはゐませんが石田に対して尼さんにでもなるべきかも知れないが心からなり切れないと思ふから唯男なしで生活したい。」「此の頃夜になると辛いと思って涙が出ます」云々といひ、又夢に関し「当時は石田の夢ばかりで、特に見様と思って寝るから余計見るのでせう、夢を楽しみにしてゐました。石田と一緒に寝てゐたときのこと、楽しかったときの夢を見ました、と云って性的のものばかりではありませんでした。夢を見なければ淋しいので今でも石田の夢は楽しいのです。本当は忘れたいが忘れられません。石田の夢で良心を責められる様なことはありません」といふ。

四　診断及考察

遺伝歴、本人歴並びに身体的及精神的現在証として揚げたる前記の諸事実を綜合考察せば、遺伝歴としては明確なる範囲稍狭きも、本人の長兄に放蕩懶惰なるものある外著しきものなく、本人は出産時仮死の状態にありたりといひ、四歳頃迄口をきかざりしため唖を疑はれたることありとて、精神発育に軽度の異常ありしが如きも心理検査の結果に徴するに、精神薄弱となすべき程度ならず。同胞中の末子として両親の寵愛を恣にし、殊に子煩悩にして派手好みなる母の盲愛を受けて我儘一杯に育てられ、自恣、虚栄的なる本人の性格的特徴は既に幼時より茲に温床を得たる上、家庭の状態、多数の畳職人の出入、三味線の稽古等より性的早熟を助長せられ、十歳頃に男女間の情事を解したりといひ、十五歳にして処女を失ひて以来は自暴自棄となって益々その性格的欠陥と多淫多情なる点が著明となり十六、七歳の頃既に父より病的多淫を疑はれたりといひ、十八歳以来芸妓、娼妓、私娼、妾等全く不倫愛慾の生活に沈没し了って、道徳、倫理に関する精神的光明に接するの機会を失ひ、従って道徳感情も幼稚、倫理判断亦低級にして思慮浅薄、然かも自制の力乏しく、屢々半ば衝動性に窃盗、家出等をなして後に至るも平然たり。又多淫の傾向は益々熾烈となって、その変質的傾向に拍車を与へ、本人の恐らく生来性なる性格的欠陥は今日に至る迄聊かも矯正、反省の機会を与へらるることなく、寧ろ常に之を助長する環境中のみに生活して今日に及べるものにして、身体的にも多少所謂変質徴候となすべきものあり、又所謂ヒステリー性徴候を示し二十一歳頃ヒステリー性精神発作と推せらるる一過性の精神異常状態を二回呈せることあり。

梅毒は血液中に証明し得たるも脳脊髄液には異状なく他にも脳梅毒を証明するに足る所見なし。又三河屋主人の証言中には当時麻薬中毒の存せるが如きもその証言中既に当時の発作が注射を待たずして鎮静せることの叙述ある上に、本人の皮膚にも一般麻薬中毒者に見らるる如き瘢痕もなく、拘禁中禁断症状ありしこともなく、本人は全然之を否定し居り、要するに仮令当時多少それに近き事情或ひは存せるやも知れざれども、少くとも最近より現在に亘ってその事実なしと認む。飲酒に関してもその常用せる分量、及既往歴、現在証等より見て慢性酒精中毒の存在を証し得ず、病的酩酊のことも嘗てなきが如し。又少くとも検診時に於いて精神病を認めず。

即ち被告人現在の状態は生来性変質性性格異常が幼時より環境によって甚しく助長せられ、又精神的及身体的にヒステリー性特徴を呈し、且著しき性的過敏症（淫乱症）を示せるものにして、その本来の性格異常の程度は本人が幼少女期を通じ性的早熟以外著しき背徳性、又は反社会性特徴を示さざりし点等より見て甚しくは高度ならず、中等度或ひは寧ろ比較的軽度なりしものと思考し得べし。

又性欲異常に於いても諸証人及本人の陳述より推するに、少くとも犯行時迄の性生活に於いてはその量的に異常に強烈なることと性的興奮極期（Orgasmus）の異常に長く且深きことと以外に、質的に病的となすべき程の倒錯を認めず、変態的と言はるる諸行為は尋常性交迄に至る準備的、遊戯的のものと解すべく、夫等は本人の多淫なることと、その経歴等より見て必ずしも病的とは断じ難く、尋常性交以外の性行為又は残忍行為に最終の快感を求むる如き狭義の性欲倒錯とは認め難し。

次に犯行当時の被告人の状態に就いては、殺害当時のことも夫れ以後のことも追想明確にして且当時殊に殺害後の挙動も亦極めて冷静、沈着に行はれたるものの如く、従って犯行当時の前後に意識障礙ありしものと為し難く、殺害に到る道程に関しても亦理路整然と明確に陳述し、五月七日より同月十一日に至る別居時代に既に朧げながら殺害するより外に途なきを考へ居たりと云ひ、その時突然現はれたる衝動にもあらず、又憎悪其他の一時的感動に拠るものにもあらず、既に述べたる所の如く殺害の動機は被害者を独占せんとする熱烈なる性的欲求に基くと雖も、殺害自体に性的快感を求めたる快楽性殺人（Lustmord）にはあらず。当時月経とも関係なしといひ、酒は相当量（当夜九時頃帰宅してより犯行時迄に日本酒三本半、ビール一本）を飲み居たるも当時意識溷濁もなく、追想も明確なる事実よりして、当時甚しき酩酊状態なりしものとは考へられず、本人も之を否定し居れり。然れども殺害が極めて平然と然かも聊かの躊躇なく行はれたることは、仮令予てより覚悟の上とは云へその前一週間に亘る極端なる性的耽溺の生活による道徳感情の麻痺、身体的疲労、連日の飲酒と当夜の軽度の酩酊又当日性交を為し得ざりし性的焦躁等が本人の性的過敏、道徳感情の不全、浅慮、衝動性、無分別等の性格的欠陥を背景としてその実行を極めて容易ならしめたるものと推せらる。但し当時も亦精神病なりしものと認め得ず、意識障礙ありしものとも認め得ず。要するに本人が現在示す如き性格異常と性的過敏との基礎の上に前記の如き若干の誘導的因子が加はりて容易にこれを実行に移したるものと為すべく、従って心神喪失又は心神耗弱の状態とは認め難し。

最後に殺害後死体を損壊せる当時の状態は殺害直後には手が震へたりと云ひて多少の感動はありたるが如きも、又その時の酒は甘かったとも云ひ、専ら殺害による独占慾の満足に安心したるものの如く、その後数時間に亘って死体を玩弄し、逃走を決意するに及んで被害者の死体を損壊し、性器、血液、肌着等は形見として之を携帯し、自己の名を死体に刻み、更に流血を以って自己の名等を死体及敷布に記せるものなるが当時血液淋漓たる切断部をも弄びて指を挿入し指に余れる血を自己の繻絆に塗る等凄惨怪奇なる行動あり。逃走後宿屋に於いても切取りたる性器を弄べりといひ、茲に至っては単に性的過敏のみを以っては解し得ず、残忍性淫乱症（Sadismus）及び節片淫乱症（Fetischismus）に属する倒錯的傾向を有する衝動の相当に強く存せるものを暴露せるものと為すべし。但しこの場合にも亦意識障礙等なく同じく本人の性的過敏と性格異常との基礎の上に被害者を謂はば自己の性慾を完全に満足せしむる一物体以上に見ざりしが如く、その殺害に対しても後悔懺愧の念毫末もなく、更に被害者の死体に対しても何等人間的尊敬或ひは憐憫を感ずることなく、飽く迄も情慾の鬼となって動物的本能の赴く儘に極端に脱線せるものと解せらる。従ってこの時も亦心身喪失又は心身耗弱の状態とは認め難し。

五　鑑定

依而頭書の鑑定命令に対し鑑定を下すこと左の如し。但し便宜上一、二の順序を変更す。

二、現在に於ける被告人の精神状態は生来性変質性性格異常が幼時よりの環境に依りて甚しく助長せられたるものにして精神的及身体的にヒステリー性特徴を呈し且著しき性的過敏症（淫乱症）を有するものなり。

但し性格異常の程度は高度ならず従って心神喪失又は心神耗弱の程度にあらず。

一、本件犯行当時に於ける被告人の精神状態は前記の如き性格異常と性的過敏との基礎の上に飲酒其他若干の因子がその実行を容易ならしめたりしも、殺害は狭義の所謂性慾倒錯症によるものにあらず、純然たる病的衝動行為によるものにもあらず、殺人当時に其他の精神異常を認めず、又死体損壊に当りては性慾倒錯的傾向を明かに示せるも、同様精神異常等を認めず、従って犯行当時心神喪失又は心神耗弱の状態にあらず。

右鑑定候也

但本鑑定に要したる日数は昭和十一年九月十日より同年同月二十六日に至る十七日間なり。

昭和十一年九月二十六日

東京帝国大学医学部講師

鑑定人　医学博士　医学士　村松常雄

電気局長刺殺事件

内村祐之

〔昭和11年・精神分裂病〕

怨恨の異常

人を疑って怨みを抱くということは世にありふれたことである。また他人から不当な取扱いをうけたと思い誤って、これに対する報復手段を実行する例も少なくはない。ことに金銭上の損害をこうむったり、社会的地位を失ったり、愛人にそむかれたり、その他、これに類する不遇な環境におちいったときに、人は得てしてその間の事情をよく確かめもせず、また自己の落度は省みもせずに、一途に他人の悪意と誤解する傾向がつよいものである。ここからつよい憤懣の情がかもされ、犯罪に走るものも多い。

一口に思いちがいといっても、その内容は種々様々である。他人に悪意のなかったことが確かめられて釈然とするのは、最も単純な誤解や思い過ごしの場合であるが、ものごとがこのようにはっきりすることは稀で、多くの場合、そこに多少ながら介在する悪意が誇張して受けとられるものである。しかし、これはまだ正常の心理を著しく逸脱したものではない。

然るにこれとは異なり、まったく事実無根の誤解をかたく信じて、他からいかに事情を説明しても納得せず、ながく感情の緊張をもちつづけるという場合がある。また、ささやかな原因をひどく誇張して真実と思いこみ、強い怨恨の念をふかく永く胆に銘じ、常識をもってしては考えられぬほどはげしい報復手段に訴えるという例もある。こうなると、もはや単純な誤解や思い過ごしではない。その猜疑心は確固不抜、思惟というよりも妄信にふさわしいものとなる。かかる場合の心理はすでに正常ではない。

いわんや、その猜疑の対象を当初の人物以外にまで及ぼし、その人物の指令により、あるいは相互に共謀して、既知未知をもふくめた多くの人が、一様に自己に対して悪意をもって当ると確信するにおいておやである。精神病者のいだく被害妄想にはこのような性質のものが多い。

被害妄想患者が突如として思いもかけぬような大きな事件を起こして一世を驚倒させることが稀でないが、このような場合にも、当人が高等教育をうけていたり、またこの病的な妄想のほかには明らかな病的精神症状を示さないでいたりすると、周囲の人々はさほど重篤なものとは思わずに油断をしている。ここから大事に至ることが多い。事件が起こったあとでさえ、裁判官などはこの妄想を軽視するのが常である。実に危険きわまることと言わざるを得ない。

昭和十一年五月十日の都下の諸新聞は、電気局長殺しの大見出しで、一つの殺人事件を報道した。それは当時の鉄道省電気局長古川光造氏が、前日早朝、役所の自室で執務中、突然闖入した暴漢のために日本刀で刺殺された事件である。犯人は帝大出の工学士、山口常太郎（当時三十九歳――仮名）で、前年退官させられた鉄道技師であり、被害者古川氏には旧部下に当る者であった。

事件の内容

事件の内容を明らかにするため、まずその経緯を詳しくしらべた裁判官の記述の要点を、判決書から翻述すると、次の通りである。

山口は大正十一年三月、東北大学工学部電気工学科を卒業し、同年八月、鉄道省雇員となり、同十二年六月、鉄道局技手に、同十四年十二月、同技師に昇進し、爾来札幌鉄道局電気課電力係長、東京鉄道局赤羽発電所主任、仙台鉄道局電気課電力係長を歴任して、昭和四年四月、鉄道技師となり、鉄道省電気局電化課で、課長古川光造氏の下に勤務していた。然るに山口はかねてから神経衰弱にかかっており、職務の執行に堪え得ぬばかりか、上司同僚との折合いもわるいため、昭和八年四月の一般整理に当り、同省飯田電気局長から、定員過剰を理由に辞職の勧告を受けた。

これより先、山口は仙鉄局電力係長当時の設計に成る青森駅等の電気照明改良工事の内、青森駅の工事費の見積りが不当であるとて会計検査院から難詰され、本省転任の後に始末書を提出するようにといわれていたが、右の支出には実質上関与した事実がないから、その責に任ずるいわれはないと極力弁解したけれども容れられなかった。そこで山口は、今この責任を負っておけば、自己に迫害を加えていると思われる上司古川との折合いも好転し、将来の出世のもとにもなるかと考え、昭和五年十一月に始末書を提出しておいたのであるが、その後に前記の辞職勧告にあったので、これは身に覚えのないその不当工事の責任を問われたものであると考え、また一方、期待した古川氏との関係も少しも好転せぬのを憤慨して、右の勧告を拒否していたところ、昭和八年八月、文官分限令により休職処分に附された。山口はこれも古川氏の策動に出たものと思いこんで同氏を怨み、極力復職運動を試みたが、みな失敗に終り、同十年八月、ついに退官させられるに至った。

その後は一時恩給金二千七百円をもって一家の生計を維持するかたわら復職運動を続けていたが、翌十一年四月末頃には家計も極度に逼迫し、復職の望みも全く絶えた。前途の光明をことごとく失った山口は、かれこれ思い合せ、これもみな古川氏のなせるところと一途に同人をうらみ、ついに当時電気局長となっていた古川氏の殺害を決意し、五月七日早朝、刃渡り約一尺二寸の日本刀を持って神奈川県鵠沼の自宅を立ち出で、品川駅まで来た。しかしその日は気おくれがして、ひとまず帰宅した。

そこでさらに翌々九日早朝、前記の日本刀を持って品川駅着、明治神宮に参拝して時を消した上、午前八時五十分頃鉄道省に行き、ただちに階上の電気局長室に到り、室内には古川氏一人しかおらぬのを確かめた上で室内に侵入し、氏の背後から左腕目がけて斬りつけた。おどろいた同氏が両手でその刀身をつかんだので、それを振りはなし、さらに右胸部を突こうとして顔面に一刀をあびせ、そのひるむのに乗じ、力をこめて右胸部を突き刺し、長さ約十一センチ、深さ背部筋肉間まで、その間、右肺中葉を刺し通し胸部大動脈を断つ刺創を与え、右大動脈切断による内出血によって古川氏を即死させたものである。

山口の『神経衰弱』

判決書中には、犯人の山口が神経衰弱にかかっていたという記載がある。ところで神経衰弱という言葉ほど、世間一般に誤り、かつひろく用いられているものはない。この語については裁判官や一般社会はもちろん、専門の精神科医を除けば、医師でさえ正しい意味を知っているものが少ない。何か軽い精神違和があれば、何でもすぐ神経衰弱ときめてかかる傾向があるが、これほど誤った考え方は他にちょっと類がないほどである。そこで山口が果たして真の神経衰弱であったか、また彼がどのような様子を示していたかということを、できるだけ吟味してみる必要がある。

まず裁判所が判決書に採用している証人の証言を見よう。かつて山口の上司であった一人の証言中には

「山口は神経衰弱で成績があがらず、同僚や部下との折合いがわるいため、古川らと相談の上、同人をどこかの鉄道局に採用させるように交渉したが、どこでも拒絶された。このため、一時山口を静養させる目的で本省詰めとし、電化課で発電所計画の仕事に従事させ、一方古川は山口に対し、静養の意味で簡単な仕事を与えていた。しかし山口の神経衰弱症状はますます昂進し、欠勤がちで仕事の能率があがらず、同僚部下との折合いもわるく、ついにはみなの者から相手にされぬような状態となった」

「昭和八年四月から六月頃までの間、数回にわたり、山口に辞職を勧告したが、同人は自己の病気を棚に上げ、成績のあがらないのは古川が自分に仕事を与えないためだと曲解し、右の勧告に応じなかったため、昭和

十年八月、休職満期と同時に退官するに至ったものである」
「退官後、退職賜金を受けられないことで、山口は自分に不満を語り、また古川らが自分を鉄道省から追い出したのだと全然無根の怨み言を述べていたので、その誤解を説いたが納得しなかった。なお殺された古川光造は、仕事に対しては熟慮果断、人に対しては厳格な半面、非常に親切で、山口のことについては非常に心配していたのに、山口が最後まで誤解していて、ついにこんなことをしでかしたのはまことに残念である」

また他の一証人は

「山口は昭和八年頃、相当ひどい神経衰弱にかかっていたようで、そのためか性質がヒステリー的であり、時によって気分の変化がはなはだしかった。些事を大事に思い過ごしたり、他人の片言隻語によって物事を曲解したりして、他人との折合いがわるかったようだ。私たちはそのため山口の前では冗談もいえぬような始末であった。そして万事自己本位に考えるので、同僚や下僚からも大体爪はじきされていた」

他の人々の証言も大同小異であるが、これらで見ると、在職当時の山口の性質は大分他の人々と変っていて、同僚との折合いがわるく、仕事の能率があがらず、誤解曲解をかさねていたようである。しかしこれらを真正の神経衰弱の病像ということはできない。これらの証人はただ巷間漠然と用いる神経衰弱の語をつかって、何か正常人とはちがうところを表現したにすぎないのである。

山口の陳述

それでは山口の精神状態の真の姿は何であったろうか。そこでまずここに、私の鑑定した当時、すなわち犯行の翌年三月頃の同人の様子の概略を述べてみることとする。

——山口は体格中等大で栄養の良い男子である。私が鑑定人であることを弁識し、態度いんぎん、きわめて従順に検診に応ずる。質問に対してはつねに微笑をふくんで明晰に答えるが、尽くるを知らぬほどの多弁で、その内容はしばしば的をはずれ、まわりくどく、時には何を語っているかわからぬほどである。

犯罪事項に関連のある質問に対しては特に熱心に答え、自分の迫害される箇所になると憤慨にたえぬような口ぶりをするが、ふつうは大がい爽快楽天的で、これが高等教育までうけて殺人罪を犯し、しかも妻子を家庭にのこして刑務所に収容されている者の態度かと疑われる。

身体的には全く健康で、腱反射亢進と皮膚紋画症著明という神経性徴候のほかには少しも病的所見がみとめられない。血液の梅毒反応（ワッセルマン反応）も陰性である。

山口は種々の質問に対して活発明晰に答え、記憶力や知識等の検査に際してはやや不注意、不確実な点を示したが、それも病的に異常と称するほどのものではなく、意識混濁等の徴は全然証明されなかった。私は山口の精神作業能力を詳細にしらべようとして、クレペリン式連続加算試験とブルドン式抹消試験を課したが、その結果は、健常人のうちでもむしろ優秀の部に属するものであった。

なお念のためにつけ加えるが、山口の家系中には二、三の精神病的負因がある。しかし彼自身はかつて特記すべき身体病にかかったこともなく、酒、煙草もほとんどたしなまぬ。幼時は性質も普通であったし、学業は帝大を卒業したほどであるから、悪かろうはずがない。仙台高工在学中は無欠席で通したほどの勤勉さであった。

然るに大学卒業後、札幌鉄道局に在職当時から、いろいろと問題が起こったようである。そこで私は彼に、その当時から犯行までの間のことをたずねてみた。以下はその問答の要点である。

「札幌時代に、他の人と折合いのわるいようなことはなかったか」「ありました。それは私を利用して泥をぬった奴がいたからです。それは不正のようなことがあったのです。何だか変なことがあったのです。それは初めは私にはわかりませんでした。……阿部という同じ課の技手が、その友人の未亡人を手に入れようとして、言うことをきかないからといって自分の部下の首を切ったんです。それが何だか変なことがあるんです。友人の未亡人を手ごめにしようとして、はねつけられたんですが、それを知っている私の部下が私の所に遊びに来て、それをばらしやしないかというので、私にふしだらがあったようにして首を切ったのです。私の部下の首を切ったのです。それで阿部との折合いがわるくなりました」

「未亡人を手ごめにしようとして、はねつけられたということはどうしてわかったか」「それは首を切られた人があとで話をしたのでわかりました」

「それがなぜ君に泥をつけたことになるか」「私の所に来る奴はみな不しだらだといって悪評を立てたのです。それで私を表面に立てたのです。私をまるで悪い奴であるかのように風評を立てたのです。それを古川さんが札幌に来て聞いていったのです。当時は私は古川さんを知りませんでした。あとで古川さんがそう言っていました」

「赤羽に来たのはなぜか」「栄転です」

「札幌時代は他の上役との間はどうだったのか」「阿部は上役との間がおかしかったのです。しかし私は上役を立てていました。ただ私の所にきていた人が首を切られたので、私は一般の評判もよくありませんでした。

しかし知っている人は、阿部が私を利用していると言っていました」

「赤羽ではどうだったか」「赤羽では私があまり正直でぽかぽか言うので困ると言われました。それは下の人から言われました。ここで私は古川さんを初めて知りましたが、古川さんは私に対して好感をもっていませんでした。古川さんは当時電気事務所長をしていたので時々顔を合せましたが、古川さんは私にものを言いませんでした。札幌時代のことを誤解していたのです。他の人はどうだかわかりません」

「仙台に行ったのは？」「左遷です。私が赤羽は面倒だから事務所長にたのんだのです。私の追い出しを策する者があったのです。それは誰だかわかりません。こんなことはどこにもあるものです。それで古川さんは助手たちを集め、私が人を使えない、部下を虐待するということをみなの前で言って仙台に転任させたのです。これは当時電気課長だった古川さんがやったのです」

「古川氏に対する怨みはそこから来たのか」「それは普通のやり方じゃないのです。古川さんはみなを集めて自分をわるく言って左遷したのです。これは思い過ごしじゃありません。ずいぶんひどいことをすると思いました。それで少し、やけを起こしたのです」

「仙台ではどうだったか」「初めは一所懸命やりましたよ（次第にせきこんでくる）、やりましたが、上から圧迫するということを古川さんが言ったとかで……ちょっとわかりません……山口は人を使えないとか、いけない奴だとかと、古川さんは本省で私の上役の黒柳氏にいったそうです。それから圧迫を加えられました。それで黒柳さんとの折合いがわるくなりました。また東京電気の策動がありました。東京電気は私の所に来て、この道具を使えとかいって、自分の所の製品を押しつけるのです。で私がそんなことをしては困るといって阻止したのです。すると昭和二年十一月頃、黒柳氏が電気課長会議に出席のために上京しました。その時に私のことを古川さんが、人を使えない男だと言っていたと、黒柳氏が帰ってきて話しました。それで東京電気の製品に黒柳さんが肩をもって取り入れるようにしました。今までと変ってきたのです」

「仙台ではその他に折合いなどわるかったことはないか」「その頃まではありませんでした。ところが青森の事件が始まったのです。それは東京電気が私を中傷したのです。昭和三年一月に私の所に来て、東北電燈が県に買収されるから株を買ったらどうかとすすめたのです。しかし金がないからといってことわりました。ところが二十日ばかりたって黒柳さんが、森分と鎌口（支店長）とがやってきたと言いました。しばらくたってから、不正をした奴は困るといって私を泥棒扱いにしました。そしてそれを昭和三年三月三十日頃、課長会議で発表したらしいのです。そのことはあとで本省で聞きました」

「それがどうして東京電気が君を中傷したことになるか。何か証拠でもあるのか」「証拠はないが、どうもそうらしい。とにかくそうらしいのです」

「君がただそう思っているだけか」「いや、そうです」

「東京に転任したのは？」「不正があるからといって移されました」

「仙台にいたとき、神経衰弱にかかっていたことはないか」「いや、一所懸命仕事をしましたよ。東京に来るときは黒柳さんに、君には不正の疑いがあるからといわれて転勤辞表を出しました」

「その以後、眠れないようなことはないか」「いや、ありませんでした。私は眠れるので体がもってきたと思います」

「古川氏をやっつけようと考えたのはいつ頃からか」「子供が死んだ時からです。昭和七年六月です。子供がわずかの間わずらって死んだのですが、どうも医者が充分手をつくさなかったと思うのです。そしてそれは古川氏が医者に手をまわして、充分に手をつくさせなかったのじゃないかという疑いがありました」

「君だけをそんなに迫害するということは、常識から考えてどう思うか」「何だかわからないこともあるのです。……始末書に印をつかせて私を引っぱたいてきたのです。で、その当時から尾行をつけたり、迫害したりしました」

「鵠沼に来たときに、医者に毒殺されるような気がしたそうだが」「ええ、私はたしかにやられると思いました」

「どうして注射をうけたのか」「私は道楽はしましたが梅毒にかかったことはないのです。ところがサルヴァルサンは何にでもきくと前置きして、安くしてやるからというので、私が麻雀屋に行っているときに私にすすめてくれたのです」

「誰がすすめてくれたのか」「麻雀屋のおかみさんがです。そのおかみさんは医者の細君なのです」

「それで注射を受けたのか」「注射は受けませんでした。もし受けたら私は毒殺されたかもしれません」

「なぜ毒殺されるように思ったのか」「私は道楽はしたが梅毒にはかかったことがないのです。それを、血液検査をした上の話ならわかりますが……それにかねてからその医者は私のかかりつけになりたいと言っていたそうですから」

「毒殺されるということに何か証拠があるか」「証拠はありません」

「証拠がないのになぜわかるか」「何かを画策している奴がいたのです。……麻雀屋に来ていた人の中にです。私の悪口を言ったり、けんかをしむけたりするように画策していたのです。それは一昨年六月なかば頃です。その人たちは鉄道省から来ていると思っていました」

「今もそう考えるか」「今の考えではそうでもないようです。……麻雀大会の翌日から人々の様子が変ってきて、医者の奥さんの様子も変ってきたのです。それで私は様子を見ていたのです。ところがフサという女中が私を見て意味ありげに笑うのです（看守をかえりみ、あんな奴は拷問してやるといいと言って笑う）。麻雀屋の客に対して誰か尻押しをしている奴がいるのです。そこで私はうかつにやると命がないぞとすっぱぬいてやりました。客が、あなたはどこに行っても尾行をつけられているからと言いました。今では鉄道省ではないと思いますが、画策のあったのは事実でした」

「画策されたり尾行されたりしたのはいつ頃からか」「在職中からです。昭和六年頃からです。麻雀クラブに行っていると、いろいろ私の悪口を言うしね、またいろいろ悪い風評を立てられたのです。その以前からそんなことがあったのかもしれませんが、前には気がつきませんでした」

「尾行を見たことがあるか」「ありません」

「見たこともないのに尾行のついていることがどうしてわかるか」「方々でわるい風評を立てられたので、そう考えたのです」

「そういう考えは鉄道省をやめてからか」「そうです」

「ここに来てからは？」「ここに来てからはなくなりました。しかし毒を飲まされると思ったことはありました。それは昨年六月のことです。頭がひからびたような感じで、刑務当局が私に注意を与えるために毒を飲ませるように思ったのです。食物に入れて心臓の鼓動を変えるような薬を飲ませたのです。これは私がわからないから私に注意するために入れたのです。あることに対してそんなことを言ってはいけないと注意を与えたのです（談話まとまらず）……頭をわるくしたときにそう考えたのです。それで人の持ってきてくれた水などは一切飲まぬようにしていました」

「今でも毒が入っていたと思うか」「今でも毒が入っていたと思います。毒が入っていたのは事実です。前からそんな考えがあったので、毒殺されると思ったのです」

「今でもその薬が入っているか」「今はもう入っていません。この一月、毒をのまされるような夢を見たことはあります」

「現在でも誰かが君を不利におとしいれようと画策しているか」「あるんじゃないでしょうか。全部あるとは思わないが、一部あるんじゃないかと思います。今は隔離されているのでわからないが、あるらしく思います」

「家族を迫害しようというような画策か」「そんなことではありません。私を悪用しようという画策があるようです。その内容はわかりません。はっきりわからないが、近頃だんだん漠然とわかってきました」「初め殺そうとしたのは古川さんだけか」「古川氏だけです。が怨みは鉄道省全体に持っていました。今でも怨んでいます」

「各方面の上司に手紙を出したのは何時からか」「在職中はありません。一番初めは斎藤実さんです。それは昭和九年一月でした。当時はもう首相ではなく前首相でした。斎藤さんには前後四通出し、一通返事をもらいました」

「あれは自筆だろうか。ずいぶん、ていねいなものだね」「いや実際あの返事をもらってから私は国家に対する観念が変りましたよ」（と感激の色をうかべる）

「その他に手紙を出したのは？」「ほかには広田首相に一通、警視庁に二通、藤沢警察に三回、喜安鉄道次官に二回、会計検査院に三回です。その他に内閣総務課に三、四通出しました」

「訪問は？　首相を訪問したことはないか」「首相を訪問したことはありませんでした。岡田首相の福田秘書官を一回、内田鉄相を一回、警視庁を二回、その他、鵠沼警察、藤沢警察に数回行きました。内閣総務課には一度行ったが会えませんでした。司法当局に行ったことはありません」

「鉄道省の復職のことを駐在所の巡査などに頼んで目的を達せられると思うか」「いや巡査にはたのみません。特高課の部長にたのんだのです。それは県と内閣と連絡があると聞いたので、たのんだのです。……私にどこにも行ってはいけないというので、たのんだのです」

「前首相にたのんで運動になると思うか」「他に持っていく場所がないからです。それに私が分限令にかかった当時の首相だからです」

「いよいよ古川氏をやろうと決着したのはいつか」「……」（答えず）

「短刀を買ったのは？」「昭和十年十月です。それは身の危険を感じたから買ったのです。医者に手をまわして毒殺の注射をさせられるので恐ろしくなったのです。……鉄相の内田さんも三上さんも、古川さんを表に立てて私に危害を加えようとしたのです」

「三上さんも関係しているのか」「三上さんも関係しているように思えるが、どうもはっきりわかりません。鉄道省全体が私に敵意を持っているように思いました。分限令にかけられた時からすでにそう思っていました」

「実際に古川氏を殺そうと思ったのはいつか」「斎藤さんが亡くなったので悲観しました。もう誰も私を救ってくれないと思いました。二・二六事件後、今までのうっぷんが出てきたのです。本当に殺そうと思ったのは五月初めか四月末頃です。子供のことは心配するなと妻が言ったからです。その前は非常に動揺していました。鉄道省全体から私がほろぼされると感じました」

「鉄道省は注射以外の直接行動に出たことはないか」「ありません」

「食物に毒を入れられたことはないか」「ありません。しかし注射されようとしたあとは食物に注意しました」

「しまいには弟の健四郎を疑ったね」「ええ」

「藤沢氏は？」「ええ、最初から」

「細君は？」「疑ったことは一度もありません。貞操を疑ったこともありません。ただ隣の未亡人や近所の人のことはみな疑っていました。それは注射のこと以後です。巡査などは疑いませんでした」

「殺意をかためて家を出たのは？」「五月六日に辻堂駅に行きました」

「なぜ、わざわざ辻堂駅に行ったのか」「それは小田急鵠沼駅には〝何とか一枝〟という改札がいて、入れなければどうするか言明せよというので、鉄道省のまわし者じゃないかと思い、その後警戒していたのです。それで鵠沼駅を避けたのです。辻堂で新橋までの切符を買って品川まで行き、気おくれがして帰って来ました。尾行がついていると思ったためではありません。それで大船まで帰ってきて、人がいるので大船で降り、バスで片瀬まで行き、鎌倉電車で朝十時頃鵠沼海岸まで来ました。藤沢駅でも売子が変なことを言うし、鵠沼海岸でもあやしい奴がいるので、わざと廻り道をしたのです」

「五月九日は?」「辻堂から乗り、品川で降り、円タクで明治神宮に行きました。そして国家に迷惑をかけることをおわびしたのです。そして円タクで鉄道省に行ったのです」

山口の被害妄想

以上で、当時山口がいかなる状態にあったかが推測できることと思う。彼は要するに生来健康で、現在も何らの疾患をも持たぬ中年の男子で、精神的発育も順調であり、記憶や叡智に欠けるところもなく、態度その他にも、皮相的観察ではとくに異常が認められない。

しかし少しく鋭い観察をはたらかせると、多少とも異と感じられるところがなくはない。たとえば犯した犯行や現在の環境などとは不似合に、その感情は爽快で、深刻な苦慮、煩悶、自責等の色が少しもないことである。なるほど口では犯罪を悔悟し、家族の上を案ずるようなことを言うが、それは衷情の発露とは決して受けとれぬ。高等感情の鈍麻が明らかに認められる。

しかしそれよりもなお著しいのはその異常思考である。山口はたえず周囲を疑い、ことに上官たる古川氏の悪意を確信し、また多数の人が相呼応して自己と自己の家族を害そうとすると信じこんでいる。

このような思考はいずれも、自己の解職をめぐって鉄道省全体ことに古川氏から受ける迫害ということを中心として展開する。通常人でも、神経過敏な人にあっては、自己の意に反する解職を強いられる等の場合、ひそかに自分を中傷する者があってこうなったのではないかと疑い、その疑いはさらに神経質的激情にあおられて、直接その衝に当る人への怨恨となり、ついにこれに対して報復手段を講ずるに至ることすらある。しかし、かような敵意の対象が、常識の尺度を超えて、特定の人物以外の広汎な範囲にまで及ぶときには、もはやこれを単なる神経質者の思考とすることはできない。

不本意な退職を余儀なくされた山口が、かねて自己に好意をもっておらぬと考えていた古川氏を怨んだのは当然である。また山口を退職させるに当って、多少とも彼が圧迫と感じるような処置があったことも事実であろう。しかし自分の子供の死亡を、古川氏からのさしがねによって医師が充分の手当をしなかったためと疑い、知人からサルヴァルサンの注射をすすめられたのを自己毒殺の陰謀と解し、また麻雀屋の相客が自己の悪口を言ったり、けんかを売ったりすると思いこんで、これを鉄道省のまわし者だろうと疑うに至っては、到底正常の心理とは考えられない。

その他、隣家の妻女あるいは自己の実弟が自分の行動を監視するとか、鵠沼駅の駅夫や藤沢駅の売子が怪しいからその場所を通らないとか、たえず尾行されているとか、または危険が身にせまっているから護身用の武器を買うとかいう等の言動は、ことごとく明らかな病的念慮に基づくものである。

すなわち山口は、その退職を、古川氏を中心とした鉄道省全体の無法な圧迫の結果と解し、なお退職後もこの圧迫の手はゆるめられず、単に復職を拒むのみか、自己ならびに家族の生命をさえ奪おうとして、駅夫、売子、女中の末に至るまでをスパイとして駆使していると解しているのであって、これは精神病学でいう系統的被害妄想に全く一致する。また刑務所内で刑務当局が食物に毒を入れたことがあると考えている点は、彼が被毒妄想的念慮を有していることを裏書きするものである。

山口の被害念慮の異常なものであることは、彼がかつて斎藤前首相、広田首相、警視庁、警察署、鉄道次官、会計検査院等に対して繰りかえし書面を送り、またこれらを訪問して、復職の歎願とともに鉄道省の内面暴露を試みたことからも理解できよう。この山口の陳述が事実であったことについては、数人の確実な証言がある。

電気局長殺しがこの被害妄想に発したことは明らかであるが、犯人山口の心情は、憤激だけではなく、いわば脅威に対する自衛手段と解する方がふさわしい。しかしその脅威なるものも、自らの声におびえた架空のものであったことはもちろんである。

山口の精神医学的診断

このような被害妄想が正常な精神の所産でないことは言うまでもないが、精神医学の専門から言うと、これに類似の病的思考は種々の病気に際してあらわれ、決して単純なものではない。パラノイアという状態のときにはおおむねこのような形をとるが、正常人でも、敏感なオズオズした自信のない人が不遇のときに呈する易感性関係妄想というのは、これに近い形であらわれる。事実この山口の共同鑑定人であった杉田直樹教授は、彼の精神状態をこれだと診断している。一方、妄想性痴呆といわれるものにもこれと同様な妄想が起こる。私は山口の場合はこの最後のものだったと考えているのである。ちなみにこの妄想性痴呆は、精神分裂病という、世上に最も多く存在する精神病の中の一病型である。

精神分裂病は青壮年期に発病し、最も数多い精神病であるが、その病像の特徴は、叡智界には大きな障碍がなく、感情の鈍麻、考慮進行の異常、および意志の障碍を主徴候とすることである。この精神分裂病中の一亜型である妄想性痴呆は、多く壮年期に発病し、特に妄想が著しくあらわれるもので、なかんずく被害妄想、被毒妄想、追跡妄想を示すものが最も多い。

このような被害、被毒、追跡妄想は、当初は特定の人物を対象とするが、時がたつに従い、その誤った判断力によって、周囲のすべての人々が自分を苦しめると思いこむようになる。患者は、とりたてていうべき理由もないのに、周囲のすべての人々を疑い、それが常識をもってしては考えられない背理であることを説いても、断じて耳をかたむけず、ついには官憲の力のみが自己をさしせまった危急から救い得るものだと信じて、警察、裁判所、高官、高貴の方面をしばしばおとずれたり、訴状をさし出したりするようになる。

私が山口の精神状態を、この精神分裂病に属するものとする理由は、単にその系統的で背理、非常識な被害、被毒、追跡妄想のゆえのみではない。それと同時に、精神分裂病に特有な感情鈍麻その他の精神症状を彼があわせもっていることを認めたからである。

多くの妄想性痴呆の発病はきわめてゆるやかで、その正確な発病時期を定めることはむずかしいことが多い。山口の場合もまたこれに準ずるもののように思われる。山口の既往歴中には、これを判断するに足る資料が欠けているが、彼が札幌鉄道局在職時代、すなわち大正十一年八月から大正十五年三月までの間に、同僚阿部某から故意におとしいれられるという念慮を抱いていたという事実は、このころ彼がすでに被害妄想の胚芽を有していたことを疑わせるものである。またその後、赤羽時代、仙台時代に古川氏に対して深く怨みをふくみ、一方、工事に不正があったことから課長以下の不評判を買ったと信じているその思考には、多分に被害的妄想の分子がふくまれている。これらの事実から推して、山口の妄想性痴呆は、きわめて漸進的ながら、この頃からきざしていたと考えることができる。

多くの証人が昭和二、三年以降の山口を神経衰弱であるとし、また風変りな性質だと評している。ことに物事を曲解する傾向が強かったということは、被害的念慮を意味するものと解して誤りがないであろう。ところで注意すべき点は、山口みずからがこの間の自分の健康状態を全く良好であったと考え、職務に精励で神経衰弱等の徴候もなく、静養の必要もないとしていたことである。

真の神経衰弱にあっては、周囲の人が認める以上に患者自身の苦悩や愁訴が強いのが常である。然るに山口の場合は、周囲の人々には神経衰弱と映るのに、彼自身はこれを感じないのであって、これがすなわち山口の当時の症状をすでに単なる神経衰弱ではなく、精神分裂病の発病初期であっただろうと考える所以である。
なぜならば、真の精神病の診断に当っては、患者が自己の疾患を自ら正しく判断し得るか否か、すなわち病識があるか無いかをしらべることが最も有力な手段であって、精神分裂病等の場合には、発病の早期にすでに自己の病気に対する正しい識別を失うのが常であるからである。——休職後、鵠沼に転居して以来の山口が、追跡妄想、被害妄想に悩まされ、あるいは官庁を訪い、あるいは高官に書面を送り、毒殺をおそれ、尾行を警戒して、著明な精神病的状態を呈していたことは、前章に詳述した通りである。

鵠沼時代すなわち犯行当時の山口の状態に関しての多くの証言の中から、ただ一つ、同人の妻の証言だけをここに抜萃してみよう。それには

「復職を運動しても結果が思わしくないようになってからは、鉄道省を極度に恨んで、そばに寄りつくものは誰でも、それは今まで親しかった者でも、鉄道省のまわし者ではないかと疑って、ひねくれて思いまわしていたので、しまいには誰も寄りつかないような状態でありました」

とある。これは犯行前後の山口自身の陳述と全く符合するもので、この当時、彼が被害、被毒、追跡妄想により、強烈かつ深刻に悩まされていたことが充分に推測される。

以上述べたところにより、山口の被害妄想は数年前からきざしはじめたものであり、電気局長殺しを実行した当時は、後の鑑定当時よりも一そうはげしい病状にあったことが推測できようと思う。

鑑定書の誤読

架空の怨恨がこの殺害事件の直接の原因であったことは、以上の記述から明らかであろう。妄想性痴呆患者は、健康時の正常な判断力を失い、周囲の情勢を正しく判断することができなくなっているため、常識では到底思いもおよばぬような妄想を形成するに至り、ことにその妄想の内容が自己の生活と生存とを脅威するようなものであるときには、生活本能に基づく激情があおられて、真に逼迫的に身の危険を感じ、防衛手段を講ずるに至るのである。

追跡妄想を有する患者が諸所に転々して危険を避けようとしたり、被害妄想を有する患者が架空の加害者を警察や裁判所などに訴えたりするのはみなそれである。そしてこの妄想から出発した過度の怨恨が、誤った自衛感と一緒になって、被害妄想の対象者を殺傷するに至ることも往々見られるところである。山口の犯行は正にこの最後の場合に似た行為のように見える。

要するに山口は犯行当時、自他に対する正しい判断をなし得ぬ病的精神状態にあったために、一方においては古川氏を中心として自己の周囲に諜報網が張りめぐらされ、己れはおとしいれられるという、確固たる被害、追跡妄想を抱き、他方では殺人の大罪であることを完全に反省し得ず、また自己の激情の発露をおさえ得なかったものと認められる。犯行当時の山口に正しい判断力の存在が疑われる一例としては、自己の復職を藤沢警察署、さらにはなはだしきは附近の駐在所の警官にまで依頼したことである。最高学府の課程までを修めたものが、官途への復職を警官に依頼するとは、その没常識さかげん、到底正常の域にあるものとは思われぬ。

そこで私は当時、次のような最後的結論を書いて、裁判所の参考に供した。

山口常太郎は現在、精神分裂病中、ことに被害妄想、被毒妄想、追跡妄想を主徴候とする妄想性痴呆に罹患している。但しその程度は、鑑定当時は著しく重篤ではない。ことに鑑定のための観察期間中、すなわち昭和十二年三月下旬には、それ以前より軽快の徴を示した。

しかし本病は少なくとも数年以前、彼の鉄道省在職当時から徐々に発病した形跡があり、かつ犯行当時たる昭和十一年五月九日前後には、現状に比し、持続的に一そう重篤な精神病的状態にあった。すなわち古川氏のさしがねによって、身辺の者は、家族を除き、すべて自己に対して害を与えるという妄想を抱き、その憤懣と脅威感とが、本病特有の判断力障碍、感情障碍、意志障碍等をともなって、ついに古川氏殺害とまで発展したものである。

従って犯行当時の山口は、事の正邪当否を正しく判断することが困難であり、また仮りに一部分正しい洞察をなし得たとしても、自己の行為の発動を健常な意志によって統御し得ぬ病的精神状態にあったものと認めることができる。

この結論の最後の数行に明らかなように、私としては、山口の行為は全く病的精神症状の抗しがたい所産であって、この行為当時の山口は刑事責任能力を失っていたものと考えたのである。これは永年にわたる裁判精神医学の定説として自明の理であると私は考えた。

しかし、このとき私と同時に鑑定した杉田直樹教授の結論は次のようであった。すなわち

被告人山口常太郎は、その性格に特有の精神乖離（分裂）性気質と名付くる精神病的素質存したる上に、外界刺戟が加わりて、本件犯行前より感動性関係妄想症と名付くる一時的精神異常状態にあり、すべて自己の身辺に起こる事情を被害妄想的に曲解して、これに対する憤怨の感情を抱きいたるものなるところ、あたかも本件犯行の直前に、さらにその感動を強むるごとき曲解を起こす偶因ありて、一そう憤激の感情を増し、以て本件犯行を反応的に行ないいたるものなり。しかして当時意識は完全、理智作用もまた十分にそなえいたるものなるも、強き感動のため、十分反省熟慮をなす余裕を失い、一途に感動にとらわれて本件犯行を敢行したるもの

と考えられ、当時その精神障碍の程度は、意識喪失または全人格の崩壊を来たせるごとき重きものにはあらず、単にその犯行の動機が精神病的判断錯誤にありたりというに止まる。

というのであって、多少とも私と意見を異にしている。

ところでこの杉田教授と私との鑑定を参考とした裁判所の判断はどうか。判決書中に次の部分がある。

「弁護人は、被告人は本件犯行当時心神喪失の状態にありたる旨主張すれども、前記証拠説明に引用したる鑑定書の記載によれば、被告人は本件犯行当時、心神耗弱の状態にありたるに止まり、心神喪失の状態に達しおらざりしものなること、まことに明白なるをもって、右主張は到底これを採用し難し」

とあって、山口の犯行当時の精神状態を心神耗弱者となし、法定上の減軽をなし得る刑期範囲内で懲役六年に処し、山口もまたこれを承服して刑に服したのである。山口はあくまで自己の精神異常を否定し、そのための減刑を望まなかった。すなわち彼は最後まで病識を欠いていたわけである。

この判決書を読んで、私としては、裁判所が少なくとも私の鑑定書を誤読したことについて遺憾きわまりなく感じた。私の判定は山口を心神喪失としていることは一目して明らかである。裁判所が私の鑑定を採用しないというのならばともかく、これを採用して、しかも心神耗弱と解したことは何としても遺憾であった。

結び

架空の怨恨、これは世の中に実に多いものである。そしてかかる病的怨恨を抱く者が、一見しただけでは著しい精神異常と見えぬゆえに、世間の人々は油断し、危険な病人であることを認識しない。これは実におそるべきことである。ちなみにこの犯人山口は服役中病死して、今はすでにこの世の人ではない。

若妻刺殺事件

内村祐之

〔昭和12年・精神分裂病？〕

一

「生命《いのち》の線はとりどりにして……」

と天才詩人ヘルダーリンは歌った。これは、彼が精神分裂病という悪質の精神病にかかって数十年を経たころに、木片に書きつけて、その保護者に与えた句と伝えられる。まことに人の一生ほど数奇なものはなく、一つとして平坦な人生というものはない。

「涙してその跡をながめた」

と、ある感傷的な日本人がヘルダーリンの塔（彼が発狂したのち幽閉されていたところ）の訪問帖に書きとめたが、実にヘルダーリン自身、最も数奇な人生を送った人だったのである。

数多くの精神鑑定を手がけていると、しばしば「ふしぎな人生」を見出す。それは世人の目にうつる人生とはまた趣きを異にした人生である。言ってみれば、見知らぬ力にあやつられながら一生を送り、その力の命ずるままに世人を瞠目させるような所行をなしながら、彼自身、それが自己の行為であるとの実感を抱かず、見る人もまた何を目的としてそれがなされたかを知るに苦しむ、というようなものである。

かつてわれわれは「アベック殺し」としてさわがれたふしぎな行為を新聞紙上で見た。また金閣寺を焼いた青年僧の所行をあやしんだ。新聞が伝えるところによると、この二十歳の青年が放火の動機として述べたところは、美に対する反感だったという。なるほど、これも感傷的な青年期の者にとっては、言い分でもあり目的でもあるのかもしれない。しかし何とその動機が非現実的でまた曖昧模糊としていることだろう。唐突な思いつきによって、自己とは何のかかわりもない歴史的建造物を焼くという、そこにどんな理由があるのだろう。意味がわからない、あるいは少なくとも充分な理由がわからないというのが、多くの人々のこれに対して抱く感想ではなかろうか。

私はここに自分の手がけた鑑定記録の中から、この種のふしぎな人生の一つをとり出して、世上にこの種の人々の稀れでないことを紹介して見ようと思う。

二

話は少し古いが、昭和十二年六月中旬の東京の新聞は、一せいに、一つの殺人事件を大見出しで報道した。ここに、この数日間の記事の要領を一新聞から抜萃すると、次の通りである。

（昭和十二年六月十六日付――読売新聞より抜萃）

特許局技師の若妻を無残ナイフで三十余カ所　その日伯父の家に上京した少年　病児の目前　一瞬ちぬって姿を消す

（制服中学生早熟の殺人　中野大和町の兇劇）

十五日午後一時半頃、中野区大和町、市電気局電燈課、野〇錬〇（三四）氏方六畳の間で、妻寿〇（二六）さんの実妹、同町商工省特許局機械部第二課審査官技師、吉〇幸〇（二九）氏妻澄井（二〇）さんが、鋭利なナイフ様のもので全身三十余カ所を滅多斬りにされて北枕に倒れ、血まみれになって苦悶しているのを、用たしから帰宅した寿〇さんが発見、驚いて、筋向いの小林亀太郎さん方に馳けこみ、野方署に急報してもらう一方、中野駅前、井上外科医を招いて手当を加えたが、出血多量のため、同三時半ついに絶命した。警視庁から高木鑑識課長、石塚野方署長、東京刑事地方裁判署から川井検事、正田予審判事らが急行検視したが、惨劇の六畳から台所まで一面に血痕が飛び散り、被害者澄井さんが血まみれになって逃げまわったことを一目に物語っており、臨終の苦しい息の下からもらした一言によって、犯人はこの日金沢市から上京した野〇氏の甥、金沢市〇〇町、仏具商安〇辰〇長男、金沢第二中学二年退学の康一（一七）＝仮名＝と判明、犯人は兇行後逃走したが、自殺のおそれもあり、各署に手配捜査中、なお澄井さんの死体は十六日、帝大で解剖に附される。

金沢二中を中退の犯人　狂暴性の不良

「金沢電話」安川康一の実家は東本願寺金沢別院前に仏具商を営む老舗で、中流以上の生活をしており、康一は金沢二中の二年在学中、眼病を患って休学、昨年転校したが、友人のマントをかっ払って問題を起したりして、同年秋自発的に退学した。在学中は成績も中以上で特に英語が得意だったが、兇暴性を帯びていて、学友と喧嘩してナイフをふりまわすことがあり、金づかいも荒かった。今春京都商業を受験したが不合格となったので、最近やけ気味で、去る十三日、祖母から五十余円もらって夜行で上京、伯父の野〇氏方へおもむいたものである。実父辰〇さんは十五日夜、警視庁の手配により玉川署に召喚され、家人は一切面会を避けている。辰〇さんは玉川署で、「一人で上京させても心配ないと思ってやったが」と悲歎の面持だった。

麻疹の甥を看護中、姉の家で受難　犯人横恋慕の兇行か？

一少年の兇手に倒れた澄井さんは、金沢市上鷹匠町五、予備海軍少将滝〇吉〇氏の次女で、昨年春、県立金沢第一高女を卒業、今春四月三日、吉〇氏と結婚、同九日上京して、姉夫婦が住んでいるすぐ近くに新居をかまえたものであるが、学校時代は排球の選手として活躍していた朗かな性格の一面、謡曲、仕舞を得意とするほどのしとやかな教養のある婦人であった。犯人安川少年は県立金沢二中に在学中に昨年二月上京した際、浅草の松屋デパート五階婦人化粧室で、江戸川区小岩、森○○子（二三）さんの五円入りハンドバッグを窃取して象潟署に検挙され、微罪釈放されたことがあり、同中学を二年で退学した手のつけられぬ不良で、この日午後零時すぎ金沢から上京して、伯父さんの野○さん方を訪れた。これより先十一時頃、澄井さんは野○方を訪れて、姉寿○さんと奥八畳間で雑談しているところへ呉服商人が来て、二人が呉服物を見ているところへ犯人安川が訪れ、澄井さんと初対面の挨拶をかわしているのを目撃して呉服屋は帰って行った。間もなく寿○さんは同町山本氏方に嫁している女学校時代の級友を訪ねる約束があったため、二人に、麻疹で病臥している長男晴○（五つ）ちゃんのお守りをたのんで外出、そのついでに、近くの「藪そば」に、澄井さんの昼食のうどん二つをたのんで山本さん方を訪ね、雑談約三十分で帰宅、この惨劇を発見したもので、犯人安川は飯を食って来たからといって昼食をことわり、澄井さんは六畳の間でうどんを食い、安川は玄関脇応接室で江戸川乱歩の小説を読んでいた。前後の様子から、兇行は午後一時頃と推定されている。兇行原因については、犯人の実家と澄井さんの実家とは双方郷里で知合いの間柄で、また犯人が野○方を訪れる前に、上京した足で被害者澄井さんを訪ねた形跡があるにもかかわらず、寿○さんの前では初対面のような挨拶をかわしていたといわれ、二人の間には澄井さんの結婚前から、単なる知合い以上の関係があったか、あるいは澄井さんに横恋慕していたものと推定され、しかも澄井さんは兇行当時、逃げれば逃げ得る現場であったにもかかわらず、大きな声一つ立てず、傷も全身三十余カ所も斬りきざまれているという、痴情の殺傷沙汰によくある必要以上の残忍さで、これらの点は痴情説を裏書きするものとして、大体澄井さんの結婚を嫉妬した早熟の一少年の一途な兇行と見られるに至った。なお現場には澄井さんの五円入りがま口が落ちていたが、ラジオの上においてあった五十銭入りの野○氏のがま口が紛失しており、犯人が持って逃げたものと見られているが、姉寿○さんの申し立てにも辻つまの合わぬところが多いので、野方署では今暁二時まで、寿○さんを本署に召喚、取調べた。犯人安川少年は身長五尺ぐらい、いがぐり頭でロイド目鏡をかけ、金沢二中の制服制帽をつけ、黒の編上靴をはいている。

（六月十七日読売新聞朝刊より抜萃）

若妻殺し中学生捕わる　金ほしさに殺した　ケロリ痴情説否認

（大阪へ高飛びの列車内で移動警察の手に御用）

十五日白昼、中野区大和町、野○氏方で、同氏妻寿○さんの妹、同町吉○氏夫人澄井さんを惨殺逃走した犯人、野○氏の甥、金沢市安川康一の行方については、警視庁から全国的に手配して捜査中、同日午後十一時頃、東海道幸田駅と岡崎駅中間を進行中の東京駅発下関行普通三等列車内において、岡崎署の移動警察官六郷刑事の不審訊問によって、大阪へ高飛びの途中を逮捕され、岡崎署に留置、追及された結果、犯行一切を自白したので、その旨警視庁に通報、十六日午後一時、野方署、警視庁から係官が身柄引取りに同署に向かった。ただ兇行原因については陳述がでたらめで、全部的には信用できないが、同人は窃盗の現場を目撃阻止された腹いせに兇器をふるったと申し立てている。しかし警視庁方面ではかかる単純な動機を見ず、この日野方署に出頭した被害者澄井の両親の申し立てにも信をおかず、加害者と被害者は郷里金沢において面識の中で、両人の間には相当の複雑した関係があるものとにらみ、康一が金沢二中退校後の動静、交友関係等について取調べ方を金沢警察署に移牒した。

ふところに血染めの短刀

「岡崎電話」中野の若妻殺し事件の手配を受けた愛知県警察本部では、犯人安川康一の高飛びにそなえ、移動警察に命じて警戒中、十五日夜十一時頃、東海道線下り二、三等旅客列車に乗りこんだ県刑事課移動係六郷刑事が車内をしらべると、列車が幸田駅と岡崎駅の中間を進行する際、三等室の一隅に挙動不審の中学生を発見した。服に血痕らしいものがあるので誰何すると、金沢市安川康房で、金沢の中学から大阪の中学へ転校する途中であると答えたが、住所が似ているところから、さらに身体検査を行なった結果、懐中に現金二円六十七銭と血染めの短刀を所持しており、犯人安川とわかった。同十一時一分、岡崎駅着と同時に下車せしめ、岡崎署に留置をした。兇行の原因について、十六日朝、同人の申し立てたところによると、同人は東京へ進学し、もし成功せぬ場合は悪事で名をあげようと決心、刃渡り五寸の白鞘の短刀を懐中に、十四日夜行で上京、十五日正午頃、母の弟にあたる野○氏方を訪れた。ところが叔父は勤務で不在中、叔父の宅では叔母の寿○さんとその妹澄井さんの二人が呉服屋を相手に用談中であったが、間もなく呉服屋が帰り、寿○さんが買物に出た後、澄井さんが奥の六畳の間にうつぶしになって新聞を見ていた。ふと見ると、澄井さんの後の簞笥の上の財布が目についたので、澄井さんの背後から物も言わず斬りつけて惨殺し、財布を奪って逃走したが、財布の中には三十五銭しか入っていなかったので、財布だけを捨て、省線で新宿に出て、そこから小田急で藤沢におもむいた。同日四時三十二分東京発東海道線二、三等列車に乗りこみ、大阪へ高飛びしようとしたと言っており、大分入っていると思った金が三十五銭しか入ってなくて損をしたと、ケロリと痴情説を否定している。

（六月十七日付読売新聞夕刊より抜萃）

初々しき姿にむらむら無理心中、殺人の魅力「よしてよ」と武者ぶりつくを滅多斬り

「名古屋電話」東海道線列車で移動刑事に捕った若妻殺し犯人安川康一は、十六日午後四時四十一分堀田駅着電車で、岡崎署から愛知県刑事課に護送された。金沢二中の制服制帽をレインコートで包み、帽子を目深に、刑事に抱えられるようにして刑事室に入り、佐々木次席警部から一応の取調べを受けたが、割合いにはっきりした口調で、「まことにわるいことをしました」と悔悟の涙にくれながら、最初の、金を無心して拒絶されたためにやったという陳述をひるがえして、澄井さんと無理心中をしようとしたと申し立てた。それによると、金沢二中を退学し、ますます不良になった康一は、金を無心するつもりで上京し、叔父の野○氏方を訪れたが、叔父は不在で、寿○さんと長男晴○ちゃん、被害者澄井さんの三人が呉服屋を相手に用談し、まもなく呉服屋が帰り、叔母が用たしに出た後、澄井さんが寝そべって新聞を読み出した。せっかく田舎から来たのに、この冷淡さに反感をたかめた上に、若々しい澄井さんの幸福そうな姿を見

て、破れかぶれに無理心中をしてやろうと、人を殺す時の快感はどんなものだろうなどと魔のささやきに魅せられて、いきなりポケットに忍ばせた短刀で、寝そべっていた澄井さんの肩先に斬りつけた。澄井さんは気丈にも「よしてよ」と叫んで起き上り、武者ぶりついて来た。一突きで殺せると思っていた康一は、夢中で澄井さんの胸部、腹部等を滅多斬りにし、昏倒した姿に、急に自分は死ぬのがいやになり、箪笥の上にあった三十五銭入りのがま口を奪って大阪に逃げ、遊び廻った上で自殺しようと思ったというのである。

（六月十八日付読売新聞朝刊より抜萃）

傷は五十八カ所に　きのう解剖　若妻今日茶毘に

既報、悪魔のごとき少年の刃にかかって不慮の死をとげた中野区大和町、吉○幸○氏夫人澄井さんの死体は、十六日午前十時から帝大法医学教室で、佐々木信雄博士執刀、東京地方検事局川井検事立会の下に解剖に附された結果、傷は以外に多く、上半身に四十カ所、下半身に十八カ所、実に全身五十八カ所を無慙に突き刺されていることが判明した。致命傷と見られるのは、右肩から右肺に達する深さ十五センチの刺傷で、その他、両肺部にだけでも七カ所の傷を負っており、一少年の兇行ながら、いかに悽惨であったかを物語り、係官を慄然とさせている。なお告別式は十七日午後一時から自宅で行なわれ、会葬者も多く、遺骸は落合火葬場で茶毘に附された。

（六月十八日付読売新聞夕刊より抜萃）

若妻殺しの精神鑑定　昨日野方署に護送されたが包みの中に「婦人美容法」

中野区吉○幸○氏夫人澄井さんを殺害した少年犯人安川康一は、十七日午後三時四十五分、野方署の長野部長刑事、飛田刑事にまもられて、名古屋から、金沢二中の制服制帽で東京駅着、澄井さんと格闘の際の右手傷の繃帯を後に隠しながら東京地方検事局川井検事の取調べを受けたが、まだ興奮さめぬ康一は、顔蒼ざめて恐しい罪に動揺の色がはげしい。

兇行後、東京――名古屋――東京と逃走しつづけ、ついに逮捕までの二日間、一睡もしなかったというだけに両眼も血走っていたが、左手に大切に持ちまわった紫風呂敷包みが同検事によって開かれ、旅行案内や手帳と共に、某婦人雑誌の附録「婦人美容法」と脱脂綿、ガーゼ等が出てきた時には、さすがに恥ずるようにその真赤な眼を伏せていた。川井検事が被害者と犯人の関係からただすと、「一昨年の夏、金沢で行なわれたバレーボールの試合で、澄井さんがキャプテンとして出場した時に初めてその姿を見たのです。その時澄井さんは金沢でスポーツ選手としてとても持てはやされ、また学校の成績もよかったので、いい人だなと思いました」と答え、「それで彼女が好きになったのか」と追及されて急に沈黙。「澄井さんはあれからどうしたと思う」ときくと、「わかりません」と言いながらワッとばかり泣き出す有様で、犯行の動機、目的については全然しらべるすべもなく、約四十分で、ひとまず訊問を打ち切った。ついで留置場で囚弁を与えると、空腹と見えてほとんど平らげ、気持もよほど落ちついてきたので、同八時五十分から、石塚同署長が八時間ばかり取調べたが、本格的の取調べは十二日から行ない、変質者らしいので、警視庁金子技師の精神鑑定をうけることになった。

（六月十九日付読売新聞夕刊より抜萃）

ニヤリ笑ったり泣き出す変質ぶり　若妻殺し今日精神鑑定

中野区の吉○幸○氏の新妻澄井さんを惨殺した少年犯人安川康一は、野方署で一夜を明かした十八日、ようやく罪の興奮からさめ、落ちつきを見せるに至ったので、午後四時半から十一時すぎまで、石塚署長、北村司法主任が交互に取調べを行なったが、ノラリクラリと一向に要領を得ず、ことに肝腎の犯行の動機、目的について追及すると、ニヤリと薄気味わるい笑みをもらすかと思うと急にワッと泣き出す有様で、変質者ぶりを遺憾なく発揮している。

同署では犯人の父親の言葉や、所持の手帳に他愛ない恋文めいた文句を書きつらね、また某婦人雑誌の附録「婦人美容法」に丹念に赤えんぴつで傍線をしている点等から、変質少年と見ているが、同人は「女なんか問題ではありません、私の研究したかったのは、どんな化粧をして美しくなっているかということです、澄井さんは美しい人とは思っていましたが、あの人を殺さなくとも、最初から大阪で自殺しようと思っていたので、ただ新聞を読んでいるのを見てむらむら殺したくなってやっただけで、別に心中しようなどとは思ってませんでした。」と答え、最後の一点になると急に口をとざす有様なので、一先ず訊問を打切った。十日、警視庁捜査課一課員が改めて取調べにおもむくはずで、同時に金子技師が精神鑑定を行なった上で、来週月曜から川井検事が直接取調べを行なうことになった。

三

以上の一連の記事を見ても、この事件が当時いかに世間の視聴を集めたものであるかがわかると思うが、それは、この事件の動機なり犯人の行動なりに、いかにも世の常ならぬものがあることを世間が感じたからではあるまいか。新聞の報道には不正確なものが多いので、一層正確と思われる裁判所の公訴事実を次に要約して見よう。

――被告人は昭和九年三月、小学六年の課程を終了し、石川県金沢第二中学校に入学した。幼少の頃から眼瞼下垂症、蓄膿症等に罹り、しばしば医師の診療を受けたが、全癒するに至らず、その上学業の成績も悪く、昭和十一年十二月初め退学処分を受け、以後やむなく金沢市〇〇町の実父の許でしばらく家事の手伝い等をしていたが、家督相続人である自分の将来を考え、また親類らのすすめもあって、昭和十二年三月下旬、京都の立命館商業及び神戸の甲陽中学の編入試験を受けた。しかしこれらがみな失敗したので、自分の不甲斐なさを嘆ずる一方、極度に前途を悲観して、次第に厭世思想に馳られ、果ては自殺を決意し、再度家出、その都度警察の手によって父の許に連れもどされた。爾後父兄の監視が厳重となるばかりで何らの変哲もない環境に、打ち砕かれた自己の魂を慰撫激励し心気を一転させる由もないのみならず、狭い土地柄とて、朝夕中学通いの旧友や近所の人々と顔を合わせることを極度にきらい、ほとんど外出せず、終日屋内にこもって快々としてたのしまぬ日を送り来たったため、いとど厭世思想を強め、死を讃美渇仰する念をたかめた末、同年六月上旬、親戚の安○幸○方附近の阪神電鉄軌道に飛びこみ自殺をしようと三度家出を決意したほどであった。昭和十二年六月十四日夕刻、ひそかに自宅を抜け出で、同日午後七時十五分金沢発上野行の列車に乗りこみ、翌十五日午前七時、上野駅に到着、同駅地階の須田町食堂で朝食をとりながら今後の行動につき思案の末、以前眼瞼下垂症治療のため上京した際世話になった叔父野○錬○が、中野区大和町に近代式の家屋を新築したことを聞いていたので、この機会に一応訪ねたく思い、同日午後零時半頃野○方におもむいたところ、同人は不在で、妻寿○の応待で同家玄関南側応接間に通された。ここでたまたま来合わせた寿○の妹澄井に紹介され、相互に初対面の挨拶をした後、しばらく寿○と雑談をしていたが、同日午後一時半頃、寿○は所用があってしばらく外出した。康一は徒然のまま応接間を立ち出で、同家南側庭に面した廊下をそぞろ歩きしながら、過去の事どもに思いをめぐらし、言い知れぬ憂愁の気持に沈み、ますます自殺の意志を強くし、咄嗟の場合、死の刹那の気分を味わいたい思いに駆られ、たまたま同家六畳間で新聞を読んでいた澄井を、所持した短刀で刺殺しようと決意し、刃渡り三寸余の短刀を右手に持ち、同女の背後に迫り、突如その右側頸部の辺を突き刺した。澄井は立上りながら隣室に逃れ出たため、ただちに追いすがって、澄井の全身を所きらわず突き刺し、ついに右肺刺創による多量出血のため、同日午後三時四十分、同女を死亡させるに至ったものである。

四

予審判事はこの事件を審理中、被告たる康一の精神状態に疑念を抱いたのであろう、東京大学の三宅鉱一名誉教授に精神鑑定を委嘱したが、さらに犯行後一年半を経た昭和十四年一月に至って、私に対し、康一の現在ならびに犯行当時の精神状態につき、再び精神鑑定をするようにと命じたのである。

その当時の康一の状態は大体以下に要約するようなものであった。

康一は中肉中背の青年である。検診室に入り来たり、私に一揖、そのすすめに従って着座、質問に対して従順に応答するが、その間の態度はきわめて物静かで、むしろ生気を欠き、上半身をやや前方にまげて私と視線の会うのを避けるような様子である。応答は、一身上のこと、あるいは本事件のことに至ると渋滞する感を与えるが、一般的事項については相当に明晰であり、その他の挙措にも著しく不自然あるいは異常と認められるところはない。

康一は私の質問を迅速に正確に領解し、これに対して自然の態度で明瞭に答える。注意力が散漫であるようなところも、一見したところでは認められない。

顔貌も大体普通であるが、ただ表情の動きが少なく、ことに悲哀悔悟等の感情の表現が乏しいように思われる。また充分明瞭ではないが幻聴らしいものも認められる。しかしそれ以外には、意識ははなはだ清明であるし、記憶力、知識、計算力、判断力等、叡智に関係する諸精神機能も、彼の年齢また教養に大体相応するか、あるいはむしろやや良好ではないかと思われるほどである。

試みに数種の実験心理学的問題を課して検すると、問診によって得た右の印象は正鵠を得たものであることがわかる。すなわち対語法による記銘試験では、相関係対語十組を第一回目に完全に再生させることができたし、また一般にははなはだむずかしいとされる無関係対語十組の検査も、第一回目に六組を再生することができ、第二回目には全部を正しく再生することができた。われわれの経験によると、かかる結果は、よほど優秀な記銘力の所持者でないと得られないものである。

またゴールドン氏抹消試験という、注意力と同時に作業能力をも検し得る実験法においても、一往復平均速度十五秒で、その作業速度は相当に迅速である。ただし脱行、逸脱が多いことから、注意力が不安定であり、その点に欠けるところのあることが想像された。

クレペリン氏連続加算法という、計算による作業能力検査方法によれば、十五分間の検査中、毎分平均五十個の数字を加算し得て、大体良好な作業能力と認められた。しかし疲労による作業力低下がほとんど認められないことと、普通の場合に見られる掉尾の作業能力振起のないことが、正常者と趣きを異にする所見として注意をひいた。

ロールシャッハ氏精神診断法なる特殊な精神検査の結果を総括して判断すると、康一の叡智は不良ではなく、抽象能力も大きいが、思考に不調和また疎蕪なところがある。この検査にあらわれた彼の性格は主として内向的であり、また易動性の自己中心的な感情の所有者と判断された。

以上によって、康一の叡智が正常あるいはそれ以上のものであることが各方面から明らかにされたが、同時に課した実験心理学的検査の結果は、彼の心理過程あるいは感情意志の動きに、正常と称し得ないような所見のあることを推察させた。そこで種々な問診をし、その返答の模様から、これらの点を詳しく知ろうと試みた。

「現在どんな気持か」「考えても、漠然としてまとまらないのです」

「どんな心境か」「事件に対しては、自分がやったように思えないです」

「では誰がやったのか」「自分が拘置所に入っていることや、鑑定に来られることに刺戟されて、自分がやったように思いますが、実際にやったようには思えません」

「しかし君がやったのだろう。それに対してどう思うか」「一種の後悔のようなものがあります」

「特別の感じか」「何か忘れたような……欠けたような……（口ごもる）……毎日考えても考えがまとまらないのです」

「なぜ、まとまらないかね」……（答えず）

「どういう後悔か」「過去の生活があまりにまとまっていないこと、真面目でやらなかったこと」

「そういう後悔か」「ええ」
「澄井さんに対してすまないと思わないのか」「ええあります」（一向に気がのらぬ返事）
「見ず知らずの人に殺されて、こんなばかばかしいことはないではないか。それに対してすまないと思わないのか」
「自分でも頭がおかしくなってくるような気がします」
「どうすると頭がおかしくなるのか」「考えこんだりすると……」
「君のしたことはどのくらいの罪に値すると思うか」（返答なし）
（再問）……（言いかけて）……「よくわからないんです、何だか自分に罪がないような気がするんで……」
「どうして」（答えず）
「どうしてそう思うかね」「その当時のはっきりした気持がない……」
「ないから責任をもたないでいいというのかね」「結果から言って、その責任を感じています」
「人を殺すのはよいことか」「よくないです」
「人を殺すと、どんな罪になるか」「殺人罪です」
「殺人罪はどんな罪になると思うか」……（口ごもる）「……二年以上死刑までです」
「では君は死刑になるかもわからんね」……（口ごもる）
「そうかもわからんね」「はあ」
「そういう判決が下ったら、どんな気がするか」……（言いかけて……答えず、手をもじもじさせる）
「悲観するだろうね」……（答えず）
「そうだろうね」……（羽織のひもをいじり、頭をかしげる）
「悲観するだろう」……「どうだかわからないです」

「命は惜しくないか」「ほしいような、ほしくないような気がする」

「死んでもいいという気もするか」「あります」

「世の中に未練がましいことはあるか」「あります」

「何が未練か」「……はっきりしたものではなく、漠然としてあります」

「責任を果たして外に出たら、君は将来どうしようと思う」「学校に行きたいと思います。学校に行って親戚すじの知己をたどって、できるならば会社の方に入りたいと思う」

「家の仕事は」「いやです」

「商業学校の試験を受けて落ちたのではないか」「何だか落ちつかなくて、できなかった……」

「勉強は好きか、きらいか」「好きなような、きらいなような……」

「ずいぶんぐずぐずした返事をするが、前からそうなのか」「考えこむと、どちらに返事をしてよいかわからなくなります」


これらの問答に明らかに示されているように、康一は現在の心境に関する質問に対してははなはだ不明快な返答をし、また一身上の問題に関しての感情の発露がきわめて貧弱、不得要領である。

後述するように、事件前後の事情を詳細に追想し得る彼ではあるが、自分の意見をまとめるに当たって、いかにも明瞭を欠き、これにともなう感情の動きの少ないことが注意される。

なお康一は、以前から持っていた低級な迷信で、この事件を起こす前の家出の一原因ともなったものを、今日もなお持ちつづけているが、このことは、かような相当理智的な青年の考え方としては確かに偏奇なものと判断される。これに関する二、三の問答を以下に引証してみよう。

「同年生まれのものが三人いると運がわるいとか、自分の姓名がわるいとかいう迷信をもっていたそうだが……」

「そうです。姓名の方は自分の名の劃が二十二劃になるので、これがわるいことは百科辞典の熊崎健翁の書いたもので読みました」

「迷信をもったのは何時頃からか」「昭和十一年の末、二回目の中学二年の終わり頃からかと思います。最初はごく単純なもの、たとえば、夜爪を切ると親にはぐれるなどということです。それまでは迷信を軽視するような気だったのですが……以来特に頭にこびりついていたのは、例の酉三羽のことと姓名判断のことです。もう一つ、予審判事の前では自分の家庭がつぶれるんじゃないかと思って言わなかったことですが、昭和十一年の十一月頃、雪の降った晩にこたつにあたって、隣室の父母、祖父母の話をきいていたとき、父が母に向かって、お前は大塚の家に行くつもりだったのだろうと、夫婦喧嘩のときに言いました。それを聞いてから、自分は弟や妹とどこか違っているような気がして、自分の父の子でなく大塚の子ではないかと思うようになってきました。弟や妹と違い、自分を祖父母が偏屈扱いにしているようでしたが、その原因がそんなところにあるのではないかと思うようになりました」

「そんな考えは今でも持っているか」「今でも腑におちないというような気がします……その時お母さんは泣いていて、それに対してなんと返事をしたか、はっきり聞こえなかったんですが……」

「姓名判断は？」「今でも気にかかっています。父からは、変えたければ変えてやるが、そんなことをしても運が開けるようにはならないから、よしたがよいだろうと言ってきました。今でも名前を変えたいと思っています。自分の名は、安は六劃で川は三劃、康一なら十二劃に一劃だから、都合二十二劃になります。名は八劃と七劃か、八劃と十五劃の二字にしたいと思っています」

「どんな字があるか、例をあげてごらん」「八劃には忠、宗、昌、もう一つ、これにしたいと思うのがあったが、思い出せません。七劃は志……十五劃は輝、徳……とりわけ今の名で事件を起こした以上、変えたいと思います」

「酉三羽はどうする？」「鶏を飼うことにより、また高価な飾りものを買って来ることによって補いをすればよいのです」

「迷信のわるい理由はわからないのか」「わかりません。ただ当時は考え方が漠然としていて、しかも熱心だったのですが、今はかえってまとまってきました」

「自殺したいという気は？」「もっと他の人間に生まれ変わりたいと思ったのです」

「自殺すれば生まれ変われると思うのか」「ええ、そう思いました」

「今でも？」「今でも。そうではないでしょうか。自分の理想としているような人の子供として生まれ変わりたいと思うのです」

「自殺すれば生まれ変われるのか」「これは迷信じゃないけれど、自分はそう思うんです。これも第一回の家出頃から、とてもそう思うようになったのです」

大体以上が鑑定時の康一の精神状態であった。

五

われわれが最も関心をもつのは、殺害時の康一の精神状態なのであるが、順序として、まず彼の犯罪までの生活史中、私が調べたところで正確かつ重要と思うところを、なるべく重複を避けて要約してみよう。

幼時は特に丈夫ではなかったが、さほど虚弱でもなかった。四歳の頃、附近の子供にそろばんで頭部を殴打され、それからまもなく眼瞼下垂症が起こった。

七歳で幼稚園に入り、八歳で瓢簞町小学校に入学した。六年卒業まで在学したが、当時の様子を同校校長が昭和十二年七月九日附をもって、東京少年審判所に回答しているところによると、品性は怜悧、強情、行為は不規律、挙動は軽率、言語は正確、容儀は端正となっており、なお学校在学中は友達がほとんどなく、放課後は外出することが少なかったという記載がある。

これに一致して、証人安〇貞〇は、康一が非常に内気、短気、小心、物事を気にする性質であると述べている。

小学校在学中の成績表を見ると、七点、八点が最も多数を占め、これに少数の九点がまざっている程度である。ただし六学年のみは、十点四科目、九点二科目となっていて、他学年より著しく優秀である。これが果たして事実上の進歩の結果であるか、あるいは上級学校への入学のための都合であるかは私には不明である。全六学年を通じての操行の評語が乙となっているが、小学校長の報告には、教練の成績よろしからずとあり、また証人安〇辰〇の説明によると、小学校時代から落ちつきがなくて、子供らしいいたずらをやったためであろうと述べている。

欠席は、三学年が二日で最も少なく、二学年三十八日で最も多く、他は二十日前後である。これはおそらく病気のためであって、学校がきらいで休んだり怠けたりしたのではないようである。きらいな学課は体操、好む学課は算術、地理、歴史であったという。身長、体重等の増加は順調で、身体的発育上の欠陥はないようである。

昭和九年三月、小学校卒業後、県立金沢第二中学校の入学試験を受験して合格した。百六十人中百四十番ぐらいで成績はよくなかったが、その原因は、初めての受験でやや面喰らったからであると自分では述べている。爾来昭和十一年十二月一日まで同校に籍を置いていたが、同日をもって退学している。同校校長が東京少年審判所の求めに応じて、康一の在学当時の模様を、昭和十二年七月十日附で回答しているところによると、「性行はやや陰険で温柔、自暴自棄におちいれる風評あり、友人と称すべきもののなきがごとし」とある。

第一学年の性行録には、性質着実なれどもやや強情なる点あり、言語明晰、挙動不活発、勤勉、才能普通なるも国語の力優秀、交際狭し。思想読物の項には、読書を好んで種々のものを読み、時に無断で書を買うことありとあり、学習状況は熱心、国語、歴史を好むとある。長所としては温順、短所としてはやや優柔という評語があるが、これらは当時の康一の精神状態を推測させる好資料であると思われるので、特に摘録する。

中学校時代の成績表を見ると、一年一学期平均点は六十五点、席順九十三番、二学期七十二点、六十四番、学年七十一点、七十二番、二年一学期七十一点、六十五番、二学期六十二点、百三十番、二回目の二年一学期七十五点、三十八番となっており、時によって動揺が少なくないが、時を追って成績が低下しているという現象はない。ことに犯行に最も近い学期は二回目の二学年であるのに、最も良好な成績である。

ただし操行は全部を通じて三という評語を得ている。この評語の意味は私には充分明瞭でないが、もし一、二、三の順位が操行の善悪を表示するものだとすると、小学校と同様、中学校でも康一の操行はあまり良好でなかったと認めてよいと思う。しかし学業成績と同じく操行の方も、学年の進むにつれて評語が低下しているのでないことは注意を要する点である。

昭和十年八月（すなわち中学二年の一学期終了後）、夏休みを利して上京、横浜市子安在住の祖父の弟、小○謙○氏方に逗留して蓄膿症の治療に通った。このために二学期の十月半ばまで学校を休んだので、自然二学期の成績もわるくなったのだという。この十月半ばに久しぶりで登校したとき、異様な感じがしたことを、康一は次のように述べている。

「一カ月半ぐらい休んだ後に学校に行くと、急に学校の空気が違っているように思われました。非常に何だか全然別のように思われました。勉強する周囲の者がみな以前と違っているように感じられました。今まで親しみあっていた友達も、礼儀ぶった、しゃちこばった様子に見え、中にみぞができたようで、数学の問題を教えてやっても、まるで他の学校の生徒のように礼を言ったりして、他人行儀のように感じられました。一学期はそういうことはありませんでした」

昭和十一年一月、再び上京して、芝区白金三光町の叔父野○練○方に逗留し、ここから丸ビル内田眼科に通って眼の治療を受け、二・二六事件の少し前まで在京して金沢に帰った。しかし休学届が出してあったので、その学期はそのまま登校せず、そのために原級に止まることとなった。落第することは大していやだとは思わず、むしろ二度目の二年生活は、彼にとっては、少し勉強すればよい成績がとれるからいいと思ったぐらいであったとのことである。

周囲の者のそぶりが変に見えるというような感じは大体つづいていた。この上京中、浅草松屋の洗面所の台上にあったハンドバッグを窃取しようとして掛員に発見され、象潟署に連行された上、一晩留置された。その動機について私は種々たずねたが、康一は何ら明瞭な返事をしなかった。

昭和十一年四月から二度目の二年を始めたが、新しい同級生とは大体仲よくし、ことに副級長とは仲よく交際できた。周囲の人のそぶりが特におかしく思われたこともなかった。英語や数学が一番か二番ぐらいだったので、同級生はむしろ尊敬していたほどだった。ところが一学期の試験の結果、席次は上ったけれども、なお三十八番だったので、級中のものに案外だめだと思われたようだという。

九月からの二学期はあまり愉快ではなかったけれども、周囲を変に感じることもあまりなく、また周囲から注意を受けたり性質が悪いと思われたりしたこともなかったと彼は述べている。

然るに同年十二月一日、康一は中学校を退学した。その事情は証人安○辰○によると次の通りである。

「……十一月頃、同校から呼び出しを受け、出頭して、教頭丁字某、受持小山某らから、康一が友達の学校道具類の入っているカバンを隠したこと、本屋から三冊の本を取ったこと、ある文房具屋から鉛筆を取ったこと、他の生徒の靴及びマントを、自分のものと取り換えて持って行ったこと等の所為をしたから、退学届を出さぬ場合は処分をしなければならないとの話がありました。その処分をすると、今までの経験上、本人が必ず悪化するから退学届を出してくれというので、退学届を出して退学させたのであります。

後日、他府県の学校に入学するのに都合がよいから、家事上の都合で退学するという届を出してくれというので、その通りの届を出しました。その際、康一が他の生徒の靴及びマントを自分のものと取り換えて持ってきたことにつき、それを盗んで持ってきたような口ぶりを、右の丁字及び小山両教諭はもらしておりましたが、私が本人に聞きただしたところによると、友達の学校道具類の入っているカバンを隠したこと、及び本屋から二冊の本を取ったこと等は相違ありませんでしたが、鉛筆については、はっきりしませんでした。靴及びマントについては、右教員から注意のある前から私の方では気がついていたのであります。当時康一の言うところによると、同人の靴やマントを置いた場所に、帰る時にその物がなかったので、自分はその近所にあった靴やマントを持ってきただけだ、自分の靴やマントは他の者が持って行ったものと思う、こんなことは自分だけがやるのではなく、級中過半数の者がやるので、その内にまた自分の靴やマントが自分の手にもどるようになるのだとのことでありました。それですから、同人としては勿論盗むような考えから、それらの品をもってきたわけではなく、それらの品を、同人は同校に穿いて行ったり着て行ったりしておりました」

中学校退学後、犯行に至るまでの康一の動静について、右の証人が陳述したところを綜合すると、右中学退学後、自家の商売の手伝いをし、朝晩ふき掃除などをしていたが、その時刻が丁度同中学の同級生らの登校時刻で、学友らが家の前を通行するので、自分の様子を見られるのがいやになり、そのためか、昭和十二年一月二十日頃、無断で家出をした。そして家出先から、大実業家になって成功するまでは帰らないという意味の手紙やハガキをよこした。また家出の際、本人の部屋に、六時何分かの汽車で関西方面に行く、安心してくれ、必ず成功するという意味を書いた紙片があった。家出するときには、自分の貯金百六十円ほどを下し、それを旅費にしたのである。

家出後は、大阪、京都、横浜、宝塚等、諸所を見物して歩いたらしく、大阪のあるホテルに泊っているとき臨検を受け、親類先の神戸の安○幸○方に引き取られた。父の安○辰○は島之内警察署からの通知により、右安○方におもむき、康一に会ったが、当人を一時、右安○方に預けて勉強をさせ、甲陽中学、立命館商業学校の第二学年編入試験を受けさせることとした。島之内警察署に検束された当時、康一の所持金は三、四十円になっていたとのことである。

右二校の編入試験の結果はいずれも失敗であった。立命館商業学校の方は学科の及第点をとったらしいが、金沢二中の配属将校からの内申書が非常に苛酷であったために、結局入学できなかった。

その後、康一は白○留○方で勉強して、どこかの中等学校に入学するはずになっていたが、同月十日頃、白○から金沢の安○辰○にあてて、康一が言うことをきかず、落ちついて勉強しないから迎えにきてくれという手紙が来たので、同月十九日頃、母の安○貞○が迎えに行き、白○方に泊っていると、同二十四、五日頃、康一は無断で家出をした。家出の理由ははっきりしないが、せっかく白○方で勉強をしながら、どこの学校へも入れそうもなく、白○に迷惑をかけたことや、自分の前途を悲観したためらしいということである。

この家出のときにも書置があった。それはレコードの箱の中に入れてあったが、家出後、康一はハガキでその入れ場所を通知してきたのである。それには金沢附近で死ぬような意味が書いてあった。

しかし五月末頃、一たん康一は自宅に帰り、六月十四日にさらに家出をして東京に行き、ついに本事件を起こすに至ったものである。この最後の家出の事情ははっきりせず、書置や遺書もなかったが、同人の部屋に落ちていた反古紙には、大実業家になるとか、大教育家になるとか、あるいはまた、いくら考えても考えがまとまらないというような文句が書いてあったという。

さきに白〇方から家出して金沢に帰ってきてからの康一の様子は非常に変で、始終タオルを頭にのせ、取るように注意しても聞き入れず、常にマスクをかけていた。また食事にコロッケを二つ出したような場合、その色や形が同じでないと食べず、家族の者と食事をすることをいやがり、一人で食事をしていたとのことである。また非常に潔癖で、食器等は他の者が洗ったのをさらに洗わないと気がすまない様子であったという。

以上が犯行直前に至るまでの康一の既往歴であるが、以上のほかに、なお記録中から、康一の性行を判断するときの参考となるような資料を以下に抜粋する。

（証人安〇辰〇の証言中より）

「康一は大阪や神戸に行っているころ、手紙で、自分の姓名は字劃が悪いから改名したいということを度々いってきました。改名しないと、若死するとか財産を全部なくしてしまうとかして非常に不幸になるから、改名したいと言ってきたのです……」

（証人白〇留〇の証言中より）

「康一は時々手拭を頭にかけ、上半身にオリーブ油を塗って日光浴をすることがありました。……御飯を食べているとき、時々箸も動かさないで考えこんでしまうようなことがありました。私は、おかずでも気に入らないのかと思い、声をかけて聞くと、ちょっとびっくりして急に気がついたような態度をしました。……本人は外出する時マスクをかけ、レインコートを着て出かけ……レインコートもえりを立てて、なるべく顔がわからないようにしている様子でありました。……康一は男には珍しく種々な化粧道具類を持っておりました」

（証人安〇幸〇の証言中より）

「……康一は男のくせに化粧品を持ち、化粧をしたりして……婦人雑誌の化粧法のところをよく読んでいたようでありました」

（証人野○錬○の証言中より）

「……康一は二度目に（昭和十一年一月）妹貞○と来たときは、やはりぐずぐずしており、人前に出るのをきらい、夕飯などすむと、二階へ行こうと言って母親をつれて二階へ行ってしまい、はにかみやでありました。しかし我儘も強いようで、妻寿○の話によると、母親に対しても命令的であり、母親をなぐったりしたそうです」

六

さて犯行当時の康一の精神状態であるが、彼が本犯行及びその前後の自己の性行について追想するところは次のようである。

「悪いことの一番始めは何時か」「昭和十一年一月に松屋でとったハンドバッグが一番始めです……（考えこんで）……自分の家の菓子をとり出したことや、小づかいを最初に持ち出したのは中学一年のときと思います。神棚の貯金箱からです。金高は大したことではありません。小学時代には全然ありません。中学では一年の時だったか二年のときだったか、はっきりわかりません。そういうことは度々はありません」

「学校で悪いことをした時のことを述べて見よ」「昭和十一年の十二月三日に、カバンのいたずらをしました。マントも十二月になってからです。マントは自分のがなかったから、自分のだと思って着ました。カバンは吉村ので、これはいたずらをするつもりで、田屋という文房具屋に隠しておき、吉村の来るのを十分ぐらい待っていました。吉村は隣に坐っている人で、仲はよいが、すこしは喧嘩もしました。吉村が来ないので、それを家に持って帰りました。なぜ持って帰ったか、わかりません。翌日また田屋に持っていったが、授業が始まっていて、あたりの空気が変だったので、自分一人だまって教室に入ったんです。三、四時間目に教員室に呼ばれたので、ありのままを答えたんです。四日の日に工作の先生の所に行っている間に、父母が学校に呼ばれ、翌日から学校へ行かなくなりました。学校をやめさせられたのはカバンとマントのことだけです。しかしどんな手続きで退学になったかは知りません。

中学に入ってから私の性質が変わってきたと思います。急にではなく、漸次自然的にです。いたずらは一年のころ、家でよくふざけました」

「本を取ったというではないか」「本屋から本をとるようになったのは、二度目の二年（昭和十一年）の九月か十月頃からです。それ以前には、したことはありません。全部で五冊ぐらい。一度に一冊ずつとは限りません。数学の問題集等、学校の参考書です」

「どういう気持で取るのか」「それは……（口ごもる）……小づかいの不足ではないのですけれども、ついふらふらして。迷って取らないこともありましたが、しまいには取りました」

「その気持は？」「やはり、ふらふらと取ったというより、言いようがないように思います。ほしいと思った本を取ります」

「昭和十一年十一月初めに休学してから後の様子を述べてみよ」「休学してから一カ月ほど家にいて、一月二十二日に家出しました。そのときの気持はふらふらとしていたのですが、長い間の環境から生じた父に対する反感、自分の病気、迷信等からです。この迷信が気になるようになったのは、大して前からではないけれども、いつ頃からかはわかりません」

「家出はどんな気でしたか」「何だか遠くに行きたいという気が正月の初めに起こりました。何となしに遠くに行ってみたいという気持、境遇と関係したはっきりしたものではなく、茫としたものだったのです。旅行したいという気分と、家にいたくないという気分と、両方です。貯金帳から百六十円を引出して大阪に行きました。金を引出したのは家出の当日です。旅行の用意もしました。バスケットにゴタゴタしたものを入れました。あり合わせのものを目茶苦茶に入れました。夜の六時か七時の汽車で京都までの切符を買い、何となく行ってみたいという気で、目的もなく行きました。

山科の近所で車掌に見つけられ、京都で降りて待っていてくれと言われたが、大阪まで行ってしまい、宝塚で五日泊りました。その頃から死にたいような気になったんです。どうしてか、はっきりわかりません。宝塚で少女歌劇を二度見ました。家では閉じこもっているわけではなく、当てどもなくぶらぶらしていました。死に場所をさがすのでもありませんでした。

それから何とはなしに東京に来ました。漠然と来たけれども、東京を見たくなくなり、そのまま横浜の小〇の家に一晩泊って、また大阪に帰りました。大阪では今度は難波の南地ホテルに泊り、そこで臨検を食い、島之内警察署に行きました。不審に思われたからです。小〇の家では嘘を言い、修学旅行だと言いましたから怪しまれませんでした。神戸の親戚（安〇幸〇）が引取りに来て、父が迎えに来ました。神戸にしばらくいて帰りました。しかし家出から帰宅までのことは、所々おぼえているのですが、どうも不明の所が多くて、どうして帰ったかなど、はっきりしません。神戸ではただ遊んでいたようです。捕まってから、父などと京都、大阪、神戸を行き来しましたが、どうも順序その他をよく覚えていません。それから一カ月ぐらい家にいて、また母と共に京都や大阪に出て試験を受けました。その間は知人の家で勉強させてもらっていましたが、大体試験は受ける気でも、勉強はしたくなくて、学校に入りたいというような気持でした。五月の終りに母が迎えに来ましたが、一人で無断で先に帰宅しました」

「その時、何か見えたり聞こえたりすることはなかったか」「見えたり聞こえたりすることも時々ありました。家出してからです。……まるで自分の傍で話しているように人の顔が浮んでくることがありました。本があっても勉強する気にはなりませんでした」

「当時、何か見えない大きな力に命令されているような気がしなかったか」「今から思うと、そういう気がします。知らない大きなものが自分を動かしているような気がしました。そういった言葉が一番ぴったりしているようです。

宝塚に行ったのも東京に行ったのも、なぜ行ったかわからないのです。やはり見えない大きな力で動かされたという気持が一番ぴったりしています。何だかとても気が落ちつかず、話したくなくて、一人でつんとしていて、食事も好ききらいがあって、いつまでも一人でいたい気持でした。最初の家出の時も、また六月の再度の家出の時もそうです」

「編入試験の様子は？」「三月二十七日、二十八日が試験でした。自分ではとてもよい点だと思いました。白紙を出したようなことはありません」

「四月五月は、関西で何をしていたか」「目的もなく関西にいました。家では気ままにさせておいてくれたんでしょう。京都の宿屋、下宿屋、神戸の親戚、大阪の白○、横浜の小○、東京の新宿ホテルにまる一日（足かけ二日）、この時は死にたいような気分で、どこにも出かけませんでした。六月二日か三日に金沢に帰ってから、金沢の精神科で診てもらえと言われて、診察を受けました。（事実は同年三月二十日である）

自分は今まで自分の眼についてとても執着があるのです。人が眼について何か言うとすぐ気になり、眼の広告を見るととても気にかかります。六月に帰ったとき、家の人たちが自分を怒らせないようにと特別扱いにしてくれたので、かえって気味がわるくなりました」

「死ぬ気が起こったのはいつ頃か」「一月二十二日の家出のときにも短刀を持っています。死にたくなったら死のうという気で、白山に登ったときに買った小刀を持って行ったのです。しかし最初の家出の時には、はっきり死ぬ気はありませんでした」

「六月十四日頃まではどうしていたか」「六月に家に帰って二週間ぐらい、ぶらぶら何もせず、あまり外出もしませんでしたが、十二日頃からまた出ようと思いました。この二週間の間は何だか落ちつかない……やはりまだ何かに支配されているようなものが、とてもあったように思います。自分の室にいて、別に何ってこともないです。勉強するって本を見ても頭に入らなかったのです。お風呂に行ったりお菓子屋に行ったりするくらいで、閉じこもったきりで、あまり出ません。知人を訪ねたこともありませんでした」

「生とか死とかいうことを考えたか」「向かいにレコード屋があって、その時の流行のレコードが何だか強く自分を刺戟して、何かおかしい気持にさせました」

「どんな気か、エロッぽい気か」「エロッぽいのではないのです。落ちつかない、絶えずいらいらしているような気で、物を考えてもまとまらず、家の人に怒りっぽくなっていました」

「死にたいと考えたか」「十二日頃までは、死にたいような、死にたくないような、自分が死のう死のうと思っても死の直前で引きとめられていたようだったのが、家出の二日ぐらい前に、急に死ぬというような気持にまとまりました」

「死のうと思ったのは悲観したためか」「悲観もあったけれども……」

「眼や落第のことを特に悲観したか」「何となしに……、それもあったけれども、ただ何となしに死にたいような……」

「今度の金はどうしたのか」「前の家出の時の金の残りが十円、貯金箱からと、店員の組織している睦会の金、合わせて二十円ちょっと。最初は十三日に出発するつもりで寝台券を買ったが、十三日に横浜の叔父さんが帰るので、その日の切符を十四日に変えてもらったのです。三等寝台です。関西で死ぬつもりだったが、東京に廻ったのは、死出の旅に東京を見ておきたいと思ったのと、東京に引きずられるような気がしたのと、どちらとも言えます」

「家出は自分の意志でしたのか、あるいは誰かの命令に従ってするような気になったのか」「自分で意識はありました。悲しい気持はあったようです。楽しい気はありません。……汽車ではなかなか寝られなかったです」

「吉○澄井を殺した時分のことを警察では一々話しているが、今でも覚えているだろう」……（答えず）

「どうだ?」「警察で司法主任に問われるので、どちらかに決めなくてはならないから、あまり明瞭でないことも明瞭そうに答えたり、またその逆もあります」

「上野駅に下車して須田町食堂で食事をしたことや、高円寺駅で、自分の持っていた荷物を土産物と思われないように預けたこと、土産物を買い、道を聞いて野○に行ったことなどは、裁判所で述べた通り覚えているか」「ええ」

「野○の家でしばらく待たされていて、その間、旅行案内などを見ていたことも?」「ええ」

「それから澄井さんに紹介されたのだろう?　澄井さんを初めて見たときにどんな気がしたか」……（答えず）

「かねてから多少崇拝していたか」「ええ」

「あこがれていたか」「ええ」

「会って良い気持がしたか」「ええ」

「感じのいい人か」「引きしまったような感じ……」

「なつかしいような気がしたか」「それとは別な感じがしました」

「どんな感じがしたか」「……その時の感じって……」

「かねてからあこがれていた人に会えて、不思議に思ったり、ハッとしたようなことでもあるか」「……はい、……しました」

「それから書斎で本をよんでいた時も澄井さんのことを考えていたか」「いません」

「澄井さんがうどんを食べていたのを知っているか」「知っています」

「澄井さん姉妹と呉服屋との話をきいたか」「知りません」

「姉さんが何時頃までいるかと言ったら二時頃までと言ったのは？」「覚えています」

「姉さんが用たしに行ったのは？」「覚えています」

「用たしに行ってから廊下に出たのは、どのくらいたってからか」……（答えず）

「澄井さんの様子を見るためか」「いいえ、ただふらふらっと……」

「澄井さんは新聞を見ていたか」「その時は知りません」

「廊下を帰ってくるときに、突然に刺してやろうと思ったのか」「思ったか思わないか、わかりません」

「警察ではそう言っているよ」「思ったような、思わないような……」

「今は一年半もたっているから、よく覚えていないのか」「問われたときに、はっきりと決めることができなかった」

「廊下から帰って、ナイフを外套から出して抜いて見たことは？」「はっきり覚えています」

「ズボンにさやを入れたことは？」「それも……」

「うしろから行って、それでナイフを出して一刺し刺した。そうだね？」「ええ、そういうような……」

「その時のことは覚えているか」「何だかわからない……」

「そんなにわからないわからないって言っては決して君に有利じゃないぜ……」「最初、野〇の家に行ったときは、はっきりした気持だと思いますが、家の中に入って……腰掛に坐って、廊下をふらふらと突き当たりまで行き、突き当たったもんだから、またもどって来たんです。それで……それで……書斎の中に入ったんです。それから気持がとてもまぜこぜの気持で、その時から何だかおかしいような気持です」

「それから？」「そして……その……財布のこと……それ……」

「ナイフのことか」「自分の気持がナイフに乗っていないみたいなんです。気持が何か他のことにあるみたいで、全然自分が室の中にあることを忘れているみたいで……それでそれから……それから……それから……ナイフを抜いたことを……自分の力で抜いたんでないみたいな、何かに抜かされたみたいな……」

「抜かされた？」「ええ」

「抜いてから、澄井さんのうしろまで行くのも？」「何かに引っぱられて行ったみたいな……」

「短刀を引き抜かされたみたいなんだね？」「その気持は、よく中耳炎をわずらって、耳が今まで聞こえていたのが急にボクンと聞こえなくなって、頭の働いていたのが急に働かなくなったような……」

「うしろから刺したのは？」「それをあらわすのに適当な言葉がないみたい……」

「君の意志で刺したのではないのか」「そんなはっきり……」

「他の力が君を借りて刺したのか」「そうでもない……自分でも事件に対して、世の中にこんな事件があるかと思うくらいで……」

「何十度と突いたんだろう？」「ええ」

「疲れるほどに突きまくったんだろう？」「ええ」

「疲れたという感じが後であったか」「そういう感じがあったかないか、わからないんです」

「逃げようとするのを、左の手で袂をつかんで刺したのか」「左の手？」

「やたらに突いたのを覚えているか」「ええ」

「よしてよ、よしてよと言ったのは？」「ええ」

「茶の間に来て倒れたことは覚えているか」「ええ」

「台所で手と短刀を洗い、その時に手に傷をしたことは？」「その時は半分意識を取りもどしたみたい……やっている時は何だか鬼ごっこをしているみたいなもので……澄井さんのよしてよ、よしてよという声も人間の声でないような気がしました」

「オーバーを着て靴を穿いて外に出たのか」「その時は意識しているようでも、一方に欠けているような気がするんです」

「高円寺で荷物を取り、新宿へ行き、藤沢で下りたことは？」「覚えています」

「野〇家を出る時、簞笥の上の財布を取ったのはなぜか」「それは色が赤いもんですから、あたりの中でそれ一つしかないように思えたんです」

「取ろうと思ったのか」「取るとか、そういうんでなしに、漠然と崇拝していた人のものを持っているというような……形見と自分が一緒にいるような気で……」

「澄井さんのものと思ったのか」「ええ、それも三十秒とまとまったものでない、ほんの一秒か二秒ぐらい」

「野〇家から出て高円寺、新宿、藤沢を経て行く途中で、悪いことをしたという感じがしたか」「逃げている感じじゃない……」

「悪いことをした感じじゃないのか」「ええ」

「自分のしたことを電車の中などで考えなかったか」「まるで自分の乗っている電車のひびきにとらわれているみたいで、自分の刺したことに対して何も考えなかった」

「藤沢から東海道の汽車の中では？」「何だかこう……何と言ってよいか……こう……試験なんか受けていて……そんなような気持で……」

「悪いことをしたような感じはないか」「悪いことのような感じはない」

「澄井さんのことは考えなかったか」「何だか一緒に電車に乗っているみたいな気持で……それがとてもはっきりしたものじゃないのです」

「慕わしいような気は？」「幾分、心の底にあったような……」

「財布を持っていたのは？」「自分が傍で見ていて、批判的でなく、自分がとらわれているみたいで……」

「澄井さんを追いかけまわしているときに、憎いと思ったか」「憎いとは思わなかった」

「あこがれか」「そんな気持もないです」

「心中をするような気か」「……頭がくもった日で……、頭に太陽燈をかけられているような気です。そういうのがぴったりした気持です。その当時はとてもはっきりしていません。普通の人でないようです」

次の診察の時に再び犯行時の心境をたずねた。

「澄井さんはどんな人か」「おとなしい人です。美人とは思いません」

「良い感じをもったか」「ええ」

「あこがれたような気持か」「ええ」

「好きになったような気か」「そうでもない」

「突こうという気になったのはどうして？」……（答えず）

「ポケットのナイフが手にさわったのだね？」「ええ、そのまま、その時は足がこうひとりでに歩いているような気がして、体が足に属しているというか、粘土細工式にくっついているような……」

「その時には刺してみようという気持は意識していたね」「刺してみようという気でない、刺す気のような、刺す気でないような、そんな簡単なものでなく、もっと違った言葉で……何かに支配されているのは確かにあったように思いますが、それに加えて何かがあります。

あたりの空気が黄色っぽいような、重苦しいようなものを感じていました。我に帰るまでの感情は三つに分けられるように思います。自分の手を切ったことに対して痛みを感じて、睡眠剤からさめたような気がしていました。狐につままれているような、その間は仙人かのように、すべて何かに運ばれているような気がしました。第二は、手を切ってから高円寺にたどりつくまでです」

「ぐずぐずしていると他人に見つかると思ったのではないか」「それから藤沢までは、自分が何をしたかわからないようなぼうっとした感じで、自分で大阪に行くつもりでいたせいか……」

「逃げる気か」「そうしたはっきりしたものじゃないんです。新宿で大阪行きの汽車を聞きました。……ぼうっとした気持をつづけたいみたいな気持で」

「夢を見ているような気持か」「そう言えるかもしれません」

「殺す時の感じは、砂漠の中の石に何かするような気だと言っているが」「そういえば言えるような気がするんです」

「そのたとえはどういう意味か」「その時の情況が、野〇の家で澄井さんを相手にしているというのとは全く別の所で、別の対象物に対しているかのような気持という意味です」

「悪いことをしたという感じは？」「とても悪いことをしたというような深い感じがともなわないんです。なければならないものが欠けたような気がします」

「殺して惜しかったというのか」「ええ、そういう……」

「女の姿を空想したりすることがあるか」「あります」

「どんな女のことを考える？」「漠然とした女のことを考えます。女優など……」

「女の持物に興味をもつことは？」「ないように思います」

「松屋でハンドバッグを取ったときは、そういった興味からではないか」「あのときは興奮していてわかりません」

「何色のハンドバッグか」「黒の色のもの」

「野○の家で財布をとったのは？」「赤の色が眼についただけです」

「ズロース等をほしいと思ったことはないか」「ありません」

「女の持物を買ったのは？」「白粉ぐらい、クリームは二つ目」

「頬紅や眉ずみは？」「頬紅や眉ずみは初めて買いました」

「どこで？」「大阪や金沢や東京で」

「自分で買うのか」「ええ」

「きまりがわるくないか」「感じないみたいです」


以上は、私の問いに対して康一が犯行前後のことを追想して物語ったものである。これを一言で批判すれば、犯行前後の出来事や自己の行動を相当詳しく順序立てて記憶しているにもかかわらず、行動の動機、その瞬間の心持等の表現が曖昧で明瞭を欠くように思われる。そしてこの様子は記録にあらわれた訊問書の上にも認められるのである。

すなわち家出から犯行後に至るまでの行動の逐一については常に同一の陳述をなして誤りがなく、またその内容も詳しいが、家出の動機、犯行の動機に至ると、その陳述は常に必ずしも同じでない。そして事実、康一はその際の気持をぴったり表現できないのではないかと思われるふしがある。

たとえば第一回訊問調書中に「私が澄井さんをかまぼこのように思ったというのは、あの時の気持はどんなかと言ってきかれたので、後から考えた考え方でありまして、その時の本当の気持ははっきりしておりませぬ」という陳述があり、また第三回訊問調書中には「……澄井を殺し自分も自殺すれば、若い男女のあこがれの的であるとかいう心中をしたことになり、そうなればよいなというような思いが、……かように口に言うほど、はっきりとはせぬが、漠然と頭に浮び……」とあり、第五回訊問調書中には「……しかし、これはあとから考えてさように思うのでありまして、同人を突き刺して殺してしまう時には、澄井を心中の相手として殺す考えから突き刺して殺したわけではありませんでした……」とあるのは、いずれも犯行の動機を後から無理に考え出して説明しているもののようであって、その瞬間の特別まとまった動機とは認め難い。

同様に、数回にわたる家出の動機についても、彼自身は悲観して自殺するためと称しているが、つきつめて質問してみると、これも漠然と後から考えた説明で、その瞬間とくに悲観していた様子もない。すなわち、やはり動機の充分明瞭でない家出であると私には思われるのである。

七

犯行後一年有半を経過した鑑定時からさかのぼって当時の追憶を引き出そうとすることは、一見きわめて不確実なことと思われる。しかし犯罪者は裁判の終結を見るまでは、繰り返し繰り返しその犯行時のことを問いただされるものであるし、また裁判の結果が自分の将来に大きな関係をもつことをも考えて、たえず犯行時を追憶するのである。

かようなわけであるから、多くの場合、被告人の陳述は終始一貫して比較的に正確と思われるのが普通である。もっとも故意に犯行を否定しようとしたり、裁判を有利に導くための作為をしたりする場合もあるので、注意を要するが、かかる場合は、裁判の記録の上で被告人の陳述が一貫しなかったり、その作為が態度の中にうかがわれたりするから、老練な観察者がこのトリックに乗ることはまずないと言ってよい。

上に述べた康一の犯行時の追憶は、右の意味で、大部分信用してよいものと私は思う。それにしてもこの殺人事件乃至はその前後の彼の行動が、不可解と思われるものの連続であることを読者は感じられるであろう。ではこれらを精神医学的もしくは心理学的にいかに説明すべきであろうか。——しかしその説明を行なう前に、なおつけ加えて、康一の短い生涯の結末までを略記、紹介しておくのが理解を容易ならしめる道と思う。その後の彼の生活史にもまたふしぎの数々が見られるからである。

この事件に対する康一の判決は、鑑定結果等が参考にされて予審免訴と決定し、予審判事は病院における静養をすすめた。そこで康一は昭和十四年四月から約七カ月間、東京都立松沢病院に収容されることとなった。

七カ月にわたる入院生活中の康一は、一言にしていえば静穏であった。その後半は、室内にあっては碁、将棋をたのしみ、戸外では園芸またはテニスを行ない、異常な行動というものは全くなかった。しかし取りたてていえば、この長い入院生活中、退院を希望することも退屈を訴えることもなかったことが、血気の年頃の青年としては珍しいことである。また自分の犯した罪や脱線的行為に対して深く考える様子がなく、まして後悔や焦慮というような感情の動きもなかった。医員から、「過去の罪をつぐなう意味で心機一転し、いま少し積極的に病室内の仕事をしてみたらどうか」とすすめられると、それに従うという様子で、言ってみれば、この間の康一の生活には、目に立つ精神症状はなかったけれども、ほとんど終始受動的な態度であったということができる。

こうして精神病院に入院している必要はすでにないものと認められるに至ったので、退院の運びとなったが、両親はさらに慎重を期して、その足で彼を知友の多い京都に移し、ここの古い精神病院である岩倉病院に入院させた。

岩倉病院では病室には入らず、病院と連絡のある城森旅館というところに入って、父母交替で附添い看護をし、そこから岩倉病院に通って治療を受けていた。ここで昭和十五年の正月を迎えたが、その年の二月頃、いよいよ快方に向かったので、上級学校を受験してもよろしいという病院長の許可を得、退院して単身上京した。

両親はなるべくは京都の学校へ入れたかったのであるが、本人はこれをきかず、ひとりで東京へ出てアパートを探して入り、そこから図書館へ通って勉強して日本大学を受験した。ところがそのアパートに一カ月もいない間に、四月十日頃、神戸から金沢の両親の許へ突然長距離電話がかかり、康一が電話口に出て、ほとんど泣き出しそうな声で、「自分は死ななければならなくなった、両親にはもう会うことができないから、そのつもりでいてくれ」と告げ、父親がそのわけを聞こうとしても要領を得なかった。次に電話口に女の人が出て、冷静な声で何か話をした。あとで聞くと、それは東京の同じアパートにいた子供連れの芸者あがりの女で、当時、私立学校の総務課長か庶務課長をしていた人の妾の二十七、八歳の者だということであった。

両親は驚いて二人の所在をきいたが、そのまま電話が切れたので、直ちに神戸市に向かい、同地で、知人の中井弁護士に頼み、警察を通じて全市の旅館をたずねてもらった。しかし、ついにその所在がわからず、やむなく金沢へ帰ったところ、その翌日、大津市の病院か警察かから知らせがあり、両親が馳けつけると、横谷病院のベッドに昏睡状態の康一が寝ていた。三、四日そういう状態がつづいたまま危篤におちいって、ついに死亡した。その際、連れの女の人は同じ病院に収容されていたが、これは軽症で、康一が死んだのち恢復して退院した。その際、子供を一人連れていたということである。

この心中事件と、同伴の女性につき、両親は詳しい調査方を当局に頼んだが、ついに要領を得なかった。わかった限りでは、康一は昭和十五年四月中旬、その女と大津市へ来て、二、三日間、同市の旅館に泊り、そこで服薬したらしく、心中未遂として二人とも病院へ運ばれたものだという。

父親の想像では、東京から神戸、それから大津へと廻った旅費はその女から出たものらしく、しかも無理心中ではなかったかとのことであるが、詳細はわからない。康一はこのようにして、十八歳六カ月という短い謎のような一生を終わったのである。

何の予備知識もなしに康一の生涯を見ると、それはふしぎな一人生という一語に尽きるであろう。また社会学的評価の立場に立てば、とるに足らない無価値な無駄な生涯であったと言えるであろう。しかし、このような観点のみからこの資料を見逃してよいものであろうか。

八

私をして言わしむれば、このような一見珍しい人生は、世の表面から隠れたところに実は累積しているのであって、決して軽視すべきものではないと思うのである。専門家や当事者以外のものは、ともすると美しく装われた皮相のみを見て、かげにひそむ本質的問題を見逃しがちのものであるが、ここに述べた一青年の生活史は、類似のものが世上に多い点のみから考えても、相当に重要な社会問題とするに足ると考えるのである。

では、この青年を犯罪心理学的に見て、あるいは、よりひろく精神病理学的に見て、いかに判断すべきであろうか。これは重要な問題であるが、その詳細をつくすためには尨大な紙面を必要とする。そこで、ここではできるだけ平易に、かつ要約して説明してみようと思う。

彼のわずかに十七、八年の生涯は、上述の記録で明らかなように、はなはだ数奇をきわめたものであった。麗人の殺害というおそるべき犯罪もさることながら、最後の一両年の生活記録は不可解な行動の連続であり、その最期がまた非業なものであった。このような生涯が普通ありふれたものでないことは言うまでもない。そこで私はこの康一青年を精神医学的にいかに説明すべきかについての私見を述べて、参考に供したいと思うのである。

私が鑑定した当時、ならびに六カ月にわたる入院生活時の康一の精神状態は、大体において正常に近かったということができる。態度や挙措に著しく異常または不自然の点が認められず、また質問の領解、言葉つき、記憶力、叡智その他も大体正常であった。表情の変化や感情の動きが乏しいことや、視線を避ける、多少卑屈とも見える態度等も、普通人にはおそらく明瞭に観察できないであろうし、またこの程度の異常は一般健康人に比しても著しく目立つものではない。長時間にわたる会話も脱線におちいらず、特に疲労や倦怠を覚える様子もないので、皮相的に観察すれば、まず正常に近い精神状態といわれるものであった。

しかし観察の目を一歩鋭くするならば、上に述べたような感情や表情の上の異常は、軽くはあるが見逃し得ず、また多少幻聴を思わせるような症状もあった。次に心理学的実験の結果、康一の注意力、意志緊張等の方面に、全く正常とは称し得ない所見が挙げられ、一方、思考過程の上にも不調和、疎蕪、まとまらぬところのあることが発見された。

ことに自己の犯行に対する自覚に欠けるところがあり、「事件に対しては自分がやったように思えないです」と言うなど、深刻な罪障観念がほとんどないような点が著しく奇異に感じられた。また理智的青年にあるまじき迷信を当時なお信じていたことも上述した通りである。

すべて叡智が普通あるいは普通以上に発達しておりながら、それ以外の精神機能、すなわち感情や意志や衝動性の方面に欠陥のあるものは、いわゆる性格の異常であって、かような欠陥を生来性として所有する者、あるいは後天的な疾患後にかような欠陥をのこす者の数はすこぶる多い。康一の叡智は上述したように良好であるから、もしも彼に何らかの精神異常があるとすれば、それは右に述べたような性格上の異常でなければならない。しかし彼は日常の生活も大体普通に行なっており、私どもの目前で示した態度もほとんど正常に近いのであるから、この性格異常の程度は軽いものであると考えるのが至当である。

次に、康一は以上のような精神状態を永く持ちつづけてきたのかというと、それには大きな疑問がある。彼の既往歴を調べて見ると、小学校の最初から中学校退学に至るまで、操行の評語は乙または三である。これは彼の性質が幼少時から全き善良さを有しなかったことを示すが、さりとて年と共に性格の変化が増悪したものでもないことを証明するものである。

康一の父親は、小学校時代の「乙」の評語を、子供らしいいたずらのためであろうと説明し、また事実、小学校時代の彼の性質は、わがままで内弁慶で多少乱暴でもあったようであるが、特別の不良行為などはなかった。中学校時代の評語「三」の由来はわからないが、康一は教練の評点に大きな関係があったように述べている。中学時代の性行録の評語も決して良好ではない。

これらの事情から、このころまでは康一が著しい性格異常を呈していなかったことがよくわかる。ところが昭和十一年一月、すなわち彼の中学二年の頃、眼の治療のために上京した際に初めて婦人用ハンドバッグを窃取しようとした事件が起こり、同年九、十月の頃、本屋から参考書を数冊窃取、同じく十一月頃、他人の靴やマント等を持ち帰る等の不良行為が続いて、ついにそのために退学のやむなきに至った。さらに翌十二年一月二十日頃、百六十円の金を持ち出して第一回目の家出をし、それ以来、はっきりしない生活を続けて、ついに若妻殺しの犯行にまで及んでいるのである。

してみれば、昭和十一年頃を劃して何か性格異常をひき起こすような原因が康一のうちに動きつつあったのではなかろうか。彼のこの性格変化には三つの可能性を考えることができる。第一は、大体正常の精神素質者が青春期の精神動揺、ことに環境に対する不満によって、かような不良行為におちいる場合である。第二は、すでに生来的精神素質として性格異常の萌芽を宿していたものが、青春期に至ってついにその不良素質を露呈して、かような性格異常を示すに至る場合である。そして第三は、青春期を機会として新たな精神疾患が起こって来たという可能性である。

すなわち彼の不良行為を、正常者の環境反応と見るか、生来性性格異常者の性格発展と見るか、あるいは精神病的行為と見るかの三面である。

康一の現在の精神状態を調べ、これと彼の性格、あるいはこの殺人前一年ぐらいの行動内容とを照合し、これを精神医学的経験をもって判断すれば、第一の可能性はまず考慮の余地がなく、第二、第三のいずれかが問題となる。なかんずく第三の可能性が最も真に近いと私は考える。われわれ精神科医が日常きわめてしばしば遭遇する精神分裂病または早発性痴呆と称せられる精神疾患の内に、彼の精神状態と酷似する症状が少なくないからである。

精神分裂病は十七、八歳頃に好発する精神病で、そのあるものは発病の経過がきわめて緩慢であるために、しばしの間は周囲の人々にも、単にふしぎな性格変化としか映らないことがある。元来小心、臆病、内気の性質のものが、特別の原因なしに、あるいは些細な原因を契機として、その性格偏奇の度を増して、人目をきらうようになったり、勤勉なものがだんだん怠惰となったりする。またある者は、他人につけねらわれる、あるいは悪口されるなどと妄想して警戒する。また、いらいらしたり、睡眠障碍のような神経衰弱様の症状を呈したり、中には哀愁的感情に馳られて自殺を企てる者さえある。かようなものの中には、窃盗や傷害等の事件をひき起こすことによって初めてその精神障碍を周囲の者に気付かれる者も多い。

本病はもともと感情や意志等、人格の性格方面の障碍を主とするものであるから、叡智界の一次的障碍はない。従って発病が緩慢な場合には、患者は普通一通りの所作や会話などはできるので、皮相な観察では故障のあることが見逃されやすい。しかし少しく精細に検査すれば、本病に特有の不自然な、また異常な感情発動の様子、不調和、不可解な意志行為、あるいは思惟の過程における障碍などが比較的たやすく発見されて、診断を誤ることはないものである。

鑑定時の康一の精神状態は大体正常に近いものではあったが、しかし表情の動きが少なく、ことに悲哀、悔悟等の感情の表現に乏しく、自己の意見を明快にまとめ得ず、低級な迷信にとらわれている等の点が、やや異様なものと感ぜられた。これらは程度こそ軽微であるが、精神分裂病症状として共通したものである。

さらに殺人に至るまでの約一年間の彼の行動の中から本病の特徴を思わせるものを摘記してみると、第一には、窃盗等の不良行為が昭和十一年になって急に始まり、しかも数回繰り返されたことである。かような不良行為が本病の初期に出現して、性格変化のさきがけをする場合があることは、すでに述べた通りである。ことに康一が、婦人のハンドバッグを盗もうとしたときの動機をいかに追及されても述べ得ず、「ふらふら取ったというより言いようがない」と述べているのは、注意すべき点と思う。

事実、その後の彼の行動は、衝動的で動機の不可解なものの連続である。たとえば昭和十二年一月二十日の家出である。彼はこの家出の動機を、ある時は落第や眼瞼下垂を悲観しての自殺行と言い、また他の時は、何となく遠い所に行ってみたくなったからだと言い、さらに家出後、実家に宛てた手紙の中では、大実業家になって成功するまでは帰らないという意味のことを書いている。いずれにしても家出の気持はしっかりしたものではなく、「ふらふらとして出た」のであり「ぼうっとしたもの」であったにちがいなく、当座の衝動的思いつきであって、決して計画的家出行ではなかった、さらに家出後の行動も漠然としていて、宝塚に行き、東京に行き、再び大阪に帰るというように、一定の目的と思われるものがなく、東京などは即日退京したほどである。

この家出以後の行動について、彼自ら、自分の意志でなく何者かに命令されて動いていたというのが一番ぴったりした気持だと述べているのは、きわめて注目すべき点である。康一は決して故意の陳述をなしているとは見えず、かえって当時の気持を何とか正しく言いあらわそうと努力している様子がはっきりわかるほどなのであるが、何か自分を動かす大きな力があったのではないかとの私の質問が最も適切な言葉であると、彼は直ちに肯定したのである。私がかような質問をした理由は、精神分裂病の初期に、これと類似のふしぎな体験のあることが知られており、客観的にも主観的にもふしぎとしか見えない患者の行動も、実は強い威圧感によって余儀なくされる病的なものであることがきわめて多いからである。

精神分裂病患者の行為には客観的に不可解のことが多い。きわめておだやかな患者が、突然理由のわからぬ大きな殺傷事件を起こし、しかもその直後、犯行に無関心で平然としていたりする。これらはむしろ本病の特徴的行動である。患者が平静に立ち返った時に、この行為の動機をたずねると、ある者は幻聴に従ってとか、また他の者は妄想によってとか説明することもあるが、またしばしば右のような、えたいの知れない大きな力によって自己の行動が支配されていたというふしぎな体験を述べるのである。

康一の動機不明の家出とその後の行動を、私は右に述べた、他の力に強請された行為であると思う。そしてこの体験はさらに引き続き彼の精神内を占めていて、六月十四日の再度の家出となり、また、かの衝動的な殺人となったものと思う。すなわち六月十四日の家出も、一月の家出と同じく、決して計画的のものではなく、動機の不明瞭なものであったと私は解釈する。

なるほど彼は家出の理由を問われて、悲観して自殺を決心したためだとしばしば述べているが、私が鑑定時にたずねた限りでは、それも決して明確なものではない。また、わざわざ東京を廻って関西まで行って自殺をするという行為も理解し難い。死のうと思ったのは、「悲観もあったけれども……」とか、「……ただ何となく死にたいような……」とかいうような漠然とした動機によるものであった。また当時彼が書きのこした紙には、大実業家になるとか、大教育家になるとか、あるいはまた、いくら考えても考えがまとまらないとかいうような文句があった由である。

さらに六月十五日、東京において澄井を殺害した動機も、客観的にはきわめて不可解である。女流運動選手としてかねてから多少あこがれていた女性ではあったが、未だ一面識もなく、また特別の思慕も怨恨も抱いていたわけではないものに対して、生死の境を知りたいためとか、自殺の道づれにしたいためとかいう理由から突然に刃をふるったということは、何としても諒解し難い。

康一はこの時の気持を、検察官の問いにこたえて種々述べている。たとえばある時は、澄井が砂漠の中の石ころのように思われたと言い、また、かまぼこのように見えたと述べるなど、一様でないが、その後になって、これらの理由や心境等はあとから無理に考えてこじつけたもので、犯行当時の真の気持や動機ははっきりしないということを、繰り返し述べている。私の見るところでは、この時の彼の行為は、前に述べた、見えざる力に支配されたものと考えるのが最も妥当であると思う。彼は犯行直前の追想を、私には次のように語っている。「……自分が室の中にいることを忘れているみたいで……それでそれから……それから……それから……ナイフを抜いたことを……自分の力で抜いたんでないみたいな……何かに抜かされたみたいな……」、そこで私の「抜かされた？」の問いに対し、「ええ」「抜いてから澄井さんのうしろまで行くのも？」「何かに引っぱられて行ったみたいな」と答えている。

要するに、この殺人に至るまでの約六カ月間の彼の行動には、動機不明瞭のもの、あるいは分裂病患者にしばしば見られる、見えざる力にあやつられたものと解される行為が多いのである。

その他、関西滞留中、つねにマスクをかけオーバーのえりを立てて、他人から顔を見られることをきらったこと、食物を警戒したこと、他人の洗った食器を洗い直したこと等、周囲を疑うような一連の行動や、上半身にオリーブ油を塗って日光浴をしたり、眉ずみ、頬紅、白粉等の化粧道具を買い求めた等の奇矯な行動は、いずれも周囲の者にも異常な行為と映ったものであり、また、われわれの専門的経験から見ても、精神分裂病にははなはだしばしば見られるものに類似している。

なお元来友人が少なく、孤独、温柔、静穏、内気で、その行動が著しく不活発で消極的であったことは、いわゆる分裂気質と称し、精神分裂病者の病前性格とされているものに一致する。また彼に課した諸種の心理学的実験の結果も、大体分裂病者の示す傾向に一致するものと判断することができる。

以上述べたすべてを総括して、康一は、昭和十一年頃から漸次発病し、きわめて緩慢に経過した精神分裂病に罹患しており、ことに昭和十二年一月頃から六月の犯行時に至る頃までの間は、相当明瞭な本病の症状を呈し、本犯行は、本病の特徴的な一症状であるところの衝動行為として遂行されたものと理解することが妥当であるように思われる。

しかしながら、その反面、康一はこの時期の間、諸所の旅行を大体誤りなく行ない、また三月下旬の甲陽中学、立命館商業の編入試験の準備と受験とを、とにもかくにもやりとげ、ことに後者には合格の得点を得たというのであるから、その日常の行動等に著しく高度の障碍のなかったことも事実と認めなければならない。また六月十五日の野○方における彼の挙措、言動は、犯行を除けばきわめて秩序立って整然としており、一見したところでは精神障碍の存在が周囲の者にわからないほどであった。

このような点から、精神分裂病という診断に疑問を抱く人もあるであろう。事実康一は第一回の家出から帰った際に、少し落ちつきがないとの理由で、ある有名な精神科医の診察を受けたが、その際は神経衰弱といわれ、精神分裂病の診断はつけられなかったのである。

精神分裂病の大多数は、精神病学の専門家には、きわめて短時間の観察ではっきりと診断できるものである。然るにこの時診察した専門家が神経衰弱症と診断したこと、また私が康一の鑑定時の精神状態を精神分裂病だと確信をもって診断し得なかったことは、彼の精神状態が、普通一般の定型的精神分裂病とやや趣きを異にして、軽度の経過を示す病型であることを考えさせる。そして事実、学者の中には、潜在性精神分裂病などという分類を設けて、きわめて緩慢に経過する病型を特別に扱っているものがある。しかしまた一方には、かように緩徐に経過する病型を明らかな精神分裂病とは見なさず、分裂変質という性格異常だとする学者があるため、ここに専門的議論が分かれるのである。

たとえば有名な学者のクレッチュマーなども、こういう考え方をする一人で、分裂病と分裂変質との間に確固たる一線を引き得ないと主張するのであるが、クレッチュマーの立場から言うと、康一の精神状態はまさにこの類型に相当するもののように思われる。要するにこれは学問上非常にデリケートな問題なのである。しかし私は犯行当時の康一の精神状態は大体において精神分裂病に属するものであったとする方が妥当ではないかと考えている。

この鑑定以後の康一の動静はすでに述べたが、入院生活のような静かな環境にあるときの彼は、きわめて静穏で受動的な生活態度ながら、平凡な正常人に近い様子であった。それがひとたびその入院生活から放たれて実社会にもどると、これはまた何としたことか、子まである年上の女と関係し、ついに服毒心中をこころみて死亡するという異常な行為を敢行したのである。

この心中行の詳細は不明であり、真に心中を必要とする事情があったか否かを今たしかめるすべもないが、しかし、われわれにわかった限りにおいても、彼の行動が唐突で、その動機に首肯できかねるもののあることを否むことはできない。

私は康一の精神状態や行動が果たして精神分裂病の結果であったか、または分裂変質者の異常環境反応であったかを、ここに深く追究しようとは思わない。なぜならば、これは深い学問的テーマであって、ここでかかる問題を展開すべきではないと思うからである。しかし私はこのような生涯を、正常人の単なる異型として簡単に見過ごさないでもらいたいと切望する。また精神医学的に分裂病圏という一つの特異のものがあって、この圏内の状態にあるものは、それが真の精神病的なものであると分裂変質と称すべきものであるとを問わず、その行動は不可思議、唐突をきわめ、当人以外からはその真の心理を察知し難いものだということを知ってもらいたいと思う。

これらはひろく世間の人々の心の中にも多かれ少なかれ見られるものであって、人の生涯を了解する場合の一つの大切な手がかりであることを読者は理解してほしい。分裂気質――分裂変質――分裂病、この一連の分裂病圏の心理については他に詳しく書かれた書物もある。しかしここに述べた康一青年の一生は、それがいかなるものであるかを端的に物語る具体的一例であると思うのである。ふしぎな人生！　それは分裂病者の間に最も数多く見出されるものである。

聾唖者の大量殺人事件

内村祐之
吉益脩夫

〔昭和16年・ろうあ〕

まえがき

精神鑑定を通して刑事事件に関係してみると、残酷きわまる犯罪が実に唐突に行なわれるものであることを知って驚く。それも利害関係のあるものの間の犯罪ならばまだしもだが、強盗殺人とか強姦殺人とかいうものになると、被害者にとってはまるで降ってわいたような災難である。

このほども私の中学校時代の友人であった大村清二教授の一家三人が何者かに殺された事件があったが、これなども全く唐突の災難のようである。自分の友人にこのようなことが起こると、事件が一そう身近に感じられ、人間が八十年も九十年もの長い生涯を安穏に生きられるということが何かふしぎにさえ思われる。

私は以下に、ある驚くべき殺人事件を起こした一人の聾啞の青年について述べてみたい。この事件は、折りから戦時中のこととて、あまり全国的には報道されなかったが、その大きさから見ても、その特異性から見ても、まことに稀有な犯罪であった。

永年、精神鑑定に携わっている私にすら、これだけの事件は初めてであったばかりでなく、これが聾啞者の手によって行なわれたという点で、文献的にも類例の少ないものではないかと思う。

またこの犯人の責任能力について、裁判官と鑑定人との間に大きな意見の相違があった点からも、学問上の問題とするに足る事件であった。ちなみにこの精神鑑定は、吉益脩夫博士と私との共同鑑定であるが、同博士は今病床にあるので、その諒解の下に、私の手でいささか添削して発表することとした。

事件の内容

事件は昭和十六年八月から一年の間にわたり、浜松地方で行なわれた。すなわち犯人は自宅を含む四個所において、刺身庖丁から作った短刀様の兇器を用い、九名を即死させ、六名に重軽傷を負わせて、この地方の人々を恐怖のドン底に投げこんだのである。犯人は当年二十一歳の青年であったが、この事件の内容を、予審終結決定書を参照しつつ説明すると次の通りである。

犯人である木村幸作は、静岡県の農、木村文○の六男に生れたが、生来の難聴者で、簡単な単語を発音するにすぎず、辛うじて尋常小学校の課程を終了した。少年の頃から五男卓○の影響をうけて芸妓等に対して関心をもち、また剣劇映画等の影響で殺伐な雰囲気にあこがれていた。

すでに昭和十三年八月に、強盗強姦殺人の目的で、静岡県浜名郡西ケ崎、芸妓置屋武蔵屋事、武内まさ方に忍び入り、同女並びに抱え芸妓に創傷を負わせたことがある。家業の農をきらい、父兄に請うて、浜松市立浜松聾唖学校に入学し、手話法による聾唖教育を受けたが、その後、映画館に出入りして剣劇映画に陶酔するようになり、また前記の西ケ崎における犯行が発覚せず、学校では優良生徒としての取扱いをうけたりしたので、自己を英雄視するようになった。

その後、昭和十六年七月頃、再度、前記の犯行を敢行しようと企て、刺身庖丁を買入れ、短刀様の兇器を作って、突き刺す練習をした上、その際の服装等も用意し、適当な家を物色した末、同年八月十八日午前二時すぎ頃、同郡北浜村の芸妓置屋和歌松事、佐藤はま（五十歳）方別宅便所高窓の硝子戸をはずして侵入し、覆面した上、右佐藤はま、及び表八畳間に就寝していた抱え芸妓勝弥事高松マサエ（二十歳）、君竜事河村正子（二十歳）の三名の内、一名を残して他を殺し、右一名から金員を強取した後、強姦して殺害しようと企て、まず佐藤はまが寝ていた隣室をうかがったが、暗かったため、同女を屈強な男と誤認して怖気づき、他の女を殺そうと、右の兇器で、就寝中の高松マサエの胸部から心臓を突刺して即死させ、次に眼覚めた河村正子に斬り付け、右上膊部等に創傷を負わせたが、佐藤はまが騒ぎたてたため、目的を達せずに逃走した。

一日おいた同月二十日午前二時頃、幸作はさらに同郡小野口村の料理業菊水事、山口鶴枝（四十四歳）方の便所高窓の硝子戸をはずして侵入し、ハンケチを口にくわえて変装した上、表八畳間に寝ていた右山口鶴枝及び女中大場いさよ（十六歳）の内一名を残して、他の家人を殺し、右一名から金員を強取した後、強姦して殺害しようとし、右の兇器をもって、まず裏六畳間に就寝中の老雇人木村重太郎（六十二歳）の胸部から心臓を突刺して即死させ、次に眼覚めた大場いさよの背部から心臓を突刺して即死させ、さらに物音に目覚めて騒いだ山口鶴枝の左側腋窩腺から心臓を突刺して即死させたが、隣家が近いため身辺の危険を感じ、最初の目的を達せず逃走した。

これより先、父文〇は、聾唖学校に入学した幸作が予期に反して口話を修得せず、ますます農業をきらうようになったので、その将来を苦慮し、退学して農業を修得するようにとしばしば勧告したが、不具者にありがちのひがみ根性から、幸作は父の真意を解せず、自身が冷遇疎外されるとひがんだ。前記二個所の兇行により、現実の殺人の雰囲気を体得した幸作は、不幸にも人倫の道をわきまえず、両親、兄姉等を鏖殺して平素の鬱憤をはらそうと決意し、同年九月二十七日午前二時すぎ頃、ひとり就寝していた二階から起き、戸外に出て足跡をつけ、開き戸を開けて、犯人が外部から侵入したように装い、覆面等で変装した上、まず階下六畳間に就寝中の実兄直〇（二十七歳）を殺害しようとしたが、同人が目覚めて反抗したので、前記手製の兇器で、直〇の上背部から心臓を突刺して即死させ、次いで物音に起き上ろうとした直〇妻た〇（二十六歳）に斬り付け、その胸部等に重傷を負わせ、次いで隣室から起き出た実姉ゆ〇（二十一歳）に斬りつけ、その左乳頭腺部に創傷を負わせ、なお長兄徹〇の長女ふみ子（六歳）を抱いていた父文〇（五十九歳）に斬りつけ、文〇の左眉部その他、ふみ子の右前膊部に各創傷を負わせたが、被害者が立ち騒いだため、二階の自室に逃げこんだ。

こうして数次にわたり殺人の雰囲気に陶酔した幸作はますます悪魔のような気持となり、適当な兇行の家を物色していたが、年を越えて昭和十七年八月二十五日頃、たまたま電車に乗り合せた同郡積志村、煙草専売局事務員、井熊はつ（十九歳）に目をつけ、同女に尾行してその家の様子を探り、同月三十日午前零時すぎ頃、右井熊方に、覆面した上、開放してあった裏出入口から侵入し、まず奥五畳半に寝ていた父井熊亀靎（六十歳）の胸部から心臓を突刺して即死させ、次いで妻よし（五十三歳）の胸部から心臓を同じく突刺して即死させ、なお起き上って抵抗した三男実（十五歳）の胸部、腹部から肺、脾臓、胃を突刺して重傷（のち死亡）を負わせたが、被害者が騒ぎたてたため、当初の強姦、強盗等の目的を達せず逃走したものである。

幸作の生いたち

このような驚くべき殺人を犯した幸作とは一たいいかなる人間であろうか。またこれらの犯罪は、いかなる動機によって犯されたのであろうか。環境や境遇によって果たしてこの犯罪が理解されるであろうか。

まず幸作の家系であるが、私たちの調査した限りでは、家系中に彼のような聾啞者は見当らない。この家系は一般に良い知能をもっているばかりか、精神病者も精神薄弱者（低能）も出していない。しかし、いわゆる変り者は相当にいる。

第一に、父は剛情で温情を欠き、蓄財に汲々として子女の養育をかえりみないという評判であるが、同様な短所は、父の男兄弟三名にひとしく見られ、変人、奇行、吝嗇等の評語を聞く。母は大体常人と思われるが、その弟に一人、極端な変り者がおり、非常識な言葉を弄して村人にきらわれ、交際する者がないということである。

幸作の同胞は八人いるが、このうち、兄の一人で、生来意志が弱く遊蕩を好み、虚言癖があり、奉公中に主人の金を費消し、その後諸所を転々として音信不通のものがいる。このように、性格的に見るとかなり欠点の多い家系と言うことができるようである。

次に幸作の既往歴は大体次の通りである。

母は幸作を懐妊中、疾患、外傷等のことなく、分娩もまた普通であったが、幸作の出生時の体重は少なかった。乳児期は母乳が充分でないため牛乳で補った。生歯期は普通であったが、歩行は非常におくれ、四歳の時ようやく歩いたほどである。

幼時の幸作は、叫声を発したり笑いの表情を示すことはあっても、言葉を発しなかったため、家人を心配させた。生来、強度の難聴があったが、「ハ」「カ」「ア」のような単音は早くから発し、「カッカ」といえば「カッカ」と反唱した。しかし四歳になっても「カーチャン」と言えなかったということである。しかし玩具を弄ぶことなどは普通の子供と変わらず、七歳になってようやく「オトッチャ」「オカーチャン」「ネーチャ」「ニーチャ」等を発語し、また御飯といわれれば了解するように見えたため、親は小学校に入学させれば言語が発達するかと期待して、普通の小学校に入学させた。

小児期中、特別の疾患にかかったことはなく、頭部外傷等を受けたこともなかった。遺尿症、痙攣発作、寝ぼけ等もなかった。ただ睡眠中に大声を発することがあった。

さて小学校に入学後も言語は発達せず、もっぱら手まねで話していたが、小学校時代の友人は、彼が口をきかなかったにもかかわらず、「りこうで、しっかりした人間」と評している。親しい友人はなかったが、ボール投げ等は皆と一緒にやり、腕力がつよく勝気で、学校でからかわれたりした時はあくまで攻勢に出て争ったという。また手先が器用だった。母から間接にきくところによれば、教師から苦情を訴えられたこともなく、注意力が良くて学問に熱心であったということである。

小学校卒業後約一年間、家にあって農業に従事したが、元来農業がきらいだったので、かつて診察をうけた浜松脳病院のすすめで、浜松聾啞学校に入学した。その後もしばしば父から、退学して農業に従事するようにと言われたが、頑として初志をひるがえさず、兄直〇の好意による電車の定期券で、または自転車で通学し、ある期間などは弁当なしで通学したにもかかわらず、勉学を断念しようとはせず、その熱心さは家人も驚くほどであった。

幸作の性格について母の語るところによれば、彼は物事に熱心で器用で、机、本箱等をも自分で作った。また器械を分解したり修繕したりすることを好んだ。かつて父から聾啞学校を退学せよとすすめられた時も、ミシンを習わせてくれれば退学すると言ったが、父がそれをきかなかったということである。

また幸作には父母兄弟らに対する愛情がなく、母は特に彼をふびんがって愛したにもかかわらず、全然感謝の念をあらわさぬのみか、のちには彼女を傷害して重態におちいらしめた。また兄の直〇は格別彼をいたわっていたから、特に恩を感ずべきであるのに、これをも殺害し、犯行後も良心の苛責を感ずる様子がさらにない。彼には悲哀の感情が欠けていて、彼の泣くところを見たものはない。

犯行後一年間、発見されないままに家族と起居を共にしていたが、平然として何ら感情の動揺をあらわさなかったという。憤怒は相当はげしい。虚栄心がつよくて、美服をまといたがり粗衣を恥じる。また自己の所有物と他人のものとを明らかに区別し、自己の物はよく整頓する。東京拘置所に移送された後も、母に手紙を出して、自己の衣服やざぶとん等を要求したが、家族の安否等については一言も触れなかった。要するに、はなはだ利己的である。大食であるが、飲酒、喫煙はしない。芝居や映画を好んだ。

この母の談話と同様のことを長兄の徹〇も語っている。それによれば、幸作は器用で、すでに七歳の頃から大人用の自転車を乗りまわしていた。親兄弟に対する愛情がなく、幼少の頃から利己的で、仕事を命ぜられてもそれだけで止め、進んでそれ以上をしようとはしない。性質は陰険で、喜びや悲しみの情をあらわさず、勝気で剛情で、自分がしようと思うことは、たとえ他人がどんなに止めても頑としてきいれぬ。しかし動物等を虐待したことはなく、自分の所有する家畜は愛撫していたということである。

また姉い○えの語るところでは、幸作はきかぬ気で、自己の意志を貫徹せずばやまず、たとえば、かつて兄悦○の新婚当時、その家に寄食していた幸作を新妻が何となく気味わるがったので、父母の家につれもどそうとしたが、どうしてもきかず、ついに悦○を殴打し、それを引きとめようとした人々にもおそいかかり、皆を困らせたことがあるという。冷やかで、悲しみや喜びを外にあらわさず、利己的で、家のことに無関心である。血縁に対して愛情を欠き、姉やその子の来訪にも全く喜びの色をあらわさず、むしろ自分の飼っている二羽の鶏の方を愛撫していた。小学校卒業当時、丹下左膳の絵を度々描き、新聞所載の左膳の絵を拡大器を使って写していたことがある。おそらく左膳の映画に魅惑されていたのであろうと姉は語っている。

幸作の現在証

幸作は身長一五四センチ、体重四四キロにすぎぬ若者で、栄養状態も特によいとは思われぬ。しかし以下に述べるような難聴のほかは、詳しい検査によっても、身体的に病的の所見を認めることができない。

最も重要な症状は、強度の難聴のため、他人から言いかけられる言葉を聞きとることができぬということである。声を大にして耳もとで話しかけると、わずかに聞こえるが、意を通ずるには至らない。彼はまた意味のある言語を自ら発することもできない。従って周囲の人々との談話はすべて手まねまたは筆談によるのであるが、この方法によると、相当立入った会話もできる。理解力は敏速、良好である。

「生いたち」の項でも述べたように、この難聴は生来的のもので、発語は幼少の頃わずか数語を覚えたが、その後再び退行して現在に至ったものである。要するに、生来性の難聴のために音声言語を習得できなかったので、事柄の意義はすべて文字または手まねの方法を通じて覚えたものである。

私は東京聾唖学校教諭萩原氏を通訳とし、手話法によって幸作と対談したが、いまその問答を引用して、それによって彼の精神状態を検してみよう。まず彼の態度、表情は平静で、少しもとりみだしたところがなく、むしろ年齢に比してあまり冷静なのに、こちらが意外を感じたほどである。

「年齢は何歳か」「二十一歳」
「生まれは何年か」「大正十二年九月十日生まれ」
「今日は何月何日か」「昭和十八年八月三日」（正）
「ここはどこか」「拘置所」（筆答）
「生まれはどこか」「静岡県」
「住所を書きなさい」「静岡県浜名郡北浜村道口」
「いつ、ここへ来たか」「七月二十八日」（正）
「私には初めて会うのか」「前に七月二十六日に会いました」（正）
「君の左の耳はどれか」（正しく指さす）
「一日は何時間あるか」「二十四時間」
「夏というのは何月と何月のことか」「八月」
「一年は幾月あるか」「十二月」
「一年は幾日あるか」「わかりません」
（時計を読ませると正答する）

以上のわずかの問答からもわかるように、幸作には見当識の障碍はなく、注意も良く、意識は清明である。記銘、記憶が良く、知識はかなり貧弱であるが、これは環境または教育の関係によるものと思われる。計算は5＋8．21－7．35＋56．25－16．37－19．33÷11．51÷3ぐらいの簡単なものはできる。

ここに注意すべき点は、彼は「九々」を知らぬのに、自ら工夫して巧みに計算することができる。こういう点に彼の知的素質の並々ならずすぐれた点の片鱗を見ることができるが、不充分な教育の結果、また聾啞であるための経験見解の狭少の結果、以下に述べるような思考能力、ことに抽象能力の欠如が著しい。

抽象能力の欠陥

概念構成につき、まず上位概念の発見の検査を試みると、「鳩」「烏」「雀」等はいずれも文字を読んで理解した。そこで「これらを何と言うか。一緒にして一つの名称で言ってごらん」と命じたところ、答えられぬ。すなわち「鳥」という上位概念を発見できないのである。これを教えた後、さらに次の問題に移り、同じく「牛」「馬」「猫」「犬」等をいずれも理解したので、これを総称して何と呼ぶかを問うたが、やはりできない。それで獣という文字を書いて教えたところ、前から獣という字は知っていたが、これを上位概念としては知っていなかったことがわかった。これにより、具体的なものに比して抽象的なものの理解がきわめて困難なことがわかるであろう。次に「バナナ」「りんご」「柿」等の総称をきいたところ、初めて「果物」と正答した。

次に多数の物のうち、同じ範疇に入るものを取り出す試験を行なう。たとえば「時計」「茶碗」「本」「松」「筆」「机」「月」「着物」「傘」「紙」「映画」「鉛筆」「梅」「稲」「麦」「箸」「橋」「池」「大根」「帽子」「本箱」「雑記帳」の中から、「本」と同種類のものをえらび出させると、「筆」「紙」「鉛筆」「本箱」「雑記帳」を取り出して、誤らなかったが、「大根」と同類のものは「茶碗」「稲」「麦」「箸」を取り出した。すなわち、ここでは食器と食物を同じ範疇に入れて、区別しないのである。

なお彼は「黒」「白」「赤」等の色を理解しているので、赤い物の名前をきくと、最初の間その意味がわからぬようであった。そこでまず「日の丸」を例として教えたところ、すぐにわかって、「火」「血」「人参」「花火」と答えた。さらに「蜜柑」「柿」「月」「稲」「りんご」の中から赤いものをと言うと、すぐに「柿」と「りんご」とを取り出した。これによって見れば、彼はわれわれと同じく色調の近似によって総括された赤という概念をもっているのであって、かの色名忘失症者に見るような範疇的態度の障碍はみとめられない、

次に反対概念の発見の課題として左の検査を行なった。この課題は一般に大変やさしかったようだが、具体的でない「敵」「悲」に対してはできなかった。「上」に対しては「下」、「明」に対しては「暗」、「速」に対しては「おそい」と答え、「固」に対しては字を知らぬため答えられなかった（通訳者の解）。「強」に対し「弱」、「善」に対し「悪」、「敵」に対する言葉は知らず、「悲」に対し「笑う」、「多」に対し「少」、「大」に対し「小」、「前」に対し「後」、「長」に対し「短」と答えた。

概念差異の発見課題として、「池」と「川」とはどこが違うかとの問いに対し、川は水が流れるが池はそうでないと正答したが、「嘘」と「まちがい」との違いに対しては本質的な違いを答えられなかった。

要するに幸作は口話法による教育を受けておらず、すべて手話法によって教育を受けたため、知識の習得と思考の錬磨とがはなはだ不充分で、ことに抽象的な概念構成がきわめて幼稚である。

テストにあらわれた能力

精神作業の検査として、クレペリン連続加算法を一時間継続して行なったところでは、作業量はきわめて少なかった。これは彼が聾唖者で、かような作業に慣れないためと、あまり慎重にやりすぎたためであったらしい。しかし誤算率は非常に低く、また作業曲線の動揺もきわめて少なかった。この点は彼の感情の動揺の少ないとこ

ろと一脈相通ずるものがあろうか。

なお構成能力検査として用いられるフォームボード検査を行なわせたところ、第一回は五分四十秒、第二回は二分十二秒かかった。この第一回の分は、五感の健全なものでは精神薄弱者に相当するほどの長時間である（普通平均二、三分）。しかも最初は試行錯誤的（行き当りばったり）で熟慮型ではなかったが、第二回目では著しく改善された。

最後に、文字を要しない「標準知能検査法」を行なわせたところ、聾唖者であるため、問題の意味をわからせるに手間どるのみならず、解答も、一般人と同じような時間ではできなかった。従ってその結果を直接一般の標準とくらべることはできないが、時間を無制限に与えて行なわせたところ、百点満点のテストに六十九点という相当高い点をとった。かような高得点は、どんなに長時間を与えても、精神薄弱者にはとても得られぬものである。ちなみに所定の時間の制限内の一般男子の平均得点は凡そ五十七―五十八点である。すなわち、幸作の知的素質はかなり優秀なのであるが、先天的聾唖で、充分な教育を受け得なかったため、その能力を充分あらわすことができなくて、正常発育者に比し、思考力に著しい欠陥を示すものと思われる。現に浜松聾唖学校では彼は首席を占めていた。

犯行についての自供

「犯罪の後にはよく眠ったか」「はい熟睡しました」

「北浜村の犯行は何日だったか」「昭和十六年八月十八日、私の十七歳の時のことです」

「家を出たのは何時頃か」「二、三時頃と思います」

「出かける時、どんな服装をしていたか」「半袖白シャツに黒ズボンで、ゴムの運動靴を穿いて行きました」

「帽子はどうか」「覆面用の布切れを持って行きました」

「どうするつもりで行ったか」「殺すつもりで行きました」

「どこから入ったか」「裏の便所のガラス窓から入りました」

「一番始めにはどうして殺したか」「若い女を突き刺しました」

「その女は声を出したか」「出しました」

「小野口村の犯罪の日はいつか」「昭和十六年八月二十日です」

「自分の家でやったのは」「昭和十六年九月二十七日です」

「積志村の犯罪の日は」「昭和十七年八月三十日です」

「君のふだんの行動を見て、両親がどう考えていたと思う」「父母は、学校へ行くと学費がかかる、家の手伝いをすると金が得られるし、また学校へ行ったところで上手に書けるわけでもなく、話ができるわけでもないから、学校をやめた方がよいと考えていました」

「両親以外の者が意地悪をすることはないか」「かなり、あったと思います」

「仲のよい友達はあるか」「ありました。岡本、中田、鈴木で、岡本と一番親しくしていました」

「親切にしてくれた直〇兄さんを殺して、後で悲しいと思わないか」「悲しいです」

「お父さんを傷つけたときは」「父は可愛がってくれなかったから悲しくありません」

「ふみ子を傷つけたときは」「ふみ子を傷つける気はありませんでした。これはまちがったかと思います」

「自分の鶏を殺す時はどうか」「食べることばかり考えて、べつに悲しいとは思いません」

「悪いことをしたことはあるか」（理解せず）

「いいことをしたことはあるか」「いいことも悪いこともあります」

「君のした悪いことは」「たくさんありますが、誰にどこでと言わなければわかりません」

「どんなことが悪いことか」（全く通じない）

「人の物を盗んだ最初はいつか」「七歳のときです。何月か忘れました」

「金か本か着物か」「お金、帳面など」

「誰の物を盗んだか」「学校友達の物や、うちの物」

「誰かにならってしたのか」「学校友達のまねをしたこともあります。はっきり覚えていません」

「大きくなるまで続いてやったか」「ずっと続いて何度かしました」

「他人の家に入って盗んだのか」「町（店）で盗んだことはありません。学校でです」

「一度に一番たくさん盗んだのは？」「たくさん盗んだことはありません。一円か五十銭か十銭くらいです」

「品物ではどんなものを盗んだか」「小学校では鉛筆、画用紙、クレヨン等です」

「百姓をしているときには？」「お金だけです」

「聾唖学校では？」「品物は大して盗みません」

「小学校や聾唖学校の友達も同じように盗むか。または君だけか」「私だけではなく、幾人かいました」

「聾唖学校の友だちはお金なども盗むか」「時計や靴やお金を盗みます。町へ出てもやります。先生が事々に泥棒してはいけないと注意することでもわかりましょう」

「聾唖学校の中等部の生徒は何人ぐらいか」（しばらく数える）「中等部以上十五、六人から二十人くらい、初等部五十人です」

「その内、何人くらいの割りで盗むか」「中等部だけで三人か四人くらい、初等部でもそれくらい」

「君は悪い生徒の部類か」「いい方の部類でした」

「悪い方だったろう」「この三人というのは泥棒の名人だったので、それにくらべると私はよい」

「その三人は警察につかまった事があるか」「先生には幾度も叱られましたが、警察につかまったことはありません」

「君は先生に叱られたか」「私はありません」

「兄弟のうち、物を盗んだりした悪い者は」「卓〇が一番で、他の者はありません」

「学校で泥棒するなと言われながら、一番頭のいいお前がなぜするか」（考えて、なかなか答えない。これは普通の聾者にはないことで、聾者は普通無遠慮に放言するものである）

「早く答えなさい」（全く答えぬ）

「早く返事をしないと返事ができないものと思うよ」「今日は頭の調子がわるい」（常套手段）

「自分が悪いと思うから答えられないのか」「たしかに悪いことは知っていますが、しかし先生に叱られた生徒はたくさん泥棒するが、私は叱られない生徒と同じく、少ししか盗まない」

「生まれてから一番うれしかったことは?」（依然気むずかしい表情で考えこむ）「小学校から百姓するまで何もなかった。十七歳で聾啞学校へ入って、友だちが手まねで話しているのを見て、とてもうれしかった」

「お父さんお母さんと一緒に山や海へ行ってうれしかったことは?」（同じく考えこむ。全く表情の変化なく、冷静）

「子供のときにお父さんと親戚に行って、うまいものを食べてうれしかった。大きくなってからはない」

「何人殺して何人傷つけたか」「殺したのは九人、傷つけたのは五人」（表情に変化なし）

「事件のことをきかれるのはいやではないか」（しばらく慎重に考えこむ。依然表情に乏し）「裁判官には話しましたが、帝大の先生には、話した方が私のためにいいかどうか、わかりません」

「殺したことを話すとき、いやな気持はしないか」（顔色を変えぬ）「前にはそれほどに思わなかったが、今考えると、死んだ人は非常に可哀相に思われ、拝みたい気持です」

「普通の人がそれだけのことをしたら、日本の裁判官はどんな判決をすると思うか」（考えこむ。表情の変化

なし)

「質問がわかりません」

(再び具体的に質問する)……(熱心に見入る)

(「死刑」という字を書いてみせると理解する)……「家に帰されると思います」(ようやく答える)

「普通は死刑になる。お前もそうなるかもしれない」(全く顔色を変えぬ)「私は法律というものは知りません。人を殺せば死刑になるということも読んだことはありません。友だちが話しているのを聞いたことはあります。まだ殺されては困る」

「しかし裁判官が死刑を言い渡したら死なねばならぬが、それでもよいか」(容易に答えぬ。利害関係のみ考えている様子)「法律の本に書いてあります。私まだ用事があるのですが」

「もし死刑だといわれてもよいか」(考えこむ。依然として表情の変化なし)「非常にこわいと思います」

「自分のしたことが死刑に相当すると思わないか」(前と同じく、身動きもせず問い返す)

(再び具体的に)「有期懲役が適当か、死刑が適当か」「死刑が当然です。しかし私は聾啞ですから、あるいは許してくれるかもしれません」

「もし君のような男を罪にしないで帰すと、世の中が危いから、出せないじゃないか」「世の中の人がそれほどに思うかどうか、出してみないとわかりません」

幸作の道義的判断

「どんな人間を一番えらいと思うか」(具体的に言わぬと理解できぬ様子)「文章のうまい学問のある人がえらい」

「どんな人が一番悪いと思うか」「何も書けない無学の人が一番悪い」

「人を殺した人と無学の人と、どちらが悪いか」「どちらも同じです」

「〝恩〟という字を知っているか」「〝恩〟はありがたいものと思う」

「恩のある親を傷つけることは一番悪いことだろう」「それはそうですが、親は子供を可愛がってくれるのが当り前なのに、唖はだめだ、だめだと言いますから、親には恩を感じません。それで殺しました」（活発に答える）

「十六歳の時まで人を殺そうと思わなかったのに、人を殺して物をとろうとしたのはどういうわけか」「活動に行ったり、新聞などを読んで思いつきました」

「西ケ崎へ行くどのくらい前から考え出したか」（しばらく答えぬ）「剣劇映画を見て思いついたが、それが何年何月か忘れました」

「十六歳の時、強姦するということを知っていたか」「映画の影響と思います」

「強盗、強姦、殺人のうち、どれが一番の目的か」「お金をとることです」

「殺人の予備練習について話してみよ」「西ケ崎の時、綿入の着物をおいて突いてみました、体を自由にするため鉄棒で懸垂をやりました、首を締める練習もしましたが、熟練が足りなくて失敗しました」

「一撃の下に即死した時は非常に愉快か」（利害をよく考える様子）「多少はふるえる。愉快ではない」

「人の死んだのを見て何と思う」「つかまると恥ずかしいから困った。むごたらしさは感じない。騒がれてつかまることが心配で、ふるえた」

「もし一撃で殺してしまったら？」「一撃で初めの計画通りにできれば、それが一番うれしいでしょう。けれどもどこでも騒がれて、強盗も強姦もできずにつかまってしまったのが残念です」

「もし仮りに世の中へ出られたら、どうして暮そうと思うか」「もし出ても学校へは行かれないでしょう。幸作が帰ってきた、また殺されるかもしれないと言うから恥ずかしい。友達の所で読み書きを習ったり、家で百姓するつもりです」

「その時お金がなかったら？」「お金がなくても友達が教えてくれると思います」

「金をとったり人を傷つけたりしないか」「今度やると死刑になるからやらない。永い拘置所生活では体の調子がわるくて閉口です（活発に答える）積志村を最後にして、やる気はなくなった。あのときは女にとびつかれたり物を落したりして実に調子が悪かったから」（表情の動きをともなう）

「血を見たときに愉快だったか。性欲的な感じを伴ったか」「愉快でなかった。性欲的な感じもあまりしませんでした。金をとりたかったのです」

「手淫（最初筆談、次いで手まねで）をやったことがあるか」（わからぬらしく）「やったことはあります」

「幾歳からか」（考えこむ）「七歳から。今はやりません」

「誰が教えたか」「小学校で」

「聾唖学校の友達とくらべ、お前はあまり物事を喜ばない方か」「笑うことも時々ありますが、人が笑っても自分は笑わないのが癖です。小さい時から同じです」

「お前が人を殺したのは、他の友達と性質が違うためだと思わぬか」（考えこむ。警戒する様子）「友達はみな良い。私だけはもっとえらくなろうと思いました」

「聾唖学校ではお前が一番頭がよかったか」「そうです」

「聾唖者以外の人とくらべてはどうか」「それは普通の人の方がいいにきまっています」

「人を殺した後に夢など見ないか。眠れたか」（考えこんで答えず）

「丹下左膳をえらいと思うか」「映画で見て尊敬していました。えらいと思います。私はそのまねをしたのです」

「人を殺そうとしたのは丹下左膳の映画を見てまねたためか」「十六歳の時、映画を見て、それで最初の殺人をしたのです。その後は前のを思い出してやりました」

「見事に斬り殺した時は気持がよかったか」「まだ未熟で、そういうのにぶつからないからわかりません」

「丹下左膳のようにうまくやってみたいと思ったか」「さようでございます」

「お金をとることと、うまく殺すことと、どちらがうれしいか」「殺して金をとれば、一番うれしい」

「丹下左膳は金をとらないじゃないか」「殺すことだけまねしたのです」

「金をとるのと殺すのと、どちらが悪いか」「わかりません」

「甲が五銭盗み、乙が人を殺したら」「乙がわるい」

「十円盗むのと人殺しとは」「人殺しの方がわるい」

「百円盗むのと人殺しとは」「同じに罰せられる」（殺人を重く見ない）

「百円盗むのと人を傷つけるのとでは」「わかりません」

「十円盗むのと百円盗むのとでは」「百円の方がわるいです」

知能と聾唖について

以上の記述と問診とから、犯人幸作の精神的現在証、特に精神的発育がどういうものであるかがわかると思う。彼は度かさなる複雑な犯行につき、こまかい点に至るまで正しく記憶している。これは彼の記憶力に異常がないことを示すとともに、全犯行時を通じて彼に意識障碍のなかったことを証するものであろう。

また彼はある程度の計算力を有し、相当複雑な漢字の読み書きをよくし、普通の日常知識を一応もっている。彼が聾唖学校で首席を占めていたことは、その知的素質の不良でないことを示すに足るものである。

しかし彼の知識の大部分は具体的なものに限られ、思考力ことに抽象的能力は低い。道徳的判断の不良なのはその一例で、彼の抽象的判断力が幼稚なことを示している。これは第一に、彼が聾啞であるがゆえの発育不全のためと考えてよいであろう。

そこで彼に最も顕著な聾啞について説明する段となった。これが生来性のものであることは前述の通りである。一般に幼い頃から難聴のあるものは、知能に欠陥のあるなしにかかわらず、その言語発達期に周囲のものが大声で言語を教えなければ、ついに言語を覚える機会を失ってしまう。八歳になってから難聴となったある子供が、それまで知っていた言語まで忘れてしまったというグッツマンの記録さえあるほどである。

幸作の場合、両親は子供の教育に無関心で、彼を放置していたのだから、発語を習得できなかったことは当然で、こうして彼は聾啞と称すべき状態におちいったのである。

そもそも聾啞というものは、「聾」と「啞」という二つの機能の障碍のように思われやすいが、実際は、「啞」は器質的な「聾」の結果として二次的に起こったものである。また「啞」はすべての聾者に起こるものではなく、言語獲得の機会を逸した先天性の、または幼少時からの聾者に限るのである。そして、啞の形成にとっては、完全な聾か、または多少の残聴があるかの問題はさほどに重要でない。また少し言語が発達しているか、あるいは聴力を失った後になおいくらか言語が残っているかも重要ではない。要するに、日常の生活に堪えぬ難聴のために、日常生活に役立たせる音声言語が発達しておらぬものを聾啞というのである。

聾啞という概念を、完全な聾または啞のみに限定することは誤りである。ハルトマンによれば、先天性の聾啞者で完全に聴力を欠く者は四二・四％にすぎぬという。多くの聾啞者は多少の残聴を有している。しかしそれは言語を保持させるほど充分なものではない。また聾啞者が口話法によって言語を学んだ後でも、彼は通俗的にも法律的意味においても依然として聾啞者である。これらの点から見て、本事件の幸作が聾啞者といわれるべきものであることは明らかである。

さて生来性の聾唖であった幸作は、手話法によって教授する聾唖学校の中等部に入ったため、口話法によるほど完全な教育を受けることができなかった。相等多数の漢字を読み書きできるようにはなったが、しかし一般的知識はこれにともなわず、きわめて不均衡、不自然な知識をもっているにすぎない。

また思考能力について見ても、概念の構成とりわけ抽象能力が著しく劣り、従って道徳的概念の構成も非常に幼稚である。このことは、前記の私との問答中によく示されている。あのような考え方は、正常に発育し、正常な教育を受けた成年男子からは決してきくことができない。しかし少しく聾唖の精神発育の特異性を考えるならば、これは彼の生来の知的素質が低いためではなく、全く彼の聾唖者としての生活と教育の結果であることがわかるであろう。

たとえば、言語を用いぬ知能検査、すなわち東大脳研究室編「標準知能検査法」で彼の知能を検した結果を見れば、所要時間は長いが、一般低能者の及びもつかぬ良好な成績を挙げている。その上、彼の応答の慎重で注意深いこと、また聾唖学校中等部で首席を占めていたこと等をあわせ考えるならば、彼は本来の精神薄弱者ではなく、むしろ優秀な知的素質者であることがわかる。ただ手話法による不完全な教育のため、教えるに至難な抽象能力または道徳的判断がきわめて低劣幼稚な状態に止まっているものということができよう。

幸作の性格

聾唖教育に完全を期することは容易ではない。従って聾唖者が社会知識や社会常識に欠けるところがあっても、やむを得ない。聾唖者の中に小さい非行が多い主な原因もここにあると思う。

しかし、ひるがえって彼の犯行を見ると、これはまことに重大なもので、普通の聾唖者が犯す小さい窃盗や虚言などに比すべきものではない。それゆえ、ただ不完全な教育のみにこの大きな犯罪の原因を求めることも当を得たものではない。また彼の家庭環境が充分に良好でなく、ことに父親が彼に対して冷淡であったということも、聾啞者特有の猜疑や嫉妬の念と相まって、この重大な犯罪の原因となったかも知れないが、しかし数カ所、数回にわたって行なわれたこの計画的な重大犯罪を、単に家庭的環境にのみ帰することはできない。

犯行の原因はむろん一つではない。すでに述べた幾つかの要因が、すべて少なからぬ役割を演じてはいるが、私たちはこれに加えて、彼の生来性の性格が重要であったことを考えなければならぬと思う。そこで以下、この点について少し言及してみよう。

彼の性格、すなわち感情、意志の素質には全然異常がなかったであろうかと言うに、前に述べた通り、彼の性格には著しい偏倚があったのである。第一に、それは彼の犯罪行為そのものからうかがわれる。狭義の精神病者や精神薄弱者でもないものが、社会を震撼させるような残酷きわまる犯罪を頻回犯したということは、きわめて稀有な例であるのみならず、彼は犯行後も平然として、ほとんど悔悟の色もなく、ただ金円強奪の目的を達しなかったことを遺憾として、さらに次の新しい計画を進めているほどである。

また彼はふだんから家族に対する親愛の情がなく、一途に利己的に行動していたという。一般に感情のあらわれが少なく、当然感情が動揺すべき場合にも、冷静、水のような態度を示したことは、毎回の鑑定に当り、私たちもきわめて異様に感じたことであった。彼が元来恩愛の情を欠くことは、その母や同胞が口をそろえて述べているところである。これらの事実は、単に道徳的教養に乏しく抽象的判断が幼稚であるということのみで説明できるものではない。感情生活における先天性の欠陥、ことに高等な人間的感情すなわち情性に欠けているためと考えるほかはない。

精神医学では、生来性の性格偏倚が高度となり、そのため自己ならびに社会の安寧をおびやかすほどになったものを、精神病質または異常性格と呼び、性格偏倚の種類によって各種の類型を区別している。これらのうち最も多いのは道徳感情の欠乏であるが、幸作もまたこれに属するものであることは疑いない。かような性格者は得て残虐な犯罪に傾きやすいのである。

これに反し、道徳的判断に大きな障碍のある精神薄弱者でも、もし情性をそなえているならば、かような犯罪を犯すことはない。犯行の前に戦慄して、ためらってしまう。但しここに注意すべきことは、単に情性欠如のみで、かような犯罪は成り立たぬことである。積極的な残酷行為の反復敢行には、大なる実行力すなわち意志の能動性を必要とする。彼の意志力はそれ自体異常というべきほどのものではないが、彼の性格の他の一つの特性をなしている。

ここで彼の性格の遺伝生物学的構成分析を行なってみよう。彼の性格特徴として、情性の欠如と能動性の強いことは先に述べたが、それに加えて、自我感情がつよく、頑固で、自分の主張をあくまで通さねばやまぬという特性を持っている。自己中心的で猜疑的偏見を持っている点も、聾唖者に往々見られる二次的性格とのみ言い去ることはできないと思う。むしろその奥に深く根ざした遺伝的素質をあわせ考えるべきである。すなわち彼の父系、母系に多く見られる性格異常者または精神病質者と、これとは、遺伝生物学的に関係があると考えるのである。

まず頑固で強く自己を主張しようとする傾向は、父及び父の兄弟に明らかに見られる点である。情性の乏しいところは母の弟に見られるが、父及び父の兄弟にも多少あるらしい。また彼が性的犯罪を行なおうとしたことと、彼の兄の一人が性的に早熟であったこと、及び従兄弟に性的に放縦なもののあることとは、何らかの関係があると思われる。なお彼の能動性の大きな点も父系からの遺伝ではないかと考えられる。このような遺伝的諸特性の合体によって、幸作に見るような精神病質性人格が出来上ったものと思われる。

本犯罪成立の動力学

ここで彼の犯罪成立を、動力学的に一そう立ち入って考えるならば、上述の遺伝的性格、すなわち情性欠如、能動性、自己中心性、性的衝動等のほかに、多数の因子の綜合を考えねばならぬ。まず聾唖のため幼時の言語の発達が妨げられ、長じてのち手話法による不完全な教育を受けた結果、抽象能力の発育に特に大きな欠陥が生じて、道徳的に未発達の状態にあったこと、また、比較的すぐれた知的素質が犯行に偏用されたこと等を考えねばならぬ。

次に環境的影響としては、父が蓄財にのみ熱心で、彼の希望を無視して自己の意志に従わせようとしたこと、同じく父が怒りやすくて、彼の反感と猜疑を買ったこと、その上、聾唖者の常として家族に対して偏見を抱きやすかったこと、兄の不良性の感化を受けたこと、聾唖学校で首席を占めて低級な自負心を強めると共に、丹下左膳等の映画によって魅惑されたこと等の諸因子が数えられ、これらが織りまざって本犯行を成立させたものと考えられる。

要するに、もし幸作に異常性格がなく、また彼が聾唖者でなかったならば、この犯行は犯されなかったであろうから、彼の司法精神医学的判断が要請されるとすれば、特にこの二つの観点からの検討が必要である。

幸作の司法精神医学的判断

重篤な異常性格者は、司法精神医学的に、従来限定責任能力と判断されることが多かった。幸作に見られるような情性欠如も、生来的の性格欠陥であるから、正常人には共感しにくいものである。しかし、かような情性欠如を主とする異常性格者は常習犯罪者中には稀れでなく、正常人には思いもつかないような反覆犯罪はむしろこれらの性格なくしては成立しないのである。それゆえ世上に数多い異常性格者を限定責任能力のゆえに減刑することは、いたずらに社会の不安を増すものであるとして、アシャッフェンブルグらは完全な懲戒を強く主張している。その理由は、かかる異常性格者でも、真の精神病者または低能でない限り、刑の懲戒的効力は正常人に劣らないとするからである。

次に聾啞の刑事責任能力をいかに考えるべきであろうか。聾啞者に対する完全な教育はまだひろく行なわれておらぬから、聾啞者の多数が、成長後も何らかの精神発育障碍を有する可能性は非常に大きい。古来聾啞が司法精神医学の対象となってきた所以はここにある。ことに聾啞者は知識の最大の仲介をする言語を持たぬため、盲者にくらべて知的ならびに道徳的教育を受けにくく、これらの発育がはるかに不良なのがつねである。これに加えて、盲者は行動が不自由なのに聾啞者は自由であるから、一層犯罪におちいりやすい。これが聾啞者に対し特別の刑法取扱いのある所以である。ヒュブナー、アシャッフェンブルグを始めとする司法精神医学者らは、教育を受けぬ聾啞者をすべて責任無能力者とし、教育を受けたものは、その程度とその効果とによって責任能力を判定すべきであると解しているが、これはまことに妥当な考えであると思う。

さて本事件の幸作は、一応の教育は受けているが、それはすべて手話法による不完全な教育であったため、善悪、美醜、恩義などのような抽象的、精神的なものは充分に教えられず、その結果、前述したように、すぐれた知的素質が記憶力などからうかがわれるにもかかわらず、各種の抽象能力検査の結果ははなはだ不良で、ことに道徳的判断では驚くほどの幼稚さを示したのである。

たとえば、殺人と百円の窃盗とを同じ程度に考え、また自分を可愛がってくれない親ならば殺してもよいと、平然として述べている。このような点から見れば、彼は一応の教育を受けたとはいうものの、それは非常にかたよったもので、情操教育に留意した正しい教育とは遠いものであったと言えよう。ゆえに、彼に認められる道徳的欠陥の一部分は社会が負うべきものであり、彼の情操の発達程度は未成年者のそれと同様である。

以上の理由からして、私たちは彼の場合の聾啞に完全な責任能力を認めることを不適当と信ずる。しかし他面、彼がある程度の効果のある教育を受けたことも事実であり、その知的素質も悪くはないから、彼を目に一丁字のない白痴、低能などと比較することも適当ではないと思う。

そこで私たちは彼の精神状態を、自己の行動の正邪当否を充分には洞察することのできぬ状態と認定するものである。そしてかような状態が、最初の犯行当時たる昭和十六年七月頃から、その後の数次の犯行当時を経て、現在に至るまで大体変らぬことは、聾唖の本質にかえりみて当然のことである。

要するに彼の精神状態は、生来的性格の方面と聾唖教育の方面とに欠陥がある。これら両者は相まって徳性の欠陥を増強させ、その結果、この稀有な犯罪を構成したと理解される。そして聾唖教育による欠陥は明らかに責任能力に影響を与えるほどのものであるから、もしその程度につき、私たちの意見を求められるならば、従来の司法精神医学的経験に基づき、心神耗弱を至当とすることを確信をもって答えたい。

なお参考までに、彼の精神状態に関する将来の見通しについて附言しよう。

もし彼に何らの教育をも保護をも与えずに放置するならば、ただに進歩がないのみならず、社会に対する危険は測り知れない。しかし、もし正しい情操教育が与えられるとしたならば、彼のすぐれた知的素質は、ある程度の道義的判断に達するであろう。従って改善の余地は充分にあるものと思われる。また懲戒的処置なども彼の精神の改善に役立つことであろう。しかし彼に内在する情性欠如性異常性格は生来性の確固たる性格面であるから、これに根本的改善のメスを入れることはむずかしい。

結論として、教育または懲戒により、彼の精神にある程度の改善を望むことはできようが、しかし社会的危険性を彼から全く取り去ることは不可能であるとわれわれは考えるのである。

幸作の運命

以上は、吉益脩夫博士と私とが裁判所に提出した鑑定書の要点で、原文にいくらかの添削を加えたものである。

鑑定期間が短かかったため、検査の不充分さや考察の足りなさを所々に感ずるのであるが、精神鑑定として最も主要な結論、すなわち聾唖者としての幸作の精神発育程度が、成育した正常人のそれと同一のレベルに置かるべきものでは断じてないという一事だけは誤っておらぬと信じている。つまり刑事責任能力の上で少なくとも心神耗弱をもって判断すべき精神状態であったと思う。

ところが裁判の結果はというと、結局死刑の判決が下り、つづいて刑が執行されたということである。判決の理由のうち、幸作の精神発育に関する判断は下記の通りであった。

「弁護人は、被告人は心神耗弱者かつ聾唖者なる旨主張するをもって、案ずるに、鑑定人内村祐之、吉益脩夫の鑑定書によるも、被告人は道徳的判断、なかんずく情性に欠陥ある性格異常者に過ぎずして、毫も精神病者にあらずというにあり。もっとも同鑑定書中、被告を心神耗弱者なりと信ずとの記述存すれども、その理由として、ただ被告人の右性格異常の点が、あたかも狭義の精神薄弱に類似すと説明せるに止まるをもって、該心神耗弱者と信ずとの記述のみにては直ちに被告人を法律上の心神耗弱者なりと認むべき資料とならず。むしろ当公廷における被告人の供述、その態度等に徴すれば、被告人は平静沈着、何ら心神耗弱の状況なきことを観取するに足れり。次に鑑定人堀口申作の鑑定書には、被告人は聾唖者（瘖唖者）と言うを得べしと記載せるも、同鑑定書中の他の説明、前記鑑定人内村、吉益の鑑定書ならびに被告人に対する予審第八、九回訊問調書及び証人中村コウ第一回予審調書及び被告人の当公廷の供述によるも、被告人の左耳はある程度の聴力を保有し、またその発音機能も簡単なる単語を発声し得るのみならず、本件犯行当時並びに現在において、被告人は相当の知識を習得し、記憶力よく、事物に対する具体的判断力十分なることをうかがい得べく、かかる知能の発達は主として被告人の有する聴力及び発音機能の仲介に基づくものというべく、この点において被告人の有する聴力並びに発音機能の障碍は、未だこれをもって法律上の瘖唖の程度に達せず、従って被告人をもって瘖啞者と断ずることを得ず。すなわち、弁護人の右主張はいずれも採用し難し」

右の理由を読むと、裁判長は、精神鑑定人が幸作を心神耗弱と考えた理由を正しく理解していないことがわかる。また耳鼻咽喉科専攻の鑑定人の鑑定をも採用していない。大審院もまた幸作の上告を理由なきものとして棄却した。つまり裁判官は死刑という、完全責任能力のあるものに対してのみ与えるべき刑を、この聾啞者幸作に科したのである。これはあるいは戦時の影響もあってのことかと推測するが、しかし理論上から、われわれはこの判決に大きな疑問を抱かざるを得ない。

人権擁護の立場から廃止論さえある死刑が、われわれの精神鑑定にもかかわらず、また再鑑定の措置もとられずに強行されたことに対して、私たちは限りない遺憾を感ぜずにはいられなかった。

もちろん感情の上からすれば、この無道の殺生を敢えてした犯人は天人ともに許せぬものではあろうが、しかし彼をこの犯行に追いやったものが、不幸な聾啞と不完全な教育とであったとするならば、当人のみがその責任のすべてを負わねばならぬ理由はない。少なくとも私たちはそう考えるということをここに繰り返して、この問題に関心をもつ大方の意見を問いたいと思う。ちなみに幸作の父文〇は、幸作が逮捕された直後、天竜川に身を躍らして自殺した。悲劇はまことに深い。

大川周明の精神鑑定

内村祐之
神谷（前田）美恵子

〔昭和21・22年・進行麻痺〕

目次

解説

極東国際軍事裁判所は昭和21年5月3日から昭和23年4月16日までの二年間で審理を終了し、同23年11月4日から12月にかけて判決申し渡しを行なった。東条英機ほか六名に死刑、荒木貞夫ほか一五名に終身禁錮刑、重光葵ほか一名に有期禁錮刑という判決であった。起訴された被告人中、松岡洋右・永野修身は審理中に死亡し、大川周明は精神病のため免訴の扱いを受けた。大川の病気が注目されたのは、公判第一日の法廷における異常行動によってである。彼は民間人ながら、太平洋戦争の理論的、精神的指導者であったため、A級戦犯として被告の座についていたが、この日、突然、前列に坐っている東条英機のはげ頭をピシャピシャ叩くなどの狂態を示したので、裁判所によって精神鑑定に附されたのである。

精神鑑定は日米両国の鑑定人によって前後二回にわたって行なわれた。鑑定書は当時、東京大学医学部精神医学教室の主任であった内村祐之教授の手になるもので、原文は英文であるが、ここではその草稿にあたる日本語原文を掲げることにした。

第一の鑑定書は米軍三六一病院（現同愛記念病院）における、日米両国の鑑定人の昭和21年5月7日、9日の診療結果による5月11日附の鑑定書である。精神所見、神経学的所見、梅毒血清学的反応の結果などによって進行麻痺の診断が下され、裁判における答弁能力は欠如すると判断された。この時は、日米両国の鑑定人の見解が完全に一致した。

ただちに医学的治療を行なうことが要請され、その結果、大川周明は6月11日東大病院神経科に入院してマラリヤ療法などの治療を受け、さらに8月26日松沢病院に転院して療養を続けた。

第二の鑑定書は同年12月の裁判所命令によるもので、提出は昭和22年2月23日附となっている。この時の診断結果は、大川の精神状態が治療によって著しく改善されて来てはいるが、なお幻覚・妄想症状をのこしており、裁判における訴訟能力、答弁能力を十分に回復していないというものである。第二の鑑定書提出の翌日（2月24日）、裁判所の命令によって大川はふたたび米軍三六一病院に転院し、3月12日までの間、精神科医師 H. I. Posin と W. G. Schweikeit の再鑑定 psychiatric reevaluation を受けた。連合国側の鑑定人らは裁判能力について内村鑑定人と見解を異にし、裁判能力ありとする次のような結論を提出した。

「われわれの見解によれば、進行麻痺型精神病の症状は治療によって改善している。同人は、自身についての裁判の本質を理解する能力をもつものと考えられる。彼は善悪を区別することができる。彼は合理的な手続きをふんで自分を弁論するに必要な知的能力と判断力をもつ。」

裁判所は内村鑑定を採用して、昭和22年4月、大川を軍事裁判から除外した。被告人自身はこの除外（免訴）に不満を感じたという。しかし、その後しだいに大川の症状は軽快し、退院後一年でまったくの治癒状態となり、その後は著述と講演に余生を送り、十年後の昭和32年、心臓喘息で七一年の生涯を終えた。

大川周明精神鑑定書の特徴は、通常の刑事事件の鑑定と異なって、起訴状に対する答弁能力を問われたことである。またこの鑑定書が比較的に短いのは、診断の容易な進行麻痺という病気の性質によるところが大きい。

そこで以下に、進行麻痺について簡単に説明し、そのあとで、鑑定書では省略されている大川周明の略歴を記すことにする。

進行麻痺は梅毒トレポネーマに起因する精神病である。感染後一〇〜一五年位で発病することが多い。患者の脳中に梅毒トレポネーマの存在することをはじめて証明したのは野口英世である（大正2年）。脳の組織病理学的所見としては、脳実質の崩壊による脳萎縮が認められる。

精神症状の中心は人格の変化と知能の低下（痴呆化）である。知的能力がしだいに低下し、これとともに行動・感情・意欲・意志などの各領野の高等な人間的な特性が失われて行く。治療を加えない場合にはほとんど例外なく、高度の痴呆化と人格崩壊を来たし、数年以内に死亡する。しかし近年になってマラリヤ療法（マラリヤ病原体の注射による間歇的発熱療法）・ペニシリンその他の抗生物質療法が進歩したので、早期に発見されれば、病気の進行をくいとめることができるようになった。

進行麻痺の臨床型としては、知能の低下が前景にたつ痴呆型が多いが、この他に種々の精神病様症状を示すものがあり、それぞれ誇大型（躁病型）、抑うつ型、激越型、非定型などと分類される。大川の場合は、鑑定書にも記されているように、誇大型（躁病型）である。

診断の上で進行麻痺が他の精神障害と異なるところは、特異な瞳孔障害・構音障害、腱反射異常・梅毒血清学的反応（血液、髄液ともに陽性）・固有の髄液所見など、多彩な身体所見を証明しうる点である。診断は精神症状の他に、身体所見、検査所見を綜合して確定することが出来る。それゆえ、詐病の可能性は絶対にないといってよい。大川が裁判を免れるために狂気をよそおい、免訴となると詐病の演技を中止したのではないかという憶説が一部に主張されているようであるが、これは医学的知識からみて、あり得ないことである。精神症状は、あるいは演技することができるかもしれないが、身体症状や検査所見まで詐ることはできないからである。裁判の開始とほとんど同時に症状が出現し、裁判の終結のころには、病気がほぼ治癒に近付いていたという幸運は、まったくの偶然という他ないであろう。

大川周明は明治19年山形県酒田市に生れ、東京帝国大学でインド哲学を学び、一生をインド哲学の研究にささげることを志した。しかし、偶然の機会からイギリス支配下のインドの実情を知るにおよんで植民史と植民政策に関心をよせ、しだいに日本を盟主とするアジアの連帯、すなわち大アジア主義を主張するにいたった。大正7年の「老壮会」、大正8年「猶存社」などを北一輝とともに設立し、日本におけるファシズム運動の口火を切った。機関誌や数多くの著書、精力的な政治活動などによって国家主義思想と日本精神の鼓吹者となった。学生時代から軍部と接触があったが、昭和初年代には陸軍の中堅将校に大きな影響力をもつようになり、彼らとともに軍事政権の樹立、大陸への武力進出を画策した。昭和6年の三月事件、十月事件、満州事変の背後において重要な役割を果した。翌7年の五・一五事件では幇助罪に問われて禁固五年の判決を受けたが、同10年には恩赦で仮出獄した。昭和7年には「行地社」を母体として「神武会」をおこしたが、検挙のため十分な活動ができないままに、出所後解散した。

戦後、A級戦犯として起訴され、その精神障害のために釈放されたことはすでに述べた。鑑定書に記されているように、彼は精神病的な時期、病的な宗教体験によってふたたび宗教心に目覚め、病気の寛解後も宗教的な著述を続けるようになった。すなわち二年余の松沢病院入院中に「コーラン」の翻訳を完成し（昭和25年）、その後も「安楽の門」（昭和26年）「マホメット伝」「宗教論」など大部の著作を続けた。このことは病蹟学的にもきわめて興味ある現象であるが、内村祐之教授はこの点について次のように述べている。

宗教的素質は大川さんの本来の精神生活の中で最も重要な位置を占めており、生活史もまたそれに相当している。この傾向は、しかし、三十歳を過ぎる壮年のころから三十年近くの間、現実的な政治的熱情に主座を譲って、少なくとも生活史の上では、それと明らかに認められない。しかし最後に、進行麻痺という脳疾患の発病によって、再び宗教心は目覚まされ、かつてないほど強力に鼓舞されて、大きな宗教的著述に専念するようになったのである。これを再度の回心と呼んでも、決して不当ではないであろう。そして、このような顕著な転心の現象が、大川さんのような才能ゆたかな人に起こったことにより、私どもは初めてこれを明瞭に観察し得たのである。このことは、「病蹟学」の面にも重要な資料を一つ加えたことになると私は思っている。……進行麻痺の経過中に、このような幻覚や意識状態が現われ、それに影響されて著しい業績を残した珍しい例としては、作曲家ローベルト・シューマンと哲学者ニーチェとを挙げることができる。ことにニーチェと大川周明氏とが似通っている点の多いことに興味を惹かれる。（内村祐之「わが歩みし精神医学の道」みすず書房、昭和43年）

（福島　章）

大川周明精神鑑定書　I

極東国際軍事裁判所裁判長ウィリアム・ウエッブ卿は、一九四六年五月四日附をもって、大川周明の精神状態及び起訴状に対する答弁能力を精神医をして鑑定せしめるやうに命令した。余は大川氏の弁護人大原信一よりの委嘱により、神谷（前田）美恵子を助手として五月七日及び九日の両日に亘り、大川氏を米軍第三百六十一病院に於いて診察し、これに大川氏の妻及び巣鴨拘置所に於ける大川氏の近況を知れる松井石根その他の者の陳述を参考として大川氏の精神状態を鑑定した。本書はその鑑定の報告である。

検診記録

大川氏は日本人としては長身の男子で、その風丰は六十一歳なる年齢に相当する。診察のために診察室に導かるるや、人々に会釈することもなく、無雑作無遠慮に椅子に腰を下し、鑑定人が初対面の挨拶をなさんとするをも待たず、宛も旧知に対する如き馴々しき態度を示しつつ、やや不明瞭の言語で早口に多弁に話し始め、しかも容易に止まるところがない。着衣は乱れ、挙措は甚だ不行儀である。周囲を憚り臆する風は微塵だになく、昂然として思ふがまゝを吐露して慮ることがない。しかしやや時を置いて、問診或は身体的診察をなさんことを要求するに、大体に於いて従順にこれに応じる。ただ一、二時間を要する診察に際しては焦燥の情を示し、拒絶することもあった。

談話は極めて流暢で、話題は多く宗教、政治、科学に関することであるが、色情的の談話も屢々挿入される。他人に対する品隲褒貶も露骨で、殊に遠慮なく悪口を述べて自らを高しとするの態度である。自我感情の昂揚は甚だ著明で、自ら天下第一の人物をもって任ずるの風である。全般的に節度抑制に甚だ欠くる状態である。

談話は、日本語に英語、独乙語を縦横に交へるが、英語のみをもって語ることも稀でない。しかも話題は甚だ豊富で、容易に次から次へと転々し、決着まで到達しないで他に転ずることが屢々である。会談中、氏の感情は甚だ爽快かつ昂然たるものがあり、表情亦それに相当して極めて活発であるが、反駁したり或は反問したりすると、忽ち不機嫌の色を強く表し、検者の不見識又は無能を蔑むが如き態度に出る。しかし、この不機嫌も少時にして消え、再び愉快気に機嫌よく語り続けるのが常である。

以上の如き節度、抑制を欠いた言動と、爽快乍ら忽ち不機嫌に転ずる激情とは、それ自体精神健康人の正常時に於いては決して認められることのない状態である。明かなる異常状態である。しかもその妻や近親者が述べる大川氏の常態が、寧ろ寡言にして辛抱強く、身躾み併びに言動の極めて端正であったことを顧慮すると、検診時に示された精神状態の著しく常軌を逸したものであることは疑ふ余地がない。精神医学的用語をもって表現すれば、典型的な躁状態であると言へる。

しかしこの躁状態は、決して一日中を通じて同様であるのではない。病室に於いては煙草の灰を散乱させたり、纏まらない書簡風のものを認めたり、看護人に対して命令的言語を発したりするが、周囲に人気の少い時は、概して静穏であって、喧騒のために迷惑を及ぼすことはなく、夜間もよく眠るとのことである。即ち大川氏の躁状態は環境によって異り、周囲からの刺戟の多寡に強い関係がある。又その程度の最も激しい場合でも、前後の見境がなくなる程の狂躁状態ではなく、興奮状態ではあるが、ある程度以上の行動に出ることはない。抑制力の減弱した状態ではあるが、全然節度を失って居る状態ではない。それ故に我々はこれを軽燥状態なる精神医学的用語に該当する状態であると総括出来るものと信ずる。

大川氏の示す全ての精神症状の中で、最も周囲の注意を惹き、最も精神病的なる印象を与へるものは、その思考的内容である。

大川氏の思考的内容は、その爽快気分に相応して著しく楽天的であるが、単にそれのみでなく極めて誇大的である。自己の事業、才能、境遇等を誇張して表現するばかりでなく、甚だ屢々到底事実とは思はれぬような架空的の事柄を事実と信じて発表する。即ち単純なる誇大念慮ではなくて、荒唐無稽な内容の誇大妄想である。余は以下に大川氏の語った所の一部分を記述し、以てその誇大妄想の如何なるものであるかを具体的に示したいと思ふ。同時にこの記述は、大川氏の自我感情が如何に病的に昂揚して居るか又湧き出づる豊富な思想のために如何に話題が転々として移動するかと言ふ様な点を確認せしむるに役立つことと思ふ。

「巣鴨の拘置所では食事を取らなかった。空気中から栄養素を取ることが出来る身体だから、七十日食はんでもこの通り完全に健康さ。私は医者だからちゃんと判る。」

「自分は医学博士で理学博士で工学博士だ。ノーベル賞をもう三度も貰った。テーマは古いことだから忘れて了った。原子爆弾も頭の中にチャンと出来てる。作るウラニウムは沢山ある。タングステンもある。……それして日本の天皇を法皇にするのさ、貴方達皆聞きなさい。万人の前で天子様にお辞儀をさせるのだ。……どうだ監獄の中で俺だけが人気者なんだぜ。」

「僕は水の上を歩くことも出来る。身体の中の空気を真空にしておけばよいのだ。キリストが水の上を歩いたのなんぞ全く楽な話さ。」

「自分の財産は二万三千円しかない。皆人に呉れてやるからない。ずっと前から一年に五十万円位やって居るから、全てでもう五千万円位呉れてやった訳だ。」

「自分が息を吹っかければ人を簡単に殺すことが出来る。空気から栄養素を採って居る様に、空中からストリキニンや青酸を作ることが出来るから、それを吹掛ければよい。法廷でもこの方法で東条を殺してやる積りだった。手で殴ったのはああしなければ喜劇にならんからさ。」

「大正天皇の身代りになって、七月四日に皇太后陛下の婿さんになる筈さ。しかし世界聯合の成る日に私はやめるのさ。マッカーサー夫人が毎日来て、身の廻りのことを何から何までしてくれる。僕のベッドも直して呉れ、my boy, my boy, と言って僕を撫でて、今に治りますよと言ってくれる。（涙ぐむ）私はママと呼んで居るのさ」（看護婦をマッカーサー元帥夫人と混同して居る様子）。

「四十才位の時からガンディーに習って幻覚を作ることを覚えた。キリストやマホメットが空から自分を招く姿が見えるし、声が聞こえる。行かうと思ふが行くと死んで御奉公が出来ないから腰に紐を結んで行けないやうにしておくのさ」

「今度の裁判は一種の戦術さ。自然行為で道徳行為ではない。……Suppose one throws a ball and it falls. Then we can see the ball stop. But actually it rolls on for a little while by inertia. So in the same way war is going on yet. It is not an ordinary court. It is a continuation of war. If so, Mac must be hanged before General Yamashita and General...... It had better be called a tactics, therefore it is like a bomb, airplane or atomic bomb. あなた方は如何なる手段で人を殺してもよいのだ。鉄砲で殺すよりかう言ふ裁判で殺す方が有利だから。」

「日本には馬鹿な兵隊や横田喜三郎のやうな男が居る。即刻陛下に言って放逐する。何故なら国際裁判は戦争学の対象であって、法律学の対象ではない。かくも明瞭なる事実を看過して、恰もこれが本当の裁判である如く、しかも日本人ともあらうものがマッカーサーの好意を得るために flattering を弄して我が悲むべき戦争犯罪者に不利な様な解釈をして居る。従って俺は言ってやったんだ。この裁判でマックが如何なることをやったって、戦場で戦って居るんだから、如何なる弾丸が飛んで来たって、死んだって文句は言へぬからあきらめろ。これは natural action だ、そこで今までの主義は大体……実際世間は余程馬鹿だなあー、日本人の馬鹿野郎、これほどえらいことがわからんか。俺は死んでも、四十八時間以内に必ず生きかへる。必ず。耶蘇の復活と同じ様に。しかし僕のはもっと時がかかるかも知れんがね。……簡単でよろしうごわす、神の裁判は justice. That is morality. Now this trial is not an ordinary court. As I said before, the criterium of judgement is not bad or good. That is moral. The standard of judgement is useful or useless. The most clear enemy is MacArthur, Then you can do everything with such a gun. But such a gun cannot penetrate my armor at all. 巣鴨で朝な夕な皆どうして罪を逃れようと言って居たが、それは自然の力なんだから皆死ね、と僕は言って聞かしたんだ。俺は天皇にお願ひして、皆同罪だから殺していいと言った。すると最後に sham show が終って初めて Morality が支配する。天子様に道徳的な裁判をさせるんだ。天子様に最後の判決をさせると、この自然的行為が道徳的行為になる。マックにかくの如き無罪の人間を何故有罪にしたか、と言ってあやまらせる。僕は復活する……。」

「僕はママから二千万ドル貰ったよ。とても好い人だ。マッカーサーの奥さんもお嬢さんも比処へ来て黒人の掃除までする。御飯も食べさせてやる、あゝえらいもんだ。昨日僕はマッカーサーの奥さんにきいてやったよ。"Mamma, how many times did you enjoy MacArthur last night?" ってね。すると、"Bad boy, bad boy" って叱られちゃったよ。」

「天国を地上に実現するために今世界中の学者の同志を動員して居る。マッカーサー元帥も悪かったと頭を下げて居る。裁判の終了後日本に天国が来る。マッカーサー元帥と相談した結果、賠償金は皆棒引きですよ。

占領費も払ふどころか、向ふからくれることになるよ。金を使へば使ふ程日本人の反感を買ふばかりです。だから僕は元帥から金を貰って居る。あなた方は貧乏だから判らん。」

「マッカーサー元帥はここに飯を食ひに来ますよ。とても好い人です。智慧は山下大将、肚は板垣大将の如き人だ。俺の親友さ。」

「来年の四月までに古い焼け残った家は皆取り毀して、その代りにママが寄附してくれる百万戸が出来上るから、復興は訳はない。朝飯前ですよ。何処に不可能がありますか。食糧問題だって支那に四億の羊が居るのに何が困るか。僕が行って殺してやってもよし青酸をやってもよい。」

大川氏の如き教養ある者の思考としては極めて滑稽と思はれるものが多い。そこで余は大川氏が冗談に、或は故意にかかる言を弄するのではないかと疑った。しかし氏は全く本気であって、かかる反問に対して不機嫌な情緒を以て反応するのが常であった。それ故に上述した如き談話は、真の誇大妄想に外ならぬものと判断した。そこで問題となるのは知能低下が起ったための現象ではないかと言ふことである。大川氏の書き散らした紙片には、粗雑な書体で断片的なことが書かれて居り、これ亦一応氏の知能低下を疑はせる資料である。しかし我々が多数の躁状態患者を取扱った経験によると、滑稽な誇大妄想も書字異常も、知能低下なくして起り得る症状である。

又氏の誇大妄想は後から後へ連続して表れて来る。そしてそれに伴って以前に述べた誇大妄想は影が薄れて来て、同じ内容の妄想を繰返すことは少い。即ち誇大妄想ではあっても、その個々のものは浮動性に富んで居て、決して偏執病者の妄想が示すやうな固定し系統化されたものではない。大川氏の妄想には爽快感情と自我感情によって醸し出された一過性の所産と看做し得るものが甚だ多い。そしてこのことは躁状態の妄想に普通見られる特徴である。

以上の如き、主要なる精神症状以外には、顕著なる症状はない。意識混濁の如き症状は全くない。古い出来事に対する記憶は大体正確に保たれて居るやうである。しかしかかるテストに対しては「必要のないことは覚えて居ない」と称して従順に返答しないので詳しく検査することが出来ない。それ故にただ一般的談話から推察するに止まった。新しい出来事に対する記憶には多少の欠陥が認められる。例へば朝の食事の内容を誤って答へて居るが如きことから推測出来た。しかしかかる不成績も果して知能の減退の直接の表現であるとは即断出来ない。何となれば躁状態では注意力が散乱して居るために、屢々このやうな現象を生ずるからである。検診の全体を鳥瞰して推測すると、仮りに知能障碍が起って居るにしても、その程度は極めて軽微であると判断すべきものと思ふ。

精神的検査と並行して各種の身体的検査を行ったが、その結果精神症状を説明するに充分なる所見を得た。最も重要な身体所見は、血液の梅毒反応（カーン氏反応）が強陽性であること、脳脊髄液に種々なる病的変化が認められ、殊にここでも梅毒反応（ワッサーマン反応）が強陽性に表れて居ることである。爾他の脳脊髄液所見としては、淋巴細胞の増加（一立方粍中十八個）、総蛋白量の増加（〇・六八%）、パンディー氏反応及びノンネ氏反応共に強陽性。高田荒氏反応の強陽性等である。就中高田荒氏反応は定型的な麻痺型であって、進行麻痺症に最も屢々表れることの広く容認されて居る反応型である。その他診断に資し得る重要な所見は、瞳孔の対光反応の緩徐なること、膝蓋腱反射が左右不同で、殊に右側で欠如して居ること、アヒレス腱反射が両側共に欠如して居ること等である。何れも進行麻痺症に屢々出現する症状として周知のものである。

その他の身体所見としては、心臓の大動脈音に軽い雑音があり、電気心臓図上にも、大動脈弁機能不全に相当する変化が認められる。しかし自覚的にも他覚的にも、この所見に相当する血行障碍の徴はない。又レントゲン写真上では、下行大動脈に石灰沈着像が認められる。この像は大川氏の年齢に相当する動脈硬化又は梅毒性血管変化であるが、何れにしても特筆すべき所見とは考へられず、況や氏の示す精神症状と直接関係のあるものではない。

両側肺尖部から第三肋骨部に亘る広い部分にレントゲン写真上結核性と思はれる陰影がある。しかし現在進行性のものではなく、陳旧の病竈である。妻の陳述によると過去に於いて一両回に亘って激しい「風邪」を患ったことがあると言ふが、或はこれが陰影の原因となった疾患であったのかも知れない。然し確実のことは判らない。その他血圧は最高一五〇粍水銀柱、最低五十粍で年齢に相当したものであり、尿中に軽く蛋白が証明される。眼底に軽い血管硬化の像があるが、これらは何れも氏の年齢に相当した軽い動脈硬化の所見で、特別の意義はない。

以上身体的検査の結果を綜合すると、進行麻痺症の定型的所見が認められ、且つこれによって現在の精神状態を充分に説明出来るが、爾他の所見は軽度で重要性なきものである。

説明

前項に記述した検診記録から、余は大川氏の示す状態に対して、些かの疑もない診断を下すことが出来る。それは梅毒性脳疾患である進行麻痺（別名麻痺性痴呆）の躁型又は誇大型と称するものである。余は大川氏に於いて、この疾患を診断するに足る全ての徴候を確認出来た。

大川氏の妻及び近親者の陳述によると、氏は明治十九年十二月六日の出生以来、発育期、青年期、壮年期を通じて大体健康であり、神経痛、「風邪」等を除いて著患はなかった。東大文学部印度哲学科を卒業して以来のその社会的活動が、不健康のために障碍されたことはないとのことである。ただ三十歳を越ゆる頃より女性との接触があったらしく、この頃花柳病に感染したものと思はれる。妻との結婚が四十一歳という晩いものとなった一因も淋疾にあったものと言はれる。

大川氏は元来潔癖、几帳面な性格で、また神経質な熱情家であった。しかし遠慮深い一面があって、他人の長居に対して断ることも出来ず、長時間、辛抱強くその話を聞くと言った点もあった。礼儀正しく服装も端正で、特に服装に対する趣味は仲々高尚なものがあった。この様な性格及び習慣は、昭和二十一年一月、巣鴨拘置所に入所するまで続いて居り、その間嘗て神経衰弱様の訴へをなしたり、精神異常と認められるような症状を示したことは絶対になかった。ただ一つ、特異体質と思惟されるのは、アルコールに対する異常反応である。元来酒量は少く、又少しの酒で興奮気味となる癖があった。この癖は特に五十歳頃より顕著となったため、周囲の者は氏の飲酒を避けるように努力するのが常であった。酒の上の興奮は、無遠慮になり、口数が多く感情が刺激性になるもので、氏の現在の状態に近いものではないかと推測される。

本年三月初旬以来、大川氏と拘置所において同室であり、かつ旧知の間柄である、松井石根元大将の述べるところによると、最初の間は平素の大川氏と何等変るところがなかった。然るに三月下旬から睡眠障碍を訴へて、催眠薬を貰ふやうになった。又最初の間はギボンの羅馬史の大部を読破して居たが、四月初旬になると自己の過去の経験を筆にすることを始め、普段より気分が良く、予想外に面白い諧謔交りの文章が書けて不思議だと言って居た。四月中旬頃観音様にお経を上げることを初めたが、これに熱中し、その中に観音様が自分に乗り移るなどと言い出した。この頃詩作を覚えたが、これにも夜昼となく熱中して、十日間に五十も作詩した。この頃から着衣なども整はなくなり、又マッカーサー元帥宛にもっと日本人を可愛がるやうにとの意味の手紙を書き、マッカーサー夫人がこの手紙を見たら本位は送って寄越すだろうなどと言ったりした。松井氏の陳述によるも、看守兵の陳述に由るも、四月末頃から興奮が顕著となり、夜間不眠で戸を敲いたり、喋ったりするので、周囲の者から抗議が出るやうになったもののやうである。拘置所の司令官などと威張ったりした由である。四月二十五日の訪問者も、大川氏の精神異常に気附いて居る。

以上の既往歴と陳述とを参照して判断すると、発病は巣鴨への入所後であり、三月下旬から神経衰弱様状態を以て始まり、四月初旬から軽い発揚状態が兆し、四月下旬に至って明瞭なる精神病的状態となったものと思はれる。そしてかかる発病の様子は、進行麻痺症に於いても数多く見られるところである。

進行麻痺症は古く感染した梅毒病原体が、脳髄と脊髄とを広く侵すために生ずる重篤な神経系疾患で、若しもその初期に於いて適当な治療を加へないと、疾患は絶えず進行し、二、三年の後には全身衰弱を起して死の転帰をとるのが常である。而して精神機能の上の障碍は、最も顕著で、最初の間は躁状態や鬱状態の如き感情障碍を主とする病像を呈することが屢々であるが、総ての場合を通じてやがて強い知能障碍が加はり来り、遂には人間性を失った重い痴呆の状態に陥るのである。

大川氏の現在示す精神状態は、前項に述べた如く、誇大妄想を豊かに示す躁状態であり、その知能障碍は未だ軽微である。また精神症状の初徴が認められてから未だ一ヶ月半を経過したに過ぎぬ。これから推して、現在の状態は疑なく疾患の初期に属するものと判断出来る。この様に知能障碍の未だ少い初期状態ではあるが、しかしさりとてこれを軽い精神異常の状態と言うことは決して出来ない。激しい昂揚された自我感情、不可能事なしとする誇大妄想、絶えず転々と浮動する注意力等の病的症状は相俟って、冷静なる判断と慎重なる思索と節度ある言動とを全く困難なものとなして居る。感興の赴くところ突嗟の思いつきに従って無遠慮に放言し、行動して居る氏の現状は、甚だ重い精神病的状態にあるものと判断せねばならない。それ故に軍事裁判所法廷に臨んでも、又起訴状を手にしても、大川氏の心理を支配するものは、恐らく激情であり、無抑制であり、誇大妄想であって、決して氏の常態として予期せられる如き節度と熟慮とではないであろう。それは宛も飲酒によって強く昂揚された精神状態に比較出来るものである。従って現在の大川氏には、その健康時になし得た如き責任ある言動は不可能であるし、周囲の者もこれを期待してはならない。そしてこのことは、判断すべき事柄が冷静を要し、深き批判を要するものであればある程尚更である。さらば起訴状に対する答弁と言ふ如き、大川氏自身にとっても、はたまた国際的にも、極めて重要な事柄の判断は、現在の精神状態では殆ど不可能であると言はねばならぬ。治療せざる進行性麻痺症又は著明なる躁状態が、責任能力の喪失された状態であることは、司法精神医学的に広く容認された見解である。

進行麻痺症に対する発熱療法の発見は、近代医学に於ける最大進歩の一つである。殊に初期のものほどその効果は顕著である。それ故に大川氏に現在見られる高度の精神異常も、治療が順調に進めば充分恢復の可能性がある。責任能力の恢復さへ不可能ではないと考へられる。そこで余は医学的立場から、氏に対し即刻適当なる治療を加へられたきことを最後に希望しておきたいと思ふ。

鑑定主文

被告大川周明の昭和二十一年四月下旬以来現在に至るまでの精神状態は、梅毒性脳疾患たる進行麻痺症の躁状態である。その程度は高度のもので、起訴状に対する答弁能力は著しく障碍されて居るものと認められる。

昭和二十一年五月十一日

鑑定人　　東京帝国大学教授　医師　　内村祐之

大川周明精神鑑定書　II

一九四六年五月十一日附をもって余は当時に於ける大川周明氏の精神状態の鑑定書を極東軍事裁判長ウィリアム・ウエップ卿宛に提出した。その結果に基いて同裁判所は大川氏を東京帝国大学医学部附属医院に於いて治療することを許可したので余は同年六月十一日以来同氏を大学病院に入院せしめて進行麻痺病に対するマラリヤ療法を施した。然るに病状は一層静粛なる環境に於いて治療する事を必要としたので余は主治医として同年八月二十二日附の書類をもって大川氏を東京都立松沢病院に移すべきことを裁判長に申請した。この申請は許可されたので八月二十六日以来大川氏は松沢病院に移され、こゝで治療を継続して今日に及んだ。今年十二月二十三日裁判長は再び大川氏の心身状態の鑑定についての命令を発したので余は再び大川氏の弁護人の委嘱によって鑑定に従事することになった。仍って余は八月二十二日以后の大川氏の病状を記述し、併せて所見について如何に判断すべきかの意見を報告する。

病状の経過

八月中の状態。大体に於いて東京帝国大学病院入院中と同様の昂奮状態を続け着衣態度は乱れ、誇大念慮強く病室の硝子を破壊する事があった。然し静穏なる環境の為に刺戟的でない状態が介入される様になり、殊に夜間の不眠は急速に改善されて来た。

九月中の状態。全体として鎮静に赴く傾向である。しかし未だ爽快刺戟性の感情は強く、精神病院に入院せしめたことの不当な処置であることを強調する。五月以来の異常な言動は、宗教的トランスの状態であり、この間の特別な体験を忘れない為の言動であると弁ずる。大学病院にて鎮静の目的で与へた薬剤を青酸加里であると断じ、かゝる薬剤で自分を毒するのだと言ふ被害念慮を述べる。大学病院で受けた発熱療法の効果を大ならしめる為に駆梅療法を受けるやうに薦めるが、梅毒なら性病専門の病院にやったらよからうと言って強硬に拒絶する。

十月中の状態。日常の態度は著しく鎮静に赴き、最早取り乱した態度はなく、況んや暴行は全く認められなくなった。しかし身長が二寸も延びたと言ふやうな不合理な事を平気で述べることがあり、又巣鴨刑務所で発病した当時の状態が病的のものであったことを容認しない。

「巣鴨で観音経を読んで居る内に、世界の宗教を統一しないかとの暗示があった。私は仏教も耶蘇教も結局は同じものと思って居る。」「当時頭は嘗てないほど明晰であるし、詩も出来れば英文も書ける。思想が湧出して書く手が間に合はないほどで全くの宗教的法悦状態であった」と主張する。追々に日中は読書で暮すやうになり、又執筆するやうになり、月末には「宗教入門」と題する四―五〇〇枚の原稿を完成した。その主題は宗教の帰一についてであるがその内容は各種宗教の特質を平易に述べたもので、余の理解する限りでは、読み易い、啓蒙的な、大川氏の教養に相応しい作物と思はれる。特に病的思想と思はれる所もなく、その文章などは寧ろ美事なことに敬服する位である。

十一月中の状態。落着いた生活を続け、不自由な病院生活に不平を述べることもない。病前の状態と比較する為に、平素の大川氏を知悉する近親者と友人に面会せしめて意見を徴した所が「従前に比して冗舌の感があり、かつ物事の判断が楽観的に過ぎる」との所感が語られた。この批評には主治医たる余も全く同意することが出来た。

十二月中の状態。病室に於ける起居も応待も最近は正常と言ってよくこれまで頑として肯ぜなかった駆梅療法をも受けるやうになり、又血液脳脊髄液検査にも応ずることになった。十二月二十六日に施行した検査結果は左記の通りである。

血液　ワッサーマン反応　弱陽性
　村田反応　弱陽性
脳脊髄液
　細胞数　三十六（一粍中）
　パンディー反応　中等度陽性
　ノンネ反応　±
　総蛋白量　〇・二四％
　高田荒反応　弱陽性

ワッサーマン反応　中等度陽性

以上の検査成績は、五月七日及び八月十四日の検査に比して一層改善の傾向を示して居るが、然しなほ病的所見を呈して居るものが少くない。自らに梅毒性疾患のあることを否認しなくなったが未だ真の病識は不充分の様である。例へば嘗ての昂奮中種々の憑依体験のあったことを物語るが、これを病的現象として正しく認識することが出来ない。「それは色々の人の魂がやって来ました。エドワード七世、ウイルソン、コンノート殿下等々。その為に俄然英語が旨くなりました。魂が来ると言ふことはよくは判らんがあるらしい。」と語る。病気の為と考へぬかと問ふと、「それがよく解らんですなあ」と答へる。最近時折胃痛を訴へるが、身体的健康は大体順調である。

一九四七年一月中の状態　極めて徐々ながら病識はしっかりして行く様に見える。精神異常のあった事を認めるやうになった。「酒に酔って居た様なものです。しかし酒では西郷になったり明治天皇になったりしませんでしたから酒とも少し違ひますな。しかし実に絢爛たるものでした。大川なる人格は引込んで仕舞ひ少しも利己的なことは考へませんでした。国を憂へる気持のみでした。私がしゃべったり、歌ったりしたのは、その体験を覚えておくために繰返したのです」月末より激しい胃痛が数日間続き食欲不振にてやゝ衰弱した。胃痛の原因は内科医の診察によっても未だ明らかでないが胃潰瘍の如き悪性のものではないらしい。

現在の状態。胃痛より快復して再び静穏な生活を続けつゝある。生活状態を外観したところでも質問によって精神内容を内観したところでも粗大な精神異常は最早認められない。挙措は端正で礼節があるし、感情や思想の表出も著しく節度を備へて来て、嘗て見られた様な、大様な荒々しい所作や昂揚した自己感情や変化し易い激情は表面に表はれなくなった。又疾患の絶頂期に華々しく認められた架空的の誇大妄想も大部分その影を秘めた。記憶力も正確であるし、知識も豊富である。大川氏自らの判断としては病前に比して軽く口を利くやうになったと言ふ。即ち病前は用事以外の事は話さない風であったが、近頃では気楽に何でも話すやうになったとの意味である。自己判断では病前に比して精神的欠陥を感じないし、注意力や理解力は以前よりも却って良好になったと述べて居る。上述した様に概観しただけでは自覚的にも他覚的にも最早や著しく異常な精神症状はない。しかし少しく注意して検査するに昨年五月以来大川氏が示した病的精神状態と密接に関係のある症状が今日尚存在して居ることを見出すことが出来る。その重要なものゝ一は一種特別な白日夢の体験とこの体験に対する妄想的確信である。以下このことを大川氏の叙述として記録する。「昨年五月以来体験したことであるが、今日まで尚続いて居る体験である。即ち周囲の静まった折に座禅を組んで注意を集中すると、誰でも自分の希望する人が傍らに来て自由に思想を交へることが可能である。近来この様にして会ったのは、西郷隆盛、ヨハネス、クラウス（大川氏の親友）、母親、マホメット、明治天皇、八代六郎大将等であるが、特に屢々マホメットに会ふ。それは目が覚めて居ながら見る夢の様なものである。姿も見えるし、声も聞えるが、真の感覚とは違ふ。恰度夢と同じである。ただ夢と違ふのは自分の思ふやうなものが見られることゝ目が醒めて居ることである。近頃はコーランを勉強して居るが、このむつかしいコーランが近頃ほどよく判ることはない。それはマホメットと屢々交霊を行って居るお陰であると思ふ。これは一つのテレパシーの現象であると思ふ。自分は元来テレパシーの存在することは信じて居たが、自分にその能力があると思ふやうになったのは巣鴨拘置所に入った後のことでその能力は今日まで続いて居る。従ってこの様にして語られる思想は、真にその人々の思想だと信じる。たゞ昨年病気の悪かった当時は交霊に対する内心の要求が甚だ多くまた当時述べた架空的物語りも全くこの幻想の所産であったのであるが、近頃ではかゝる「夢」は大分減少して来て、三日に一遍位になった。だから当時は宛も心霊の世界に住んで居たやうなものであるが、現在では現実の世界に住む方が多くなった訳である。それでもこの様な状態になると、現在でも一時間から数時間この世界に没入する。側から見て冥想して居る様に見えるのが、その時である。精神の集中が必要であるから夜が一番適当である。」

上述した白日夢の体験は健康時の大川氏にはなかったことであるし、又昨年五月の発病以来忽然出現して当時の多彩の誇大妄想の根源であったことが大川氏の追想によって明らかであるから、それは疑ない病的現象であると考へなければならない。のみならず、多数の古人との交見に何の疑問も挟まないでそれを真実と確信して居る大川氏の心構と判断は一層異常なもので、妄想に近似のものと言へると思ふ。しかし之等の症状にも増して現在の大川氏に尚病的精神病症状が残って居ることを考へしめるのは他の精神症状即ち幻覚様症状の残存することである。即ち大川氏の述べるところによると、昨年五月以来引続いて時折「汝言へ」「汝行へ」と言ふやうな力強い命令を感ずると言ふ。例へば近頃でも「コーランを研究せよ」「経を読め」と命ぜられるとその声又は心の響には、神の声のやうな権威を感ずるので之に従って行動して居るといふ。これは明らかに幻聴近似の症状であり、殊に強迫的威力を持って居ることは著名な作為症状を思はしめるものがある。之等の神秘的体験のために、現在の大川氏の心境は、「自己の価値以上の恩恵を感じて喜んで居る。全てが天の導きで、あらゆることが善いことなのが嬉しい。以前は諦観であったが、昨年五月以来は感謝である」といふ。それは宗教的回心を経た人の心構に極めて近似したもののやうに見える。しかしこの回心的体験を輿へたものが脳髄内の病的機転に由来した病的白日夢や幻聴の如き病的症状であることが明白である以上この体験とそれに附随して生じた大川氏の所信も之を正常なものと判断する理由はない。発病当時旺盛であった主要精神症状がその量を減じて今日まで残遺されて居るものと看做されるのである。

所見の説明

前章までに述べた所は次の様に綜括出来るであろう。即ち進行麻痺病の躁状態にあった大川氏の心身の条件は治療のために行ったマラリヤ療法と環境を調整する目的の転院の処置とによって、漸次軽快の途を辿って現在に及んだ。しかし現在は未だ完全に治癒した状態ではなく、身体的には血液や脳脊髄液に軽度の陽性所見を残して居るし、精神的には何人とも交霊をなし得る能力ありと確信し、又幻覚様の体験に従って行動して居ると言ふ、異常な点を残して居ると。発病当時に著明であった感情の昂揚や誇大妄想や行動の無節制は全く消失し、記憶力は健全であるので、一見して正常人と区別することは至難である。加えて、はなはだ秀れた知識人として又端正なる人格者として印象づけられる。しかし冷静に戻った大川氏の外貌に被覆されて尚軽からぬ精神症状が隠れて残存することを経験ある医師は決して見逃さないであらう。即ち追及されて始めて表現する受動的のものではあるが、その性質から見て大川氏の人格と判断力と行動とに至大な影響を与へるやうな精神症状である。自己にテレパシーの能力があり、且つ日常何人とも意のまゝに交霊して居るとの確信は病前の大川氏になかったものであるから、正しく病的所産と判断出来る所でこの病的観念は発病初期には多彩なる誇大妄想を形成する要因となって具体的に発表されたのに対し、現在では自己が受けたる神よりの大なる恩恵であるとの思想の基本となって大川氏の人生観に大なる変換を与へる契機を成して居る。従って私はこの症状が発病初期に於いては勿論のこと、現在に於いても大川氏の人格に大きな変換をもたらして居ると判断するし、その結果として、又大川氏の諸事に対する考へ方及び判断が現在に於いても病前とは異ったものとなったと推量するのである。この症状に加へて第二の症状、即近来大川氏の謂ふ「神の声」の影響が又重要である。大川氏が述べる様に氏がこの「声」に従って或は言ひ、或は行ふのが事実であるとすれば、氏の言動は最早健康なる意志によって行はれる正常のものとは称し難い。氏はこれを天来の声として至上のものと考へて居るが、医学的には病者の病的脳髄が作り出した異常思考の単なる反響を病者が聞いて居るのに過ぎないのである。我々は多くの精神病者に類似の性質を持った幻覚を認めるのであるが、かゝる場合我々はかゝる人々の行動を最早正鵠なる判断力の下にあるものとは見做さないのが常である。以上説明した所によって、大川氏の現在の精神状態は以前に比して著しく改善されたとは言へ、尚重大な欠陥を示して居り、殊に正しい判断力と健康なる意志に従って行動する能力とに於いて殊更なる障碍を受けて居ることが明白である。例へば大川氏の秀れた知性によって、事柄の是非正邪を正しく弁別し得たとしても、その変化した人生観或は幻覚による作為命令は大川氏をして他の判断をなさしめ、又は全く自己の意志と遊離した言動をなさしめる可能性が甚だ多いと思はれる。かゝる状態に対しては、仮令知性の秀れたものがあったとしても、完全なる責任能力を認めることが不合理であることは自明の理である。今後の治療によって、大川氏の心身状態が更に改善の方向に向ふであらふことは充分に期待出来ることである。然し元々進行性麻痺病は脳髄の破壊を齎す重篤な疾患であるから他覚的の委しい検査が何等の病的徴候を見出し得ないやうにまで恢復したとしても責任能力の完全な恢復までを容認する事は出来ないと主張する学者が少くない。況んや多少の病的徴候を残して居る場合については勿論のことである。この様な学界の見解に照して見ても現在の大川氏の精神状態は正しい判断力と意思能力とを前提とする裁判上の諸能力を未だ恢復して居ない状態と見做すのが当然である。大川氏の現在の健康状態は尚一、二年間専門医の注意深き指導の下に置かれ、必要に応じて随時適切なる処置を受くべき状態である。この注意の下に於いてのみ全快の期待が可能である。然しながら静穏に戻って一応の社会生活に支障のない状態となった今日に於いては、最早精神病院に入院せしめて置く必要もないと認められる。殊に衣食住の各面に甚だ不足して居る松沢病院は、大川氏の身体的健康にとっては有利ではない。夫故にこの際大川氏の身柄について関係者が新たな考慮を廻らし、大川氏の健康にとって一層有効な処置を取られんことを医師として希望する。

総括

大川氏の身心の健康状態は著しく改善された。しかしこの両面に亘って未だに病的症状を残して居る。殊に精神症状である妄想と幻覚とは相当深く大川氏の人格を侵襲して居るので、大川氏の判断力と行動とはこの症状によって影響される可能性が大である。従って正鵠なる是非判別を必要とする裁判上の諸能力を未だ欠いて居る状態と見做さなければならない。然し注意深き医学的措置によって全快の期待は尚充分に持ち得る状態であると判断する。

一九四七年二月二十三日

鑑定人　内村祐之

俳優仁左衛門殺し事件

内村祐之

〔昭和21年・激情行為〕

戦時から戦後にかけて、われわれはさまざまな意味の暴力と虚偽のただ中に生活している。自分がいつ、これらの渦の中におちいるかもしれないという不安と、あまりにも荒廃した人心に対する嘆きとの交錯した複雑な感情を、如何ともすることができない現状である。

もしも人々がこの世相を、ただ仕方のないもの、敗戦国社会の当然出会うべきもの、そして時がたてばそのうちにどうにかなるものだろうとして、宿命的にまた無感覚に見送ることができるならば、話は別である。しかし、このような人々でも、スリルを求め猟奇をあさって、この混沌とした事態の真相が何であろうかということには充分の興味を持っている。

文化人や政治家は、このような混乱を経験するたびに改めて戦争の恐しさに身ぶるいし、戦争の防止を考え、世界を永久の平和に導きたいと念願する。彼らは歴史、宗教、哲学、教育、経済学等のあらゆる知識と経験とを用いて世界不安の原因を考え、これらの綜合考察の上に平和な世界を打ち立てようと努力する。それはまさしく文化人にふさわしいテーマであろう。しかしながら、わが国における従来の傾向は、経済事情に重点を置くのあまり、他の諸要素、ことに環境の影響の下にはたらく人の心それ自体、すなわち心理学的考察に対して充分の注意を払わなかったように思う。

社会心理学は、社会現象を心理学的に追究する特別な課題と内容とをもった学問である。しかし社会は個人の集合から成り立っているものであるから、この学問は個人の心理学とも密接な関係を持っている。それゆえに、社会における異常な現象の考究も——戦争のごときはその最たるものであるが——一個人の心理学を除外しては完全を期することができない。心理学はこのような意味で、現在大きな役割を担わねばならぬ部門である。

集団の心理は個人のそれとは違った複雑かつ特定の傾向を帯びているから、個人の行動や、また今日市井の間に頻発する犯罪行為等を、そのまま、集団もしくは社会の動き、または異常現象に比較することはできぬ。しかしながら個人の心の動き方は、集団に内包される動きの傾向を知るための、そしてまたそれらを通じて一層大きな世界史的事件の成り立ちを知るための手がかりとなるであろう。ことに正常羈絆の逸脱として生ずる犯罪行為のごときは、その多くを、人心の動きのあらわに誇張された姿と観じて、ふかく注視すべきものと思う。

犯罪の原因となる心理はさまざまであるが、最も単純で何人にも共感のできるのは激情である。およそ善悪を問わず激情こそは常に行動への強力な拍車である。激情の勃発するところに常軌を越えた激しい行動がともないがちなことは、何人も日常経験するところであり、従って大きな暴力犯罪が激情に端を発することも想像に難くない。

事実、激情の結果として行なわれる犯罪は世上に少なくないが、その契機は決して一様でない。しかしおよそ性欲とか食欲とかいう原始的本能に関連して、最も深い激情がかもされることを考えると、戦争による困窮を経験して以来、自己の生命保持に直接の関係をもつ食糧に関してことに大きな犯罪の続出した理由もうなずけるのである。

空腹感がいかにつらいものであるか、そしてそれが生命を脅威するものとして無意識のうちに人の神経をゆさぶり、いかに大きな激情をかもすかを、われわれは自らの経験として感じたのであるが、その後、食糧を原因として起こった世上数々の暴力犯罪を知るに及んで、その度合いの深さが想像を絶したものであることに今さらのごとく喫驚した。

私はかかるものの代表例として、以下に、「仁左衛門殺し」として有名となった俳優片岡仁左衛門一家の鏖殺事件を紹介してみたいと思う。これは、平凡な一青年が食糧事情に激情を発して起こした事件にすぎないが、その内容の大きいことで珍しいばかりでなく、公判廷で被告人が一切を記憶しないと主張したり、精神鑑定の途中で被告人に特別な精神状態が発見される等のことがあって、すこぶる示唆と参考に富む例であったのである。

事件の概要は次の通りである。加害者は当時二十二歳の飯山正（仮名）という青年である。彼の父は四十年来歌舞伎界にあって狂言作者として名をなし、ことに被害者たる片岡仁左衛門の信用を得ていた人であるが、昭和二十年三月に空襲によって死亡した。

加害者正はこの父の次男で、父の不慮の死の折りには北海道で徴用工として働いていたが、一家の者が行衛不明になったと聞いて、徴用解除を受けて上京し、学童疎開のために空襲の難を免れた妹マキ子（当時十二歳）とともに、同年十月頃から、かねて父が恩顧を受けていた片岡仁左衛門方に起居することとなった。そして仁左衛門の狂言作者見習として劇場に出入りし、同人のための台本の整理や台詞書の作製等に従事するかたわら、片岡家の雑用を弁じて、当初は円満に暮していた。

ところが食糧事情の逼迫につれて、主家の夫人から飯山に分配される食事も非常に貧しいものとなり、その不平不満が昂じて、主婦たる仁左衛門夫人との間はとかく円満を欠くようになった。ことに同年末から翌年一月にかけて関西旅行に出た際、外食券の送附を約したにもかかわらず、夫人がそれを実行しなかったこと等があって、両人の間の感情の溝は深まる一方であった。

帰京後、さらに夫人から減食を申し渡され、炊事用として一日一合三勺を給せられるのみとなったが、北海道で蓄えた小遣銭も使い果たし、他に収入とてもないため、毎日空腹に堪えかねるような日がつづいた。これに反して片岡家のものは自ら米を蓄えて飽食していたので、増配方を懇願したが、容れられないのみか、主人仁左衛門までが夫人に味方して飯山に反感をもつようになったために、憤りは募るばかりであった。

このような折りから、三月十五日の夜に至って、また夫人から、今後は一日のうち二度の食事を粉食にすると申し渡されたので、いっそう強い反感をそそられ、その感情を無遠慮に色に出したところ、片岡夫妻は激怒し、飯山もまた、まさに手を振り上げて直接行動に出ようとするほど興奮したが、ようやく思い止まった。なおその上に仁左衛門から、顧客に配る挨拶状の出来栄えが悪いと辱しめられ、それほど不平ならこの家を出てもらいたいと強要されたので、忿怒の情はその極に達した。翌十六日の午前四時頃、とにかく一同は寝についたが、飯山は、片岡一家のものその夜の言動や、平素の仕打ちに対する怒りに心緒みだれ、煩悶のあまり容易に眠ることができなかった。

午前六時頃に至り、飯山は目覚めて用便に立ったが、その際、廊下に立てかけてあった手斧につまずき、咄嗟の間にこれを取り上げて、主人一家の者の寝ている八畳の間に侵入し、折りから熟睡中の夫妻と、二歳になる次男、及び自己の実妹マキ子の頭部顔面を手斧をもって順次強打し、さらに隣の六畳の間に就寝していた雇人の、当時六十九歳になる老婆の頭部をも強打して、いずれも頭蓋骨を粉砕即死するに至らしめた。

この兇行の後、飯山は、一度は寝衣のままで逃走を企てたが、寒さに気付いて家にもどり、洋服ダンスから主人の洋服を出して身づくろいをし、茶ダンスの引出しから金子を奪い、主人の靴を穿いて改めて家を出、上野駅から乗車して常磐線を高萩駅まで行き、そこから以前実妹が学童疎開で行っていたため土地の事情を知っている宮城県の川渡温泉に落ちのびて、旅館に投宿しているところを逮捕されたものである。

五人鏖殺という稀れに見る兇行を犯した人間ではあるが、約二週間にわたる観察によると、飯山はごく普通の人間であって、その生活態度といい、対人態度といい、いささかも常人と異なるところがない。むしろ従順で、はきはきしていて、好感さえもてる青年で、大きな殺人犯人にありがちな、陰険な反抗的な人づきあいのわるいところもなく、不平不満や激情を表にあらわすようなこともない。読書などで静穏に時を費し、また周囲にいる人々と活発に談話をして日を暮す様子で、全体として、年齢以上に世なれているとの印象を受ける。

各種の精神検査にも渋滞なく応じ、しかもそのいずれにも異常を示さない。記憶力も、犯行に関する以外は（このことは後述する）誤りがないし、知識などは当人の生活史を反映してか、年齢に比して相当以上のものがあり、また最近の社会情勢を知ろうという積極的の意欲も旺盛である。

学歴は高等小学校を卒業しただけであるが、成績は上位であったというし、現在検査したところでも、その知能は悪くはない。たとえば、普通教育を受けた正常人の下位者の得点が三十点ぐらいで、百点を満点とする知能検査法を課してみると、七十九点という点数を獲得する。また相当複雑な数の加減乗除も、暗算で巧みに誤りなく答えることができる。その他、数々のテストの結果も大体同様である。すべての検査結果を綜合して、飯山は知能的に正常域内の中位にあり、多数の犯罪者がもつような低能は、軽い程度にもないと認められた。

観察期間中の飯山の生活態度から見て、性格的にも異常のないことが予測されたことは前述の通りであるが、各種の性格テストの上にも異常な所見は何も出ない。そしてそれがこの期間内だけの現象でないことは、一人二人の例外を除き、日常飯山の身近にいた人々の法廷における証言によっても明らかである。被害者片岡夫人の父のみが、彼を怠け者で手癖が悪いと証言しているが、これは被害者との親縁関係から考えて割引を要する証言であると思う。しかしその他にも一、二、飯山を目して、素姓がよくないとか洋服を盗んだとか証言する者もいたから、多少のことはあったのかもしれない。

しかしこの事件を起こす前に、飯山が激情を発して暴力をふるう等の激しやすい感情素質をもっていたということを証言したものは一人もいなかった。大多数の証人は飯山の日常を評して、仕事にまちがいのなかった男、同僚と争うようなことのなかった男、平凡で、格別人目につかず、柔和で気の弱い男、さばけていて、友人との交際がうまく、よくしゃべって面白いほがらかな男、おとなしいが口達者で、話好きで、うそなどはつかぬ男、理窟っぽいところはあるが、怒ることなく、気やすく人なつっこく、憎気のない可愛いい男、よく働く金づかいの荒い男と、このように証言しており、知人の間の評判は悪くない。また、かたよった性質を思わせるものもない。そしてこれらはまたわれわれが観察期間中に得た印象ともよく一致している。この事件を起こすまでに警察の厄介になったこともなく、従って性格異常者というようなことを考慮する必要はみじんもない、中庸、平凡な人間であったことは明らかである。

なお付け加えておくが、詳しい身体検査の結果によると、飯山は筋骨の弱々しいところのある細身型ではあるが、大体普通の体格と栄養状態で、畸形も変質徴候も外傷の跡もなく、その他特別の病的徴候と思われるものは何ももっていなかった。そして以前から健康であったように、観察期間中も身体的にまったく健康であった。

詳しいことはなおいろいろ調べたが、かいつまんだところは以上の通りである。要するに、遺伝的にも、生活史の上でも、現在の状態においても、何ら異常のない一人の平凡な青年が、食糧不足に端を発して、徐々ながら主家に対して宿怨を抱くようになっていたところ、犯行前夜、ことに強烈な感情興奮を起こし、激情のあまり平素の鬱憤を発散させてこの兇行に及んだものと見なすことができる。

各方面からの供述を綜合すると、その当時飯山にあてがわれていた食糧は、カロリーに換算して、たかだか一日九百二、三十カロリーであったと推定することができる。ところが飯山ぐらいの体軀のものでは、何の活動もせず静止に近い状態にいても、生命維持のために、最小限度一日千五、六百カロリーは必要である。まして当時飯山は、家事や主人の用件などで相当の活動をしていたのであるから、二千カロリー以上の熱量を必要としていたに相違ない。それゆえ、もしもこの不足の熱量を何か他の方法によって補っていなかったとしたら、当時はすでに相当高度の栄養失調の状態にあったと思われる。各方面の事情を綜合してみると、飯山は当時多少は他の方法によって栄養を補っていたと思われるふしがあるし、また当時体重は減少していたにせよ、その栄養状態はまだ社会活動に堪え得る程度で、決して強い栄養失調の徴候を呈してはいなかった。第一、栄養失調者にかような暴行ができるものではないし、宮城県まで逃げのびるような活動力が残っているはずもない。

栄養失調状態になると、精神機能も衰え、また稀れには数々の病的精神徴候もあらわれる。しかし栄養の精神状態に及ぼす影響として重要なのはむしろ間接的のものである。すなわち食糧はもともと生命維持の原動力であるから、その不足は生命を脅威するものとして、保存本能と感情とに最大の刺衝を与え、ここから個人の精神状態に大きな影響を及ぼすのである。

昭和二十一年一月以降、飯山と被害者夫妻との間に起こった葛藤も全くこの意味の感情的のものであり、またそれゆえに両者間の関係はことさら尖鋭であったと推察することができる。ことに最後の晩に至ってこの葛藤は最頂点に達し、飯山は生まれて以来一度も経験しなかったほどの強い感情の興奮を感じたと自供している。それは問題が問題だけに無理もないことであったろう。

激情にそそられると、落ちついて思慮をめぐらすだけの余裕がなくなり、激情がそのまま直接行動によって発散されることがある。これを激情行為と言い、短絡反応の一形態である。このようにして形成される犯罪を激情犯罪と言うが、その数はきわめて多い。

そもそも感情の表現と行為との関係は、未開の心性ではいまだ分化が不充分である。幼児や未開人種がそのよい例である。ところが幼児が成人するにつれて、また未開人から文明人に進むにつれて、両者の分化は明瞭となり、人は感情を抑制し、熟慮して行為するようになる。それゆえ成人した文明人に見られる激情行為は、一つの先祖帰りの現象である。あるいはこれを原始反応と呼んでもさしつかえあるまい。いずれにしても精神水準の退行現象であることに誤りはない。

激情行為をこのように見ると、これが精神構造の不完全のものにしばしば見られることも容易に理解できるであろう。知能の発育の悪い低能者が衝動的に窃盗をやり、少女らに強姦を企て、放火を試みたりする場合がはなはだ多いのがその例である。しかし低能者にも増して重大な激情犯罪を犯す危険の多いのは、特別に激しやすい感情素質者である。些細な刺戟によってもたやすく激昂し、またこの激情を抑制し得ずに色に出してしまうような直情癇癖の人で、この傾向の強い人は、周囲の人々が予想もしない度はずれの暴力に訴えて種々な犯罪を犯してしまう。ことに飲酒をしたり不利な環境に立ったりすると、その爆発性は一層たやすく発散され、激昂のあまり前後の見境もつかない意識障碍さえ起こすのである。

しかしこれらの特別な素質者でなくても、激情犯罪者となる場合がある。それは刺戟の程度がはなはだ強く、ことに保存本能が危険にさらされるような場合である。また各々の刺戟はそれほど強烈でなくても、同一の不快な体験が繰返されると、感情の緊張は無意識のうちに蓄積されて、感情爆発の準備状態が形成され、ついに些細な刺戟によっても烈しくこれを発散させるというようになる。

世間をさわがせた仁左衛門殺しの場合は、この後者の定型的のものであったと見なすことができる。なぜならば飯山の生活史には性格異常の徴は全くないし、ことに爆発性感情素質は全然認められない。しかも片岡夫妻と飯山との間には、食糧不足をめぐって数ヵ月来緊張した感情の鬱積があり、最後に至ってこれを清算するに足るほどの緊迫した契機が生じたからである。

それにしても保存本能の危機に際して勃発する激情のいかに深刻なものであるかを、この事件からわれわれは学ぶのである。しかもこれはその極端な一例に過ぎないのであって、類似の例は世上に決して稀れではない。

本事件はこのようにして一見単純に見えるが、注意して見ると、なお検討を必要とする点がある。第一に、兇行が自分の愛する妹や無辜の幼児にまで及んだことは、激情の高調するところ、意識の狭窄のためにほとんど無我の境に入って、見境のない暴力をふるった様子をしのばせるものであるが、しかしこれはまた果たして飯山がただひたむきな激情のみでこの兇行を演じたものであるかに、多少の疑念を抱かせる点でもある。まして昂奮の起こったその場でただちに犯行が行なわれず、ともかく一応寝についてから数時間を経たのちに事件が起こったという点を注意すべきである。さらに公判廷において飯山が、ただにこの兇行のみならず、逃走の道筋から宮城県の川渡温泉に投宿するまでの数日間の行動までを明らかに記憶していないと主張したことは、この間の飯山の精神状態に、たとえば朦朧状態のような意識の異常がなかったかを疑わせるものである。飯山に対して精神鑑定の命令の出た一つの理由はこの辺にもあったかと思われる。

さて飯山が事件の追想について語るところは次の通りである。――当夜は昂奮の極に達したため容易に眠れなかったが、とにかく幾ばくかの時を眠った。その後、小用を催して用便に立った折りとほのかに覚えるのであるが、何物かにつまずいたように感じた。しかしそれが手斧であるとは、勿論その時は知らなかった。

それから以後自分が何をしたかについては、とびとびに多少頭にあることもあるが、大体において記憶にない。兇行について言えば、何か物が引っくり返ったような物音のみをただ漠然と覚えている。川渡温泉についた翌朝――三月二十日で、事件後四日――、あたりの様子が違うので相客にたずねたところ、川渡と教えてくれた。またこのとき、新聞にこの事件が出ているのを見て初めてわれに帰り、自分の持物が主家のものであるのに顧みて、自分が犯した惨劇であることに気付いて愕然とした。警察または検事局で、あたかも詳細に覚えているかのように述べたのは、詰問にあって言葉を合わせたためで、誘導訊問に対し当て推量をもって答えたのであるから、事実と反すること遠い。――と、およそこのように言うのである。

この陳述は医学的知識のないものには腑に落ちないことであろう。しかし種々な精神異常状態の際には、朦朧状態といって、自分の全然覚えない行動を数日にわたり比較的秩序立って行ない得ることがあるから、飯山の言い分を頭から有り得べからざるものとして否認するわけには行かない。ことに心因性の朦朧状態というのは、強い感情興奮の事態に引き続いて起こるもので、案外しばしばあるものである。それゆえ飯山の場合に、この種の意識障碍と、これによる記憶喪失があったという可能性は否定できない。

しかし他方、死刑さえ判決されるかもしれぬ土壇場にある飯山としては、ここに再び自己の生命を脅威される事態に直面したわけで、従って故意にこの主張をするという心理状態も考えられるところである。ことに犯行を否認する強さが時とともに増す傾向にあったことは、この方の可能性をも考えさせるものであった。

この場合、一体いずれが真相かを判断することは、重要であるにもかかわらず、非常にむずかしいことである。というのは、犯行前夜から犯行時にかけての飯山の様子を知っているものはことごとく即死して、一人として生き残っているものはいないからである。また誰かが残ったとしても、咄嗟の間にはもちろん正確なことを判じ得ないわけである。

ところが偶然のことから飯山に夜間ふしぎな状態のあることが見出された。それは約二週間にわたる入院観察期間中、三度にわたって見られた寝ぼけの状態である。いずれも夜遅くまで話しこんだ夜に起こったもので、夜中寝床から起き出して、シャツを着たりぬいだり、あたりを見廻して何かもそもそやったり、あるいは部屋の隅にある便器の方に歩いて行って用便もせずにもどって来たりする不審の行動で、これが数分から十数分にわたってつづき、一度などは同室の者が不気味に思って頬を二、三回なぐったため、初めて気がついたほどであった。そしていずれの場合にも、翌朝このことを記憶していないのである。

これは明らかな寝ぼけの状態であるが、当人に聞いても、自分にそのような癖のあったことを知らない。そこでなお念のため、夜中故意に飯山をゆり起して翌朝聞いてみると、この方はよく覚えているし、また先に同室の者になぐられた時も、なぜとも知らず突然なぐられて初めて気がついたという陳述をしているから、この状態は決して作為的になされたものではない。

このような寝ぼけは、心理的構造から言うと朦朧状態と同じもので、たとえ秩序だった行動ができたとしても、それは無意識状態の中での行動であるから、当人に責任はない。文献の上の有名な朦朧状態としては、マルセイユから乗船して、誰にも不審がられることなく、まとまった行動をしてボンベイまで航海し、ここで初めて正気に帰ったという極端な例がある。そこでこのような寝ぼけの状態が飯山に見出されて見ると、「仁左衛門殺し」の兇行も、たまたまその時寝ぼけの状態が起こって、その中で行なわれた行為ではなかったかということが考えられてくる。兇行を記憶していないとの主張は真実なのではないかと思われてくる。兇行の日に夜中まで起きていたことは、寝ぼけを起こすのに好都合の条件だったのではないかとも思い合わされてくる。しかも犯行時の寝ぼけは、特に蓄積された激情のために拍車をかけられて、あのような惨劇にまで及んだのではないかとも考えられてくる。とにかくこの事実の発見により、飯山の主張を少なくとも全然根拠のないものとして否定することはできなくなった。

兇行後数日を経た後までを記憶せぬという主張は、この寝ぼけでは説明ができない。しかし激情暴発を機会に心因性の朦朧状態が引き続き起こり、これが数日続いたのではないかという推測も、学理的には決して背理ではない。これにはいろいろな他の心理機制も考えられ、その判定は別の問題となるから、詳しいことはここでは措こう。しかしこのようなわけで、本事件で疑点となったところの最終的の決定は困難であるとしても、案外な手がかりがここに得られるに至ったのである。

犯行当時の飯山の精神状態を鑑定するように依頼された私は、以上に述べたことどもを総括して、大体次の意味の結論を書いて提出した。

――数ヵ月来、著しい低栄養の状態に置かれたために、自己保存本能をいたく刺戟されて、当時の被告人は感情的に平衡を失っており、ことに主家の夫人に対して緊張した感情を漸次蓄積しつつあった。たまたま犯行前夜、仁左衛門夫妻との間に、同様の問題に関して一層深刻な葛藤を生じ、そのために発した激情を辛うじて抑制して床についたわけである。その後数時間を経て行なわれた兇行は、清明な意識の下に行なわれたものとも、また睡眠中被告人にしばしば起こる寝ぼけの朦朧状態の下に行なわれたものとも考えられるが、これを正確に決定することは困難である。

しかし、いずれにしても数ヵ月来、とくに前夜来蓄積されていた激情が、有形無形の力となって被告人の暴力行動を著しく強力なものとなし、行動の逐一を正確に追想できぬほどのものとなしたことは疑いの余地がない。

——という内容である。

この鑑定結果がどの程度まで判決の中に採用されたかはつまびらかでないが、あれだけの残酷な殺人を犯した飯山に終身懲役の判決が下っているところをみると、種々の情状が考慮されたに相違ないと思われる。ことに万一にも犯行が朦朧状態の下に行なわれたものとすれば、当然心神喪失あるいは少なくとも心神耗弱を認めるべきであるから、これに極刑を与えることは勿論誤っている。

しかし可能性は充分あっても、当夜果たして寝ぼけが実在したかどうかを完全に実証できない事情を考えて、終身刑を判決したものであるとすれば、これはきわめて当を得た裁断であるように私は思う。

以上が、一時世間を震撼させた「仁左衛門殺し」の実相である。

精神鑑定として、かなり示唆に富む特別な例であって、専門家にとっては多少にかかわらぬ参考となることと思う。また一般の読者に対しては、冒頭にも述べたように、私はこれを単に猟奇の眼のみをもってながめぬように、かかる事件を通じてもっと深いものをながめるようにと願うわけである。

小平事件

内村祐之

〔昭和20年・精神病質〕

はしがき

太平洋戦争の終るころから戦争直後にかけ、世間をさわがせた大きな犯罪事件は少なくなかったが、小平事件はその中の最も大きなものの一つであった。食糧の窮乏につけこんで多数の婦女子を欺き、これを姦して後に絞殺したという事件である。その下手人がいかなる人間であるかをつまびらかにすることは、刑の判定に少なからぬ関係をもつので、裁判所はその精神鑑定を私に命じたのであった。

私はまた自ら専攻する精神医学の立場から、かかる稀有な犯罪を犯す者の精神状態について大きな関心を持ったので、詳しく調査して鑑定書を作製した。言うまでもなく法医鑑定は純学問的根拠に立つものであるから、専門家にとっては一つの重要な学術論文にもひとしい。従ってこれは軽々しく一般に公開すべき性質のものではない。しかし、もしこれを公開することによって一般人の科学に対する蒙がひらかれ、あるいは科学に対する誤解なり疑惑なりが解かれるとするならば、このことを敢えて避くべきではないと思う。

私がここに小平事件の精神鑑定書の中の主要な部分を抜萃して公開しようと思い立ったのは以上の理由からである。というのは、この事件の弁護を終始担当された三宅正太郎博士が、「精神鑑定に対する私の疑問」と題する一文を発表し――「犯罪と医学」第一号〔昭和二十四年四月発行〕――、その中で、私の小平義雄に対する精神鑑定書に言及しておられるからである。

三宅博士の疑問は、精神科医が真疑いずれともいまだ決定できない資料に基づいて鑑定しはせぬか、また精神科医は判定に当たって主観をまじえはせぬか、あるいは常識をもって正常異常を決定しはせぬかという点に集中されていたようである。

これを読んで私は、三宅博士が自然科学に理解を持つ、最も卓越した司法官の一人であることを知っているだけに、遺憾この上もなく感じたのであった。およそ何が学問的でないといって、不確実な資料に基づいて主観的な判断をくだすがごときはない。少なくとも良心のある良い精神科医は、あたかも良心的な良い裁判官と同じく、なし得る限り正確な客観的資料に基づく判断をしようとつとめているのである。もちろん精神鑑定も場合によって難易の差がはなはだしく、時には主観的判断の介入を避けられぬこともあるが、しかしこのような場合でも、この主観判断の背後には、永年にわたる専門的経験と学問的根拠があるのであって、これを単なる世間的常識と同一視することは軽率もはなはだしいと言わなければならない。専門的主観は裁判官においてもまた自由心証として認められているところではないか。三宅博士の批判に対する詳しい私見は他の機会にゆずることとするが、ただ三宅博士にとっては、おそらくこの一文がその絶筆であったろうと思い、この尊敬すべき人格者が不測の疾病によって急逝されたことに深い哀悼の意を表するとともに、その文中に、将来の裁判には精神科医をアッセサーとして参与せしめて正確を期すべきだとのすぐれた見解のあったことに対して敬意を表する次第である。

犯罪の概要

さて小平事件の内容は、検事の公訴事実によると左記の通りであるが、これら十件のうち第六、第八、第九の三件は、小平自身があくまでこれを否定し、裁判所も証処不十分として責任を負わせなかったものである。またその他の七件も、その詳細にわたっては、公判の結果として判定されたもの、あるいは私が調査したものと、多少にかかわらず相違している。しかし大要において事実と認められたものであって、多少の異同は精神鑑定にとって影響を与えるものではない。

第一、昭和二十年五月二十五日頃、小平の当時の勤務先であった品川区大井海岸町、第一海軍衣糧廠第一女子寮で、かねて相識の間柄であった同寮々生宮〇光〇（当二十一歳）が長崎県に帰省するため、小平の職場である寮内汽罐室に立ち寄って雑談した際、劣情を催し戯言を弄したが、同女が相手にせず、その居室である同寮中央建物十畳の間に立ち去ったので、情交の目的でその居室におもむき、突然関係を迫ったところ、同女が逃げ去る気配を見せたので、同女に騒がれては、自分が前科を秘し軍隊の階級を偽って就職していることが暴（ば）れ、軍法会議で厳重な制裁を受けるかも知れぬと恐れ、咄嗟に両手で同女の頸部を強く絞めて殺害し、廊下を隔てた六畳の間に引きずりこんで姦淫し、同女の所持していた腕時計一個と現金九十円を奪い、屍体を同寮中庭の防空壕内に隠匿して逃走した。

第二、同年六月十三日、第一海軍衣糧廠をやめて徒食していたが、栃木県下に食糧の買出しに行くため、同月二十二日、東武鉄道新栃木駅で電車を待合せているうち、当時同県上都賀郡今市町に疎開中であった石〇ヨ〇（当三十歳）を見て劣情を起こし、同人に「米を安く売ってくれる知り合いの農家があるから案内しよう」と偽って誘い、同女を同伴して栃木駅で下車し、同駅から乗合自動車で真名子停留所まで行き、同所から十五町ほど離れた同郡真名子村大字水木地内山林中に連れこんだが、そこまで来ると同女が小平の挙動を怪しみ、立ち帰ろうとしたので、突然背後から飛びかかって投げ倒した上、殴打し、押えつけて姦淫した。その後二十三日にわたり前後三回姦淫した後、同日午前四時頃、両手で同女の頸部を強く絞めて殺害し、同女の所持していた現金百八十円ぐらいと、唐草模様大風呂敷一枚ほか小型風呂敷二枚を奪い、屍体を同所の堀中に投げこんで逃走した。

第三、同年七月十二日、妻子の疎開先である富山県に帰るため乗車券を購入しようとして渋谷駅で行列をした際、たまたま並び合せた横浜市神奈川区中〇光〇（当二十二歳）と知り合い、雑談の末、劣情を催し、「日帰りで食糧の買出しのできる農家があるから一緒に行かないか」と誘い、同女を同伴して東武鉄道浅草駅から東武金崎駅まで行き、同駅に下車してから、近道だと偽って、一里ほど離れた栃木県上都賀郡清洲村大字深程千三十四番地の山林中に同女を連れこんだ上、突然同女を殴打し、人事不省になったところを姦淫した後、両手で同女の頸部を強く絞めて殺害し、同女の所持していた現金四十円ぐらい、腕時計一箇、アルマイト製楕円形弁当箱一箇、雑嚢一箇（雑品数点在中）を奪って逃走した。

第四、同月十五日、池袋駅で、食糧の買出しに行くため乗車券購入の行列に加わっていた王子区紺○和○（当二十二歳）を見て劣情を起こし、同女に話しかけ、「一緒に買出しに行こう」と甘言を使って誘い、同女を同伴して、武蔵野鉄道株式会社線清瀬駅で下車した上、同駅から一里あまり離れた北多摩郡清瀬村下瀬戸下宿前六百三十九番地附近の雑木林中に同女を連れこみ、突然両手で同女の頸部を強く絞めて殺害した後、その場で姦淫し、さらに同女の所持していた現金六十円を奪って逃走した。

第五、同年九月二十八日、東京駅で友人を待ち合せていた王子区松○ヨシ○（当二十一歳）を見て劣情を起こし、同女に「米を売ってくれる知り合いの農家があるから案内しよう」と甘言を使って、同女を前記第四記載の雑木林中に誘いこんだが、同女が小平の挙動に不審を抱いて逃げ去ろうとしたので、突然両手で同女の頸部を強く絞めて殺害した後、その場で姦淫し、さらに同女の所持していた現金百八十円ぐらいと、黒風通御召婦人服上着一枚、紫紺縮緬婦人服上衣一枚、朱子地牡丹色女持洋傘一本ほか雑品数点を奪って逃走した。

第六、同年十月三十一日夜、富山県へ行くため渋谷駅構内交通公社に乗車券の購入に行ったが、同日午後十一時頃、そこで知り合った世田谷区篠○達○（当十七歳）を見て劣情を起こし、「寒いから焚火にあたろう」とて東横線ガード下附近まで連れ出し、共に同所の焚火で身体を暖めたが、さらに「もっとよい所がある」と言って、附近の渋谷区並木町二十番地元東横百貨店別館地下室店員食堂跡に同女を連れこみ、対談の末、翌十一月一日午前一時頃、同女に情交を挑んだところ拒まれたので、同女を殴打し、押え付けて姦淫した後、同女の所持していた現金十数円を奪い、屍体を同所地下室の一隅に運び、隠匿して逃走した。

第七、同年十二月三十日、栃木県下に買出しに行くため、東武鉄道浅草駅におもむいた際、ちょうど母の疎開先である日光町まで行こうとしていた京橋区馬○寛○（当十九歳）と知り合ったが、同女を見て劣情を起こし、同女を「米が安く買える農家があるから案内しよう」と言ってだまし、同線東武金崎駅まで同伴した上、同駅で下車し、近道だと偽って附近の山林中を数時間引き廻した末、同日午後七時頃、同県上都賀郡西方村大字元越路山々麓の小径で突然同女を殴打した上、両手で強く同女の頸部を絞めたのち姦淫し、さらに同女のマフラーで頸部を再び強く絞めて殺害し、同女の所持していた現金十数円を奪って逃走した。

第八、その後昭和二十一年三月頃から、芝区浜町、元海軍経理学校跡の米軍兵舎に雑役夫として勤めるようになったが、同年六月九日頃、かねてから右兵舎に残飯をもらうため出入りしていた江戸川区阿○よ○（当十五歳）と出会うや、劣情を催し、「パンをやるから一緒においで」と言って、二町ほど離れた同所七番地、芝運送株式会社廃品自動車置場に同女を連れこみ、パン等を与えたのち情交を挑んだが拒まれ、同女が逃げ去る気配を見せたので、突然両手で同女の頸部を強く絞め、さらに同女のネッカチーフで再び頸部を絞めて殺害したのち逃走した。

第九、同年七月二十二日頃、前日品川駅附近で知り合った年齢十七、八歳ぐらいの氏名不詳の娘に「東京見物をさせてやる」と偽って、芝区芝公園二号地西向観音山裏山道まで連れ出し、同所で情交を迫ったところ、同女が拒んで大声をあげたので、両手で同女の頸部を強く絞め、殺害して逃走した。

第十、同年八月五日、かねてから小平に米軍兵舎への就職方斡旋を依頼していた目黒区緑○柳○（当十七歳）を、テストのため就職先まで同伴して行こうと約し、翌六日、品川駅東口に呼び出したが、同日午前十時頃同女に会うや、「今日は米軍兵舎に出入りする証明書がないから、丸の内のアメリカンクラブで紹介状をもらわねば駄目だ」と偽って、同女を前記第九号記載の芝公園裏山道まで連れ出し、同所で情交を挑んだところ拒まれたので、数回、同女の顔面等を殴打し、抵抗を押えて姦淫した後、両手で同女の頸部を絞めた上、さらに同女のつけていた腹巻で強く頸部を絞めて殺害し、同女の所持していた現金十円を奪って逃走した。

家系について

犯罪を単なる社会的出来事と見ることなく、犯罪者自身に内包される要因の側からこれをながめようとする犯罪生物学の立場が発展して以来、犯罪者の家系的調査はしばしば重要な資料を提供した。それゆえ私は小平の場合にも、その家族の数人について聞きただした上、さらに石井清氏を小平の本籍地に派して、小平の親戚、近隣、警察などにつき、詳しく専門的の調査を行ない、鑑定にとってもはなはだ参考となるような家系図を得た。それは次に掲げるようなもので、調査された者の総数は八十七名に達した。これによると、小平と血縁関係にあるもので精神病学的負因を有するものははなはだ多く、ことに同胞と父系において著しい。以下、その主なるものについて述べてみよう。

父勇○は五十五歳で脳溢血で死亡したが、若い時から大酒家であった。物知りで、山畑も持ち、その経営していた旅館橋本屋は、一時、村一番であったが、女買い、賭博、飲酒等のために、家のみならず馬までも売ってしまった。いやだと言えない温和な義侠心の持ち主である反面、身持ちが悪く、また飲酒すると立腹して、物を投げたり金を費消したりして妻と喧嘩をし、そのあげく乱暴をすることがしばしばであった。晩年は鉄索の油差しをしていた。性格異常者と思われる。

父の弟長○郎は六十七歳で死亡したが、ほとんど一生精銅所に勤めていた。仕事は命ぜられたこと以外には何もできず、夜勤ばかりして、給料は全部母に預けていた。皆勤で無口であるが動作は鈍く、就学できなかったので字も書けず、その上強いどもりがあったりして、みなに馬鹿にされるような低能であった。

父の次弟乙○は現在七十三歳で生存している。若い時は短気で激しい性質で、村一番の乱暴者であった。大酒、

小平家家系図

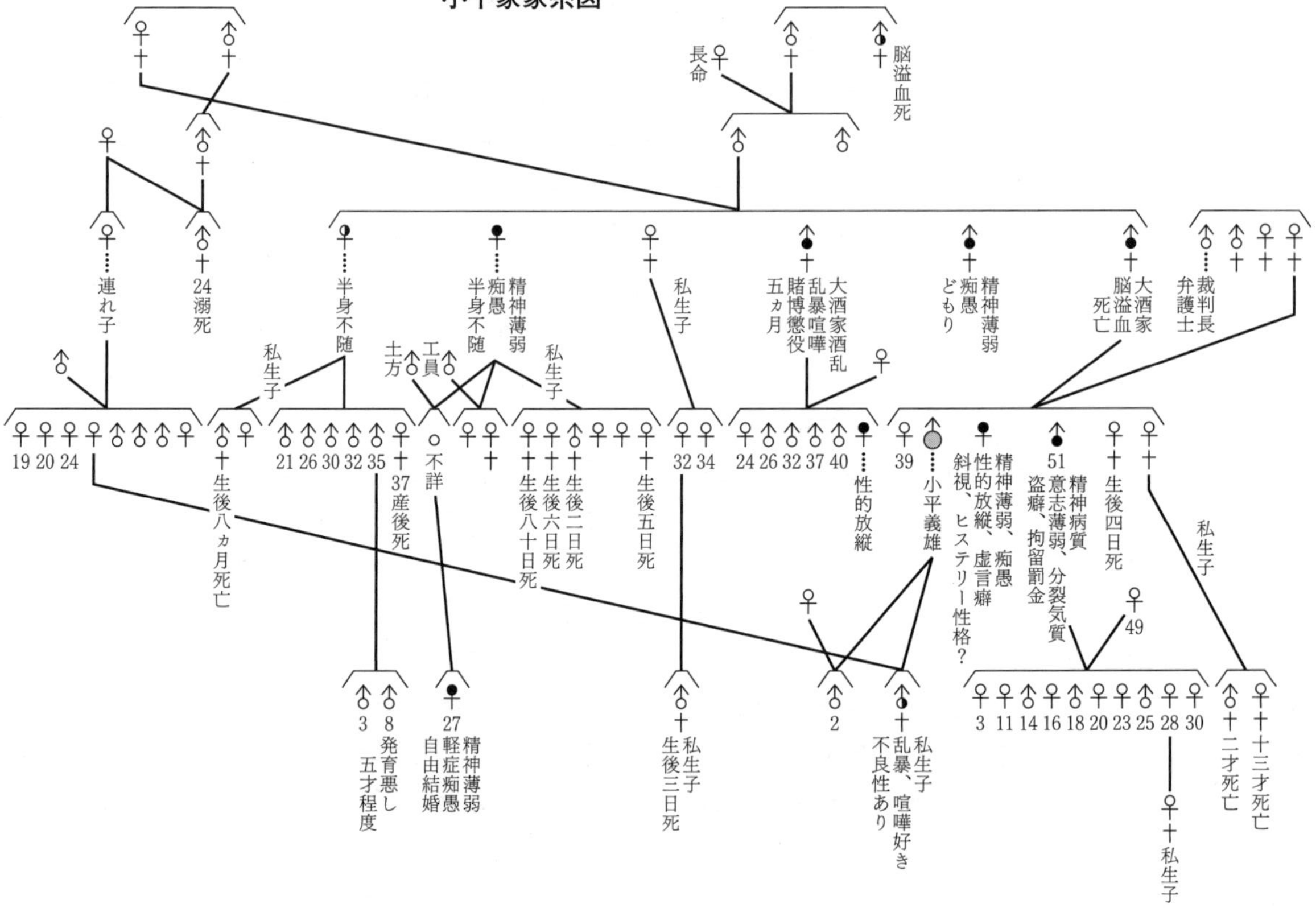

長命
脳溢血死
連れ子
24 溺死
半身不随
精神薄弱 痴愚 半身不随
私生子
大酒家酒乱 乱暴喧嘩 賭博懲役 五ヵ月
精神薄弱 痴愚 どもり
大酒家 脳溢血 死亡
裁判長 弁護士
私生子
工員
土方
私生子
19 20 24
生後八ヵ月死亡
21 26 30 32 35
37 産後死
不詳
生後二日死
生後六日死
生後八十日死
生後五日死
32 34
24 26 32 37 40
性的放縦
39
小平義雄
精神薄弱、痴愚 性的放縦、虚言癖 斜視、ヒステリー性格？
51 精神病質 意志薄弱、分裂気質 盗癖、拘留罰金
生後四日死
私生子
49
3
8
発育悪し 五才程度
27 精神薄弱 軽症痴愚 自由結婚
私生子 生後三日死
2
私生子 乱暴、喧嘩好き 不良性あり
3 11 14 16 18 20 23 25 28 30
私生子
二才死亡
十三才死亡

酒乱で喧嘩は朝飯前、常に短刀を懐にし、物を投げ、部下を傷つけ、傷害で引っ張られること数回に及んだ。明治四十三年には賭博のために懲役五ヵ月の刑を受けている。年をとってからは温和になったが、しかし気むずかしくて、気に入らぬと口をきかない。やはり異常性格者と見なすべきものである。

父の次妹ス〇は六十四歳で現存しているが、就学もできなかったほどの生来性の低能である。

小平の兄章〇は五十一歳で最近死亡した。若い時から手癖が悪くて窃盗をやり、働きが悪いために精銅所を解雇された。そののち東京に出たが、正業についたことはほとんどない。明治大学の角帽をかぶって来たこともある。高等小学を良い成績で卒業し、働けば役にたつ人間であるが、働かない。放浪性があって職業を変える。変人で口数が少なく、怒ると妻や子供を屋外で食事させるようなこともあった。戦争中、巡査の服装でやって来たこともあるが、何をしていたかはわからない。昭和二十年に帰郷したが、栄養失調で、役場から補助をもらっていた。大正十五年三月に賭博のため罰金二十円、昭和二十年四月に馬鈴薯窃盗でまた警察の厄介になったが、いずれも起訴猶予となっている。以上の生活歴によると、満足に一本立ちすることのむずかしい人物で、やはり異常性格者と見なすべきであろう。

小平の姉マ〇は四十六歳で最近死亡した。元来頭の足りない低能である。尋常科は卒業したが、成績は下、卒業時、唱歌が乙のほかは丁戊が多い。女工をしていたが、一人前の仕事はできない。品行は出たらめだが、工員はまともに相手にしない。十八、九歳の頃、土工と同棲したが、二年ぐらいであきられ、その後朝鮮人と同棲したが、これも半年ぐらいであきられた。腹が立つとヒステリーのようになる。ペラペラ良くしゃべって弁が立ち、調子がよくて頓智もきくので、ちょっと見ただけでは低能はわからない。うそつきである。以上によると、生来性の精神薄弱のほかに、意志不安定性の異常性格があったものと思われる。

上述のもののほか、乙〇の長女マ〇四十一歳は、身持ちが不良で誰にでも身をまかすという性的放縦がある。またス〇の孫に当たる二十七歳の女子に軽い低能がいる。最後に、小平自身の私生子〇十六歳は、きかん坊で、喧嘩、乱暴、かげひなたがあり、不良性のきざしが認められる。これらを除くと、脳溢血が数人見られる以外は普通人である。ことに小平の母及びその同胞は健常であった。母タ〇は六十四歳で死亡したが、純情な、男まさりの、子供をよく可愛がる人であった。

以上の小平の家系は、精神薄弱（低能）と性格異常の多い不良な家系である。しかしこの中には本来の精神病者は一人も見られない。

小平の生い立ち

小平は明治三十八年一月二十八日、栃木県上都賀郡日光町大字細尾で、両親の第六子として出生し、現在四十三歳である。幼小児期は健康で、七歳で日光尋常小学校分校に通学し、十三歳で尋常六年を卒業した。十四歳の時上京して、池袋の東洋金鋼会社に見習工として入ったが、数ヵ月にしてやめ、次に銀座の亀屋食料品店に勤めたが、勤務がつらいので二年後にやめて日光に帰り、以来、細尾の古河精銅所に見習工として十九歳（大正十二年）の五月まで勤務した。同年六月、海軍を志願して横須賀海兵団に入り、次いで機関兵として、軍艦山城、金剛、満洲、潜水艦イ号等に乗組み、また大正十三年には練習艦八雲に乗組んで、濠洲、欧洲に遠洋航海をした。なおこの間、旅順警備隊、上海陸戦隊にも勤務し、上海事変の際には上海陸戦隊員として北停車場の攻撃と日清紡績の防備とに従事し、市街戦で六名の中国兵を刺殺している。その後太沽に勤務中にも同僚と共に中国家庭に押入り、強姦、強奪、殺傷を犯すことがしばしばであった。かくて六年の現役を終え、昭和四年五月、二十五歳の時、三等機関兵曹として勲八等旭日章をもらって除隊した。

除隊後、再び古河精銅所に入り、昭和七年一月に二十八歳で結婚した。小平の働いている職場の工場長が自分の姪を世話したのである。宮〇テ〇という二十一歳の女であった。半年ばかり同棲した後、妻は田植の手伝いに実家へ行くと言って帰ったきり、もどって来ないので、妻の実家へ再三迎えに行ったところ、小平が小○ヨ○なる遠縁のものと関係して妊娠させたことを理由にして、妻の父親や兄が妻を離縁させようとしていることがわかった。それは小平が結婚前に、当時十八歳の小○ヨ○と関係した事件をいうのである。宮○一家のこの仕打ちに憤慨した小平は、宮○一家の鏖殺を企て、昭和七年七月一日の夜半、鉄棒を用意して宮○の家におもむき、彼らの寝ているところを片端から殴り、ついに父親を殺し、他の七人に重傷を負わせた。犯行の日は朝九時頃家を出、昼間の中に宮○の家の模様をよく調べておき、夜半に至って兇行に及んだものである。用いた鉄棒は長さ二、三尺、径一寸、重さ一貫ぐらいのものであった。宮○テ○との間は円満で、小平は気に入っていたという。この事件は昭和八年二月四日、東京控訴院で懲役十五年の判決が下り、小菅刑務所で服役していたが、以後二度の恩赦を受けて六年半の刑となり、昭和十五年九月二十三日に仮出獄をした。

刑務所を出てから約半年、草津温泉へ行って保養をした後、昭和十六年の二月、東京に出て、四つ五つの工場をボイラー係として転々した。そこへちょうど募集があったので、前科を隠し、一等兵曹と偽って、昭和十六年八月にサイパンに渡った。仕事はアスリート飛行場建設のローラー運転である。サイパンからは昭和十七年四月に帰って来た。それから蒲田の日本製鋼で半年ばかり働き、次いで大森の鈴木製氷で約八ヵ月間、冷蔵器の運転を勤めた。次に昭和十八年八月（三十八歳）、五反田の勤労動員所の紹介で海軍第一衣糧廠に入ってボイラー係となった。昭和十九年二月二十八日に、知人の世話で現在の妻セ○と結婚し、同二十年の二月に元○が生まれた。衣糧廠では主任級として五、六人の助手の親方であり、給料は七十五円、手当を入れて百七十円もらっていたが、食事が職場給与なので生活はらくであった。衣糧廠の本廠で最初四ヵ月ばかり機関の取付けをしてから女子寮に移り、ここでもボイラーの親方をしていた。

昭和二十年四月に妻子を富山に疎開させた。小平の述べるところによると、空襲が盛んになって来たので、子供可愛さに、家内の実家の富山へ疎開させることに定めたのだと言う。彼自身は今までいた目黒のアパートを引上げて、渋谷若木町に一軒家を借りて自炊し、そこから通勤していた。次いで二十年の五月二十五日に宮〇を殺害したが、その夜、彼の家は戦災で焼け、次いで同年六月十三日、衣糧廠を退職した。七月十八日に富山の妻子の疎開先に行き、妻の兄の家に厄介になった。そして九月二十一日まで不二越鋼材東富山製鋼所の守衛をしていたが、その後、富山の薬を買い求め、上京して、道玄坂でそれを販売した。十一月一日、再び富山の疎開先へ行き、売薬代精算の後、十一月三日、富山を引上げて上京、義弟の小〇方に同居し、そこで小運送の手伝いをしていた。十二月三日には富山の妻子を自分で迎えに行って引上げて来た。翌昭和二十一年三月一日、新聞広告を見て、芝区高浜町の元海軍経理学校跡のアメリカ進駐軍ランドリー兵舎に雑役夫として入り、八月十九日、本事件のために検挙されるまで、そこで働いていたものである。

小平は出生以来頑健で、その身体的健康状態は終始良好であった。大患としては三十七歳のとき、サイパンでマラリヤに罹患したことがあるのみと言う。性病は十九歳のとき、女郎屋で淋疾を感染したのが最初で、以来、淋疾には五、六回ぐらい罹っている。二十六歳ごろには両側の淋性副睾丸炎をわずらった。その他に横痃、梅毒等に罹ったことはない。酒は全然たしなまず、煙草は一日二十本ぐらいである。

鑑定時の心身の状態

約二週間にわたり、東京都立松沢病院で小平の心身を調べたところによると、彼は精悍な外貌をもった栄養のよい中年男子で、顔は円く、頭髪は前額から頭頂にかけてやや薄い。全身の筋骨の発達はきわめて良好で、体型は肥満闘士型と言うことができる。身長は一五八糎、体重は五四・九〇〇瓩で、日本人の成年男子としてはむしろやや小柄である。しかし頭囲は五八・五糎で、立派な頭蓋骨の発育を示している。

身体各部、また血液や脳脊髄液等、どこにも異常所見は認められない。すなわち身体的に小平は全く健康である。次は問題の精神状態であるが、まず全般的状態について述べると、鑑定医に対する態度は慇懃で従順で自然で愛想が良い。言辞動作は活発で、会話は冗長に流れがちである。着衣は整い、不作法な言語動作はない。鑑定のために入院させられたことをよく領解し、また質問を速かに理解するが、いささか早呑込みで、深く考えて慎重な返辞をすることが少ない。見当識は正しく、記銘、記憶も良好で、生い立ち、生活史、犯行等についての陳述は明快である。幻覚、錯覚、妄想のような病的精神症状も認められない。世間の知識は相当以上に持っており、話題は豊富である。ちょっと会っただけの感じはなかなか活発で肌ざわりがよい。社交的で、大体好機嫌に誰とでも快く接触する。ところが少しく長くその生活態度を観察していると、些細なことで感情を激発させることに気付く。たとえば自分の期待した時に医師が診察しなかったり、家族の来訪がなかったり、あるいは気に入らぬ食事が与えられたりすると、憤然と激情を発して強い不機嫌の色を示し、言動もまたこの感情に相応した激しいものとなる。それは凄愴な感じを与えるほどの興奮で、かかる際に食器等を床にたたきつけるといった暴行を伴うこともある。しかし多くの場合、かかる興奮は短時間で経過し、一、二のなだめ言葉で容易に普通の態度にもどすことができる。あたかも夏の日の雷雨のようなものである。その一方、妻子、なかんずく子供に対する愛着は実に強烈で、小平自身の言を借りれば、子供を見るためのみの生き甲斐であるという。

狭義の精神病を思わせる精神症状は全然見られず、短時間会っただけでは普通人と異なる点はないが、少し永く観察すると、気むずかしいこと、腹を立てやすいこと、思慮が浅く軽率であること等を始めとして、かなり特徴的な性格が認められる。以下、彼の言動を示す意味で、松沢病院入院中の記録を抜萃して参考に供しよう。

三月十三日入院時、初対面の医師に対して、すでに何の隔意もない態度で応答する。「自分は大それた犯罪を犯しましたから、到底死は免れません。わしが今日まで生きていたのは全く子供があるからです。子供は可愛くて仕方ありません。それを思うと、人の子を殺したことが申しわけありません。しかし、わしは今死にません。公判廷で堂々と日本警察の非民主的なやり方を論じ立ててやりたいと思います。警察の調べは実に残酷です。わしが否認した事件は拷問でわしに吐かせたんですから」と、いきり立って興奮して口惜しがる。また「わしは奴らの手にかかっては死にません。死刑の宣告を受けてから、わしは自分で死にます」と見得をきる。談たまたま犯行のことに及ぶと、「わしはこうして女の首を絞めちゃうんです」とて、手まねで、いかにして殺したかを実演して見せる。話の勢いにのって自分から興奮して凄い表情になる。残酷な形相である。身体検査をするとき、「これがわしの一物です。そう人と変りはありません。先生」と、陰茎を自ら医師に示す。暴露症的傾向を想わせる。採血と腰椎穿刺を行なったが、その時の小平の態度は実に臆病で、大げさに痛がる。すんでから「わしは注射器を見ただけでブルブル震えてしまいます」と訴える。小心、臆病の一面が如実に現われる。警察側が家人との面会を禁止する意向であることを伝えると、非常に怒って、「わしはこのままではいませんよ。ここにいる期間を五日にしてくれませんか。家族にだけは会わせて下さいよ。会わせないとならば、院長先生、わしにも覚悟があります」と開き直っての凄いおどし方である。裁判所の意向をよく確かめた上でと、さとすと、すぐ機嫌を直して診察に応じる。鑑定によって罪を免れよう、病気をいつわろうといった態度は見られない。

三月十五日、午前中、受持医が少し遅れて顔を出すと、ぶりぶり文句を言う。朝からすねていた。「医者はどうして来ないのか。何も診てくれないで、ここにいても仕方がない」と腹を立てて看護人に当たっていた。しかし、いざ顔を合せて問診をし出すと、機嫌を直して、前日のように素直に応答し、調子がよい。不機嫌の原因は、食事が本人の最もきらいな雑炊であったためらしい。また昨日は院長のほかに多くの医員がいたので、恥ずかしくて何も言えなかったとこぼす。「恥ずかしい」と一応は言うが、しかし、いざ犯行のことに話が及ぶと、夢中になって、残虐な行為をむき出しに述べ立て、自分の感情を抑制することがない。

三月十七日、入院当初の落着きのない興奮するような話し方はしない。「わしはもう覚悟はできてるんです。あの犯罪の一つでも犯せば極刑に値するんですからね。いくら精神鑑定をしても罪は免れません。わしは頭が狂っているとは思いませんから」と言う。「わしは立派に裁判を受けて、刑の宣告を受けてから自殺します。あの小菅の高い屋上から飛び降りれば、木っ葉微塵になりますから」などと言う。

三月十九日、各種の心理検査を始める（その結果は後述）。検査の趣旨を比較的良く理解して、熱心に真剣に従事する。雑談中に女性の話になると、ことに女性の陰部の話になると、非常に興味を示し、その解剖学の知識を医師にたずねる。解剖の図譜を見せて説明すると、一々感心している。異常な好奇心である。

三月二十日、朝から猛烈に怒っている。看護人が朝食のパンを持って行くと、それを便器にたたきつけて、「おれは我慢ができないから院長を連れて来い」と怒鳴りつける。診察室につれて来て、なだめると、種々の不満を怒気をふくんで並べ立て、「院長の面前でわしはやっつけてやる」と凄い怒りの爆発である。午後、妻、妹、子供の面会があって機嫌がよくなる。

三月二十一日、昨日と打って変って上機嫌で、いつもの如才ない話好きの態度である。院長の前でも昨日の憤激はどこへやら、いつものいい調子である。

三月二十二日、病室では文句を言わず、落着いて機嫌がよい。食事でもよくしてやり、本人の気の向くままにしてやれば、扱いやすい人間である。人を困らせてやろうといった悪意はない。

三月二十五日、「わしはほとんど何でも言いました。曲げて言ったようなことはありません。犯罪のことと違いまして、鑑定していただくのですから、出たらめは申しません」「わしの罪は助かりませんよ。刑法二十条では、わしの一件でも死刑なのに、わしは七人もやってますからね。院長さんはわしを狂ってるとは見ないでしょう。わしは亡き仏に対し申しわけないと悟っています」などと言って、名残り惜しげに退院した。

知識と知能

小平は学歴としては小学校を終えたのみであり、またその成績は不良であったが（後述）、その後の生活史が波瀾に富み、ことに水兵として海外にまで出た経験があるので、その知識は相当に豊富である。次にしるす応答には幼稚な不確実な点もあって、到底優秀者とは言えないが、しかしまた低能者のよくなし得ない答も少なくない。

「一週は何日？」（正答）
「一日は何時間？」（正答）
「一年は何日？」（正答）
「閏年とは何か」「二月の二十八日ね。これが毎年変りますが、二月が二十八日と二十九日のときがあります」
「どちらが閏年か」「それはわかりません」
「有名な山の名を、知っているだけ言って見よ」「まずアルプス、次に富士山、富山の立山、群馬の赤城山……」
「有名な日本の河の名をあげよ」「まず一番大きいのが新潟の信濃川、静岡の天竜川、富山の神通、阿武隈、関東の利根川、東京の隅田川」
「鳥の名、十を言って見よ」「鶏、鶯、七面鳥、雀、ふくろう、家鴨、孔雀、燕、……トンボ、は鳥の中じゃないですね……四十雀、山雀」（四分）
「動物の名を十あげよ」「豚、牛、犬、鹿、猪、虎、象、ライオン、獅子、鯨、猿、鼠、猫」（一分）
「日本の大きな都会の名は？」「東京、横浜、神戸、名古屋、大阪、長崎、北海道の札幌、九州の福岡」
「日本の県の名を知っているだけ言って見よ」（二十四県を挙げる。順序をかまわずに言う。地方別に答えるのではない）

「日露戦争はいつか」（正答）

「満洲事変はいかなるものか」「昭和七年の七月十八日に柳条溝で発しました。当時、犬養が総理大臣でして、わが国の陸軍の少壮派が煽動したわけですね。張作霖を奉天で爆死させましたが、あれは侵略戦争だと思います。田中大将が煽動者でした」

「戦国時代というのは何？」「これは英雄が群雄割拠しまして、わが国の政治をほしいままにしたもので、上杉謙信や武田信玄らが出て、麻のごとく乱れていたころでした」

「歴史上の天皇のうち有名な方は？」「一番が神武天皇。悲憤の強かったのは後醍醐天皇で、明治天皇が日本を隆盛にしたのですよ。まだこの三人以外に天皇は知ってますが、この三人が一番だと思います」

「徳川幕府とは何か」「徳川は初めは豊臣と関ヶ原で戦って勝利を獲得して、執権として陛下をさしおいて、明治まで征夷大将軍として権力を振っていました。最初の将軍は家康で、最後は慶喜です」

「人の身長はどのくらいか」「日本人は五尺二、三寸です」

「体重はどのくらいか」「十五、六貫と思います」

「今の首相は誰か」「吉田茂です。司法大臣は木村徳太郎です」

「議会とは何か」「ある一つの国民から選ばれた議員が、政府が提出した法律案、予算案を決めるところです。国民の医療などの国策を決めるところです」

「道徳とは何か」「これはちょっとむずかしいですが、普通の人間が国法に触れないで普通の行ないをして行くのが道徳というのです。国民の踏み行くこと、男は三大義務を果たし、女は嫁して夫に従い、他人に迷惑をかけないでやる、これが普通の人間の踏むべき道と思います」

「同情とは何か」「たとえば隣組で主人が永らく病気で寝ているとき、その女房に金銭を与えてやるとか、海外引揚げ同胞に宿を世話するとかすることです。温い手を伸ばすことだと思います」

「礼儀とは何か」「昔から鳩に三枝の礼ありと言われています。職場では上役の人に相当の礼儀をもって対する、朝ならお早ようぐらいは言うことです。傍若無人のふるまいはしない。上の人に従って行くことです」「愛情とは?」「たとえば夫婦間で愛情がなかったら一家は支えることができません。あらゆる動物にも愛情がなければ社会は成り立ちません。親子、夫婦の愛情が大切です。あらゆる人と付き合うのに大切です」

以上の検診結果を見ると、小平の知識と知能は優秀ではないが普通人の範囲内にあることが推察できる。然るに心理実験による知能検査は意外にも、それ以下の低い成績を示した。すなわち東京大学医学部脳研究室が創案した標準知能検査は、百点を満点として各種の知能方向を検査する問題を集めているが、多数例の経験により、普通教育を受けた人々の獲得点は最低三十点であるのに、小平のこの検査における得点はわずかに二十二点で、この得点のみから言えば、彼は魯鈍と称する軽度の低能に属することになる。この事実はしかし小平の日常生活の全体的観察及び上述の検診結果から得た印象に一致しない。そこでこの喰いちがいの原因として彼の性格が問題となる。すなわち種々の心理検査を課せられると、彼は気軽にこれに応ずるが、その態度は性急で軽率で、慎重に考えるという風がない。一通り問題に目を通すと、思いついたままを答え、先をいそいで考え直すことがない。ことに抽象的な問題になると、努力して理解する様子がなく、簡単に投げてしまう。このような場当たり的の軽薄な性格が、問題の正解を実力以上に不能にして、不成績な結果を生んだものと思う。抽象的問題の理解が困難なことから、彼の知能が優秀でないことはわかるが、しかし知能検査成績に現われたほど低劣なものではない。いろいろなテストを綜合して、中の下の知能と推断すべきものである。

小平の知能が正常圏内にあることは、その計算能力が良好であることからも推定できる。彼は計数に慣れていて、相当複雑な金円の加減乗除を、達者に誤りなく暗算で行なうことができる。また他の種々な心理テストを、大体正常人の成績をもって果たし得ることも、正常知能の間接的証明となるであろう。たとえば十対の有関係対語から成る記銘力試験における正答数は、第一回第二回共に六〇％であるが、第三回には九〇％になっている。また無関係対語による試験は相当に困難なものであるが、その正答数は、第一回に四〇％、第二回には八〇％というすぐれた成績を示した。また連続加算による作業能力試験によると、彼は十分間に一位の数字の加算を二百二十一回行なうことができた。すなわち一分間における平均作業量は二二・一であって、正常人の作業能力よりはやや低いが、その差は軽微である。なお五分間の休憩後にさらに五分間の作業を行なわせたところ、一分平均の作業量は二五・八に増加していた。この成績もほぼ中の下であって、他の諸所見に相応したものである。

以上を綜合して、小平の知能は正常域内の中位の下にあるものと診断した。異常な知能欠陥は存在しない。

小平の性格

狭義の精神病がなく、また知能に欠陥がないとなると、彼の精神鑑定の中核的問題となるのはその性格と性欲生活である。家系中に異常性格や性的放縦の少なくないことからも、このことを想像することができる。上述したように、入院中の短い観察によって、すでに小平には、人付きのよい、調子の良い、ざっくばらんな、妻子に対して愛情のこまやかな善良な性格面がある反面、たやすく不機嫌になり、激怒を発し、これを直ちに行動に現わし、また場当たり的に軽卒に判断して深味がなく、女性に対して強い興味を持ち、自己の非行を平気で述べるなどという不快な性格面のあることが看取された。しかし人間の真の性格は実生活において最も明瞭に示され、ことに道徳性などは、狭い短い拘禁生活などで露骨に現わされるものではない。そこで彼の性格はさらに他の方面から立ち入って調べる必要がある。それには、（A）小平の平素をよく知る者から得た客観的資料と、（B）小平自らの反省による自己判断、（C）及び性格検査のために作られた心理実験の結果が参考になるので、ここにはそれらの資料を集録しておく。但しこれらのうち性欲と犯行に関する部分は別項として詳述することにした。

A　客観的資料

下記の資料は私自ら各関係者から直接聴取したものである。裁判記録にはこの種の資料が少ないし、また、あっても専門的判断をするには不充分のものが多い。

彼の幼少時から今日に至るまでの性格について、叔父小平乙○、叔母ト○、ト○の長男常○、小学校時代の友人小平英太郎らが述べるところを綜合すると、以下の通りである。

小平義雄は小学校時代から短気で一刻者で乱暴者だったが、強いものには当たらず、弱いものいじめであった。どもりがひどく、足をばたばたさせないと言葉が出ないほどであった。そして、どもりと言われると怒って追いかけたりした。しかし同僚にはよく、悪感情は持たれていない。乱暴は見境がないほどひどく、何かの折りに挽き臼を三十尺も下の川底に投げ飛ばし、そのため気狂いだと言われた。当時は女と遊べるような境遇でもなく、また、どもりのために女も相手にならなかった。無骨な男で、お世辞などは絶対に言えなかった。海軍を志望したのは村でも二人だけで、あんなどもりがよく入れたと言われたものだった。もとから短気だったが、海軍から帰って来てから、ことに女のことで悪くなった。また、うそをつく。彼自らは一時救世軍に入ったと言っているが、そんなことがあったとは思われない。第一、近所には救世軍はなかった。嗜好に特別なものはなく、酒も飲まなかった。

妹小○ア○の見たところでは、彼は、はにかみやで神経質で、若い頃からカーッとする性質であった。金には淡泊の方で、気前がよい。一般に他人に対してよい。婦人ことに若い女には親切である。しかし人前で女の話をするようなことはない。趣味はなく、酒は全然飲まない。安うけあいをして薄っぺらな感じがする。

妻小平セ○の述べるところでは、大体親切であるが、稀れに乱暴をした。たとえば気に入らない食物だと膳を投げつけるようなことがあった。また、ちょっとしたことから鏡台を薪割りで目茶苦茶にこわしたことがある。

うそはつかないが、出まかせを言うことがある。子供はふだんからとても可愛がっていた。勤めにはよく出たが、仕事にはあきやすい男であった。

衣糧廠における同僚、米山一男の語るところでは、親切ではあるが気が変わりやすくて、仕事は何かと言っては自分に押しつけた。しかし乱暴はしたことがない。女のことを話すようなこともなかった。衣糧廠内の評判はあまり良くなかった。彼のわがままを同僚がいやがっていたのである。女には親切にしたので、二、三人の女は「おじさん」と言ってなついていた。

右の通り、小平に対する各人の評言は、その親疎によって異同があるが、彼が人付き合いよく、女性に親切であり、些細なことに感情を荒らげて暴行に及ぶことがあり、仕事にあきやすかったというような点では共通である。

客観的資料として最も確実なのは、何らかの記録として残っているものであり、この意味では、昭和七年に彼が犯した鏖殺事件の記録は大いに参考となるが、さらに彼の母校である栃木県上都賀郡日光町第二小学校長から、彼の在校当時の訓練簿の詳しい写しを提供され、幼年時代の小平の性格知能を推察する重要な手がかりを得ることができた。

この資料は、しかし本事件の弁護人であった三宅正太郎博士の論文によると、後日、勝手に作られたものだと小平が極力主張したもので、完全な信憑性はないとのことである。しかし私の助手石井清氏は再度にわたってこの小学校を訪れ、その開校以来の訓練簿や成績簿が年代順に整然として完全に保管されている様子を確認しているし、また提出された報告は原簿とほとんど一字一句まで符合し、何らの作為も行なわれておらぬ純粋の資料であることを調査しているのである。もし、ある犯罪者の既往歴についての完全な資料があるとしたら、このくらい無垢のものはあるまいとさえ、われわれは考えている。私は三宅博士ともあろう学究が、自らこの資料の信憑性について調査を進めることなしに、鑑定人の資料使用の方法に批判を加えられた態度に対して遺憾の意を表せざるを得ない。なおこの学校（小平在校当時の日光尋常西校、現在の日光町第二小学校）では、卒業生名簿は成績順の記載であるが、小平は男子二十三名中の二十一番であったことを附記しておく。

学年	査定要項	操行
一	不注意、不熱心、無精にして、喧嘩せざるの日なし	丙
二	学用品を時々忘れて来る	丙
三	不注意にして不熱心なれば成績不良なり	丙
四	性悪く鈍なり、学科に不熱心にして、かつ品行よろしからず	丙
五	前学年に同じ	丙
六	粗野にして乱暴、奸智に長け、盲動す、成績不良	丙

学年	年　月　日	操行査定上参考となるべき観察事項	処置
一	四四・三・一六	鼻汁を出し、衣類はいつもだらしなく、前など合わずして不体裁なることしばしばなり	
一	四五・三・二〇	学友岸原が嫌うを強いて相撲をなし、岸原の頭上に微傷を負わしむ	終業後二十八分間訓戒を与えて帰宅せしむ
二	四五・四・二五	彼は常に注意することなく、鼻汁を流すことはなはだし、幾度も注意せしが、その効なし、着物の着ようも何時も整頓せしことなし	
二	四五・六・五	不注意、不真面目にして、喧嘩せざるの日なし	

二　四五・六・一四	かねてより非常なる不注意なる児童にして、何時も落付かず、後を向きて他児童の煩となることなしに止まず、しかもかねて注意せし鼻汁の始末をなさず	訓戒す
二　大正一・九・一七	だらしなくして談話することしきりにして、鼻汁の乾く暇なし	
二〃　一・一一・六	行儀悪しく時間中席を離れ、注意することしかも再三に止まらず、よって充分に注意を与う	再度訓戒
三〃　二・七・一一	級中一の不行儀の児童にして、しかも劣等児にして、鼻汁はしばしば流し、不精きわまれり	毎日のごとく注意を与う
三〃　二・九・一五	朝の整列の際はなはだ不行儀を認めしかば、訓戒せり	
四〃　三・七・二一	授業中、他生徒に話をしかけ、かつ不注意につき訓戒す	訓戒
五〃　四・五・二	再三誡諭すれども授業に注意せず、隣生へ話しかけいる、よって大いに訓戒を加う	訓戒
五〃　四・五・二四	退校の途中にて棒にて朋友を打ち、あるいは追い廻し、乱暴を働く、よって十五分間直立せしむ	直立
五〃　五・三・二五	無欠席につき精勤賞を与う	
六〃　五・七・四	算術の数字、不正、拙劣、不潔にして、雑記帳の取扱い粗末なるをもって注意を与う	
六〃　五・一二・二	聞くに堪えざる言語を使い、同僚を困惑せしめいたるをもって、教員室に呼び出し、その不可なるを戒む	訓戒す

六〃　五・一二・　六　同級生死亡せしにより香典金壱銭を出しこれを弔する旨偽りて、祖母を欺きたること、本日発覚したるにより、最も強硬なる態度をもって意見を加えたり

六〃　六・　三・三〇　賞状証状の受け方を練習すれども、熱心に行なわざるにより、およそ十分間ほど直立を命じたり　注意して処罰す

B　自己判断

知能に欠陥なく、しかも開放的な性質の所有者の自己判断は、ある程度まで参考にすることができる。小平はあたかもかような条件をそなえたものであった。そこで彼が質問にこたえて自己の性格を述べたところを以下にしるすこととする。

「小学校時代からわしは乱暴者で、切り出しで喧嘩相手の顔を刺したことがあります。その子の親が怒って損害賠償をしろと家に怒鳴りこんで来たことがありました。十歳の時でした」「わしは血を見なければすまないたちなんです。最近まで常に匕首を持ってました。サイパンからもどって玉ノ井で遊んでいる頃、若い男を二、三人、どてっ腹を刺してやったことがあります。それは未解決事件ですがね」（やや興奮して話をする）「わしは人に物を頼まれると断われないんです。わしの妹がリヤカーで運搬業をしているんですが、ある時、夜中に病人を大久保病院まで連れて行ってくれと、ある人に頼まれました時、気の毒に思って、わしはそれを引っぱって行きました」「若い時も乱暴で、親父が酒を飲んで来た時に、暴力で動けなくしてやったことがありますす」「わしはキリストの教えを忘れる性格でね。聖書にも、人の顔をなぐっちゃいけない、女の顔を見て姦淫の心を起こしちゃいけないと書いてありますが、その場になるとカーッとやってしまうんですね。それで、

やってしまってから、けろりとしてしまうんでしょう。わしは全く人面獣心と言うんでしょう。反省ということはないんです。喧嘩して血を見ることも平気だったんです。親父をいじめても、後で後悔しないんです」「軍隊では二回ばかり懲罰を受けています。一度は山城に乗っておった頃、ある上官から、わしは口のききようが悪いと言って半殺しに会ったんですが、そいつを剃刀で切ってやったんです。六ヵ月食いました。もう一度は除隊前に、某兵曹長に前からの怨恨がありましたものですから、奴の外出のところをねらって待ち伏せして顔を切ってやりました。憲兵につかまって六ヵ月入れられました」「わしの性質はちょっとしたことにも猛烈に気むずかしいんです。相手が誰であろうと、気にくわぬことがあれば、ボロクソに言わねば気がすまないのです。長く根に持つことはありません。言えば、けろりとしてしまうんです。こういう性質は随分直そうと思ったんですが、直りません」「もともとは口数の少ない方です。軍隊手帳には『不撓不屈の精神なし。何ら火急の場合にはその用をなさず』とありました。わしは釜たきばかりしてましたし、どもってましたから」「わしは頭をひっぱたかれると相手を徹底的にやらねばおさまらないんです。執念深いんです。わしは必ず実行しなくちゃ気がすまないんです。実行してしまえば平気になるんですが、復讐できない時は一年たっても忘れません。この性質は自滅のもとだと常に悔悟しているんですが、どうにもならないのです。これは悪いことだ、相手を傷つけることは悪いことと知っていても、どうしてもやめることはできないんです。強姦をしてはいけないことはよく知っています。結婚前の若い女を犯すことは悪いことだとよく知っています。人の命を一朝にして取ることの悪いことは万々承知しています。それでもやってしまうんです。我慢ができないんです。馬鹿は死ななきゃ、なおらないんですね」「戦争の時はわしよりむごいことをした連中を知ってますが、平和な時にわしだけひどいことをした者はないと思います。全く人間のすることじゃありません。人面獣心です。腰から下は獣ですよ。殺すことは、それはやらねばいいんですが、持ち前の性質でね、殺した後で現場を離れるまでは可哀想なことをしたなと思いますが、現場を離れると忘れちゃうんです。どういうわけか」「わしの生家は旅館でしたから、小学校の十ぐらいの時によく家の金を盗みました。銭箱の狭い口から、カブト虫を糸で吊ってぶら下げ、それがはさんだ五十銭紙幣を吊り上げては盗みました。食物は家に充分でしたから、主に学用品を買いました。これが一度見つかって、おやじにえらく叱られたことがありました」「衣糧廠にいた時も、わしはうまく物を盗みましたよ。蚊帳とか品物をうまくごまかして、四、五千円は金にしました。みんな女に使いました。泥棒は刑務所で覚えたんです。小〇の家でもわしは蓄音器を持ち出して売りとばしたり、時計を売りとばしたりしました」「わしは恥ずかしいという気が人より一倍以上あると思うんです。犯罪以前の事ですが、わしの子供の服が他人様の子供のより悪いと、もうそれが恥ずかしくて、何とかしてやろうと気を使いました。それからわしは確かに気が小さくて、罪の発覚を恐れて犯罪を大きくして殺人までしてしまったんです」（涙を催すことがあるかとの問いに対して）「永らく交際していて別れて行くときは、わいわい泣くのです。わしはよく泣くんです」

この小平自身の供述がどのくらい真実であるかはわからないが、この供述から抽象される彼の性格が、われわれが観察したところ、また近親、知人の見たところと相通ずるものの多いことは確かで、この意味で、彼は彼なりに真実を語ったものと認めることができよう。少なくとも判断に資し得る素材だと思われる。

C　心理実験による性格検査

性格をテストすべき実験心理学検査方法としてはいろいろのものが創案されているが、有意義なものとして現在最も広く使用されているのはロールシャッハ試験である。これは一見意味のない象徴的の形と色とを描いた十枚のカードを被検者に順次示して、それがいかなるものに見えるかを連想させ、その反応の種類と数から性格傾向を推定する方法である。その原理は簡単に説明できないから省略するが、このテストに対して小平が示した反応の種類と数、及びこれに基づく判定を次にしるして見よう。

全体反応　十二　部分反応　十一　小部分反応　〇
間隙反応　一　運動反応　二　形態反応　十五（良九、不良六）
形態色彩反応　〇　色彩形態反応　四　純粋色彩反応　三
動物反応　七　新規反応　十一（良二、不良九）

反応はすこぶる流暢、円滑で、所要時間は短く、連想は次々に発展して行く。しかし叙述は一貫性を欠き、前後撞着するが、自ら意識しない。顕著なことは色彩に対する強い感受性で、色彩豊富の「テキスト」に対して突然情緒的興奮を示すことが一再でない。全体反応や新規反応の多いことは連想の豊富さを示すが、その内容は不確実かつ不良で、作話的飛躍の所産と見なすべきものが多い。全体として著明な外向型で、思考の現実性や注意の転導性、表在性が認められる。また色彩に対する反応の様子から、激烈な衝動性と情緒易動性がうかがわれる。連想の豊富、迅速なことは世間的常識の発達していることを語るが、内容の不良なことや、具体的のものの多いこと等は、知能の高くないことを示唆する。このロールシャッハ・テストの結果は、その解説が示すように、上述した彼の精神特徴についての資料を驚くほど裏書する。各種の資料と観察とを綜合して、われわれはすでに小平について、ある程度明確な輪郭を得ることができたと思う。

なお性格特徴予診用紙という、三宅鉱一氏の試作した検査方法によって、小平自身に性格を自述させたところも大体同様であるが、これによって正常者の程度から逸脱していると認められた点は次の諸項である。

「何事によらず、せっかく、やり始めたことでも、どうしても気移りがして、次から次へと変わってしまう」

（注意の転導性）
「腹が立つと、どこだろうと、誰の前だろうと、すぐ夢中になって、自分の言ったこともやったことも覚えがなくなってしまう」（感情の暴発性）
「何かあると、気がフラッとなって、家を飛び出したり、とんでもないことをしたりしてしまう」（衝動性）

次にフェルナルド及びヤコブソン氏の道徳判断テストの変化したものを課した。検査法の内容は、一組二問題から成るところの犯罪物語の、どちらが道徳上一そう悪い行為であるかを判断させるものである。小平に対して行なった同テストの結果は以下の通りであった。

第一組「番頭の小切手偽造」と「貧しい子供の食物窃取」
「小切手偽造は文書偽造で、重い詐欺罪です。子供のは、母親が食物を与えないから悪いので、子供心からすることだから仕方がない」
第二組「少女の密淫、堕胎」と「給仕の金銭詐取」
「密淫、堕胎の方は殺人罪で、刑法上重い。堕胎は刑罰を受けるほかない。釣銭詐取等は世間にありふれたことで、映画を見たい一心で釣銭を取ったのなんか、大したことではない。子供では普通です。下層階級の子供は皆やることで、私も随分やりました。当たり前のことです。そりゃあ、しない方が良いですが」
第三組「酒飲みの継父殺し」と「自転車の乗り逃げ」
「自転車の乗り逃げは、罪として詐欺横領で、大した罪にならないが、六ヵ月ぐらい食います。継父を殺したのは、殺そうと始めから意志があったのでしょうが、母親を助けようとしてやったのですから、正当防衛で、これは無罪の判決が下ると思います」

第四組「怠け者の強盗傷害」と「山番人の少年の過失致死」

「金に困って一策を案じ、金を奪って逃げたのは強盗殺人で、死刑です。相手が死なないとすれば無期懲役です。片方のは十四歳の年齢に満たない者であるし、過失致死で、親を呼び出し、説諭して無罪です」

以上の結果から見ると、道徳知識は一応持っているようである。しかし判断はすべて皮相的で、いずれも刑法上の判決の結果等を基準にして答えている。窃盗などに対する道徳判断は不能で、これを不道徳とは思っていない。判断の基準として、倫理的、道徳的、宗教的見地を取るものは皆無で、皮相な道徳的知識に基づくもののみであり、利己的な動機が主となっていることが看取できる。このこともまた小平の性格を知るための大きな参考となろう。

性欲生活

小平の本犯罪は大多数の場合において強姦を伴ったものであることから、その性欲生活を詳しく検べて見る必要を感じる。しかし各人の性欲の機微は、夫婦関係にあったものか、もしくはごく親しい「遊び友達」でなければ、実証力を持った資料を提供することができないから、真相を把握することは容易でない。ところが小平は日常、同居人や同僚に対しても性の話をすることがほとんどなかったので、かかる資料としては妻の語るところが唯一のものである。しかし小平はすべてを諦観して従順に鑑定に従い、恥を忍んですべてをさらけ出す態度であったので、その自供には多分の信憑性があると思う。そこで以下に、鑑定人の問いに対して小平自らが述べたところをまず詳述し、次に妻の語るところを記することにしよう。

「私は七つ八つのころ、医者ごっこをやって、女の陰部に指を突っこんだことがありました。私は考えて見ますと、エロについてはよほど早かったようです。十五歳の時に友達に習って手淫を覚えました。当時は毎日三回ぐらいはやったと思います。しかしそれでは頭がぼーっとするので、二、三日はやらずに辛抱することがありますが、また忘れて、始めちまうんです。女を知ってからは少なくなりましたが、海軍時代、遠洋航海で何日も陸に上らない時はやりました。こんな時は女の姿を頭に描きながら、します。女の顔や裸体を描きます。ごく最近遊んだ女を描いてやります。こんど拘禁されてからも、夢を見て四回射精しました。警察ではパンパンの姿を見ながら手淫しました。小菅でも、女囚を見ますと刺戟されて、いい材料ができたと思ってやりました。獣をやろうとしたことも、男色をやったこともありません」「女を知ったのは海軍に入ってからで、その前に十八で女を知ったと起訴事実にあるのはまちがいです。横須賀の淫売を買いに行ったのが最初で、私の十九か二十の頃です。上海にいる時も月に二、三回は遊びに行きました。しかし商売女以外は知りませんでした。ただ海軍に在役中、帰郷して、同村のセ〇子という女と野良で関係したことがありました」「軍艦乗組の時は港々で上陸するたびに女を買いました。一晩泊って四、五回やったことがありました。外国人は金が高いし、その場だけと思うものですから、何回もするのです。上海陸戦隊にいた時分は、四日に一度は行きました。どういうわけか、若いころは女が次々と私を好きになり、私がちょっと甘い言葉をかけますと、すぐ肌を許したものです。小〇ヨ〇とは二回関係しただけですが、妊娠してしまいました」「私が旅順の警備隊にいた頃（二十三歳）、永〇し〇子という十六歳になる女と知り合いまして、これが私の初恋の女でした。永〇とは半年も同棲し、結婚する予定でいたんです。永〇は曲線美で、容貌も素敵でした。ことに曲線美は何ともいえませんでした」「最初の妻である宮〇テ〇は全くの田舎娘で、私はこれには未練がありました」「素人女とは相当深いところまで行きました。これはテ〇と一緒になる前ですが、星〇ス〇という年増と、何ヵ月も続けて密通したことがありました。二、三ヵ月は続きました。もっとも女房をもらうまでは随分『だるま屋』通いもしたものです」「昭和十五年に刑務所を出てから草津へ養生に行っていましたころも、三日に一度は女を湯に引張りこんで、やってました。サイパンでは海軍省から派遣された慰安婦を買いました。一週に一回の外出で、その都度行きました。その他に、ある商家の二十一歳になる娘を山へ連れ出して関係し、妊娠させました。部隊長に罰せられ、慰藉料を出させられ、外出止めを食いました。帰る一ヵ月前に、熊本から来ていました豆腐屋の十九歳になる娘とまた関係して、これも現場をつかまって、ひどい罰を食いました」「サイパンから帰ってからは、もっぱら芸者買いに没頭しました。おもに大森の待合で遊んだのです。二千円ばかり費消しました。女を連れて草津や伊東へ行ったこともあります。それでも馴染みはありませんでした。女は始終変えました。私は同じ女を二度買うのはきらいなのです」「兵隊から帰って来ましてから、昭和四、五年ごろ、新宿の旭町に住んでいましたが、当時知り合った賭博の親分の女房の口ききで、初め二十八になる女の世話があったのですが、その女は痩せているので断わりました。その後三日目に今の家内と見合をしたのですが、肥っていたので気に入りまして、結婚することにしました。私は前科は隠し、一度結婚したが家内に死別して独り者だというふうに、うそを言ったんです。それで昭和十九年二月に結婚しました。しかし、このように身を固めるまでには、大森だけでなく、新宿の連れこみ宿、玉の井、亀戸でよく遊びました。遊ぶ相手の女は、顔がいいことが第一条件ですが、体が肥ったのがいいのです」「妻との関係は、初めの間は一日一回ぐらいでしたが、後では一週間に一回ぐらいでした。都合によったら月に二回ぐらいでした。もっとも女房以外の女と週に一度ぐらいは関係してました。よくパンパンガールを相手にしましたが、女房をもらってからは女買いには行きませんでした。これは経済的にも、とてもできませんでしたから。目黒のアパートにいました時に、一人の未亡人がいて、それには二十二、三歳の綺麗な娘がいました。私は女房が産院へ行っている間に、その母親の方に酒を飲ませて関係したことがありました。また二階にいた市電の運転手の女房に、飴のような食料を与えまして、亭主の留守中、その女をものにしました。また女房がお産のとき手伝いに来てくれた女房の知り合いの女と、アパートの私の部屋で関係しました。その女の妹とも関係しました。また前の未亡人の娘の方には相当たくさんな物資を与えたものですから、女房の疎開中に私の家に泊りました時、難なく関係しました」「空襲中は女遊びはしませんでした。そこで買出しに行って、出会いがしらに強姦をやったわけです。その間、私は他の女とは関係していません。買出しに行って和姦をしたこともありません。新聞には私のために泣き寝入りになっている女性が数知れないなどと出ていますが、それはうそです」「宮〇光〇の事件（公訴事実の第一）に至るまでに、関係した女を傷つけたり、いじめたりしたことはありませんでした」「女と関係するのは自分の性欲を満足させるためだけです。ただ性欲を充たせばいいのです。その女のことはすぐ忘れてしまいます。関係する時間も長くありません。和姦の時は、関係する前に女を裸体にして、乳房を吸ったり、陰部をいじったりすることが好きなんです。それは強姦の時はしません。それから女をつねったり、頸を締めたりしたことはありません。むごいことはしません。待合でする時は技巧を使います。芸者などは、ちょっと金を余計にやると裸体になります」

種々なる性的技巧を自分の体と手を用いてやって見せる。実に好色のように見える。

「昭和十五年に仮出獄になって刑務所を出た時、私の気持はまだ若かったので、刑務所にいた間の禁欲を取り返そうと、一日に三回として七年間分を計算したこともありました。それですから芸者買いをさんざんやったのです」「私は一般に洋装の女が好きです。永〇がそうでした。乳がふっくら盛り上っているのを見ると、たまりません」「感触から言うと処女がいいです。何といいますか、あらばちを割るといった気持です。性感のいい悪いは、関係中は夢中ですからわかりません。ただ処女は、その女がこの世に生まれて来て初めて、おれがやるんだという、何とも言えない気持です」「刑事は私を変態者だと思って、風呂場をのぞいて歩いたろうとか、便所をのぞいたろうとか訊ねましたが、私はそういう事はした覚えがありません」「今の女房が性的に普通の女より冷たかったから性的に不満だったのだろうとのおたずねですが、そんなことはありません。家内を富山の疎開先から迎えて来てからも、私は五人もやっていますが、それは習慣性になってやったので、妻への不満からではありません。妻には要求して、時々はねつけられたことはありましたが」「また、ある時期が来ると性欲が強くなるのではないかとおたずねですが、そんなこともありません。また女が眼についた時に、性欲が抑えられなくて女を連れ出したのでもありません。全然偶然です。我慢できない時は手淫で補っていました。駅などで切符を買う時、目をつけた女に話しかけて、向こうから追従して来ますと、例の手を思い出すのです」

（女の心理について語らせる）——「私は衣糧廠に一年半もいましたから、女人操縦は随分研究しました。女に気に入るには衣裳でも買ってやるのが一番です。私は相手のスタイルを見て話しかけるのです。『僕はもと大映にいて着附けの方をやっていたんだよ』などと出たらめを言って、『あんたは紺色のブラウスを着て白いスカートを穿いたら曲線美がすばらしくなるよ』とか言ってやると、女はほとんど百パーセント有頂天になってしまいますね。しかし終戦前後は何と言っても食糧が女の心を一番動かしました。私はそれを利用したのです。中○などは、渋谷駅に切符を買いに来ていたのに、わざわざ栃木まで私の後について来たのですからね」

以上の自供を読むと、小平の好色と性欲は相当なものである。なお妻小○セ○は彼との夫婦関係について、以下のように陳述した。

「家ではエロの話をするようなことはありませんでした。小平とは、私の兄嫁の知り合いの方の口ききで結婚しましたが、私にはとても親切でした。私さえ腹を立てなければ、親切な、いい人でした」「夫婦関係は少し、しつこくはないかと思います。回数が多いのでなく、毎晩のように要求がありました。結婚後ずっと疎開するまで続きました。たまには一晩に二回も言うことがありましたが、そんな時ははねつけました。結婚当時は随分しつこい人だなと思いました（妻は再婚である）。富山へも随分通ってまいりました。夫婦関係の要求で来たらしいのです。四、五日から十日ぐらい滞在しました。疎開先ではあるし、遠慮があったようです」「小平は性欲が強いと思います。先夫にくらべて小平の方が性欲がつよいと思いますが、少しは私が耐えられないというほどではありませんでした。関係はすぐして、簡単にすませます。普通です。性交中、私をいじめるようなことはありませんでした。夫婦別居の間は、私は小平を信じていましたので、そんなよその女と関係があるとは思いませんでした。事件が新聞に出されてからも、まさか、あの人がと思い、信じきっていたので驚きました。疎開先でも、殺人をした人間と思われるようなふしはありませんでした。変わった様子もなく、性欲の方でも異状はありませんでした」「夫婦間の関係は週に一度などということはありません。もっと多かったのです。しかし検挙される一週間ぐらい前から、多少要求は減っていたようでした」

以上が妻の陳述であって、夫婦関係についての小平の自供との間には大分懸隔がある。しかし、いずれにしても彼が著しく色情的であり、性欲的にも普通人以上に強盛な体力を持っていたことは疑う余地がない。のみならず、処女を犯し有夫の女と関係したことを語るに当たり、てんとして恥じる様子のないことは、私の深い注意をひいた。これは正常な道義的感覚をもつ者のよくなし得るところではない。なおここで注意しておきたいのは、彼の性欲は旺盛ではあるが、その遂行方法に変態的な点のないことである。相手を苦しめて性的充足を感じる変態性欲を嗜虐症（サディズム）と言うが、少なくとも犯行以前の彼の性欲生活にはこのような点を認め難い。妻に対して、かかる手段を用いれば、妻が被嗜虐症者（マソヒズム）でない限り、性交を嫌悪するものであるが、妻の陳述を見ても、かような傾向はない。この点は、彼の女性殺害の意味を考按するに当たって重要であるが、詳しくは後段に譲る。

犯行の追憶と心理

犯行時の精神状態を推定させる資料は、本件においては主として小平自らの供述以外にはない。彼の犯罪はすべて人里離れた場所で行なわれ、しかも被害者はことごとく死亡しているからである。私が彼に対し、犯行時の追憶または当時の心理状態についてたずねて得た答えは以下のようなものであった。

まず犯行のやり方を全般的に詳しく述べて見よとの問いに対しては、次のように答えた。

「まず女をなぐり、次いで頸を絞めて仮死状態にします。女はビンタをパンパンと三つ四つ喰うと縮んでしまうのです。機先を制するといいますかね。もっとも、なぐったのは緑○だけです。いつもまず頸を絞めてしまうのです。右手を前、左手を後にして、両手で絞めて、少し上にもち上げるのです。二、三分そうしていますと、鼻を出して手を伸ばしてしまいます。私は女の右側を歩くことにして、いきなり絞めるのです。最初はエラク抵抗します。苦しんで私の顔を引っかこうとしますから、顔を女の肩の所に縮めて、くっつけています。そうすると仮死状態になるので、いい加減締めてから放します。三十分ぐらいすると息を吹き返し、深い呼吸をして来ます。そこで揺り動かして、ズボンを脱げ、ズロースを取れと命じるのです。すると女は反抗しないで、しぶしぶ脱ぎます。揺り動かして起こすと、たいていのものは『私どこかへ行って来たの』とふしぎそうに言います。ただ松○だけはすぐそのまま殺してしまったのです。絞めて後は全部のものが大小便はしてしまった。それで私がふいてやってから関係するのですが、充分快感はありました。関係している間、女は眼を開けて手を拡げています。ナイフを取り出して抵抗したのは中○光○です。石○は、私は南無妙法蓮華経の女だから、あなたはいいことはないと言いました。関係した後、殺す前にそう言ったのです。この女は私が挑んだ時、こんな所でなく料理屋の二階へでも行きましょうと言いました。大胆な女で、隙を見て私の水落ちをなぐったのです。それで私もなぐりつけました。関係が終わりますとすぐ絞め殺してしまったのです。殺す時には女が寝たままでいるところを絞めるのです。この時は少し絞めると簡単に死んでしまいます。殺してから女の持ち物を検べて、時計や現金をとるのです。裸体にしたのは宮○と緑○だけで、つまり私の身元を知っている相手の時だけでした。証拠湮滅の意味でやったのです」

「こちらから接近する時は、これを物にしようという気持で一杯になります。それで女の歓心を買うために、出たらめなうまいことを言うのです。話しかけて失敗したことはありません。朝、家を出る時は買出しのつもりで出かけるのです。また女を見てすぐ劣情を起こすわけでもありません。女と話して親しくなり、ああ、これは、おれの言う事を聞くなと思うと、やりたくなって来るのです。女がなれなれしくすると劣情が起こって来るのです。山の中を女と二人で歩きながら冗談を言い合っていると、女は水戸光子のような、あの『男泣かせ』の表情をするんですよ。処女に関係を要求すると断わるにきまってますから、私はいきなり頸を絞めてしまうのです。私は人を殺すことは平気なのです」「私は女を裸体にして女の陰部を見るのが楽しみなのです。それから、まさに関係しようとする瞬間がいいのです。屍体を見て喜ぶなんてことはありません。屍体を見ると、むごいことをしたという気持で、いつもさっさと逃げて来ました」「回を重ねるうちに平気になったようなことはありません。やはり警察に捕まるのが恐かったです。しかし二度三度とやっているうちに習慣になってしまいました。だんだん平気な気持になって来たのです。ばれなければ、まだやったかも知れません。十人を越したでしょう。興味を持つようになって来たからね。まあ強姦が楽しいんですね」「私は物を奪うという気持はありません。女たちはそれほど現金は持ってませんでした。みんな物ほしさについて来たのです。日本の食糧事情がそうさせたんですよ。わずかの食糧のために、やがて私に殺されるとも知らず、山の中をついて来たんですからね。途中で感づかれたのは石○ヨ○だけです。逃げる気配を見せたので、なぐって倒したのです。栃木の犯行の現場あたりは私はよく知りません。出たらめに駅から一時間半ぐらい歩いて行ったのです。駅で話しかけて、私に追従して来るものは、ものになると思っていました」

「私が最初に人を殺そうと思ったのは、旅順の永○し○子（小平の初恋の相手）が他の兵隊と関係している現場を目撃した時ですが、その頃は二十四歳ですし、軍籍に身があることを思って、おさえました。しかし、その頃から人を殺そうという気がありました。それから宮○一家（最初の妻の実家）の鏖殺企図の件になったのです。今度の最初の宮○の場合には、犯行をくらますために殺したのでした。それから死人に口なしと思い、次から次へと殺すようになりました。殺す瞬間、私はいやです。しかし性欲がむらむらと湧いて来て、関係しなければおさまらないのです。抑制ができないのです。だから性交が目的で、殺すことには興味はありません。殺してすぐ逃げて来たほどですから」

殺人と性欲との関係が直接的のものかどうか、すなわち変態性欲的な、いわゆる快楽殺人（Lustmord）であるかどうかを知るために、繰返し、両者の関係を詳しく問うたが、そのような徴を認めなかった。

「まず関係しようという気が働いて、その目的のために頸を軽く絞めて昏睡状態におちいらせ、生き返るのを待って下半身を裸体にさせます。そして陰部を見ると初めて勃起します。頸を絞めてから息を吹き返すまで、私は煙草を吹かして待っています。その間に、女の体に触れたり女を虐待して楽しむようなことはありません。関係は大体普通のやり方です。一回やると、そこでもう二度する気はないのです。石○と数回関係したということはうそです。しかしまた一方、変わった陰部を見るのは楽しみでした」

次に個々の犯行の場合についてたずねると、各々の場合に異なった情況であったことが推察できるが、その詳細は省略して、一、二の特別なものだけを摘記する。

「第一の宮○光○の場合は、頸をよく絞めて人事不省におちいらせて六畳の間に連れて行きました。その前に十畳の間で口説いたのですが、承知しないので、そこで宮○を倒し、馬乗りになって頸を絞めたのですが、この間に射精してしまいました。この時は本当の性交の時よりも快感を感じました。このことは今初めて申上げます。六畳の間に来てから、煙草を吹かしながら蘇るのを待っていましたが、女がズボンを脱いだ時、また半分ぐらい勃起しました。しかし今度は二回目ですから、あまりいい気がしませんでした。この宮○は前からねらっていました。金にすれば千両以上はつぎこんでいますからね。私は言い寄る機会をねらっていました。私に言わせると、職場が禍いしたのです」「第五の松○ヨ○は同意の上関係したのです。しぶしぶ着物を脱ぎました。雨上りで水がたくさん、たまっていたものですから、着物をよごさないようにとて、自分から裸体になったのです。そこで私も籠かつぎという方法で関係したのです。ちょうどそのとき栗拾いの子供が近づいて来たので、あわてて頸を絞めて、初めから殺してしまったのです。屍体と関係したのはこの時だけです。あとであわてて逃げて来たので、それきり頸は絞めませんでした。物は計四点取りました。洋傘、女の上衣二枚、金八十円です。この上衣は富山へ持って行って物交（物々交換）してしまいました」

「第十の緑○柳○は品川で知り合ったのです。ちょうど省線電車の事故があって品川駅のホームは満員でした。私は進駐軍のパンを持っていたのですが、そこに女が来ましたから、話しかけてパンを半分やりましたら、その場で食べました。私はまた一個やりました。そうしたらもう私の側を離れないんです。電車に乗ってから目黒に行く間、スカートから手を入れて陰部をいじったのですが、少しもいやがりませんでした。品川のホームで、女は素早く私のパスから住所を写しました。それから三回も私の家をたずねて来たのです。進駐軍の採用テストに連れて行くといって七月八日に品川で会ったのです。うまく、うそをついて芝山内に連れ込み、並んで弁当を食べました。やはり関係してから殺してしまうという気は初めからあったのです。『言うことをきけ』と言ったら『おじさん、今日はいやだ』と言ったので、横面をひっぱたいてやりました。それで、やらせろと言ってズロースを脱がせたのです。私は充分満足しました。終って私はズボンを穿いて、女がマゴマゴしている間に頸を絞めちゃったのです。それから裸体にして、遺留品は全部持って来てしまいました」

最後に、犯行についての感想または反省を繰返し語らせて見たところ、以下のように述べた。

「私が女たちを殺害した理由は、女の死顔を見て喜ぶとか、死の苦しみを見て喜ぶとかいったことではないのです。第一には、女は殺さねば言うことをきかない、殺してからゆっくり楽しんでやろうと思うからです。第二には、女を絞めて弱らせると手足を伸ばしてしまいますが、そのとき両方の脚を広げて陰部を見て、それから関係するのがいいのです。第三には、女が死んでから陰部を見ようという好奇心があったのです。陰部を見る楽しみは今度の犯行以来です。宮〇以来です。普通のやり方より強姦の方がいいです。自由になりますから」「女を横にして陰部を見ながら今まさに関係しようとする瞬間が何とも言えないのです。殺されてもいいと思う時があります。日本刀で後ろから首を斬られてもかまいません。そんなによいのです。百パーセント以上です。屍体でも同じことです」

殺人を犯した一番大きな原因は何かと再度質問する。

「あらばちです。そこで敗戦後の買出しを利用したのです。刑務所にいたとき、囚人たちが物質によって男色をやっているのを見ました。それで物質の偉力を痛感したのです。これを最初に石○に試して成功したのです。但し宮○は番外です。すべて私に自制心があれば、しなかったことです。宮○とは機関場で対談している間に色欲が起こって来たので、それでもう死んでもいいという気になったのです。緑○の時でも、これを殺せば親が私の所に押しかけて来るのはわかっていたのですが、一緒に弁当を食べてる間に、乳を見、女の匂いを嗅いで、もう夢中になったのです。勿論緑○の時も初めから殺意は持っていました」「家を出る時に、今日女を見つけてやっつけてやろうと思って行くわけではありません。また女と連れ立って現場へ行くまではわりに冷静ですが、山に入ると、もうカァーッとしてしまうのです。たとえば東京駅の東亜交通公社で松○を見かけました時も、その時は私も富山行の切符を買いに行っていたのですが、そこで全然うそを言って、買出しのつもりはなかったのに、清瀬へ連れ出したのです。三時間も行列に立っていて意気投合してしまったのです。目的地に着きましてから女と二人で歩いています時には、相手が映画が好きだと見れば俳優のことを話しますし、お父さんが競馬が好きだといえば、その方に話を持って行きます。話をするのが面白いのではありません。途中まで安心を得させるためにうまい話をするのです。それは手段です。気が変わらないようにするためです」

小平が起訴事実中の三件を否認し、また起訴事実以外の殺人、強姦を否認していること等は、果たして彼が腹蔵なく自己の行動を語っているかを疑わせるものであるが、彼の陳述がはなはだ率直であり、また繰返して発する質問に対する回答も大体毎回変わらないところを見ると、陳述された事柄に関する限りは事実に近いものだろうという印象を持ったのである。これらの陳述によって犯行当時の精神状態をうかがうことができるし、また犯行の目的が何であったかをも明らかにすることができると思う。

資料の意味付けと説明

前章までに蒐集した資料には完全に正鵠を期し得ないものがあるが、われわれが自ら観察あるいは調査したところを中心にして、精神鑑定に資し得べき所見を要約して見ると次の通りである。第一に、小平の家系、ことに同胞と父系には精神薄弱者と性格異常者が多く、性格偏倚としては、大酒、不道徳性、性的放縦、爆発性を挙げることができる。第二に、小平は幼少時から短気な乱暴者で、喧嘩することが多く、不注意、不熱心のゆえに学業はふるわなかった。小学校卒業後は定職がなかったが、六年間の海軍服役中、女性を知る機会が多く、また上海事変に際会して残虐な行為を繰返す機会があった。退役後も性欲と粗暴との交錯した生活を送って犯行時に及んだが、この両者が最も顕著に示されたのは、最初の結婚の破綻に際して行なわれた鏖殺企図で、このために六年半の受刑生活を余儀なくされた。第三に、幼少時から現在に至るまで、小平には特記すべき身体疾患がなく、精神的にも後天性精神病の徴候が全然ないが、性格的には、情緒が激しやすく、些細の事柄に不機嫌となって暴行する一面、強い性欲と、残虐性と、道徳的感受性の低下とが著しい。第四に、小平の知能は正常域の中位の下に属するものである。

全資料を通覧して、ここに疑い得ぬ一事は、小平の性格傾向の中心をなすものが、その幼少年から青春期を経て壮年時たる現在に至るまで、一貫して変わらないことである。年齢の進むにつれ、また社会生活の経験を積むにつれて、表面に現われた行動形態は一応馴化されて形を整えたが、これらの行動の基本となっている不良性格は終始一貫変わらない。このことは彼に生来性の性格異常のあることを考えさせるに充分である。ある年齢期以後になって性格が卒然と不良化するのではなく、幼少時にすでに後年の不良性の芽生えを看取できる場合に、われわれは常に生来性性格異常を考慮するのである。その上、小平の父系に数多く見出される性格偏倚の特徴が、彼の性格特徴と相通ずるところの多い事実は、ますます彼の不良性格が先天的のものであることを物語るものである。

各人の持つ性格特徴は種々様々である。そしてこの特徴が程度を高めて偏倚となり、この偏倚した性格特徴のゆえに自ら悩みまた社会に害を及ぼすものを、われわれは精神医学的に異常性格または精神病質人格と名付けている。ところで小平の犯罪行為の大部分は、彼の性格乃至は衝動性ときわめて密接に関係するものであるから、この意味で、小平が精神医学の専門概念における性格異常者であることは疑う余地がない。しかし、ひとしく性格異常と言っても、重症のものも軽症のものもあり、またその内容も、多くの種類に区別される。

そこで小平の性格異常がいかなる種類のものであるかを考えて見ると、情緒が不安定で、機嫌と注意が転換しやすいこと、また、ひとたび不機嫌なり欲望なりが生じると、これを抑制できず、爆発的に激しい言動として発散させること、それから発散させた自己の非行に対して反省と悔悟がないこと、次に性欲衝動の異常亢進があること等が異常な点で、これらは現在の小平について私が鑑定人として確認するところであるのみならず、既往における彼の経歴と不良行為を貫いて看取し得るものである。これを今日広く用いられているクルト・シュナイダーの分類に従って判断すると、大体爆発型と情性欠如型にさらに異常性欲をまじえた混合型の異常性格であるということができる。

そもそも性格異常者がその全貌を赤裸々に露呈するのは、短い入院生活中や刑務所内ではなく、己が性癖を思うままに伸ばし得る社会生活においてである。それゆえに小平を鑑定するに当たっても、彼の社会生活上の行動を参考にすることが最も重要である。そして既往における小平の行動中、最も著しいものは、昭和七年七月一日の犯罪と、昭和二十年五月二十五日以降の本犯罪である。そこでこの二つを比較して見ると、前者が怨恨に端を発したものであるに反して、後者に、このことがないという差異があるが、両者ともに性欲生活に関係が深いこと、また著しい暴力犯罪であることにおいて共通している。またこの両事件以外の彼の社会生活を広く眺めても、常に彼の生活史を充たしているものは、一方において好色と性欲、他方において粗野な暴力である。それゆえに小平の性格異常もこの二点に集中されるということができるように思われる。そこで以下、この二点について少しく説明して見よう。

第一に性欲であるが、小平の述べる限りでは、彼は決して性的に早熟であるとは言えない。女性を知ったのは十八歳以後と言うし、自瀆行為の習慣にも著しく大なる異常はない。しかし青春期以後になると、軍隊生活の影響、なかんずく戦争という特殊環境が手伝ったせいでもあろうが、とにかく彼の性欲生活には躍進的の発展が認められる。この時期以来、小平は多数の女性との性的交渉を経験した。しかし、なおこれのみによって彼が他の人々より隔絶した性欲亢進を示していたと推定することはできない。若い体力、永い航海、すさんだ戦闘、これらは多数の人々を性的放縦に駆る無二の条件であるからである。要するに当時から小平が好色であったことは否まれぬが、他から隔絶したほどのものであったかどうかは疑わしい。またこの点については確証もない。しかし除隊後も彼と女性との関係は繁く、ことに商売女のもとに足を運ぶ頻度が多かったようである。

最初の結婚によって一時この傾向はやんだが、この結婚が大なる不幸をもって終わり、引き続く刑務所の禁欲生活によって、その性欲史が一時的に中断されると、仮出獄後は、受刑期の禁欲生活を補償しようとの積極的意図さえ伴なって、性的放縦は本格的のものとなって来たようである。素人女と商売女とを問わず、彼が性的関係を持った者は莫大な数に上ったと推定される。このような多淫は世間に皆無ではないにしても、多数のものに見られる行為ではない。

さて小平は四十歳にして第二の妻を得た。妻との性的交渉はやや普通を超えた程度であったが、この間、彼は随時目につく女性を甘言または物資をもって誘惑して、その性欲を補っていたということである。この一事からも、彼がいかに好色で、普通人以上に亢進した性欲を有していたかを推察することができる。しかも今回の犯罪以前における彼の性欲の形態は、ただ亢進した性欲という一事に止まっており、相手となった女性を虐待して楽しむというような倒錯性欲その他の変態性欲は認められなかった。強いて言えば、小平が同一の女性と二度三度と馴染まないという点が異様な感を与えるだけである。いずれにしても、彼の精神生活中の大きな部分が性欲衝動に灼熱していたことを、われわれはその犯行時の心理において、さらに、われわれに示した女性に対する強い関心において看取することができる。

ところが昭和二十年五月二十五日に、本事件最初の犠牲者宮○光○を暴力をもって辱めて以来、小平が性欲を満足させる方法に一大変化が起こった。それは前述したように、未知の女性と同伴して歩くうち、突如としてその女性の頸を絞め、蘇るのを待って強姦を果たし、目的を達した後には、理由の有無にかかわらず、さらに頸を絞めて殺害するという暴力と残虐性とが加わったことである。しかもこれを一再に止まらず、被害者が実に十人（小平の主張によれば七人）の多きに達するまで反復して行なったことである。ここにおいて、なぜこのとき以後、小平がかかる残虐な方法を選んでこれを数多く繰返すに至ったかの疑問が生じてくる。

性欲の充足に残虐性が加わった場合、何人も第一に想到するのは、クラフト・エビングの命名以来有名となった嗜虐症（サディズム）、あるいは嗜虐症の結果として犯される快楽殺人（Lustmord）である。いずれも性欲倒錯の一型として、ことに重犯罪の原因として、十九世紀の後半以来深く注意されてきたものである。これを厳密に定義付けると、嗜虐症とは、暴行または残虐行為を加えることによって性交の快感の高められるようなもの、あるいは、これらの暴力的行為が性行為を代換するごときものである。しかし、これらの言葉が普遍化するに従って、その厳密な定義は押しひろめられ、すべて何人かを苦しめて喜ぶ性癖全般をサディズムと呼ぶようになった。

さて、それならば小平の犯行は嗜虐症、とりわけ快楽殺人に当たるものであるかどうか、これが一つの重要な問題である。第一の犯行たる宮○光○の場合は性欲と暴力との関係が最も明瞭である。この場合は、かねてからねらいをつけて物資を貢いでいた一女性が性交を拒んだので、性欲をほしいままにしようがための方途として頸を絞めたのであり、また目的達成後は露顕を恐れて絞殺したのであって、暴力は性欲達成の手段ではあったが、性行為の効果を高めるためのものではなかったことは確実である。すなわち上記した厳密の意味の嗜虐症では決してなかった。またその後に続く数々の犯行に際しても、絞扼は、自由に性欲を充足させるための手段であり、性交後の絞殺は証拠湮滅のためであって、その間、暴力や残虐行為を楽しみと感じたり、性交の快感を高めるものと感じたりしたことはないと小平は述べている。もしそれが真実ならば、彼の犯した殺人は、厳密の意味の嗜虐症や快楽殺人とは言われない。文献中には、快楽殺人と伝えられながらも、実際は女性を自由にもてあそばんがため、または性交後の犯跡隠匿のための殺人である場合の多いことが記載されているが、小平の殺人も大体においてかような意味をふくんだものであったことは事実である。また嗜虐症が一層高度になると、殺した屍体をさらに無残に傷つけることによって性的快感を満喫するに至るものがあるが、小平の場合は、かかる屍体損傷を当人が否定しているばかりでなく、法医解剖の結果もこれを否定するので、この種の嗜虐症も存在しないことが明らかである。小平は緑○柳○を絞殺した後、その陰部を探ったというが、それは下等な性的興味のなせるわざであって、変態性欲に基づく屍体凌辱とは区別すべきものであると思う。

それならば嗜虐症は小平の場合、全然存在しなかったかというと、そうとも断定できないのである。たとえば彼の告白によると、最初に宮○に馬乗りになって頸を絞めていた時、性交はなかったにもかかわらず、かつてない快感とともに射精が行なわれたという。またその後の犯行時にも、弱った被害者の裸体を眼前にして、その肢体と陰部を眺める時、あるいはかかる瀕死の被害者とまさに性交を始めようとするとき、その性感は絶頂に達し、しかもその快感は妻や商売女との関係においては到底求め得られぬほど強烈なものであったという。このことは、強姦と絞殺とをふくめた犯行が、小平に対して特別の不快と後悔とを与えなかったのみでなく、またそれが単に妻の疎開によって生じた性欲の不満を充たす手段であったばかりでなく、それ以上に大きな役割を持っていたことを示すものでなければならない。換言すると、残忍な強姦行為は小平の性的快感を促進するものであったのである。小平もはっきり意識しているように、宮○、石○らに対する最初の一、二回の犯行によって、その性的快感の高いことを経験したために、彼は引続き同一の手段を反復するに至ったのであり、もしも緑○柳○の事件で逮捕されなければ、さらに同様の犯罪を反復したであろうと、彼自身豪語している。ただに新しい女性を凌辱する好奇心と冒険心とに基づく快感に加え、この暴行によって性交の快感を高めようという嗜虐症的傾向が、識らず知らずの間に小平の行為に加わってきたのである。

総括して、小平の犯行時の性欲生活は次のように言えるようである。――酒もたしなまず映画等の趣味もなく、収入の多くを買淫に費し、乏しい食糧までを女性の歓心を得ようがために使っていた小平の衝動生活は、性欲一本に集中されて、しかもその程度のはなはだ高いものであった。そして彼は、性的快感をさらに高めるべき新しい刺戟として、新しい女性を絶えず求めていた。たまたま相識の女性の宮○の帰郷に際して、彼の生来の悪癖たる暴力が発揮され、強姦の発覚を恐れてこれを絞殺、遺棄するに至ったが、この残虐行為が単に隠匿の目的を達したのみならず、この際の性感がかつてないほど強烈なものであったので、さらに同様の方法によって後続の犯罪を繰返すに至ったものであると。――すなわち意識的には目的のための残忍行為であるが、実質的には性感を高める狭義の嗜虐症的意味をもふくめた行為であったと見なすことができる。

次に小平の第二の習癖である暴力に対して少しく考察を加えて見よう。小平は小学校時代からすでに学友を小刀をもって傷つけたと伝えられ、海軍に服役中にも再度にわたって上官に傷を負わせたことがあり、さらに昭和七年には先妻の実家で殺人を犯し、また刃物を常に懐中にして喧嘩、刃傷に及んだというように、彼にとって暴行は珍しいことではなかった。そしてその絶頂に達したものが本事件における殺人である。ところで、これらの暴力の直接原因となったものは、かつては怨恨であり（宮○一家の場合、または上官の場合）、今回は性衝動であって、単一ではない。しかし、いずれの場合にも、彼を暴力に駆るものは彼に強い感動を与える出来事であった。ここにおいて小平の暴力は、その生来の性格である感情の激発性と深い関係にあることを推察することができる。日常生活において、彼が些細なことに不機嫌な感動を爆発させることを、われわれも繰返し観察したし、妹や妻などの近親者もこのことを認めているのである。

しかしながら、感動はいかに激しくても、それのみで暴行が行なわれるものではない。誰しも非常な不快を感じることはあるが、意志の力によってその露骨な発呈を抑制している。この抑制力が除かれた場合に初めて不機嫌は激しく色にあらわれ、衝動性は意のおもむくままに跳梁するのである。しかしまた一方、他人を傷つけ、これを殺害するためには強力な行動性が必要である。さらに殺人の反復のごときは、道義心の欠如なしに行なわれ得るものではない。自己の非行に対する反省と悔悟があれば、かような極悪行為の反復は到底不可能である。要するに小平のなした残虐行為は、感情の易動性と爆発性と徳性欠如の綜合作用の結果であり、しかもこれらの性格特徴はすべて生来性のものである。小平の精神状態の中にこれらの性格が顕著であったことは、上述の資料の至るところで認められるからである。常習犯罪者の中に、われわれがほとんどつねに認めるものは、徳性欠如またた道徳的無感覚であるが、本例のごときもこの例に洩れない。たとえば処女を絞扼した後、その息を吹き返すまで煙草を吹かしながら待っていたというがごとき、あるいは殺害直後、ちょっとの間、可哀想だと思うが、一度足を返すと、殺したことさえ忘れてしまうというがごときは、小平が自らを自棄的に評したように、まさに人面獣心的の所行であって、その冷酷さはほとんど想像を絶している。

要するに本事件犯行当時の小平の精神状態には、強烈な性的衝動と、残虐な暴力行為に傾きやすい性格特徴が併存していた。この両者が合流したので、性的内容を備えた暴力犯罪がここに生じたのである。それは生まれつき特別な性格と衝動性の組合わせを持った性格異常者の犯罪で、かかる種類のものは、その軽いものまでを数えれば、世上にはなはだ多数に存在する。ただ本件が稀有の大事件となるに至ったのは、重い強姦殺人の形で、同一人が一年余の長きにわたって犯行を反復継続したからである。そして実にこのこと自体、小平の性格異常の決して軽くないことを示すものである。

しかしまた一方、特別な外的条件が加わったために、かように大きな反復犯罪が生じたことも考慮さるべきだと思う。たとえば昭和七年に犯した殺人傷害事件による受刑生活が、仮出獄の恩典によって中絶されることなく、戦時中を通じて今日までに及んでいたとすれば、もちろん今回の事件は起こらなかった。また当時戦争による混乱がなくて警察力が充分であったとしたならば、あるいは第一の宮○光○の事件のみで、すでに小平は逮捕され、その後の犯罪は起こらずにすんだかも知れない。また戦時社会のすさんだ気分と道義心の一般低下とが、小平の兇悪な性質を一層不良化させて、この稀有の犯罪に駆ったとも言い得るであろう。さらに一層切実な原因としては、戦時下の食糧不足のため、人心が食糧獲得の一点に集中されて、多数の女性が小平の巧言にたぶらかされ、不用意にも、素姓不明の男性と、人気のない場所にまで行を共にし、彼をして容易に目的を達せしめたという事情があり、これがこの反復犯罪の軽からぬ原因をなしたことも確かである。また上海事変出征中、同僚と共に幾多の血なまぐさい犯罪を犯したという彼の経歴も、本事件発生に何ほどかの影響を与えているかも知れない。戦時もしくは戦後の不安な情勢の中では、いずれの時代、いずれの国でも、著しく犯罪が増加するのであるが、わが国の事情もこれと全く同様である。それゆえに小平の犯した十指にのぼる犯罪の原因としては、小平自身の側の性格的素因と、これを跳梁せしめた社会的諸条件との合併を考えねばならない。そしてこの視点に立たなければ、小平の有する性格異常の重篤さに正当な判断を下すことはできないと考える。

さて然らば小平の有する性格異常の程度をいかなるものと判断すべきであろうか。知能は大体正常域にあるし、他に精神障碍もないのであるから、もしも刑事上の責任能力の問題があるとすれば、それはすべて彼の性格異常の程度如何にかかるわけである。司法精神医学的に言えば、きわめて重篤な性格異常者のみが限定責任能力の対象となり得るというのが、多くの学者の見解であるから、性格異常の重篤さの問題は特に小平の精神鑑定に当たって重要である。

上述の通り、小平の犯罪は、戦時または戦後の特殊環境の影響のもとに遂行されたものであるから、この犯罪事実の全貌がそのまま小平の性格異常の重篤さを示すものであるとする立場は当を得たものではない。また彼の生活史や現在の精神状態から、彼が並々ならぬ偏倚性格の持ち主であることはわかるが、しかし、その衝動性や徳性の異常は、日常われわれ精神科医が当面する重い常習犯罪者などに比較して特に重いものだとは言えない。自己の犯した殺人や強姦事件を、むしろ愉快気に、得意気に、身振りを加えて活発に物語る様子は、まことに大胆不敵とも言うべく、徳性の一片だに認められぬ姿ではあるが、これとても、似たような者が一般の人々の中にないことはない。のみならず彼の日常の対人関係などは大体円滑で、こちらの調子の取り方一つでは気軽に交際のできる、さっぱりした面白い人間でさえある。軍隊生活を五年半も継続し、その後もボイラー係としての職務に大過なく従事して、その間、特に著しい不良行為のために不評判をとったり、周囲の人々と摩擦を起こしたりしたことはなかった。また現在の妻と結婚して以来、検挙されるまでの二年半の同棲生活も普通で、妻は小平を嫌わぬのみか、彼に対してむしろ誠実をつくし、彼にかような兇悪犯罪のあったことを夢想だにしていなかった。また彼と同居したことのある彼の妹の夫、小○隆○も、同じく小平を普通人と見ており、その犯罪をはなはだ意外に思っているほどである。

性格上の異常なり破綻なりを、このように相当長期にわたって覆い隠すことができたのは、彼に、ある程度の自制力があったからで、このこともまた、彼の性格異常がそれほど重篤なものでないことを証する。さらにまた本事件に見られる性的衝動も、無碍、奔放に、時や場所を選ばずに発動したものでは決してなかった。彼は平時は色情的会話さえもほとんどしなかったと、近親のものが口をそろえて証言している。性欲衝動は確かに強烈にはちがいないが、それは、女性に近づき、これを人気のない所に誘った時に初めて発露しているのであるから、平素はこれを抑制し、意識的に好機会を作って発散させていたことがわかる。この点からも、彼の性欲異常を、自身で制御し得ないほど高度のものと見なすことはできない。本事件全体が、一時の感動や衝動によって突発したようなものではなく、むしろ計画的に意識的に行なわれたものと見える。それゆえに私は、小平は犯行当時、自己の行動の許すべからざることを正しく判断できる理性は勿論、この判断に従って、ある程度まで自制をなし得る意志能力をも把持していたものであると認める。すなわち小平の性欲衝動も感情激発性も相当強いものであったにはちがいないが、しかし、いかにしてもこれらを制御し得ないほど重篤かつ高度の性格異常者ではなかったと判断する。従って小平ははなはだ珍しい型の生来性性格異常者で、しかもなお責任能力のある人格と判定するのである。

性格異常者の責任能力

前項に述べた性格異常者の責任能力という事柄は非常にむずかしい学問的の問題で、専門的素養のない人々は、おそらく短い説明では正しく理解できないであろう。これは単に一般人に理解が困難であるばかりでなく、専門家にとっても大きな問題なのである。なぜならば、異常性格というのは医学上の概念で、しかも学理的にも今なお議論のある問題であり、一方、責任能力というのは法律学上の概念であって、これまた種々な考え方をすることのできる問題であるからである。しかもこの医学と法律という二つの専門分野の分けもつ、むずかしい概念の結びついた課題に対して、明快な判定を要求されるのであるから、その複雑さもけだし推察に難くあるまい。従ってこの問題について詳しく論ずることはここでは避けたいが、しかし三宅正太郎博士の提出された疑問もあることであるから、ごく簡単な概観を附記して、この問題に関心を持つ人々への参考とすることにしよう。

昭和七年に大審院が下した判断によれば、わが国の刑法第三十九条にいわゆる心神喪失とは、「精神の障碍によって、物事の是非善悪を弁別する能力なく、またはこの判断に従って行動する能力なき状態」を指し、心神耗弱とは、「その障碍が能力を欠如する程度には達しないが、〝著しく減退せる状態〟」を指すとしている。そこで性格異常の責任能力を考えるに当たって問題となることは、果たしてその性格異常者の所持する精神障碍が、右に述べてある心神喪失の程度のものか、あるいは心神耗弱の段階にあるものか、はたまた正常のものであるかということである。ところで性格異常にもいろいろの種類と重さとがあって、その軽いものは正常人との間にはっきりとした区別をなし難いに引きかえ、他方には重い精神病と区別できないほど重篤なものもあるのである。従って責任能力の上からも、これを単に性格異常として一括して取扱えないことは見やすい道理である。そこで、異常な性格特徴が非常に強くて、いかにしても行為の遂行を抑制し得ないほど高度に達したものは、少なくとも無欠な責任能力を有する人格者とは称し難く、従って心神耗弱と判断する場合も少なくない。しかし、その反面、それほど高度の異常を呈しないものは、責任能力の完全なものと判断されなければならないのである。

そこでむずかしいのは、何を目標として両者の間に一線を劃すべきかということなのであるが、われわれはつねにその人間の綜合的判断、ことに社会生活に対する適応性という点を大切な目標とする。もしも異常性格の度合いが強くて、日常生活の随所にこの弱点が頭をもたげるならば、その人間は周囲と調和のある共同生活を営むことができないのみか、周囲の人々の生活を絶えずおびやかす存在となるのである。常習犯罪者や浮浪者の中に、重い性格異常者が多くあるのはそのためである。彼らの一生は、自らの異常性格特徴から発する、やむにやまれぬ行為の連続であって、そこには安定した正常な社会的生活能力は皆無であるといってもよい。かかる重篤な異常性格に比して、小平がある程度まで自己抑制力を有し、相当長期間の軍隊生活や一般社会生活に堪え、また円満な家庭生活をも営み得たということは、さきにも述べたように、彼を責任能力の障碍というほど高度の性格異常者と判断し得ぬ点である。

異常性格の責任能力については、今日なお学者の間に多少の意見の相違がある。たとえばクルト・シュナイダーは最も厳格な態度を採り、異常性格で限定責任能力と見なすべきものはきわめて稀れで、大多数のものには完全責任能力を認むべきだと言っているが、他方、グルーレは、重篤な異常性格中には責任無能力を認むべきものがあるという、いずれかといえば緩なる立場をとっている。だが大多数の学者は、アシャッフェンブルグの立場、すなわち軽度の性格異常には責任能力を認め、高度に達したものにのみ限定責任能力を考えるべきだとの立場に立っている。

私自身がこの立場を採っていることは、上述したところから理解されることと思う。

なお附言しておきたいことは、アシャッフェンブルグはこのように重い性格異常者に限定責任能力を認めながらも、そのゆえに刑期を短縮することには強く反対しているのである。アシャッフェンブルグは言う、「刑の懲戒的効力は、正常人におけると同じく、異常人格者においても、刑期が長いほど大である」と。これは理論的に見て矛盾である。何となれば、減刑理由のある限定責任能力者に対して完全な刑を課すべしということだからである。しかし行刑の目標が保安にある限り、これもまた、やむを得ない事実である。そこでわれわれ精神科医としては、医学的保護をも兼ねそなえた保安処遇という制度の確立を切に望むのであるが、このことはさし当たっての問題とは関係がうすいから、ここで立ち入って述べることを避けよう。私はただ以上縷々述べたことにより、私としては小平鑑定を相当の考慮と良心とをもってなしたことを了解してもらいたいと思うのである。

帝銀事件

〔昭和23年・脱髄性脳炎後の空想虚言症〕

内村祐之
吉益脩夫

目次

解　説

これは、終戦後の社会的混乱のなおはなはだしかった昭和23年におこった大量強盗殺人事件（いわゆる帝銀事件）の被告人平沢貞通精神鑑定書の抜粋である。当時の東京大学医学部精神医学教室主任教授内村祐之博士と同助教授吉益脩夫博士の二人を鑑定人とし、同教室員中田修博士、後藤彰夫博士らを鑑定助手として、約一年の歳月をついやして調査を行い、書きあげられた鑑定書は全文三〇〇枚に近い大部の労作であるので、本書に掲載するにあたっては紙面の都合上、その約半分近くを割愛せざるを得なかった。ただし、その全文は「前がき」「文献」を附し、内村、吉益連名の論文「脱髄脳炎後の空想虚言症とその刑事責任能力について」として精神神経学雑誌五九巻五号（昭和32年）に発表されている。

この鑑定例は、被害者の数からいっても死亡一二名、重症四名という稀有の大量殺人事件として犯罪学的にも注目される事件であったが、一方、司法精神医学的にも多くの問題点をふくんでいた。

その第一は、この被告人が空想虚言症という異常性格傾向を示していたが、その異常性格の原因の探究が学問的に重大な問題となったのである。被告人は事件前23年前（三四歳）に狂犬病予防接種を受け、その後約一年にわたって重い脳疾患の症状（コルサコフ氏症状群）を示した。ところが、この鑑定を行なっている間に、たまたま同様の症状を示す患者が発見され、その原因は狂犬病ワクチンに対する中枢神経系（特に脳）の一部分の反応によって脱髄現象が起こったためであることが証明された。この発見は、学問的にきわめて重要な知見であり、内村教授らの研究者によって研究と発見が積み重ねられ、すぐれた業績として世界的に認められることになった。

それでは、このワクチン接種による脳疾患が被告人の精神状態にいかなる影響を与えていたであろうか。被告人はもともと顕揚性（誇張性）性格のある循環気質者であったが、異常性格というほど著しいものではなかった。ところが、脳疾患を境として明らかな性格変化を示し、生来の性格傾向をいっそう強めた。誇大性・虚栄心・誇張癖・芝居じみた態度などがひどくなったのである。

そこでこの被告人の刑事責任能力が議論の焦点となるところであるが、内村教授らは前掲論文で次のような一般論を述べている。

言うまでもなく重症な脳疾患を経過したものの責任能力については、今日なお見解の対立がある。そして多数の精神医学者は否定的な見解をもっているといえよう。例えば最近でも、Kretschmer や Leferenz が流行性脳炎後数年を経た例にあらわれた性犯罪を引用して、その責任能力の存在を否定しているのはその例である。しかしわれわれは本事件の鑑定の経験によって、脳疾患と責任能力との関連が一括的に簡単に論ぜられるものではなく、疾患の重軽、疾患後の経過期間、生活状態、犯罪の内容などを綜合して、個々の例に対して個々の判断をするのが当然であると信ずるにいたったのである。（前掲論文「前がき」）

そして、被告人のケースについての判断は、

彼が重い脳疾患に罹ったことは事実だが、それはすでに二三年も前のことである。たとえ、その後、性格が変化して、疑わしい行為があったとしても、べつに犯罪を犯すこともなく、一人前の社会人としての生活を営み、ことに帝展無鑑査の画家として、社会の尊敬を受けてきたのだから、現在の性格異常は、裁判精神医学的に見て、生来性の性格異常に準じて判断さるべきものであり、しかも現在の異常程度は、「免責または減責の

対象とするほど高度のものではない」というものであった。

（内村祐之「わが歩みし精神医学の道」みすず書房　昭和43年）

この両鑑定人の結論にたいしては、わが国の精神医学者の間でも異論がまったくないわけではない。たとえば内村門下のひとり、東京大学脳研究所白木博次教授は脳病理学の立場から批判的見解を公表しているし、吉田哲雄・西山詮両氏は最近「脳器質患者の責任能力について」という論評を発表し（精神神経学雑誌七四巻一号、昭和47年）、疾患の結果生じた異常性格者の行為を完全有責とすることに批判を提起している。もっとも、内村教授はこれらの反論を当然予測していたかのように、次のように述べている。

私は今でも、この判断を正しいと確信している。のみならず私は、一度でも重い脳疾患や精神障害を経過したものを、すべて免責の対象としたがる大方の精神科医の考え方は、再考を要するものと思うのである。たとえば、マラリヤ療法で完治した進行麻痺患者が、二〇年後に盗みや詐欺を働いた場合、それを、簡単に免責の対象とすべきであろうか。また、交通事故のために強い脳振盪を起こしたものが、治療によって全治し、それから二〇年後に犯罪を犯した場合は、どうであろうか、あるいは、流行性脳炎のため、気脳写の上に脳の破壊のあとが歴然と残ってはいるが、その後、大学まで卒業して、社会人としての生活を営んでいたものが、何十年かの後に犯罪行為に出たとしたならば、どうであろうか。

いずれにせよ、医学的診断または既往歴によって、たやすく免責が決定されるものとしたら、それこそ大変な問題である。私は、かつての裁判精神医学の権威者Aschaffenburgの立場、すなわち医学的であるとともに心理学的な方法によって判断することこそ、最も正しい道だと考える。つまり既往の疾患が被告の生活史または行動に及ぼした影響を、各例ごとに注意深く分析し考慮して判断すべきだとする立場である。　（前掲書）

なお、空想虚言症については鑑定書中にくわしい説明がある（「考察と説明」中の「病後の人格」の項参照）ので反復しないが、活発な空想性にもとづいて、現実とはかけはなれた言動を示す者で、他人を欺くのみならず、自分もまたその空想虚言を信じこんでしまうという、まことに珍らしい、興味ある人格である。「被告人の性格についての客観的資料」に詳細に調査され記述された被告人の言行は、顕著な空想虚言者の生活史を示すものとしてきわめて貴重なものである。これに相当する被告人の自己叙述と比較対照することが本来は望ましいが、紙数の関係で、犯行に関する項と拘禁後の異常についての供述以外は割愛せざるを得なかった。

さて、被告人平沢貞通は、昭和25年7月24日、東京地方裁判所刑事第九部で死刑判決を受けた。ただちに控訴したが、昭和26年9月29日、東京高等裁判所第六刑事部でも同じく死刑の判決を申し渡された。判決理由から、精神鑑定に関する部分を引用すると、一審判決には、「鑑定書によれば、被告人が（取調べ）当時催眠状態にあったとは認められない」という記述がある。催眠状態云々というのは、被告人が「取調べ中に、検事が私を催眠術にかけて供述を誘導した」という主張をしたためであり、鑑定書中にも、この問題を詳細に論じている（「考察と説明」中の「検事取調以来の被告人の精神状態」の項）。

つぎに二審判決理由の中には、「被告人は生来多少の発揚性性格（回帰的に朗らかになる性格）と、顕揚性性格（実際あるより以上に自分を見せようとする性格）とを具えていたのであるが、大正十四年頃狂犬病の予防注射による脳疾患コルサコフ症に罹り、約一年半後回復してからは、右の発揚性性格と、顕揚性性格とが一層著しくなり、強い誇大的傾向、自己感情の昂進、虚栄心、誇張癖、芝居じみた態度等の異常性格を示すようになり、その結果欺瞞虚言（他人のみを欺く）癖と空想性虚言（他人と自分を欺く）症を現すようになった」という文章がある。これは「原審精神鑑定書中、被告人の生来の性格・性格の変化とその原因とその後の異常性格」に付いての記載にもとづく、と明記されている。

また、この被告人は公訴事実にある、私文書偽造行使・詐欺などの被疑者として逮捕され、その勾留中に「帝銀事件」について取調べを受けている（いわゆる別件逮捕。したがって鑑定書中でも、「帝銀事件」は、「追公判請求書公訴事実」に記されている）が、その取調べの違法性の問題が控訴・上告の理由の一つとなっている。この点に関して二審判決は、「鑑定書の記載に依れば、右再度の勾留中における検事の被告人に対する取調は、所論のように公正を欠く点はなく、又その間被告人に拘禁に依る精神異常の反応もなく、被告人の検事に対する自白は、強制、拷問、脅迫による供述、不当に長く拘禁された後の供述、その他任意になされたものでない疑のある供述ではないことを認めることができるのである。」と述べている。

このうち、「拘禁による精神異常の反応もなく」とある記載は「鑑定書」の「鑑定主文第四項」の「この期間中に仮性幻覚または妄想を想わせる病的着想を示すことがあった」旨の記述とあきらかに矛盾する。また、鑑定書のどこにも、「取調が公正を欠く点」があったかどうかの判断などはない。これらは、精神鑑定書が公判で時に誤用されることの一例である。そして精神鑑定人がもっとも力を注いで考察した刑事責任能力に関する判断は、判決では一句もふれていないのである。もっとも、死刑の判決が下されたことから、被告人の責任能力を完全とみた鑑定人の見解が支持されていたことを推測することはできるであろうが。

昭和30年4月6日、最高裁判所大法廷は被告人の上告を棄却し、ここに被告人の死刑は確定した。昭和37年11月、被告人は死刑執行の場所である仙台市の宮城刑務所に移送された。もっとも、その後十年（死刑確定後十七年）の歳月が流れるが、死刑はなお執行されていない。この間、平沢は一貫して無実を主張し、十五回の再審請求や恩赦の嘆願などをくりかえしている。さらにこれをバックアップする「平沢貞通を救う会」という組織も作られ、現在もなお広範囲で精力的な活動を続けているようである。平沢貞通無罪論の立場から書かれたものとしては「救う会」の機関誌、パンフレット類の他に、森川哲郎「帝銀事件」三一新書（昭和39年）、松本清張「日本の黒い霧」文芸春秋社、(昭和36年)、青地晨「冤罪の恐怖」毎日新聞社(昭和44年)などが代表的なものであろう。

平沢貞通が真犯人であるかどうかは、もちろん精神鑑定の範囲をこえる問題である。しかし、もし彼が犯人であるならば、一流の画家として立派に社会生活を送って来た平沢が稀有の大量殺人事件を起した背景として、戦後の社会的混乱をぬきにして考えるわけにはゆかないであろう。混乱と動揺の中で、彼は経済的にも道徳的にも破綻し、これに従来からの性格の異常性と退行期における精神と肉体の変化(事件当時五七歳)などが累積して事件が可能となったと考えられるのである。

(福島　章)

私文書偽造行使、詐欺、同未遂、強盗殺人、同未遂、殺人強盗予備被告人、平沢貞通精神鑑定書

一　鑑定事項

昭和二四年四月一日、内村祐之および吉益脩夫は、東京刑事地方裁判所二十号法廷において、同裁判所第九部裁判長江里口清雄より、私文書偽造行使、詐欺、同未遂、強盗殺人、同未遂、殺人強盗予備被告人平沢貞通の精神状態の鑑定を命ぜられた。鑑定事項は次の通りである。

左記時期における被告人の精神状態に異常があったかどうか、若し異常ありとせばその程度。

I　本件犯罪発生の当時

1　昭和二二年一〇月一四日（安田銀行支店における強盗殺人未遂）
2　同年一一月二五日（詐欺）
3　同年一二月中（私文書偽造行使、詐欺未遂）
4　昭和二三年一月一九日（三菱銀行中井支店における強盗殺人予備）
5　同年一月二六日（帝国銀行椎名町支店における強盗殺人）
Ⅱ　被告人が検事に本件強盗殺人の犯行を自白した当時（昭和二三年九月、一〇月）
Ⅲ　被告人が催眠術が醒めたと称する当時（同年一一月一八日）
Ⅳ　本件公判当時（昭和二三年一二月二〇日より現在まで）

依て両鑑定人は東京大学医学部附属病院において、右被告人の身体ならびに精神の状態を審査し、尚一切の訴訟記録を参酌し、また被告人の血族および知人総計九七名より必要なる事項に就き直接聴取したところに基づいて本鑑定書を作製した。

二　公訴事実

被告人平沢貞通は、

第一、昭和二二年一一月二五日東京都千代田区丸の内二丁目二番地株式会社三菱銀行丸ビル支店において、株式会社永田製作所事務員真島日升子が同会社専務取締役長谷川二郎名義の普通預金通帳（預金残高一二、四七九円四二銭のもの）および金一万円の払戻請求書を同銀行係員に提出し、その番号札を受領して払戻しを待ち居るうち、友人阿部恵津子と雑談し居る同女の隙に乗じ偶々同行内の客待椅子の上に遺留しありたる他の番号札を拾得これを利用して右払戻し金および預金通帳を騙取せんことを企て、同行員が右番号を呼出しなしたるに応じ、恰も右払戻請求者の如く装いて拾得せる番号を係員に提出し同人をしてその旨を誤信せしめ、右払戻金一万円および普通預金通帳（残二、四二六円四二銭のもの）一通を交付せしめて騙取し、

第二、同年一二月一〇日同都中野区宮園町通り二丁目三二番地なる自宅において、行使の目的を以て右預金通帳を擅に昭和二二年一一月二六日一二五、〇〇〇円、同年一二月一日に一五万円、同月一三日三〇万円、同年一二月二五日一〇万円各預入れの記入を為し、同年一一月二七日六五、〇〇〇円、同年一二月一八日六万円、同月二〇日一一、〇〇〇円の各払戻しの記入をなし、何れもその該当課に同行員の認印なるかの如く装いて鎌田、山口、平沢の各有合せ印を押捺し、右三菱銀行丸ビル支店の各預入払戻しの文書を偽造したる上、

1、同年一二月二七日同都大田区山王二丁目二六一五番地金融業高木茂之方において、同人に対し右偽造したる通帳を恰も真正に成立したるものの如く装い提示行使し、この通り預金があるが土曜日にて銀行より払戻し不能にて商品仕入れの必要上今日金が一〇万又は二〇万要するが、この通帳と印鑑を担保に一五万円貸与されたき旨虚構の事実を申付けて金員の借入れ方申入れ、これを詐取せんとしたるも拒絶せられてその目的を遂げず、

2、同月二八日同区馬込東三丁目九八八番地金融業竹内春雄方において、同人に対し右同様前記偽造預金通帳を示し、「この預金通帳と印鑑を担保に明日まで二〇万円を貸与せられたく、商品の買付金が今日必要につき返済は明日銀行へ同行して払戻の上支払う」旨虚構の事実を申付けて同人を欺き、右偽造預金通帳を担保差入れ名義に貸付けして行使したる上、借入金名義に同人払出しの株式会社帝国銀行大森支店払額面金二〇万円の小切手一通を貸付せしめてこれを騙取し、

第三、同月二九日同都中央区銀座五丁目二番地なる株式会社日本堂時計店において、右騙取したる小切手を恰も正当に支払を受け得べきものなるかの如く装いて時計等を騙取せんことを企て、同会社取締役社長佐川文一に対し、約一六万円余相当のダイヤモンド入指輪、時計、外四品を指定して購入方申入れ、その代金払いに代え右

小切手を交付したるも右佐川に怪まれ、商品受領前同人が小切手支払銀行に問合せに行きたるため目的を遂げざりしものなり、

追公判請求書公訴事実

被告人は明治四五年小樽中学を卒業後上京、予てより志し居りたる画道修業のため、当時小石川区水道端二丁目所在の日本水彩画会研究所に入り、同所において約三年間水彩画の研鑽をなし、既に小樽中学在学中より二科会に出品入選し若くして頭角を現わし、大正五年四月妻マ○を娶りて後尚斯道に精進し、当時の帝国美術院展覧会にも入選すること数度にして、この間水彩画よりテンペラ画に転じ、これに専心するに至りたるが、一方、私生活においては操行修らず、家庭的に風波の絶えたる事なく、遂に大正一四年製作上の過労と家庭生活の心痛に依り強度の神経衰弱に陥り約一年にて全治し、後更にテンペラ画技法の研究を重ね、次第に斯界に重きを為すに至り、昭和八、九年頃帝展無鑑査となると共に、岡田三郎助画伯歿後この後を続いでテンペラ画会の会長と成りて現在に至るも、他面妻マ○との間には二男三女を設けたるにも拘わらず依然その品行修らず、三○喜○、鎌○○、小○静○等の女性との交渉を持続け、相次いで右三○および鎌○との問題表面化してより家庭内の空気頓に悪化し、単に妻マ○のみならず右五名の子女等も被告人に対し敬意の念を喪失するに至り、被告人はその冷遇白眼の中に在って孤独感にたえず、益々慰安を他に求めんとする情高まり、次第に倫理性を失いたる言行を重ねる一方、太平洋戦争の勃発進展と共に社会状勢の悪化は右画会に衰微を来し、且つ画作に依る収入も漸次減少し、経済的にも窮迫するに及んで、日本将兵が他国民を殺戮略奪して尚褒賞を受ける実情を歪曲して、テンペラ画会復興の為には多少の人命を犠牲とするも又許容せらるべきものなりと自己弁解を加えたる上、曾て新聞紙上にて読知せる「増子校長毒殺事件」に暗示を得、青酸加里を使用して銀行を襲撃し一挙に巨額の資を得んことを発意し、昭和一九年一〇月頃当時東京都淀橋区柏木三丁目三二五番地なる薬剤師野坂弘志より絵画の地塗りに混入し

て用うる旨詐称して約一六グラムの青酸加里を買受け居りたるが、再度の罹災終戦後物価騰貴等に依り経済状態は益々悪化の一途を辿るのみならず、長年に亘る自棄的生活により醸成せられたる反倫的生活はこの圧迫に堪え得ず、昭和二二年八月頃当時東京市中野区宮園通二丁目三二番地に漸く新築したる自宅も畳建具の一部すら備わらず、妻マ○より絶えず生活費の要求を迫らるゝに及んで、遂に右銀行襲撃を実行して一挙に巨額の資金を得て、予てよりの希望なる前記鎌○り○との同棲生活を実現するに如かずと決意し、さきに入手しありたる青酸加里ならびに厚生技官松井蔚の名刺を想起し、これを利用して防疫員を装い、伝染病患者よりの入金に仮託して銀行の消毒を為すと詐称し、同行員に服毒せしめてこれを殺害したる上行金を奪取逃走せんことを企図し、

第一、その頃帝国銀行洗足支店外一行を下検分したるが不適当なりし為、更に安田銀行荏原支店を二回に亘り下検分したる結果同所を襲う事に決し、事前自宅において青酸加里約○・一gを水一○○ccに溶解したる上これをオキシフルの古瓶様の空瓶に入れ、更に他の空瓶に水を詰めたるものおよび東京都防疫班なる文字を墨書したる腕章を準備してこれらを携行し、附近の荏原小山町三丁目一二○番地渡辺忠吉方の表を見てこれを患家に仕立つるべく用意したる上、昭和二二年一○月一四日午後三時過頃に東京都品川区平塚町三丁目七二二番地安田銀行荏原支店に至り、右松井蔚の名刺を通じ同支店長渡辺俊雄に面会を求め、同人に対し恰も厚生省官吏右松井なるかの如く装い、右渡辺方に集団赤痢発生同家の同居人が当日当所に預金に来りたるを以て当行の消毒を為すべく、それに先立って同行員に予防薬を服用せしめねば成らぬ旨申し詐り、折柄残務整理中の右渡辺外一九名の同行員に対し所携の右青酸加里溶液を取り出し、行員各自の茶碗にこれを配分して注ぎ、自己の茶碗には注入せる所作のみを演じてこれを注入せず、自ら範を示すと称して嚥下せる風を装いたる上、右渡辺外一九名全員をして一斉に嚥下せしめ、更に中和剤なりと称し前記の水を呑ましめたるも薬量僅少に過ぎその効を奏せざりし為その目的を遂げず、

第二、爾後も尚執拗に有目的遂行を企て、三菱銀行淀橋支店外七行を下検分したるが、何れも不適当なりしと

て実行するに至らざりしところ、偶々同二三年一月中前記小池静枝の消息を聞知し、更に同女との享楽を想起して右計画の実行に一層の情熱を加え来たり、愈々これを決行せんと決意し、新に自宅において前記一六gの青酸加里の残余全部を約八〇ccの水に溶き、水溶液として約一〇〇cc入口瓶に溶し前同様水一瓶を準備し、更に西銀座八丁目二番地先露店名刺屋斎藤安司方において厚生省技官医学博士山口二郎なる架空人の名刺を印刷してこれらを携行し、附近の下落合四丁目二一二三番地井華工業株式会社下落合寮大谷義吉方の表札を見てこれを患家に仕立つるべく用意したる上、昭和二三年一月一九日午後三時頃東京都新宿区下落合四丁目二〇八〇番地三菱銀行中井支店に至り、右山口二郎の名刺を通し同支店長小川泰三に面会を求め、同人に対し恰も厚生省官吏の右山口なるかの如く装い、右大谷方に集団赤痢発生し同家人が当日同行に預金に来りたるを以て当行全体の消毒を成すべき旨申し詐り、右小川外一六名の全行員に服毒せしめんとしたるも、折柄居合せたる同行高田馬場支店長戸谷桂蔵が当行員に非ざる旨申し出て服毒せざる怖れありと感知し、その実行に移らす、以て殺人ならびに強盗の予備を為し、

第三、更に右計画の遂行を容易ならしめる為めその後前記腕章に消毒班長と墨書し、東京都水道局止水栓蓋の鉄板より東京都庁章を捺印刷したる上、前回準備したる各薬瓶および名刺と共に携行し、附近なる長崎二丁目一七番地相田小太郎方の表札を見てこれを患家に仕立てるべく用意したる上、同月二六日午後三時過頃東京都豊島区長崎一丁目二三番地帝国銀行椎名町支店に至り、右山口二郎の名刺を通し、同支店長代理吉田武次郎に面会を求め、同人に対し恰も厚生省官吏の右山口二郎なるかの如く装い、自分は東京都より来りたるものなるが、右相田方に集団赤痢発生し同家の者が当日当行に預金に来りたるを以て当行全体の消毒を成すべく、それに先立ちて全行員に予防薬を服用せしめねば成らぬ旨申し詐り、右吉田支店長代理他一五名の行員等を自己の周囲に集合せしめたる上、所携の右青酸加里溶液および水を取り出し、行員等各自の茶碗には青酸加里を配分して注ぎ、自己の茶碗には秘かに水を注ぎおきこれを嚥下する範を示したる上、一斉に右青酸加里溶液四～五ccを嚥下せしめ、

更に中和剤なりと称し前記の水を呑ましめ、数分後に全員がその中毒に依り殪れたる隙に乗じ、営業室内に在りたる同行所有の現金一六四、四一〇円および友森越治振出安田銀行板橋支店支払の額面一七、四五〇円の一覧払小切手一通を奪取逃走し、因て右青酸加里中毒に依り行員等中渡辺義康（当四三年）、西村英彦（当三八年）、白井正一（当二九年）、秋山みや子（当二三年）、内田琇子（当一九年）、加藤照子（当一六年）、竹内捨次郎（当四九年）、滝沢リュウ（当四九年）、滝沢タカ子（当一九年）および滝沢吉弘（当八年）を同行内において、沢田芳夫（当二二年）および滝沢辰男（当四七年）をして附近聖母病院入院後何れも死亡せしめ、右吉田武次郎（当四三年）、阿久沢芳子（当一九年）、田中徳和（当二〇年）、村田正子（当二二年）をして何れも瀕死の重態に陥らしめたるものなり。

三　家族歴

被告人を中心として調査し得た家系の概要を見ると一九二人に及ぶ人の中には、若干の精神薄弱者、躁病者、精神分裂病者が発見せられるが故に、精神病学的に全く無垢な家系であるということは出来ないが、しかしまた一般家系に比して特に重い遺伝負因を持った家系であるとも言えない。これに反してこの家系で殊に気付かれるのは、被告人の近親中に精神病質者すなわち異常性格者が一人として見当らないことである。これは被告人の精神状態に照して、著しく注意を惹く点であって、このことについては後段説明の項でなお触れる積りである。

四　既往歴

被告人貞通は明治二五年二月一八日東京市麴町区大手町の憲兵本部内官舎において生れた。出産は異常なく軽くて熟産であった。身体的発達は尋常で痙攣や寝呆けもなく、麻疹のほかには熱病に罹ったことはない。精神的発達は寧ろ多少早熟の方であったということである。三歳の時父は日清戦争のため支那に出征し明治二八年の秋東京に帰還し、被告人の五歳の時札幌に転勤を命ぜられた。貞通は母と共にその翌年になって父の許に赴いて住み、八歳のとき札幌市創成尋常高等小学校に入学した。父は明治三七年頃退官して札幌区役所に勤めるようになり、母は家で文房具商を営んでいたといわれる。貞通は高等小学二年を終った。父が軍人であった関係で子供のときから剣道を習い相当に熟達した。成績優良であった。また貞通は子供のときから気が弱くて、乱暴なことの出来ない性質であると言っている。学校で相撲のとき後頭部を打ち約一時間意識を喪失した。そこで親は大事をとり、一ヵ月間位札幌病院に通わせたという。この頃から多少成績が低下したけれども左程著しくはなかった。小学校を出て札幌の庁立第一中学校に入学したが、三年のとき父が小樽市に移ったため、これに従って被告人も小樽中学校に転校した。画才があって小学四年の頃から画に凝り初め、中学時代には体操、書方、唱歌など必要でない学科を屢々さぼって写生に行っていた。そしてこの欠科のために先生から皆の前で叱られても、腹の痛いの一点張りで大して困った顔も見せなかった。しかし教師には要領よく立廻ったために受けは悪くなかったという。そして画の技は進み、既に中学のときから二科に入選した程であった。ところが自己の志望が親の希望と合わなかったので、四年生のとき一時医師から神経衰弱と言われて休学したが間もなく回復した。しかしその後二年間は学校に出ず、自宅或は東京において画の研究に熱中していた。それから再び学校を続けることになったが、学校成績は不良であった。同窓の医学博士安達与五郎の話によると、平沢は見栄をはり気取屋で、素行はいわゆる軟派という方で女学生との噂も立てられたようである。その他平沢自ら当時の半玉小池静枝との噂を立てられたことを述べている。卒業後東京に出て水彩画研究所に入った。その後一時杉山誠治の世話で角帯を締めて文房具店に勤めたが、一ヵ月位で嫌になり、友人に頼んで「父危篤」の電報を打たせて突然小樽に帰って来たので家族が驚いたことがある。

貞通は二四歳のとき風○マ○と結婚したのであるが、最初親がこの結婚に不賛成なため、二人は駈落して暫く東京で同棲した。後笠井の斡旋で親の諒解を得、小樽に帰って改めて結婚式を挙げた。二人は最初小樽において親と別の家に住み、貞通は画塾を開いていた。二人が結婚して同棲生活を始めてから、貞通は友人を自宅に近づけることを避けたということである。また自分に対しては妻が嫉妬を感ずるようにわざと仕向け、妻が一向反応しないことを物足りなく思っていたようである。大正六年一一月貞通は先ず上京して小石川の祖母の家に寄寓し、翌年妻子の上京を待って西ケ原に一家を借りて住んだが、空巣に入られて恐ろしくなり、半年で駒込の交番横に移って大正九年の終りまでこゝに住った。同年一二月三一日板橋中丸に月賦で新築した家に移転し、以来六年間こゝに居住した。日本水彩画会の人々の話によると、貞通は最初東京において水道町の水彩画研究所附近の長屋式の家の二階に間借りしていた。当時は勿論その後妻を伴って上京してからも、他の画家同様熱心な画家仲間であった。そのときでも他の画家とこれという交際はなかったが、いわゆる画学生らしい服装でやっていた。要するにこの頃は平沢にとって最も真剣な時代であって、丁度作品も大体において最も優れたものが出来た時代に相当するようである。

ところが板橋区中丸に当時既に一家をなしていた石井鶴三と並んでアトリエを新築するに至り、めずらしく同僚を招いて親しみを見せ、そのとき御馳走をして床にコルクのマットを張ってあるのを自慢したので、いやに身分不相応なことをやるものだと一同驚いた。その頃からぞろっとしたいわゆる一家をなした服装に変ったということである。

また同僚画家関晴風の話によると、この頃平沢が恩師丸山晩霞を伴い伯父繁太郎を訪問したことがある。そのとき師が質素な服装をしているのに、貞通が身分不相応な大島の着物を着ていたので伯父からたしなめられたが、平沢はこれも世の中の信用を得る一つの手段ですよと弁解していたそうである。

大正一四年頃から秘かに画展の女看守三○喜○との関係が始まった。また一四年五月には、狂犬病の予防注射の影響でランドリー上行性麻痺ならびにコルサコフ症状群を主徴候とする精神障碍を惹起した（詳細は後述）、同年一〇月二五日この家は出火のため焼失したので、近所の借家に移って住んだ。病後は指圧療法によって生命を救われたと信じ、指圧治療師松野恵蔵を命の恩人と崇め、自らも松野の師小山善太郎について指圧を習うようになって、その後指圧に熱中した。翌一五年初夏にこの家もまた火を出した。しかし小火で消し止めることが出来た。それから直ちに病気療養のため北海道へ赴き同年暮帰京した。帰京した即日さきの出火について放火の嫌疑で板橋署に任意出頭を命ぜられ、翌日帰された。その後、池袋大原に半年居住したが、この頃三〇喜〇が手切金を要求に来て彼女との関係は解消した。次いで池袋一〇六八に二年位、続いて池袋七七七に半年位、それから十条に約半年間居住した。その間盛んに他人に指圧療法を施すようになった。当時指圧を受ける人が大森の花柳界に多かった関係で、勧められて大森不入斗に移り半年位いたが、練馬の警視庁住宅にいた人から依頼されてそこに入ったけれども、家相が悪いといわれて約半年で巣鴨に移った。この時すぐこゝに移らず、方角の関係で一度四五日間要町に住った後に引越した。こゝに一三年居たが、鎌〇り〇との関係が昭和一四年頃から始った。昭和二〇年四月始め、強制疎開となって日暮里の女婿山口の家に移ったが、同月一三日の空襲で焼け出されて甲府に疎開した。こゝで再び罹災したので、家族は七月北海道虻田郡礼文村に再疎開することになった。貞通は昭和二〇年五月目黒区の実業家野坂喜代志の家に寄寓し、東京と小樽との間および礼文と小樽との間を往復していたが、二一年一二月になって礼文の家族に合流した。終戦後家族の北海道から東京への引揚げは別々に行なわれ、二一年の春先ず次男瞭が上京し、娘達や妻は同年の暮から始めにかけて別々に上京して来た。貞通は昭和二二年二月頃単独で上京して下馬の伊藤梅吉方に寄寓して九月までいた。二二年八月二五日妻子は中野区宮園町の新居に移ったが、貞通は遅れて九月にこゝに合流して来たのである。

次に被告人の画家としての経歴と家族の生計の状況について述べると、大正六年暮上京してから大正一四年の病気に至るまでの間は、画の技能は名実共に進み、これに伴って収入も増加し病前には月額平均三〇〇円位はあったということである。この頃は中央美術展覧会において活躍し、無鑑査となり毎年出品していた。大正一四年狂犬病予防注射にひきつづいて重い神経系の病気になってからは、半年間ほど親から生活の援助を受けたが、その他は貯金と見舞金により生活し、また大暲会後援会から入る金が月一五〇〜三〇〇円位あったという。中央美術展へ出す画は病後二年頃からふたたび描くようになったが、帝展へ出すようになったのは発病後三年を経た後であった。昭和七、八年頃に帝展無鑑査となったが、この頃の真の技能はむしろ病前に及ばないと言われる。

病後自ら指圧療法を最も盛に施したのは昭和七、八年頃であるが、この頃でも謝礼を貰っていた程度である。尤も指圧を通じて間接に画が売れることになった。画の売高は妻にはよく分らず、殊に被告人が昭和六年北海道の然別湖へ行っていた頃は、半年間も全く家族に仕送りせず、また鎌〇り〇と湯沢温泉へ逃避行を企てたことがあるが、この時も相当の期間やはり送金しなかった。そのため妻は自分の衣類など持物を殆んど売り尽して生活の資に当てたということである。また妻は人形の製作を習い、これによって生活を補い、子供にあまり困窮の経験をさせることはなかった。その後も被告人の描く量は多く、収入は相当あったが、妻に渡すのは不定期であった。終戦後は子供が働いて得る金も多くなり、被告人から期待することは漸次少くなって行く状態であったという。

以上が被告人の生活歴の概要である。なお被告人の性格とかその他個々の事項について重要な点が少なくないが、何れも後段において詳述することとする。

五　現在症

㈠　身体所見

神経病学的には、左坐骨神経痛を訴える程度で特別な病的所見は認められない。
参考のために人類学的身体計測を試みた（その数値はここでは省略する）。身体構造類型は混合型であった。

㈡　精神的所見

被告人の立居振舞は平静でものなれていて、何等異常と認められるところがない。きわめて如才なくかつ丁寧に応対するので肌触りがよいとの印象をうける。質問に対しては能弁に答え、話題によっては他人が口を挟む余地がない位滔々と述べる。しかし、かかるときも節度を守り、感情的亢奮に陥るようなことはない。質問に答えるのに遅疑するところがないので、その語るところは如何にも尤もらしい印象を与える。意識は清明であり、注意力、記銘力、記憶力等に粗大な障碍はなく、幻覚妄想の如き病的精神症候もない。対談による精神検査によると、被告人の知能は正常であると判断されるが、このことは実験心理学的検査によっても裏書された。

諸種のテストによって、われわれは被告人の精神能力や性格について、かなり重要な特長を把握出来た。たとえば、一方のテストにおいては正常者の精神能力を示しながら、他の二、三のテストにおいては、重篤なる精神障碍者にも劣るなどの低調な成績しか示さなかったことは、被告人のテストに対する真摯なる態度を疑わしむるに足るものがあり、ことに低劣なる精神能力を顕示せんとする故意さえ感ぜしめるものがあった。またテストの種類によって被告人の熱意に差異があり、興味少きテストに対しては不誠意であるのに、興味を感ずるテストには懸命に応ずるといった一貫性を欠いた態度も、また被告人の一性格面の表われとして理解出来た。更に要求水準テストに最も明瞭に見られたように、熱心にテストに応ずる場合には自己の能力を高く評価し、しかも実際の実験成績は概ね自己の予測を下廻るという特長のある現象を示した。この現象は自己顕示的な楽観的な被告人の性格を想わせるものであるが、また考え方によっては故意に不振な実験成績を作り出して、低劣なる能力に見せかけようとする意図の表現とも見做されないことはない。何れにしても全テストを通じて被告人の示す態度には、一貫した誠実さが欠け、作為を疑わしめるものが随処に印象づけられた。これらの点はなお後段説明の項において触れるつもりである。

六　犯行のあった当時に関する追憶

（あなたの起訴状は何となっていますか？）

「起訴状は強盗殺人、同未遂、殺人強盗予備、私文書偽造行使、詐欺の五つだったと思います。」

（それでは色々と問題になっている事件について、あなたの言い分を話して下さい。時間的な順序に従って、先ず丸ビルの三菱銀行の問題から。）

「帝銀事件の前年の夏から冬にかけて、多分秋頃でしたが、私が誰からか一〇〇〇円の小切手を受け取ったのですが、金が必要だったので三菱銀行に受け取りに行った時のことでした。その時丁度印鑑を所持していなかったので、送り主の印鑑を作って行きました。私が申し込んで窓口の側の腰掛けに休んで待っていますと、ふと傍に誰か忘れたのか番号札がおいてありましたが、その内に窓口でその番号を呼んでいるのでついふらふらとその札を持って、窓口で金を受け取ってしまったのです。それが一万円だったので、すぐこんな大金を困ったことをしたと後悔したが既に遅く、自分ながら浅間しいことをしたと思って居りました。やがて私の番が来て自分の一〇〇〇円を受け取り銀行を出ましたが、一万円が気になって仕方がありません。そこで思いついてすぐタクシーを呼び、三〇〇円で上野公園の西郷さんの銅像下まで行き、地下道に入り、地下鉄乗場の方へ曲ったところに、浮浪児が二五人位坐り込んでいたので、〝捨離与身、唯懼悩患到汝〟と経文を唱えながら、一人に二、三百円宛喜捨し、そこで一万円全部を費し、〝誰にも言うなよ〟と注意しました。彼等は大喜びで、〝また来てくれよ〟等言っていました。それから永藤で休んだまでは記憶しておりますが、後は不明です。それから一週間以上たってから、ふと一万円と一緒に受け取った通帳に気がつき、ポケットをさぐったところ、たしかにありましたので、〝これをテンペラ画会の金に流用しよう。どうせ一度罪を犯したのだから〟と、今考えてもお恥しい様な自棄的な気持になり、どうしたら金が引き出せるかを考え始めました。通帳名は長谷川だったと思います。偶々新聞で大森に金融家がいるのを知り、長谷川という印鑑を大森で作らせた上、二、三十万円位のよい加減の金額を通帳に記入し、銀行員のところへは、その時持っていた鎌田、山口、平沢の印をつき、その金融家を訪ねたところ、怪しいと思われたのか拒絶され、大森新井宿の消防署筋向いの他の金融家を紹介されました。其処で二〇万円融通して、大森第一銀行の小切手をくれました。それが土曜日の午後のことですが、翌日は休みでしたので、月曜の朝銀行に行ったところが、先日の男が既に来ていて、通帳では金融出来ないと拒絶されました。それから二、三日後銀座の日本堂という時計商で、指輪についた小さな時計がほしくなり、これを銀行で使わなかった小切手で買いたいと思い、序でに側にあった一四万円位の金の指輪も一緒に支払いたいと申し出たところ、主人が銀行に手配する気配でしたから、これは困ったと思い、〝ちょっと煙草を買って来る〟と嘘をついて逃げ出しました。後で悪いことをせずによかったと思いました。あの様なことをした動機は、テンペラ画会会費を六、七万円使い込んだのを補充したいためだったのです。今申しあげたことは法廷での陳述と大体同じですが、日附や名前などは検事から暗示されたので多少喰い違っています。」

（荏原の安田銀行の事件は？）

「あの事件も検事からあれこれと誘導され、自白の形式をとったのです。一三日に山口伊豆夫君が来て、明後日、自分の関係者に結婚する者がいるから、その引出物に二〇枚位白菊の花の色紙を書いてくれと言われたので一生懸命書き始めました。一四日の昼には来訪した伊藤亀野さんを交えて昼食をし、近路を教えに一緒に家を出て帰途ふと用事を思いつき、亀野さんを追ってホームまで行きましたが、丁度電車が来たので、同車し車中で用談を済ませ、新宿で下車して急行で帰宅したのです。その日も続いて絵を書き続け、翌日も続けていましたが、その日が荏原事件の日でしょう。いや間違いました。一四日は午後渡辺さんが来て、それまでに出来上った絵の中から良いものがあったので賞められ、それを贈る約束をしたのです。そのときは確か家内と曄子が同席したと思います。その日はあまり能率が上らず、一五日にも一生懸命書いたのですが、その日に亀野さん達が来たのです。ですから一四日は一日中在宅したわけです。渡辺さんが帰ったのは午後四時頃でして、静子が外出先からの帰途渡辺さんに会っています。警察では一四日に留守した様に話したが、みな検事の誘導によるものです。そうです、たしかに伊藤亀野さんが来たのは一五日でした。これは立派なアリバイですよ。それに関聯して思いだしましたが、松井さんの名刺の裏の五分の二位の所に仙台の住所が書いてあった筈だから、赤外線写真で撮ってくれる様に検事にたのんでありますが、その結果一行目にそれが出て来たそうですが、それを証拠品として提出する様依頼しておきましたが、どうでしょうか。」

（松井名刺を盗まれたということですが、その時の様子は？）

「あれは三河島駅で九月中旬頃だったと思いますが、プラットホームに降りる際にすられたのです。名刺は上衣の内ポケットに入れてあった紙入れに入れておいたのです。その他に自分の名刺一〇枚位と、他の人の名刺一五枚位と、現金一一、〇〇〇円が入っていた筈で、その紙入れは革製の二つ折りのものでした。あの時電車が大混雑で、カバンが人の間にはさまって降車出来ず、引っぱってやっと降車し、三河島の朝枝君の生家に行き、かねて借金していた一万円を返却しようとした時にすられた事に気づき、驚いて駅前交番にとどけておいたのですが、その時自分のオーバーのポケットに女持ちの扇子が入っているのを発見したので、早速参考品として渡して来ました。その三河島の家の名前は〇村〇三また〇造と言い、職業は鉛筆商でした。この話は妻に話すとまた面倒なので、彼女には話してありません。」

（中井の銀行の事件は？）

「中井の富士銀行、荏原は安田でしたね？　それなら何銀行だろう。住友ではない。ああ三菱かな。あの事件は一月一八日か、いや一九日でしたね。その前日の一八日には山口氏宅で山口夫妻、妹、弟と昼うどんを食って夕方まで麻雀をやり、一人負けて帰ったのですが、その次の日、つまり一九日には朝ちょっと外出し、その先で羊羹を買って帰り、家内と誰かと食べましたが美味かったので、ああ昨日山口君のところへ持参すればよかったなと思ったのです。一九日は一日中何だったか記憶にありませんが、とに角絵を書いていました。羊羹は三〇円位のもので、これは検事には話してないことです。或は第一回公判の時話したかも知れません。中井の銀行へは両替のために二度位屋内に入ったこともあり、よく知っています。そんな工合ですから内部も大体判っています。何故中井へ行ったかと言うと、目白通りの交番の傍のマーケットに風間一郎君が店を出していたので、そこから東中野の家に帰る近路をよく考えて歩いたものでしたが、その内に中井の銀行を発見したのです。このことは公判でも同じ様に申し述べた筈です。」

（帝銀事件は一月二六日の月曜日ですが、その日はどうしていましたか？）

「山口伊豆夫君の家からタドンを持って帰ったのが一八日だったか二六日だったかはっきりしないために、二六日の自分の行動に確信が持てなかったので、小菅から弁護人を介して山口君に手紙で問い合せようと思い、その旨書いた書面をズボンのポケットに入れておいたところ、その日丁度捜検があり、ポケットの縫目の綻びから落ちて靴下の中へ入ったのを発見され、アリバイ製造だと誤解されました。その書面も江里口裁判長は始めの二、三行しか読まないのでしょう。とに角山口宅からタドンを持って帰り、家に居合せた進駐軍の兵隊が、〝オオ、ブラック・ボール〟と言った事ははっきり記憶していますが、一八日か二六日かははっきりしません。結局事件当日の二六日は、山口君の勤務先の丸の内帝国生命ビル五、六、七階の船舶運営会にいたのです。ごたごたしていて、以前には三越の水彩画会の展覧会場にいたと述べましたが、やはり運営会が本当です。三時半頃山口宅を訪ねましたが、用件ははっきり記憶しませんが、多分雑談だったと思います。それから帰りにタドンを持って帰ったのではないかと思います。帰宅は五時頃でしょう。家内も在宅だったので知っていますが、タドンはバック一杯、大体五〇か六〇個位で非常に重いものでした。この日のことは家の者は皆知っている筈です。」

（それから北海道に行って、チェーン預金の五万円は何に使ったのですか？）

「私の小遣と両親に。両親が喜ぶものなら金に糸目をつけずに買って費したと思います。」

（五万円というと相当の金額だが？）

「大した金ではありませんよ。何しろ父母の喜ぶ様にと、菓子だけでも一万円以上でしょう。毎日の様に上等の菓子と茶、それに寿司、鰹節、このわた等、それから鎌〇に土産に二〇〇〇円位、画の材料として珊瑚七八箇、紙等に費したと思います。」

（その五万円の出所は？）

「公判でもこれには困りました。というのは、金を入れておく場所が言えなかったからです。実は画嚢の中へ一万円ずつ束にしてはさんでおけば十二、三万円は入ります。その中から北海道へ行くに当って一月中旬か、二〇日だったかはっきりしませんが、三越の隣の東京銀行で林という名義でチェーン預金したのです。この十二、三万円は、家内にも内緒にしてある二号関係の軍用金なのですよ。これは主としてテンペラ画会寄附金の流用と、その他、家内の知らぬ収入七、八万円で、私は外出先で鰻丼を好んで食べたので、何時も二、三千円はポケットに入れておいたのです。テンペラ画会寄附金帳があった筈ですよ。大きな出資者を挙げて見ると、花田卯造の一〇万円、吉田磯吉の子分下釜の七万円等でしょう。花田氏は二二年頃自宅で渡してくれたのですが、新橋の待合の女将が二号らしく、二号に叱られるぞと冗談を言いながら渡してくれましたから、その金は二号のために使うものだったのかも知れません。だから花田さんの家の人は何も知らぬと思います。下釜という男は何処かの海運会社の社長で、二二年秋から暮の間に、銀座コロンバン二階で彼の親分吉田の肖像画代金五万円と共に七万円受け取りました。今まで迷惑がかゝってはと思って、二人の名前は出しませんでした。以前に小岩の清水という人から金を受け取ったと述べたのは、下釜の名前が言えなかったため故意に述べたことで、家内にも二、三万円清水から貰ったと話してあります。何しろ下釜は男気のある男で、私も温泉に連れて行って貰ったり色々と恩を受けているので、迷惑はかけたくないと思っています。」

（帝銀事件の日は、たしかに三越にいたのではないのですね。）

「ええ三越は間違いで、船舶運営会が本当です。三時半頃迄いて山口宅を廻り、タドンを貰って帰ったのです。〝ブラック・ボール〟と言った米国人にきけば判る筈です。彼も一緒に夕食をしたと思います。」

（帝銀事件の記事は何処で始めて見ましたか？）

「事件の翌朝、朝刊で見ました。私の家では新聞は毎日と読売ですが、ラジオのニュースも聴いています。あの事件のニュースも続けて聴いておりました。その時の感想はひどいことをするものだと思いました。それについて妻と娘で何か話し合った筈です。」

（それからあなたの行動は？）

「翌日の二七日はどうしたか判りません。ただ神田駅で回数券を買ったことだけ記憶しています。しかし二七日に作品を三越に搬入する予定を変更して二八日にしたのですから、二七日には何か会合があったのだろうと思います。証拠品から回数券のことだけが判ったのです。また二七日は妹の誕生日なので、妹を市川に訪問したのが二八日ですから、愈々二七日に何か用件があったのですね。二八日には或は氷川丸の切符を買いにか申し込みにか丸ビルのビューローへ行ったかも知れません。その時にも山口宅へは寄りました。北海道行きの目的は、弟の重症であることを知ったからです。弟の病名は奔馬性肺結核であると〇子から以前に知らせて来ましたし、その後も二、三回は報告があり、来道せよという事は父母や妹から言って来ていたこともあり、自分としても前年の秋から一度見舞に行こうとは思っていたのです。」

（北海道へは何日につきましたか？）

「一月一〇日から一三日の間だと思います。その日に何とかいう小樽署の刑事が、また五月始めには居木井警部補が来たと思います。これは（ありのままの記）によく書いておきましたが、文字通りありのままで、私の本心です。」

以上の陳述を見ると、起訴された犯行中、私文書偽造行使、詐欺同未遂の件については全部これを認めているが、荏原の安田銀行、中井の三菱銀行、椎名町の帝国銀行の犯行については全部否認して、夫々同日の行動を述べてアリバイの証明に努力している。

この陳述の真偽はもちろん精神鑑定人の判断すべきことではない。しかし、これらの陳述から確認出来ることは、これらの事件のあった当時に対して、被告人がくわしく追想し得るとの一事である。のみならず、これら事件当時の被告人に特記すべき精神異常を認めなかったとの周囲の人々の証言を併せ考えると、昭和二二年一〇月一四日、翌年一月一九日および一月二八日頃の期間において、被告人の精神状態に意識障碍或いは平素と著しく異るような精神機能の障碍があったと認めることは出来ない。

七　被告人の性格についての客観的資料

被告人の既往歴と生活歴、またその現在症と陳述を綜合すると、被告人の人格についてのある程度の概観が可能である。しかし、一層委しい全貌を知るためには、なお一、二の重要なる点についての慎重な吟味検討を必要とすることが痛感される。すなわち、その一は、被告人が三四歳の時に重い精神異常状態を経過したことで、果してこの時期を境として性格上の変化が生じなかったか否かの点である。何となれば精神医学の専門的経験によると、重い精神疾患の影響が永く後遺されることが稀でないからである。またその二は、被告人の陳述中に真偽何れとも判じかねるものがあり、殊にその言辞に誇張的誇大的と感ぜられるものが少くないが、これらが被告人の異常性格に基づくものであるか否かの点である。

以上の二点の検討には、専門知識の基礎の上に、出来得る限り信憑に価する証言を蒐集して判断するよりほかに道がない。そこで鑑定人は右の趣旨に基づいて、多数の被告人の知己に質問し、また一件記録を参考して検討を試みた。以下の記述はこれらを整理したものであるが、一応鑑定人の得た素材を述べ、その綜合判断は後段説明の項において詳述したいと思う。

A　狂犬病予防注射後の精神障碍

大正一四年五月被告が三四歳の時狂犬病予防注射を受け、これに引きつづいて重い神経系統の障碍を病んだということは、被告人自ら述べる通りであるが、その詳しい情況を被告人の妻、母、妹、義妹、叔母、義弟、知人等について問いただしたところを綜合すると次のようである。

大正一四年五月一〇日、妻マ〇が自宅の狂犬に噛まれ、そのため一家のものが一二日から北里研究所へ通って予防注射を受けることになった。貞通は一八回の注射を終って間もなく、すなわち六月の始めに、身体がばらばらになるような感じがすると言った。その頃から足が疲れしびれると言うようになった。丁度この当時三晩続けて一一時になると妻に向って、「ちょっと起きて下さい。」と言い、敷布の端を丸めて「ハンケチを拝借したのを確にお返しします。」「大変お世話になり有難うございます。」と言い、妻を識別し得ないように思われた。朝になって全くそのことを記憶せず、昼間は変ったことはなかった。しびれ感は特に夜間が強いようであった。三回慶応病院へ通って診察を受けたが、疲労で神経衰弱になったのだと言われたそうである。予防注射終了後一週間も経たないうちに、歩いて外出することが出来なくなり、疲れきって寝込んでしまったということである。丁度この頃次のような異常に気がついた。自分の代りに妻に使いに行ってくれと言ったので妻が仕度をしていると、何処へ行くのかと不思議そうに尋ねた。「あなたが頼んだのじゃありませんか」と言うと、「そうだったね」と分った様な様子だが、またすぐに同じことを繰返すので変に思った。運動麻痺は漸次著しくなり、しかも身体の下部から上部の方に及び、一週間位後には上肢も殆んど動かず、寝返りも出来ず終には首も廻らなくなった。大小便の失禁もあった。言語は最後まで話せたが、視力は悪くなって後には一時全く見えなくなったことがある。上肢が動かなくなる頃に急に意識の溷濁が起ったらしく、周囲や家人を弁識せず、誰か相手がいるとわけの分らぬことを口走る。例えば自宅をホテルと思い、とうなすを食べさせたらこのコキールはまずいと言うので、これはコキールでないと言ってきかせても、そんな事はないコックを呼べと言う。また着物を持って来いとか、自動車を呼んで来いと言ったりする。しかし後ですぐ忘れて他のことをいう。一番多い話題は食事のことであった。或る日父が北海道から見舞に来たので、お父さんですよと説明すると分った様に何の御馳走しようと言うが、すぐ父のことを忘れてしまう。大声で興奮するようなことはなく、独り放置すれば黙っていた。或いはうつらうつら眠っていたと言われる。熱があったかどうかは分らぬが、水枕をしていたから多少あったのではないかと思われる。この様な状態が約二〇日間続いた。発病の当初医学博士加藤伝三郎の往診を受けたが、同医師は平沢が大声で威張っていたので、これは神経衰弱ではない、精神病だから専門家に見せたがよかろうと話したと言っているが、妻マ〇の談では、加藤が「これは梅毒性の痴呆症だ」と言ったので、早速池袋の佐久間主治医に血液の検査を受けたところ梅毒ではないと言われ、病気が分らぬから落胆した。間もなく娘同士の友達関係で知合った指圧療法師松野恵蔵の治療を受けることになった。松野が来てから一七日目頃に意識がついて、始めて妻マ〇やその他の家人を正しく認めるようになった。病中父が見舞に来ていたことも知らない。何故自分が寝ているのかも分らず、狂犬の事件も予防注射に通ったことも記憶していない（逆行性健忘）。また記銘の障碍が著明であった。石井鶴三が見舞に来ると、鮭の罐詰を食ったが酸っぱかったなどと事実無根のことを語った（作話症）。間もなく石井の世話で精神医学を専門とする森田正馬博士の往診を受けた。同博士はその場では病名を言わなかったが、石井が自宅できくとコルサコフ病という病気であるが、平沢は酒を飲まないから梅毒から来たのであろう。この病気は治るが長びくだろう。なお身体の方は内科医に診察して貰うようにと言ったとのことである（石井鶴三談）。それから二〇日程経って、家族から依頼して森田博士の第二回の往診を受けた。家族はその時始めてコルサコフ症状ということを話され、治るかと尋ねたら「一年生からやり直しですね」と言われたという（妻の談）。意識がついて来てから一週間位で手が動くようになったが、足が立つようになったのは九月か一〇月頃であった。まだ足の立たない頃の或る日、叔母が御嶽の行者をつれて来て祈禱をさせたところ、貞通は怒って水枕を嚙み切って水だらけにした。独りで這って歩いて玄関から石の上に落ちて、上がれないでいたことが数回あった。また義妹の話によると、或る日茶の間の縁の下の踏石のところに頭をつけて妙な顔していることがあったという。なおこの頃でも自宅をホテルと誤ったり、或は三越や白木屋へ行っているように思い違ったりすることがあった。叔母が見舞に来たとき、妻が「叔母さんがいらしたですよ」と言うと、「叔母さんには電車の中で会ったよ。」というような作話をしていた。義弟が見舞に行くと、貞通は同人であることは解ったが、「山奥で仙人に逢った」というような突飛なことを話したという（作話症）。記銘力障碍は長い間顕著であって、瞬時にして自分の話したことを忘れてしまい、言われて気付くことがよくあった。しかし意識がはっきりしてから一ヵ月間位は、夜になると幻覚があって三人組が屋根の端を壊しているのが見えると言って恐怖したり、指に棘がささっている（事実何もささっていないのに）と言って血の出る程ほじくっていたということである（譫妄状態）。回復期に入っても怒りやすく抑制力がなかった（過敏情動性衰弱状態）。殊に音響に対して過敏で、近所で子供の声が少しきこえても気にし、これを達也の声と誤認し達也を呼びつけてあやまらせた。北海道へ静養に行っているときも、母の話では、忘れっぽいところと怒り易く辛抱の足らないところが目立ったということである。松野や妻の談では、眼は長い間不自由で、二年間位色の弁別が充分出来なかったと言われ、全くもとのように制作が出来るようになるには、結局三年位かかったという。

以上の事実から、この精神障碍は狂犬病予防注射に起因する脳の毀損に基づく外因性反応型であって、コルサコフ症状群を主徴候とするものであると判断される。

狂犬病予防注射後にかような重篤な脳症状が表われることは、輓近にいたって初めて注意されるようになったことで、従って当時専門医といえども正しい診断をなし得なかったのは止むを得ないことと思われる。尚この重い脳障碍が、その後引き続いて現在に至る被告人の精神状態に如何なる影響を与えているかということは非常に重要な点であるから、このことは後段において詳述する筈であるが、被告人の生活歴を展望して気付くのは、この頃を期として、被告人の行動に変化が起ったのではないかと推測される節のあることである。次に述べる大言癖や虚言はその例である。

B　脳疾患以後の大言癖

多数の親戚および知人について慎重に問いただしたところによると、被告人がコルサコフ症に罹った頃からその性格にも変化を来したと判断すべき資料が多い。たとえば従前からあった誇張的の言動は、罹病後一層際立って顕著となって来た。関晴風の語るところによると、平沢の第一回出火後に移転した中丸の借家へ、日本水彩画会を代表して望月省三と二人で始めて病気見舞に行ったことがあるが、殊更病中を避け、罹病の翌年病気が治ってから行った積りであるのに、平沢は「この病気に罹ったものは日本に三名しかない。石川寅治さん（洋画壇の重鎮）と誰某だけである。自分は今後頭がよくなって立派な画が描ける」とうそぶいたので、二人は驚いて、「まだ狂っているなあ」という印象を受け急いで辞去したという。

望月省三の談も大体同じようである。「この病気は天才病だ」と言い、また自分の頭に触って「どうだ頭の格好がよくなったろう。病後の画はすばらしい」と言って、近くにあった病後の第一回作品らしい墨絵を見せたが感心出来ないものであった。その時の目付きは気味の悪いものがあったという。

その後知人に病気全快の挨拶状を出したが、その中には天下の奇病に罹ったという自分の病気を誇る意味の文句が書かれていた。また或るときは、真野紀太郎（明治以来の水彩画の重鎮で健在）を一度見て、「あなたは直き死ぬ」と失礼な言を発し、君呼ばわりをしかねない不遜な態度であった（関晴風談）。

本件記録によると、弟は司法警察官の聴取に対し「兄はコルサコフ病を患うまではそうでもありませんでしたが、病気をしてから何でも誇大に話すようになりまして、今度絵が一〇万円に売れたとか、五万円にはなる筈と申しますから、また大法螺が始まったと思って別に相手にもなりませんでした。」と述べている。また彼は公判廷においても同様に、兄は病後は誇大妄想狂というように見えたところがあるといっている。妻の談では、病後数年間は特に不遜であり、家では恩師石井柏亭氏を柏亭君などと言っていたので、貞通の外出するたびに何か失敗がありはしないかと気に掛り、一時は神経衰弱になったという。

叔母も貞通の法螺がまた始まったというようなことがあったと述べ、妹は兄の自慢について、「兄さんのことは割引しなければならぬ。」と言い、弟の妻も、夫から「兄は嘘が多いから話を半分にきけ」と言われていた。

鎌○り○の話では、本人の一六歳の時始めて平沢について画を習う頃には、平沢が大言したような記憶はないが、昭和になって再び平沢に接するようになると、既に戦前から、普通の画家としては大きいことを言いすぎると思うようになった。自分の絵はがきが一番よく売れたとか、強盗の説法の話などを得意になって語り、また簡単な嘘をいろいろ言う。例えば五〇円のチップを二〇〇円やったとか、五〇〇円の色紙が一、〇〇〇円に売れたとか、ただで貰った硯を一、〇〇〇円で手に入れたなどと言う。嘘をいっても本人は平気でそのつもりになっている。戦争が始まってから大言が一層激しくなり、誇大妄想になったのかと思った。たとえば軍の嘱託になって飛行機の迷彩を施し、大変に偉い待遇を受けていると威張っていたことがある。また或るときなどは、農場を開いて牛を一〇頭飼って、ビート糖を栽培してやると語り、あたかもそれが実現したかの如く反身になって話したということである。昭和になってから貞通と親交のある元小学校長朝枝文祐も、平沢は時々冗談のような法螺を吹くと言い、その息朝枝保雄の話では、昭和二二年春平沢は東京でラジオのセットを大量に作って販売するので、何十万円何百万円儲かると言ったという。また昭和以来平沢一家と親しく交際していた渡辺貞代も、平沢は屢々見え透いた法螺を吹く癖があるという。例えば妻マ○に向い、殊更に自分にきかせるように画がいくらに売れたと、出まかせと思われることを話したという。

実業家野坂喜代志は、昭和になってから平沢と知り合ったのであるが、平沢は自分は平素少食主義で飯一椀と定めていると称し、同家で饗応されたときも常に一椀しか食べない。そして自分はこれでいて警視庁へ週に三回剣道を教えに行って、幾人もの人を相手にやって来るのだから皆が不思議がっています。カロリー学説も崩れそうですよと語っていたが、戦争中に野坂家に寄寓すると、同家中最も大食の青年組に劣らぬ健啖振りであった。しかし先きの言と矛盾しても一向平気でいた。万事このように厚かましいところがあるので、同家ではポーカー・フェイスの名をつけられていたという。

C　虚言癖

知人や家人は、平沢にはすぐばれる嘘、見え透いた嘘が多いといっている。辻強盗の件（後出）が有名になった後のこと、友人関が道で平沢に会ったとき、「君の武勇談を講談倶楽部で読んだよ」と言うと、平沢は、いやとんだ事になって警視庁へ柔道を教えに行かなきゃならなくなって困ったと語った。

野坂喜代志は、平沢が寄寓中、家族は彼を嫌い断るよう勧めたけれども、可哀想と思い皆を制していたのであるが、或る日あまりに白々しい嘘をついたので、これはいけないと思うようになったと言っている。すなわち野坂の次女の婚嫁先の木本正がマニラで行方不明になっていた時、生存者の発表があったので、野坂が丸の内保険協会へその発表を見に行ったが、よく発見出来なくて帰って来た。丁度そのとき平沢がこれをきき、毎日新聞社の塚田に調べさせましょう。直ぐわかるからと言って出掛けた。それから帰って来た平沢は、野坂に向い、お目出度うございました。結構ですね。名簿に載っておりましたよと尤もらしくいった。しかし間もなく毎日新聞社から平沢宛の封書が来たのであるが、何時も書簡は直ぐしまい込む癖の平沢が開封した儘自分の居間のマントル・ピースの上に投り放しにしていたのを妻が開けて見たところ、その中には「先日お尋ねの人はお気の毒ですが名簿にありません。」と書いてあったので、平沢が帰ったとき手紙を読んだことを話し、あの内容は木本のことではないかと尋ねたのに対し、平気な顔で、木本さんの事ではないですよ。私の伜のことですよ。木本さんは大丈夫階級までちゃんと書いてあったからと言っていた。その後二ヵ月程して千葉の稲毛の復員局で調べさせたところ、やはり木本は赤字で戦死と書かれていたことが分った（記録ならびに直接聴取）。

また妻マ〇の談によると、平沢は長男が二度目の出征のとき家で見送ることが出来なかったので、日暮里駅まで行って見送って来ると言って出かけ、帰って来て妻にまことしやかに見送りして来た様子を話したが、長男に後からきくと、全然会っていないことが判って、マ〇は平沢の親としての情愛のないことを悲しんだと語っている。また次女や三女などの話では、帰宅が遅れるとどこそこで電車の衝突があったとか脱線があったなど出鱈目のことを言う。それだから家族のものはそらまた始まったと言って、相手にしなかったということである。

D　血液循環療法と宣伝

非医師的療法は病的虚言者の腕を揮うに最も適わしい領域の一つとされているが、被告人は偶然にも大正一四年脳の疾患に罹り、松野の血液循環療法（指圧療法）を受けた後は、一時彩管を抛って自らこの療法に熱中した。家人や親戚のものもこれを憂慮したことがある。平沢はこの病気を自分で世界の奇病と称し、或る時は日本で三人目、または九人目と称した（鑑定人註、事実は稀ならず見られるものである）。そしてあらゆる医師に見離された難病が松野の指圧によって見事治ったと言い、また自らもそれをかたく信じている。病後は指圧に凝り自分もこれを習い、更に人に施すようになった。時には小山善太郎、松野恵蔵と共に講習会を開いたことさえある。

平沢は人の心を捉えることが巧みで、誇大的な宣伝によって暫くにして多数の信者を獲得した。平沢は教えられたところに自己の独断を加え、人の頭部に触れてその人の性格や病気の潜んでいる場所を発見出来ると吹聴し、また自らもこれを信じている。

殊に北海道においては、単独で血液循環療法の講演を行ない、講習会を開いて実習指導をして、大いに人気を博した。

東京においても平沢の治療を受けた人の中に、有名な実業家、政治家、画家などが少くない。平沢は近親のものにまで自分の治療によって盲人が見えるようになったとか、足の立てない人がただ一回の治療で帰りには立てるようになって喜んだとか、真実らしく語る。妹なども、貞通が自らそれを信じ切っているように思われると述べている。

以上の事実から見ると、被告人は現在の医学的常識をはるかに超えた観念を持ち、またこれを誇張して宣伝していることは疑う余地がない。そしてかかる観念または行為が、被告人を貫いている性格と軌を一にするものであることも理解に難くない。

E　放火の嫌疑と伯父への転嫁

大正一五年初夏の第二回出火事件は、第一回出火後近くの借家に移ってから半年にもならない頃の事であった。丁度病後の静養のため一家が北海道へ出立する前夜であり、荷造りした荷物全部が縁側に出してあった。この火事は発見されて小火ですんだが、貞通は放火の嫌疑で警察の取調べを受けた。このとき貞通は、伯父が田中という裏に住んでいた男を使嗾して放火させたと言っていた。親戚の人々の話によると、伯父の人物から考えてそのようなことは到底あり得ないことであって、伯父は痛く憤慨したといわれる。妻さえも伯父が放火させるなどということは、常識を以てしても考え得られないと言っている。ところで貞通は検事の取調べに対して、重大事件の一部を告白した後も暫くこれを固執していたが、終に自分が放火したことを告白し、保険金の取れぬことは承知していたが、ごたごたを起して何とかして北海道行きを止めたいという気持からやったことで、今から考えると未だ頭が充分でなかったので、ふらふらと押入の中に子供のエプロンを持っていって、其処へ荷造りの木の端などをおき、石油をかけローソクに火を点け燃え移らせたと述べている。丁度その直後、田中が（精神病者で、始終口癖のようにすまないと言っていたということである）縊死したので、彼が放火したことにして言い逃れの道具に使ったと言っているが、のち再びこれを飜し、やはり伯父が田中を使って放火させたのだと強く主張して今日に至っている。検事の取調中一時を除き、大正一五年から今日までこの誤った観念を固執し、妻の話でも当人は本当にそれを信じているように見えるということである。最初このようなことを言い出したのは、未だ病気の全快していない時のことである。若し失火とすれば、平沢の観念は最初から妄想的なものであるけれども、彼の告白したように放火とすれば、最初意識的であった虚言がのち自己暗示的な自己欺瞞によって妄想に近い形で現在まで存続しているものと思われる。そして検事の取調中一時特殊な心境の下に、この妄想様構成は打破されたけれども、公判が開始されて心境の変化を生じ、自己暗示によって以前の妄想的空想が再生して来たと解することが出来る。空想性虚言においては、条件の変化によって自己欺瞞も変動することは稀でない。

放火の嫌疑の問題であるが、若しこの時の出火を貞通の放火によるものとした場合にも、それは尋常心理学的に充分了解出来ないものがある。保険金はかかっていたが、この家は借家であって荷物が全部縁側に出してあるから、これを出せば保険金を取れないことになる。また一家を挙げて北海道へ出発する前晩を特に選んだということも、保険金目的の放火としては了解し難い。貞通が当時北海道行きを嫌がっていたことは事実であるから、彼の放火とすれば保険金をとるためではなく、むしろ本人の告白したような動機が真ではないかと考えられる。とにかく伯父が我家に放火させたという考えは、最も妄想的色彩の濃厚な観念と見做される。

F　辻強盗改心の話

大正一五年四月四日の朝日新聞によれば、同年三月三一日午後二時頃、警視庁刑事部は一通の投書を受理した。差出人は「その時の男より」と書かれ、生々しい血判が押され、拙い文字で次のようなことが書かれていた。それは大正一三年三月二八日夜のことで、その男が池袋と板橋の間の原で短刀を以て一人の紳士を脅迫したところ、反対にその紳士は彼をその場で投げつけ涙を流して説諭して、その上財布の底を叩いて五円四八銭の金をばら撒いて立ち去った。彼は金を拾い上げた後直ちに後をつけて、彼の住所ならびに平沢大暲という標札をつきとめて帰った。恩義に感激した強盗はその後改心し、翌年の同月同日には平沢の門前に来て拝んで帰った。今年の同日は漸く貯えた五円の金を持って返しに来たが、引越した後で家がどうしても見つからないから、警視庁で探して返して呉れという意味のことであった。そこでこの手紙は係官を感動させ、新聞も近頃の人情美談として取上げたのであった。

更に翌昭和二年一二月二二日の同紙は、例の強盗が平沢宅に三円五〇銭入の貯金箱と置手紙をして去ったことを報じている。手紙の内容は平沢の病気の見舞と先の恩は忘れないとか、相変らず真面目に働いて老母に孝養をつくしているなどのことが書かれてあった。

次に昭和五年一月九日報知新聞夕刊は「義理固い剽盗」なる見出しの下に、例の強盗が五年前の恩を忘れず平沢宅にお年玉を届けたことを報じている。それによると九日朝西巣鴨町池袋一〇六八の同人宅の鶏舎の上に、羊かん一箱とクリスマス用靴下入の菓子二袋と一通の置手紙があり、その手紙には新年の挨拶と前同様のことが書かれていた。同紙は手紙をその儘に掲載し、これに対する平沢の感想を併記している。

続いて昭和六年三月三一日万朝報は、「ケイシ庁さまへおねがいの一札、六年前強盗を働いた男から懺悔の被害者さがし」という見出しの下に、例の強盗の記事を載せている。今回も五円札一枚に二通の手紙をつけて、三月二八日附で丸山警視総監宛に送って来たのである。差出人は三月二八日改心した男と書かれ、やはり血判が押してある。内容はそのまま掲載されているが大体前同様の趣旨であって、住所がわからないから渡してくれという意味と、平沢に対しては風邪をひいて歳暮が遅れたが子供に菓子を上げてくれとか、真面目に働いているとか、妻を迎えたとか、あと四年で大ぴらに会えるとか書いてある。

それのみならず、前記同様の記事は長野県伊那日報その他地方の新聞にも転載され、更に講談倶楽部の記事となり、次いで横山美智子の小説とまでなった。被告人はこれらの記事を丹念に切抜いてスクラップブックに貼付して保存し、これを人に見せびらかし、そればかりでなく旅行にも携帯して初対面の人にまで誇示していたといわれる。

以上の物語のうち、強盗に遭ったということは妻の話でもこれに近い事実があったらしく、その後自宅にあって泥棒を極度に恐れ、いろいろ戸締りに苦心した。それだから武勇談などは勿論あり得ない。強盗改心と恩返しの物語は、凡て平沢自身の作りごとであると思われ、今では妻や妹も同じように見、貞通の話を信じていない。被告人自身は検事の取調べ中最初は事実であると主張し、帝銀事件の一部を自白した後も固執していたが、のち終に強盗から礼が来たということは嘘で、子供を喜ばせてやろうと思って一種の芝居をやったのだと告白し、また自分の虚名を博しようという浅はかな心を起したためと言った。しかし後再びこれを飜し、鑑定人に対して前の話が事実であると主張した。

この物語の真偽は、鑑定人の判断すべき範囲ではない。しかし仮りに真実としても、その新聞切抜きなどを自己宣伝の用に供していた所に、被告人の性格特長を瞥見出来るように思われる。なお家人の話では、貞通がこの辻強盗の話をするときの様子は、本人自身それを信じているかの如く真に迫っているということである。それだからこそ多数の人に感動を与えたのであって、このような現象は、空想力の強い人が自己を実力以上に見せかけようとする強い欲動に駆られた場合にしばしば見られるものである。

G　湯沢温泉への逃避行

病後初めて彼の生活の中へ入って来た女性は鎌○り○である。鎌○の述べるところによると、彼女は既に一六歳の時小樽において貞通より画を習ったことがあって知り合っていたが、昭和四、五年頃貞通が指圧の講習に渡道したとき夫と二人で指圧を習い、貞通も二人の家へ遊びに来ることがあった。昭和一三年り○は夫に死別した。翌年になって貞通が彼女の家へ悔みに訪れ、その後松野に依頼して指圧の免許状を貰うよう斡旋してやった。一二月免許状を得、彼女は三人の娘と東京に住むことになった。その頃から貞通が訪れて彼女に彼の家庭の事情を話し、淋しいから自殺したいとか、あなたのために更生させて欲しいなどと訴えた。また或る時は妻に愛人があると言った。或るときは妻が貞通にあなたのようなレベルの低い人間は早く死んだ方がよいと言うので、自分のようなものは死んだ方がましだと言って、同情を求めるようなことも言った。また家に帰っても一家のものが父らしくしない、働きがないといって皆が寄ってたかっていじめるからと言って泣いたことがある。二人の関係が出来たのは昭和十五、六年頃からで、一八年秋まで続き、性的な関係も、り○の話ではそれ以後はないという。妻の話では一時は鎌○と結婚する積りでいたが、友人の占をする人から「夫婦の御縁でない。」と言われて断念したという。一方また鎌○の方で夫の恩給がなくなることを考慮に入れていたようである。鎌○との関係が始めて妻に知られたのは、昭和一五年指圧の講習会へ弟の風間龍が平沢を探しに行って偶然二人を発見したときであった。そして荻窪にいる妻の親友のアパートに鎌○をおいていることが発覚したので、かくて湯沢温泉への逃避行となったのであるという。その頃口癖のように「死ぬ死ぬ」と言っていたが、妻マ○は彼が絶対に死ぬ意志のないことを看破していた。丁度戦場ケ原へ画を描きに行くことになっていた前日になって、貞通は鎌○と二人で姿を消したのである。鎌○の話では、平沢から北海道へ言伝をしたいことがあるから駅で会いたいというので行くと、「死ぬ決心をしている」と言うから、北海道へ帰りましょうといって宥めたがどうしてもきゝ入れない。そこで止むを得ず自分の金で湯沢温泉へ連れて行って静養させることにした。同地で二人は一〇日間滞在したが、その間平沢は「遺書を送った。僕は死ぬ積りだ」と言い、「死にたい死にたい」と言ったが、たゞ口だけで本当に死のうとはせず、一緒に死んでくれとも言わなかった。鎌○のみたところでは真剣味がなかったということである。平素から平沢は女性に甘えたいような愛情の求め方をする男であると言っている。昼間駅の方を見ていて、「急にうちの娘がつけて来た」と言ったりした。「娘さんがこんなところへつけて来る筈がない、あなたがうちのことを考えているんでしょう」と言うと、「そんなら松野さんへ手紙を出す」と言って書きかけて又止めてしまう。しかし夜はよく眠ったということである。子供を扱うように手古摺ってしゃにむに小樽へ連れて行ったのであるという。

以上の行動は誰が見ても作意のあるわざとらしい、少くとも半詐病的な現象と言わなければならない。朝枝保雄の語るところによれば、平沢は一時行方不明になっていたが、鎌○と二人でひょっこりやって来た。そして温泉で心中するつもりでおったが、星を見て思い止まったと言っていたが、その様子は元気に見えたと言っている。鎌○によると平沢は泣いて悲しんでいるかと思うと、次の瞬間にはけろりと変ってしまうことがよくあるという。

H　いわゆる船底塗料の発明

戦時中被告人は親戚知人のところへ行って、蠣の付かない船底塗料を発明したことを自慢して歩いたことがある。

また朝枝文祐に向って、「今度私も金持になります。」、「船底塗料を発明したから金が儲かって費い途がありませんよ」等と言った。またその息朝枝保雄には、仙台の研究所から船底塗料を売り出すようになると何十万、何百万儲かるという様な大きなことを語った。

友人望月省三の家を訪ねたときは、同人の姉と妻の前で、自分は船底塗料を発明したので、海軍へ権利を一五〇万円で売ろうか、或は会社を造って社長になり一五万円の給料を貰おうか、どちらにしようかと考えているところだと、威張って法螺を吹いたという事である。

被告人は現在も船底塗料の発明については大体同様のことを言っている。

発明の物語は、相手によって内容の修飾は違うけれども、本人は発明を自分で信じているかの如く人に話し、そのときはその心境におり、自己暗示によって自ら少くとも半ばこれを信じているかの如くである。それは妄想の様に見えるが実はそれ程強固なものではなく、妄想様の空想といわれる程度のものである。本人はこれを本当に研究或は試験した形跡なく、全く脳裡に描いた空想観念に過ぎず、これを人に語って自己満足に浸っているにすぎない。したがってこれは利益を目的とせず、純然たる空想性虚言であると言うことが出来る。

I　迷信

被告人は大正一四年の病気前から、知人の影響で多少家相のことなどをいうようになったが、迷信が著しくなったのは病後である。大病をやったということなどの精神的影響もあるかも知れない。昭和七年頃練馬の警視庁住宅にいるとき、宮崎から「泉水があるのがよくない。夫婦別れする。この家に以前入っていた人も夫婦別れした。」と言われて気にするようになり、転居する決心をした。しかし朝枝保雄の話によれば、平沢は転居するにも線を引いて方角を気にしたということである。このときも一度豊島区要町（？）の或る家に四、五日間（四、五日いると住んだことになるという）入って、それから巣鴨の家に引越した。平沢は極度に迷信に凝り、妻マ○はこれに反して全く迷信を信じないので、この頃から夫婦間にはそろそろ思想的に隔りが大きくなって行った。平沢は自分の言うようにしないから幸福が来ないのだと言って、別居さえもしかねない様子であった。鎌○との結婚話も、占をする友人から夫婦の御縁でないと言われて思い止まったということは上述した通りである。

戦争が始まってからは家相の熱は冷めかけて来て、今度は手相に凝るようになり、毎月一回北沢の先生のところへ行き手相を観て貰っていた。小豆八〇粒を播くと魔除けになるということを手相の先生からきかされてこれを信じ、始終小豆を小さい袋に包んで携帯していた。また長男の結婚は最初平沢夫婦は賛成しなかったが、平沢は針と南天と小豆を紙に包んで先方の軒に上げてくれれば縁が切れると主張するので、止むを得ず、妻マ〇が或る夜秘かにこれを実行したが、勿論それは全く期待に反する結果となった。

また戦争中朝枝の紹介で知り合った小樽の井上晩司の影響で、印相暮相を気にするようになった。そして自己の印を新しく井上に作って貰った。それればかりでなく札幌の知人斎藤弘一の印を見て、これは病気になる相があるから変えるよう勧め、認印と実印の二つを作って貰ってやったこともある。また平沢は九星使を常に持っていて吉凶を判断していたという事実がある。

J　帝室技芸員と称して画展を開いたこと

画家望月省三の談によれば、昭和六年（？）望月は日本水彩画会より選ばれて同年度の旅行資を受け、北海道然別湖の写生に赴くことになった。望月が同地を選んだのは、平沢が同湖の原始林のよいことを推賞したためであった。平沢はこれに先立って帯広市に到着、帝室技芸員と自称し（これを信ぜしめるために鉄道二等パスを持っていたという事である）、また自分は藤島武二、横山大観および竹内栖鳳（？）と共に現代画壇の四天王であると誇大的宣伝を行い、十勝毎日新聞社の後援で画展を開くことになったが、あまり大風呂敷を拡げすぎたため、反対新聞の一つは『大山師平沢大暲』の見出しの下に平沢を攻撃し、田舎でも盲人ばかりはいない等書き立てたので信用を落していた。十勝毎日新聞社でも社長林以外の社員は全部画展開催に反対したが、社長の肝入りで漸く開いたのであるが、既に信用を失っていたのと、画があまりに高価（八〇円の画に数百円という不相応な値をつけた）であったため、全く失敗に終った。

望月の帯広に到着した時は、既に平沢の人気が地に墜ちていた時であって、平沢は帯広の大旅館から小さな旅館に引移っていた。望月を出迎えた平沢は、自分が帯広の芸者を呼べばいくらでも来るから君に一人お世話するなど大きなことを言っていたが、既に平沢は芸者から鼻つまみとなっていたのである。望月が然別ホテルに着くと、貧弱な部屋に通され火鉢も持って来ない冷遇ぶりであったが、後からきくと、平沢が望月を弟子位に前ぶれしておいたためであったことが分った。旅館では平沢は自分を大きく見せるために、例えば女中の前で、自分は三〇〇円の絵を二枚売った金を何処かへちょっと忘れて来たという様な出鱈目のことを喋ったので、余程金廻りのよい大家と思って優遇したが、最後にはチップも全く払わずに帰ったということである。当時平沢は金に窮していたらしく、自動車賃を払わせたり、色紙を買うとか時計の修繕させると言って、望月から金を借りた（しかし後で追求されて借金は返した）。それから暫くして関晴風が同地に赴いたとき、平沢に関し同様のことを聞かされたということである。

K　テンペラ画の宣伝

被告人がテンペラ画を専心研究するようになった動機を平沢自身の「テンペラ画とは!!!」と題する説明書の一部から引用すると、「小生は草津温泉で湯元を写生いたし宿屋の床に立てかけて寝ましたが、温泉地の硫化水素を含む空気のためその絵は一夜にして真黒になってしまいました。そこで話の種にもと存じ帰京してからはその絵を画室にはりつけておきましたが、丁度大震災に襲われましたので約一ヵ月画室に入らずに露天の生活をいたしましたのですが、やがて地震も静かになりましたのでまた家庭生活を始めるについて画室に入って驚きました。アノ真黒になってしまった絵が描いた時の調子に更生しつゝあるではありませんか。私は驚喜しまして尚そのまゝにしておきましたところ、丁度四〇日で描いた時と同じに更生したのです。私は実に喜び感謝し合掌久しいものがありました。なお試験のため油絵と水彩を草津でテンペラの時と同様に真黒にして画室にはって更生を待ちましたが、四〇日はおろか一〇〇日が一年経っても依然として真黒のまゝでした。更生したのは唯一つテンペラのみでありました。私はこの材料こそ酸化を恐れず硫化を更生し得る実に貴重なる材料で、我生命を托し得るものと思い、研究を続けて来ましたのです」と。これと同様の記事は新聞紙上にも掲載されている。

なお平沢は二〇年位前に、岡田三郎助と白滝幾之助に相談してテンペラ画会を作って、自分が現在会長であると言っている。そしてイタリア人の著書から学んで昔ながらの技法を営むと共に、自分でも実験、研究してその両技法を併用の結果、日本テンペラ画法を作ったという。

ところが白滝画伯の語るところによると、嘗て西洋へ行って昔の名画を見たとき、油絵は黒ずんでいるが、それより古いテンペラ画が明るい色で保存されていることに感銘して、爾来テンペラの技法を研究しているが、今だに成功しない。外国でもその技法を知っている人はないらしい。しかし氏は今なおその研究を棄てていない。氏の作「シクラメン」（同氏所有）はその研究の一つの作品であるが、平沢はこれを売ってくれと同氏に乞うたことがあったという。真のテンペラ画は日本に殆んどなく、平沢の絵はテンペラ絵具（水彩画とよく似てチューブに入っている）で描いた画であるが、出来上ったものは真のテンペラ画ではないということである。

平沢は新聞紙上殊に北海道の新聞においてはテンペラ画の第一人者、日本テンペラ画の創始者として屢々喧伝され、或は北海道、九州などで講演を行ない、或はＪＯＩＫ（札幌）より放送している。それのみならず十勝毎日新聞などは、ローマ法王から招かれて近く渡欧するとか、名声は今や海外にまで轟きわたっていると書いている。

しかし平沢の真の技法は名声に伴わず、大正一四年の病気後は進歩が見られないというのが総ての画家の一致する意見である。茲にやはり平沢の誇張性性格がよく現われていると見なければならない。

八　考察と説明

平沢の精神状態を考察するに当って最も問題になると思われるのは、大正一四年狂犬病の予防注射の結果生じた脳の毀損によるコルサコフ症状群を主徴候とする精神障碍である。ところでコルサコフ症状群というのは、記銘力障碍（新しいことをすぐ忘れてしまう）、見当識障碍（現在の時や場所を弁えない）、作話症（記憶の欠けている所を作り話で埋め合わせる）、逆行性健忘症（障碍の起る以前の或る期間の事柄を思い出せない）からなるものであって、脳に様々な外因が加わった際に屢々見られるものである。そして狂犬病の予防注射の結果脊髄や脳が侵されることがさほど稀でないことは古くから知られていたが、その重い場合にコルサコフ症状群を惹起することがあることは極めて最近に至って注意されるにいたった事実であり、鑑定人等は最近一年以内に約一〇例のこのような例を経験した。そこで被告人の場合、大正一四年の精神障碍は狂犬病の予防注射に引きつゞいて生じたものであるから、同種類のコルサコフ症状群であることは疑のないところである。

狂犬病の予防注射によって起った脳脊髄障碍、就中コルサコフ症状群は、過去の経験によると、軽い場合は比較的短期間で完全に治癒するが、重い場合は死亡することさえあり、死を免れても後に障碍を永く残すことが稀でない。ところで、被告人の大正一四年の精神障碍は、家人等の陳述するところの症状と経過から見て、かなり重篤なものであったと見なければならないから、そこで最も重要な問題は、被告人のコルサコフ症状群が治癒した後に、その精神機能の上に何か重大な影響が残りはしなかったかという点である。

被告人のコルサコフ症状が外見的に完全に治癒したのは二〜三年後であったという。それ以後の被告人には、最も特徴的なコルサコフ症状である記銘力の障碍も認められないし、また現在鑑定人等が検診したところでもその徴候はない。して見ると、もしこの脳疾患の後遺症状があるとすれば、他の精神機能、殊に人格の面に求められなければならない。そしてこの点を闡明するには、被告人の人格を病前と病後とで比較し、両者間にはっきりした差違があるかどうかを考察することである。そこで我々の得た資料についてこの考察を試みて見たい。

A　病前の人格

貞通は遺伝学的に循環性遺伝圏に属し、その人格の基底には循環性気質の特徴が見受けられる。すなわち本来楽天的で屈託のないところがある。中学時代から弁論部に入って演説をやり、話は流暢で諧謔を混え、また人を逸らさない。成田幸治が平沢は人の気持を見抜くに妙を得ていると言ったのは適切な観察と思われる。中学の同窓渡辺吉助は、中学時代平沢は学科をさぼって画を描いていたが、教師には要領よく立廻ったので受けは悪くなかったと言っている。また試験のときは友人安達与五郎の答案を見せて貰ってパスしたと自らも述べるように、要領のいゝ面がある。親戚の平沢貞男や中学時代からの画の同好平沢猛も、貞通を交際上手な人であるというし、中学の同窓で親友の内山浜吉は、平沢の事を敵のない親切な男と評している。画壇の先輩白滝幾之助や辻永は、共に平沢のことを画家には珍らしい世馴れた感じのする人と言っている。中学の先輩で友人である荒滝実医師は、平沢は柔和な性質で意地張りや激しいところはないと述べ、中学の同窓安達も平沢には激し易いところはないと言っているし、友人平沢猛も貞通を人ざわりのよい人と評している。

被告人平沢の性格特徴の最も重要な一つは、「実際にあるより以上に自己を見せようとする」欲求である。親戚の平沢要や杉山誠治は二人共、貞通は虚栄心の強い男だから自分と性格が合わないと語っているのがそれである。また友人安達は、平沢は見栄を張り気取家で贅沢な身装をし、にやけた男だと言い、友人内山も平沢は派手な人だと言う。だから平沢が実際の実力以上に見栄を張り、名声や外聞を気にして体裁を作る性質であることは一般の認めるところである。この中味のない外面を飾る性質は精神医学的に顕揚性（誇張性）と称するもので、いわゆるヒステリー性性格の中核をなすものである。

既往歴に述べたように、大正九年の終り（三〇歳頃）中丸に石井鶴三（当時既に一家をなしていた）と並んでアトリエを作ったが、この頃から急にいわゆる一家をなした服装に変った。そして珍らしくも同僚を招いて御馳走をしアトリエを見せて自慢したので、身分不相応なことをやると一同驚いたことがあった。石井鶴三氏の談によれば、大正一四年の病気前から平沢は宣伝が上手で、近所の人々から実際よりも過大に評価されていた。当時自分の画（相当大きい作であったらしい）が一万円で売れたと吹聴していた。宣伝が巧妙であったから近所の人々をすっかり信じさせていた。当時池袋駅から自宅までの近い距離を相当高価な金を払って人力車に乗っていたが、実際の生活はかなり困っていたと言われる。しかし未だこの頃は病後のような見え透いた虚言は言わなかったようである。

その他、平沢にはやゝ潔癖と見られるところがあり、食事前には家族に必ず手を洗わせたり、蠅を非常に気にしたりした。また糊をつけるには直接指を用いない。このような潔癖は母方祖母の遺伝だと言われている。

以上述べたところを要約すると、病前の平沢の人格に最も特有なものは循環性気質と顕揚性（誇張性）性格である。しかし顕揚性性格もこの当時の程度では必ずしも異常と言うことは出来ない。世の中にはこの程度の見栄をはったり、気取ったり、法螺を吹いたり、宣伝したりする人は相当に多い。況んや病前の被告人には明瞭に異常と言われるような言動はなかったのである。中学時代のカンニングや、奉公して「父危篤」の偽電報を打たせて帰ったことなども、社会から笑って看過される程度のことである。それだから病前の平沢の人格は正常の範疇内のもので、特に社会を悩ます程著しい性格偏倚は発見されないと言えると思う。このことはまた日本水彩画会において、病前には常務の如き責任ある地位に就いていたことからも推測することが出来る。

B　病後の人格

しからば狂犬病予防注射によるコルサコフ症罹患後の性格は如何であろうか。回復期において一年以上にもわたって記銘障碍や過敏情動性薄弱状態の見られたことは、上述の通りであるが、近親知己に問いたゞしたところによると、およそこの時期頃を境にして、被告人の性格には病前と比較して著しい差異が認められるようになり、しかもそれが今日に及んでいると見做すべき理由がある。

脳疾患以後の性格として先ず最も顕著な現象は著しい虚言癖であって、しかもその虚言は空想性虚言症（病的虚言）の範疇に入るべきものである。空想性虚言症とは一つの症状群であって、躁病、進行麻痺、癲癇、精神薄弱などの精神障碍に際しても見られることがあるが、ことに顕揚性（誇張性）精神病質と発揚性精神病質なる二つの異常人格において、最も屢々且つ顕著に見られることがある。

そもそも虚言は社会に広く見られる現象であるが、尋常の虚言は利益を目的として意識的且つ故意に発せられる。すなわち多くの場合虚言は目的を達する手段に過ぎない。しかるに虚言の中にはこのような確固たる目的を有せず、嘘そのものが目的であって、利益は精々二次的意義しか持たないものがある。すなわち自分が一役演じようとか、見栄を張ろうとか、人を驚かせようとして嘘をつくのがそれである。また最初は多少意識して虚言を言うが、この虚言がやがて自己暗示によって主観的な真実となり現実となるような場合もある。すなわち、この場合には他人ばかりでなく自己をも欺瞞することになる。而して犯罪者の中には、自己欺瞞の能力を能動的に利用して詐欺を働く者が少くない。虚言の種類としては、更に進んで最初から殆んど虚言を自覚しない様な場合も稀にはある。この場合には欺瞞という意識は全くなく、従って不道徳性とか違法性の意識は全く欠けているのである。もっとも極端な場合は、純然たる病的空想者、夢想者であり、能動性を全く欠き、たゞ自己の願望の世界にのみ生きるもので、かゝる場合空想の世界が彼等にとって唯一の現実である。

病的空想者（自己のみを欺く）
↓
空想性虚言症（他人並に自己を欺く）
↑
純然たる虚言者、欺瞞者（他人のみを欺く）

それ故に空想虚言症と言っても、一方純然たる虚言者から、他方完全な空想者に至るまでの非常に広い幅を持った概念であって、責任能力から言っても、その完全者から自己の言動の許されないことを洞察出来ないものに至るまで、種々な段階があり、また一方、精神医学的に言えば正常に近い性格異常者から、重い精神障碍にいたるまでの種々なるものを包含する。

一般に空想性虚言症を特徴づけるものは活溌な空想であるが、その原動力となるものは顕揚欲、すなわち実際にあるより以上に自己を見せようとする欲求であって、この性向は被告人の性格特徴の一つとして述べたものである。しかし、上にも説明したように、その種類は一様ではないから、彼等が純然たる故意の詐欺を働く一事実を捉えて、その病的虚言者であることを否定しようとすることは必ずしも当っていない。空想性虚言症はむしろ真実と作り事との混合であり、また虚言と妄想的空想との混合であることが少くないのである。なお虚言が曝露されたとき、平然としているところも空想性虚言症の一つの特徴である。

さて大正一四年のコルサコフ病前後から以後の被告人平沢の虚言を見ると、直ぐばれる嘘、見え透いた嘘の多いことに気がつく。辻強盗を説法し、これが数回にわたって新聞投書となって現われたことが被告人の狂言であったか否かの断定は、鑑定人のなすべき範囲以外であるが、かゝるものを除いても、平沢の虚言は数限りなく多く、しかも無邪気な誰も信じない様な法螺が少くなく、また後の不利な影響を全く顧慮しない、衝動的と思われるような虚言を吐いている。非医師的治療や発明は空想性虚言者にとって魅力のある領域であるといわれるが、平沢も指圧療法において誇大な言辞を弄して、医学的知識のないものの信仰を得たり、また船底塗料の発明を多くの人に宣伝して歩いたりする。しかし、これらは高級詐欺師のよくやるような悪辣な詐欺ではなく、むしろ他人を喜ばせることや自己満足を目的とするようなものが多く、すなわちこれらの点で、本来の空想性虚言症の特徴をよく現わしているというべきである。帝室技芸員と自称して帯広に乗り込んだ時も、信用を墜した程度でやはり大きな損害を他人に与えるようなことはなかった。愛人との湯沢温泉逃避行のとき自殺を口癖のように言ったが、妻も愛人もこれを信ぜず、狂言にすぎないと見ていた。平沢が妻と貞一とが怪しいと言ったのも嫉妬妄想のようなものでなく、親族会議もその事実を否定したのであるが、結局それは、平沢が自己を合理化するためのものであった。彼の畢生の事業と称するテンペラ画についても、前項で述べた事実を考慮すると、やはりその内容も宣伝も虚偽的なものであるとしなければなるまい。

要するにこの種の虚偽は壮年期以後の被告人平沢の全生活に浸透していたと言えるように思える。平沢が得意になって口にする三即の中の「虚即実、実即虚」は、或る意味において平沢自身の性格的本質に当る言葉である。平沢の虚言の特徴は、野坂が指摘しているように、それがばれても恬としているところにある。

以上によって現在の被告人の状態が空想性虚言症と呼ばれるものに当ることは疑いの余地はない。しかし、かく言って被告人の行為が悉く同程度の空想虚言的内容であるということは出来ない。例えば今回三菱銀行において通帳を詐取してこれを偽造し、詐欺を行わんとした行為の如きは純然たる欺瞞行為であるし、また本人の認めている定期券の変造行使や二重配給なども、尋常な欺瞞行為にすぎない。すなわち各種の虚言が被告人の中に混交していると見做すべきである。

甚だ重要なことは、以上の如き被告人の異常性がいつ頃から発現したかということであるが、鑑定人の検討した限りでは、その大部分がコルサコフ病罹患以後のことに属し、病前にはほとんど発見することが出来ない。

人格の異常性は、日常生活を共にする人々には明瞭であるにも拘らず、短時間の会談においては専門家と雖も発見し得ないことが屢々である。況して微細な人格の変化というものは、よほど親しく接触している人でなければ把握出来ないことである。しからば平沢の近親者は被告人を如何に見ていたであろうか。先ず妻マ○の観察によると、平沢は病後には病前と比較してデリカシーがなくなったという。病前は読書を好んだが、病後は好まなくなり、読書しても永続きしない。その代りラジオを聴くことを非常に愛好し、旅行にまで携帯して離さなかった。また病前には家庭のことを相談すると適当に処理してくれたが、病後は聞いていて途中でラジオに気を取られるという風で頼りにならなくなって、自然自分で処理しなければならなくなったという。長男も父のやり方がまどろこしいので、つい母が積極的にならざるを得なかった。母は父を立てていたし、嬶天下ではなかったと述べている。なお妻マ○の言うところによると、平沢は鎌○との関係を改めるかのように見えることがあって、時には合掌して純粋な感情になっていると見受けられることがあるが、次の瞬間には全く変化してしまう。また病後は極端に迷信家となった。人の好悪などについても偏頗で、一度悪い人だと思うとその儘無批判に固執して変えないようになったという。このことは次女も認めており、父のことを観念固執症と呼んでいる。例えば被告人が道路の交叉点で停止信号を誤って車にはねられ、怪我したり袴を破られたりすることが時々あったが、後でも未だ自己の誤りを認めないのが常であったと言っている。病後の平沢には又、例えば煮物をしている時、他所で火が欲しいと思うと煮物をしていることを忘れて火を取ってしまう様な不注意の行動が時々見られたが、病前にはこれ程顕著なことはなかったという。長男はどこということは言えないが、父は病後変ったと思われると言っている。親戚の杉山誠治も、病後の平沢は一応治ったように思われるけれども、よく見ていると何となく変で、狐を馬に乗せたような感じがすると述べ、また平沢要の話では、貞通は元来虚栄心の強い男であったが、病後には気味が悪く危いという感じがしたので特に要心していた。しかし不義理なことは一度もしなかったと言っている。愛人鎌○は平沢を子供らしい幼稚な人と思われることがあると言っている。平沢の家族と親しい渡辺貞代は、平沢のことを低能ではないが賢くない人だと評している。

C　判断

以上によると、特記すべき遺伝負因を有しない比較的優秀な家系に生れた被告人は、生来多少循環気質と顕揚性性格を持ってはいたが、比較的堅実な画家として生活を送って来たところ、大正一四年の重症脳疾患の頃を境として著しくその性格を変え、従来からあった循環性気質と顕揚性性格は病後において一層顕著となり、強い誇大的傾向と自己感情の亢進、虚栄心、誇張癖、芝居染みた態度などを示すようになったものと判断出来、しかもこれらの性格異常は、その程度から見て、生来性顕揚性精神病質と異るところはないと考えられる。

さて以上によって、大正一四年脳疾患の頃を境として被告人の性格に変化が起ったことは推量出来たのであるが、しからば果して脳疾患自体がこの性格変化の原因であったかを検討せねばならない。何となれば、この頃は被告人が三五、六歳の壮年期で、家族も増し世間への体裁も考慮すべき時であって、従ってこの現実的必要に迫られて、虚勢を張る生活態度に出るにいたったことも考えられるからである。更に一層重要なことは、果してかゝる性格変化が狂犬病予防注射後の状態として生じ得るか否かの検討である。

鑑定人等は、諸般の事情を一切考慮して勘案した結果被告人の性格変化と脳疾患との因果関係を肯定すべきであるとの結論に達した。その理由としては第一に、当時かゝる性格変化を誘発するほどの著しい環境的推移はなく、しかも被告人の虚偽的顕揚的性格が常に必ずしも利益を目的とするものではないこと、第二に、被告人の既往歴を通じてかの脳疾患に匹敵すべき医学的障碍を他に見出し得ないこと、而して第三に、狂犬病予防注射後の精神障碍として、被告人の性格変化に近似のものが皆無にあらざること、等を挙げることが出来る。これらのうち第三の理由は最も重要であるが、同時に鑑定人等が最も慎重に考慮したところである。何となれば、かゝる現象の存在は従来の医学的文献の上にほとんどなく、換言すると鑑定人等が新しく発見した事実とも言い得る事柄であるからである。鑑定人等は近時この問題を研究し、予防接種後のコルサコフ症状群を約一〇例見出すことに成功したことは上述の通りであるが、そのうちにはコルサコフ症の治癒後更に重い人格変化と虚言症を残した例があるのである。

被告人の異常性格が後天性のものであって、生来的のものでないことを推測させる他の事実としては、生来性の病的虚言者に屢々認められる家系的負因が被告人の家系に存在しないことをも挙げることが出来よう。同質の性格特徴は好んで同一家系に累積するものであり、病的虚言についても従来の文献はこのことを示すのであるが、上述のように、被告人の家系には類似の性格特徴者が皆無である。次に生来性の病的虚言者であれば、これが社会生活の面に発揮せられるのは概ね早期であり、殊に青春期の頃までにその萌芽の見出されるのが常である。しかるに、被告人においては、その多少の生来的傾向は否定出来ないまでも、これが顕著な形式において周囲の注意を惹くにいたったのは、中年以後のことに属することが明瞭であって、この点も亦この性格異常が何等かの後天的原因によって惹起せしめられたことを推量せしめる重要な理由である。

これを要するに、鑑定時における被告人の精神状態は、狂犬病予防注射に端を発する脳疾患によって起された性格異常の状態で、その特長は顕揚性格の基地に発展した病的虚言症乃至空想性虚言症であると綜括することが出来る。而してその性格異常の度合は被告人の人格にとって重要であるが、この点についての判断は「司法精神医学的考察」の項で述べることにする。

D　検事取調べ以来の被告人の精神状態

上に述べたような被告人の精神状態は、鑑定命令に指示されている事件発生当時、すなわち昭和二二年一〇月一四日、同年一一月二五日、同年一二月中、昭和二三年一月一九日、同年一月二六日においても、大体同様に維持されていたものと見做し得る。これらの時日に、被告人が特別に異った精神状態にあったとの理由は何処にも見出すことが出来ないし、また上述した精神状態は恒定性を持ったものであって、時によって容易に変動すべき性質のものでないからである。

しからば鑑定命令の二、三、四に指示されている時日、殊に犯行を自白した当時（昭和二三年九月一〇日）および催眠術が醒めたと称する当時（昭和二三年一一月一八日）の被告人の精神状態は如何であったであろうか、この点について以下考察して見よう。それには昭和二三年八月二六日より同一〇月九日に至る期間における被疑者に対する検事の聴取書、当人の手記ならびに「ありのまゝの記」、公判記録、第二の手記（事賦記）および被告人の鑑定人に対する陳述を主として基礎とした。先ず被告人にとって最も重要な陳述は、検事の取調べ中催眠術にかゝって全く心にもない事を述べたと称する点である。

公判廷での被告人の陳述によると、坐薬を飲んで第三回目の自殺を企てたが失敗に終り（九月二五日）、それからは犯人になって殺して貰うより仕方がないと考え、犯人になることに決心したと述べ、その翌日であったか、検事に「平沢、犯人はお前だ」と大きい声で言われて催眠術にかゝり、それからは検事の言う前に胸の中がよく判って来たので、高木検事の思っている通りの調書が出来上ってしまったと述べて、次に「それから一一月一八日であったと思いますが、風船が破裂したような音がプッとして始めて自分が判り、これはとんでもないことだ。本当に俺は犯人にされたのだ。若し本当の犯人が出てまた悪いことをすると国家的に申訳ないことになると思いました」と語っている。

ところが総ての記録を通じて、平沢の陳述には催眠術にかゝったと称する時期の前から、同時期を通じその後に至るまで、何処にも記憶の欠損すなわち健忘症と思われるものを認めない。その間の事象と体験の供述は連続して詳細である。従ってこれらの記録を通覧すると、催眠状態と称する時期と平素の状態との間に、その意識状態において何等かの差異があったとは到底認めることは出来ない。また犯人になり切った人格と本来の人格との間にも、交代性人格（俗に二重人格と言う）に見るような明確な差別は全く認められない。のみならず、この時期においても検事の取調べに対して、被疑者は全力を尽して自己を防禦している。そして時々怒り、憎悪敵意などの感情を表わしたようである。このような反対的な感情関係において催眠状態が成立することは極めて不自然であって、日常の専門経験とは全く相容れぬものがある。また催眠状態から覚めたのは五〇日以上を経た後であり、しかも特別な精神的刺激がなく、「お昼御飯の時熱いお汁かなんか飲んだ時と思います。風船がパチッと破れたように、すうと芝居の緞帳が上った様な気になって覚めたのです。」と語っている。一体五〇日以上も施術された催眠状態が継続するということはほとんど考えられないことでもあり、また覚醒時の体験と称するものも同様であって、全体がいかにも作為的に思われる。

次に告白後においても、被疑者は自己を防禦するために故意に嘘をつき、「ありのまゝの記」にある応答を見てもそれは依然として批判的である。それのみならず意志行為において葛藤が見られる。例えばU・P記者が来て、「如何なる拷問によって犯人にされたか。」との質問をした時、その達識と慧眼とに驚愕し、脅迫、拷問（精神的）をありのまゝに言おうと思ったその瞬間、高木検事の眼を見てハッとした。身体がすくんでしまう思いで、一言も出ず、自分は観念して仕方なく、「ヒー　イズ　ハイクラス　ゼントルマン」と言った。そして検事を見たらまだそのまゝにらんでいるので、また仕方なく「ノーノー　ヒーイズ　ハイエストクラス　ゼントルマン」とだけ言って、後は霞と暈したと書いている。

また警視庁から拘置所に移るとき、居木井警部補が自分は大暲画伯としての尊敬をいつでも忘れなかったことを忘れないでいてくれと言うから、「小樽では何と言ったか」と口惜しくて涙が出たと述べている。これらは催眠状態においてふさわしからざることである。このような場合だったら醒めてしまうだろう。手記を書いたときは犯人になって嬉しかったと言っておりながら、犯罪時の行動を実演して見せたときは口惜しかったと言っている点を、公判廷において裁判長から訊ねられて、被告人は「嬉しい中にも口惜しく、眠っている自分と覚めている自分があったのです」という不可解な漠然たることを述べている。

また一〇月九日の出射検事の聴取に対しても、一〇月二一日の石崎裁判官の拘留訊問に際しても、平沢は一切の犯行を自白し、前非を悔い被害者の冥福を祈ると言っている。平沢の言によると、これは催眠術にかゝっていたためであって仮我の状態であり、先のようなこれと矛盾した気持は真我が頭を擡げて来た状態である。自分の気持は真我と仮我があざなわれた縄のようになっておるから、時々にチョイチョイ真我があらわれたり仮我があらわれたりするのであると述べている。なるほど催眠状態においても、本来の人格は全然消失してしまうものではないが、この様な葛藤状態は考えられない。

以上によって見れば、平沢のいう催眠状態というものは真の催眠状態ではなく、単一の意識状態または一つの人格の中に、二つの傾向があって葛藤を生じたものにすぎないといえる。平沢は八月二六日以来検事の取調べに対し、一般被疑者と同様全力を結集して自己を防禦しようと努力したと認められる。記録について見ると、平沢の陳述には特に虚偽の陳述の多いことが顕著である。虚偽の陳述が明らかな証拠によって否定されるに及んで始めてこれを認め、更に他の虚偽の陳述によってこれを弁解しようとしている。また虚言を自ら認めてこれを陳述しながらも、直ぐにその後でまた他の虚偽の陳述をすることもあった。茲では虚言は特に自己にとって重大な事柄について、自己を有利に導びかんために意識的且つ故意に作成され、少なくとも最初は純粋な欺瞞であることが多いが、やはり平素の如く直ぐばれる事や利益のない事について嘘を言うこともあり、また罪を詫び自白している傍ら、見栄を張る嘘をつくこともある。一般に虚言は巧妙で空想を自由自在に駆使して生れ、疚ましいところなく逡巡するところなく発せられるところが特徴である。「ありのまゝの記」の中で、平沢は検事の取調べが愈々苛烈となり、「これはどうしても犯人にされるまではいじめられるんだなあ……と涙したことでした。そしてこの脅迫からのがれるには自ら進んで犯人になるほかはない……」と書いているが、検事の取調べは脅迫とか精神的拷問とは見られず、最初被疑者に充分自己の正しいところを証明すべく陳述させた上、その真偽を確め虚偽の陳述を追求するというやり方であったが、平沢は真実を述べなかったため窮地に陥ったと見なければならない。かくして苦悩のため睡眠も一層障碍されたと思われるが、その陳述には平素と異るような智的活動の障碍があったとは認められない。警視庁看守係巡査の動静報告書によると、平沢の精神状態は全部自白した後には前と比べて明瞭に平静となり、熟睡していることが認められる。

これなども真実を告白した場合と異るところがない。

平沢は逮捕以来三回自殺を企てているが、いずれも未遂で大事に至っていない。病的虚言者が屢々自殺を企て、しかも未遂に終ることはよく知られたことで、特にこのような事態においては珍らしいことではない。第一回は八月二五日未明雑居房において左橈骨動脈を切った。当時は居木井警部補の取調べ中で、勿論犯行を否認していた。自己の潔白を血書し、死んで証を立てるためだったと言っている（手記では社会的地位や名誉を保持させるためだったと言っている）。第二回は九月二二日で、既に検事の取調べが進み窮地に陥ったときで、義弟を呼んで自白する如く見せかけ、突然「自分は犯人ではない。」と叫びつゝ調室の柱に頭を打ちつけた。第三回目は九月二五日午前一時頃のことで坐薬を五個飲んだ。これは既に大部分自白した後であって、二二日頃から遺書を書き始めていたと言われる。

以上の如く被告人の犯行自白には客観的にある程度の真実が印象づけられる。しかしその判断は被告人の性格を顧ると簡単ではない。この点については尚後段に述べる。

次に逮捕以来見られた異常な精神現象について見ると、八月二九日検事に対し次の如く述べている。「大変なことを見つけました。頭が割れそうですな。帝銀事件なんかちっぽけなものです。私は高橋是清と犬養毅をやっつけております。まあ死刑になるでしょう。」と。この虚偽の告白はあまりにも荒唐無稽であるから、よく被疑者に見られるような意識的に他への転導を目的とするものとは考えられず、性格異常人が演劇的意味でしばしば示すところの病的着想の一つに過ぎないと思われる。同様のことは他にもある。すなわち同日、「検事さん居木井さんは僕の長女を妾にしているというが本当ですか、何だか刑事さんから聞いたような気がします。」と述べているが、これも同様病的着想或は妄想的空想と呼ばれる現象と見ることが出来る。

丁度この日は既に自己の立場が不利に転回した後で、特に前日は検事の取調べで九星便に後から加筆した点を追求されて、頭がボーッとして気狂になりそうだと言っていたから、この現象は自己に大きな精神的影響のあった事態に対する一時的な異常精神反応の一つと見做すことが出来る。

八月三一日警視庁看守巡査渡辺の平沢の動静に関する報告中に、平沢は「この三、四日はどうしても一、二時間位しか眠れぬ。また二、三日続いて覆面の男が鉄棒越に窓よりピストルをつきつけ自分をねらっている夢を見る。」と語ったことが書かれている。

　これに類することは鑑定人に対しても語ったことがある。勿論この叙述は（殊に三晩続けて一睡も出来なかったなど）事実ではない点があるが、このような現象は睡眠移行時に不可能ではない。しかし、それは真正幻覚ではなく、単なる仮性幻覚である。丁度この現象の見られたのは、日本堂の詐欺事件について検事から突然聴かれ、それから始めて自白するまでの時期に当るから、平沢にとって打撃の大きかったときであり、従ってこの病的現象も一つの一過性の心因反応として極めて容易に理解出来る。上述したと同種類の現象は他にも見出される。その二、三を抜萃して見ると、九月二三日「検事さん、私が考えたことで未だ一つ二つの世の中のためになることがあると思いますからお聴取り下さいませんか。」と言って次のようなことを語った。「卵に味をつけて産ませることです。牛でも豚でもよいから切り出して買い、メンチにして塩と砂糖と味の素とを入れてから、煮てカラカラになったのをふすまでも糟でもよいから混ぜて食べさせ、翌日産んだ卵を取るという訳です。原始動物程出来るのですね。これはよいメヂウムを作ろうとして偶然に発見した事です」と。これなども異常な着想であるが、平沢には平素でもこの様なことを言うことがあったといわれる。

　九月二五日検事に対し既に三晩位続いたと言って次のような体験を述べた。「毎晩此頃二人か三人宛帝銀の亡くなった方が出ていらっしゃいます。私幽霊などということは思っていませんけれど、ありありと私の目に見え、寝ている私に乗って来られるような気がします。毎晩手を合わせて拝んでおります。」と。また、
　九月二六日、「昨夜は二時半頃まで眠りました。昨夜出て見えたのは二人でした。俺の苦しさをお前にも知らせるために、死刑の時は青酸加里で殺して貰えと言われました。」

　九月二七日、「昨夜は仏様が出て見えました。……一二時の時計が打ってからうとうと致しました。その中に足はしびれる胸は苦しくなると、また四人出て来られ、私に何か言おうとしておられるので、私は合掌して赦して下さいとお詫びをしていたらば、ボーッと明るくなって来たのを見たら法隆寺の壁画の様な方が背光を放って

立っておられます。その光を浴びて亡霊は消えてなくなってしまいました。仏様は口をお開きになって、平沢平沢よくお聞きよ、貴方は今一生懸命清くなろうとしている事は判っている。しかしこの間、この壁に書いた遺書を御覧……犯人でない等と特に大きく書いたではないか。貴方はそういうことでは人は誤魔化せても私達を誤魔化せぬ、第一貴方自身が誤魔化されないではないか。……」

以上のような現象は、常に夜間睡眠と覚醒との移行期に体験したと言っているが、後になって被告人はそれは全部作り事であると打消した。勿論このようなかなり詳しい物語りは実際の体験の忠実な記述とは考えられず、被告人の誇張的虚偽的性格の表われとも思われるが、かりにその一部が事実だとしても、これに類する現象は睡眠への移行期に正常者にも見られるもので、これのみで病的現象ということは出来ない。或は夢に見たことを修飾して物語りとしたのかも知れない。とに角窮境に立って一層活潑に発揮された被告人の空想性思考の産物と見做すべきであると思う。

その後も被告人は奇妙な手記を書いている。すなわち「事賦記」と題する手記中に、昭和二四年四月一日附で次の如く書いている。

「白頭の老人立ちて、耳遠ければとて特に裁判長のすぐ前まで進みたり、頭上電光六〇〇燭光を浴びて、右耳上方斜（一一時）の見当で一寸位上に、虚言の大塊あるを明確に認めたり、耳遠しと言い乍ら時々低声も聞えるらしく、怪しいと思いたり、初めに帝銀椎名町支店と自己との親密なるをくどくどとくり返し、〃自分が三時半に椎名町銀行前を通りしところ、ガラッとエライ勢で行員の出入口があいて男があわただしく飛び出して来たので、知っているものだろう挨拶をと思ってよく見たら知らない男で、この被告とソックリの男であった〃と言いたり。裁判長は〃その男の服装は、帽子は、靴は〃と順次に問いしも覚えなく、腕章さえも〃見ませんでした〃と言い、顔だけハッキリこの男と見たりと言う。裁判長は先日の椎名町吉田支店長の証言にて、三時半ならばまだ毒薬服用以前の時刻故、〝此奴何を言うか〟という顔色も見えしことなりき。」

以上の思考は妄想の様に見えるけれども、妄想のように確固たるものではない。鑑定人に対しても、一時頻りに「怪老爺」「頭脳診断」について語っていたが、或期間を過ぎると最早問題にしなくなってしまったのはその一証である。むしろこのような思考は、被告人の願望と防禦傾向が識不識にはたらいて生起して来た妄想的な空想と見做してもっともよく領解出来る。況んや被告人の性格が空想的欺瞞的であるに於てをや。先に手記に書いた仏の出現をその後否定しながら、茲で自己に都合のよいところでは再びその出現を云為する。実に独善的な思考と言わなければならぬ。

拘置所の中田技官（嘗て鑑定人等の助手たりし精神病医）の談によれば、六月になって下山事件のあった後の或る夜、被告人の枕元に菩薩が現われて、始めてあの事件のあったことを教え、あれは他殺であって帝銀事件の孫の関係にあると言われたから、下山事件の犯人が挙がれば帝銀事件の真犯人も自ら判明すると頻りに話すようになったが、これも長くは続かなかったということである。八月になって鑑定人に対し同様のことを語ったが、内容が多少変り、犯人はやり方によっては自白しないかも知れないから後報を待て、と言われたと述べている。これも後から作り上げた空想的思想であって、やはり妄想的空想と言うべきであろう。尚被告人と極めてよく似た人が都内に実在していたという話なども、また空想性思考の範疇に入るものである。

これによって見れば、被告人の精神状態は検事の取調べ中も、公判の期間中も大体同じであり、その間特に催眠状態とかこれに類似の異常状態が挟入されていたと考えられる理由はない。たゞ公判期においては、検事の取調べ時期に比して自由な時間が多いためと思われるが、空想と自己暗示による自己欺瞞の起る機会の多くなった点が異るところと言えよう。検事取調べ期間以後は、全般的に見て被告人の行動に異常が多いようであるが、これは拘禁中であり、かつは自己の運命に係るところの重大な状況であって、願望や期待や不安のために被告人が感情的に平衡を保つに困難な時期であったために、平素の性癖が一層顕著に現われたものと理解することが出来る。一般に拘禁反応といわれるものは同様の機制の上に成立するものであり、その反応形態は一層重篤なものが多い。ところが被告人がこの時期に示した精神状態は、単に平素の性質の一層誇張されたにすぎないもので、卑俗的に言えば、狂言に類するものと言えよう。しかもその機制の上から見れば、一つの広義の拘禁反応と称して差支えなきものと考える。

九　司法精神医学的考察

すべての人々がその性格の中に種々なる特徴を蔵している。そしてもしもこれらの性格特徴の度合が多数人の有するものの範囲内に止まるならば、その性格は正常であると言うことが出来る。しかるに、そのいくつかの性格特徴が特にその程度を高めて偏倚となり、かつこの偏倚した性格特徴の故に、自ら悩み或いは周囲と社会に障碍を与えるほどになったものは、これを精神医学的に異常性格または精神病質人格と称する。そこでこの概念をもって被告人の性格を律すると、前章において詳細に説明したように、その性格は如何にしても正常とは認められないものであって、これに異常性格の診断を附すべきことには疑いをさしはさむ余地がない。

前章で述べたように、被告人の現在の精神状態は、大正一四年の狂犬病予防注射のために起った脳疾患の影響による異常人格状態で、すなわち顕揚性ならびに発揚性精神病質に相当する状態と、これにともなう人格水準の低下である。そしてその最も前景に見られる現象は、虚言欺瞞癖と空想性虚言である。ところで欺瞞癖も空想性虚言も、種々なる原因によっておこり、また種々なる程度において同一人に混交してかなり広く見られる現象であるが、これがきわめて強度なときには、妄想的傾向をさえ帯びることがある。そして妄想にまで発展したこの種人格の場合には、司法精神医学的に責任無能力または限定責任能力と判断されねばならない場合さえあるが、しかしこのような高度重篤なものは極めて稀であって、多くの異常性性格者に見る欺瞞癖乃至空想性虚言は、完全責任能力者と見なすものが多いのである。常習詐欺犯人にはこのような異常性格を生来的に有するものが多く、何らかの程度においてしばしば空想性虚言症を呈することを経験するのである。

こゝで異常性格の責任能力についての司法精神医学的の見解についてなお少しく説明すると、一方には、たとえばクルト・シュナイダーのように、この問題に対して最も厳格な立場をとり、異常性格者のうち限定責任能力者と見なすべきものは稀で、大多数のものは完全責任能力者と認むべきであると主張するものから、他方グルーレのように、重篤な異常性格に責任能力を認めようとするものまで種々ある。しかし多数の精神医学者はアシャッフェンブルグの立場、すなわち通常の異常性格者には当然完全責任能力を認め、極めて高度の異常性格者にのみ限定責任能力を考えるべきであるとの立場に立っている。本鑑定人等も多年この立場を主張して来たものである。

そこで問題は当然被告人の異常性格の重軽如何ということになるのであるが、被告人の場合には、このこと以外に、他の重要な要素が判定を複雑にしているのである。それは被告人の性格異常が生来性のものではなくて、後天性の脳疾患の結果として生じたものであるとの一事である。

異常性格の責任能力に関しては、これを生来性のものと後天性のものとによって区別すべきか否かについても、学者間に意見の相違が見られる。その一つはティーレのように、原因の如何を問わず、現在の異常の程度に従って責任能力を決定すべきだという立場であり、他の一つはヨハネス・ランゲのように、後天的な異常人格状態を先天的のものよりも重篤のものと見ようとする立場である。鑑定人等は、これらの中間的立場がもっとも適当であり、この問題を個々の立場について決定すべきものであると考える。すなわち後天的の異常人格状態は、従前の正常人格が或る時期に起った偶然の疾患を期として、何の準備もなく変化するのであるから、かような性格変化が起ってから間もない時期においては、同程度の生来性の精神病質に比して社会的適応性に欠けるところが多いと見るのである。それ故もしも犯行が病後近いときに始めてあらわれるとしたら、その責任能力は相当の参酌を加えて判断さるべきであると考える。被告人の場合の自宅放火の嫌疑などは、もしそれを事実とすれば、この意味で考慮されなければならぬ。いわんや前述のように、当時は明らかにまだ疾患の回復期間中にあったのであるから、これだけでも完全責任能力を考えることは出来ない。

さてしかし被告人はこの脳疾患後数年にして、コルサコフ症状から脱却して社会生活を回復した。こののちも性格変化の起ったことを証明する出来事は少なく、また道徳的に非難さるべき行為がなかったとは断言し得ないが、とにかくある一定した性格者として二十数年を経た今日に及んでいるのである。すなわち現在の被告人は、ある型の異常性格者として長時日の間安定した状態にあるのだから、現在の状態を、責任能力の上から、生来性性格異常と区別する充分の理由がないと考えられるのである。たゞこのような不幸な脳疾患に罹らなかったならば、このような異常性格も起さなかったであろうにと、被告人に対し個人的同情を禁じ得ないのみである。

しからば被告人のもつ欺瞞虚言癖または空想虚言症の重篤さは如何であろうか、一般に異常性格の重軽の判断にあたって目標とするところは、第一にこの異常性格の発顕が自ら制御し得る程度のものであるか否かであり、第二にこの異常のために社会生活への適応性が如何に障碍せられるかの点である。この二点は要するに同一事であって、共に多くの場合その人の生活態度の全般から推測することが困難ではない。そこで被告人の場合を考えると、大正一四年の罹病後二五年間にわたる生活において、その中の相当期間にわたって、欺瞞的乃至犯罪的行為が少なくとも表面にあらわれなかったことが確かである。さらに考慮すべき点は、被告人が多数の人から異常な人格者として信頼されないにもかゝわらず、他の若干の人々にはかなり信頼され、また一応画家としての生活を営んで現在に及んでいることである。これらの事実は、被告人の異常性が常にあらゆるところにおいてあらわれるほど重篤なものではないことを物語るものである。このことは、被告人が不完全ながらもその異常性格を自身の力で抑制することが出来、またある程度の社会的適応性を所有していることを示すもので、被告人の異常性格をしかく重篤なものと見なし得ない証明であると考えるのである。

犯行がどの程度までその異常性格と直接の関係を有するかも、犯行時における犯人の責任能力の問題を考える上で重要である。そこで被告人の性格異常と問題となっている本件犯罪との関係は如何にと見るに、被告人の昭和二二年一一月二五日および一二月における私文書偽造行使、詐欺、同未遂は、直接空想性虚言症とは関係のない犯行であるが、被告人の欺瞞性性格よりすれば理解するに困難な犯行ではない。同様に一一月一四日の強盗殺人未遂、昭和二三年一月一九日の強盗及び殺人予備、ならびに一月二六日の強盗殺人も、これらが仮に被告人の犯行であると仮定した場合にも、犯行は被告人の欺瞞性格によって理解せられるものであって、空想性虚言症と直接関係があるものとは認めることが出来ない。これらによって見ると、問題の犯行は被告人の有する最も顕著な性格特徴である空想性虚言症の所産ではなく、むしろその欺瞞癖と関連が深いものであると言えるのである。而してこの欺瞞虚言癖が責任能力に影響を与えるほど重篤強度なものではないことは上述の通りである。

これを要するに、被告人の罹病後数年を経た後から検挙にいたるまでの精神状態は、本件の犯行時をも含めて大体恒定したもので、自己の行為の正邪当否を洞察し得るにもかゝわらず、その判断に従って自己の行動を統御調節する能力が、正常人より多少とも減退した状態にあったが、しかしそれは刑法でいう心神耗弱の状態と見なし得るほど高度のものではなかったと結論出来る。

次に検挙以来の精神状態は自己防禦のためと考えられるが、その欺瞞虚言癖と空想虚言症の異常性格特長は一層誇張されており、この意味で平素の精神状態とはやゝ異ってはいるが、この間催眠状態のような異常な意識状態が新たに発生したという証拠は皆無である。また幻覚や妄想を想わせる異常体験を訴えるが、これらは仮睡時によく見られる仮性幻覚や、期待と不安等に起因する妄想的着想であって、広い意味では拘禁反応に属せしめることが出来るが、しかし裁判に対する自己防禦に影響を与えるほどの重篤な病的状態といえるものではない。むしろ被告人の亢進した空想が自己防禦の目的のために編み出した作為的所産とさえ見做し得る一面をもっていると推量される。

最後に被告人が帝銀事件の犯行を自白した時の心理について些かつけ加えておきたいと思う。前章中に詳しく述べたように、客観的にはこの自白の真実性を印象づける心理学的資料に乏しくない。しかしこの判断に当って一応の考慮を必要とするのは被告人の性格である。繰返し述べるように、被告人の性格特長の中心をなすものは虚偽と不真実であるから、被告人の多くの言行の中から、「自白」の一点のみを真実と判断することは、他の性格の人々の場合に於けるより慎重でなければならない。つまりこの「自白」もまた虚偽であるとの可能性が考えられるからである。この種の事実は文献上にも指摘されている。すなわち空想虚言者が世間の関心を得たい性向から、無実の犯罪を自白した事例がある。例えばグラスベルガーは、かゝる性格のある詐欺常習者が拘禁中一つの殺人を自白したが、後年にいたってその無実であったことの判明したことを記載しているし、またバイエルは三五歳になる一人の下男が無実の醜悪な性犯罪を自白した事例を記載している。それ故にこの種性格者の自白の真実性の判断には一段の慎重さが必要である。

しかし他方においては、同じ虚偽的性格でも、空想虚言症の要素が強ければ強いほど、前に述べた可能性があるのに、その性格内に欺瞞癖が多分に併存すれば、この人は同時に利害にも敏感であるから、自己に不利である無実の自白をする可能性の極めて低いことが当然考えられるし、また等しく空想虚言症であっても、壮年に赴くほど現実的生活態度は強められ、従って自己に不利益な空想が抑制せられることも心理学的事実として考えられることである。そしてこの二点は、鑑定人等が被告人の性格全般を通観して印象づけられたところなのである。

要するに、鑑定人等は被告人の自白の真実性を判断すべき決定的手段を有しなかったし、加うるに被告人の空想虚言的性格特長を省みて、その判定の然く容易でないことを感ずるのであるが、同時に自白時の全般的状況と被告人の利己的欺瞞癖とを考慮すると、この自白には空想虚言者の単なる虚偽の所産とは考えられぬものがあるとの感を深くしたのである。

以上説明したところによって次の如く鑑定する。

十　鑑定主文

一　本件発生当時すなわち、⑴昭和二二年一〇月一四日、⑵同年一一月二五日、⑶同年一二月、⑷昭和二三年一月一九日、⑸同年一月二六日における被告人の精神状態は、大正一四年に受けた狂犬病予防注射によって起った脳疾患の影響による異常性格の状態で、その特長は顕揚性ならびに発揚性精神病質に相当するもので、その最も前景に立つ現象は欺瞞虚言癖と空想性虚言症である。但しその程度は自己を統御する能力の著しく減退した状態と言えるほど高度のものではなかった。

二　被告人が検事に本件強盗殺人の犯行を自白した当時（昭和二三年九月、一〇月）の精神状態は、被告人の異常性格である欺瞞癖と空想性虚言症とが一層誇張された形で示されていた以外には、平素の状態と大差のない精神状態であったし、殊に自白が催眠術下になされたことを証明すべき何等の根拠もない。また自白の真実性については、これを被告人の性格に照して、精神医学的立場のみからは決定的判断を下すことは困難である。

三　被告人が催眠術が醒めたと称する当時（同年一一月一八日）の精神状態は、二において述べたと大体同様の精神状態であったと思量する。

四　本件公判当時（昭和二三年一二月二〇日より現在まで）の精神状態は、二および三において判断された精神状態と大体同様のものである。この期間中に仮性幻覚または妄想を想わせる病的着想を示すことがあったが、これは軽い拘禁反応と見做さるべきであり、かつその程度は自己を弁護する能力に支障を与える程のものではない。

右の通り鑑定する。

昭和二五年三月二〇日

鑑定人　医師　内村祐之

鑑定人　医師　吉益脩夫

金閣放火事件

三浦百重

〔昭和25年・精神病質〕

目次

解説

昭和25年7月2日未明、六百年の風雪に耐えてきた国宝鹿苑寺舎利殿（通称金閣）は火災により烏有と帰した。ほどなく、炎上は同寺の一徒弟僧の放火によることが明らかとなった。

これは、いわゆる「金閣放火事件」犯人、林養賢の「精神鑑定書」と「同補足説明書」の全文（附録を除く）である。精神鑑定人には当時京都大学医学部精神医学教室主任教授であった三浦百重博士が選ばれた。これは、同年七月二十四日の第一回公判で弁護人が心神耗弱を主張し、精神鑑定をもとめたためで、その理由は、貴重な国宝を灰燼に帰する行為自体常識からは考えられないこと、放火の動機についての林の説明があいまいでどうにも理解困難であることによったのであろう。しかし、精神鑑定人は林養賢は精神病ではなく、「分裂病質」であると診断し、責任能力は完全であると報告した。

かくて、検事は「事実関係において金閣を焼く何らの理由もなく、全く独善による犯罪で、自己満足のために社会を犠牲にした悪性のもの」とし、懲役十年を求刑し、裁判所も鑑定書にもとづいて完全責任能力を認定して懲役七年の実刑を同年12月28日に言い渡した。林は控訴せずに受刑した。刑期は昭和27年の恩赦により五年三ヵ月に減刑された。

判決文の一部を以下にかかげる。

主文

被告人を懲役七年に処する
未決勾留一五〇日を本刑に算入する
訴訟費用は全部被告人の負担とする

理由

被告人は舞鶴市東大浦成生西徳寺住職林道源の長男に生れ、東舞鶴中学に在学中、父が亡くなったので、その遺志に従い、昭和十八年三月、京都市上京区金閣寺町所在の鹿苑寺通称金閣寺において得度をうけ、翌昭和十九年四月金閣寺に入山して徒弟となり、臨済学院禅門学院を経て、昭和二十二年四月大谷大学予科に入学した。しかるに、被告人は性無口強情で明朗を欠き、昭和二十四年夏頃より囲碁に耽り、住職村上慈海や学校当局の注意をも顧みずに勉学を怠り、昭和二十五年三月辛うじて予科を修了し、同大学文学部に進学したが、依然勉学を怠って登校せず、そのため同年六月十一日頃住職から、学校へ行くのが嫌であるなら、僧堂で修業するよう勧められたが、容易に聴き容れなかった。

従来、金閣寺の住職は徒弟の中から選任せられているので、被告人は入山後ひそかに住職の後継者となり、金閣寺を支配することを望んでいたが、昭和二十四年頃から、住職の態度が冷淡となり、且つ他の徒弟に対する態度に比し偏頗であると感じ、住職並に周囲から擯斥せられているように思い、不満と反抗の念を抱くと共に、勉学を怠ったため、他の徒弟にも劣り、住職の後継者となる望みの薄くなったことを悟り、自己の将来に絶望した余り、浅慮にも金閣寺の財源となっている住職の管理に係る現に人の住居に使用せず且つ人の現在しない国宝檜皮葺三層楼金閣とその内部に安置されている国宝足利義満木造坐像一軀と共に焼燬した上自殺することを決意し、同年六月中頃カルモチン百錠を買い入れ、金閣北側出入口の板戸の内側の錠をひそかに外して、取締係が他の出入口を閉鎖した後、北側の出入口から侵入する準備を整え、同年七月二日午前三時頃、同寺庫裡執事室に備付けてある「火災報告器」の電源器具が数日前から破損していることを確かめた上、大書院の隣室にあたる自己の居室から衣類書籍等を持出し、同所から約五〇米西方にある金閣に北側出入口から忍び入り、之を第一層内につみ重ね、庫裡東側の小屋より取出した藁束をその下におき、マッチで点火、因て右金閣及び坐像を全焼させて国宝を損傷したのである。
弁護人は心神耗弱であると主張したが、この点について鑑定人三浦百重の鑑定書及証言により、被告人が本件犯行当時軽度の分裂病質であって、本件犯行が右分裂症の部分現象である擯斥考慮による優越観念により誘発されたことを認めることが出来るが、被告人は依然是非善悪の弁別能力を有し、且つ之に従って行動する能力が減弱していたものと認めがたいから、被告人を心神耗弱者と認めなかったのである。

ところで、受刑後に林は著明な精神分裂病の症状を示し、刑務所医官および満期出所後収容された洛南病院医師によって精神分裂病と診断された。発病してから、死に至るまでの経過は洛南病院における治療者であった京都大学精神医学教室の小林淳鏡氏の論文『金閣放火僧の病誌』（犯罪学雑誌二六巻四号、昭和35年）に詳細に報告されているので、以下に引用することにする。

昭和二十六年一月十八日、林は加古川刑務所に入ったが、二月末から異常状態のためしばしば夜間独居拘禁をうけた。四月から土工作業に出たが、この頃から毎夜誰かに精液を吸い取られるとの体感幻覚や被害妄想が始った。十一月中旬から心神耗弱のためしばしば厳重独居拘禁をうけた。二十七年四月から手紙は支離滅裂で奇怪な表現が多く、また「地獄に落ちる」、「私の血は何色か」、「住する所がない」などの危機的体験がみられた。六月から肺結核のため休養となった。
昭和二十八年三月十二日、林は精神障害兼肺結核のため、八王子医療刑務所に移送された。症状は拒食、緘黙、幻聴、被害妄想、被毒妄想、感情鈍麻が主で、しばしば独語、啼泣し、時には衝動的行為があった。ある看護婦を母と同一視して、その介助なら拒食しなかった。肺結核及び分裂病として治療をうけたが、共に次第に進行した。昭和三十年十月に京都刑務所に移り、十月三十日満期釈放され、直ちに京都府立洛南病院に措置入院した。入院時は拒絶症が甚しく、殆んど閉眼緘黙していたが、医師がここは病院であることを告げたのみで、約十日間で拒絶症は消失し、摂食、掃除などを自らするようになった。顔貌は仮面様で幻聴、被害妄想、被影響妄想、作為体験が旺んであった。林は問診にはよく応じ、犯行当時について「あの頃は長老に対して、何か好感が持てぬようになっていた。しかし長老には何ら非難すべき点はない。皆自分の業によると思う」と述べた。当時金閣が再建されたので、その写真をみたいかと問うと、「どうでもよい、無意味なことだ」と断った。時々病室で端坐して独語している。聞くと、幻聴に対して「般若心経を読むのだ」と云う。そして「先生、仏を殺し祖を殺す、と云うのがどうしても解決出来ませんでした」と云った。昭和三十一年二月中旬より、肺結核が悪化し全身状態が不良になったが、幻覚、妄想、作為体験を否定するようになった。林は三月七日十一時十分に死亡した。

小林淳鏡氏の右記論文は、林養賢の出生から終焉までを各種の資料と治療体験にもとづいて詳細に記述、考察した文献として貴重なものであるが、氏は林の精神分裂病の発病時期を、拘禁後ではなく、事件の前年、昭和24年頃と推定している。一方、三浦教授は事件後二十九日後から六回、林に面接し、「病的過程」の存在を否定しているので、両者の見解は正面から対立するものといえる。

ここで小林氏の右記論文の考察を引用して二氏の見解の相違点の比較、対照を試みるのは、たんなる診断学上の興味のためではない。異る見解の両面を示して、本件犯行の意味の複雑さ、了解の困難性を明らかにすることが無意味とは思われないからである。判決文とあわせて読めば、一人の人間の生活に関して三人三様の見方をうかがうことが出来よう。小林氏は前掲論文で次のように述べている。


林は因襲的な僻地の小寺に、独り子として生長した。父は病弱で消極的、母は自己顕揚性、攻撃的で、両親は性格的に調和しなかった。林は平均的の知能を有するが性格は分裂病質であった。林の性格の成立には、生来性素質は勿論無視出来ないが、幼時より悩んだ吃音は、人々の嘲笑と不遇な生育状況とあいまって、劣等感、卑下感を生じ、それと共に特に母の特異な性格が強く影響しており、内向的、依存的で且つ隠された攻撃性が著しく、人格の自主性が充分でなかった。

そして中学三年頃より、現実生活に於いて対人困難が著しくなり、虚無的傾向と共に易感性偏執的傾向が次第に現われてきた。しかし鹿苑寺徒弟及び大学生の生活には、一応適応していたが、漸次孤独、自己嫌悪に強く悩むようになった。

昭和二十四年夏頃に始る被排斥体験により、虚無的及び偏執的傾向は次第に自殺と金閣放火に指向した。そして現実生活上の出来事特に孤独であること、母の問題、長老の叱責などは、何れもこの傾向を悪循環的に促進発展させ、二十五年七月二日の金閣放火及び自殺（未遂）を実行させる契機となったのである。この犯行は周到に計画準備して行われ、衝動的乃至短絡反応によるものではない。

この被排斥体験とその現実生活に於ける発展の機制は、個々の内容については一応性格と環境から解釈出来るが、当時の実情と林及び関係者の言を綜合すると、この体験の発現には、客観的根拠が甚だ乏しく、動機は極めて曖昧不明である。且つ同時に生活の頽廃特に学業の異様な怠惰、成績の甚だしい低下が急激に始り、次第にその度を強めている。また林の挙げた放火及び自殺の理由は、陳述の度に不一致で雑然とし、或いは抽象的で漠然とし、或いは根拠のない主観的体験にすぎず、殆んど全てが真の了解は困難で、日常生活を共にした徒弟達や親友にも、全く理解出来なかった。さらに犯行の前にも後にも自己の行為について真の認識及び反省はなく、前後矛盾した言を平然と述べ、学歴に比べて非常識が甚だしい。即ち当時既に、動機不明の自己への関係づけの体験、活動性の欠乏、高等感情の鈍麻がみられる。

かかる事実によると、上記体験の始った昭和二十四年夏頃を境として、明らかに人格様態の変化がみられ、全体として、また結果からみて、病的過程の介入を想定すべきである。そして、その被排斥体験を妄想の萌芽とするのが妥当であろう。林は少くとも、体感幻覚や被害妄想のみられる昭和二十六年春には、分裂病であることは確実で、その病型はほぼ破瓜病に属するが、発病はさらに遡り、上記の昭和二十四年夏頃と考えられる。

かくの如く、林の精神病は拘禁前に始ると考えられ、拘禁後に激化しているが、長期にわたり進行性の典型的の分裂病像を示し、且つ釈放後一般精神病院に於いても、拒絶症の軽減を除いては、病像に何ら変化がない。従って拘禁の影響は、拒絶症については認められるが、それ以外の病像や進行との間には本質的な関係は考えられず、林の精神障害が拘禁性精神病でないことは云うまでもない。

次に注目されるのは、母及び金閣に対する林の心的態度に、両価性の点で著しい相似が認められることである。即ち金閣は林にとって、聖美なるものとして最も愛好すると共に、妄想的とは云え住職となって支配することの出来ない憎悪の対象であり、林の母の愛への憧憬と母に対する憎悪との関係に似ている。それ故に金閣は母の代償的象徴でもあり、従って放火自殺には、金閣と自己の壊滅により、この両価性の矛盾、苦悩を否定的に解決しようとする意味が考えられる。林が自己の悩みをかように否定的に解決せねばならなかったことは、虚無的且つ偏執的な性格からも、また極めて少数の例外を除いてはもともと生の否定的疾患である分裂病に罹患した事実からも、当然であろう。そして、単なる否定、肯定を絶した「殺仏殺祖（臨済録）」を解決出来なかったとの告白は、かかる壊滅、単なる否定に進まざるを得なかった林の疾患と運命を示唆しており、興味深い。またここに、生来性、後天性の運命的負荷にも拘らず、一個の人間として生命を創造しようと努力して、破滅して行った林の苦悩の経過と転帰がうかがわれる。

この事件は、当時おおいに社会的関心をあつめた。事件の前年、昭和24年には吉田内閣が成立し、政治はドッジ・ラインに示される対米従属と軍事化へと急速に転回し、下山事件、三鷹事件、松川事件などがあいついで起り、これらを共産党・労組の「暴力革命」の企図であるかのように伝えるマスコミの力もあって、社会的には緊迫した空気が漂っていた。そして、朝鮮戦争の勃発は事件の八日前のことである。これらの社会的緊張が、分裂病初期あるいは前駆期の行為者の内的緊張に影響しなかったとはいえない。なお、精神分裂病または同病の前駆状態とその犯罪との関係については「ライシャワー大使刺傷事件」の項を参照されたい。そして、この謎のような犯行は同時代に大きなインパクトを与えたのである。たとえば本事件に取材して、小説家三島由紀夫が「金閣寺」（昭和35年）、水上勉が「五番町夕霧楼」（昭和37年）という作品を、それぞれものしている。（福島　章）

放火兼国宝保存法違反事件被告人林養賢精神状態鑑定書

昭和二十五年七月二十四日、余は京都地方裁判所第三刑事部法廷に於て、裁判長裁判官小田春雄から放火兼国宝保存法違反事件に関し、右被告人

原　籍　舞鶴市（以下略）
現住所　京都市上京区金閣寺町一番地鹿苑寺内
大谷大学学生　林　養賢
当二十一年

を示され、左記事項の鑑定を命ぜられた。

鑑定事項

一、本件犯行当時及その前後における被告人の精神状態は如何

依って、余は昭和二十五年七月三十一日、八月十日、九月一日、九月十六日、十月六日、十月二十日の六回、京都拘置所に於て、親しく同人を検診し、更に資料として与へられたる本件記録並に被告人の手記を精査参照して、この鑑定書を作る。

一　犯行事実

公訴事実に拠れば、被告人養賢は昭和二十五年七月二日午前三時頃、自己の寄宿する京都市上京区金閣寺町一番地鹿苑寺の大書院にある自己の部屋より衣類書籍等を持出し、更に、庫裡東側小屋より藁を持ち来り、是等を金閣第一楷に積重ね、之にマッチにて点火し、以て、金閣建物に燃え移らしめ、依って、同建築及そこに在った国宝の足利義満像を全焼損壊せしめたと謂はれる。

而して、養賢は公判に於て、この起訴事実を認め、且つ、検察官に対する被告人の供述調書に就ても、動機に就ては真と云へば真、真でないと云へば真でないと云ひながらも、爾余の供述には誤なしとして、上記犯行を肯定して居る。

二　遺伝歴

遺伝に関しては、詳細は究め難い。今知り得たる範囲につき述ぶれば、

父系

父は僧侶にして、舞鶴市西徳寺に住し、肺結核を疾むで、久しく病床にあったが、四十四歳にて終に世を去った、生前酒を嗜まず、性格についても特記すべきことはなかった。

祖父母に就ては、養賢は全く知らない。

父に同胞五人あるが、是等のうちにも精神、神経症を患ったものはもとより、異常性格を有するものもない。

母系

母は「頭痛持」であったが、夫の死亡後寺を出で、弟方に寄食して農事の手伝等をして居ったが、その性格は真面目であって、養賢の業就るまではとて、数年間養賢を見ることも控へてゐるようである。年齢は五十歳である。

母の同胞は前記せる弟のみであって、同人に就ても特記すべきことはない。

祖母は養賢の九歳の頃、老衰にて斃れたが、その詳細は知らず、祖父に就ては全く不明である。

検診には、母系に一白痴あって、若い時橋上から顚落し、為めに死亡したと云ふが、被告人と如何なる血縁関係にあるかは弁へて居ない。

其他家系中には精神変調、自殺者、犯罪者或は酒客等を見ない。

以上要するに、養賢の遺伝歴に於ては、白痴の存在が稍注目されるのみである。

三　生活歴

被告人養賢は昭和四年三月十九日舞鶴市東大浦の父の自坊西徳寺に生れ、父母の膝下に成長し、学齢に達して田井小学校に入り、卒業後、東舞鶴中学校に入学したが、通学の便宜と経済上の関係から、伯父方に寄食して、同校三年の課程を修了した。この間家庭に於ける訓育は父は多く病床にあったが為め、母の手に任ねられたが、独子とは云へ、特に寛、或は厳と評すべき程のことはなく、普通であって、伯父方に寄宿中も自由に振舞ってゐたようである。

かくて、上記の三学年修了後、昭和十八年三月母に伴はれて、入洛し、生前父が依頼して置いた金閣寺の長老村上慈海を訪ね、その徒弟となり、同寺に寄食して花園中学校に転学し、一時、戦時の勤労動員にて、京都市宮木製作所にて働いたこともあるが、二十年三月十七歳にて同校を卒業（四学年）し、後一ケ年ほど肺浸潤の為め郷里にて静養し、幸に治癒して、再び金閣寺に帰り、相国寺山内禅門学院に学び、一年にして、再び転じて、大谷大学に入り、予科三年を経て、本科支那語科に進んだ。

学業に関しては、小学校では、作文は好まなかったが、成績は優等（母の証言）或は中等（検診時自供）にして、中学校に於ても、英語を好み、生物、理科等を厭ふ等のことはあったが、成績は不良ではなかった。然るに大谷大学入学後、頭初の成績は略中位にあったが、次第に不良に赴き、同大学長藤岡了淳提出の成績表によると予科一年は五三人中二四番、二年七七人中三五番、三年は実に七九人中の七九番である。

かくて本科への進学に際しても、初めは他科を志望したが、成績不良の為め、止むなく、支那語科に自ら転じ、爾来益々勉学を厭ひ殆ど登校せず、周囲の言によれば、哲学、宗教等の講義は充分理解すること難く、試験には、或はカンニングを以て当面を糊塗し、或は直ちに白紙を提出する等のことがあったと云ふ。

為めに、二十五年六月十日頃村上慈海はこれを叱責訓戒したが、依然登校せず、依って慈海は同人は退学して僧堂に赴く意思ならむと推測して居ったと。

運動等に関しては、小学校の頃は好んで各種の遊をなし、中学入学後も器械体操、柔道等をやったが、其後は之を全く廃し、囲碁、尺八或は映画が彼の興味を惹いたようである。

性格は、小児期は温和で親思ひであったと云はれ（母の証言）、伯父方に寄食中も人と争ふことなく、その言動には何等異常を思はしめるものはなかったが、唯自己の主張は枉げざる風があった（伯父証言）。又金閣寺に於ても、初めは、特記すべきことは認められなかったが、予科三年頃より次第に変化し（慈海証言）、諸証言によれば、「無口にして友人少し」とは衆口の概ね一致する所で、その他にも、内向性、神経質、孤独型、強情、憂鬱と評するもの多く、又上記の如く、試験時カンニングをなし、柔道の型を教えるとて他の徒弟を抛げ飛したり、住職の不在時、その室に入り菓子のつまみ喰をし、或は、勉強を初めても、直ちに倦みて碁を打つ等の悪評を下して居るものもある。事実、小学校にては友人多かりしも、中学入学後は二、三名に止り、転校後は愈々少く、大学に進んでからは、金閣を見物に来た同窓生が稀に立寄るに過ぎずして、養賢自ら他を訪ぬることは全くなく、寺内に於ても余り話をしなかったと自陳する。以上に加ふるに、養賢は思想的に深く考へる性質にあらず、革命思想の如きものは抱懐せずとの証言も亦見らるる。

平生、養賢は煙草は喫するも、酒は酒盃に三杯位に止り、女色は本年六月十七、十八、十九日の三回、五番町にて接客婦を相手に遊興したことがあるのみである。

此間、疾病としては、前記の肺浸潤の他には、特記すべき疾患に罹ったことはない。

四　検診所見

第一回の検診には、鑑定人を見るも一礼だにせず、稍、不満を露はすと共に、緊張度に過ぎ、又、第五回検診の冒頭には提示せられた智能検査のテキスト「田園の図」を見るや、何事をか思ひ出したるものゝ如くにて、終に流涙するに至り、試験を中止するの止むなきに至った。然し、検診を拒否するには至らず、又、回を追ふに従ひ、漸く狎れて、比較的容易にその心情を吐露するに至った。かく時により多少の相違は見られたが、全検診を通じて、本質的には異同を認めなかった。故に今、これを一括して記述する。

養賢は自覚的には終始全く訴ふる所なく、問ふも、睡眠、食思は可良であって、便通は二日に一回位だと云ふのみである。

次に他覚的所見をば順を追ふて記述しよう。

(一)　身体徴候

一般所見

身長一六二糎、体重五三瓩に及び、体格、栄養共に可良であって、筋、骨の発達は中等度である。皮膚は湿潤にして、浮腫なく、畸形、変質徴候はない。

体構は肥満型に属する。

神経系統

構音は著明の吃音を呈して居る。拒絶症なく、強梗症は不明である。

呼吸器系統

頸部の淋巴腺は稍腫脹するものがあるが、肺は打診によるも、聴診によるも著変はない。

㈡　精神徴候

一般所見

本章の冒頭に述べたる以外に、顔貌は稍憂鬱に傾き、時に肢体を反覆こすり等して、多少の不安、焦燥を露はすことはあるが、他は概ね平静にして、検診にはよく応ずる。時に俛頭して、検者を正視せざることもあるが、かゝる際にも、視線は空漠となることなく、体姿も未だ強梗ではない。

意識

意識は恒に清明であって、周囲の事象によく感触し、時、所、人、進んでは自己の置かれたる位置に就ても見当を謬らない。況んや所謂例外状態の如きはその片鱗をも認められない。

叡智

問、命令等には直ちに注意を喚起し、且つこれを適当に集注持続し得て、決して散乱することはない。加かも、その転向は機に従ひて宜を得、一事に固執することもない。

外界の事象、問意の領解も可良である。時に答を与へざることもあるが、夫等は悉く云ふを好まざるか、或は云ふ術を知らざるが為めであって、敢て領解の不良に基くものではない。唯、智能検査一一に於ては、頭初は教示を誤解したが、日常経験少なかるべきかゝる問題に於ては、何人にも生じ得べき謬である。

観念も、その蓄蔵は貧弱と云ふに至らず、従って、叙述も決して単調に流るゝことはない。その使用する語はもとより、具体、抽象を問はず、少くとも日常語の概念構成には誤はない。観念連合の速度は、吃音の為め正確にし難いが、この点を考慮するも、なほ若干遅延するに非ずやと思はれる。然し、その程度は未だ思考抑止となすには遠く、其他の、例へば支離滅裂、阻礙の如き、病的徴候も全く認められない。

一見、判断にも障碍はなく、考慮の内容も尋常のようであるが、今暫くこれを詳細に見れば、若干注目すべきものがある。即ち、時に、自己の考を曲げず、所謂不反省性に傾くことあるを別とするも、「彼がその周囲、殊に長老より擯斥さるゝ」との考慮が、果して健全なる精神の産物なりや否やは、充分吟味する必要がある。この観念は本件犯行と重大なる関連を有つべきにより、後章更に詳論するが、其他にありては、未だ病的考慮の明かなものはない。

記憶は他の作能に比すれば、稍劣ると云ふべく、既往歴等を述ぶるに当りても、日時等漠然とし、検診の回数等も再生困難なる場合がある。然し、その程度は未だ高度のものでなく、たゞ比較的のもので、その日常生活に支障を来すほどの病的障碍はない。

以上要素的に叙べたる所を、一層正確にし、一般智能を知らんとしてヤーキス氏点数式成人智能検査法を施した。その結果は、一〇〇点満点中七八点であって対照にとりたる同年齢の健康成人男子の平均八七点（最低七一、最高九五点）に比し、不良と云はなければならぬが、その因由は主として記銘の不完に基く。

茲に於て、予は更に南氏等翻案ウェクスラー・ベルウュー知能診断法を施行した。

成績

	得点	成績（I・Q）
言語テスト	七四	一一九
動作テスト	六〇	一一三

総得点　　一三四　　一一六

即ち、之れを南氏等の本邦人に於ける基準に照合するに、未だ優秀なものではないが、「平均知」の上位を占め、知能に欠陥なきを示して居る。

茲に些か付言せんは、以上両種のテスト成績が一致せざるを見て、この検査成績に疑を抱く人もあるであらうが、蓋し、「テスト一」は先天性稟賦に重きを置ける検査法にして可及的に知識を除外せんとし、「テスト二」は常識問題の如き知識をも含めての検査であるからである。

感情

全検診を通じて、被告人の基本的情緒はその顔貌の示すが如く、軽度の憂鬱に傾く。加ふるに、時には何事をか想ひ出して流涙し悲歎を現はすこともあり、又時には手掌を撫し、或は爪を毟りて不安、焦燥を示すことがある。然し、一般には基本的情緒に支配せられて、表情の変化は寡く、課問に成功すればとて喜ばず、慰むるも依然として憂色を湛へて居る。

前述の如く、初めは挨拶を欠いたが、検診の回を重ねるに従ひ、出入には一揖するに至り、著衣は整然とし、身体は汚染せず、用語も蕪雑に流るゝことなく、礼容は略宜に叶って居る。

かくて、異様表情、感情倒錯又は不関症の如きは全く認められないが、たゞ犯行に関して語るに当り、被告人はやゝ緊張を加ふるに止り、深き懺悔或は悔恨等の情を示さゞるは注目を惹く。

意志行為

着席、歩行、脱衣、書字、等些か敏活を欠くも、円滑に遂行され、毫も奇異の感を与へない。発言も吃音を別とすれば特記すべき異常はなく、時に無答に了る場合も云ふを好まざるか又は云ふ所を知らざる為めであって、喊黙症ではない。

唯、養賢は自ら訴へること全くなく、問へば答へ、命ずれば作すに止り、意志の自発性に欠くる所がある。

性格

かくして、如上の情意の変化は、延いて養賢の性格を特色づけて居る。

即ち、彼は比較的に平然として犯行に就て述ぶるに拘はらず、或は田園の図を見或は母を語るに、急に啜泣く等のことがあって、一面に過敏である。而かも検診時を通じて、自発的に語ることが殆どなく、仮令、其態度は面接の度を加ふるに従ひ漸く狎れたとは云へ、尚つねに若干閉鎖的であって、非社交的に傾き、又、思路に於ても、点数式智能検査の際等に観る所では、往々にして主我的且つ抽象的に過ぎる。例へば、その第六問名詞の比較にありては

問　乱暴と活発

答　乱暴は自分のようなもので、活発とはすぐ下の弟弟子の様なもんです

問　一般的に云ふと？

答　知識なしに……智恵がないものが力をふるふ

とし、又、第七問問題の解義中には

問　何故人間の善悪は、その人の云ふ言葉よりもその人のする所作で定めた方がよいか

答　自分では善とか悪とか深く関心を持って居りません

と言ふが如きである。

以上の所見を一層明瞭ならしめんとして、こゝに亦淡路—岡部氏の向性検査テストを行った。

結果

外向点　一八
無応答　〇
向性指数　七二

乃ち明かに内向性であるが、未だ病的範囲（指数六〇以下）には至って居らない。

またロールシャッハ氏精神診断法によれば、

答総数	一八
全体反応	八
部分反応	九
小部分反応	二
形態反応	一三
色彩反応	三
形態色彩反応	一
運動反応	一
動物（運動）反応	九
動物部分	四
地　図	一
物　体	一
自　然	三
新規反応	四四％

動物反応　七二％
良好形態反応　六九％
把握型 G–D–Dd　継起　離緩的
体験型 B: (3Fb＋1FFb)＝1:5

即ち、答総数は著明に減少し、良好形態反応は未だ尋常の範囲にあるが、動物反応の率の増加は精神分裂病に見る所と近く、又体験型は情緒の軽動性を示した。

五　診断

前章に縷述せる所を要約するに、身体徴候に於ては、肥満型の体構を有することの他、何等注目すべきものはない。一方、精神徴候にも、甚しき異常は認められなかったが、㈠ 観念連合速度の遅延 ㈡ 記憶困難、延いて一般知能の不良 ㈢ 擯斥せらるゝとの考慮 ㈣ 憂鬱及び不安、焦燥 ㈤ 感情変化、殊に犯行に関する道義的情操の不完 ㈥ 言動の不活潑 ㈦ 意志自発性の欠乏 ㈧ 性格の偏畸、が検出された。是等、諸徴候中、観念連合速度の遅延、言動の不活潑は未だ軽度であって、意志自発性の欠乏と共に、一般健康人に於ても、気分沈鬱時に屢々観られる程度であって、この場合もその憂鬱から二次的に将来せられたもので、深く考慮する要はない。

而して、記憶困難、知能不良も未だ精神発育抑止症と診断するには至らず、殊に、智識問題を加へたるウェクスラー・ベルウューテストの結果が平均知の上なるに照し、その不良は寧ろ優良でないと云ふに止り、これに病的乃至社会的意義は付し難い。更に、憂鬱等も彼が現在置かれたる境遇を考ふれば、少くとも、ある程度までは、何人にも生ずべき当然の示現である。

然るに、道徳感情の鈍麻は性格の項に細叙したる諸徴表即ち鈍感にしてかつ過敏なること、閉鎖的、非社交的、主我的、抽象的なること、及び内向性に傾くこと等と共に、その性格を著しく特色づけて居る。クレッチュメルは内因性精神病の病前性格の研究より出発し、分裂性々格なる概念を樹てて、循環性々格に対立せしめたが、養賢に観たる上記の諸特徴は悉く、この分裂性々格に挙げられた所と一致して、些かも馳背しない。唯、分裂性々格は細長型の体構と親和性を有し、養賢の如き肥満型の者は循環性々格を呈すと一般には信ぜられ、この点一見矛盾するが如き感あるも、この命題は絶対的のものではなく、既にクレッチュメルも、肥満型の二・八%が分裂性気質であると記載せるに照しても、養賢が分裂性々格であることは怪しむ要はない。

翻って、その既往歴を観るに、近年に於ける彼の性格に関する諸証言は、概ね検診に知り得たる所と一致し、上記の診断を支持するもののみである。一方、その幼少時は温順、親思ひであり、伯父の家に寄食中も変った言動がなく、換言すれば、現在見るが如き性格特徴が事実なかったとしても、性格は次第に発展、分化するものであることを思へば、敢て異とするに足りない。殊に中学時代には、すでに強情であった趣の証言もあって、本診断を一層確実にする。

抑々、性格形成には遺伝と共に教養、環境が重大なる因子を作すは、周知の事柄である。今この点を考ふれば、その家系に於ける両親其他の気質並に家庭及び金閣寺等に於ける生活環境が、何等かの影響を及したるに非ずやとも思惟せらるゝも、之に関する精細確実な資料を欠くを以て、分裂性々格と云ふに止め、たゞ、生来の吃音が一種の劣等感を産み、以って本性格の形成を助長したであらうとは、容易に推定さるべきを付言する。

次に、周囲より擯斥さるゝとの観念も、かゝる分裂性々格者には不平家、気難し家、空想家が多い事実を思へば、その性格に基くものであることは容易に理解される。

但し、該考慮が普通健康なる精神の所産なるか、はた又病的現象であるかは更に吟味を要する。

茲に於て、先づこれが妄想に非ざるかを観るに、既に証言中にも、他より嫌はれて居った旨の供述があり、又、長老より叱責せられたことも事実なるべければ、事実に相反する妄想とは異り、加かも、検診に知り得たる所では、他人の無関係なる挙止に就いては、何等被害的意義を付する等のこと等もなく、従って、俄にこれを妄想とは謂ひ難い。然し、甚に熱中せし時以外にありては金閣寺の生活は常に「愉快デナカッタデス」、金閣寺内の人々と「話シタクナカッタ」、（第二回検診）、或は、「自分ハコウ云フ陰険ナ性質デハ……金閣デ皆ニ嫌ハレマシタ、陰で色々批評サレタリシマシタ」、「オ師匠ハ、親切ニヤッテ呉ル様デ、何カコウ奥歯ニ物が挿ッタヨウデ」（第三回検診）等の陳述から推定し、該念慮は恒に彼の脳裡に在りて、他の反対観念を抑圧し、彼の日常生活を支配したとして誤なかるべく、従って、該擯斥考慮は精神病学に所謂優越観念に属する。かゝる観念は迷信、心配等に伴ひ、常人にも発することがあるが、殊に性格異常者、病者に於て屢々見られ、しかも常人のそれに比し、その力強く且つ長きに亘るを毎とする。

茲に於て、養賢の有する分裂性性格が健病何れに属するやを考ふるに、元来、程度の差こそあれ、該性格は健康人中にも存在し、病者への移行は水の流るゝに似て、容易に両者の境は定め難い。然し、現今、臨床では、偏崎の為め個人又は社会が害せられるや否やを標準にしてこれを別って居るが、この観点よりすれば、養賢にありては、その性格が彼の日常生活を多少とも碍ひたるは疑なきを以て、「分裂病質」として、精神病質者に加へるが至当である。但し、その程度は未だ高度のものとは思はれぬ。

六　犯行時の精神状態

被告人養賢はその犯行を肯定するのみでなく、検察官の訊問に於ても、はた又予の検診に際しても、犯行の顚末を詳細に自陳し、それ等相互間には多少の出入はあるが、概ね一致して馳背するものはない。稀に、例へば「泥ノツイタ素足ノ儘上ッタカドウカト云フ点ニツイテヨク記憶シテ居リマセン」「コノ草履モイツ何処デ紛クナッタノカ後デ気ノ就タ時ハアリマセンデシタ」、「(左大文字山へ登るに) 何処ヲドウ歩イタカ憶エテ居リマセンガ」、又山中にて「全部燃シテ了ッタ様ニ思フガソノ頃ノ記憶ハハッキリ残ッテ居リマセン」(検察官取調) 等と答へ、検診時も二三無答に了って、当時の記憶に若干障碍あるを示すが、かゝる記憶脱失は、当時必然的に惹起したらうと思はれる感情動揺を以て、充分説明し得て、未だ意識変化を想定する要はない。寧ろ、彼は布団其他持出せる物品の品名、順序、金閣侵入の個所、点火に至るまでの逐一の行動等より、抛擲せる物品が地上に落ちてカチンと音を立てたること、或は鎖錠の為め上層に上り得ざりしこと、或は該時の心情の一端に至る迄、細部に亘り記憶を喚起し得るを以てすれば、犯行時、彼の意識は明瞭であって、人格変化がなかったものである。

加之、彼の自供によれば、放火の意思決定の時期は別とするも、放火の動機は已に犯行前に遡り、或は火災報知器に留意し、或は予め金閣の錠を内部から外し、又、犯行後左大文字にて、その持物を焼き且つ自殺を計った等のことと共に、犯行時の意識人格はその前後の意識人格、即ち現在所見に記せるものと全く一致、連絡するを証して居る。

換言すれば、本件犯行当時及その前後に於ても、養賢はその平常――正常と云ふに非す――意識人格の支配下にあって、意識障碍、人格転換などを来して居ったものではない。

茲に、今暫く、本件遂行の心的機転に就き、些か考察を試んに、彼が、検察官取調に放火の動機として述ぶる所によれば、(一) 自己嫌悪に陥った事、(二) 美に対する嫉妬心を持って居たこと、(三) 金閣と一緒に焼死したかったこと、(四) 社会に対する反感心があったこと、(五) 社会の人はこんな行為に対しどう云ふことを云ふか聞いて見たいと云ふ好き心があった事等を挙げ得るとし、更に(二)項に対する以外に就ては、抽象的ではあるが、それぞれ説明を付加して居る。

然るに、公判に於ては、第一章に記せるが如く、動機に関する上述の供述は真と云へば真、真でないと云へば真でないと陳べて居るが、予の検診には又若干趣を異にするを以て、次に繁を厭はず、先づ検診記録中からこれに関する問答を摘載する。かくすることに依り、既述の性格の特徴又は擯斥考慮も一層明かになるであらう。

大分退屈するね
は
食事なんかどう
は
食べる様になった
は
寺の方から持って来てくれる？
寺からは何も……
面会は、禁止か？
は
着物は？
お寺から
今日は、その時の気持をきかせてもらおう
…………
一番始め、お寺に対して不平があったね
は、ありましたです
世間に対してはどうだった
は、それほど広い考はもっていませんでした。

自分に対しては
　自分……自分の絶望とい〻ますか……
先のことを考えたりすると?
　は
いつ時分から考える様になった
　は
それが多少はっきりし出したのは何時時分から
……………
予科のうちから
　……あの金閣を焼くと云うのは最近の気持です
それはそれとして、絶望はもっと前からでせう、それは何時時分から
……………
ゆっくりでい〻よ
……………
何時頃からかね
　不平と云いましても、お寺に対する不平は、自分の師匠に対して、よくみてくれんと云う不平とか反抗とかの気持は一年程前から急に……
その頃何か特にあったのか、それとも、ふだんのが積り積ってそうなったのか
　予科二年の夏休に弟弟子の三宅と云うのと毎日碁を打ったのですが、和尚からきつく叱られました
僧侶になることに絶望を感じたのではないか

違います、別に何になるとも考えて居りませんでした
大谷へ入ってから僧侶になることが自然消滅してしまったか
…………
別にいやと云うのでなくて？
……行く行くは坊さんになると云う気があったのですが、自分なんか坊さんになってお寺へ坐ることが出
来んと云う気が起ってきたのです
どうして
他人とうまくしゃべれんし……
その生れつきどもるのが気になっていたの
は、気になって……
子供の時から気になって居た？
…………
その為にからかわれたかね
は、小さい時から、からかわれました
どもりはひどくなって来たかね
だんだんきつくなりました
お寺で兄弟弟子と話すのには困らないでせう
は
経文を読む時はどもらないでせう
は

自分に絶望したと云うのは、何にもなれんからと云うの
は、まあいろんな……
和尚さんが同情をもってくれないと云う事は何時頃から気付いた
気が付いた時は。始めからそう云う気分で……
いや、気がついたのは何時
………
金閣寺へ行った時からか
その時はそんな事は気が付きませんでした。
同情が無いと云うのは
同情とか好感とかそんな事でなしに何か自分と云うものを怖しがっている様な
つまり「打ちとけてくれない」「冷い」という風かね
何時か「うらまれても、つまらんからな」と云った事もあります
それは、直接に云ったの？
は
つまり一口には云いにくいだらうが、冷淡な態度だったね
は
それを感じ出したのは何時頃から、一年位前から
は……そうです
私の云う通りでなく、貴殿《アナタ》の気持の通りで良いのだよ
予科三年の夏休頃からです

その感じが強くなって行ったのと違いますか

…………

では他の人はどうだったんです、金閣寺の仲間や友達なんかは

はあ、冷い人も……自分がこう云う人間だから、こうなるのかも……

いや、そうではない、そりゃ相手の人がそうなんだらう

…………

でも、皆がそうだとは云えなかったらう、好意や友情をもっていた人もあるでせう。だけど、多少他には冷い人もあったでせう。其人達が陰で貴殿《アナタ》を排斥したり、のけものにしたりする様な事はなかった

はーありませんでした……悪口位は云って……

どんな事を

「横着だ」とか「学校を良くサボル」とか

陰口を良くたゝく？

は

陰口が直接耳に入ったと云うことはなかったでせう

は

碁をうつ時位は何も忘れて愉快だったか

はー愉快と云うより、碁をうつことの他に何も感じませんでした

碁は強かったかね、どの位うてた

はー田舎初段に五つおいて……

元来自分が嫌な経験をすると後までずっと残って居る？

時たまボツボツと思ひ出します

学校をサボッたのは絶望を自分に感じて居たからか、それとも学校そのものが面白くなかったか、或はその両方か

学校を休みつけると、行くのが嫌になって、同級生の前に出るのが嫌で……学校へ行くより映画の方が面白いし……

学校へ行かねばならぬと思ひ返したことは

ありましたです

其時は不愉快な感じがするでせう

はー

直接金閣を焼いてしまってやれと思ったのは何時頃

始め金閣寺へ来た時の気持なんか……来た時かどうか解らんですけど……行く行くは此処の和尚になってやれと思って居りましたが、それも出来なくなり、和尚にも自分のみにくい態度が解ってしまって、自分を変な眼で見て「小さい事はコソコソやっても、大きい事は出来るかい」と云う風に思って居ましたし

和尚がそう思ったと云うの

はー和尚が本当の幸福なんか現実、現実を愉快に暮せば良いんだ。和尚も自分も同じ行為をすれば、違った感じがあると解って居ましたし……和尚には金閣による収入があずけられて居ますし、金閣が無かったら、あつかましい事が云えんだらうと思いましたから、いっそうの事焼いてしまったらそんな事無いだろうと思って……

金閣の収入は大きいらしいね、何時頃からそう思った

始の中、何かそのどうせ人間死ぬからには、大きい事をしなければならんと思って居ましたし徒弟同士に

対する和尚の扱い方は偏って居ましたし、こっちがそうだから仕方がないかも知れませんが……これは後から起った考ですが行く行くは誰かゞ金閣を支配するのですが、それは三人であることも解って居ましたし三人中では自分が一番劣って居るんだから仕方がないとは思いながら、和尚が変な眼で見るのが癪にさわって、始は三人を……

のけてしまおうと思った

は、個人的な問題が、自分の兄貴とは、個人的ないさかいがあったです、弟弟子には普通の友人以上に変な味方をする人がありましたし、和尚も味方をする様でした

その頃はまだ金閣を焼こうと云う気はなかったね、焼こうと云う気はいつ頃から

二週間か三週間前

自分がその中で焼け死のうと思った

はー

あの晩碁をうって居たね、その間忘れて居た

忘れてると云いますか……

実行着手の決心は何時ついた

…………

碁をうってから後？

は

えっ

でも……

人間は不快を伴う印象は早く消えるものだ

始め、どうせ焼くならものを持ってても無駄だからもってるもの皆持って焼こうと思いました、今晩はおそいし荷物を持って行こうかどうしようか迷ひました、持って行こうと思ったのは蚊帳の釣手を切った時です
音がするからか
はー
それは決心してからでせう
いゝえ……決心です
決心と云う程でもないの
……何かそこへ和尚だけがやって来んかなと云う気がしたです
他の人から途中見出されないかと云う考は浮ばなかった
…………
あまり細い事で思ひ出しにくいかもしれん、それはハッキリしない？
は
こう云う事をやると世間を騒がすとは頭に浮ばなかった
浮ばない
運ぶのは何回にも運んだでせう
は
何分位かゝった
…………
一番先何を

　本を
その次に
…………
はっきりしないか
　その次に蒲団だったと思います、机……机は一番後だったと思います、その前に行李なんか
五、六ペン往復したね
　は
どの位はなれている
　百米位
その間誰かに見出されはしないかと思わなかった
　自分の部屋は離れて居りましたし雨が降って居ましたし
やめとこうと思ったりしなかった
　その運ぶ途中では思いませんでした
石油をかけたかね
　いえ、藁を
藁も持って行った
　一番後に
運ぶのに中まで入ったか、縁の所においておいたか
　縁においておきました
一番後に藁を持って行って中へ入れてやったね

は
義満の像に不満はあったか
…………
封建制と云う事なんかに
…………
仏教に対しては不満があったか
不満足って。解らなかったです
今の僧侶の生活に不満は
無い事も無かったですけど、自分に対する方が大きかったですから
それで、マッチをすったんですか、ロウソク？
マッチ
すった瞬間には別にどんな気持もなかった
は
ノートが置いてあったとか
少しノートとか本立てやら、棚の上に置忘れたのではないかと思います
何か池の中にあったと云うがね
あれは、蚊帳の釣手なんか
それはどういふつもりで
音がしますから
それからどうしたんですか、火が燃上って

…………
恐くなったかね
　は
誰か呼んで消そうと思はなかった
　は
それで山に上った
　は
道があるの
　いえ
じっと見ていたの
　は
見て居る間ザマ見ろと思はなかった
…………（考へる）
山に登っても良く見えたかね
　山に登った時は消えかゝったと云いますか、ずっと火が下火……
見えたでせう
　は、山に登る時は空が赤いだけで……
空の赤いのを見てえらい事をやったとか、ザマ見ろと思ったか
　無かったです
何も考へなかったかね

は
お母さんの事は何も考へなかった？
　考へなかったです

――以上第四回（九月十六日）検診記録より――

寒くない
　は、は
どう、それから体の具合
　は、別に
変ったことない
　は
夜分よく眠れますかね
　は、普通に
夢なんかみないかね
　は、はあ、まあ、毎日夢みます
どんな
　別に変った夢でもありませんが、漠然としています
朝おぼえているかね
　おぼえている事もあります
今一人でいるね

三人居ります、独居房でなく三人居ります
お互に話する
は
初めから三人
いゝえ

智能検査を施行せんとしテキストの田園の画を提示するに急に流涙する。

どうかしたか
別に、別に、どうもないです
どうもないって、何か感じたかね
無意識的に何か、さみしい様な気になりました
時々そう云う風にさみしくなる事あるか
此頃は大して無いです
事件前は、さみしい事あったか
事件前はあったです
いつ頃からあった
事件前一、二年前位です
どんな事で、国の事でも思ったか
いいえ、その、自分らの兄弟弟子が騒いでる時とか、和尚の所へ行って酒をついで居る話声のする時です

自分が退け者にされる感じがあったか
　あったです
吃る事についてはお寺の人にはあなたも遠慮する必要はないだらうと思ふが、何か他にそう思ふ事があった
　吃る事ではないですけど、いくらか卑下感があって
あまり、話はしなかったかね
　あまり、喋らず、お寺でも喋る人はありましたが全部とはあまり喋りませんでした
どの人ともあまり話しなかったか、一人二人は話す人はあったか
　は
胸うち明けて話せる人はあったか
　いゝえ
そしたら、一人くよくよせんならんわね
　…………
その癖はいつ時分から？　中学時分は、なかった？
　は、やはり二年程前からです
叔父さんの所とか、小さい時の教育が厳格と云うことはなかった
　小学校は、両親の所から通ったのですが、父親がずっと病気して居りましたし、母親がきつく云いました
が厳格と云う程ではありません
叔父さんの所では
　別に、やりたい事は、やっていました

――（中略）――

何か書いたものを出してるね「生とは如何、死とは如何」って、今でもそう考へて居る
　いゝえ
いつ頃からそう考える様になった
　…………
無理に云ってもらわなくてもいゝよ
　ほん、最近だと思います
事件を起す前かね
　それは、起してから、書いたんです
書いたのは後だが考えたのは
　前からです
前と云うと、よっぽど前から
　何時か、師匠が呼んで「自殺することも、意味ないやろ」って云うたんです
それはいつ頃
　ほん、最近です
事件の前でしょうが
　は
どの位前かね
　五日程です
その時分から、生死も無意味と思った
　もっと前からです

自殺も無意味って和尚が云ったのかね
　学校も休む様になりましたし、師匠の所へ酒つぎに行った時に、説教されたりして居る中に、或事から師匠が自分が着物を着て居るのも、裏返して着て居ても良いようなものだけど表を出して着て居るのも、世間の人に見てもらう為にしているのだし、飯を食うのも三度三度死なない為に、食べて居るんだよと云って、そんな風に無意味な事なんだと云ったのです、それで生きてるのも無意味だと……
自分が嫌になった
　これ迄、自分の云い合った事とか云った事、それから自分自身の用語とか、そう云うものに自分が劣っていると思っていたか
　そう云う気持もあったです
自分以外の社会がつまらんものと思わなかったか
　それ程深く、掘り下げて考えなかったです
金閣を焼こうと思ったのは、他に焼く場処はいくらもあるが、特に金閣に反感があったか
　いゝえ、結局、自分のこれまでの野望を果して自分を満足さすのに、一番よい対象であった訳です
金閣が自分の望に反したものであると云う訳ですか
　いゝえ、これ迄自分は金閣を支配しようと云う望があったわけですが、そういふ事は自分に出来ないと云う事が考えられて来ますと、競争相手或は競争相手を選定するものに反感を持って来ます、一番反感を持ったのは競争相手ですが、それをなくする事は出来ませんでした
焼いたらどんなになるかと云う結果を考えなかったですか
　は、なかったです
例へば、お母さんが歎くだらうとか、世間が騒ぐだらうとか考える余裕がなかったか

は
いよいよ焼こうと決めたのは、その晩かね
は、その晩か、前の晩
いや、それも霧の様に考が出て来て段々はっきり決って来たのでせう
それが、あの、丹後の若狭の方から客が来て居りましたが、それを連れて来た弟弟子が自分の近所の部屋へ入ったのですが、その男が近所へ入ってくると、行動がやりにくゝなるからと言うことも考えました
丹後の人が何時来た
一日の日
何と云う人
江上大量
弟弟子は前から居た
病気になって、帰っていました
「あなたは後はとれんぞ」と誰か云ったか
いゝえ
一人兄弟子があるね
は
弟弟子も居るね
は
和尚の、その人に対する態度とあなたへの態度と、違ったかね
確かに違っていましたが、やむを得んと思って居ましたから。朝、出合いましても、毎晩並んで挨拶しま

しても、眼付なんかゞ確かに違っている様でした
変な眼付をするかね
　横目つかいとか、上目つかいとか、変な……
いつから気付いたね
　去年の夏休位から
今、考へてみて、本当にそんな風だったのか、気を廻し過ぎだらうか、邪推だらうか
　前に自分と一緒に居った、専門道場へ行ったのが、「和尚は横目で変な見方をする」と云って居ました
一緒に居る人ではそのことを云わなかったか
　もう、弟弟子なんかも、師匠に対してよく陰口なんか云うことは云っていました
どんな陰口
　すぐ下の弟弟子が云ってた事ですが「考が古臭い」とか、「暖か味がない」とか
「生きてる以上慾がある、生きて居る事自体、偽善である」と思っていたか
　現在の考と大分……
これは検察庁での考だね
　は
今でも、生きて居ることが、一つの偽善だと云う様な
　そんなに深く考えたことは無かったです
多少、これで金閣寺へぞろぞろ見にくる、ひまそうに見にくる連中に反感はなかったか
　反感は、殆どなかったです
はっきりした反感は、なかったかね、これはあり得る事だけれど

無かったです
自分も死ぬ決心をしたのでせう
しましたです
その決心は何時したね
而し、あんな薬品を買ったのは大分前だったし、其頃からだったかも知れません
何を買ったのだったかね
カルモチン
大分買ったのだね
百錠です
八月の中、いや七月か
いゝえ二週間程前に
何で。その時はっきり自殺する気持もなかった
いゝえする気持だった様です
その時は、金閣を、焼いてしまおうと思った
いゝえ自分だけ。その時は金閣と云う対象はなかったです
その時分、気分はさみしかったか
……さみしいと云う様な……
それから「調書」のどこかにあったね、金閣の美しいと云うことが癪に触ったのかね
いゝえ
金閣が美しいから、そこで死んだ方が、いゝと思った

美しいと云うより、金閣を焼くんですから死ぬんなら、そこでやった方が英雄的ですし……

何故、火の中に入らなかった

火を見て、恐しくなったのか、火の中へ入る気がなかったのかはっきり知りません

これは、はっきりしないのが本当だらう、その前に、遊びに行ったかね

…………

「新聞に出るかも知れん」と女に云ったね

は

その時は金閣を焼くつもりだった

金閣と云うつもりは無かったですが……

何かこのまゝでは収まらないと云う気はあったのだね

(点頭く)

——以上第五回（十月六日）検診記録中より——

以上の陳述を綜合すれば、要するに、養賢は事件前約一ケ年半即ち、大谷大学予科三年の夏期休暇中、囲碁に耽ったが為め、慈海の厳しき叱責を受けたが、其頃から、長老の彼に対する態度は他に対するとは異り、彼には冷淡、且つ偏頗であると感じ、長老並に周囲から擯斥せられるように思い、是等に不平を覚え、反抗の念を抱くに至った。而して、この念慮は吃音に培れた劣等感と相俟ち、次の金閣の支配者たるべき彼を含む三人の競争者のうち、己が最も望薄きを悟り、自己の将来に絶望し、金閣よりする収入なくば、和尚も厚顔なる言を作し得ないであらうと考へ、本件犯行の二三週間前には、終に放火を志すに至り、法弟江〇順〇が隣室に入るに及び犯行著手を決意したと云ふのである。

上掲の自供は、犯行後相当に時日を経て、比較的冷静をとり戻し、且つ鑑定人にも狎れた、第四、五回の検診に於て述べられたもので、略彼の真情を吐露せるものならむと思料せられるが、果して然りとせば、犯意発生の根本的動機は、前章に挙げたる慈海並に二三周囲の者より擯斥せらるゝとの病的優越観念にあると謂へる。当時犯行の齎す影響及結果、殊に母の心情、世間を騒がすこと等のことさへ考へ及ばなかったは、かゝる優越観念の特質として、この観念が他観念を排し、それ等を容れる余裕がなかったからと考へられる。

一方、自殺の意図は、事件の約二週間前、大量のカルモチンを購入した頃に萌し、初めは金閣を焼却せんとの考慮とは無関係であったと自陳するが（検察官取調。検診）、かかる意図も、既述の劣等感乃至擯斥考慮よりする絶望に根ざしたものとして容易に理解される。但し、「金閣ヲ焼クンデスカラ、死ヌナラ、ソコデヤッタ方が英雄的デスシ……」と云へるは「ドウセ人間ハ死ヌカラニハ大キイ事ヲシナケレバナラント思ッテイマシタ」とか、或は接客婦に「新聞ニ出ル様ナコトガアルカモ知レン」と語ったこと等と共に、稍奇異な感を与へないでも無いが、是等は、彼は分裂性性格者ではあるが、然し、それと同時に発達心理学的に謂って、青年後期に属することを考慮すれば、如上の疑は分明となる。乃ち、この期の青年は、個人差はあるが、一般に理想に走りて現実を忘れがちであり、延いて英雄主義になるが為め、かかる言辞を発せしものと思はれる。殊に、分裂性々格者に理想家が多い既定の臨床事実を考へれば、養賢に於ては、それが一層加重せられて居るであらう。

茲に些か付言せんに、周知の如く、上述せる青年期の現実からかけ離れた理想主義は、輒すれば、環境に対しては、客観的現実条件が充足し得ないような高い理想的要求を抱き、それによって他を批判し、延いて、そこに不満或は絶望を生ずる一方、自我に対しては、理想と現実との過大な距りから、不安、焦燥、劣等感が生れる。之れと同時に、青年は論理的ではあるが、その論理は客観的でなく、主我的、独断的且つ感情的に流れるが為め、反って、反合理的な行為に出でることがある。本件に於ても、かかる青年期の心理が、犯行並に養賢の性格にある程度の関係を有することは否定し難い。然しながら、その分裂性々格は軽度ではあるが、すでに同年期の常人

に過ぎぬ。の域を脱したもので、犯行自体はこの異常性格に関すること深く、上述せる青年期の心性は之れに拍車を加へた

七　鑑定

一　昭和二十五年七月二日本件犯行当時及その前後に於ける被告人林養賢の精神状態は本鑑定期間乃至その平生と大差なく、軽度ではあるが、性格異常を呈し、「分裂病質」と診断すべき状態にあったと推定される。而して本犯行は同症の部分現象たる病的優越観念に発するものである。

右の如く鑑定する。

昭和二十五年十二月三日

鑑定人　三浦百重

鑑定書の補足説明

昭和二十五年十二月六日

鑑定人　三浦百重

裁判所判事　小田春雄　殿

被告人林養賢精神状態鑑定書中の二三の点につき補足説明致します。

一、精神病質者。現象のみから云ふと、健康人と所謂気違との中間に位するものである。普通の人でも、その性格は色々であって、鈍感の人もあるかと思へば、僅なことに疳癪を立てる人もあって相当に差異がある。然しその偏畸がある程度をこした時には精神病質者と云ふのである。従って精神病質者は、敢て健康者には見られないが、例へば幻聴があるとか、拒食があるとかと云ふものでない。健康者にも見出し得るところのものが、度はづれて居るのである。然らば、健康との境は何処に置くかと云ふと、従来から規範即ち平均からの偏差を以てしようとする考（平均規範）と人間の理想型からの距を以てしようとする考（価値規範）とが挙げられて居るが、夫れは理論的にはともかく、実地上では行ひ得べくもない。身体的疾患でも機能的なことになるとそうであるが、精神機能では第一に数量的には表し難いことが大部分であるのと、理想型は個人個人により異るからである。結局、今日の臨床では、その性格の偏畸の為め、何等かの意味で、自己を損ったり、他人を害したり、社会的共同生活を営むに支障があったりするものを精神病質者と診断するのである。乃ち、これと健康者との区分は、社会的評価と云ふ非心理的な尺度によるのである。

二、分裂病質。健康人の性格が様々であるように、精神病質者の現す所は多種多様である。故に従来様々の分類が立てられておるが、こゝではクレッチュメルの分類体系によった。そうすると彼は分裂病質である。一般に云ふと、分裂病質の特徴としては強情、頑固、孤独、非社交性、内攻性、風変り、不精、意志薄弱及減退、等に加へ、最も注意さるべきは、一方に冷く、無神経悖徳、一括すれば、つまり感情が鈍麻して居りながら、他方、刺戟性で、過敏であって、感情の調和がとれて居らず、延いて、不平家、気難し家となり或は又空想を逞しくして理想に過ぎ、世間に通ぜぬ偏見を持ちそれが優越観念となることが多いものである。一方に鈍感、一方に過敏とのことには、疑問を有つ人があるかもしれぬが、人間は両極性であることを考へれば当然であって、クレッチュメル以来、これが本性格者の一つの特徴として認められて居る。事実、何れかの一方、易感性とか鈍感性に偏る場合は稀である。

三、優越観念（別名、過価観念、超価観念）これは、些細なことが原因となり、ある一定の観念或は観念群が異常に重要性を帯びて、他の何れの観念よりも優勢になり、思ふまいとして思ひ出され、除こうとしても除き難く、云ひ換へれば患者自らでは之を制御することが出来ない時これを優越観念と云ふ。

鑑定書中にも一寸ふれた様に常人でも同様なことは心配等の時にある。例へば、愛子を亡くした母親が、その子の想出になやまされる時の様なものである。然し、その場合はそれとちがって養賢の擯斥されると云ふ考は時の経過に従って開放せられる風がなく、又この観念はたとへ原因はあるにもせよ、こゝまで至るには彼の「分裂病質」に根ざして居って、優越観念は同症の数ある症候の中の一部分の症状であるから、前の例などとは別に「病的」と見られるのである。

序に云ふと、優越観念は「客観的事実に就て誤れる」妄想とは異るが、この観念から妄想が発展することはある。

四、精神病質中の「分裂病質」の程度。コッホはかつて、精神病質を程度によって、その軽いものから精神病的素質者、傾性者、変質者、と区別したが、実際にはこの分類はなかなか容易でないので今日余り用ひられないが、三宅名誉教授も云ふように責任能力推定の場合などには都合のよいことがある、故に少し説明すると、精神病的素質者は平常は常人の如くであるが、ある機会に異常状態を発揮するもので傾性者は平生から多少とも性格異常の認められて居るもので、変質者（こゝでは狭い意味である）は異常がそれ以上に強く狭義の精神病に近いものである。養賢をこの分類で分けることは、他の場合に於けると同様、とかく任意的になり易いが、強いて云へば、軽い傾性者とも云へるであらう。

かゝる場合の責任能力に付ては之を裁判官に任すべきものと考へるが、唯精神医学の面からのみすると、養賢の場合は犯行当時及その前後に於ても理智的には十分是非善悪の別を知っていたと思はれる。但し、性格異常に発した優越観念が意思決定の根本的の動機となって犯行を推進し、是非善悪を知る叡智も、その為め――広く云へば、性格異常の為め――その適当な運用を若干さまたげられて居ったものである。

五、付言すべきは、検診時に於ける犯行の因由に就ての被告人の自供を鑑定人は強いて誤りなしと主張するものではない。何故ならば本件調書にあらはれた所でも、この点は明に浮動して居るからである。然し、擯斥せらるゝとの考が優越観念を作し、これが本件の動機であることは否認し難いと考へる。

メッカ殺人事件

吉益脩夫
武村信義

〔昭和28年・精神病質〕

目次

解説

昭和28年7月27日、東京新橋のバー「メッカ」で、一人の証券外務員が殺害され現金四十万円が奪われた。三人の男が共謀しておこなったこの事件は強盗殺人事件としても世人の耳目を聳動させたけれども、それにも増して主謀者が慶応義塾大学経済学部出身のインテリ青年であったことでさわがれた。主犯の正田昭は、犯行直後から逃走し、各地を転々としたのち京都北白河の下宿に潜伏した。逮捕されたのは同年10月12日である。

第一審において弁護人正木亮と正木捨郎は本件犯行が心神耗弱の状態においておこなわれたと主張した。その根拠としたのは弁護人からの申請で当時の都立松沢病院長林暲が昭和31年10月23日に作成した精神鑑定書である。以下同鑑定書の要旨を記す。

一、被告の近縁者には明かな精神病者が見出されない。ただし、兄たちに分裂気質の人がいる。

二、被告は性格的には分裂気質の傾向が明らかではあるが、とくに分裂病質というほどではない。感情的には相当過敏で事物に拘泥し易いところがあり、心因反応に陥り易い傾向がある。

三、被告は昭和25年秋、その愛人S嬢との関係のもつれを契機にして抑鬱、嫌人、閑居といった状態となり、やがて被害妄想的な気分のため短刀を携帯したりした。それ以後、生活は不規則、無軌道となり、浪費、享楽的となった。昭和27年秋には、肺結核を発見され、就職するうえに支障を来し、再び前と同じ抑鬱、嫌人などの異常状態となった。この時は母に対して暴行し家具を破壊するなどの暴力沙汰を繰返した。

四、昭和28年春以後、その浪費、遊蕩などによって経済的に行き詰まり、ことに失職後はS嬢との間柄は破局的となり、再び周囲に対して猜疑心が強く被害的となった。とくに本件被害者Hに対しては妄想的とも言える被害観念をいだいた。

五、犯行の目的はS嬢との間の不和を回復するために金を入手することであり、そのための行動において全く現実的顧慮を欠いた、精神的視野の狭さがうかがえる。共犯者や被害者に対しても暖い人間的共感に乏しく、情性に欠けたところが目立つ。

六、被告の現在の状態は平静で女性的なとも言うべきものやわらかさが目立ち、他人との人当りはよい。しかしその信仰についての説明とか、手記の内容は、抽象的で人をうつ感情的な裏付けに乏しい。

七、昭和25年以来の経過、現在の状態を考慮して精神分裂病の発病、それによる軽度の欠陥状態が現在もありとする判断も全く不可能ではないが、今これを充分に確証するだけの資料はない。当時の環境的条件や経過を考慮すれば、むしろ心因反応としての要素の大きい異常状態と考えられる。これがある程度分裂病的な様相を呈したことは、本人の素質的条件によるとすべきである。

右のような鑑定結果は、要するに犯行前、昭和25年頃と27年秋において精神医学的に見て軽度の異常行動はみられたが、これは分裂気質による心因反応と判断されたのである。また精神分裂病の発病が疑われたがこれは確証するだけの資料がないということで判定は保留された。犯行時には妄想ともいえる被害観念をいだいていたという。

裁判においてはこの二点につき責任能力の有無が弁護人と検事の間で争われた。結局裁判官は、鑑定書に記載された異常は軽度なものであって、被告の責任能力は犯行時完全であったという立場をとり、昭和31年12月15日、被告に死刑の判決を言渡した。正木亮、正木捨郎、二人の弁護人はただちに控訴の手続をとった。

本書に収録した精神鑑定書は、この第二審において弁護人の申請でおこなわれたものである。鑑定人の吉益脩夫は当時東京大学医学部脳研究所の犯罪学部門の教授であった。なお同研究所の助手武村信義が鑑定遂行上の補佐となった。吉益鑑定の結論は林鑑定のそれと基本的には差異はない。ただ細部にわたっては事実の認定や解釈に多少の相違がある。

まず、被告が異常状態を示した時期を、林鑑定では昭和25年秋と27年秋の二回としているのに、吉益鑑定では24年秋と26年夏と27年秋の三回としていることである。この26年夏のことは林鑑定には記載がないが、友人の陳述や写真などから発見されたものである。被告は感情刺戟性が亢進し、大学の先輩と喧嘩したり、嫌人的となって家にとじこもっていた。

本件犯行時、林鑑定では被害妄想的な状態がみられたとされたが、吉益鑑定では、勤務先の会社の人々への多少の被害的色彩を帯びた観念があったが、これは被告人の性格の過敏性から了解できる程度のものとされた。

けっきょく、吉益鑑定でも過去において分裂病の経過が疑われたがそれを断定するだけの資料はなく、犯行は分裂病質者、背徳狂タイプの無情性精神病質者でもみられ分裂病の寛解期に限られないものとされた。要するに、犯行前の一定期間中に経過した異常は精神分裂病性反応とみなされ、犯行時は分裂病質者であったという点で、林鑑定とほぼ同じ結論である。

第二審の裁判官は林、吉益両鑑定書の結論、被告人の供述調書、原審公判時における供述などを綜合して犯行時に被告が心神耗弱の状態にはなかったと判断し、昭和35年12月21日、控訴棄却の判決を言渡した。このあと弁護人は上告したがこれは昭和38年1月25日に上告棄却の判決がおり、被告の死刑が確定した。その後身柄は東京拘置所に収監され、約七年後の昭和44年12月9日同所において絞首刑が執行された。

正田昭は昭和29年暮にパリ宣教会のカンドウ神父の来訪を受けてから急速にカトリック信仰の道に入り、30年7月9日、前記林鑑定のため松沢病院に入院中、同神父の手によって受洗した。以来、死にいたるまで熱心なカトリック教徒として過した。文学の才能があり、昭和38年文芸雑誌『群像』九月号に新人賞候補作『サハラの水』が掲載された。これは人間不信という内面の心象風景を砂漠に象徴化し、そのなかにあって神を求めるという苦しみを描いている。死刑囚という極限状況が生み出した創造的な文章として注目される。

昭和39年から昭和41年にかけては、獄中での瞑想を綴った『黙想ノート』を犯罪学雑誌に連載し、これは同じ題の単行本として42年7月みすず書房から刊行された。母へむかって語りかける形式をとって獄中での心境をのべたものである。信仰、読書、エリゼという女性への愛を通じて表現されたものは死刑囚という死を目前にひかえた一人の青年の悩みである。ともすれば見失いがちの信仰を、文字どおり必死に求める内面の闘いの記録は、各方面の注目をあびた。しかし、文章が抽象的で難解であるとか、被害者への贖罪の気持の表白がみられないという否定的な批評もあった。正田昭という人物の特質、文体の特徴、カトリック信仰をどのように見るかは人によって意見が分れるところではあるが、解説者としては、やはりこの手記の意義を高く評価したい。おそらくこれほど表現力豊な文章を書けた死刑囚が日本では無かったという意味でもその存在意義は高いであろう。

昭和43年12月、獄中の日記が『夜の記録』として女子パウロ会より出版された。この本は『黙想ノート』よりも身辺雑記風の文章が多く、死刑囚の日常生活がうかがい知れるとともに、信仰についてもより具体的に述べられていて、著者の生活や人柄がよくわかる。

死後、昭和46年6月、遺稿が『獄中日記・母への最後の手紙』として女子パウロ会より出版された。『夜の記録』の続篇というべき文章である、処刑寸前まで書きつがれた母への手紙はこの稀な資質を持つ死刑囚の最後の言葉として鬼気迫る力を持っている。

（小木貞孝）

強盗殺人被告人正田昭鑑定書

公訴事実

被告人は慶応義塾大学在学中昭和二十七年十月、たまたま肺浸潤の診断をうけた頃より、とみに多額の金員を費消する様になったが、右大学卒業後S証券株式会社に勤務中、他人より株式売買の証拠金代りに預った千七百株の株券（見積額二十万円位）を、被告人が同会社退職後右株式取引終了により、用済みになったのに依頼者に返還せずして、かねて知合いの金融業兼証券外務員H（当三十九年）に依頼して売却処分した上、該売得金を遊興費等自己の用途に流用したため右依頼先への返済金及び自己の生活費等に窮し、種々思い余った結果、昭和二十八年七月二十五日頃、右Hを殺害して金員を奪おうと決意し、同年同月二十六日東京都港区芝新橋一丁目十番地坪居そめ方二階なる、バー「メッカ」に於て、A、Kと、右H殺害の方法等につき謀議共謀の上、翌二十七日午後零時二十分頃被告人において右Hを金融取引に藉口し、現金約四十万円を携行させて前記バー「メッカ」に誘い入れ、同所に於て同人の背後より被告人が先ず、かねて用意の電気コードでHの首を締め更に被告人及びKの両名において、交々用意の角棒でその頭部、顔面部を滅多打ちにし、よって間もなく同所において右Hを頸部圧迫による窒息並びに蜘蛛網膜下腔出血による脳圧迫及び脳挫傷による脳機能障碍により、死亡させた上被告人において右H所有の現金四十万千円位及び腕時計一個外雑品六点位を強取したものである。

一　生活歴ならびに既往歴

その一、生活歴、既往歴の概観

被告人は昭和四年四月十九日、大阪市において末子として出生した。

被告人の出生後五ケ月にして父は狭心症で死亡し、以後母の手一つで育てられた。

母は女学校などの体操の教師をして家計を支えた。昭和十一年四月、大阪府立A小学校に入学、六年間優等を続け、正副の級長をつとめ、操行は常に甲、卒業の時六年間の精勤賞を受けた。

続いて昭和十七年四月大阪府立S中学校に入学、こゝでも成績よく、五年間で優等三回、やはり正副の級長をつとめた。

中学四年の時、大阪高校を受験して失敗、卒業の時浦和高校文科を受験してやはり失敗し、一年浪人した後昭和二十三年慶応大学予科（経済学部）に入学した。

当時荻窪の次兄のアパートに三兄との三人で住んで、次兄の出してくれる学資を受けてまじめに通学した。

昭和二十四年二月頃、次兄が辻堂に家を買ったので、そこへ大阪から母も呼んで（長兄から離させるために）次兄、次姉、被告人の四人で生活することとなった。

この年の春から新制大学に切替えられたが、この年（学部一年生）の春頃から友人に誘われてダンスを習うようになり、藤沢の教修所に通った。そこでその年の七月頃S学園の体操教師をしていたS女（当時十九歳）と知合った。交際を始めて一ケ月位した八月頃、S女に誘われて肉体関係を結んでから、以後急速に彼女を恋慕するようになった。そしてこのS女が浮気をしたと考えて嫉妬の念に馳られ、一時不和となった。その年の秋に、問題の神経衰弱様状態となったが、それについては別に項を改めて述べる。

以後S女との関係は本件犯行の年まで続き、昭和二十五年夏には一週間にわたりS女と山中湖へ遊びにいったりした。しかし被告人のS女に対する疑念は晴れずその神経衰弱はなかなか軽快しなかったようである。このような折に友人に誘われて昭和二十六年三月頃から麻雀をおぼえ、次第にそれに耽溺して金も賭けるようになり、生活は次第に荒んでいった。必然的に大学への出席を怠るようにもなったようである。

昭和二十七年の七月は秋田にいた姉から招かれて行き、通訳の内職などをして夏休みを過し、九月に帰京した。その秋に就職試験があり、その際胸部X線検査で肺結核を発見され非常な打撃を受け、以後の生活の荒びは一そうひどくなったという。病気の治療としては済生会病院等で気胸療法を受け、またパスを服用していた。しかしこの疾患によって一流会社への就職は困難となったので母は一年の療養をすゝめたが、被告人はむしろ早く就職することを望んでその年の十二月S証券の入社試験に合格し、翌昭和二十八年四月から通勤した。この間二月には家を無断で担保に入れて八万円を借金したり、兄からの送金十万円を持出したりし、遂には三月中旬からは家を出て寄りつかず、卒業式にも出席しなかった。大学は五月、追試験を受けてやっと卒業する有様で、S証券でも被告人の生活態度が改まらないため、六月下旬には解雇するに至った。その直前被告人はS女の叔母Oより若干の株券と現金十万円を預かっていたが、これも消費し、その返済に窮して七月二十七日の本件犯行に至ったのである。

その二、生活歴ならびに既往歴における重要事項の詳述

㈠　中学校卒業の頃までの被告人について

被告人は幼時は素直、従順で、とても気がきき、おとなしい子であった。遊びも普通で犬や猫をかわいがり、鼠とりで鼠をとったときも蚊にくわれてかわいそうだからと線香をたてゝやったこともある程であった。しかし反面蛙を生きたまゝ鍋で煮るといった残酷なことも平然と行った。これは注意すべきことである。人にやさしく、子供の喧嘩でも仲裁したり年下の子に加担したりしていた。

小学生の頃も特別の問題はない。被告人自身によれば、「小学校時代、受持の先生はみなヒステリーみたいで」子供心ながら、先生に対して批判的であった。ある時友人とふざけているうちに、被告人がガラスを破ったが、先生は友達の方を叱ったので、その時大人なんていゝ加減のものだと思った、という。そして当時から自分は批判的懐疑的であったと述べている。

中学時代、S中学校の性行概評によると、「親切、沈着、真面目、誠実」であり、長所として「孝行、独創力、正義感強し」、短所として「短気」がみられるとのことである。総じて模範生徒として先生にも近所の人にも評

判がよかった。

しかし、被告人は長ずるに従って「元来内攻的な性格が中学時代から長兄のことでいよいよひどくなった」という。後述するように被告人の家庭内は極度に乱れており、ことに長兄の暴行のため、被告人は次第に家出や自殺のことを屢々考えるようになった。薬局へ服毒のためにクロロホルムを買いにゆき怪しまれて断られたこともある。家出のつもりで天王寺公園で一日ぼんやりしていたこともあり、また次兄らがいる荻窪のアパートを尋ねて大阪から上京したこともある。その他時々家出を考えたし、自殺も考えたという。中学卒業の時浦和高校を受験したのも、やはり家から遠くへ離れたいという気持からであったとのことである。

(二) 被告人の家庭について

家族歴と前項で若干触れたように、被告人の家庭にはかなり大きな問題があったことが知られるので、ここにそれをもう一度さらに詳細に述べておこうと思う。

被告人は父と生活したことはほとんどない。そこで第一に問題になるのは母である。

長兄は次のようにいう。

「母は意志の人で立派だけれども、涙もろいというところがなく、何でも判断で物を処してゆくと云った人です。子供の困ったときに、一緒に泣くということがない。むしろ頑張れといって励ますのです。だから賢母ではあるけれども、家庭的には冷たく、その点を私はとても厳しく批判していました。実際にだから嫌いで、大阪にいるときは随分いじめました。東京にいってむしろほっとした位です。それを兄弟は私がいけないというようにとったのです。しかし自分としては母が冷たいという理由以外では喧嘩はしませんでした。」

母は大阪時代、社債、株券をみな自分名義で持っていた。それらを大阪の銀行の貸金庫に一切置いてあって印鑑と鍵をもって歩いていた。一度それを探して学校の事務机の中にあったのを見つけ、かくしてしまったところ、母は自分を殺す気か、それがなければ死ぬといって裸足でとび出したこともある。また銀行へいってみたところ、その貸金庫に但書きがついていて、印鑑と鍵を持っている者でも母以外の人は開けてはいけないとあったので、あきれて帰ったことがある。

「とにかく母は金に執着をもちすぎます。学費でも自分は全くもらえず、全部独力で卒業したのです。次弟や昭にも十分出してやりませんでした。次弟など実験費にとても困っていたようです。母はたとえば是非とも必要な百円をほしいといっても、何日もたってから、三〇円だけくれて、あとは努力でやりなさいといった具合でした。」

しかし被告人は末子であり、一面ではかなり甘いところもあったようである。母と被告人によれば、被告人の種々の非行についても少しも注意をしなかったようである。「あの時もっと母が母らしくいってくれたら」と被告人はいっている。またO氏も母にあまりに理解がなさすぎ、被告人の恋愛にしてもたゞ反対してS女を排斥するだけだったし、被告人がS女と飲んだお茶代なども被告人の分しか払ってやらない。これはS女の叔母もOSも異口同音にいっていることであるが、こうした冷たさ、利己、といった欠点について何の反省もなく、事件のことについても人の責任にするという。

次に長兄が家庭内で暴力を振い、母や弟妹に乱暴をしたことは家族歴の項で述べた通りである。それも母の冷たさが相当に大きく関係していることであるが、とにかくそのはなはだしい暴行の故に、同胞一同は兄を恐れ、親しめず、次兄と姉はそのために神経衰弱となったという。

被告人も長兄に机等を二階から投出されたり、とっくみ合いのケンカをしたことがあるが、被告人が末子で年齢も大きく違うために、他の同胞よりは当りがよかったとのことである。だがそれでも被告人が長兄のためかなり暗い気持になったり、家出、自殺を考え、企図しようとしたことは事実である。

それも一つには同胞間の温かな兄弟愛の欠如のためと思われるとO氏や長兄はいっている。被告人はどの兄姉も親しめなかったごとくである。またどの兄姉も被告人のかつての問題行動に対して無関心であったという。

(三) 大学入学後卒業の頃まで、とくに愛人S女との関係および被告人の神経衰弱状態について

被告人が慶応大学経済学部一年生の昭和二十四年二月、辻堂へ移り、間もなくS女との交際が始まり、それに続いて神経衰弱状態となり、この状態は時に軽快または増悪しつゝ本件犯行当時まで持続していたとみられる。以下この間の事情を数多の参考人と再三、再四に亙った被告人の陳述によって記載しよう。

(イ)　被告人とS女の交際に関して

まず、被告人とS女との関係は、被告人が母、姉K子と共に辻堂へ引越した昭和二十四年の春学友Iに誘われて藤沢のダンス教修所へ通い始め、その年の七月に知合となって以来のことである。交際が始まると、二人の仲は急速に進展して、被告人によれば一ヶ月後にはS女の方から誘いをかけて来て肉体関係を結び、以来一そう深い関係となり、遂には結婚を約束しあうようになった。

S女は昭和五年生れ、被告人より一才年下の女性である。被告人と知合った当時すでにS女は社会人として、S学園の体操教師をしており、まだ学生だった被告人は「自分よりずっと大人で、姉のような感じがし、また性格も男のような強いところがあって、頼もしさがあった。そのため、むしろこちらがS女に頼っていた」という。

またO氏はS女の人柄と両名の交際について次のように述べている。

「S女は明るく、朗かな人で、活動的、能動的な、しっかりした意見をもったはっきりした人です。昭さんとの交際は、始めから結婚の意志がはっきりしていたようです。その限りでは、二人の交際はまじめで、決して踏み外したものではないと思います。もっとも、昔の人から見れば、ふしだらだといわれるでしょうが、今の時代の若い人としてそんなに無軌道とも思えません。だからS女さんは真剣で、昭さんのことをあれこれと心配して、お母さんに対して、昭さんが不良みたいな生活をしているのはあなたのせいだというような、ずい分はっきりした意見をいって責めたりしたようです。しかしお母さんには理解しようという気持がなくて、たゞS女さんとの結婚に反対するばかりで、ちっとも聞こうとしなかったのです。」

事実母は現在もS女を、不良少女で、昭を堕落させた、という気持を口にし、S女をよく云わない。二人が交際している間も、二人がお茶を喫みに入って来て持合せがないために借金して来た近所の喫茶店から請求が来ると、被告人だけの分を払って、S女の分は決して支払おうとしなかった。こうしたことをO氏はあまりにも理解がないといゝ、また母がそうだから、被告人が家庭からいよいよ離れていく結果となったというのである。

S女の人柄は、O氏によればこのように比較的好評であり、むしろ配偶者たるべき女性としてよい人を選んだといっているのであるが、被告人自身によればS女は不良な女で浮気であり、多くの男性と交渉があったとのことである。被告人の学友も多くはS女が浮気な女であったと記憶している。もっともはっきりとS女に多数の異性関係があった、とはいっておらず、むしろ被告人のいう事は被告人自身の強い嫉妬心によるといっており、事実どの程度S女が被告人以外の男性関係をもっていたか、またその関係が、被告人と交際するようになってからも存続したものであったかについては全く明かでない。

しかし被告人の学友A氏によれば、少なくとも両名の交際がかなり尋常の度を越えたものであったと思われる。

すなわち、二人は日中友人の下宿をその留守に訪れて勝手に上りこんでいちゃついたり、あるいはA氏らが被告人に電話ですぐ来てくれといわれて駈けつけると、二人が蒲団にもぐり込んでいちゃついている現場にぶつかって、あわてて外へ飛び出すといったことが幾度かあったという。

「とにかく、中年の世間ずれした男ならば、そういうことも考えられるでしょうが、まだ学生のうちからこれなのであきれて」とA氏は述べている。

(ロ)　被告人の神経衰弱の経過について

さてS女との交際が深くなって間もないその年の秋、すなわち昭和二十四年十月頃になって、被告人はS女が浮気をすると考え、以来ひどい神経衰弱となり、この状態がそれ以後長い間続くことになった。そしてこの状態は、とくにその初期と、大学卒業の前年、就職試験に際して肺結核症を発見された後および、その中間期の昭和二十六年夏頃に、それぞれ一定期間かなり増悪した時期があったと認められる。

最初いつ頃から被告人が神経衰弱になったかは被告人以外の者によっては知ることができなかった。被告人自身によれば、S女と交際の始まって間もない昭和二十四年の十月（当時二〇歳）S女が友人のIと深い交際があることが分り、それがひどいショックになって以来のことであるという。以下被告人の陳述によって神経衰弱の経過を追ってみよう。

「Iは予科から学部を卒業するまで一緒だった友達で、四つ年上ですが、Iを信頼していたゞけに、S女のことでショックが大きかったのです。Iの方が私より先にS女を知っていたと思います。というのは、IはS学園へいっている人の家に下宿していて、S女はそこの先生だったのですから。はっきりしておかなくてはいけないことは、IはS女の浮気の対象ではあったのですが、その他にも彼女の浮気の相手はいたことです。S女は身持が悪くてその年の九月頃S学園を馘きられたほどの人です。ダンスホールにも江の島の〇〇とか鎌倉の教修所などあちこち顔を出していましたから、……Iとのことは I の方からチョッカイを出したのだろうと思います。手紙を二人でやりとりしたり、S女がIの下宿へ遊びにいったりしていたのです。」そして、このショックのために、ひどい憂鬱に陥り、家から出ず、誰とも口をきかず、いらいらし、身動きするのもオックウな虚脱感があって、のろのろと本当の馬鹿みたいになった。勉強は頭に入らずすべてのことに興味がなくなって家で何もせず、考えたり、ただぼやっとして、ラジオも聞かなかった。平素きれい好きで風呂屋へは頻繁にいったが、こうなってからは人に汚いといわれた。食事が出来ずやせ、夜は眠られず、かつて徹夜をしたこともないのに、二晩も夜通し起きていたこともある（はっきり記憶している）自殺も考えた――しかし以前中学時代に考えた程強いものではない。遺書めいたものを書いたこともある。

友人は皆このことを知っていた。Iから皆に知られていた。S女が浮気な女だということはダンスをしている人など皆が知っていた。だから皆が自分の噂をし、からかっているように思われた。周囲の人々から変な眼でみられるように思われ、それがいやで昼間は家に閉じこもり、夜になるとあてもなく家を出て歩いた。

この頃から被告人は刃物を携帯するようになった。それについては、現在自分では説明できないことで、何故だったか理由がよく分らない。松沢病院に入院して第一回の鑑定を受けた際は周りの人がみな敵に見えたから用心のためと答えた。というのは、刃物を持つということは防禦ということしか考えようがないから、医師にそうではないかと尋ねられたとき、それもそうだと思って肯定した。しかし人におびえていた、ということでは説明がつかないように感ずる。だが、当時、常に、主として一人でいる時に、何か恐ろしいものが自分の背後からワーっと襲いかかってくるような実感がしていたことは確かで、それは今でも抜けきらない。とにかくこの短刀は母に発見され、井戸の中に捨てられたが、被告人は母にねだって再び短刀を買って結局事件の頃まで持っていたという。

被告人はもう一つの顕著な異常状態として注目すべきことを述べているが、それは次のような事である。

「その頃何でも気になってしまうので、一番はっきりしていたことは、自分が学校へ出てゆくと、家が留守になってしまうので戸閉りして出るのですが、その戸閉りが出かけてから気になって、藤沢駅で下車してまた辻堂へ戻って、戸閉りを確かめたりしました。出かける前によく見て来たことは覚えているのですが、……また当時は電熱器を使っていましたけどもその電気を消してきたことも確かなのに、それでも安心できないのです。ばかばかしいと思うけれども気になって仕方ないので戻って、よくもう一度確かめて、それでもまだ安心できないで、電熱器を水の中へ漬けたり、電源を切ったりして……それでまだ安心できない時は出掛けるのを諦めてしまうとか、向いのO先生に頼んでいったりしました。」こうした「自分でやったことについて安心できない」という状態はその後も事件まで続いたという。

このような神経衰弱の状態は十月に始まり、一ヶ月位続き、十一月に入って仲違いしていたS女と和解した頃軽快したけれども、その後もずっと軽い状態で続いていたという。それは被告人のS女に対する猜疑心は到底拭い去ることのできぬ程深かったためで、それというのも、S女自身の口から彼女が浮気をしていると聞かされたり、映画やパーティの約束をすっぽかされたり、翌二十五年正月にはS女が被告人の反対を押切って某劇場のアトラクションに出たというようなことがあって心配が絶えなかったためであるという。しかも母がS女を嫌いまた友人からも忠告されたりしても、なおかつ被告人はS女を思い切ることができず、それればかりか却って思慕の情を一そう深くし、より真剣に結婚を考えたとのことである。

やがて、昭和二十六年春頃から、被告人はS女とのもやもやした関係を忘れるためもあって、麻雀を覚え、次第に耽溺するようになり、半年もすると、賭麻雀をするほどになった。秋の頃からは金使いが荒くなって、月に何千円も使った。育英資金、アルバイトの金、母からの小遣いは皆麻雀の賭金として消え、それでも足りずに授業料を使いこみあるいは家の自転車などを持出して質屋へ持っていったりした。この年の夏、中元売出しに際して被告人は他の若干名の友人とともに、三越百貨店の臨時店員のアルバイトに従事した。その時被告人は平素喧嘩などしたことがないのに、この時はどうしたわけかつい人を殴ってしまったことがあったという。すなわち、「当時はとてもおかしくて、よほどいらいらしていたのでしょうね、このアルバイトの時、僕はベルト売場にいたのですが、ある時、売場のゴムのワイシャツ押えで、大学の先輩を殴ってしまったことがあります。どういうわけでそんなことをしたのか、今からは全く分りません。それも昼間人通りの多いところでやったことです。結局は皆で近くの公園へ連れてゆかれて殴られたのですが、この喧嘩は学生時代のたった一回の喧嘩でした。」と。

この年、同じ夏休みに、O氏によれば被告人は一ヶ月ほど家に閉じ籠り、再びひどい神経衰弱的状態となったとのことであるが、このことは被告人自身には記憶がない。

麻雀をするようになって以後、被告人自身でも、学生らしくない堕落した毎日を送るようになったことを認めている。講義には最小限度の必修科目しか出席しなかった。時にはそれさえ出席しないで麻雀屋にいつづけたりした。そしてそれが秋には一そうひどくなって、東横線の綱島へいって、一ヶ月ほど帰宅しないで、友人の下宿、麻雀屋と泊まり歩いたことがあるという。この時は全く着のみ着のままで一日一食しか食べられないこともあった。それでも帰宅する気がせず、金に困ると、たまに母のいない時をねらって家へいき、金や物を持出してまた綱島に戻り、同様の生活をくり返していた。

翌昭和二十七年も同様の生活から抜け出すことが出来なかった。S女は一月と五月及び十一月に妊娠したが、果して自分の子かどうか疑わしいという気持もあり、育てることもできないので人工流産をした。そうしたこともあったが、一方では今までくり返して来たと同様に喧嘩して仲違いしたり、また仲直りしたりして落着かなかった。

その年の秋、いよいよ来春は卒業となるので、就職試験があり、被告人は十月にN自動車を受け、この際身体検査で肺結核を発見された。それまでほとんど病気らしい病気を患ったことのない被告人にとって、この結核罹患の事実はひどいショックになった。そこで更に診断を確かめるため方々の病院で何度もレントゲン撮影によって病気を確かめ、またS病院で気胸療法を受け、その治療を真剣に考えたという。母は心配して一年卒業を延期して療養所に入って治療するように奨めたが、被告人自身はS女との結婚を至急に実現したいと望んでいたので、就職を希望していた。しかし胸部結核がある以上、有名大会社はほとんどが入社試験に際して身体検査を行なうため、断念して翌年三月S証券株式会社に就職を決めた。

このような事情——肺結核に罹ったこと、有名大会社への入社の望みを断たれたこと——から自棄的となって被告人のそれまでの逸脱した行状は、一そう無軌道となり、金使いはさらに荒くなり、母に対する金銭を強要する折にも暴力を振うようになり、「自分でもめちゃめちゃで、手当り次第のことをやっていた」感じで被告人の記憶に遺っている。そして翌昭和二十八年三月には、遂に家をとび出してしまうに至った。

以上は被告人の神経衰弱の経過を被告人自身の陳述によって記したのであるが、ここで被告人以外の人々の陳述によって当時の状態を一そう客観的なものとし、また詳細にしたいと思う。

被告人の神経衰弱状態、あるいは異常行動の始期がいつ頃かということを正確に知っている者はない。母も記憶が曖昧で、その他の知人、友人も被告人がいうのとほぼ同じ頃から、すなわち、予科二年の頃から大学卒業の頃まで、被告人の行動に異常がみられたといっているだけで、いつからということははっきりしない。

母によれば、いつのことだったかはっきり分らないが、辻堂の家へ来てから被告人がひどく憂鬱そうになって、ろくに口もきかなくなり、外出も厭がって家に閉じ籠っていたことがある。それは一、二ヶ月の短かい間のことではなかったように思う。ある時は母が帰宅すると、家中鍵がかかっていて、いくら呼んでも開けてもらえず、仕方なく同僚の先生たちに来てもらって皆で大声で呼んだら、やっと鍵を外して入れてくれた、ということもあった。また夏の最中でも同じ様に戸閉りして家の中に端座していたこともあり、尋常な様子でなかった。当時、被告人は玄関の間に机を置いていたが、そこへ入りこんで夜も眠らないことがあり、隣室で注意していると被告人が何かもやもや云っていて、誰か訪れて来た人があって、その人と話でもしているのかと思うようなことがあった。また笑わず口数が少なくなり考え込んでいるようでもあった。ただぼうっとして坐っているだけということもあり、何をきいても返事をせず、食事も拒んで食べないこともあり、痩せ、疲れているようだった。考えこんでいながら、一人でにやっと笑ったりすることもあり、その顔がとても気味が悪かった。人に会いたがらず、昼間はあまり大学へもゆかず、かと思うと夜になると、ふらっと出ていったまま、かなり晩くまで帰って来ないことも屢々あった。

このような神経衰弱の状態が始まった頃から、被告人は短刀を持ち歩くようになった。どうしてそんな物を持つのかについては、被告人から一度だけ「こわくて歩けないから」というような理由を聞いたことがある。「悪口をいっている」といっていたこともあるので、被告人自身がいうようにやはり襲われるような気持があったのではないかと思う。また被告人の友人が、俺が殺されたら正田に殺されたと思ってくれ、と家の人に話したとか聞いた。これもおかしなことだったが、もっと奇妙だったことは、被告人が女の子のように化粧をしていたことで、白粉をぬり、眉墨、口紅をつけていた。その上に赤い靴下を履き、女の子のするようなマフラーをしたりした。教育を受けた者がする恰好ではなく、母はとても恥かしく思った。その他生来動物が好きだったのに、神経衰弱になってからの被告人は猫を追いかけて棒でひどく叩くなどの異常な行動もあった。

昭和二十七年秋、被告人が就職試験に際して肺結核を発見された頃から、被告人の金遣いが一そう荒くなって、毎日のように二千円三千円と持ってゆくようになった。しかもそれを断わると、激昂してふすまや障子をけって破ったり（今も玄関の間の襖にその跡が遺っている）、鍋を靴で踏んづけたりした。あるいはきわめて上手に嘘をいって、たとえばノートを買うのだから千円くれといって持ってゆき、二、三日してノートを多数持って来て母に示して礼をいう。その直後それらのノートは家になくなってしまうということがあったり、母の貯金通帳をごく少額の金を引き出すという約束をして貸し与えると、すっかりおろしてしまったこともあった。また家庭教師をしている家へいって、友人が学費に困っているからと巧みに虚言を述べて一万円借りて来て、母が請求されてはじめて事情を知るといったこともあった。以前の性格からみて、とてもこのようなことは考えられないことであったという。

以上のごとく学生時代の被告人にはかなり異常が認められるが、さらに次に卒業の頃から本件犯罪に至る間についてみてゆこう。

㈣　大学卒業の頃から本件まで

昭和二十八年一月、被告人は遂にそれまでのS女に対する不満を爆発させて、二人はまたまた喧嘩別れをしてしまった。しかしその後すぐまたS女に会いたくなって鎌倉のS女の姉M子に仲介してもらい、三月下旬頃から再び交際を始めるようになった。しかしこれも長く続かなかった。その間二月頃の被告人は一そう麻雀に耽溺し、三月に入るとほとんど家へ帰らず、麻雀屋に泊り込んだり、遊廓へも足を踏み入れるようになっている。そして二月、母に無断で自分の家を担保に八万円を借金し、一ヶ月ほどで消費してしまったりした。四月の始め頃数日間帰宅したが、家の担保代金として、イタリヤにいる次兄から送金して来た十万円を持って家出し、鎌倉の友人K方に無理やり下宿に入り、母には居所を報せなかった。

大学の卒業式にも出席していない。しかも卒業単位が足りなかったために、五月になって追試験を受けてはじめて卒業免状をもらうことができた。

S証券には四月から出勤した。ここでの収入は日給制で二五〇円、従って月にせいぜい七千円ぐらいしかもらえず、すでに生活が派手になっていた被告人は、持ち出した金を使って生活をしていた。

さてS女にはOという叔母があったが、被告人がS女との仲を戻すためにその姉M子を訪れるようになってから知り合いとなった。そして五月、Oは被告人の得意となってその成績を挙げてあげようという単純な好意から、株の信用取引を依頼し、現金十万円と株券千七百株を預けた。被告人によれば、この信用取引は折角株が値上りしたのに、その際「売る」という一言をどうしてもいえなかったために、その後次第に値下りして、遂に現金十万円のほとんどを損失し、失敗してしまった。そして株価が下ってからどうしてよいか分らなくなってめちゃめちゃになったのだという。

S証券に勤務中の被告人の生活態度や勤務ぶりがきわめて不良であったことは、被告人自身の陳述の他、同社専務取締役H氏らの陳述からも窺い知ることができる。

五月の外務員講習会には欠席をしたり生活態度も華美で分不相応に若い者をおごったりして若い者に悪い影響を与えるおそれがあったので、一度注意を与えたが改まらないで、六月二十五日付でやめてもらうことにしたとS証券のH氏は述べている（公判証言）。

S証券を退職して間もなく、Oから預った株券をおろして金に換えた。（その際会社から株券を受取るために、靴磨のおばさんをOに仕立てて受取ってもらったという。）この時換金してくれた人が本件犯行の被害者Hであった。HはS証券の社外の外交員で、毎日のように会社に顔を出していた。とくに五月に外務員講習会があった際、被告人もHもこれに出席して、以後親しく話すようになったものである。

さて、Oの株券を約二十万円の金に換金した被告人は、その金によって株の取引をし、何とか損失を取返したいといろいろ考えた。他人の株券を無断で換金し、損をしたことについては相当強く責任を感じていた。とくにそれがS女の叔母のものであり、S女との関係を考え、破綻した仲を取り戻すことが、自分のめちゃめちゃな生活のよりをもどす第一歩であると真剣に考えていた。それにもかかわらず被告人は自分の生活態度を改めることができず、換金した金にも手をつけ、ずるずるべったりにその金を消費していった。こうしていてはならないと思いつつも、次第に深い泥沼にはまりこんでゆくことをどうすることもできなかった。

被告人はその後も何とかOに返済したいと考え、一時は自殺もちょくちょく考えた、実際にそれを試みたことはなかったが、京橋の川をのぞいて、ここは深いだろうかと考えてみたこともあるという。七月の下旬には借金をしようと思い、会社へ来る中国人の家へ押しかけて、四十万円の借金を申込んだが断られ、また合同証券の知人に卒業証書を担保として四十万円借りようとしたが、やはり断られている。こうして返済の当てはほとんど見出されなくなり、そのためにS女に会うこともできず、三月頃から治療していない自分の病気のことや、それまでの乱れた生活のことなどいろいろ考えまったく行詰った気持になっていた。こうして次第に本件犯罪への道が開かれていったのである。

二　現在症

(一)　身体的現在症

まず被告人の身体構造について述べよう。被告人の体型は細長型に属する。すなわち、顔は短卵形で頸細く、身体も細長く、全体として骨組が繊細であり、四肢は軀幹に比して長く、ことに下肢が細い。但し肩および胸部の肉づきよく、胸厚く、上膊の筋肉も比較的発達している点など、多少闘士型要素を混じえているとみられる。

(二)　精神的現在症

被告人の立居振舞は平静でものなれていて、何等異常と認められるところがない。いつも礼儀正しく、丁寧でおとなしく女性的な印象を受けるほどにつつましやかである。姿勢はごく自然で、落着かない動きは見られない。対座するとにこやかにし多少わざとらしさを伴う微笑を浮べ、真剣に質問をきき、よく考えて丁寧なはっきりした言葉で応答する。きわめて人当りがよい。時々正確にいい表わそうとして質問の意味を考え、また自分の適切な答えを探す際に検者から眼を離して横を向き、口唇を引締めて真剣な表情で僅かの時間ではあるが考え込む、こうした態度にむしろ積極的に検者に関与する意志がうかがわれ、決して常に嫌人的であるのではない。しかし、多少日によって動揺があり、やや不機嫌で、会話に積極性が欠け、表面的な返答に留る時があるが、このようなことは比較的少なく、大体いつも一定して安定した感情状態を示している。また質問内容が、とくに自己自身の性格や物や考え方に向けられたときは非常に積極的に話をするが世間一般や他人についてはほとんど十分な関心を示さない。すなわち被告人の関心の中心は常に自己自身に向けられていることが知られる。その感情はむしろ冷たく温かさに乏しく多少鈍感で単調である。表面的には柔和であたりがよいのにも拘らず、事件の内容を語る時も驚かされるほど淡々として平然たる様子で、あたかも自分のことを他人ごとのように、あるいは強く自分をつっぱなして客観的になって話しているように見受けられる。この点被告人自身そのように努力しているごとくである。

　しかし自己自身の性格に話が向けられたときは、対話内容にかなり相応した自然な感情の動きをみせ、そこに関心の的があることを証する如く、きわめて熱心となる。さらに、被告人には表現の適切さを問題にするといった点に加えて云い落しのないように、あれもこれも考慮するといった傾向は明らかで、翌日の対話で前日の会話内容を補ったり、より適切に云いなおしたりして、それを検者に受入れさせようとするところがある。それは自我感情の強さによると考えられ、このような自己主張の強さは看守に対する要求の態度からも知ることができる。

　被告人の看守に対する態度はかなり横柄で、一般に控え目な看守に対し、強く命令調に話すようなところがある。その反面鑑定人に対してはきわめて丁重であり、両方の場合の態度の相違はかなりいちじるしい。

　次に目立つことは被告人の会話内容が具体性に乏しく抽象的であることが多い点である。その手紙の内容をみても同様で、そこにはいかにももってまわったわざとらしさがある。しかもたんねんに書かれているにも拘らず、くり返しが多く、まとまりがわるい。

会話には目立った虚言は含まない。しかし多少の修飾や、自己正当化の意志はかなり明瞭である。また被告人の会話の中には時に知名人が知己であるかの如き言葉がちらちらと挟まれ、それがいかにも自己顕示的に感ぜられたりする。

テスト成績からみると、被告人の知能は優秀であり、ことに理論的綜合力、抽象力がすぐれていて、創造性に富み、空想性も著しく豊かである。一方不安徴候がみられ不安定感強く、強迫的傾向が認められ、かつ幾分心気的でさえある。

その感情生活は豊かであるが、易変性に傾き、やや自己統御力に乏しいとみられる。

全体的にみて、神経症的傾向の認められる分裂病質者が屢々示す反応内容である。これらの諸種心理テストの結果は問診と観察を通じてみたところによく一致するものである。

三　本件犯行について

(一)　犯行の計画と実行の概要

本件犯行の計画と実行については被告人は以前述べたことと全く変りがないといい、多少忘失した部分はあるが、記録によく一致した陳述をしている。ここにその概要を記そう。

七月二十日、Ｈに外務省関係の人が三千ドルばかり邦貨で融通してもらいたいといっているが、との詐りの電話をかけ、申込む。

同月二十三日再びＨに電話して、先日の話だが、株券を担保として融通してくれと要求、二十七日にメッカで会って話をするよう約束する。

同月二十五日、三田の喫茶店リオで、かねて知合いのAに「自分の知っている親分の気にいらない奴があるから、そいつをやっつけるのを手伝ってくれ」と持ちかけて承諾をうる。
同月二十六日、午後（二時半頃）Aとメッカに赴き、そこのボーイKをも仲間に引入れ、殺人の手順を相談し、Aを試験台にして実際に首を締めたりして練習をする。その後メッカを出て、近くのトランク屋へゆき、死体を入れるべきトランクの品定めをする。さらに浅草へゆき、ストリップをみてから、犯行に用いる目的で電気コードを買い、飲酒して夜本鵠沼の下宿へAと共に帰る。
途中藤沢駅でS女が舞踊研究所をはじめるというポスターをみて、S女にパトロンが出来たと思いこみ、それまでやや曖昧だった犯行の決意が明確に定まる。
同月二十七日（犯行当日）
渋っているAを下宿に残して単身上京し、十一時半頃新橋駅でKに会って、コード等を渡す。その後Hと待合せて十二時少し過ぎにメッカへ連れてゆく、Hを予定のボックスに坐らせる。Kはラジオの音を大きくする。被告人は便所に立ってゆき、コードを手にして戻って来て後ろからHの首を締め、前からKが棒で殴る。殺害して死体をバンド席から天井裏に運び、Hの鞄から現金四十万円その他を奪い後仕末をして藤沢へゆき、その夜は遊廓で一晩麻雀をやって徹夜する。
同月二十八日
犯行が発覚して逃走に移る、以後東海道線を西下し最後に京都のアパートを借りて潜伏。
十月二日
逮捕。

㈡　本件犯行の前後に関する被告人の陳述

まず本件犯行に関して被告人に自由に陳述させた。そのままを記すと以下のごとくである。

「七月の二十日頃でしたか、Oに対する返済をしたいと思ったのですが、適当な方法を考えつかず、七月二十三日頃だったと思いますが、今度の事件のような方法を考えたのです。そして二十四、五日頃共犯のKとAに打明けたのです。二十六日は日曜日でしたが、メッカにいきまして、もう一寸細かい具体的な打合せをしたのです。その日の夕方、Aと鵠沼へいきました。最終列車頃でしたから十二時過ぎですね。その時藤沢で小田急を待ちます間……その昼間S女が何かポスターを貼るような交渉を駅長室でしているのを見たのです。それで夜ホームへ彼を待たせておいて、南と北の待合室を見たら貼ってあった。バレーの教修所を開くというポスターで、それを見たとき彼女にパトロンが出来たと思って、その時まで具体的なことをしても決心がつかなかったのですが、こうなったら二進も三進もいかないと考えて一度にやる気がはっきりしたのです。

その夜はAと二人で鵠沼へ泊ったのですが、翌朝Aはどうしてもゆきたくないというので、それならとAには役割があったのですが、何とかなるだろうという安易な気持から、家に帰って掃除や洗濯などしてくれ、といって、一人で東京へいって、新橋のロータリーでKを待合せたのです。そこでコードを渡してその時彼は烏森の公衆電話へいってちょっと電話をかけたので、その間待っていました。それからトランク屋の前を通って新橋駅で別れ、僕が物蔭にかくれていたとき、十二時頃の約束でしたが、Hが来て、一緒に駅を出て、駅の左側に公衆電話があって、そこへ入って電話をかけるふりをして、Hさんには向うの人の名前もあるので、あの方の行きつけの喫茶店で待合せるといって、それまで金を貸してほしいという人の名前は伏せてあったのです。」（中略）

（ちょっと言葉が途切れ、「事件のことも全部話すのですか」と問うてくる。全部逐一話すよう促すと、「そうですか。はい」と決心したように言って再び淡々とした態度で話し始める。）

「メッカへいって、十二時十五分頃でしたか、上って、第一ボックスへいって、Hはトイレへ背を向けて坐りました。Kはレヂにいて、冷たい水を持って来て、それから窓を閉めたりラジオを大きくしたりしていました。で僕はトイレへ行くふりをして立って、ポケットに電気のコードを入れていましたので、ちょっと出してやろうとしたんですが、出ないので、トイレへいって、そこから出て来てHの首にコードをかけて首を締めたのです。K君は椅子の樫の棒か何かで前からHを殴って、それでHさんは絶命されたのです。その後、二人で死体をバンド席に上げて、バンド席から奥の天井へ通ずる穴へ上げて彼が中へ入って入れたのです。そしてその辺を雑巾をかけて、何でもとても喉が乾いてがぶがぶ水を飲んで、Kにワイシャツを借りて着がえたのです。その時だか人が尋ねて来たというのですが憶えていません。掃除した後、座っていたらマダムのパトロンがやって来て、その人と話をしました。話をしているうちにKがいなくなったので、店を出てうろうろしていたら、Kが向いの十仁病院で眼をみてもらった、といって出て来ました。事件の時一寸傷つけたらしいのです。それから三和銀行の方からタクシーに乗って、暫く走ってその中で話をしました。どんな内容の話だったか内容は忘れましたけれども、彼はすぐ降りて、そのタクシーで一人で横浜から藤沢へいきました。藤沢へ着く前にカメラ屋へ寄ってショルダーバックを買って、クリーニング屋へ寄って預けたズボンを貰って、下宿屋の近くで降りました。

Aは風呂へ行っていて、暫くしたら帰って来たので、あとが心配だから行ってくれといって、二万円渡して、途中で捨ててくれといって鍵を渡し、Hの有価証券や預金通帳や、血のついたものは庭に埋めて、彼を先に立たせて風呂に入って飯を食べて、あとから出ました。その時二十万円だけOに渡すつもりでちゃんとハンカチに別に包んでショルダーバックに入れて持っていって、車を呼んでもらいまして、辻堂へいって、また藤沢に戻って、それから更に鎌倉（Oの在住地）へゆく予定だったのですが、体がとても疲れていましたので、辻堂から藤沢へゆく途中で、S女がK幼稚園でバレーを始めるというのを聞いていましたので、会って返すことにして運転手に聞かしたのですがどうしてもわからないで、あきらめて藤沢の遊廓へいって、いつもの所へ上って、マージャンを徹夜でやり、一人で二千円程勝ちました。

その翌二十八日朝から昼寝して昼頃下宿へいったのです。」


次に右陳述を一層詳細ならしめるため被告人と一問一答を行なった。


（被害者のHと知合ったのはいつか）

「それはS証券にいるとき、五月初旬頃でしたか、東京証券取引所で開かれた講習会に会社から、幹部の人とHさんと私との五人が出席したのですが、ここでHさんと親しく話をするようになったのがはじめです。」

（どうしてHさんを殺そうと思ったのか）

「Hさんという人は僕はとてもきらいだったのですね。その顔つきや物の言い方や歯ぐきの汚いことから一切非常に嫌いだったのです。その上、Hさんの態度には日常僕を軽蔑する様子がしばしば見えていましたし、僕の前で近頃の大学出はしょうがないというようなことをいうのです。それが自分のことを云っていると思ってとても癪にさわりましたし、この人がいったことが上役の人に解雇された理由の一つだと考えたのです。」

（当時皆に悪口をいわれていたそうだが）

「ええ会社の人の中では僕だけが大学出で、そのせいもあってみんなが蔭口をいっていたのです。Hは面と向っていったこともありました。自分がやめた後Hが入社するという話もありましたし、平素から快く思っていなかったのです。」

(するとHを憎んでいた)

「はい、憎んでいました。それに対する復讐ということもいくらかはあります。」

(するとHだから対象に選んだわけか)

「確かにHだから選んだということはあります、憎しみがあったのでやりやすかったのです。これがもし同輩の人とか女の人なら恐らくやらなかったと思います。」

(同輩の人とか女の人ならばやらないというのか)

「そうです。それというのも、S女が浮気をする相手の人がみな社会人で金もあり、押しのきく人たちでした。その点からおとなの人に対して憎しみを持っていたのです。とくに金の自由になる人とかその他に自信たっぷりに生きる人とか……Hはそのカテゴリーに入る人だったのです。」

「それに兄のこと、長兄のことがあって、兄があんなにひどい人で僕たちがこんなに苦しんでいるのに、世の人は助けてくれない、ということでも世の中の大人の行動に対する不信があったのです。」

(動機としてはやはりOの金を使いこんだことから……)

「そうです、僕が預った株券をうまく扱えないので、すってしまったから、それを返そうと思ったからです。今から考えると、信用取引をするときに、一時株値が上ったので、その時売ろうと一言云いさえすれば、それでもうけたし、こんなことにならずにすんだのに、売るということをいおうとしてもどうしてもいえないで、そのままずるずるになっているうちに値下りしてしまって、下ってしまってからどうしてよいか分らなくなって、それで無茶苦茶になってしまったのです。そんな時に周りの会社の人たちは黙ってみているだけで何ともいってくれないのです。鍛えてゆこうという気持からだと思いますけれど。」

(何故売るという一言がいえなかったのか)

「そこは自分でも分りません、でもそうしたことはよくあるのです、こうしていてはいけないと分っていても一寸腕を動かしさえすればよいのに、それが出来なくて大変なことになってしまうという……」

(相当な金を使いこんだのだが、それを犯罪だとは考えなかったか)

「別に考えもしませんでした。道徳的にも悪いとは思いませんでした。今度の事件でも刑法で糾弾されるとも考えなかったのです。ただ母のへそくりをちょっとくすねたといった気持でした。」

(返さなくてはいけないという気持は)

「それはたしかにありました」

(それは相手がOだから返そうと思ったのか)

「もちろんOだからこそ余計に、S女とのよりを戻したいという気持があって、すべてを正常に持ってゆきたいと強く思っていましたから、返そうと思っていたのです。しかしOでなくても相当の責任を感じて弁償したいという気持は確かにあったのです。こんなことをいっても検事さんは信用してくれないのですが、僕の性質ではとてもそういうことが気になるのです。」

(ではそれに対してどんな手を打ったのか)

「何とかしなくてはいけないと思っていたので、はじめ、会社に来る支那人の家へ行って借金を申込んだのですが断られてしまい、次に、近所の証券会社の人で、息子さんが僕と同じ慶応大学へいっている人があって、その人に卒業証書を担保にして借金を申込んだのですが、これも断られてしまったので、もうどうしていいか分らない気持になってしまいました。」

(そんな時に自殺しようという気持は?)

「それも、七月半ば頃からはちょくちょく考えていました。具体的にどうしたということはありませんが、それでも決して夢のような話ではありませんでした。京橋の上から川を見て、ここは深いかなと漠然と考えたりしていました。とにかく、当時はもがき、苦しんでいて、楽しいことは一つもなかったのです。ただ持っていた金をぱっぱっと撒き散して毎月一万円位も使っていたのですね。検事さんにもいわれたのですが、大金を持っていながら、服装を整えたり、靴を新調するのでもなく、ばかではないかといわれたのですが、実際ただ消費するばかりだったのです。こうして苦しんでいたのにも拘らず、タクシーに乗ると、余分に出して釣銭は受取らなかったり、とにかくぱっぱっと使って金を出すと皆がペコペコするので、ざまをみろといった気持でした。こんなことをしていてはいけないと思いつつ、ずるずると余計深みにはまっていって自分ではどうにもならなかったのです。だから、私の今度の事件は、社会的には、ただ金に困っての利欲的な兇悪犯罪ですけれど、自分にとっては、今まで生まれてからのすべてを含めての解決点であったわけです。自分のそれまでのやり方では如何んとも出来ないし自分はここでこれによって清算するんだという意味での、解決の手段であったといえます。だから、自分ではどうしようもない生活に刑を受けることによって一つの新たな解決があたえられた、という意味で、ほっとした所もあるのです。」

（具体的に犯行を考えたのはいつか）

「具体的には三、四日前ですが、漠然とした感じでは大体一週間前には考えていました。」

（Hに電話をして、取引を頼みたい人があるとか、嘘をいったことは？）

「その点に関しては、今までの調書にある通りで全く変りありません。」

（最初からHを殺して金をとろうと思ったのか？）

「はじめは殺すことは考えていませんでした。はじめは麻酔薬を使ってと考えたのですが、結局は殺害ということになってしまったのです。」

（その計画がとてもずさんであったようだが）

「ええ、あまりにも単純といえば単純で何も……。犯行後天井裏に置いておくとか、放置することもAに注意されたのですが……要するに当時は犯行後のことは全然考えていませんでした。だから事件の後でも下宿の小母さんに金を貸したり、日常品を買ったりしました。」

（事件の時はどういう気持だったか）

「夢中になっていたことは確かです。だから、Hを殺してから、バンド席へ上ったとか、後仕末中に人が尋ねて来たことなど全く憶えておらず、あとから刑事さんに云われて思い出したのです。」

（しかし人に較べて冷静だったようだが）

「そうですね、元来僕は人にとても同情する方なんですけれど、しかしある場合になると、全く同情しないで、全く感情が動かなくなるんですね、だからよく人に二重人格だといわれます。で、冷然としているときは、別に努力してそうしているという意識もなくて、ふっとした拍子で元に戻るのです。自分自身を突き放してみている感じで、こうして事件のことをお話している今もそういう感じです、ですからどうしても人を最後まで信じられないのも、こういう自分が信じられないためでもあるわけです。あの時はですから、人の死ぬ、ということも、他のこと、たとえば自分が手を動かすということと少しも変りのない、ただ自分の眺めた眼では、自分として普通の平面の上に並べられた一連のものに過ぎないので、とくに変った重大なことという感じがしなかったのです。」

「だから夢中でしたけれど、それはまた、あの時は無感情の状態だ、ということで、これが一番確かな表現です。ただ冷然と構えていて、そこでは社会的な配慮も入りこむ余地がなく、こういった自分を自分でもて余してしまうのです。」

（当日飲酒しなかったのか）

「事件の前日はAと浅草へいってビールを飲みました。しかしその日は飲んでいませんでした。その頃は七月に入ってから、毎日のように酒を飲んでいました。僕は決してお酒は好きじゃあないのですがね、でも飲めばビール二、三本は飲んでも案外に酔わないです。今から考えると自分の押えつけられた気持がとれて、気分の発散ができ、酔って威勢のいい状態になりたかったんですね、当時は乱暴な言葉も随分使いましたよ。」

（事件の翌日以後について話して下さい）

「事件二十七日の晩は、前にもお話したように藤沢の遊廓で徹夜しましたが、二十八日は昼寝して、昼頃下宿へいきました。そのとき電報が来て、よく意味が分りませんでしたが、何でも無事だという内容だったと思います。それから小母さんに貸しも含めて下宿代を二万四、五千円渡して、藤沢駅へいって……おかしなことにその時二等回数券を買っているんです。ともかくそれから東京へ出て、待合せの約束だったプリンスへいったのです。この辺ちょっと自信がありませんが……そしたらKもAも来ないのでおかしいと思って新橋へいってみたのです。直接いくのは何だから、自動車を拾って、メッカの前をはじめ通り抜けながら見たのですけれど、よく分らないで、もう一度ターンしてみたら警官がいるので、それでその時始めて見つかったと思いました。それまでは現場へいくのも別に危険だとは思わなかったのです。新聞は見ていないし、とにかく共犯がプリンスに来ないので、どうしたろうと思っていったわけで、Kがまだそこにいると思ったのです。見つかりっこない、と思っていたので警官の姿を見て非常なショックを受けてもそれからはそこがどうなっているともう一度確かめるどころではなかったのです。で自動車をとばして上野から山谷へいって旅館に入ってインクとペンで自殺するつもりで遺書を書こうと思ったのですが、それもいやになってやめて、また自動車に乗って丸ビルから五反田へ目的もないのにいって、追いかけられている気分で落着かないので映画館に入ったのですが、それも駄目で、また自動車で横浜へいったのですが、それでも全然落着けないので、気持が悪くなって野毛山の病院へいってザルブロを打ってもらいました。夕方は自分がもっとも欲しかった携帯ラジオを買って平塚へいって旅館で泊りました。二十九日は熱海へいって、翌日は名古屋の犬山ホテルへ一泊し、翌朝は草津で温泉へ入るつもりで下りたのですが、実は関東の草津と間違っていたので、全然違った田舎町で、次に堅田温泉へいってここに四日いました。それから京都にいって逮捕までいたのです。」

四　考察と説明

まず述べなければならないのは被告人の性格である。被告人の性格として、孤独、内閉的、過敏その反面の鈍感、自己分析的、自己反省的、強い自我感情等の特徴が挙げられる。友人Y氏の言は非常に適切である。すなわち「見栄っぱり、すかしやで芝居気たっぷりのわざとらしいことをする人間、要領がよくてカンニングも平ちゃらでする程の心臓の太い恥知らず、またシニカルなひねくれ者、一面非常な凝り性、また短気でかっとしやすく、わがまま」といっている。

このような性格は医学上分裂病質として一括しうる異常性格である。ここで分裂病質とは、精神分裂病とよく似た特徴を有する異常性格であって、しかも遺伝生物学的にみると、分裂病の遺伝圏の中に見られ、これと密接な関係にあるものをいう。被告人は上述のごとき性格特徴をもつこと、および家系に精神分裂病を十分疑いうる者、あるいは分裂病質の者を見出すことができることから、被告人は分裂病質とみることができる。

被告人の性格の異常性は、その性格の発展を辿ることによって明瞭に知ることができる。その幼少時にはおとなしく素直従順、親切、まじめで、学校でも近所でも模範児童として評判もよかった。これらの点は一般児童と何ら異るところがない。しかし生来性の異常性格においては、児童期においても多少異常な現象が発見されることが多く、被告人の場合も、夜尿症が思春期以後までも続いたり、小学校六年生頃から夜入眠に際して丸い三つの物が見え恐怖に襲われるという入眠時幻覚があったりした点は、やはり被告人の素質に異常があることを示唆することである。また、小動物に対して異常なかわいがり方をしたというが、そこに分裂病質特有の自身と同一化した限られた対象への過度な愛着を見取ることができる。さらにまた、小学校の担任教師への親愛感がまったく欠けており、しかも批判的、懐疑的であって、子供にしては非常にませた所がみられたことなども、正常な児童とかなり異った点であるとみることができる。

思春期に至ってから、長兄の家庭内での暴行があり、そのため家庭は暗く、被告人はしばしば家出、自殺を考えまた実行しようとした。これは明らかに反応性の現象として了解可能である。

被告人の異常性格が顕著となったのは大学入学後のことである。大学生であるに拘らず非常にキザな服装をしていた。もっともO氏によれば、母も姉も服装がまことに奇妙であったとのことで、被告人一人に限ったことでない。大学二年生の頃知合ったS女との交際ぶりも尋常でない。すなわち一ヶ月後には肉体関係を結び、日中友人の下宿へ押かけていちゃつき、それを友人に見せびらかす程であった。しかし両者の関係は必ずしも円滑にゆかなかった。そのためもあって被告人は次第に麻雀をおぼえ、やがては金を賭け、賭金のために家財を持出し、母に暴行に及ぶこともあり、あるいは虚言をもって他人をあざむいて金を入手し、徒らに消費するばかりであった。学業が疎かになったのは当然であるが、ことに昭和二十六年秋には一ヶ月にも亙って登校もせず、家庭にも帰らずに麻雀でいつづけたりした。果ては本件のあった年に入ると無断で家を抵当に入れ、また兄からの送金一〇万円を横取りし、家出してしまう等、はなはだしく乱れに乱れた行動があったことが知られる。

また本件犯行後現在に至る間きわめて顕著な事実は、第一審において死刑を宣告されたにもかかわらず、ほとんど反応性の異常を示さないことである。これは被告人の信仰のためもあろうが、それよりもむしろ被告人の本来の分裂病質に基くと考えられる。

一般の受刑者においてはむしろ自然な防衛反応として反応性の昏迷状態を思わしめるような変化などを示すことがむしろ通例である。このような被告人の行動を観察すると、異常性格の偏倚の程度はきわめて高度であると判断される。

さて次に被告人の生活歴の中でもっとも重要な点は、問題となる症状があらわれた時期が三回あったことである。

その第一回目は昭和二十四年秋のことである。この初期においては愛人S女が友人と関係を持ったことを知って、非常に大きな精神的打撃を受けたという明かな要因があった。その症状は抑鬱的症状が顕著で、憂鬱で口数も減り、虚脱感強く、億劫ですべてに興味を失い、自殺念慮もあり、食欲は衰え、睡眠は障碍され、かなり痩せた。さらに不安で落着かず、自分について人が噂する、嘲笑するといった関係被害念慮や人に会うのが嫌で閉居する、家に居ると人が来たと感ずるようなこともあった。当時から短刀を携行するようになったが、その理由は「ただ恐しくて」そうしたと本人はいっている。こうした症状は約一ヶ月継続した。そしてS女との関係がよくなった時期に症状が軽快しているように認められる。

以上述べた症状は全体からみて少なくとも精神分裂病の際にみられる症状に近いものがあるが、その症状の起りと経過が本人の体験と明瞭な関係をもっているという点および後述するように現在の精神状態に分裂病の欠陥状態を思わしめるものが存在しない点から考えると、この症状は分裂病の症状というよりは、むしろ心因性のいわゆる精神分裂病性反応型と診断するのが妥当であると考える。

以上の症状は一応反応と理解できるけれども絶対的に反応であるとは断言できない。何となれば、一見心因があって起った反応のごとき外貌をもつ精神分裂病もないことはないし、また初期に強迫症状が認められ、さらに被告人とS女との関係にみるごとき性的脱線をみたりすることがあるからである。

第二回目の症状が起ったのは、昭和二十六年夏のことである。この時の症状の一つとして感情刺戟性が亢進していたと認められる。その一例として三越デパートでアルバイトした際に、大学の先輩を些細な事から殴ってしまった、ということが挙げられる。

被告人によれば「当時とてもいらいらしていた。このようなことはこれが始めてである」という。友人によれば、被告人が喧嘩をしたのはこの時ばかりでなかろうというが、少なくとも実際に喧嘩をしたという事実は他に知られていない。その後、O氏によれば夏の暑い真最中に約一ヶ月の間家に閉じ籠っていた、ということである。

（これがやはり昭和二十六年の夏であるということはO氏により確かめた）またその頃たまに外出するときには、O氏を避けて通った。そのため、同氏は奇異に感じた。なお顕著なことは被告人が化粧していた事実である。

以上のような異常な行動が起った原因を発見することはできない。しかし被告人によるとS女との関係にしばしば消長がみられたということから、当時何かあったのかもしれないということは想像しえないことではない。が、第一回目のときと違い、この時は明白な心因が発見できないという点で、前回のごとく精神分裂病性反応型であったか、あるいは分裂病の推進《シューブ》であったかは断言しえないところである。

第三回目の問題になる症状は、昭和二十七年秋に起ったものである。この時はたまたま肺結核が発見され、それに伴って一流会社への就職を断念し、S女との結婚も困難となったという明らかな要因がある。そして肺結核の発見に引続いて絶望的となり、金銭を乱費し母に金を強要してきかれないと唐紙をこわし、暴行に及んだりする等の異常が認められた。これは明らかに反応性の現象として了解可能である。

最後にこの三つの時期について綜括してみると、とくに第二回目の時期の症状に対しては分裂病の疑いをもちながらもこれを全体としてみるときはすべてを同じ心因性の反応であるとみるのがもっとも確からしいと考えられる。

次に本件犯行時の精神状態についてみると、当時ことに著しい症状はなく、顕著な反応性の障碍があったとは認めがたい。もっとも被害者ならびに勤先会社の人々へ多少被害的色彩を帯びた念慮があったが、これは被告人の性格の過敏性から了解できる程度のものである。そして、犯行が昼間、粗雑な計画に基き、残酷に行なわれた点については、分裂病の欠陥状態でもしばしばみられることであるけれども、一方生来性の性格異常者、ことに分裂病質者、背徳狂タイプの人にもありうることであるから、これを分裂病の症状と確認することはできない。もし前述第二回目の症状発現の時期を分裂病であるとした場合でも、その分裂病の明らかな症状が犯行時にはみられないから、犯行時は寛解状態にあったものと見做さなければならないであろう。

ここで被告人の本件犯行当時の責任能力の問題について述べよう。

一般に精神分裂病の病的過程の進行中であることが証明される場合は心神喪失と認めることが妥当であるとされている。しかしその犯罪が現在寛解状態にあって明らかな分裂病症状の認められない場合は必ずしも責任無能力とすべきでなく、完全責任能力を認めうる場合さえもある。しかしこの場合、分裂病の推進の後寛解に至るまでの期間が問題である。被告人の場合分裂病であるとすれば犯行時までの期間は比較的短かく、社会的脱線行動も犯行時まで引続いていたということを考えれば、犯行時における責任能力を完全なものと認めることは難かしく、むしろ限定責任能力を考えるべきではないかと思う。被告人が精神分裂病を経過した疑いは結局のところ排除できないのであるが、鑑定人としてはこの点について根拠ある疑いがあるということを述べるに留め、この場合の犯行時の責任能力を評価することは鑑定人のなすべき範囲を越えたものと考える。

しかしながら、前述したように、鑑定人は精神分裂病の欠陥状態の疑いは疑いとして留め、全体的にみるとむしろ心因性反応とみることの方が確からしいと考える。この場合に本件犯行時に顕著な反応性の障碍さえも認めがたい。したがって犯行は被告人の性格の上に起った行動とみなさなければならない。そしてその性格は強度の分裂病質であるが、鑑定人は原則として異常性格の行為は完全責任能力を認めるものである。

被告人は本件犯行時において精神障碍、意識の障害ならびに精神の薄弱が存在したとは認めがたい。したがって被告人の本件犯行当時における精神状態については、刑法でいう心神喪失ないし心神耗弱の状態にあったとは認められない。

現在の精神状態は犯行時のそれと同じ状態であって、同様に軽度の被害念慮があるけれども、やはりそれは性格から了解しうる程度のものである。すなわち、看守に対して邪推して事実ないことを実際にあるかのごとくに解することもあるが、それは、短期間で自ら是正する程度のものである。

現在の精神医学の知識をもってしてはこの性格状態が生来性の分裂病質かあるいは分裂病の欠陥状態であるか

を最終的に診断することはできないが、前者であると考える方がより確かであると考える。

最後に殺人と精神分裂病との関係についての犯罪精神病理学的考察を述べよう。まず精神分裂病自体について述べると、この精神病は最もありふれた疾患であるが、今日の精神医学においてはまだその病態生理学的な基礎が明らかになっていない。ただこの疾患が身体的過程の上に起ること、及びその発病には遺伝素質が重要な役割を演ずることについては大体一般の学者の意見が一致しているところである。

この疾患の診断は非常に容易な場合も少くないが、時にはその鑑別診断が困難であって寧ろ不可能に近い場合さえある。その理由は現在のところわれわれが精神分裂病を一義的に診断し得るような身体的なきめて（証拠）を何一つ持合わさず、専ら精神的症状を基礎に精神病理学的な考察を行うより他に途がないからである。

鑑定の被告人正田の犯行前の一定期間中に呈した症状にもやはり精神分裂病の疑いを完全には否定し得ないものがある。ただ鑑定人はこれを精神分裂病と見るよりは分裂病に似た反応性の現象と見る方が遥に確からしさが大きいと考えるにすぎない。

なお精神分裂病の精神鑑定を困難ならしめる事実がある。それは殺人のような重大な犯罪が病気のはっきりしない初期に行われることが多いことである。時として犯罪行為によってはじめて異常が気付かれることさえある。かのアシャッフェンブルクと並ぶ偉大な犯罪学者でしかも精神分裂病について最も深い知識を有したウィルマンス教授が精神分裂病の前駆期における殺人が知られずに死刑に処せられることの多いことを指摘し、この事実以上に死刑廃止論にとって強力な支持となるものはなかろうと述べている。

そして、更に氏は後世の人が現代の死刑に対しわれわれが昔の魔女裁判に対して感ずると同じ感じを抱くであろうといっている。尤もウィルマンスの説は必ずしも精神医学者一般の説を代表するものではない。

果して氏の説が正しいかどうかは将来の科学の決定に俟たなければならないと思う。

しかし、次のことだけは明らかな事実である。世界各国の学者の研究報告によると殺人者には一般犯罪者に比して精神分裂病者が非常に多い。殊にそれは無期刑囚人の精神医学的研究において明らかである。最近発表した鑑定人の殺人者に関する研究もこの事実を裏書きするものであった。この調査における精神分裂病者の中には犯行時分裂病に罹っていたと思われるものと犯行後になって分裂病の発病したと思われるものとがある。

鑑定主文

一、被告人正田昭の現在の精神状態には、精神障碍、意識の障碍、ならびに精神の薄弱は認められない。
二、被告人の犯行当時の精神状態にもまた同様精神障碍、意識の障碍ならびに精神の薄弱は認められない。
三、被告人の犯罪行為にみられた無感情さは精神分裂病の寛解状態の者にもしばしば見られるものであるが、しかし他方では生来性の分裂病質者や無情性精神病質者にも共通する現象であって、精神分裂病の寛解状態に限られたものとは認めがたい。
四、被告人には顕著な遺伝負因を認める。しかも恐らく精神分裂病と想定しうるものの他に、多数の精神分裂病あるいは分裂病質のいずれとも判別し難い著明な異常者が多数発見された。
五、被告人の犯行前の一定期間中に経過した異常な精神状態は精神分裂病性反応と見做すことが最も確からしいと考える。

この見解に従えばこれら反応性症状の殆んど消退した犯行当時においては心神耗弱に該当する状態にあったとは認め難い。

しかし前記の症状には精神分裂病を疑わしめる点がある。鑑定人はこれを根拠ある疑いとして述べるに止める。

若しこれを精神分裂病であるとしたならば犯行当時は分裂病の寛解状態にあったことになり、医家としての鑑定人の見解を求められるならば被告人は犯行時心神耗弱の状態にあったと思料される。
しかし、これはあくまで疑いに過ぎないため責任能力に関する見解を述べることは鑑定人のなし得べきことではない。

六、その他犯罪精神病理学的考察については本章に述べたから省略する。

以上

右の通り鑑定する。
本鑑定に要した期間は昭和三十二年六月五日より昭和三十四年七月十五日までである。

昭和三十四年七月二十日

鑑定人　東京大学教授　医学博士　医師　吉益脩夫

「間接自殺」としての強盗未遂事件

中田　修

〔昭和29年・うつ病〕

目次

解説

躁うつ病は、精神分裂病とならんで、内因性精神病の代表的なものであるが、犯罪とは比較的縁のうすい病気であるといわれる。その理由として、躁うつ病が精神分裂病に比べて頻度の低い病気であること、躁うつ病者の病前性格は循環気質者であることが多いが、彼らはおおむね社交的で情にあつく、反社会的傾向にとぼしいこと、などが考えられている。しかし、躁うつ病の躁状態では抑制欠如によるけんか、無銭飲食、無賃乗車、支払能力をこえる濫買・浪費などがみられることがあり、反対に、うつ状態では窃盗・放火・自殺などが時に認められることがある。特に自殺のうち、拡大自殺といわれるものは、一家心中などの目的で家族を殺すものであるが、たまたま本人が生き残った場合は殺人罪に問われることになる。うつ状態において、個人的な関係のまったくない自動車運転手に対する強盗殺人をくわだてる、というような兇悪犯罪がみられることはきわめてまれであると考えられている。

この精神鑑定例は、経済的にも富裕で知能も優秀な東京大学学生の自動車強盗未遂事件（昭和29年7月）として注目をあつめた事件である。検察庁では被告人の精神状態に疑いをもって精神鑑定に付し、当時松沢病院医員であった中田修博士は、綿密な鑑定と事後の経過観察から、うつ病による「間接自殺」と考えうる犯行であることを明らかにし、昭和33年「鬱病による犯罪の一事例」として「犯罪学雑誌」24巻3号に、さらに昭和39年一事例と外国文献の展望を加え、「間接自殺について」と題して「精神医学」誌6巻9号に報告した。

「間接自殺」とは、一般に耳慣れない言葉であるが、ロンブローゾによってはじめて用いられた概念であり、

「死を希望しながら、直接に自殺するかわりに、死刑の執行を受ける意図のもとに重大な犯罪をおかすこと」(Langemann, H.) と定義される。自殺が罪悪とされる反面、死刑執行が公開で荘重な宗教的雰囲気において行われるキリスト教諸国で18世紀に流行したといわれ、外国では従来かなりの報告例が見られるが、日本においてはめずらしい犯罪である。本事例はうつ病者の犯罪としても、また「間接自殺」の例としても貴重な症例といえる。

この「間接自殺」と類似の概念として、精神分析学者などのいう「慢性自殺」がある。これはアルコール中毒・薬物嗜癖・倒錯・神経症・疾病への逃避などによって自分の精神的＝肉体的健康を緩慢に破壊してゆくものである。もちろん、これらの中毒者・病者が、かならずしも自分の死への傾向（タナトス）をはっきりと意識しているとはかぎらない。犯罪・非行への傾向をも一般に自己破壊・自己処罰への無意識的願望にもとづくと仮定すれば、そのかぎりでは慢性自殺と間接自殺とは相互に連続・移行を有する現象とも考えられる。本鑑定例は、自分の「生命の抹殺」そのものを意図したのではなく、拘禁すなわち「社会的生活の抹殺」を意図したものであるが、その心理は本質的に「間接自殺」に属するものと考えられる。

（福島　章）

鑑定人付記

この例は精神鑑定の結果、犯行当時心神喪失の状態にあったとみなされ、不起訴となった。その後、都立松沢病院に入院し、精神分裂病の疑いでインシュリン・ショック療法などを受け、昭和29年末に十分に寛解しないままに退院した。私が翌昭和30年4月に本人に面接したところ、見違えるほど活発で、なんら病的なものは認められなかった。本人はその年に某大学英文科に入学し、好きな語学に専念した。しかし、翌昭和31年2月ごろから二ヵ月ほど躁状態になった。私の観察ではその状態は定型的な躁病像をしめしていた。つまり、本人は非常に多弁、多動であり、毎晩ほとんど眠らないで創作にふけり、芥川賞をもらうのだなどといっていた。気分は爽快で、誇大的な観念にとらわれていた。ところが、同年6月ごろから再びうつ病相がおとずれ、翌昭和32年1月ごろまでつづき、その間学業を中断しなければならなかった。そのときは都内の某病院で入院治療を受けた。その後の経過は十分に詳しくわからないが、学業をあきらめて、郷里の父母のもとにいた。昭和34年5〜6月ごろから再びうつ病相が出現し、それが一年以上つづいたが、とくに入院治療を受けなかった。その後は近所の中学生に英語、数学などを教えたり、父の手伝いで蜜柑を植えたりしていた。昭和37年5月ごろに、生活がだらしなくなり、パチンコなどにふけるようになり、躁病相を疑われて某精神病院に三ヵ月入院した。昭和38年5月に外人付ガイドの試験を受けて合格し、同年11月に上京して、ガイドの仕事に就いていた。ところが、昭和39年4月ごろから再びうつ病相が出現し、同年4月から松沢病院に入院した。私は同年6月に松沢病院で何年かぶりで本人に面接した。そのときの状態は私が最初に鑑定をおこなったときと全く同様で、空虚な印象は依然として存在していた。幻覚、妄想などは存在しなかった。また、それまでの生活史もある程度、本人から聴取することができ、ガイドの試験を受けたり、ガイドをするために上京して来たのも、本人の自発的な意志によるものであることがわかった。したがって、病相と病相との中間期は十分に活発であり、意欲の鈍麻が目立たないことがわかった。また、それまでの経過をみても、うつ病相は比較的長くて、数ヵ月から一年ぐらいつづくのが普通であり、躁病相は比較的短くて一、二ヵ月ぐらいしかつづかないこともわかった。本人は昭和39年12月に松沢病院を退院したようである。その後の消息は不明である。

鑑定書を読まれればわかるように、私は、躁うつ病に精神分裂病が加わっていて、いわゆる混合精神病であると診断した。その際、躁うつ病の存在は確実であるが、同時に精神分裂病の病的過程が加わっている公算が大きいと述べ、精神分裂病の付加には若干の疑問を残していることに注意されたい。この鑑定の当時、私は松沢病院の医員であり、鑑定留置が松沢病院でおこなわれたため、この例について院長、医長はじめ多くの医師のあいだで論議が活発に戦わされた。一部の医師はこの例は精神分裂病に間違いないと主張し、一部の医師は躁うつ病だと主張した。結局、精神分裂病という意見が優勢であり、私もその線に沿って鑑定書を作成したが、私自身、前記のように精神分裂病の付加には一抹の疑念を抱いていたことは事実である。

精神分裂病であるという意見を主張される方も、周期的な精神病相のあることには異論はなかったようである。ただ、鑑定時の被疑者の表情がいかにも空虚で、ときに眉をしかめ、応答は低声、緩慢で、ときどきとぎれる。この表情、態度、談話の印象が圧倒的に分裂病的であった。それが多くの医師の診断に強く影響したのではないかと考えられる。しかし、内的体験では幻覚、作為体験はなく、関係妄想のようなものが見られることもあるが、そういう妄想はうつ病にも決して稀ではない。そうすると、精神分裂病の決め手となるような病的体験は存在しないといってよい。もう一つ、精神分裂病を疑わせたのは、鑑定書の記載からもわかるように、被疑者の病前性格は奇行に富み、奇矯であり、むしろ分裂気質に属すると考えられることと、犯行があまりにも常識から逸脱し、刑務所に行く目的で殺人を考え、その目的で徘徊するなど、単なるうつ病では了解困難であると考えられたことである。

さて、鑑定後、私はその経過を観察していたが、経過の概要ははじめに記載したとおりである。私は鑑定の翌年、完全に治癒した本人に会って、全くびっくりしてしまった。明朗、快活な若者がそこにあり、精神分裂病の欠陥を思わせるような鈍さが全くみられない。また、その後、躁状態を観察したが、多弁、多動、誇大的で、一応定型的な躁病像をしめしていた。そして、病相が周期的にくりかえされ、うつ病相のほうがやや頻繁で持続期間が長く、躁病相はやや稀で持続期間が短い。そして、中間期は明朗、快活で、多少調子に乗り、純真であるが無遠慮、不遜という面があり、分裂病質を考えなくとも、軽躁性の循環気質と考えて差支えないように思われる。このような所見と考察から、私はこの例はやはり躁うつ病と考えて間違いなく、精神分裂病の付加を考える必要はないと考えるに至った。そして、うつ病相で抑制の著しい場合には、茫然とした態度、空虚な表情で、一見精神分裂病を思わせるようにもなり得るのであると信ずるに至った。

最後に、犯行の了解可能性の問題である。一般に、精神分裂病の体験は了解不能であるとされ、犯行なども了解不能な体験にもとづく場合が少なくないとされている。これに対して、躁うつ病の場合は、その病像は主として気分の変化にもとづくもので、健常人の心性と単に量的に異なるにすぎず、したがってその体験もより了解可能であるとされる。また、躁うつ病は精神分裂病に比べて犯罪学的に重要ではなく、犯行の動機も了解可能なものが少なくないとされている。したがって、犯行の動機に了解可能でない特徴があると、それはむしろ精神分裂病の行為ではないかと考えられがちである。しかし、うつ病、とくに内因性うつ病の心性はそのように了解可能であろうか。すでにクルト・シュナイダーは、内因性うつ病の気分変調は生気性感情の障害であり、反応性うつ病のそれの心情性感情の障害であるのと区別されると述べた。そしてシュナイダーは前者の状態は精神的な影響を受け難く、肉親者の死などを聞いてもそれに感動することが少ないという。すなわち、内因性うつ病の感情状態は健康者や反応性うつ病者の抑うつ状態とは質的に異なるものであり、了解的接近に強い抵抗をしめすものであると考えられる。このような考え方をさらに進めたのはワルター・シュルテである。かれによると、「悲しくなることができないこと」がうつ病体験の核心であるという。つまり、うつ病者は、感情的に空虚であり、悲しい感情すら起り得ない状態にある。悲哀性というのは従来、うつ病の重要な症状であると考えられていたが、これはわれわれの了解可能な悲哀性ではなく、患者自身それよりほかに表現する方法がないので悲しいというだけであって、事実は悲しいという感情すら涸渇しているのである。うつ病者は悲しいのでなくて、石のように固まり、空虚で、鈍感で、無関心で、不活発で、死んで、灰になっているのである。このシュルテの見解によると、この被疑者の空虚な表情、態度もうつ病の症状と考えても不当ではない。また、被疑者が自殺の目的を果せないために、刑務所行きを考え、そのために殺人を考え、結局自動車強盗を実行したのも、決して理解できないことではない。自己の内的空虚さから逃れる方法を死にもとめ、その目的のための殺人の実行のみを考えて、肉親や周囲の者のことは念頭にない。これこそうつ病という病気のむしろ特徴ではないかと考えられる。最近、うつ病の犯罪についてシュルテの論文、ラッシュとペーテルセンの共著論文などの優れた業績が出現し、従来の見解が再検討されつつある。したがって、この例の犯行の了解困難性もうつ病にむしろ特徴的ではないかと考えられる。（中田修「うつ病と犯罪」犯罪学雑誌35巻3／4号一九六九年）

（中田　修）

強盗未遂被疑者水本健精神状態鑑定書

私は昭和二十九年七月十二日東京地方検察庁築信夫検事より、強盗未遂被疑者水本健（仮名）の精神状態の鑑定を依頼された。依って、同日より本鑑定に従事し、同月十四日より八月六日の間東京都立松沢病院に被疑者を留置し、同人の心身の状態を精査し、一件記録を参考とし、水本正治、水本喜久雄、安達昌彦、安達尚志、片山みよ子、竹内奈秀らの陳述、東京大学教養学部、島原高等学校、島原市立第三小学校に照会して得た回答を参酌して本鑑定書を作製した。

一　被疑事実

被疑者は昭和二十九年七月四日午後十一時頃新宿区四谷一丁目三番地飲食店丁慶祥方前路上において戸田島吉の運転する営業用自動車に乗車し、同日午後十一時十五分頃千代田区九段四丁目四番地内野境次郎方前を進行中、同車内において右戸田島吉に対し刃渡り七・五糎のジャックナイフを突付け、首を絞めて同人の抵抗を抑圧して金員を強取せんとしたが、同人に騒がれてその目的を遂げず、逃走し因って自動車乗車賃八十円の支払を免れて財産上不法の利益を得たものである。

二　家族歴

被疑者の遺伝歴では次の点が注目される。実兄正太は明らかに躁鬱病の鬱状態を示す精神異常者である。このことは被疑者の精神状態の診断にかなり大きな示唆を与えるものである。なお、その他に、父方叔父に一人半身不随になった脳疾患者があり、父方従姉に一人勝気、孤独、冷情の変り者があり、母方従姉に一人精神薄弱者があることが認められる。従って、被疑者の遺伝負因としては躁鬱病的素質が最も濃厚であるが、決して単純なものではない。

三　本人歴

被疑者は昭和八年三月二十二日に島原市に正治と加美子の三男として生れた。富裕な家庭に何不自由なく生育した。島原市立第三小学校、島原中学校（旧制）、島原高等学校（新制）を順調に終えて、昭和二十六年四月に東京大学教養学部理科二類に入学した。犯行当時はその第二学年に在学中であった。

身体的な既往歴としては次の点があげられる。出産は異常なく、発育も特に異常はなかったが寧ろ虚弱の方であった。小学校二年の時に発熱、意識混濁の状態が十日余り続いたことがあった。病名は不詳で、その後に後遺症状を残さなかった。その後は現在までこれという大病に罹患したことはない。

小学校の学業成績は、学籍簿によれば、非常に優秀である。例えば六年の時の成績は、体操が良上の他はすべての学科が優である。操行は第一学年では「他人に馴れにくい」、三学年では「勝気なる性質にして他児童との衝突多く発作的行為をなすことあり」という記載のある他は特に欠点はなかった模様で、一年から三年の間続けて学力、操行とも優秀の賞を受けている。被疑者の陳述では小学校時代悪戯で授業中によく喋ったり、他の生徒と喧嘩したことはあるという。

中学から高校の成績は成績証明書では比較的良好である。三年の時の担任教諭花木義勝の回答では「学業成績は別表（成績証明書）の通りであるが、これは彼の実力を示しているのではなく、模擬試験、学力検査等の成績は常に全校一、二位の成績をおさめていた。学校の成績不振なのは、試験勉強など全くしなかったためである」という。大学進学適性検査は八十一点で長崎県で一番であった。

昭和二十六年に東京大学教養学部に入学してからは、昭和二十七年四月と昭和二十八年四月に留年し、昭和二十九年四月に辛うじて進級した。進級順位は四〇六人中三六六番であった。学科では国史のみが優で、英、独、仏語の如き外国語や法学、社会学等の七課目が良で、数学、物理学、化学等の七課目は可である。文科系統の課目は比較的良く、理科系統の課目は不良である。大学に入学してからの成績の不良さは注目に値するものがある。授業の難しいという点はあるが、この様に不良な結果を招来したことには、他にも原因があるのではないかと疑わしめる。

つぎに被疑者の性格に就いて参考となる事実を本人の陳述、第三者の意見に基づいて述べよう。被疑者には奇行というべき行為が数多くあったが、その代表的なものをあげよう。小学校五年頃、下痢して絶食していたにもかかわらず、従兄達に負けずに雲仙岳に登ったことがあり、その無謀さと意地の強さで人を驚かせたことがある。高校時代に演劇部員をしていたが、演劇コンクールのために長崎に行った時に、駅前でやっている「踊る神様」の踊りの仲間に加わって踊ったことがあり、その突飛な行動で他の者を驚かせた。高校の頃、試験答案を白紙で出したり、英語の女教師を質問でやりこめたり、雨の日に縄帯をしめ裸足で登校したりしたことがある。昭和二十六年二月に大学受験に上京した際、大船の兄の下宿先に泊ったが、駅前の観音像の頂上に登ったことがある。その試験に合格して上京したとき、郷里で父の市会議員選挙の応援をやって来た直後であったので、「市会議員は何卒水本正治にお願いします」と小平の町を連呼して歩いたことがある。その年の夏休に郷里で過って母の額に傷つけたことがあるが、そのまま家を飛出し雲仙より小浜町にいたり、海浜で寝ころんで星を見ているところを不審訊問をうけたことがある。昭和二十八年夏に九段で盆踊りがあり、その時に独りだけ舞台の上に登って学生服で芸者衆と踊って同行した他の者を驚かせたことがある。その他、歩行中に大声で歌を歌ったり、魚屋の真似をしたり、下宿でファッション・ショーの真似をしたり、授業中に奇声を発して他を笑わせたりする。機智に富み、軽妙な洒落や奇抜な動作をして他をあっといわせるのが常である。また宴会などでの騒ぎ様は狂気じみている。この様に奇行に富むが、明朗快活で純真、無邪気であるために誰れからも変り者ではあるが憎めない男であると考えられていた様である。しかし一方では、その奇行の程度が、常識の域を脱し、羞恥心のある人では、とても出来ない行為をすると批判するむきもある。

被疑者は趣味としては音楽（古典音楽）を好み、語学の勉強に興味を持つ。飲酒は機会的にたしなむ程度であり、煙草は一日一箱程度である。女性関係は、大学に入ってから一度友人に誘われて女遊びに行った他に、数名の女性に片思いをしたことがある。女性に対する態度もかなり風変りであるが、詳細は省略する。

この様に性格的な異常は顕著であるが、従来、犯罪や非行と称すべき行為を行っていない。上京後、不規則な生活で家よりの送金を浪費することはあっても、決して窃盗、詐欺等の犯罪にはしることはない。金がなければ、ないままですますことが出来る。また遊興、放蕩というべき行動は殆んど認められない。

さらに大学入学後の経過はその精神状態の診断に非常に重要であるので、以下に詳細に述べよう。

入学してからの住所は次の通りである。昭和二十六年四月に上京して、父方従姉の藤村尊和（小平町）の家に寄寓した。通学に不便なために約一ヵ月で東大の三鷹寮に移った。同年十一月頃から長兄松五郎と一緒に目黒区中根町の竹内方に下宿した。長兄は昭和二十七年三月まで一緒であった。本人は昭和二十八年二月に休学して帰省するまで中根町にいた。同年四月に上京して一ヵ月程父方叔父水本喜久雄（小金井町）の家に同居していたが、五月下旬から千代田区神田小川町二ノ六の片山ふく方に下宿し、現在に及んでいる。小川町の下宿では父方従兄の安達尚志と昭和二十八年末まで一緒であった。本年四月からは、同郷の学生松木幸保と同居していた。

被疑者の陳述によれば次の通りである。

東大教養部に入学して二ヵ月位は一生懸命勉強していた。しかし段々と学校が面白くなくなって来た。理科的学科、特に生物の実験が嫌いで仕方なかった。植物の顕微鏡実習はとも角として、動物の蛙の解剖実習が嫌いであった。また数学とか物理も難しかった。生物の実習のレポートを書くのを延している間にずるずると登校することが嫌になり、欠席が多くなった。当時三鷹寮にいたが、ごろごろと部屋に寝そべったり、映画をみたり、ふらふらと散歩するという状態であった。学校外の勉強も殆んど出来なかった。夏休に帰省したが、やはり憂鬱で、無為な生活を続けていた。秋になって上京し、九月末の試験には英語、ドイツ語など四課目しか受けず、寮でごろごろとしていた。その頃はもう一年を棒に振るつもりであった。友人等からどうして出席しないかといわれても、出たくないからといっていた。十一月頃から気分が陽気となり、学校に出る気力も出来、比較的よく出席した。しかし授業は難しかった。学期末の試験は二、三課目しか受けなかった。実兄には黙っていたが落第は覚悟していた。昭和二十七年四月に留年は決定した。

両親にその旨を知らせたら激励の手紙が来た。自分では医師になるつもりで理科に進んだが、理科系統には適さないから将来文科系統に変ろうと思う様になった。そのため教養学部は何とか卒業して、専門課程に移る時に変ろうと考えた。気分は悪くはなかったが、学校の勉強は前の年に多少やっているから、何とかなるとたかをくくって他の好きな勉強をやろうと思った。フランス語や文科系統の本を勉強していた。その頃、吉川、伊藤等の悪友と一緒に新宿に時々行って酒を飲んだりしていた。一学期の試験は全部受けた。試験がすんで十月の秋休に帰省した。その頃から再び気分が憂鬱となり、人と話をするのが嫌で、十一月から学校にも出席しなくなった。学校に出たいという気も起らない。夜も眠れず、食欲も少くなり、身のまわりもかまわず、部屋の整頓もしなくなった。本を読んでも殆んど頭にはいらず、また読む気力もなかった。その様な状態がずっと続き、翌昭和二十八年二月に様子を心配して長兄が上京して遂に休学することにして一緒に帰省した。その時は父や兄は退学させるつもりであり、自分もその意に服していた。郷里で父等の命ずるままに別荘に蜜柑を植える仕事をしたりしていた。ところが一ヵ月位で段々と元気になり、気分も朗らかになり、再び上京して勉強したい気持が湧いて来た。それで母親にその気持を訴えた。そして結局、両親の諒解を得て、同年四月に新しい覚悟で上京した。

今度も学校の授業はよくさぼったが、比較的調子が良く、一学期の試験も全部受けた。二学期はあまりさぼらずに通学した。学校の勉強のほかに歴史や哲学の本も読んだ。二学期の試験も全課目受けた。昭和二十九年二月末に試験が終り、春休になった。下宿屋が飲食店を経営していたので、春休中の三月一日から二十日まで飲食店の手伝をした。一日四百円のアルバイトであった。その時は非常に明朗で寧ろ気分が昂揚している状態であった。不断の奇行である、ふざけたり、おどけたりする行動も多かった。そして三月二十四日に帰省し、四月三日の長兄の結婚式の準備をした。結婚式では大いにふざけて踊ったり歌ったりした。四月十一日に郷里を出て上京した。その頃からまた憂鬱になって来た。しかし兎も角今度は二年に進級していた。

以上は被疑者の自供であるが、それ以後のことは犯行と直接関係するので後に記載する。その陳述から精神状態に周期的な変化のあることが認められる。抑鬱状態を主とする状態と爽快な状態との変化である。爽快な状態は平素の状態より多少調子の高い状態である。その調子の高い時は昭和二十九年三月頃であった。抑鬱状態の方は更に深刻で長く持続する。すなわち、昭和二十六年六月より同年十月までの間と、昭和二十七年十一月より昭和二十八年三月までの間がそれに相当する。その期間はいずれも五ヵ月程続いて、かなり長い。その間は、気分は憂鬱で気力がなくなり、物事が億劫で、人に会ったり、勉強したりすることが出来ない。夜も充分眠れず、食欲も減退する。身のまわりもかまわず、部屋の整頓もしない。冗談をいったり、ふざけたりすることも少くなる。また劣等感が強く、自信がなくなり、他人から悪く思われるのでないかという邪推も起る。

これらの時期の状態に就いて第三者の観察をあげよう。このような周期的変動を充分に認識している人は少ない様であるが、それでもかなり参考になる陳述をしている者がある。花木義勝は高校三年の時の担任教諭であるが、昭和二十六年の夏休に本人に会った時の状態を次の様に伝えて来た。「……最初の夏休に帰省の際等は憂鬱になり人にもあまり会わないようにし、山野をうろつき廻ったりして性格に非常の変化が見られた。」この時期は丁度憂鬱な時期に相当していた。花木氏はこの抑鬱状態を大学の学科に自信をなくしたためであるとして、心因性のものとして解釈している。父は大体次の様に陳述している。「昭和二十六年秋に長く学校に行かず、映画を見たり、スケートに行ったりしているとの友人達よりの知らせを受けたので、早速母親を上京させ一週間滞在させて日光などに連れて行き気分転換させてよくいいきかせた。その後昭和二十七年十一月頃私が上京したが随分でたらめな生活を改めずにいたらしく、私が下宿先を訪ねて行っても逃げかくれして会わない。やっと三度目に都立大学駅前で会った。『飛行機が見たかった』といって一晩かかって羽田から飛行機を見て帰って来たといっていた。憔悴しきって、常人の様子ではなく親として涙の出るほど情けなく感じた。昭和二十八年二月に余り様子が変であったので、長男を上京させて、暫く休学させるために郷里に連れて帰らせた。二ヵ月程自宅で果樹などを植えさせたりしていたが、大分落着いて来たので上京させた」という。この陳述からも第一回および第二回の抑鬱期に目立って異常な状態であったことが知られる。なお父の陳述に若干時日の点で間違いがあったので鑑定人が訂正したところがある。ただ、被疑者は不断から極めて奇行の多い性格異常者であるために、その異常性にとらわれて気分の変化が看取出来なかった人も多い様である。中根町の下宿の女主人竹内奈秀《ナオ》などはその例である。この人は被疑者の種々の奇行を指摘するが抑鬱的気分を見のがしている様である。

なお、被疑者の陳述では、この様な抑鬱状態は大学に入学して後にはじまったのではなく、中学三年頃から時々あったということである。その頃は期間も短く、程度も軽かったということである。そしてその頃から、憂鬱な時には自殺したいと思うことがあったという。この点も犯行と関連して重要なことと考えられる。

四　現在証

(イ)　身体所見

身体的には軽度の栄養低下の外は特別な異常所見は存在しない。

(ロ)　精神所見

診察時の客観的態度は次の通りである。頭髪は伸びたままで油気がなく、手入れをしていない。多少不潔な印象を与える。診察室に気力なくはいってくる。椅子にかける様にと注意するとやっと腰掛ける。その動作は緩慢である。やや前屈の姿勢であり、如何にも張りのない様子である。表情は陰鬱な、しかも空虚な印象を与える。生気が全然感じられない。問診をはじめると、低声で応答し、その声には力がなく、抑揚は殆んどない。また応答の速度も非常に遅く、時々中断されて一分以上も無言が続く時がある。観念や表象が浮ばないかのようである。その様に中断された時に盛んに眉をしかめる。或いは空虚な眼なざしを窓外に向ける。如何にも気力のない、空虚な、しかも衒奇的な表情である。試みに腕を受動的にあげさせると、すぐに力なくだらりと下げる。要するに、憂鬱というよりは寧ろ空虚といった印象をあたえる。

次に、病室内の起居振舞である。入院当初よりずっと観察期間中殆んど同様な状態である。終日、部屋にごろごろと寝ころんでいたり、時々雑誌、小説を読む位で、無為というべき状態である。他の患者とも積極的に交らず、看護人や医者に何かを訴えることもない。従順ではあるが、無気力、無欲的であることが目立つ。他の患者がピンポンに興じていても、すすめられてもそれに参加しない。親戚の者が面会に来ても余り嬉しい様子はしない。院長や医長の廻診の際にも、ぼんやりと立ったままで挨拶もしない。時には空虚な態度で窓外をながめて時間を過すこともある。食欲は普通、睡眠もほぼ普通である。

次に、問診を主として精神状態を更に精査すれば、次の通りである。時、処、自己の置かれている立場などに対する見当識は充分保たれている。注意力も粗大な障害を示さない。意識は清明である。談話は既述の如く、反応が遅くて、円滑ではないが、知的能力には余り障害がない様である。自己の生活歴、家族歴、社会的事件などもかなり詳細、且つ正確に述べることが可能で、記憶の障害は存在しない。また極めて最近のことも想起することが可能で記銘力にも異常はない。知識も豊富で、判断力にも時々鋭さが見られ、計算力も正常である。また陳述に誇張、作為の傾向は認められない。

各種の心理テストを試みたが、その結果は次の通りである。脳研式智能検査の結果は百点満点で九十点であり優秀の方である（常人の平均は五十乃至七十点）。クレペリン連続加算テストは、一桁の数字を連続的に加算させ、作業能力などを検査するテストであるが、被疑者においては作業量が一分間平均三六・一であった。この結果は被疑者の智能としては寧ろ不良な結果である。ブルドン抹消テストは数多くの記号の中から一定の記号を抹消させて作業能力を検査するテストであるが、平均時間は二三・九秒であった（常人は二十秒以下）。この結果もやや不良で、その智能からは理解し難い。三宅式聯想試験は聯想反応の質と速度を検査するテストであるが、その結果は質的には異常はないが、反応速度の平均は四秒で寧ろ遅い（常人は三秒）。三宅式記銘力検査は対語を用いて記銘力を検査するテストであるが、有関係対語においては正当率は一回一〇〇％、二回一〇〇％、三回一〇〇％であり、無関係対語では正当率は一回五〇％、二回九〇％、三回一〇〇％であった。この結果は正常であり寧ろ優秀な方である。以上の各種テストの結果を考察すると、被疑者の智能は一般的には優秀であり、記銘力などは良好であるが、聯想反応は遅く、注意力を必要とする機械的な作業能力はやや不良である。

次に被疑者の現在の主観的な体験を追及すれば以下の通りである。

問「気分はどうですか」……答「憂鬱です、何となく気乗りがしない。考えがまとまらない。考えが浮んでこない。時間のたつのもわからない。周囲も生々として感じない。」
問「身体の調子はどうか」……答「調子が悪い、どこが悪いというわけでないが億劫である。この様に憂鬱な時は身体も痩せ、便秘しがちになる。」
問「朝方調子が悪くて夕方になってよくなることはないか」……答「そういうことは感じません。」
問「物事に興味がなくなったか」……答「この様に調子の悪い時は興味がない。」
問「自殺したいと思うことはないか」……答「今は死にたいと思わないが前には絶えずあった。この様に調子の悪い時にはそういう考えが起った。」
問「自信がなくなるのか」……答「そうです、人に対してひけ目を感ずるのです。」
問「自分では病気と思うか」……答「自分ではどうしてこんなのだろうと思ったが、病気とは思わない。」
問「誰もいない時に声がきこえたりすることはあるか」……答「そういうことはありません。」
問「誰かが蔭で悪口をいっている様に思うことはないか」……答「いっている様な気がする、全くの他人でも自分を変な眼で見る、変に笑ったりする。」
問「それは自分に劣等感を持っているからでないか」……答「そうです、こういう調子の悪い時にあるのです。そうでない時は殆んどありません。」
問「誰れかにあやつられている様に思うことはないか」……答「ありません。」
問「考えがぬきとられることはないか」……答「ぬきとられるとはどういうことですか。」
問「自分が悪いことをしていなくともしている様に思うか」……答「そう思います、調子の悪いときはそうです。」
問「刑務所に行く様になった場合を考えるとどうか」……答「それはやはり嫌です。」

問「前には刑務所に行きたいと思っていたではないか」……答「ええ、気持が変りました。前にはどうしてあの様に思ったのか自分でも理解し難いです。」
問「将来どうするつもりですか」……答「わかりません。」
問「学校は惜しいと思わないか」……答「思わないこともないが、今のところは自信がない。」

以上の問答で明らかな如く、被疑者は現在憂鬱な気分にあり、思考や意欲が抑制され、生々とした感受性を持たない。また自信がなく、劣等感を持ち他人に対してひけ目を感ずる、或いは人から悪くいわれているのでないかと思う様な状態にある。このような体験は抑鬱症状に該当するが、同時に、無関心、無頓着という情意鈍麻の症状が存在するとも考えられる。なお、幻覚、妄想、作為体験のごとき異常体験は存在しない。

以上、各種の観点から精査した結果を綜合的に考察しよう。被疑者は現在、病的な状態にあることは確かである。先ず第一に抑鬱的な気分と思考、意欲の抑制が認められる。これ等の症状は抑鬱症状としてまとめられる。しかし、単にそれだけではないようである。空虚、無気力でしかも衒奇的な表情、態度、無為な生活態度などは、むしろ情意鈍麻という症状と解すべきであろう。情意鈍麻は抑鬱症状である抑制の高度の場合と質的に異なるものである。更に此の現在の状態に基づき、遺伝歴、生活歴も参照して診断を確定すべきであるが、それは後にゆずる。

五　犯行前後の精神状態

先ず被疑者の陳述は次の通りである。
昭和二十九年四月十一日に島原を発って上京した。十三日から学校が始まった。学校に通っていたが、どうも調子が変って来た。どういう原因かよくわからない。何かいらいらして来た。学校に出席しても前の様に面白くない。それまでは理科系の学科は人に劣るが、文科系の学科、特に語学には自信があった。ところが、英語、ドイツ語が難しい。教科書そのものが難しくなっただけではない。一生懸命やろうと思っても手につかない。春休にやろうと思っていた語学、歴史の勉強がまだ残っていたので、その方をしようと思った。学校の勉強と同時に出来ると思ったが到底出来なくなった。その前から頼んであった家庭教師のアルバイトの口が見つかり、四月二十五日から大田区の或る高校生の家に通うことになった。しかし、兎に角憂鬱で、がむしゃらにやろうと思っても出来ない。学校も段々と欠席するようになった。五月初め頃からは殆んど出席しなくなった。アルバイトの方は通っていたが、数学が不得意で教えるのに自信がなかったので五月二十日頃からはその方もやめてしまった。それから、金のある時は映画を見たり、あてもなく歩きまわったり、下宿先でごろごろと寝ていることが多くなった。皇居の周囲を歩きまわることが多かったが、少しも面白くなかった。もうどうでもよいという自棄的な気持になって来た。自己に絶望し、生きているのが嫌になった。五月頃から三、四回遺書を書いた。「僕みたいな弱い者は生きて行けないから死ぬ」という内容のことを便箋やノートに走り書きした。それも人に見られると困ると思って破ってしまった。自殺しようという気で徘徊したが実行出来ない。電車にでも飛込もうと思うが、どうしても実行出来ない。服毒するにも薬のことはあまり知らないし、買う時に薬局で怪しまれると思って、入手しなかった。

一方、実家よりの送金は前には月に九千円程度であったが、アルバイトをはじめたので少し減額してくれる様に家に伝えた。五月には八千円程送金してもらった。六月は学校に行かずにぶらぶらしているので、送金を依頼する手紙を書く気にならなかった。実家から心配して問合わせの手紙が三回も来たが、返事は出さなかった。金に困って、古本を千円で売ったり、洋服の上着を入質したりしたこともある。

また、五月中旬大学より、本年一杯で教養学部の規定の単位を全部とらないと規則により除籍するという旨の通知が来た。その事は当然予期していたことであったので、特に強いショックを受けなかったと思う。

ところで、自殺しようと思ってもどうしても出来ないので、それは諦めた。その代りに刑務所に行って社会から逃避しようと思った。少くとも、十年から二十年位は刑務所に行きたいと思った。その様に思う様になったのは六月初め頃からである。刑務所に長期間行くためには窃盗や単純な強盗では目的を達しないから殺人をやろうと思った。人の頸でも絞めて殺そうと思った。その目的で徘徊したこともあったが、どうしても勇気がなくて出来なかった。なお、自殺より刑務所行きに考えが変ったことには、人の死後は虚無であり、虚無が絶対に厭だという考えが起ったことも関係している。

自殺しよう、刑務所に行こう、殺人しようという一連の観念の変化はあったが、その変化も決定的なものでなくて、絶えず、此等の観念が錯綜していた。そして徒らに時日が経過していった。頭の中は全く混乱してしまっていた。自殺とか犯罪をすれば周囲にも肉親にも迷惑がかかるはずだのにその様なことは余り考えなかった。考えない様にするところもあった。人を殺すことが恐しいことだという実感はなかった。最後にジャックナイフで人を殺して刑務所行きの目的を果そうと意図するに至った。

愈々七月四日、午後三時頃、映画でも見て、甘い物でも食って、犯行を実行するつもりで下宿屋を出た。出る時は千円余りの所持金があった。先ず上野に行き、下谷郵便局の近くの食堂でカツ丼を食った。上野デパートの床屋で散髪した。上野駅の地下で菓子を一皿食った。地下鉄で浅草に行き、映画を見ようと思ったが、適当なものがなかった。それから徒歩で上野に来た。午後六時頃広小路の金物屋でジャックナイフを買った。下宿を出る時から買うつもりであった。それを上着のポケットに入れて上野デパートの地下で映画を見た。映画は「アフリカの女王」という題で面白かった。午後八時頃映画館を出て附近の須田町食堂でカツライス、アイスクリームを食った。それから国電で代々木駅に行った。駅を出たのは午後九時頃であった。其処から千駄ヶ谷の方へ歩いた。その附近の地理に通じているし、物淋しい処があるので人を殺す機会があると思った。通行中の若い女がよいと思った。女は弱いし、その方が面白いと思った。（一種の性的な興味があったと思われる。）また巡査を殺そうと思った。巡査を殺すと罪が重いと思った。しかしどうしても実行する勇気がなかった。金には困っていたが金をとるつもりはなかった。千駄ヶ谷駅から国電で四谷駅に行った。四谷から歩いて、市谷、九段坂上、半蔵門、四谷へとのコースをとった。大体電車通りを歩いたが、半蔵門と四谷の間で少し狭い路地にはいった。更に四谷見附から四谷三丁目、左門町を経て四谷見附にもどるコースをとった。左門町から四谷見附の間では狭い通りにはいった。この様なコースをたどって、殺人の目的を果そうとしたが、勇気がないためにどうしても不可能であった。その頃には精神的に全く混乱していた。最後に四谷見附に来たときは午後十一時頃であった。もうその時は焦躁の念にかられていた。また人を殺すことはどうしても自分には出来ないと思った。その時、自動車強盗をして逮捕されようと思った。自動車の運転手は客の素振りが怪しいと、それだけで警察に連れて行くということを聞いたことがあった。従って強盗の真似でもすれば自分を警察に連れて行くと思った。しかし、その勇気もなく、十台位も自動車をやりすごした。終に意を決してあるタクシーに乗った。それが、戸田島吉の運転する中型トヨペットであった。半ば無意識的に自分の下宿のある神田小川町に行けと命じた。車内は点灯していなかった。運転手席は右側で、自分は後部の座席の左側に坐った。左側に坐ったのはバックミラーから見られるのが恐しかったためである。車は市谷を通って九段の方に進んで行った。何処かはよくわからなかったが、市谷を過ぎたことは意識している。そのあたりに市谷の交番のあることも多少は意識していた。ポケットからジャックナイフを出して自分の腰バンドの前で動かした。運転手がバックミラーを見て気付くと思ったが、その様子がない。仕方がないので思切って左手で運転手の項部を摑んで、右手でジャックナイフをもって咽喉部に突きつけた。運転手は「何だ此の野郎」とか「ウァーウァー」と叫んだ。自分はナイフを意識的に落した。車は停止し、運転手は逃げ出した。その時は夢中ではあったが捕えられるとは思っていた。そして結局前から来たパトロール中の巡査にすぐ逮捕された。逮捕されてから、満足感と同時に失敗ったという気持があった。逮捕されたということが不満であった。

次に犯行直前の被疑者の生活状態に就いて、片山みよ子、安達尚志、松木幸保の陳述を参照すると以下の通りである。

昭和二十八年五月から神田小川町に下宿していたが、学校を怠ける傾向があったので、絶えず周囲の者が激励して登校させていた。比較的素直で一ヵ月に二十日位は登校していた模様である。部屋の掃除、入浴、洗濯なども無頓着であったが、大体やっていた。また非常に機智に富み、冗談をいったり、ふざける行為が多かった。その間大体気分は一定していたが、昭和二十九年三月に下宿の手伝をやっていた時は非常に朗らかな様子であった。ところが昭和二十九年五月頃から様子が変って来た。即ち、学校には殆んど行かなくなった。下宿で朝遅くまで寝ている。起しても身体の調子が悪いといって起きない。食事も朝、昼は殆んどとらず、夕食に沢山とるという不規則な状態であった。夜もあまり睡れない様であった。入浴、散髪にも行かない。六月二十一日頃、安達尚志が訪れて、一ヵ月も入浴、散髪しない理由を尋ねた。被疑者はなかなか理由をいわない。最後に「下着がきたないので風呂屋に行けない」と答えた。それで二百円貸してパンツを買わせ入浴に行かせた。犯行日の七月四日の午前中に、様子を心配した姉が、下宿を訪れるという電話をかけた。また当日午後二時頃安達尚志が訪れ、「お前はその様な状態では身の破滅になるぞ」と被疑者にいった。被疑者は「そんなことはないよ」と答えて変な顔付をした。また「どうして寝てばかりいるのだ」といっても「ただ身体が悪いだけだ」と答えた。兎に角、変った様子ではあったが、犯行のことを考えているとは、安達にはどうしても思えなかったという。

被疑者の自供と第三者の陳述を併せて考察すると次の様である。被疑者は昭和二十九年四月頃から抑鬱状態となり、すべてに絶望的となり、自殺を意図する様になった。しかし勇気がなくて電車に飛込むことも出来なかった。五月頃からは学校にも全然行かず、下宿屋に閉居する事が多く、時々ふらふらと徘徊するという状態であった。身のまわりも、入浴、散髪なども全然かまわなくなった。そのうちに自殺を実行出来ないので、刑務所に行って、此の世から逃避しようという考えとなった。そのために殺人を犯し、その方法としては人の頸を絞めようと考えついた。しかしその実行の勇気がなかった。最後にジャックナイフで刺殺することを意図した。そして七月四日の夜代々木、千駄ヶ谷、四谷、市谷、九段の住宅地区を彷徨し、実行の機会を窺ったが、やはり実行することが出来なかった。その際、若い女を対象としたので多少性的興味があったらしいが、特別なサディスムス的欲求は存在しなかった模様である。最後に人を殺すことが不可能であると悟り、焦慮の余り、逮捕されるだけでもよいと考えた。その方法として自動車強盗の模倣をしようと考え、遂に本犯を犯したのである。従来からもあった周期的な抑鬱的状態が昭和二十九年四月頃から始まり、抑鬱的気分、思考の抑制、厭世観が増強し、その病的基礎の上に、自殺—刑務所へ逃避—殺人—自動車強盗の模倣へと観念が発展していったのである。その間には観念の動揺が多く、決断力の薄弱が見られた。その思考過程は論理的には了解可能である。しかし、心情的には了解が困難である。自己の厭世のために、何等恨みもない他人を殺すことに対して、殆んど内的葛藤を持たないことは注目すべきことである。対他的な情性、憐憫の情の全くない無情性の性格か或いは何か病的な過程かを仮定しなければならない。被疑者の従来の性格は少くとも無情性性格であると肯定することが出来ない。従って病的な過程を問題にしなければならぬ。その過程が躁鬱病のそれだけとは考え難い。躁鬱病の鬱状態では感情の抑制が高度の場合に於ても対他的の道徳的感情がこの様に鈍麻することは非常に稀なことである。それゆえ、単なる抑鬱状態ではなくて、了解困難な行為の往々存在する精神分裂病の過程が同時に存在するのでないかという疑が濃厚となるのである。勿論、精神分裂病が確実に存在すると断定するだけの証拠は犯行の実行経過だけからは得られないが。

六　診断と説明

被疑者の遺伝歴としては、兄正太が平素は明朗、軽浮、発揚性の性格を持つが、周期的に抑鬱状態を示し、躁鬱病の鬱状態を示す精神異常者であることが認められた。其の他、やや遠い肉親に精神薄弱、性格異常、器質的脳疾患の存在が明らかとなった。従って、被疑者の遺伝負因としては、躁鬱病的素質が最も濃厚であると考えられる。

被疑者の生活歴では次の点が重要である。先ず、性格的偏倚である。少時よりいわゆる奇行、奇癖が多いことである。習慣、権威、規則といった束縛を意に介しない。一面では天真爛漫、純真、無邪気といった点があるが、反面では奇矯、突飛、不遜、無礼といった点がある。その行動の動機には若干人をあっといわせる誇張の傾向はあるが、大部分はその性格の奔放不羈に基づくものである。知能の優秀さが奇行を機智、滑稽に富ませ、他人に対する悪い印象を緩和していた模様である。また一面では弱気、素直といったところもあった。この様に奇矯な性格ではあったが、従来反社会的な行動を示したことはなかった。

第二にその環境の問題である。地方の富豪の三男に生れ、経済的には恵まれていた。中学、高校、東大と順調なコースをたどり、しかも高校卒業当時の進学適性検査は長崎県一であって、秀才の名をほしいままにして来た。それが東大教養学部に入学してからは、競争が激烈であり、理科系統の学科に困難を感じ、従来の自信と誇りに衝撃を受けた。このような自信の喪失がかなり大きな精神的影響を与えたことは否めないであろう。

第三には周期的な精神異常状態である。つまり、中学二、三年頃に始まる周期的な抑鬱状態である。中学、高校の頃は期間も短く、抑鬱の程度も軽かったので大した支障もなかった。また学校の勉強が安易であったことも支障のなかった一因であろう。東大入学後は前記の自信喪失が誘因となったと思われるが、この周期がより深刻に、より長期に起る様になった。その第一の時期は昭和二十六年六月から十月頃までであり、第二の時期は昭和二十七年十一月から昭和二十八年三月に至る間である。この時期には陰鬱な気分で、万事が億劫で、無気力となり、人に会うのが嫌となり、不精でぶらぶらと無為な生活を送る様になる。食欲も不振となり、睡眠も充分でなくなり身体的にも衰える。劣等感が強くなり、時には罪業感も抱く。大学に入学して学科に対して自信と興味を喪失し、規則正しい勉強の出来ない奔放な性格が存在したから、それだけでも正規の進級は容易でなかったであろう。それに更に此の抑鬱期という悪条件が加ったために、留年が二年続いた。昭和二十八年二月に休学して郷里に連れ戻された時は、親も本人も退学の覚悟であった。ところが、再び意を新たにして昭和二十八年四月に上京してからの一年は比較的順調で規定の単位も生物学の実習半単位を残して全部とり、昭和二十九年四月には辛うじて進級出来た。なお、昭和二十九年三月に於ては寧ろ気分が爽快で昂揚している時期が続いたのである。その時は学期末試験の終了した春休にあたり、学業の負担から解放されていた精神的余裕も影響していたかもしれない。

犯行当時の状態を要約すれば、次の通りである。昭和二十九年四月に上京して来たが、学科が一層難しくなって自信を失ったことも関係していると思われるが、その頃から抑鬱期がまた始まった模様である。家庭教師のアルバイトも一ヵ月も続けずにやめてしまった。五月頃からは学校には全然行く気力がなくなった。すべてに絶望的となり、従来からも抑鬱時によく起った自殺念慮にとらわれる様になった。下宿屋でごろごろと寝て無気力で陰鬱な生活を続けながら、時々ふらふらと彷徨して自殺の機会を窺った。その方法として電車飛込を考えたが、どうしても実行出来なかった。不精となり、入浴、散髪もしなかった。六月頃からは自殺を諦めて、いや自殺して後の虚無が怖しくなって、刑務所に十年以上も逃避したいと意図するに至った。その方法として、殺人、更にその手口として首を絞めることを考えた。しかしそれも実行し得なかった。最後に刺殺を考えた。そのためにジャックナイフを買い、七月四日の夜、代々木、千駄ヶ谷、四谷、市谷、九段の附近を彷徨したが、やはり実行し得なかった。最後に焦躁の余り、自動車強盗の真似でもして逮捕されようと思って本犯を犯した。犯行時の記憶は充分に存在し、記憶の障害は認められず、意識混濁の存在は考えられない。ただ、行為に対する道徳的感情の稀薄さが非常に注目に値するものである。

現在証を要約すれば次の通りである。身体的には特別な所見は存在しない。精神的には明らかに病的な状態にある。表情、態度、生活状態の陰鬱、無気力、空虚さが顕著である。談話も遅徐で不円滑である。しかし知的能力には殆んど異常はない。心理テストの一部に不良な結果のあるのは感情、意欲の障害に基づくものであると解される。問診からも抑鬱的気分、意志抑制、卑下観念等の存在が認められた。これらの症状は抑鬱症状と一応見做すべきものである。しかし、感情面に空虚、不関という調子が強く、情意鈍麻の存在を疑わせる。この症状は単なる抑鬱状態の高度の場合だけからは理解出来ないもので、精神分裂病にほぼ特有なものである。なお、分裂病に特有な体験である幻聴、妄想、作為体験の如きものは見出せなかった。

以上の要約から診断を決めよう。その遺伝負因に躁鬱病の確定されたこと、過去に周期的な鬱状態と軽度の躁状態の存在したことと、現在の抑制、抑鬱気分を主とする精神状態から、躁鬱病の鬱状態と診断して差支えない。しかし、従来の性格の奇矯さは調和のない分裂気質を思わせること、犯行に了解不能な感情の鈍さがあること、及び現在の精神症状に情意鈍麻を思わせる症状があることなどから、情意鈍麻、了解不能な行為、思考障害等の症状を示すところの精神分裂病が存在する可能性も大きい。躁鬱病と精神分裂病は二大内因性精神病であり、両者が同時に存在することは稀ではあるがあり得る。その場合には両方の症状が混合し、経過も単独の場合と異ることが多い。そして遺伝的に両方の素質が同時にある場合に起ることである。この種の精神病は混合精神病と称せられている。被疑者の場合もこの類に属するものでないかと考えられる。躁鬱病の鬱状態が前景にあるが、分裂病的機転も加わっている公算が大きい。躁鬱病の発病は被疑者の陳述からは中学二、三年頃と推定されるが、その顕著な出現は昭和二十六年六月（十八歳）頃からである。なお、その際に心因性契機も否定出来ないが、鬱状態が心因性契機によって誘発される可能性は認められている事実である。分裂病の機転が何時頃から始まっているかは決定困難である。極めて徐々に加わっているものと考えられる。この様に何時からと発病時を決定し得ない分裂病の例は時としてあるもので、単純な破瓜型に多いものである。被疑者の場合も分裂病の類型としては破瓜型に相当するものである。従来からの奇行の多い精神分裂気質の性格から徐々に精神分裂病に移行したものと考えられる。この様な移行をクレッチュマーをはじめとして容認している学者もある。

最後に責任能力であるが、内因性精神病は不断の人格に新しいものが加わるものであるがために、その際の責任能力は欠如していると認めるのが通例である。

鑑定主文

一、被疑者の現在の精神状態は抑鬱状態を主とする病的な状態であり、躁鬱病の鬱状態と診断されるが、同時に精神分裂病の存在する公算も大きい。即ち、被疑者は現在、表情は陰気で時々顰眉症のごとき衒奇症状を持つ。態度、行動も無気力、不活潑で、無為、茫然としている時も多い。応答も非常に遅徐且つ不円滑で、思考の渋滞が顕著である。この状態は本年四月頃よりはじまっているが、従来にも同様な状態が周期的に発生していることが証明された。遺伝歴にも実兄正太は明らかな躁鬱病の鬱状態を持つことが認められた。しかも被疑者はその性格に奇矯な点が多く、異常性格者の範疇に属するものである。更に、現在の状態の無気力の強さ、衒奇的な症状、犯行に了解困難な点のあることなどを綜合して考慮すると、徐々に精神分裂病の病的機転が加わっている疑がある。ともかく、病的な精神状態にあるために精神病院で治療を加える必要のあるものである。

二、被疑者は本年四月頃より抑鬱状態になり、憂鬱な気分、無気力、自信喪失、虚無、厭世的となり、五月頃からは殆んど、閉居、好褥の状態となった。その頃から自殺念慮を持ったが、それを実行出来ず、更に犯罪を犯して刑務所に入ろうと考え、そのために殺人を意図して犯行当日彷徨したが、実行の勇気がなかった。最後に焦躁の余り、自動車強盗を模倣して逮捕されようと意図し、本犯を犯したものである。本犯犯行時も現在と同様な病的な精神状態にあり、犯行の動機も自殺念慮より発展したものである。その思考の経路には我々には了解し難い点があり、精神分裂病の存在を疑わしめる点がある。

要するに、犯行当時の精神状態も病的なものと認められる。

昭和二十九年八月六日

鑑定人　医師　中田　修

杉並の「通り魔」事件

秋元波留夫
風祭　元

〔昭和38—39年・精神病質〕

目次

解　説

昭和38年3月から翌39年10月にかけて、杉並区周辺に小さな男の児に対する傷害・暴行事件が一一件も起り、「通り魔事件」として子を持つ親達から怖れられた。これは、当時都立高校生であった一六歳の少年による非行であることが解ったが、この犯罪には注目すべき点が多い。

まず第一に、被害者が六―一四歳の男児であったこと、犯行手口は通りすがりの被害者をまず縛るなどして自由を奪ってから、刃物で陰部の切断・割腹、あるいは顔面・胸腹部などに刺傷・切傷を与えるといった、きわめて酸鼻・猟奇的なものであったことなどである。この傷害によって死に至ったものは幸いなかったが、一生を身体障害者として過ごさなければならない被害者も生じた。

第二に、この犯罪は断続的に、一年七ヶ月にわたってくりかえされ、その間犯人は平然と高校生活を続けていた。犯行の対象・手口は、公訴事実にみられるように毎回ほぼ同じであって、犯行の様式に病的な反復性がみとめられた。

第三は、この少年の犯行が、はじめは性的・嗜虐的な動機による、いわば私的なものであったにもかかわらず、事件が新聞に報道され、マスコミの注目を集めるやいなや、少年は警察・ジャーナリズム・社会全体に対立する、いわば公的な存在として自分を強く意識し、社会に挑戦する情熱にとらえられて行動したとみられることである。被害者宅・新聞社・警察などに投書を続け、自分が犯人であることを誇示して相手の反応をたのしんでいた。

犯罪者のこのような態度は、マスメディアの発達とともに近年急激に目立ってきた現象である。たとえば小松川女子高校生強姦殺人事件の李珍宇は、犯行を捜査本部や新聞社に電話したり、被害者のクシを郵送したりした。爆破魔「草加次郎」は公共の場所での爆破をくりかえしながら、たえず予告やおどしの連絡を行っていた。もちろん、この種の犯罪者の中に、この「通り魔少年」にみるように、自分を誇示する傾向をみることも当然できるわけであるが、この種犯罪の多発する傾向は、おそらく近年における社会文化的・社会構造的変化や、個人の意識の変化と無縁ではないであろう。彼らの犯罪の対象となるべきものは、はじめ、倒錯した欲動の満足をもたらすはずの個々の被害者であった。しかし、しだいに彼らは犯罪者として、社会というものに向いあう存在としての自分を意識するようになる。犯罪という行為によってはじめて社会と出合うことが出来るということは、実は彼らが犯罪と無縁な状況においては、いかに社会から疎外された存在としての自分を感じ続けていなければならなかったか、ということを示唆するように思われる。

第四に注目すべきは、この少年の精神状態のきわだった異常性である。このことは、この少年の鑑定にあたった二人の鑑定人の見解が対立したことからもうかがわれよう。

最初の精神鑑定人であった慶応義塾大学医学部神経科三浦岱栄教授は、少年が「類破瓜病」であり、犯行当時心神耗弱の状態にあったと診断した。類破瓜病とは、ドイツの精神医学者カールバウムによって提唱された疾患名であるが、三浦教授はこれについて次のような説明を与えている。

「類破瓜病というのは、その名称の示す如く、破瓜病と多くの共通した症状を持っているが、また違った点もあるという意味で、即ち破瓜病に類する、或は準じる精神病として取扱ってよいと認められている病型である。共通している点は、青年期に徐々に――類破瓜病の場合は特にいつ始まったか分らない程、極めて徐々であることが多い――性格変化、学業成績低下、孤立化乃至自閉的傾向、奇癖乃至風変りが起ってくるが、妄想幻覚等の積極的症状を欠き、またその経過は必ずしも進行性でなく、少なくとも破瓜病の如く数年で人格荒廃に陥るということはない。しかし長期間の経過の後にはその人格水準がやはり進行性に低下して行くのが大部分であるとされている。このような症状であるから、最初の数年間は家人にとっても、何となく少し様子がおかしいとは気づかれながら、はっきりした精神病者として専門家にみせることも少なく、本人もまたすべての精神分裂病の型に共通する症状としての病識欠如のために、診察を承諾しないものが大部分である。」「類破瓜病の中には更に「単一症状型」ともいうべき亜型があり、また「シツオイドから発展した類破瓜病」もある。被告人の場合は、類破瓜病型の中でも特にこの「単一症状型」或は「シツオイドから発展した類破瓜病」に入るのだろうと思われるが、これまでの経過及び現在の状態からみて、人格荒廃が早急に起るものとは考えられない。しかし性格変化や犯罪的傾向は本人の所言の如何にかかわらず、必ず改まるとも考えられない。」（三浦岱栄教授の鑑定書による）

これに対して、第二の精神鑑定人である東京大学医学部精神医学教室主任秋元波留夫教授は、同教室風祭元博士を鑑定助手として鑑定を行い、少年を精神病質者と診断した。精神病の存在を否定し、責任能力の軽減を否定したわけであるが、その根拠・見解は鑑定書中に詳細な説明があるのでくりかえさない（第六章、説明と考察）。さて、この少年の人格の異常性がもっとも印象的に表現されているのは、犯行に関する問診（第五章、第一節）であろう。鑑定人との一問一答の中で、少年は恥じず、臆せず、怖れず、堂々と自分を表現している。この犯罪少年は、すくなくとも主観の中では、鑑定人と互角に太刀打ちして一歩も譲らないと感じていたのではなかろうか。このような態度の中に、さきに述べた社会に対立する存在として自己を意識する犯罪者の姿をみることもできるであろう。

この事件の判決公判は昭和41年8月3日に開かれ、懲役三年以上四年以下（未決通算四九二日）の不定期刑が云い渡され、そのまま確定した。判決文は被告少年の精神状態について詳細に検討し、秋元鑑定を採用して次のように述べている。（判決文中「三、心神耗弱の主張に対する判断」全文）

弁護人らは被告人が強度の精神病質者であって本件各犯行当時、是非善悪を弁識し、その弁識に従って行為する能力を著しく減退しており、従って心神耗弱の状態にあった旨主張するので検討する。

被告人の環境と被告人の性格、長期間に亘ってなされた本件各犯行に現れた各種の動機、各犯行の態様は前示一の事実の項で認定したとおりであるが、これに医師秋元波留夫の鑑定書、当公判における証人秋元波留夫の証言、東京少年鑑別所医師萱場徳子の精神医学的診断書、同技官新田健一の心理学的診断及び医師山内惟光の昭和四〇年一月一二日付精神衛生診断書を加えて考察するとき、被告人は無情性、自閉性、粘着性、自己顕示欲性、嗜虐性などの傾向を主徴とする精神病質者であること、知能は未成熟であるが欠陥はないこと、精神病的症状や意識障害もないことを認めることができる。

被告人は自己の殻の中に閉じこもって他人との積極的な接触を求めず、自己の設定した空想世界に心の安定を求め、その行動の支えとなる理窟をつくり出し、それを用意周到に実行に移していることが明らかに窺われるものである。例えば前示のように被告人は、捜査陣が強化され、逮捕の危険が感ぜられるときは、相当期間犯行を中止して時機を待つし、また捜査の目をくらますためにそれまで東京都杉並区、練馬区内で犯したのに、第一一の犯行のように場所を埼玉県北足立郡内にかえたり、脅迫文を英文で書いて、筆跡鑑定を困難ならしめたりなどしているのであって、犯行を抑制する力をもちながら自己のゆがんだ欲望を満たし、且つ社会を騒がすことに対する興味などから次々に犯行を繰りかえしているのであり、しかも犯行を重ねるにつれて、ますます大胆になり、捜査機関ないし社会に対し挑戦的、揶揄的態度をとったのである。

被告人が犯行の対象としたものが、年下の男児のみであったことについては、その供述によれば、女の子ならば傷が残って可哀相なためと無抵抗で自分の勇気をためすことにならないためにこれを避けたのであり、男の子であれば成長して非行少年になるものもあるから、これを選んだというのである。

従って一連の本件犯行は動機不明のものとは考えられず、被告人には、性格の偏向は相当にあるけれども、犯行当時、是非善悪を弁識し、その弁識に従って行動する能力があったものと解すべきものと考える。

これに反して、医師三浦岱栄の鑑定書によれば、「本件犯行当時における被告人の精神状態は、精神分裂病の周辺群である類破瓜病に罹患していたものと想定させるに充分である」と論じ、その理由の一として、被告人のなした本件各犯行は、「普通の心理状態をもっては到底理解しがたい処であり、しかも最初の間は自分は絶対に捕まらないと確信していたなど、単なる精神病質者の域を超えて、ある種の精神病によってその性格変化が起ったものであると考えるのでなければ、到底説明がつかない」と述べ、その動機が判明せず、不明な動機のまま一年間半余りに亘って断続的に犯行をなしたことをあげているが、前示のように犯行の動機は解明分析されうるものであり、他者による判断が可能である以上、この点をもって類破瓜病の判定の一資料とすることはできない。

また前示一の事実の項の（被告人の環境と被告人の性格）で認めたように、被告人は学校などのごとく集団生活であって統制の強い場面では協調性を保ち、温順であるのに反して、我がままの許される家庭の中では頑迷に自説を通すのであるが、更に本件記録によれば、逮捕後の東京少年鑑別所、東京拘置所内の長期間の拘禁生活にあっても、その言動は学校内におけると同じく温順であり、異常性が全く認められないことが窺知されるのである。

これについて三浦鑑定人は、「逮捕後の変化は表面的なものであり、本質的な性格傾向は変っておらず、現在でも、もし全く自由で無干渉にし、何をしても分らないような条件を与えれば、以前のものと内容は異なるにせよ、種々の異常性が発揮されるものと考えられる」と述べるが、このことは被告人には環境適応性、依存性があることを示すものであり、もし類破瓜病に罹患しておれば、長期間中の拘禁中に何らかの異常性が露出するものと考えるのが相当であり、この点からも三浦鑑定人の説は採用しえない。もっとも被告人の母の祖父の兄の三女は破瓜型精神分裂病として昭和二九年七月二九日入院し、幻覚妄想状態、支離滅裂、自閉的生活態度が持続し、その後も病勢は進展していることが認められる。一般的に同病者の血縁には分裂気質者、分裂病質者が多いことが知られているので、一応性格の形成を含めた広義の遺伝負因として考慮する必要はあると考えられるが、この一事をもって前示の判定を覆す資料とすることはできず、結局、三浦鑑定人の鑑定主文は採用しないことにした。

従って弁護人の所論は採用しえない。

少年はこの判決後、川越少年刑務所で受刑し、昭和44年8月18日に仮釈放された。仮釈放といえば、矯正効果が著明で将来の再犯の心配のないものに与えられると考えるのが常識であるが、釈放後一年にならない昭和45年8月2日、少年は放火・傷害などの容疑でふたたび逮捕された。放火は武蔵野市の米軍宿舎内の車三台を全焼させ他の四台のフロントガラスにヤンキーゴーホームなどと赤ペンキで落書した容疑であり、傷害は通行中の中学三年生の頭部を金槌で殴り三週間の怪我をさせたというものである。この事件については東京地方裁判所八王子支部で審理が行なわれ、昭和47年3月31日に懲役十二年の判決が言い渡された。

（福島　章）

傷害・暴行・窃盗・脅迫事件被告人三田春雄精神鑑定書

前文

わたくしは昭和四十年十一月十二日、東京地方裁判所刑事第二十部、裁判長判事藤野英一より、昭和四十年刑(わ)六二〇号、傷害、暴行、窃盗・脅迫事件被告人三田春雄（仮名）に関し、次の事項について鑑定を行い、その結果を書面で報告するように命ぜられた。

一、本件犯行時における被告人の精神状態。

二、現在における被告人の精神状態。

三、その他これに関連する事項。

よって鑑定人は、鑑定に必要な資料を得るため本件に関する一件記録及び少年調査記録を詳細に閲読し、昭和四十年十二月一日より十二月二十一日までの三週間、被告人を、東京都文京区本郷七丁目三番一号、東京大学医学部付属病院精神神経科病室に入院せしめ、同科医師、医学博士風祭元を助手として被告人の精神、身体を精査し、更に被告人の両親の面接による陳述、東京拘置所長の書面による報告を参考として本鑑定書を作成した。

なお、本被告人については、すでに昭和四十年五月三十一日より八月十五日に至る間、慶応大学医学部教授三浦岱栄による精神鑑定が行われており、今回は再鑑定である。

被告人　三田春雄

昭和二十二年八月十二日生

本　籍　東京都杉並区（以下略）

現住所　右に同じ

職　業　なし（元高校生）

第一章　犯罪事実

第一節　公訴事実

昭和四十年二月二十日付の東京地方検察庁検察官検事横山精一郎の起訴状によれば、被告人は、
第一（傷害）、昭和三十八年三月十四日午後三時二十分頃、東京都杉並区沓掛町二十七番地先路上において自転車に乗って通行中の少年A（当十年）に対し背部を突いて路上に転倒させたうえ所携のナイフで顔面に切りつける等の暴行を加えよって同人に対し加療約十日間を要する左側顔面部切創を負わせ、
第二（暴行、傷害）、同年七月十四日午前七時三十分頃、同区大宮前千五百四十四番地所在の通称済美山内において昆虫採集中の少年B（当十一年）及び少年C（当十四年）に対し夫々紐で縛りあげたうえバンドあるいは手拳で胸部、頭部等を殴打する等の暴行を加えよって少年Bに対し加療約五日間を要する頭部胸部等打撲症を負わせ、
第三（傷害）、同月十五日午後四時十分頃、同区堀の内二丁目四百二十二番地所在の雑木林内において昆虫採集中の少年D（当十一年）に対し両手を紐で縛り、猿ぐつわを掛けて押し倒したうえ所携のナイフで下腹部および右鼠蹊部に切りつける等の暴行を加えよって同人に対し加療約二週間を要する下腹壁および右鼠蹊部切創兼外傷性睾丸脱臼を負わせ、
第四（暴行、傷害）、同年九月二十一日午後五時五十分頃、同都練馬区上石神井一丁目五十九番地所在の雑木林内において栗拾い中の少年E（当十二年）、および少年F（当十一年）に対し夫々紐で両手を縛りあげて暴行を加え、更に少年Eに対し所携のナイフで顔面、胸腹部等に切りつけ、よって同人に対し加療約十日間を要する顔

面前胸壁切創兼腹部刺創を負わせ、
第五（暴行）、同年十二月二十三日午後三時三十分頃、同都杉並区西田町地内の善福寺川附近草原において遊戯中の少年G（当十二年）、および少年H（当十二年）に対し夫々手を捻じあげる等の暴行を加え、
第六（傷害）、同月二十六日午後零時十分頃、同区西田町二丁目三百七十番地所在の草原において、通行中の少年I（当十三年）に対し両手を紐で縛り猿ぐつわを掛けて押し倒したうえ、所携のナイフで陰部に切りつける等の暴行を加え、よって同人に対し加療約二ケ月間を要する外陰部および性器切断の傷害を負わせ、
第七（傷害）、同三十九年五月三日午前八時三十分頃、同都練馬区南田中町六百七十三番地所在の通称牛山雑木林内において、遊戯中の少年J（当六年）に対し所携のナイフで左頸部に切りつける等の暴行を加え、よって同人に対し加療約二週間を要する左側頸部裂創、出血性ショックの傷害を負わせ、
第八（窃盗）、同年八月上旬頃、同都杉並区本天沼一丁目二番十九号同区立第九小学校において、同校々長松田一郎他二名管理の認印二個他三点（価格合計三百円相当）を窃取し、
第九（傷害）、同月二十八日午後七時十分頃、同区沓掛町百十四番地先路上において自転車に乗って通行中の少年K（当十年）に対し、肩部を突いて路上に転倒させたうえ、所携のナイフで顔面に切りつける等の暴行を加え、よって同人に対し加療約三週間を要する顔面切創を負わせ、
第十（脅迫）、前記少年Kの実父Sを脅迫しようと決意し、
一、同月二十九日頃、同区阿佐ケ谷北（以下略）の被告人方において官製ハガキを使用し、英文で「私はお前の息子を傷つけた犯人だ、彼を失いたくなければ百万円持って来い、もし警察か新聞に知らせればお前の息子を殺す」等と記載したうえ、K宅宛に郵送し同月三十日到達せしめ、
二、同年九月九日頃、前記被告人方において官製ハガキを使用し、英文で「お前は警察に話したろう。お前の息子には気の毒なことになるぜ。」等と記載したうえ、前記K方に郵送し同月十日頃到達せしめ、

もって夫々Kの生命等に危害を加えるべき旨告知して脅迫し、
第十一（傷害）、同年八月三十日午前八時三十分頃、埼玉県北足立郡大和町大字白子千百三十四番地熊野神社裏山内において遊戯中の少年L（当十四年）に対し、両手を紐で縛り、猿ぐつわを掛けて押し倒したうえ、所携のナイフで陰部に切りつける等の暴行を加え、よって同人に対し加療約三週間を要する会陰部右側陰嚢切創を負わせ、
第十二（傷害）、同年九月三日午後六時三十五分頃、東京都中野区大和町四百六十八番地大和証券株式会社高円寺寮脇所在の空地において、通行中の少年M（当十二年）に対し、所携のナイフで頸部等に切りつける等の暴行を加え、よって同人に対し加療約三週間を要する左頸部および左耳介切創を負わせ、
第十三（傷害）、同年十月十日午後三時三十分頃、同都武蔵野市吉祥寺北町五丁目十一番の二十号同市営グランド東側路上において、通行中の少年N（当九年）に対し、両手を同人着用のシャツで縛りあげて押し倒したうえ、所携のナイフで下腹部等に切りつける等の暴行を加え、よって同人に対し加療約一ヵ月間を要する下腹部および小腸管脱出、左小指切創を負わせ、
たものである。

第二節　公訴事実に関連する被告人の投書等の事実

第　一、消印　昭和三十九年三月八日pm 0―6。新宿局
宛先　警視庁広報課
内容　「私は小学生の下腹部を切った犯人だ。私は変質者ではない、デハ　ナゼ私が彼ラニ傷ヲ負ワセタカトイウト　ソレハ、杉並警察署員及ビ警視庁ノ刑事タチヲ、アヤツリ人形ノヨウニ私が動カスタメダ。ナゼソノヨウナコトヲスルノカトイウト、〝日本〟ノ警察ハ良クナイコトヲス

ル、タトエバ一九六四・二・十二、ニ池袋ノマンモス交番ノ「丸山今利」「西沢亭」ガ行ッタ行動、ソノ他、多クノ朝鮮人ヘノ差別ガアル。タトエバ一九六四・二・十二ノ朝「茨城朝鮮中高級学校」ノ寄宿舎デ日本ノ警察官（低能）ガ行ッタコト（ヨク調ベレバ分ル）、一九六二・九・二〇、アル交番デ公園デ話ヲシテイタ朝鮮人ヲ警察官ガ（悪人）ソノ交番ヘ連レテ行キ、カンキンシテ暴行シタ事件、ソノ他、滋賀県、伊香郡木之警察署デ二人ノ児童ニ放火ノヌレギヌヲ負ワセタ事件ナドイロイロアル、以上ノヨウニ日本ノ警察ハ悪イ。

ソコデ、私ハコレカラモドンドン私ノ計画ヲ実行スルツモリデアル、アナタ方ハ私ニアヤツラレテ、クタビレロ！　私ハ絶対ニツカマラナイ、

私が犯人ダトイウ証拠ハ事件ノ詳細ヲ知ッテイルタトエバ一九六三・七済美小ノ児童ニ傷ヲ負ワセタ個所ハ睾丸デアル、コノ時ハソコヲ半分切リツケタ、ソシテ一九六三・十二、二西田町デ負ワセタ時モ、同ジ個所デ、ソノ時ハ全部切リ取ッテヤッタ、私ノ言ウコトが分ッタカ?!」

第二、消印　昭和39年7月13日pm 8―12練馬局

宛先　E君（第四の起訴事実の被害者）

内容　白角封筒。白紙左半分に被害者の写真（読売新聞朝刊切抜）を貼り、右半分に男性裸体の陰部をナイフで切っている絵に顔の部分丈、新聞記事の被害者の顔写真を切抜いて貼ってあるもの。

第三、消印　昭和39年8月12日pm 6―12杉並局

宛先　I君（第六の起訴事実の被害者）

内容　白角封筒。第二の投書と同じ絵を画き、余白に「杉並区西田町で小学六年生が手を細いヒモで後手にしばられ重傷を負わされた、身体障害者の苦しみをなめなければならない。」と言う朝日朝刊の記事を切り抜き貼ったもの。

第　四、（第十の起訴事実、その一、の投書）

消印　昭和39年8月29日pm6―12杉並局

宛先　Mr. S.

内容　官製ハガキに筆記体で手書き。

〈I am the man that inflicted your son. Next, if you dont feel like losing him, you pay me "1,000,000yen." If you talk police man and some editors and you want not to pay the money, I'll kill him by all means. You want pay the money, you come Ogikubo Station the north side with sunglass and white shoes and have a package wrapped up a red cloth at noon the sixth of Sept. I'm Going to waiting there.

From the offender.〉

第　五、消印　昭和39年9月2日am8―12中野局

宛先　杉並区立沓掛小学校

内容　白角封筒。白紙に第二・第三の投書と同じ「陰部切りの絵」を画き「ヨケイナ手出シヲスルナモシスルノナラバ、私ハ沓掛小ノ児童タチヲコラシメテヤルツモリダ。カクゴヲシテオケ。」と万年筆で横書きし、余白に「ＰＴＡを開き、子どもたちを守るための自衛体制を検討することになった」という、朝日朝刊の記事切抜きが貼ってある。

第　六、消印　昭和39年9月7日am8―12中野局

宛先　野方警察署

内容　白角封筒。第二、第三、第五、の投書と同じ「陰部切りの絵」を画いたものを縦に半分に切ったものの右半身を同封し、「イクラ　ワメイテモ捜シ回ッテモムダダ。ツカレテクルダロウ。私ハ絶対ニツカマラナイノダ」と横書きしてその右側に「異例の特別捜査本部を野方署に設け、

第　七、消印　昭和39年9月7日am 8—12中野局
宛先　警視庁広報課
内容　白角封筒。第六、の投書に使用した絵の半截の左半身を同封し、「イクラワメイテモ、捜シ回ッテモムダダ、アナタ方ハツカレテクルダロウ。私ハ絶対ニツカマラナイノダ。」と横書きして、その右側に朝日朝刊の見出しの切抜きが貼ってある。

第　八、消印　昭和39年9月9日am 8—12中野局
宛先　野方警察署　兵頭署長
内容　白角封筒。「アナタ方ニハ、私ガヤッタトイウコトガマダ信ジラレナイヨウダ　ダカラ私ハコノ次カラ襲ワレタ者ノ持チ物ヲ送ルツモリダ　ソウスレバ私ヲホントウニ信ジルダロウ。私ノ予定。コノ次ニハ六三四ノ四アタリデ活躍スルツモリダ。」と横書きし、「脅迫状についてはそれほど事件に関係があるとは思えない。犯人には結びつかないのではないか。との見方が強い。署長の話」という朝日新聞朝刊の切抜きを貼ってある。

第　九、消印　昭和39年9月9日am 8—12中野局
宛先　Mr. S.
内容　「You told police, didn't you?
I'm sorry for your son. From Suzuki Fumitaro　Asahigaoka No. 1–58 Nerima-Ku in Tokyo」

第　十、消印　昭和39年9月17日am 8—12石神井局
宛先　大宅壮一様
内容　白角封筒。白紙に台の上に裸体男性を横たえその両手と腹部を夫々台に打った釘に縛り付け、

その男の陰部をナイフで切り取っている絵を画き、余白に「フジテレビ8デヨケイナ批判ヲスルナ渋谷区伊達町一八五、住吉一家、小林楠男ヨリ。」と横書きしてある。

第十一、消印　昭和39年9月17日am 8―12石神井局

宛先　大浜英子様

内容　白角封筒。右とほとんど同じ絵を画き、余白に「フジテレビ〝830相次ぐ通り魔事件斬る〟でヨケイナ批判ヲスルナ。埼玉県北足立郡朝ヵ町大字岡一一八六高橋甫ヨリ」と赤ボールペンで横書きしてある。

第十二、消印なし。中野署中野駅前南口派出所で発見された。

宛先　野方警察署　署長公舎

内容　白長二重封筒。「前ニ予告シタヨウニ634《ムサシ》ノ4《シ》デ私ノ計画ヲキョウ（1964.10.10）オリンピック開会式中に実行シタ。切りサキジャックヨリ」

第十三、消印　昭和39年10月14日pm 6―12石神井局

宛先　From Jack

to THE CHIEF OF NOGATA POLICE STATION

内容　「I intend to slash many boys in Nerima again. The next-time I do,

I'll sign their bodies JACK! ―・―・―・―

CORRECT REPORT of THE EVENT in MUSASHINO

(1)　That child wore three clothes, an indigo sweater, a pattern shirt and a white underwear.

(2)　He put white shoes.

(3)　I asked, What's your school?

What's your name? etc.

(4) I made him to take off his two clothes, and I fastened him by the shirt and I covered his face by the sweater.

(5) I stabed near his navel and the upper part.」

右の投書中、第二、三、五、六、七、十二、等の封筒の裏の貼り合せには赤い短剣が書いてある。

第十四、右の投書の他に、被告人は昭和三十九年八月上旬に第八の起訴事実として挙げられている犯行により、杉並第九小学校から盗んだ大学ノート「音楽部レコード台帳」に、自分で次のように細工を加えた上、昭和三十九年十月十日午後二時四五分頃、自転車に乗って国電荻窪駅北口交番前におもむき、わざと落したものである。

イ、ノート中央部あたりの頁に、右の投書に使用した陰部切断裸体面のカーボン複写をとる為の原画を貼り、この四隅に各二個ずつ、盗んだ「松田」印で計八個の割印をした。

ロ、ノートの裏表紙に「杉並区大宮前―一七〇二、伊藤実」と記入した。これは新聞に出た何かの事件の犯人の住所氏名である。

ハ、ノートにはすでに通し番号と曲名が記入してあったが、その余白に、盗んだゴム印で勝手な番号、価格、会社名等を押した。

第二章　家族歴

家族歴を調査した範囲では、被告人の父系には、近縁に精神疾患、異常性格の遺伝負因は見出されない。遠縁者の一名のてんかんについては、その詳細が不明であるが、遺伝歴において問題とする程の意義は認め難い。被告人の母の従姉が精神分裂病に罹患している他、著明な遺伝負因はみとめられない。被告人の両親、同胞をはじめ、近縁者には、明瞭な性格の偏りを示すもの、あるいは、社会適応のうまくいっていないものなどはみられない。

第三章　本人歴

第一節　既往歴

被告人は、昭和二十二年八月十二日、東京都杉並区天沼の福島産婦人科病院で出生した。妊娠の経過はほぼ正常で、悪阻もほとんどなく、又、母に被告人の妊娠中、妊娠中毒症、伝染性疾患に罹患したり、著明な外傷をうけた記憶はない。ほぼ満期分娩である。初産であったためやや娩出が遅れ、午後四時頃より子宮収縮剤の注射をうけ、六時頃被告人を分娩した。分娩経過は順調で、出生時体重は約三〇〇〇グラムであった。被告人の出産後の発育も正常である。

言語、運動機能の発育もよく、喃語は七～八ケ月、つかまり立ちは一年二ケ月頃であった。昭和二十三年十一月、被告人が一歳三ケ月の頃、突然三九度以上の発熱があり、東京逓信病院小児科に入院したところ、両足裏の発赤腫張を指摘され、「伝染性紅斑」なる診断をうけ、ペニシリン注射等の治療をうけた。入院後間もなく下熱し、元気もよくなり、約一週間の入院で治癒退院した。この間一般状態は比較的良好で、足裏以外の発疹なく、消化器系症状や神経系症状もみられていない。

三歳の頃、麻疹に罹患したが、脳症を起こしたことはない。又、この前後に「三日ばしか」、百日咳等にも罹患しているが、極めて軽症であったという。三歳頃、タイル張りの浴室で転倒し、下顎部を強打し、該部に裂創をうけ、可成り多量の出血があった。しかし意識障害はなく、すぐ啼泣し、附近の医師の外科処置をうけている。この他には頭部外傷の既往はなく、高熱が持続したことはない。又、発熱時に熱痙攣を起したこともない。

指しゃぶり、泣き入りひきつけ等の乳児神経症様の症状はみられていないが、六歳頃まで、一週間に二、三回の夜尿があった。この他、いつ頃から始ったかはっきりしないが、夜間ねぼけて大声を出し、突然に、「バカヤロー」、「チキショー」等と怒鳴ることがあった。これは、二階から階下まで聞えるほどであったと云う。頻度は月に一〜数回程度で、とくに精神感動があったあとに多いようであった。この他には夢中遊行、夜驚症等はなかった。昭和三十八年三月二十一日夜、弟と自宅で火薬をいじっていて、誤って爆発事故を起こし、顔面と手掌に軽い火傷をうけ、杉並区荻窪の河北病院に入院したことがある。

以上に述べたように、被告人の身体的既往症としては、調査し得た範囲では、特記すべきものはみられないようである。

第二節　生活歴

(一)　出生前及び乳幼児期

被告人は昭和二十二年八月出生した。当時は戦後の混乱がまだつづいていて食糧、衣料等の生活事情も逼迫していた時期であったが、両親はとくに経済的に困窮することはなく、家庭的にも問題はなかったと云う。被告人は三歳まで、生地で生育し、昭和二十五年に父が都営住宅を八万円で購入して移転したので、現在にいたるまで、其処で生活している。幼時の被告人には多動傾向、反抗傾向もなく、知能の発育もまずいい方で、近所の子供達ともよく遊び、弟も混えてママゴト、メンコ、カルタ等をしてよく遊んでいたと云う。又絵本や塗り絵を与えると一人でいつまでも温和しく遊んでいた。母の供述では、幼時に他の子供に乱暴したり、いじめたりすることはなく、又小動物、昆虫等への嗜虐的傾向もみられなかったと云う。

父は、子煩悩で、幼時の被告人を「ニイ」、弟を「ボン」と愛称で呼び、子供の相手をするのを唯一無二の楽しみにしていて、やや甘やかして育てた傾向があり、躾けの点では母親の方が口喧ましく注意していたと云う。

(二) 小学校時代

被告人は昭和二十九年四月、杉並区立第九小学校に入学した。学習成績は、一年から四年までは上の部、五、六年では中の部であった。高学年になるにつれて、算数、国語等の主要課目の成績が低下していることが注目される。同校在学時の行動記録を要約すると、被告人の学習態度は真面目で、自主性もあるが、温順、女性的で、積極性、迫力に欠け、内向的で、自己の意志をはっきり表明出来ない。協調性があり、友人に好かれているが、交友関係は少く、どちらかというと目立たぬ存在であった。五年生から、近所の学習塾に、週二回、夜七時から九時頃まで通い、補習をうけ、中学二年までつづけた。これは、補習のためばかりではなく、四、五年生の頃から友人が少くなって来たことを心配した母親が担任教官のすすめもあり、塾で友人を作るようにとの配慮からとった処置でもあったようである。

母親は、塾の教師に多くの友人に交わらせるよう頼んだが、その効果はほとんどなかったという。しかし、塾に行くことを嫌がる様子はなく、休まずに通っていた。五年生の時に、杉並区の小学校の「科学教室」に選ばれて代表として参加し、六年生の時は、図書部員として学校図書の管理等を手伝っている。

鑑定人が被告人の母親より提出を求めた被告人の小学校在学時の成績表から、参考となることを摘記すると、低学年の頃の作文には、父親と「ラドン」、「カラコルム探険」等の映画に行った時のこと、家族と休日に博物館、遊園地、江ノ島等に遊びに行った時のことなどが、稚拙乍ら、子供らしい、素直な筆致で表現されている。又、江ノ島、相模湖等の校外学習について、学校に提出した報告は、きちんとした字で丁寧に書かれて居り、几帳面で真面目な当時の性向をうかがうことが出来る。四年生の時の絵日記には、近所の子供と一緒に楽しく遊んだむねの記述があり、また、卒業の時に製作した「思い出」と題する彩色した絵巻物の中には、一年から六年までの在学中、あちこちの校外遠足に参加した時の団体行動が描かれ楽しい思い出として回想している。又、五年の時に書かれた、映画「大自然にはばたく」の感想文の中には「山火事があって逃げおくれて焼け死んでしまった栗鼠の子供が可哀相だ。（中略）熊鷹が狸の死骸をつついて食べるのはとても気持がわるかった。」等の記載があり、すくなくとも小学校在学時代の被告人には、極端な自閉、孤立的傾向や嗜虐的、情性欠如傾向は認められない。

㈢　中学校時代

被告人は、昭和三十五年四月、杉並区立東原中学校に入学、三十八年三月同校を卒業している。出席の状況は良好であった。同校在学中の被告人の成績は、全体としては上の下程度であり、理科、英語、図画、工作の成績は比較的よく、保健体育の成績が一貫してわるい。

同校在学中の行動の記録を要約すると、被告人は協調性、指導性に乏しく、非社交的で、友人との交渉も乏しく、いつも傍観的態度であったが、学習態度は非常に真面目で熱心であったが、自ら発表することは少く、決められた課題はこつこつと几帳面にやっていた。教科については余り好き嫌いはなく、在学中はとくに目立った行動はなく、温和しい存在であった。交友関係は一年から三年までほとんどなかったが、皆に嫌われることもなく、一応の信頼もあったようである。ホームルームの係などはきちんとやっていた。中学では、クラブ活動には全く入らず、友人とのつきあいはなかったが、同級生に対し、冷い拒絶的態度や、ひねくれた自閉的態度をとったことはなかった。家庭では父とは余り口をきかなかったが、積極的に反抗することはなく、母には、問われれば学校のことはよく話していた。

被告人の高校進学当時の模様を述べると、中学三年の夏期休暇の頃から、高校入学を目的とする受験準備を始めており、毎朝、登校前に一、二時間自室で勉強し、帰校後は週二、三回は補習塾に通い、更に自宅で、深夜一、二時頃まで、一生懸命勉強していた。受験高校は、本人が両親と相談し、主として父親の意見に基いて決定し、昭和三十八年二月初旬より三月上旬にかけて、中央大学付属小金井高校、海城高校、城北高校、中央大学付属杉並高校（以上四校は私立）東京都立井草高校の五校を受験し、第一志望の井草高校と、中央大学付属杉並高校に合格したが、他の三校は不合格であった。学校の内容、中央大学への優先的進学の可能性、経済的事情等を考慮して、結局、東京都立井草高校に進学を決定している。尚、本件第一の犯行は、三月十三日の同校合格発表の翌日に行われている。

㈣　最初の犯行から、逮捕に至るまでの高校時代

昭和三十八年四月、被告人は、東京都立井草高等学校に入学したが、昭和三十九年十二月、本件犯行により逮捕されたことを理由に中途退学している。高校入学はすでに第一回の犯行後で、この期間に犯行が断続的に行われていたのである。出席状況を見ると一年の時は風邪のため病欠二日、遅刻十一回、二年の二学期までは、欠席一日（秋の遠足は無断で不参加）、遅刻五回で、やや遅刻の回数が多いが、まず普通の出席状況であろう。高校における被告人の学習成績の総評は、一年では中の下（一クラス五十三人中三十番位の席次）、二年でも中の下（一学期五十二人中二十八番、二学期五十三人中三十九番）、得意科目は美術、不得意科目は、体育、物理、化学であった。

学校では非行に類する行為はなく、女生徒への関心も全くなかったようである。一年の時の被告の行動記録としては「協調性に欠け、孤独である、判断の傾向としてやや自己中心的であり、情緒の傾向としては内向的で無口、学習態度は、とくに目立たず、課題はきちんとやって来る。交友関係は全くない」と記載されている。

二年に進学してからもこの傾向は余り変らず、秋の遠足の時、目的地が気に入らぬというので、遠足のあることを母親にも話さず、無断で休んでしまったことがある。この時期にはすでに断続的に犯行が行われていたが、

学校では、そのようなことを示唆する点は何ひとつみられなかったという。

第三節　被告人の生活歴における問題点

昭和三十八年四月、高校に入学し、犯行がはじまってから、被告人の家庭生活では、いくつかの著明な行動の変化がみとめられていることは注目しなければならない。これらの変化を、裁判記録、両親の陳述、問診の結果等より、ここにとりあげてみたい。

(一) 志望の変更――進学希望の放棄

被告人は、中学時代には理科系の大学に進学したいという漠然とした希望があり、両親も、本人の能力さえあれば大学に進学させたいと考えていたようである。両親は、自分達の学歴のないことについてある程度のひけ目を感じてはいたらしく、父は実際には、私立通信工学校の半年課程の別科修了、母は高女二年中退であるのに、被告人には、それぞれ卒業したかのように話していたことからも両親の学歴についての劣等意識がうかがわれる。しかし、被告人は高校一年の中頃から、学校を止めて自分で働きたい、ブラジルに行きたい、自動車の修理工になりたい、等の希望を母に洩らし、これを母は心配して担任教官に相談にゆき、何をするにも高校だけは卒業するように、又、出来れば大学にも進学するように担任教官に被告人の説得を依頼したこともある。

中学時代は高校入学を目指してかなり一生懸命勉強していたのに、入学以来、ともすれば勉学の努力は怠りがちになり、このことでしばしば父に叱責されている。とくに一年の夏期休暇の際に学校で行われた特別補習授業には、七月下旬の前期は出席したが、八月下旬の後期は両親に無断で出席せず、このことをつよく叱った父に反抗して夜半自宅を飛び出し、杉並第九小学校の校庭の小舎の中で一夜を明かして翌朝帰宅したこともあった。このこと以来、父は被告人に対し勉強を余り督励しなくなった。両親共に、進学について被告人に強制した事実はない。このような進学の希望の放棄が何故に起ったかは不明であるが、すでに当時は、犯行が断続的に行われていたわけであり、ある程度の良心の苛責と、自己の知的能力の挫折感、更には自閉、孤立的傾向の出現の要因が相乗して起ったものと推察され、一つの注目すべき事実である。

(二) 自宅における日常の習慣及び嗜好の変化

被告人が高校に入学した頃、すなわち、第一の犯行前後から、食事の嗜好に著明な変化がみられている。両親の陳述によると、被告人はこれまで好きであった味噌汁、魚の刺身、塩焼き等、日本風の塩気のあるものを食べなくなった。この嗜好の変化は可成り著明なもので、父母の説得に応ぜず、その理由として、塩分の過剰摂取が胃癌の原因であるという医学者の説を紹介した新聞記事をあげた。これは嗜好の変化を被告人が合理化して説明したものと思われ、又、後述の西洋好みの傾向とも関係があると考えられる。この頃から食事の際に、自宅では箸や茶碗を用いず、皿の上に洋食風に御飯を盛ってフォークで食べるようになって来た。更に食事の際に畳の上に坐らず、独り椅子に掛け、従来用いていた坐ってたべる飯台が低くて不便であるといって、戸棚に自分の食事をとりわけ、家族に背をむけてたべるようになった。ついに母が見兼ねて、被告人専用の食事用テーブルを買い与えたので、それからは独りで別に食べるようになった。この理由として、日本人の背が低いのは、すわる習慣があるからで、自分の身長を少しでも伸ばすためにすわらないのであると当時から述べているが、これは単に、畳の上にすわるか、椅子に掛けるかだけの問題ではなく、むしろ家族との会食の拒否の傾向につながるものとも考えられる。

又、この頃より被告人は外国の生活、とくに欧米諸国の生活に憧れ、畳の上でもスリッパを履き、夏でも一日中靴下を脱がず、文章も横書きにする等、西洋風の生活習慣をしきりに模倣するようになった。テレビや映画も日本のものは見ず、外国の劇映画、海外ニュース等を好んで見、漠然と外国への移住なども空想していたようである。しかし、この希望は、この年代にみられる漠然とした憧れの域をそれ程超えるものではなく、他の日常生活において西洋風の生活様式を真似ることもなく、又語学の勉強や海外との文通等、具体的な準備は全く行われていない。これは、被告人の自閉、嫌人傾向と考えあわせ、家族共同体的色彩の比較的つよい日本的社会からの逃避の空想的表現とも考えられよう。

㈢ 自閉、嫌人、孤立傾向

被告人は、小学校高学年の頃から、親しい友人はほとんどなかった。この傾向は中学入学以来とくに著明になり、高校入学後も、親しい友人はなく、それを淋しがることもなかった。自宅では、中学の頃までは、弟ともよく話し、それ程孤立していなかったが、高校入学の頃から、自宅でも家人との接触を積極的に避ける傾向がみられて来た。被告人は高校に入学後は、二階六畳間の一室を与えられ、自宅にいる時はほとんど自室に閉じこもって過ごすようになった。高校二年の秋、逮捕数ケ月前からは食事も、自分のぶんだけ、自室に持ってゆき独りで食べるようになった。家人が自分の部屋に入るのを極端に嫌い、部屋の掃除も全部自分でやり、母が蒲団の始末をするために部屋に入ると非常に不機嫌になり、入口のドアに「矢鱈に開けるな」と書いたはり紙を貼ったりし、また、自分の持物に触れられることを嫌がった。

思春期の一般的特徴として、それまで精神的に依存していた両親より独立して自己の主体性を確立しようとする欲求がみられるが、被告人の一見自閉的とみられる行動は思春期の精神発達の一過程として考慮する必要があるし、また一方、当時はすでに本件犯行が断続的に行われていたから、犯行を家人に覚られぬようにするための配慮も当然考えねばならない。

㈣　家族、とくに両親に対する態度

被告人は、もともと内向的な性格ではあったが、高校入学頃までは、両親には従順であり、学校での出来事などをよく話していた。父は、子煩悩で被告人ら兄弟を甘やかす傾向があり、休日には皆で遊園地に行ったり、映画をみに行ったりして遊び、勉強も丁寧に教えていたと云う。

ところが高校入学の前後から、少しずつ、被告人の両親に対する態度に変化がみられて来ている。まず父とは余り話をしなくなり、父が話し掛けても返事もせず、父が来ると、母や弟との話を止め、テレビを父が見ようとすると、わざとその前にすわり込み見せないようにし、父に消極的な反抗の態度をとるようになった。一方、母に対しても父に対する程拒絶的ではなかったが、やはり話は少くなり、以前の通りに学校のことなどを話さなくなり、高校二年になってから機嫌がわるくなると母と口を利かず、用件を紙に書いてわたしたりし、又、父兄に見せなければならない調査や成績物などを見せず提出したことなどがあり、家族成員との間の疎通性は次第に少くなっていたようである。両親の指示をも無視し、気に入らぬことがあると、いきなり障子を破いたり、テレビを見ている母を殴ったりすることがときにあったと云う。昼食の副食に嫌いなものを持たせた時には、帰宅後、米飯と副食物を入れたまま、台所の桶の水の中につけ、注意すると黙ってその水を台所に撒いたりしたことに気付かれている。しかし、かかる不機嫌状態の時に起る衝動行為には、一応それなりの理由があり、又頻回に起っていた訳ではなく、他の日常行動の面で異常性が目立たなかったので、母としては、あるいは精神病ではないかと気遣い乍らも積極的に医療を求めることはなく、青年期に通常みられる一過性の性格変化かもしれないとも考え、可能な限り被告人の要求をみたそうと努めていたようである。

㈤　身長の低いことについての劣等感

被告人の鑑定時の身長は、一六一センチメートルで、日本人の同年令の男性としてはやや低い方に属するが、

異常に低い程度ではない。しかし、被告人は、かねてからこのことを気にし、その責任の一半を、父が背の低いことによる遺伝負因に帰し、父を責めたこともあり、又、身長を伸ばそうと努力した。たとえば、雑誌の広告で知った「身長機」と称する可成り高価な一種の機械体操器具を母に頼んで購入し、自室で毎日一定時間、これを用いてみたり、又、身長を伸ばす効果をうたったカルシウム等を主剤とする市販の売薬を購入して、服用したりしていた。又、食事の際にひとり椅子を用いて食べるようになった理由の一つとして背が伸びるという目的をあげている。被告人の身長についての強いこだわりは、一つは二歳ちがいの弟が、中学三年頃より、被告人の身長を追い越して、身体的な面で兄としての優越感を保持出来なくなったこと、更には、背の高い西洋人への憧れ等がその原因として一応は考えられる。しかし、背の低いのを他人に指摘されたり、嘲笑されたりした事実はなかったと云う。

第四章　現在症

第一節　身体的現在症

(一)　一般理学的所見

被告人は、身長一六一センチメートル、体重五四キログラム、栄養状態は可良で、闘士型の体型に近い。内科的、神経学的には、著明な異常身体所見はみられない。

(二)　頭部のレントゲン検査所見

(1)　頭蓋単純撮影の所見

頭蓋における病的変化の有無を検するために、頭蓋を前後方向及び左右方向にレントゲン撮影を行った。骨欠損、破壊像、指圧痕等はなく、トルコ鞍の大きさも正常で異常所見はみられない。

(2)　気脳撮影の所見

脳内の形態的変化、とくに脳室系及び脳表面の変化を詳細に知る目的で、被告人に気脳レントゲン撮影（プノイモエンツェファログラフィー）を施行した。クロールプロマジン、塩酸プロメタジン注射による前処置下に、坐位にて腰椎穿刺を行い、脳脊髄液約八〇ccを抜去し、空気約一〇〇ccを注入し、脳室系に充塡せしめ、まず、前↓後、後↓前、左↓右、右↓左の四方向より、所定の頭位置にて、焦点距離一メートルでレントゲン撮影を行い、更に断層撮影装置を用いて側脳室及び第三脳室の矢状面を一定の間隔を置いて断層撮影を行った。

まず普通撮影所見を見ると、前後像では、両側脳室は、対称性に軽度に拡大している。フィルム面における側脳室の最大横径は右一七・五ミリメートル、左一八・〇ミリメートルであり、日本人における成人の正常値に比し、やや大きい。又、第三脳室の横径は、被告人において八・〇ミリメートルを示し、成書による正常値の上限六・〇ミリメートルより大きく、この拡大の程度は、側脳室拡大の程度に較べて更に著明である。後前像では第三脳室像は明らかではない。側面像においては、側脳室の拡大が両側の前角部に於て、軽度に存在する所見を示している。脳表面には、つよい脳皮質の萎縮を示す所見はみられない。

脳室の形態を詳細に検討するために、脳室に空気を注入したまま、普通撮影にひきつづき、断層撮影を行った。被告人の頭蓋の前後径は一九・四センチメートルであるから、仰臥位において、後頭隆起より九・五センチメートルの矢状断面は、中間質の存在する第三脳室のほぼ中間を通る平面と考えられる。この断面における断層撮影像では、第三脳室の最大横径は九・一ミリメートルであり、日本人正常成人の上限値をはるかに上まわる病的拡大の所見であると考えられる。

これらの所見を総括すると、被告人の脳室系には、軽度の拡大所見があり、その拡大の程度は、第三脳室にとくに著明である。しかし、この拡大は左右ほぼ均等で、脳の全般的な萎縮の存在を示唆する所見であり、腫瘍、あるいは奇形等の局所的な異常を示す所見はみられない。

㈢　**脳波所見**

被告人の鑑定留置入院中、各種の賦活検査法を併用し、合計五回にわたり脳波の検査を詳細に施行した。賦活脳波についての所見を含めて被告人について得られた成績を検討すると、ベメグライド賦活の閾値が境界値にあり、多少の問題はあるが、総合的に判断して、年齢相応の正常な脳波所見である。又、被告人については、脳波所見についても、身体発達に伴う経時的変化の吟味が必要であり、逮捕二ケ月後に東京少年鑑別所において行われた脳波検査の際（当時の体重は四五キログラム）、ペンタメチレンテトラゾール三一〇ミリグラム注入により汎発性棘波・徐波結合が出現し、更に三九〇ミリグラム注入後に全身痙攣発作が惹起されており、賦活閾値が低下していたと考えられる。しかし、この賦活閾値の低下は、多くのてんかん患者にみられる程明らかなものではなく、当時の年齢、体重等を考慮すると病的な閾値の低下としての意義はみとめ難く、脳波所見からは、明瞭なてんかん性異常、あるいは脳の器質的障害の存在を思わせる所見はみられない。

以上の身体的検診により得られた所見のうち、本鑑定について論ずべきものは、気脳レントゲン撮影及び同断層撮影によって捉えられた、脳の萎縮を示唆する脳室拡大の所見のみであり、その他には異常所見はみとめられない。

第二節　精神的現在症

昭和四十年十二月一日より十二月二十一日までの三週間、被告人を東京大学医学部付属病院精神神経科病室に入院せしめ、その間、被告人の日常生活をくわしく観察すると共に精神医学的診察を行い、又、各種の心理検査を行って精神状態を検診した。

(一) 入院時における印象

東京拘置所より東大病院に移送入院した当時の被告人は、やや小柄で、ずんぐりした体型の少年である。着衣、頭髪は清潔できちんと整っている。自分が精神鑑定のための入院させられたことをよく承知し、意識は清明である。見当識は正しく、記銘、記憶も良好で、幻覚、妄想等の異常体験をみとめない。入院時、面接した鑑定人助手に対しては、いんぎんにこにこし乍ら応待し、入院中の注意事項等をよく聞き、私物の点検にも協力的で、自ら積極的に看護婦に、持参した食品、衣類等を「男物半袖白色シャツ一枚」というふうに順次几帳面に申告した。初対面の医師、看護婦に対しても隔意ない態度で、入院中の面会、物品の購入の制限等をくわしくたずね、又入院の期間、入院中の検査の予定等の説明をもとめ、更に脳波の検査は何回位行うのか、針状電極を用いるのか、円板状電極を用いるのか、気脳レントゲン撮影を行うのか、等をいちいち納得ゆくまで説明をもとめ、又、鑑定人助手が、不用意に「君は裁判官の要請で再鑑定になった」と説明したところ、即座に「裁判官ではなくて検察官でしょう」と訂正するなど几帳面で細かい気の配り方が印象的であった。

(二) 問診の際の一般的印象

被告人は、入院中頻回に行われた問診に対してとくに拒否的なところはなく、従順であり、おおむね冷静で、とくに卑下することもなかった。問診のための診察室への入、退室の際には、挨拶はしない。問診が可成り長時間にわたっても、姿勢を崩さず、緊張した態度で椅子にすわり、会話の際にゼスチュアを入れることはほとんどない。質問の理解は良好、言語も語尾まで明瞭であった。

質問に対しては、考え乍ら慎重に、質問されたことだけについて手短かに、肯定、否定の答をすることが多く、問診の内容以外に話題を発展させたり、自己の精神内界を自ら深く説明して鑑定人に理解してもらおうとするところはなかった。とくに特徴的なことは、自己の犯行の客観的事実について可成り細かく記憶しているにも拘らず、行動の理由、当時の心境等についてたずねたり、自己の判断を要求されたり、供述の矛盾をつかれたりして、自分に都合のわるそうなことになると、紋切型に「わすれました」、「覚えていません」、「分りません」と答えることが多かった。しかし問診における態度は一応は真面目で、いい加減な嘘をついたり、拒否的になったりすることはなかった。

しかし一方、これらの態度は、周囲の状況により、可成り敏感に変化することも特徴的であり、鑑定人助手が病棟診察室において、メモをとり乍ら、あるいはテープに録音し乍ら問診する場合には、緊張した、警戒的な態度に終始しているが、被告人の病室の、ベットの傍で、犯行に関係のない嗜好、健康状態等につき、雑談の形で話す時は表情、態度もやわらぎ、高校生らしい自然な感情の表出がみられる。被告人の入院した東大病院の病棟の診察室は衝立で仕切られたもう一つの診察机があり、時には鑑定人助手が被告人を問診中に、他の医師が隣の診察机で他の患者の診察を行っていることがあるが、このような時には、答えもとくに手短かになり、隣に聞えぬよう配慮がみられ、更に、問診の際に陪席の医師がいる時には、自己の精神内界について答えることを意識的に避ける傾向がみられる。鑑定人の診察の際に、多数の陪席の医師がいたことがあったが、この際には「私は秋元教授に鑑定をうけに来たので、他の先生にはみてもらわなくていい」としばらく入室を拒否し、鑑定人助手の慫慂により、不機嫌にしぶしぶ入室し、診察をうけたことがある。このことは、被告人が、自己の犯行については一見、平然として恥じていないようにみえるが、内心では他人の自己に対する評価、思惑を、常人以上に敏感に気にして居ることを示すものと考えられ、又自己の主張の通る環境においては、それを押し通そうとする、被告人の自己中心性と意思のつよさを示しているものと考えられる。

(三) 医学的検査に対する態度

被告人について、入院中心理検査及び身体的諸検査（採血、脳波検査、気脳撮影等）が行われた。被告人は、これらの検査は精神鑑定の一つの必要な過程であることを十分に承知し、納得し、検査の施行自体には拒否せずに指示に従ったが、若干の苦痛を伴う検査に際しては、意識的にこれを避け、むきだしに不機嫌を示すような特徴ある態度がみられた。

看護婦の採血の際には注射針の刺入に対して大声を挙げ、脳波検査のため、頭部に針状電極を接着する時も大仰に痛がり、痛みを伴わぬ円盤電極を用いることを要求したりした。又、脳波の賦活検査の際、服用させた睡眠剤の抱水クロラール水溶液は、やや渋味を帯びた苦味の液剤であるが、この服用にあたっては可成り抵抗し、長時間を要し、ペンタメチレンテトラゾール及びベメグライド静注賦活の際は、静脈注射中、何回も「まだ終らないの」と不機嫌な声で終了を催促したりし、身体的苦痛に対して意気地なく、気が小さい面がみられた。犯行が残虐であることに比して、被告人が意外に、小心であり、自己中心的で、苦痛に対する耐性の乏しいことが示されている。

心理検査に際しても、問診の時と同様な態度が見られた。いずれも自己に不利なことや、自己の精神内界を探られたくないという傾向の表現と考えられる。

以上のように、入院中、消極的で人との交際を求めない内向性、小心、敏感性、几帳面さ、自己中心的、自己顕示的等の面がみられたが、嗜虐的、情性欠如傾向等はみられなかった。このような傾向はあったとしても、拘禁環境において短時日に現われるほどの高度のものではなく、従って十分に抑止出来る程度のものであると思われる。

㈣　心理検査の所見

入院中、各種の臨床心理学的検査を施行した。被告人が東京少年鑑別所に拘留中及び前鑑定時にすでに各種の心理検査が行われているので、検査項目の選定及び所見の判定にはこの点を充分に考慮して行った。

一、脳研式標準知能検査

総得点は八一点である。本検査の一般青年男子の平均得点は五十～六十点であり、知能水準は上の部と判定される。

二、矢田部－ギルフォード性格検査

被告人の全体のプロフィールが左寄り型を示し、社会的内向性の得点が高いということの他には著明な異常傾向はみとめられない。

三、モーズレイ性格検査（ＭＰＩ）

Ｌ尺度（虚構尺度）一四（正常域九～一九）

Ｎ尺度（神経症尺度）二〇（正常域一三～三一）

Ｅ尺度（外向性尺度）一〇（正常域一九～三六）

で、外向性性格を示すＥ尺度の得点が小さい。これは、引っ込み思案で他人との交際を避ける内向的性格傾向を示している。

四、ロールシャッハテスト

得られた結果は次の通りである。

全反応数	二四
反応拒否	〇
平均初発反応時間	一〇・四秒

平均反応時間　三三・五秒
全体反応　九
部分反応　一三
異常部分反応　二
間隙反応　〇
附加反応　八
人間運動反応　〇
形態反応の百分率　七三パーセント
良形態水準の百分率　五五・六パーセント
動物反応の百分率　三六・五パーセント
平凡反応　二

検査に対する態度には、投げやりなところや、いい加減なところがなく、反応の各段階とも適切に応じており、熟慮して答えている。追加反応数がやや多く、受身で警戒的な構えがみとめられる。体験型は外拡型で形態反応の百分率が多いことから、思考が形式的平板化の方向を示し、精神内界は、生彩に乏しく、内的なものの動きは投影されておらず、適応は表面的で、深味に乏しいと考えられる。情緒面では、不自然な抑制と歪曲がみられ、情緒の動きは、過敏、小心で、些事にもきずつきやすく、不安定な面を内蔵している。対人接触は歪められ、距離を有する態度を持している。反応総数、反応時間、全体反応と部分反応との比、等にみられる適応様式は一見自然であるが、表面的で現実回避の傾向が示されている。平凡反応の保有は少く、現実把握力が乏しく、一般的なものへの指向性、常識的な思考、適応性は低下している。しかし全体として、著明に不自然で崩れた反応はなく、表面的なまとまりは可成り良好である。

以上、面接時の印象、入院中の行動観察、問診および心理テストの結果から得られた精神医学的現在症を総合するとつぎのようになる。

意識障害はなく、了解、見当識とも正常である。記憶、記銘力においても異常はなく、知能も良好である。情意面においては、意欲の減退はなく、対人接触の面では自閉傾向がみられるが、一面では他者がどのように自分を評価するかに対して極めて過敏で、自己顕示欲がつよい。周囲への関心や興味は極めてつよく、思考及び行動の面では、自己中心性、固執−粘着性がみられる。幻聴などの異常体験はみられない。

第五章　犯行時の精神状態

第一節　犯行事実

㈠ 犯行の概観

被告人は昭和三十八年三月十四日に行った最初の傷害事件（公訴事実㈠）より、昭和三十九年十月十日の最後の傷害事件（公訴事実㈢）に到るまで、約一年七ケ月の間に、一一件の傷害暴行事件、一件の脅迫事件、一件の窃盗事件及び一四件の投書を行っており、犯罪の経過及び内容は近代の犯罪史上でも珍らしく、特異なものである。すなわち、加害の対象がすべて一四歳以下の男児であること、鋭利な兇器で陰部を切断する、あるいは、顔面、胸腹部に刺傷、切傷を与えるなど極めて残虐なこと、犯行の手口が同一で、強迫的な固執がみられること、一回的な犯行ではなく、犯行の間歇期には、高校生として通常の学校及び家庭生活を営み乍らの断続的犯行であること、更に、犯行に捜査当局乃至社会への挑戦の構えがみられ、犯行乃至投書に対する社会の反響を期待し、これを楽しんでいることなど、犯行の特異性としてあげることができよう。

しかし、これらの犯行（公訴事実及び関連した投書等の事実を含む。以下本章に於ては同様）は、すべて同一の衝動あるいは心理機制によって行われたとは断じ難い。逮捕時の被告人の供述においても、「昨年三月に、学校の試験が終ってから、何となく暴れてみたくなり、沓掛町で小学生の顔を切った。ところがこの事件を新聞が書きたてたので、その後は、新聞に書きたてられるのが面白くなり、次々と傷つけたりした。オチンチンを狙ったのはふつうの傷害ではそのような処をやらないので、反響をみるためにやった。投書は取り調べの刑事さんを怒らせてやろうと思ってした」と述べており、それぞれの犯行の心理機制については、継時的な吟味が必要であろう。それ故、鑑定人は被告人の犯行を概観して、犯行を三つの時期に大別し、各期の犯行の詳細に触れつつ、被告人の犯行に現われた心理的特徴等について考察を加える。

(二) 公訴事実一の初回の犯行について

昭和三十八年三月十四日に第一回の犯行が行われたが、その前日に都立井草高校の入学試験の合格発表があった。昭和三十九年十二月二十九日の野方署における被告人の供述によれば、「都立井草高校の試験は思ったよりやさしく気持がゆるんでいた。前から人通りのない処で年下の子供をやってやろうと思っていた。人通りのない処でやれば絶対に捉らないと思っていたし、子供をやったのは、女は可哀想だし、大人では自分が負けてしまうので」との理由で、予めチャンスがあったら少年を切ろうと思って、折りたたみナイフをポケットに入れて、午後三時頃、自転車に乗ってゆき、沓掛町で、自転車ですれちがった被害者のAに狙いをつけ跡をつけ、追いついた上つきとばし、自転車を止めて所携のナイフで左顔面にいきなり切りつけ、そのまま自転車で自宅へ帰っている。

この犯行で注目すべきことは、犯行の際には其後の犯行のように性器傷害の目的があったとは思えず、むしろ可成り単純な傷害欲の表現としての偶然的犯行のように考えられる。予めナイフを所携していたことは、傷害の予謀の存在を考えさせるが、一方、家族及び被告人の供述によれば中学生の頃より何となくナイフを持ってあるいていたとのことであり、必ずしも、傷害の予謀があったとはいえない。翌日朝刊で「沓掛町で学童切らる」との記事をよみ、反響を確認していることを記憶しているから、この頃からすでに社会の反響を敏感に気にしていたことが看取される。この犯行についての心理機制については、後述するが、この犯行が迷宮入りしたことが自己の犯行について自信を深め、次々に犯行を連続するにいたらしめたものと考えられる。

㈢　公訴事実二より八に到る断続的犯行について

昭和三十八年七月十四日、日曜日、午前七時頃、被告人は散歩のついでに、子供を予め切るつもりで自転車に乗り、コマの紐、ナイフを準備して外出している。通称済美山で、自転車を止め、昆虫採集中の少年B、Cの二人の両手をうしろ手に縛り合わせ、一一歳のBには猿グツワをし、更に道路より見えぬ処につれてゆき、Bの上衣を脱がせ、ズボンのバンドで胸のあたりを叩き、陰部を傷害しようとポケットからナイフをとり出したところ、Cが縛られた紐を解き、ナイフを持った手を押えてやめてくれと泣きついたので、同人の顔を二、三回殴り、縛ったヒモと猿グツワをしたハンカチを取り自転車で逃走している。

この犯行で注目すべきことは、ヒモ、ハンカチ等を予め周到に用意してゆき、地理的にも人にみられぬ処を選び、遺留品を残さぬよう注意していることと、陰部の傷害は未遂であったが、その前に手を縛り、猿グツワをして上半身を裸にして殴っていることで、行為の目的が陰部の傷害のみではなく、他の嗜虐傾向をも同時に持っていたことが分る。

この犯行の翌日、七月十五日、授業終了後、同じく、ヒモ、ナイフを持って予め傷害の予謀を持って、前日の犯行を行った済美山のすぐ近くで、被害者Dに自転車をおいて接近して話し掛け、後手に縛り、人から見えぬ処につれてゆき、ハンカチで猿グツワをした上で上半身を裸にし、クツをも脱がせて遠くに抛り投げ、ズボン、パンツも押し下げて馬のりになり、陰部に切りつけ、下腹壁から陰嚢にかけて切りつけ、泣き出した子供と出血におどろいて、ヒモ、ハンカチを遺留したままで逃走している。

この犯行では、いきなり陰部切断を試みているがやはりしばり上げて、全身を裸にした上で行っており、手口に常同的傾向がうかがわれる。この犯行の手口は被告人がすでに十分に予定していった行動と考えられるが、これは、三十八年四月より七月までの間に読んだ黒沼健「驚異物語」中の「切り裂きジャック秘譚」が被告人の空想を刺激したものと考えられる。

第四の犯行は、昭和三十八年九月二十一日、土曜日の放課後、一たん帰宅し、午後四時頃自転車で井草高校の近くの雑木林に入り、被告人が自転車で倒れたのを笑った被害者のE、Fの二人に接近し、通行人のいないのをたしかめた上で「泥を払え」といい、予め用意したヒモで二人を後手にしばり、道路より見えぬ処につれてゆき、助けを求める被害者のセーターをめくり上げて顔にかぶせ、ズボンを更におろそうとしたがうまくゆかぬため、シャツをめくり上げて上半身を裸にし、胸、腹部に刺傷、切傷を与え、ヒモを遺留したまま自転車で逃走している。

この犯行でも陰部の傷害の目的を有していたことは明らかであるが、被害者の抵抗と、ズボンがたまたま下がらなかったことから、体の他の部位に傷害を与えたものである。

昭和三十八年十二月二十三日、午後三時頃、予め子供の陰部を切断しようとの目的で、ヒモ、ナイフを持ち、自転車で善福寺付近の草原に行き、遊んでいた三人の子供のうちの二人の手を紐で縛ろうとし、振り切って逃げようとする二人を押し倒して殴り、通行人に気付かれてゴムヒモを遺留したまま逃走した。更に十二月二十六日、冬期休暇の始めの日の正午頃、警察の警戒の有無をたしかめ、ナイフとひもを持って、杉並区西田町の草原に出掛け、自転車は鍵を掛けて置き、周囲を物色し、警戒のないことをたしかめた上で、たまたま通り掛ったIに話し掛けてまず後手に縛り上げ、ハンカチで猿グツワをしようとしたが、ハンカチがないためあきらめ、上衣を肩まで脱がせ、ナイフでシャツの前を切り裂いて腹部を露出させて仰臥させ、ズボンを履いたまま下から手を挿入し陰茎を握り揉むようにして「どんな気持だ」ときいたあと、靴、靴下、更にズボン、パンツを脱がして、ズボンを顔にかぶせ目隠しをしたまま両足を開かせ、左手で陰茎と陰嚢を握り右手で、ナイフを持って切断し、被害者をそのままにして自転車で逃走している。

この犯行は被告人が行った多くの傷害事件のうち、もっとも残虐で、陰茎切断という回復不能な傷害を与えたものであり、又被告人が抱いている嗜虐的空想を典型的な形で実現したものであるが、犯行を仔細に考察すると、それは必らずしも陰部切断のみを目的としたのでなく、一定の形式——被害者を裸体にして後手に縛り、サルグツワ、目隠しをした上で、陰部を毀傷する——を踏襲した上で抗拒不能の状態におとしいれ、裸体の年少男子の陰茎を切断するというやり方に強迫的に執着しており、その行為自体が犯行の目的のように思われる。裸体にはしているが、裸体への接触は求めていない。

昭和三十九年三月頃、被告人は警視庁広報課宛に第一の投書を送っている。投書を思いたった理由は、被告人によると、前年の十二月の犯行が新聞に大きく報道され、警察が全力を挙げて捜査しているというニュースを聞き、「一つ警察をからかってやれ」と思い、電話帳で警視庁広報課の所番地を調べ、購読していた「高一コース」二月号に出た朝鮮人学生の投書をもとに、在日朝鮮人に対する警官の差別待遇に抗議するために犯行を行ったかのような長文の投書を三日程掛って書き上げたという。この投書を警視庁では悪戯と見做して不問に付し、従って、新聞にも報道されなかった。この投書の中で被告人は自分が犯人であることをくり返し述べており、異常な自己顕示欲を見ることが出来る。被告人は投書が報道されなかったので、失望したのか、一時投書を止めた。しかし、又投書を再開する。しかし、その後は宛先を被害者、あるいは野方警察署長宛に変えているところから考えて、投書の目的は単に警察を愚弄し、捜査を攪乱させることだけでなく、ジャーナリズムを通して世間の注目をあびることにあることがうかがわれる。

第七の犯行は、同年五月三日の休日に行われた。朝八時三十分頃、家人の就寝中にナイフを持って自転車で外出し、練馬区南田中町の路上で五歳の被害者Jを見つけ、自転車を立て、近寄って来た子供の口を押えて左頸部に切りつけ、自転車で逃走している。ついで七月十三日の消印で、第四の犯行の被害者E宛に、縛った裸体の男子の陰部を切断している絵に、新聞にでた被害者の写真を貼ったものを送っている。注目すべきことは、この投書が脅迫を目的としているというよりは、世間を騒がせることをねらっていると解釈されることである。前回の警視庁広報課宛の投書に反応がなかったので、被害者に送ったものと思われる。この投書にほぼ一年も前の新聞を利用していることなども、丁寧な作画とともに被告人の几帳面な性格の一面をよく現わしている。後述の渡辺勇三宛及びS宛の投書についても同様で、相手に心理的威圧を加え、それにより自己の利益をはかろうとする意図はなく世間の反響を期待して行ったものと判断される。

昭和三十九年八月、被告人は出身校である杉並区立第九小学校に夜間侵入し、時価約三百円のノート、ゴム印等を窃取している。この犯行は、被告人の他の犯行と比較すると、一見可成り異質のようであるが、この犯行の目的が通常の窃盗と異って、所有欲の満足ではないことは、犯行のやり方、窃取した品物の価格からみても明らかである。この犯行はたまたま、窃取した品物を後日、投書等に用いたために発覚したもので、「誰にも知られない秘密のことを俺はやりとげたのだ」という被告人のひそかな自己満足を求める衝動の一表現であり、他の犯行と同一の心理機制として説明し得るものと考えられる。しかし、この犯行は、単に、夜間外出した際の偶発的な思いつきではなく、予め侵入の予謀を持っていたことは、警備員の巡回後の深夜を狙い、更に硝子切りや、懐中電灯まで用意していたことから推察できる、一方窃取したものは、いわば、手当り次第に持って来たので、窃取する物件を予め決定していたのではないと考えられる。

(四) 公訴事実九より十三にいたる集中的犯行について

昭和三十八年八月二十八日、に行われた第九の公訴事実の犯行から、十月十日の第十三の公訴事実の犯行にいたるまで、およそ一ケ月半の間に、被告人は四件の傷害暴行事件と、一一件の投書（一件は第十の公訴事実）を集中的に行っている。

この時期の特徴は、初期の犯行と異って、異常な性的衝動に基く嗜虐行為というよりは、犯行がまきおこす世間の反響に重点がおかれているように思われる。このことは被告人自身が検事に対する供述の中で、「世間が騒ぐことに興味をおぼえ、切ると云う気持は捨てていないが、とにかく世間が騒ぎ、混乱すればよいという満足感に変っていたのです。それで通りすがりの子供を切った。」（第九の起訴事実について）。と述べていることでも裏づけられる。

被告人は八月二十八日、午後六時半頃、杉並区妙正寺傍を自転車で走行中、文房具店で文房具を買った被害者Kを認め、これを尾行し、暗がりで肩をついて転倒させ、持っていたナイフで顔面を横に切って逃走した。事件の翌日、新聞に報道され、その記事で知った被害者の父親宛に、英文で書いた葉書を郵送している。その内容は、当時の吉展ちゃん誘拐事件や埼玉県の女子高校生殺し等で報道された記事をヒントにして書いたもので、金額、場所、服装をこまかく指定するなど、如何にも脅迫状らしくみせているが、金銭を奪取する意志が始めからなかったことは前述の通りである。被害者の父親に葉書を出したのは「親ならば必らず警察に届けるから、世間に大きい反響を起すだろうと思った」からであり（前記のI宛の投書は新聞には報道されなかった）、又英文で書いたのは「丁度その時、便せんがなかったので葉書を使ったが、それでは配達人が読んでしまい、相手に届く前に警察に届けられる」からだと後で述べており、その行為の経過、反響等につき被告人が細かく気を使っていたことが分る。

同一区域内では警察が網をはっていて捉ると考え、かねて多少地理を知っている埼玉県朝霞附近にでかけた。

八月三十一日、午前八時半頃、ナイフ、紐等を予め準備して、自転車でゆき、熊野神社境内で遊んでいた被害者Lを、神社の裏につれてゆき、後手に縛り、ズボン、パンツを押し下げて全裸とし（上半身はもともと裸）、ハンカチで猿轡をした上で仰臥させ、馬乗りになり、ナイフで陰部に切りつけたが、大声で助けを呼ばれたため、紐、ハンカチは遺留のまま逃走している。

九月三日には、徒歩で通りかかった中野区大和町で、自転車を止めていた被害者Mを呼びとめ、鍵を取り上げて恰も鍵の窃取を目的とするかの如く装って近づき、いきなり持っていたナイフで左耳を切ってそのまま逃走している。

この二件の犯行は、わざと遠隔地を選んでいる点や、自転車にのらず、徒歩で出掛けているなど、警察の捜査を混乱させようとする意図が共通してみとめられる点が注目される。

この事件の前後、九月二日の消印で、沓掛小学校宛、九月七日消印で野方警察署宛、又九月七日消印で警視庁広報課宛、九月九日消印で、野方警察署兵頭署長宛、九月九日消印で、S宛（英文）、九月一七日消印で、大宅壮一、大浜英子宛に、それぞれ、挑戦的あるいは脅迫的な内容の投書をしている。これらの多くは新聞に大きく報道された。被告人は一つ一つその反響をたしかめつつ、つぎつぎに投書を行い、ひそかな自己満足に浸っていたものと推定される。

被告人は、九月九日消印の野方署兵頭署長宛の投書で、「コノ次ニハ六三四ノ四アタリデ活躍スルツモリダ」と予告したが、この予告の実行を実際に試みている。

公訴事実の記載によると、十月十日、オリンピック開会式の当日、全国民の関心が、オリンピック開会式のテレビ中継にむけられ、また警官の警戒が少いことなどを考慮した上で、まず予告通り武蔵野市方面での犯行を企図し、午後一時三十分頃、自宅を出て、八月に杉並区立第九小学校から盗み出したレコード台帳に、適当なレコード名などを出鱈目に記入し、更に、このノートの持ち主が犯人であり、これまでの投書犯人と同一であることを証明するために、今までの投書に用いた裸体の少年の陰茎を切断している絵の、カーボン複写をとるための原図を貼り、その上、やはり八月に杉並区立九小より窃取した松田の印を、割印し、裏表紙に、新聞に出た、他人の名前である、杉並区大宮町一七〇二、伊藤実方松田なる氏名を記入し、荻窪駅北口、青梅街道に面している交番の脇にわざと落とした上、武蔵野市営グランド東側路上で、付近を自転車で通行していた、被害者Nを後方からつき倒し、自転車を置いて、セーターを脱がせ、ワイシャツで後手に縛り、更にセーターを顔に被せて眼隠しし、仰向けに倒し、ズボンとパンツを脱がせ腹部を露出させ、ナイフで下腹部を二回刺し、泣く子供をそのままにして自宅に帰り、更に二十分程で急いで書き上げた、野方警察署長宛の投書を持ってわざわざ中央線に乗って中野駅まで乗り、中野駅前南口の交番に投げ入れた上、自宅に戻っている。

この投書には、前に予告した通り、武蔵野市で実行したむねが書かれ、切り裂きジャックの署名がしてあり、更に新聞記事の「脅迫状は無関係」の字句のうち「無」の字を切りぬいて、脅迫状の発信者が犯人であることを誇示している。わざわざ危険を冒して、交番に直接に届けたのは、当日は土曜日で郵便物の集配がなくもし郵送した時はこの脅迫状が報道されるのは可成り遅れてしまい、あたかも犯行の新聞報道をみて、他人が投書したかに思われ、投書者と犯人が同一であることの信憑性がうすれると考えたからであるという。

この犯行の経過は、当時の被告人の心理の端的な表明である。犯行の目的が始めの頃は年少者の性器の毀傷によって快感を感ずることにあったが、それが自分の予告通りに犯行を行ったことを誇示し、それによる社会の反響を楽しみ、期待することにより自ら満足することに中心が置かれるようになったことを示している。勿論、この犯行においても、その形式は、やはり裸の年少者を抗拒不能の状態にした上で陰茎を切るといった、被告人の常同的手口を強迫的にまで踏襲固執しており、又ノートへの書き込みや、中野駅前交番への投書等は、予めある程度の準備を行っており、予告通りに犯行を完遂したいとの目的に、異常な迄に執着している被告人の病的性癖をうかがうことが出来よう。このあと、十月十四日の日付で、英文で、野方警察署長宛にＪＡＣＫの署名で、十月十日の犯行の際の模様、被害者の着衣などを詳細に書きおくり、更に、次回の犯行には、ＪＡＣＫと署名するむねの予告をしている。この予告は結局実行されず、刑事の聞き込み捜査が自宅付近にも及び、逮捕される危険を感じたので投書、あるいは犯行を中止している。

以上、犯行の一つ一つについて経過を追い、その心理機制について鑑定人の考察を加えたが、本犯行は単一の犯行ではなく、一年七ケ月余にわたり断続的に行われており、その縦断的な吟味が必要である一方では、この多くの犯行に共通してみられる被告人の人格の異常性に注目せねばなるまい。

第二節　犯行に関する供述

被告人は、鑑定人の問診に際し、次のような特徴のある態度を示した。即ち、過去の犯行及び関連する事実については、とくに作為的に隠匿することなく詳しく述べるが、自己の考え方、心境等の説明を求められると、防衛的な態度で、「分りません」、「わすれました」と答え自己の精神内界に立ち入ってもらいたくない、触れられたくないという態度を露骨に示した。鑑定時は、逮捕後約一年を経過し、また第一回の犯行後、すでに三年近くにもなっており、ある程度の忘却は当然ありうるであろうが、被告人は裁判終結まで、くり返し、犯行時の追想を求められているし、陳述の結果は、被告人の将来に大きい影響を有するため自らも追想しようと努めたものと思われるから、若干の意識的あるいは無意識的な心理的加工が加えられるにせよ、かなりあとになっても、追想陳述が可能であると考えられる。それ故、斯る問診の際の態度に被告人の防衛的心情をうかがうことが出来よう。

ここでは問診の記録のうち、犯行に直接関連すると思われる供述を摘記しておく（かっこ内は鑑定人）。

（今度いろいろの事件を起したが、自分でやったことは全部おぼえているか）

はい。

（やったことを今どう思う）

考えていないです。

（第一回目から少しずつやり方が変っているね）

大体同じです。

（始めはナイフで切らなかったのではないか）

切りました。切りましたよ。

（殴っただけの時もあったでしょう）

はい。

（完全に切ってしまったことが一回あったね）

はい。

（その時の気持は）

忘れました。

（本当に忘れたのか。今までくわしくあちこちで話しているではないか）

もう約一年になるから覚えてないです。

（そんなことはないだろう）

捉ってから一年たつし、その事件はそれから一年も前ですから、はっきりおぼえていないです。

（はっきりでなくても、大凡のことは覚えているだろう）

その時どう感じたとかそう云うことは忘れました。ただ何処でやったとか、そんなことはおぼえています。

（その時は出掛ける時からやろうと思って出掛けたのか）

忘れました。

（何回もやっているが、いつも計画的にやったのか、それともふっとやる気になったのか）

始めから計画して行った事件もあるし、偶然にでくわして行った事件もあり、いろいろです。

（完全に切った時はどうか）

その時のことは忘れました。

（その時は急にしたくなるのか）

急にかどうかは分りません。

（急にでなくてもしたくなるのか）

はい。

（自分でどうしてしたくなると思うの）

知りません。

（他人に傷をつけることはわるいことだと思うか）

はい、思います。

（傷つける時に可哀そうだと思わないのか）

人によっては起ります。

（起らない時もあるのか）

……（黙）。

（傷つけた時、いい気持か）

忘れました。

（自分で陰部を切られたらどう思うか）

いやです。

（どうして？）

　いやだからいやです。

（それじゃ他人も嫌だろう。他人には平気なのか）

　はい。

（他人はどうなってもいいのか）

　私とは関係ないから。

（それじゃ、どういう理由で悪いと思うか）

　人に傷をつけることはいけないことだから。

（いけないことをどうしてするのか）

　知りません。

（本当はそれ程いけないと思っていないのではないか）

　はい。

（他人が君の陰部を切り取っても、それじゃ文句は云えないわけか）

　考えたことないです。

（もし本当に切りとられたら、将来どんなふうになるか考えたことはあるね）

　その時は余り考えなかった。

（だけど投書には、いろいろ書いていたろう）

　投書は半年後だから。

（そう云うふうになった子供の将来のことを書いているね。その時は考えたのか）

　はい。

(可哀想だと思わなかったか)

はい。

(陰茎を切ってしまった時、子供はどんな様子だったか)

騒いだ。

(可哀相だと思わなかったんだね、じゃあ、いい気持か)

いい気持だった。

(どんなふうにいい気持だったか)

どう云うふうって。いい気持だった。

(ゾクゾクするような気持か)

ムラムラするよう。

(ムラムラといい気持、そういうことは余り云わないね。ムラムラ怒るとは云うけれども)

ではスーッといい気持って云うことですか(笑い乍ら反問)。ムラムラというのは徐々にと云う意味です。

(手淫はいつ頃からか)

中学二年頃から。

(どの位の回数)

週に一回か二回。

(夜か)

はい。

(昼間は)

忘れた。

（勉強中にやることは）
なかった。
（夜勃起して来るのは、寝てまもなくか、朝か）
夜の時もあったし、朝の時もある。
（一晩に何回もする時はあったか）
忘れた。
（その時にいい気持になるのと似ているか）
はい。
（それじゃ徐々にではなくて、射精の時のように急にいい気持になるのではないか）
でも何と説明していいか分らない。
（手淫する時の気持に似ているのか）
はい。
（その時には射精するのか）
しなかった。
（陰茎は立つか）
立つ。
（始めから立っていて、手淫の時のような気持になった時に子供を捉えるのか）
捉えてから立つ。
（捉えてからいい気持になるんだね。それで切りつけるとすーっとするのか）
忘れた。

（何回もやったのに忘れたとはどういうことか）

忘れた。切断は一回きりだ。

（じゃ、切断しない時は、そういう気持にならないのか。傷つけるだけの時は）

顔を傷つける時は、瞬間で約三十秒位だから、突嗟で分らない。

（その時に快感に近いものはあるのか）

快感に近いものはあった。

（始めの頃、自転車に乗って、いきなり切ったことがあるが、その時は、始めから切ったら気持がいいなあと思ってやったのか。それともそう思わないでやったのか）

思わないでやったとはどう云うこと。

（やる前からそう云う気持があったのか）

……（黙）。

（手淫の感じに一番近いような気持になったのはいつか、どうか）

皆大体同じだと思います。

（傷つけたり、切断したりした時は、どんなに子供が痛いと泣いても、一目散に逃げるのか）

……（黙）。

（医者に知らせないか）

しない。

（死んじまうかも知れないね）

はい。

（一度も可哀想だと思ったことはないのか）

一度だけあった。

(それは珍らしいね)

だけど又勇気を振りおこしてやった。

(どの時か)

顔を切った時。

(どうして可哀想だと思ったか)

何となく。泣き叫んで可愛い子だったから。

(大体可愛い子をやりたくなるのか)

子供は皆可愛いから。

(やはり君は陰部を一番切りたいのか。ただいじるだけでは駄目か)

わからない。

(まずいじったんだろう。手淫をする時のように擦るのか。すると立ってくるか。立った時はあるのか)

怖がっているからない。

(すると立ってこない時は、なめるのか。なめた時はないか)

ない。

(手で触って擦るだけか)

はい。

(立てば切断しなくてもいいのか)

分らない。

(いじっただけでは駄目か)

分らない。

（いやいや、考えて答えて）

刃物で傷つける。

（すると刃物で傷つけなくちゃ快感は起らないか）

傷つけなくても起るけどもっと更に。

（いつ頃からそう云う興味をおぼえたのか）

中二の頃。

（何かでヒントを得たのか）

わからない。

（よく考えて答えよ）

忘れた。

（たとえばそう云う話を聞いたとか。警察で、いろいろ本を読んだって云ったね。今考えて思い出してごらん。警察では思い出したんだから）

だって、警察のことは二年前です。

（中学二年のことを思い出せないのか）

三年前です。いや六十一年だから四年前です。

（僕は中学の頃のことも思い出すが、君は頭がいいんだから思い出せるだろう。きっかけは、何か）

忘れた。

（自分で考え出したのか。テレビや本で、見たり読んだりしたのか）

わからない。

（考えてごらん）
　考えている。考えても分らない。
（君は手淫の時やはり小さい可愛い子を思い浮べるのか。本当のことを云ってごらん）
　そうです。
（どんな処を）
　どんな処とは。
（子供のどんな処を）
　局部。
（子供のか）
　その子供じゃなくても同じ年頃の。
（大人のはどうか。どんな局部。陰茎が立っている処か、それとも裸になった全体か）
　……（黙）。
（顔も一緒に空想するか）
　忘れた。
（裸の処か）
　裸です。
（ねている処か）
　はい。
（苦しんでいるところか）
　はい。

（苦しんでいないところか）

ちがいます。

（ひとりか）

はい。

（知っている子の姿か）

はい。

（どんな子供か）

顔みしりの子供。

（やった子供の痛い、痛いといって苦しんでいるところが、後で手淫をする時に浮んで来るか）

忘れた。

（女の子や、女の子の局部は全然浮ばないのか）

ない。

（女の子を恋しいと思ったことは）

ない。

（女の子には興味ないの）

ない。

（男の子をそれじゃ見た時、どんな風に思うのか。例えば傍に寄って行きたいとか。君が男の子にあって一番強く感ずることは何か）

……（黙）。

（学校で可愛い子をみた時、特別な気持は起きないのか）

起きる。

(どんな気持か)

抱きしめたい。

(それはいつ頃から)

中学二年頃から。

(抱きしめたことはあるか)

ない。

(実際にはやらないのか)

はい。

(すると事件の時にも抱きしめたりするのか。切る前にはただ陰茎をいじるだけか。その前になめたり、抱きしめたりはしないか)

傷をつけることに先に気をとられて。又、傷をつけてしまうと今度は逃げることに気をとられてしまう。

(ただ抱きしめたことはないか)

ない。なかった。

(はじめは陰部を切ってやろうと思ったが、怖くて顔だけ切ったのか。それとも、顔を切るだけが目的か)

わからなかった。忘れた。

(何回目から陰茎を切るようになったか)

二回目ごろから。

(最初は陰茎をいじろうと思っていたのか)

忘れた。

（今でも手淫はするか）

はい。此処に来てからはしていない。

（拘置所では回数は殖えたか）

減った。

（その時に男の子の顔が浮ぶか。被害者の顔は）

浮んでこない。

（ちがった子の顔が浮んでくるのか。それで手淫をするのだね。又やってみたいと思うか）

思わない。

（どうして）

捉るから。

（捉って刑務所に入れられるのは怖いか）

怖くはないが、不自由で嫌です。

（大胆だね）

べつに怖くはない。死刑にならないから。

（君は注射の時ずい分痛がるね）

そんなことはない。人が痛い目にあわされるのは構わない。

（それじゃ、人がむごいことされても、黙ってみているのか。面白いか）

馴れてしまえば平気だ。

（人を殺すことを空想したことはあるか）

殺人の仕方とか（反問）。

（そう云うことだ）

ある。

（すると、それを自分で実行したわけだな）

いいや、実行しない。

（殺人じゃないけど、陰茎を切っちゃったのは殺人に近いよ。やっぱり興味はあるね。サディズムって知っているか）

加虐性淫乱症。

（いつ覚えた）

高校に入ってから。

（何で読んだ）

本で。

（何の本）

ウーン、怪奇ものを集めた本。

（マゾヒズムは）

知っています。

（何のことか）

被虐性淫乱症。

（どんなことか）

虐待されて喜ぶの。

（君はどっちが好きか）

加虐性のほう。

（サドって何か）

侯爵の名前、サド侯爵。

（同性愛って知ってる）

知ってる。

（何のことか）

同性しか、一生同性しか愛さない。

（君と関係があるか）

あるかもしれない。

（性の異常を書いた本を読んだことがあるか）

そればかり集めた本はない。

（サディズムにはどんな方法があるか）

人に危害を加える。

（君のようにか）

刃物で切るとか、あるいは人に危害を加えるのを見て喜ぶ。

（他には）

あと、知らない。

（縄で縛って鞭で叩くことは）

知っていた。

（本で読んだか）

　映画でみた。
(やってみたいと思ったか)
　はい。
(子供にやったか)
　縛ってみたことはある。
(自分の性質で、サディズム以外にむごいことは好きか)
　性に関係なくて(反問)。好きじゃない。
(君は自分のサディズムの傾向を自覚していたか)
　はい。
(いい性質と思っていたか)
　思ってなかった。
(治したいと思ったことはないか)
　治らないと思った。
(悲しいと思わなかったか。俺は一人前じゃないと思って)
　でもこう云う人は案外いますよ。
(どうしてそう思うか)
　本に書いてあった。
(おかしいと思って相談しなかったか)
　だって、もう事件起してしまったから。
(自分の同性愛やサディズムのような病気を持っていていいと思うか)

誰でもそれは少しずつ持っている。

(君はその傾向がつよすぎるので、その傾向を減らして真人間になりたいと思わないか)

出来るかどうか分らない。

(出来たらなりたいか)

はい。

(自分の意志で何とか治したいと思わないか)

自省して（反問)。わからない。

(出来そうもないか)

わからない。出来るかどうか。それが科学的に出来るかどうか証明出来ればね。

(君は一年半の間に、ずいぶん沢山の子供に傷をつけたがなかなか捉らなかったね。捉るとは思わなかったか)

思わなかった。ああ云う種類の事件は捜査がむずかしいから。

(面白いと思ったか)

はい。

(君のやったことの目的は何なの。たとえば騒がせてやろうとか)

あとの方になってから。

(新聞をみると頓珍漢なこと書いてあって面白かっただろう)

はい。

(あっといわせてやろうと思ったの)

はい。

（テレビや新聞がどんなふうに自分のことをあつかっているか気になった）

はい。

（どうすればうまくごまかせると思ったか）

資料にするからやめておく。

（君は学校では模範生だったね）

はい。

（皆が自分のやったことを知らないと思うと、ホクソ笑むような気持になるか）

はい。

（それは愉快か）

はい。

（ずっと警察を踊らせられると思ったか）

はい。

（捉った時は失敗ったと思ったか）

はい。

（君は、日本の警察は、けしからんから苦しめてやろうと思ったか。それともからかってやろうと思ったか）

両方です。よく分らない。

（はじめからからかおうと思ったか）

ちがいます。

（いつ頃から）

手紙を出した頃から。

（子供にあんな酷いことしたのは何故か）

忘れました。動機は忘れた。やったことは覚えている。

（何人位やったか）

十五人位。

（皆に理由をきかれたでしょう。これまでもずいぶん警察でも聞かれて答えて来たでしょう）

出鱈目です。

（どんな出鱈目を云ったか）

忘れました。

（忘れたなんていわずに話しなさい）

だからさっき忘れたっていったでしょう。

（警察では話しているよ）

出鱈目云ったと思います。

（今一番君が望むことは）

無罪です。

（それから）

それだけです。だって一番っていったでしょう。

（それじゃ二番目は）

……（黙）。

（とに角、無罪になりたいんだね）

無罪か執行猶予。

（なれると思うか）
　なれると思うか思わないは別として希望だから。
（無罪になれると思うか）
　無罪はまあ無理。執行猶予なら可能性はある。
（執行猶予になったらどうするか）
　家に帰ります。保護司がつきます。
（君自身はどうするか）
　知りません。
（知りませんとは）
　その時になってみないと。
（何で無罪になりたいと思うか）
　実刑はうけたくないから。
（家で何をやりたいか）
　ふつうに生活したい。
（それでどうするか）
　生きるんです。
（何故無罪はむずかしいと思うか）
　事件が多いから。
（数が多いからか）
　数と、質と、重いから。

(どの位の刑になると思うか)

傷害では十年以下、脅迫と窃盗と暴行が重なった時は又重くなるんです。

(どうして執行猶予になると思うか)

職員がいっていた。

(理由は)

知らない。まあ初犯だからね。

《その次の問診の際に》

(この前無罪はむずかしいと言ったが、理由をもう一度云ってみたまえ)

証拠もあるし、証人もいるし自供しているのでむずかしい。この前一番の望みは無罪か執行猶予だといったけど、あとで考えると一番じゃないです。

(訂正していいよ)

被害者が全部許してくれること。被害者とその家族がね。だから賠償なんか求めなければいい。

(許してもらえると思うか)

希望です。

(何故か)

私の家族が苦労するから。

(どう云う苦労か)

経済。賠償ですね。

以上にあげた面接の経過の特徴は次のように要約される。被告人は自分の心境を積極的に開陳して、鑑定人に理解してもらおうと云うところは全くなく、質問に対して、肯定か否定の簡単な返答しかしないことが多いが、作為的に自らをいつわろうとするところはみられず、一応いやいや乍らも、聞かれたことに対しては正しく応答している。犯行の動機については、警察の取り調べ、或は東京家庭裁判所、東京少年鑑別所において、初回の犯行は「あばれてみたい、人を切って勇気をためしてみたい」と云う衝動に駆られて、又二回目以後は、「小説に刺激されて、残虐なことの楽しさ、世間の人を騒がせる面白さ」から計画的に行ったと述べ、又、少年のみを狙った理由としては「男の子は、将来不良になるかもしれないから」等と述べている。これらの陳述は、ある程度の真実を含んでいるが、その他に自らを納得させるためのこじつけいわば合理化機制の意味をもつものと考えられる。しかし本鑑定時においては、このような合理化機制を思わせる傾向がほとんどみられず、わざとらしいふてくされた態度が目立っている。

犯行については、表面的には、一応悪かったことを認めるが、その犯行の結果や、自己の罪の償い等を深く考えるところはなく、自己中心的で自己の犯行に対する処刑の軽からんことのみを切望している点など反省、悔悟の念は欠如しており、自己以外の他者には、何が起ろうと無関心で、自己の世界に閉じこもり、他者との接触を避け、他者に対しては冷酷で同情に欠け、相手の気持になってものを考える感情移入性がほとんどみられない。道徳観念についても、単に表面的、理念的な理解に止り、行動を規制する規範にはなり得ていない。

被告人には、嗜虐的な同性愛、小児愛的傾向の存在が認められるが、このような自己の異常性についての認識に極めて乏しい。又、犯行は、ある程度の性的快感と直接むすびついた衝動に基いて行われており、犯行時に快感を伴った陰茎勃起等の現象が存在したこともあったことを示している。この犯行によってもたらされる快感が、一方では、他人には出来ぬ異常なことを敢て行うことにより、ひそかに自己の能力を誇示したいという自己顕示欲と相俟って、被告人を反覆して犯行におもむかしめたと考えられ、又、このような犯行を抑制し得なかったことは、その基盤に道徳的倫理感情の欠如が重要な因子として存在していると考えることが出来る。

第六章　診断、考察並びに説明

鑑定人は、現在までに得られた所見を出来得る限り詳細に検討し、被告人、三田春雄は、著明な人格の異常性を有するものと診断する。この人格の異常性は、縦断的に見れば、精神発達の未熟性と歪曲として捉えられ、横断的には、情性欠如性、自己顕示性、自閉・敏感性・粘着・固執性、等の諸特徴として要約される。精神的現症及び犯行の経過にみられる人格の異常性は、狭義の精神病、あるいは脳器質性疾患によるものではない。この点を更に詳細に考察するためには、被告人について得られた所見についての総合的判断が必要であろう。

まず、被告人の家族歴について、調べ得た範囲では、母の従姉妹にあたる者が破瓜型精神分裂病に罹患しているが、この他には、精神病或は著明な性格の偏倚はみられていない。精神分裂病の遺伝形式については現在最終的な結論は下されていないが、分裂病の発病にあたってしばしば遺伝規定性が認められることは証明されて居り、又同病者の血縁には、分裂気質者、あるいは分裂病質者が多いことが知られて居り、一応、性格の形成を含めた広義の遺伝負因として考慮する必要はあろう。遠縁のてんかんについては、遺伝生物学的に、負因として論ずることは、全く問題にならぬことは前述の通りである。

次に本人の既往歴及び身体所見については、胎生期及び出産期にはまず問題はみられない。被告人には気脳撮影によって、脳の形態的変化がみとめられて居り、この器質的変化の原因として一応考えられるものは生後一年三ケ月に罹患した伝染性紅斑と診断された高熱性疾患及び三歳の時の頭部外傷であるが、いずれも、臨床的には脳の器質的損傷の原因となり得る程の重症ではない。しかし、発達途上にある脳は、成人の脳に比較して、些細な侵襲により、毀傷をうけやすいことも事実であり、他にも胎生期を含めて脳への侵襲を与える外因性疾患過程が存在した可能性を全く否定は出来ない。一方、被告人の知的能力は保たれ、神経学的、脳波学的異常もないことから、この脳の形態的変化はそれ程高度ではなく、更に脳萎縮は、第三脳室周辺に著明で、この部位は情動面の調整を司るといわれている視床、視床下部を中心とした間脳の部位に相当し、被告人にはこの部位の機能に脆弱性があり、この病変が、被告人の人格の形成分化に際して、生物学的にこれを規定し、情性欠如等の情意面の障害として現われた可能性を否定することは出来ない。

次に被告人の生活史を吟味し、犯行にいたる心理的機制の考察を試みたい。被告人は、幼年期より、小学校低学年までの時期には、温和しくはあったが、対人接触の面ではとくに異常はなかった。小学校四年頃より次第に友人が少くなり、自らも友人を求めず、他人との積極的な交渉をさけるようになったが、逮捕にいたるまで、一応、家族、友人との表面的接触はあり、社会適応性は完全には失われる程の高度の自閉傾向はなかった。一般に性格の形成は、遺伝生物学的に規定された生来性の素因と相俟って、生長発達の途上において周囲の環境に規定されつつ漸次形成されてゆくものであり、思春期にいたって性格特徴が明瞭となることが多い。被告人における小学校高学年以後の性格の変化も、被告人の分裂性気質がこの時期にいたって次第にその特質を現わして来たものと理解し得る。

被告人が第一の犯行にいたる前の半年乃至一年間は、被告人は異常な持続的緊張状態にあったものと推定される。すなわち、この年は、いわゆるベビーブームで高校進学の競争率は激甚で、被告人も登校前の一、二時間と、さらに帰宅後も夜半一時頃まで勉強するといった可成り緊張した毎日であったようである。このような努力にも不拘、三八年二月より三月にかけて受験した高校のうち、私立の第一志望であった中央大学付属小金井高校の受験が不合格になり、更に比較的程度が低く、担任教官からもほぼ合格確実といわれていた城北高校にも不合格になったことは、今まで比較的順調な境遇に育って来た被告人に自己の知的能力についての大きな挫折感を抱かしめたことは容易に想像されることであり、又比較的自己顕示性の強い被告人にとっては一つの恥辱と感じられたであろう。又これと前後して、弟の身長が被告人のそれを追い越し、これは以前より自分の背の低いことを気にしていた被告人の意識下の劣等感を更につよめたと考えられる。したがってこのような潜在した劣等意識に対する反動的補償機制として、受験準備と云う持続的緊張状態の中で抑止されていたためにますます昂進していた歪められた性衝動と自己顕示欲が容易に攻撃的傾向に転化されたことは想像に難くない。

一方被告人は、日常生活の上では、同性に接近したり、嗜虐傾向を示したりすることはなく、性的発達の面で未熟で、異性に対する興味、関心を示していないが、空想の上では同性愛的傾向、嗜虐的傾向があったことは問診の結果よりも明らかであり、これがたまたま前述の劣等感の反動的補償機制として転化された攻撃的傾向とむすびつき、都立高校合格のあとの緊張の解放された一種の弛緩状態において衝動性の抑制が不十分となり、第一回の衝動的犯行にいたったものと考えられる。第一回の犯行の際には、未だ犯行の目的が性器の毀傷に固着しておらず、犯行の手段もその後に用いられた猟奇的、常同的方法とは可成りかけはなれている。勿論、第一回の犯行を単に攻撃的傾向の表現のみで理解することは出来ず、被告人の有する性格特性にみられる自己顕示のつよい欲求、自己の欲求に固執し、現実を無視する態度、情性欠如傾向、道徳的判断の偏り等が複雑に関連していたと考えられる。

第一回犯行以後は暫くの間、入学した高校の環境に適応するための努力が行われていたようであるが、入学後も新らしい友人は出来ず、又、自己の学業成績についても自信が持てず、自己についての劣等感、挫折感は少しも改善されることなく続いていたと思われる。被告人の思考は、現実適応よりも、より多く、空想世界への逃避の方向へむかってゆき、それは将来の志望の変更、外国への憧れ、西洋風の生活習慣の模倣等の形で現われたと考えられる。

このような時に、弟から借りた驚異物語中の切り裂きジャックの陰部損傷の記述が被告人の空想を刺激し、生来の嗜虐傾向と相俟って、抵抗不能の裸体の少年の性器切断の計画が次第に醸成され、遂に実行（第三の犯行）にいたったものであろう。第一回目の犯行が、誰にも咎められずに遂行出来たことも、計画の継続遂行に踏み切らしめた一つの要因とも考えられ、この時期に犯行を発見して適切な指導を行うことができなかったことは遺憾に思われる。このような攻撃的傾向は、学校では全く認められないが、自宅では、自分より体力が強く、被支配的関係にある父親に対しては、緘黙、無視の形で、比較的抵抗の少い母親に対しては暴力を振う形で時に示されている。

第二、第三の犯行は、ほぼ同一の場所で連続して行われ、その執拗、残虐な手口は社会の注目を惹き、新聞にも大きく報道された。このように自己の行為が、社会の耳目を集めたことは、被告人の自己顕示欲を一時的に満足させたと同時に、ますます空想を刺激し、行為の結果を考えぬ狭い思考範囲の中で、更に巧妙な犯行が計画され、実行されていった。十二月の一連の犯行の頃より、犯行そのものによる快感よりも、犯行の手口を複雑化し、警察当局の捜査を混乱させることの方に興味が移動していることがみられる。昭和三十九年の春から秋にかけての、犯行と平行して行っている、捜査当局、被害者、ジャーナリスト等への頻回の投書も、犯行又は投書による社会の反響を楽しみ、ひそかに自己顕示欲を満足させるための行為と考えられ、昭和三十九年八月より十月まで、あたかも何ものかに憑かれたかの如く、犯行をくり返している。

この時期の被告人の心境を推定すると、一方では、人しれぬ大胆な犯行を重ねているという歪んだ自己満足感と、他方では「杉並の通り魔」として捜査され、多数の児童に傷害を与えている犯人であることの自責の念が交錯し、極めて複雑なものであったであろう。

高校では、同級生の多くが、大学受験勉強やクラブ活動に熱中して充実した学生生活を送っており、これらの友人との疎隔感は、自らは他との接触を避けようとし乍ら、人並以上に他者の感情を敏感に感じとる、分裂気質特有の両価感情を有する被告人の心情を刺激し、家庭生活における被告人の自閉的、偏執的傾向を強め、この空虚感乃至疎隔感が、生来の空想的傾向、嗜虐的傾向と共に、被告人をして犯行の反覆にいたらしめたものであろう。

以上述べたことにより、鑑定人は被告人に高校入学頃よりみられた、一見人格の病的屈曲の如くにみえる変化が生来の異常性格の青年期における顕在化として、力動的に理解し得るものと考えるものである。従ってこの人格の異常性は、特定の疾患過程、たとえば精神分裂病又は脳の器質的疾患に基くものではなく、又この異常人格は、人格の形成、分化の著しい前思春期において一年七ケ月余にわたり断続して行われた犯行自体により更にその異常性をつよめて来たと考えられよう。このような異常人格の形成には、第三脳室の拡大、間脳視床下部の萎縮乃至形成不全で示される身体的低格性が関与するとともに、また一方では、家庭生活における両親、とくに父親の指導性の欠如などの環境条件も影響を与えていることも否定はできない。しかし、後者は、被告人の異常人格形成の一条件とはなり得ても、人格の異常性を包括的に規定するものとして理解することは出来ないであろう。

被告人の精神状態の特徴としてまずあげ得るのは、生活史にみられる、自閉性、空想性、偏執的傾向、犯行に現われた、嗜虐性、情性欠如性、自己顕示性傾向等であり、これらは鑑定により確認されたものである。思春期における斯る状態を診断する上で、精神医学的に問題となるものは、精神分裂病と精神病質であろう。爾余の疾患、たとえば、心因反応を含めた神経症、躁うつ病、てんかん、種々の脳器質性精神病等は考慮する必要はないと考えられる。

前思春期における自閉的傾向と、一見理解し難い反社会的行動を示す精神疾患として考えねばならぬものは、精神分裂病（早発性痴呆）であろう。精神分裂病の原因については未だ明瞭な定説がなく、その診断は、主として臨床精神病理学的所見のみによって行われるため、その診断基準や概念については、精神科医の間でも若干の不一致が認められる。精神分裂病の多くは若年に発病し、ある程度の遺伝規定性を有し、知能の低下がないにも拘らず、思考、感情、意志面に独特の障害を示すものである。多くは特異な妄想や、幻覚等の異常体験を有し、多かれ少なかれ、種々の人格変化を来し、社会適応の障害を来す疾患である。精神分裂病が一つの疾患単位であるか否かについては、必らずしも精神医学者の見解が一致しているとは云い難いが、精神病理学的に一つの特殊な類型を構成するものであることは、ほとんどすべての学者の一致してみとめるところである。

精神分裂病のうち、いわゆる中核群とよばれるものは、臨床的に緊張型、破瓜型、妄想型の三型に大別されるが、これらの病型は、いずれも劃然と区別出来るものではなく、中間型や経過中に他型への移行を示すものがある。これらの中核群と称せられる定型的分裂病の症状のうち、全経過を通じて出現し、他の精神疾患にみられない特殊な精神病理学的症状を、ブロイラーは「基礎症状」と呼び、思考障害、感情障害、自閉症、アンビバレンツ（両価感情）等をあげ、緊張病症候群、幻覚、妄想等の副症状と対立させて居り、シュナイダーも分裂病特有の症状を第一級症状と名付け、思考化声、話し掛けと答えの形の幻聴、身体的行為体験、思考奪取、思考干渉、思考伝播、妄想知覚等をあげており、グルーレも、分裂病症状のうち了解不能のものを基礎症状と呼び、思考障害、真正幻覚、原発妄想、能動性低下等をあげている。又、このようにしてとり出された基礎症状の背後に心理的な意味でのより統一的な基礎障害を見出す努力も行われ、ブロイラーは、「連合障害」を、ミンコウスキーは「現実との生ける接触の喪失」をあげている。

被告人の精神状態には、中核群の定型的精神分裂病と診断し得るこれらの症状はみとめられない。すなわち、被告人には、右にあげた、基礎症状あるいは第一級症状は全くなく、又、能動性は十分に保たれ、周囲及び自己の状態については極めてつよい関心と興味を示し、思考阻害、作為思考等の思考障害はみられない。

これらの定型的分裂病のほかに、若年期にごく緩慢に発病し、元来、小心、臆病、内気な性質のものが、特別の原因もなく、その性格偏倚の度を増し、不自然かつ異常な感情発動、或は不可解な意志行為等を時に示し乍ら、一応は社会生活に適応し、早期には人格の崩壊を来さぬ病型が、精神分裂病の周辺群の一つとして記載されている。潜在性精神分裂病、類破瓜病（ヘボイドフレニー）などと呼ばれているものがこれに当るが、一方では、これらを精神分裂病には入れず、分裂病質なる精神病質の概念に包括せんとする説もある。現在の精神医学の趨勢は、むしろこの観点をとるものが多いことは欧米及び本邦における精神医学の成書にも、この病型分類を採用しているものはほとんどみられぬことからも明らかであろう。

被告人の異常な犯行は、一見唐突で、了解不可能の如くみえるが、前述の如く、無情性、嗜虐性、自己顕示欲性等の人格の異常を前提とすれば、十分に追体験が可能であり、発生的了解も可能であると考えられる。

鑑定人は、被告人にみられる感情的疎通性の乏しさ、自閉的、孤立的生活態度や衒奇的と思われる思考及び行動様式は、精神病質の症状として十分に理解し得るものと考える。又このような性格傾向が、一見犯行の開始前後より目立って来て、当時に人格の著明な屈曲があったかにもみえるが、更に詳細に検討するとすでに一〇歳前後よりかかる性格傾向の萌芽がみられているから、むしろ前思春期において、被告人の異常な性格傾向が顕在化してきたとみるべきが至当であろう。勿論、精神病質なる概念は、ある程度、形成分化し、完成された人格についての評価であり、現在成長の途上にあり、可塑性を有する被告人については、その診断に慎重を期さなければならぬことは云うまでもない。

精神病質なる概念は、「生来性の異常な人格であって、その人格の異常性のために自ら悩むか、あるいはそのため社会を悩ますもの」（シュナイダー）と定義されており、更に、その類型化には各種の分類法がある。現在、精神病質の全体を包含する体系的な分類は困難と考えられ、精神病質に比較的多くみられる著明な性格特性を抽出した、無体系的な分類がひろく行われており、個々の精神病質者は、そのいくつかをさまざまな組みあわせであわせ持つことが多い。

被告人の有している異常性格特徴としては、自閉性、情性欠如性、嗜虐性、自己顕示欲性、粘着・固執性等で、これはシュナイダーの精神病質分類では、「無情性・自己顕示欲性精神病質」に相当し、クレッチマーの分類によれば「てんかん病質の色彩を有する分裂病質」に相当すると考えられる。

最後に犯行時の被告人の責任能力であるが、被告人については、その犯行が倫理的判断力が完全に成熟していない二〇歳未満に行われたことを考慮することは当然であるが、犯行当時精神障害により、事物の理非を弁識し、又これに従って行動する能力が著しく減退していたとは考えられず、行為の有責性は認められると考えるのが至当であろう。

鑑定主文

一、被告人三田春雄は、無情性、自閉性、粘着性、自己顕示欲性、嗜虐性等の傾向を主徴とする精神病質者である。知能は正常で、精神病的症状や意識障害は認められない。

一、昭和三十八年三月より昭和三十九年十月にいたる被告人の犯行時においても、右の状態以外に、とくに付加すべき異常な状態にあったと云う確証はない。

右の通り鑑定する。

昭和四十一年三月十日

鑑定人　東京大学医学部教授　医学博士　医師　秋元波留夫

ライシャワー大使刺傷事件

〔昭和39年・精神分裂病〕

秋元波留夫
武村信義

目次

解説

昭和39年3月24日、米国駐日大使エドウィン・O・ライシャワーは、大使館に侵入した一少年に左大腿部を刺されて重傷を負った。親日家・学者として知られたライシャワー大使の傷害事件は、内外に大きな衝撃を与えたが、ほどなくこの少年が精神分裂病者であり、その犯行も政治、外交問題とまったく無関係で、奇矯な妄想にもとづくものだということが解った。

ライシャワー大使の傷は数週間でほぼ治癒したが、治療に用いた輸血のために血清肝炎を併発し、ひきつづきハワイに転地して長期の療養生活を必要とした。事件は国家公安委員長早川崇の引責辞職、日本国政府による陳謝などの波紋は生じたが、国際政治、外交上の重大問題として発展することなく終った。

しかし、日本国内の精神障害者対策にこの事件の与えた影響はきわめて大きなものがあった。治安当局は厚生省に対して、「最近精神障害者による重大な犯罪が発生し、治安上これを放置することができないので貴省の検討をわずらわしたい」という申し入れをした。政府は、精神障害者のうち自分を傷つけたり他人に危害を及ぼすおそれのある者を警察に通報する義務を医師に課し、警察の手でこれらの「危険人物」を監視して事件の発生を防ごうという発想から、精神衛生法の一部改正をくわだてた。しかし、この応急的な改正は治安的な意図が露骨であって、精神科医や世論の強い反対にあった。警察による精神障害者の登録や監視は、精神障害者による危険を防止するどころか、精神障害者の早期発見を困難にし、その医療をはばみ、ひいては彼らに対する偏見・差別を助長すると考えられたからである。

この反対の気運に、政府は改正案の国会提出を保留し（5月）、そのかわりに精神衛生法の全面改正を行うことに方針を変更した。

精神衛生法一部改正案は、中央精神衛生審議会（会長内村祐之）の諮問（5月9日）、それに対する中間答申（7月25日）、最終答申（昭和40年1月14日）、秋元波留夫東大教授をはじめとする関係専門家参考人の国会における陳述、精神神経学会など関係諸団体の要望、請願運動などの、種々の動きを背景として政府案が作られ、昭和40年5月18日衆議院で、6月1日参議院で可決成立した。しかし、この改正案は、治安的色彩の強い前案より進歩しているとはいうものの、中央精神衛生審議会の答申や学会その他関係諸団体の要望とはかなりかけはなれた、不十分なものであった。成立当時すでに、①精神障害者の定義（範囲）が不明確であること、②措置入院患者以外の入院患者、通院患者に対する医療費保障の欠如していること、③通報制度の拡大にともなう人権侵犯のおそれの増大に対する配慮にとぼしいこと、などの諸点が指摘されていた。

そもそも、精神障害者の犯罪を予防する最善の方法はただ一つしかないはずである。それは、精神障害者を早期に発見し、医療の流れにのせ、健康な人間としてふたたび社会に復帰させることである。重要なのは「精神病者を野放しにしている」といったキャンペーンで彼らを社会から隔離し差別することではなく、彼らを治療によって癒すことである。ライシャワー事件に端を発した昭和40年の精神衛生法改正は、この国の精神医療の本質にかかわる種々の問題を露呈しながら、不十分な形で終結をみたのである。

なおこの問題については、秋元波留夫「異常と正常」（東大出版会、昭41年）、精神神経学雑誌67—68巻（昭和40—41年）の各号中に参考とすべき論文、資料が多い。

ライシャワー大使を刺した少年は現場で逮捕されたが、赤坂警察署で「動機は近視を療すこと、学校で海水浴を強制すること、現在の小中学校で男女が並んでいることは道徳上よくなく、男は前、女は後に分けなければならない、などを世の中に訴える方法として大使に傷害を与え、その機会を利用すれば世界各国にまで伝わると思ったからで……」などと述べた。このため検察庁の段階で二回にわたって精神鑑定が依頼され、その結果精神病のため不起訴処分となった。

第一回は本項にかかげる東京大学医学部精神医学教室秋元波留夫主任教授を鑑定人とし、武村信義博士を鑑定助手とする鑑定（39年4月9日から6月10日まで）、第二回は精神衛生法第二九条による東京都立梅ケ丘病院への強制措置入院（6月13日）後、同病院長詫摩武元博士を鑑定人とし、同副院長斎藤徳次郎博士、同院医長藤原豪博士を鑑定助手とする鑑定である。両鑑定人は、被疑少年が重い精神分裂病に罹患していること、犯行時刑事責任無能力の状態にあったこと、今後長期にわたる入院治療を必要とすること、ただし社会復帰の見込みはうすいこと、などの諸点で完全に一致した結論を得ている。

この事件では、精神分裂病という病気の本質、その診断基準、犯罪との関係、責任能力などの諸点が問題となるが、秋元鑑定書はこれらの問題に関する精神医学者の見解を簡潔に、正当に、論じている（第七章「説明と考察」）。したがって、解説の章でこれにつけくわえるべきことはなにもないといってよい。

さて、精神鑑定によって精神分裂病、責任無能力と診断された少年は、不起訴処分決定後の8月22日東京都立松沢病院に転院し、そこで治療を続けることになった。

入院後一─二年、彼の精神状態はほとんど変化を示さず、鑑定書に述べられているように、寡言、無為で、心内には荒唐無稽な妄想を抱いていた。

しかし、昭和41年春ころから少しずつ軽快の徴候が認められるようになった。病棟内の作業療法にきちんと従事するようになった。対人的にはあいかわらず孤立的で暗い表情をしており、医師にも打ちとけない状態ながら、話は以前よりまとまって来た。そこで主治医は病院構内の園芸作業に出るように指示し、さらに翌42年2月には閉鎖病棟から開放病棟に転棟させた。対人接触や妄想はほとんど不変のままであったが、作業は休まずに熱心に従事するなど、行動面での改善は著しいものがあった。長期間の作業療法の後には、あるいは社会復帰する可能性も生ずるのではないかという希望が、この時点ではもたれていたのである。

ところが、同年8月31日午後3時、アメリカ大使館の構内で乗用車三台がガソリンをかけられ、放火されて焼けるという事件がおこった。たまたまこの時刻、患者は無断外泊して病院に不在であった。9月1日附の毎日新聞は、次のような記事をのせている。

米大使館に侵入、放火
車三台を焼く
正門からガソリン男

三十一日白昼、東京赤坂の米国大使館に若い男がガソリンを入れたポリバケツを持込み、正面玄関に停車中の同大使館員の乗用車に放火、三台を焼き、警官らが消火しているすきに逃げた。警視庁では刑事部捜査一課、鑑識課、機動捜査隊と公安、防犯、警備部を動員、赤坂署に特別捜査本部をおき、大規模な捜査を始めたが、同本部では計画的な犯行とみている。

ラ前大使刺した男にも疑い

特捜本部は精神異常者で同大使館にうらみを持つものを重点に調べているが、三十九年三月二十四日にライシャワー前大使を刺し重傷を負わせたSについても事件前後の行動を調べている。

この結果、①Sは現在世田谷の病院に入院中で三十一日は正午から午後五時まで外出している。②外出先を聞かれると「神田の古本屋に行っていた。大使館には行かなかった」と答えているが、裏付けはとれなかった。③目撃者のいう犯人と身長や体つきが似ている。④外出時の服装は半ソデシャツにサンダルばきだった。⑤Sはライシャワー前大使を刺した二ヵ月前に米国大使館内の職員宿舎に侵入、ガソリンをまいて放火、約十平方メートルを焼いたが、ガソリンをまいて放火する手口が似ている――などの点がわかり、同本部は一応参考人として事情をきいている。

この嫌疑は翌9月1日には晴れた。古本屋でのアリバイが成立し、目撃者も患者と犯人が似ていないと証言した。

しかし、この事件のために、患者が無断外出をしていたこと、服薬が不規則であったことなどが判明し、彼はふたたび閉鎖病棟に移された。屋外の作業療法は中断された。

この事件を境として、患者の病勢はふたたび悪化の方向に進み始めた。彼は「放火事件」にも無関心で、開放病棟から閉鎖病棟に移されたことに対しても何の反応も示さなかったというが、閉鎖病棟に来てからはまったく意欲を失い、いっそう自閉的となり、人格は荒廃の一途をたどった。暗く冷たい表情でだれからも孤絶し、一人で本を読んでいたり、何もしないでごろごろねころんでいることが多くなった。それでも時に、同室の患者に被害妄想を抱いて争ったりすることがあった。昭和45年末のカルテには、「全くの無為自閉、孤立、寡言、寡動状態、食事などの必要時以外には自室にこもりきり」と記されている。医師に対しても、すすんで話しかけることもなく、うちとけることもなく、たずねられてもほとんど答えず、その内面はとうてい外からうかがい知ることが出来ない状態が続いた。

そして突然、昭和46年1月8日未明、患者は病棟の便所の中で縊死して果てた。

患者は二六歳。ライシャワー大使刺傷事件以来七年が経っていた。自殺の動機は、まったく不明のままである。

最後に、この患者の病気と治療の経過をふりかえってみよう。

患者は一五歳ごろに発病し、一七歳の時と一八歳の時に精神医の診察を受けたものの、治療はいつも不十分なまま中断され、病勢はどんどん進行していった。事件の時、患者の病状はすでにかなり重かったのである。逆説的な表現になるが、患者が松沢病院ではじめて長期の、本格的な治療を受けることを可能にした契機は、彼の犯罪に他ならない。肉体の病気の存在が疼痛や発熱などの「症状」によって知らされ、治療の契機となるように、精神の病の存在は時に問題行動、犯罪などによって示され、治療の必要性が知らされるのである。松沢病院における患者の状態の改善は、息の長い治療的努力が精神分裂病者にとっていかに必要なものであるかを示している。

しかし、開放病棟に移り、熱心に園芸作業に従事していた時点で、たまたま「米大使館放火事件」が起った。もしこの事件がなかったら、患者の運命は右に述べたものと違ったものとなっていたであろうか。あるいは、事件がなかったとしても、患者はいつかふたたび病勢悪化の方向に進む運命にあったのだろうか。

ともあれ、自分の行った重大事件によって、幸いにも治療のルートに乗ったかにみえた患者は、三年後には他人の起した別の事件（犯人不明）を転機として、ふたたび進行する病気の手にとらえられてしまったのである。

（福島　章）

住居侵入傷害等事件被疑者塩谷功和精神鑑定書

前文

わたくしは昭和三九年四月九日東京地方検察庁公安部長内堀美通彦検事より、住居侵入・傷害等事件被疑者塩谷功和に関し、左記事項の鑑定を命ぜられた。
一、被疑者の現在時、並びに昭和三九年一月二〇日当時、および同年三月二四日当時における精神状態、特に右一月二〇日および三月二四日当時において、被疑者には、自己の行動につき是非の弁識をする能力、および、その弁識に従って行動しうる能力があったと認められるか否か。
二、その他参考事項
　よって鑑定人は東京大学医学部附属脳研究所助手、医学博士武村信義を助手とし、同日より鑑定に従事し、一件記録を精査するとともに、東京拘置所に鑑定留置された被疑者の心身の状態を検診し、また被疑者の父、同母、同兄および同姉ならびに杉山邦裕医師の陳述をえて、本鑑定書を作成した。被疑者の被疑事実は次の通りである。

第一章　被疑事実

本籍　静岡県沼津市（以下略）
住所　同右
氏名　塩谷功和
生年月日　昭和一九年四月二〇日

一、被疑者は米国大使館に放火し世間を騒がせて自己の主張する近視対策および性道徳教育対策について世人の注目を集めることを企て昭和三九年一月二〇日午後ポリエチレン携行罐（十立入）にガソリンを入れ、これを風呂敷に包んで準備し、同日午後五時二五分ころ東京都港区赤坂榎坂町一番地米国大使館邸内に塀を乗り越えて侵入し、同邸内アパートBロビーに所携のガソリンを散布しマッチをもって点火して同アパートドア、壁等を損傷し、修理費二二四、六九五円位を要する損害を与えたが館員に発見消火されてその目的を遂げなかったものである。

二、被疑者は駐日米大使に傷害を与えその社会に及ぼす反響を利用して、自己の妄想を世間に知らしめる目的を以って、凶器として刃渡り約六糎位の切り出しナイフを準備し、昭和三九年三月二四日午前一一時五五分ころ、東京都港区赤坂榎坂町一番地所在の米国大使館の東側の高さ約一、七〇メートル位のコンクリートの塀を乗り越え不法に同大使館敷地内に侵入、更に本館ロビーに侵入して同所において同館駐日大使エドウィン・オー・ライシャワー（五二歳）に対して前記切り出しナイフを以って同人の右大腿部を突き刺し全治数週間を要する傷害を負わしめたものである。

第二章　既往歴

(一)　家族歴

被疑者の家族歴について父方および母方祖父母、父母の同胞ならびに従同胞の範囲で精神疾患を主とする遺伝負因を調査した結果を綜括すると、精神分裂病その他の精神病に罹ったと確実に判定しうる者は一人も見出されなかったが、父母及び被疑者の同胞はすべて内気で、非社交的という共通した人格特徴が顕著である。

ことに父、長兄及び長姉にこの特徴が顕著である。後で説明と考察の項で述べるように、このような人格特徴をもつ者は精神医学的に分裂気質者と呼ばれ、分裂病者と素質的に近いものである。そのほか被疑者の近親者には、大酒家（母方祖父）、素行不良者（母方伯父）、および脳腫瘍患者（母方叔母）と自殺者（叔母の子）が見出されたが、これらの異常は単発的であり問題とならない。

(二)　生活歴

被疑者は昭和一九年四月二〇日、本籍地において、第五子（末子）第三男として生まれた。当時は第二次世界大戦中で、父は徴用工として沼津市内の海軍工廠に通勤し、母は家業の下駄商を営んでいた。その年の七月、被疑者の家は空襲で焼け、一家は一時父の生家へ疎開したが、戦後再び沼津市の本籍地へ帰り、家屋を再建し、下駄店を再開し、昭和三二年以降は長兄の電機店を併設して現在に至っている。

被疑者はその後学齢前の一年間、近所の幼稚園に通園した。この頃の被疑者は親の手のかからない子どもで、友だちと大きな喧嘩をしたこともなく、おとなしく、当人と同様におとなしい子どもと気があった。内気で、友だちが家へ遊びに来ると遊ぶが、自分の方から進んで友だちの家へ遊びにゆくことはなかった。その他の点では特に目立つことはなかったという。

昭和二六年四月、小学校へ入学した。在学中の成績はだいたい上の下位で、各科目が平均してできたが、特に図画と習字が得意であった。先生にも友だちにもかわいがられ、幼稚園の時と同様おとなしい友だちが多かった。喧嘩をすることは滅多になかったけれども、一度友だちと喧嘩して相手の手の骨を折ったので、親が苦情を云われたことがある。しかし、平素はすなおで、よく親の言うことをきいた。気分もいつも安定していて、「まず、いうことはなかった（母談）」けれども、内気で、一人遊びをすることが多かった。家が商売をしているので、人見知りはしなかったが、自分から人になじむわけではなかった。

昭和三二年の春、小学校を卒業して、中学校へ進学してからも、三年の二学期までは特別変ったことはなかった。学業成績も良く、また風邪で僅かの日数を欠席したほかは、まじめに通学し、勉強の態度も熱心だった。数学が特に得意で、学年で数学のテスト成績が一番良かったこともあったという。

ところが昭和三四年末頃、すなわち、被疑者が一五歳で中学三年の二学期の終り頃になって、次第に成績が下りはじめた。精神医学的にはこの頃精神分裂病が発病したとみられるので、これ以後については、現病歴の項で述べることとする。

以上被疑者の中学三年の二学期までの生活歴をみると、まず被疑者の知能は元来は決して悪くなく、この時までは学業成績も良かったことから、むしろ知能は良い方であったと判断される。被疑者の性格は、内気な、おとなしい方で、この点分裂気質者と見られる父母同胞の性格と似た特徴をもっていたとみられる。すなわち、被疑者もまた分裂気質者であったということができる。第三に、それまでの生活史には被疑者の人格に歪みを生ずるような重大な体験はなかったことが知られる。また一般に性格異常者はしばしばすでに幼少の頃からいろいろな問題行動を起すが、被疑者にそのような行動があったことは全く知られていない。

身体的既往歴には特に問題はない。

第三章　現病歴

すでに述べたように、被疑者の学業成績は、中学三年の二学期（一五歳）から低下しはじめた。このことを母がはじめて知ったのは、中学の本業を控えた昭和三五年一月に高校進学のための父兄会に出た時であった。その際母は担任の三井教諭から、「あなたの御子息は高校への進学を希望しているけれども、三年二学期から成績が落ちたので、考え直すように。商業高校を受験しても、合格することは引受けられない、工業高校でさえ入ることはむずかしいだろう」と告げられた。母は被疑者がそれまで成績が良いと信じていたため事の意外さに驚いたが、被疑者が前年末に風邪のため欠席してテストを受けなかったことを思い出し、成績が下ったのは多分そのためだろうと考えたという。

後に説明するように、被疑者の精神病はこの頃始まったとみられるのであるが、この頃から毎晩夜おそくまで勉強を続ける被疑者が、上眼瞼にビニール・テープを四角に切ったものを貼りつけるという奇異な行動が見られた。なぜそうしたかは今日もわかっていない。

もともと、この頃の被疑者は父母と話しあう機会が少なかったが、父兄会で前述のようなことを言われたので、父母は被疑者にどの学校へ進学したいのかという希望を聞き出したかったし、また当時父は肺浸潤のため療養中で、家計が苦しかったので、被疑者に大学への進学を諦めて、高校を卒業したら就職するつもりで進学すべき学校を選ぶようになどといろいろ話しかけたが、被疑者はまったく返事をせず、その話を避けて二階へあがってい って了ったので、話が十分できなかった。しかし、結局、被疑者は商業高校を受験して合格し、昭和三五年四月以降ここへ通学することとなった。

しかし被疑者はこの高校の入学試験に合格したときも、少しも嬉しそうな様子をしなかった。入学当初は毎日通学し、一年生の一学期は成績も良く、クラスの上の部に属し、生活、勉強の態度にも問題はなかった。その年の夏休みは自分から探した港湾での荷物運びのアルバイトを一週間ほど行なった。

昭和三五年の秋（一年二学期・一六歳）も、はじめは普通に登校した。しかし中間試験の成績は中位まで下ったようであった。一〇月か一一月の頃五―六回にわたって、暗くなってからようやく帰宅したことがあった。家では学校で何か手伝いでもしていて帰りが遅くなったのだろうと考えたけれども、被疑者はそのことについて何もいわなかったし、また母も被疑者の様子がそのほかの点では変りないので、別に理由をたずねてもみなかったという。

この年の一一月末頃から、被疑者は学校を休みはじめ、登校時間になっても、ふとんを被って寝ていて起きて来なかった。母は被疑者は風邪をひいたのだろうと思ったという。但し熱があったか、咳があったかは知らなかった。この休みはじめの最初の日は一日中寝ていた。それから三、四日休んだが、その後の毎日は正午頃から起きて机に向っていた。母はこの分ならば、学校へ行けるだろうと考え、朝になると弁当を作ってやったが、起きて来ず、学校を休んでしまうので不審に思いはじめ、学校へ赴いて教師に面会して、学校で何かいやなことでもあったのかどうかをきいた。学校の先生もその時はまだ何も異常に気づいていなかった。そして母に対して、おとなしいまじめな生徒であるとほめ、学校では別に問題はなかったと教えてくれた。その後もまた理由なく学校を休み、あるいは登校する日は遅刻したり、命ぜられた提出物を出さなかったりしたので、母は教師にたのんで自宅に被疑者を訪問して、話をしてもらった。この時被疑者は先生に感謝して涙ぐんでいたという。

それより少し前、同じ年の九月頃から被疑者は顔をしかめ、頭が痛いような様子を示すようになったが、教師が訪問した際にもめまいがするなどと訴え、教師から医者にみてもらうようすすめられた。ところが被疑者は大儀そうな様子で、自分からすすんで医者を訪れようとしないので、母は某医師に往診を依頼した。この時も被疑者は同医師に、頭痛やめまいを訴えた。同医師は被疑者を診察した結果、診断ははっきりわからないと断わった上で学校へ提出する診断書にはメニエル氏病という病名を書いている。

その後も被疑者はしばしば休み、二学期の成績は五三名中の五二番にまで低下した。但し担任の先生は、知能はよいのだから、ちゃんと登校して授業を受けていれば当然よい成績がとれるはずであると言った。しかし被疑者は三学期に入ってからも登校したり休んだりを繰り返し、期末テストも受けたけれども、成績は一そう悪くなって遂に最下位の五三名中の五三番となってしまった。もっとも、それまでの成績が良かったので落第せずに進級することはできた。

昭和三六年四月から、高校二年生としての学生生活が始まったが、被疑者は最初一〇日間ほど出席しただけで、その後は登校せず、母は先生から休学するようにいわれ、その年の七月になって休学届を提出した。この頃の被疑者はほとんどいつも二階の自分の部屋に閉じ籠って家族とも話をせず、夜になるとラジオをかけ放しにし、眠らず、昼間は床の中へもぐりこんでいて、夜まで起き上らない日もあった。兄が被疑者を起こそうとしてふとんを引張ると、うるさいといって兄を蹴とばして拒否するので、家族は自然被疑者を放置することとなった。もっとも被疑者は時々起き上って、机に向っているときもあった。しかし勉強することはできないようで、ノートを調べてみると、僅か一、二行書いてあるだけであり、また字が乱れ、以前の如き整った字が書けない様子であった。この頃、被疑者はほとんど毎日自慰行為をする様子がみえた。たまたま母が二階へ登ってゆくと、あわててパンツを上げたということもあったが、部屋の中に仕末した紙を一ぱい散らかしたままでおくというだらしなさだった。

昭和三六年の被疑者の生活は以上に記述したことのほかには特別に変ったことはなかったが、翌昭和三七年三月頃から、家の中で暴れ、ガラスを割るようなことが始まった。暴れる時には二階のほとんどのガラスを割ってしまい、三月下旬のある日は、二時間ほど乱暴が続き、兄の妻の鏡台を割り、アイロンをぶっつけることまでした。こういうときの被疑者の人相はものすごく、暴れた後で父母が話しかけると、俺はどうしたらよいのだ、友だちも幸福もみななくなってしまったではないかといって、襖に体をうちつけて泣いたりした。そのうちに被疑者は他の高校へ転校させてくれれば学校へ行くと言い出した。そこで父母は、その望みをかなえてやれば、また勉強するようになるかもしれないと考え、教師に話して希望をかなえてあげるからと慰めてやると、被疑者はようやく登校する気になったので、四月になって復学届を学校に提出し、再び通学しはじめ、気分も幾分明るさをとり戻した。もっともこの頃にも家族には理解できないことがらがあって、たとえば帽子の白線を自分でわざわざ波型につけて、それをまっすぐにつけなおすと、怒って自分でまた波型につけなおしたり、わざわざ古い穴を繕ったズボンをはいたりした。また四月になってからも、以前のように家の中で暴れる日があって、父を突きとばしたりした。

五月に入ってからもやはり暴れたことがあったので、母は長男の幸光の友人、沼津市内の、沼津精神病院、杉山邦裕氏に相談し、往診してもらい、杉山氏の病院に入院して治療を受けるようすすめてもらったが、被疑者がどうしても承知しないので、遂に杉山氏は睡眠薬を注射し、眠らせて病院へ連れていった。こうして被疑者は前記病院に五月七日から同月一六日までの一〇日間入院したが、この時の杉山氏の診断については、この項の最後に述べる。

さて、被疑者は沼津精神病院から母の希望により退院した後、杉山氏のすすめに従って兄の電機商の仕事を手伝い、兄がテレビを組立てる際アンテナを支えているという程度の簡単な仕事をしたが、二、三日しか続かず、再び以前と同様の自室に引籠った生活に戻り、退院して一ケ月も経った頃、再び暴れてガラスを割ることがあった。そのため母は東京に住む母の妹鈴木まさ子の助力をえて、八月七日被疑者を東大医学部附属病院精神科に受診させた。この時患者を診察した山崎達二医師は精神分裂病と診断している。その頃の被疑者にはたえず頭に手をやるという奇異な動作があり、時に母に茶碗を投げつけたり、足蹴にしたりした。しかし、父に対してはむかうことはなかった。生活は一そうだらしなくなり、部屋に万年床を敷いて閉じこもり、入浴せず、着替えせず、食事は母が用意してくれたものを一人で食べ、食器など平気で投げ出したままにしておく有様だった。

学校へは沼津精神病院を退院した当時二日ほどいったきりであった。しかしその後大学進学のための検定試験を受けたいと言い出し、兄がそのため必要な書類を取り寄せたが、結局大して勉強もせず、手足がしびれるとか、頭がぼうっとする、腰が痛いなどといって、それを口実に受験を断念した。また昭和三七年二月には日本大学附属高校（三島市）を受けるなどといって、中学校で内申書を出してもらったり、某病院へ身体検査を受けにいったりしたが、受験当日になっていかなかった。

昭和三八年も前年ほぼ同様の様子であったということで、特別の変化に気づかれていない。この年の秋以降の精神状態については、項を改めて述べる。

なお被疑者はこれまでの間に、二人の精神科医により精神分裂病またはその疑と診断されている。以下それについて補足する。

被疑者は昭和三七年八月七日、鑑定人が主宰する東京大学医学部附属病院神経科の外来を訪れた。この時被疑者を診察したのは当時当科の助手であった山崎達二医師（現在都立松沢病院）である。同医師が下した診断は精神分裂病であり、その主要症状は次の如きものであった。

「表情が固く、緊張し、不潔で、猜疑的であり、妄想的意味づけがみられる。思考は弛緩し、発動性欠乏、感情鈍麻を認める（同病歴第一頁、主要症状の項）。」

なおこのとき被疑者の分裂病は発病後すでに二年経っており、決して軽症ではなかったと同医師は述べている。これより少し前、昭和三七年五月七日から同月一六日までの間、被疑者は沼津精神病院へ入院したが、杉山医師は鑑定人助手武村に対して、被疑者の退院時に、診断を「分裂病?、精神病質（註、性格異常）?」と書いた理由は、はっきりした妄想や幻覚がなかったので、診断を控え目にしたのであると説明した。しかし今からみれば「態度が横柄でかつ拒絶的、自分の能力を高く評価しすぎる、非常に閉鎖的で他人に相談するということがまったくない、協調性不足」などの点からみて、破瓜型分裂病と考えるといっている。

以上の現病歴を総括すると次の通りである。

被疑者の精神状態には、中学三年の二学期（一五歳）の頃重大な変化が起った。すなわちこの頃までは学業成績はむしろ良好であったが、それが低下し、志望していた高校の入学試験を受けることを諦め、これより程度の低い高校へ進学しなくてはならなかった。この成績低下の原因は、母がいうような単に試験の一部を休んで受けなかったというだけであるとはみられず、被疑者の精神状態にある重大な変化が起ったことを考えさせるものである。

高校一年の当初は被疑者はまじめに登校し、成績も良かった。しかしその二学期（一六歳）からは大した理由なく、あるいは頭重、めまいなどを訴えて学校を休みはじめ、成績が低下し、やがてはまったく学校へ行かなくなって毎日自室に閉じ籠り、勉強をせず、意欲の欠けただらしない生活を送るようになった。この傾向は徐々にではあるが年毎に強まって、昭和三八年の秋には家人との交渉を避けて言葉を交さず、人から干渉されることを嫌い、孤立し、不潔で無為、不規則な生活を営み、自発性も、周囲への関心も薄れ、しかも精神の病気であるという自覚を欠き、自分から医師を訪れて治療を求めようともしない状態となっていた。

このような精神変化の全体的趨勢には多少波があり、やや積極さを取り戻したように見えるときもないではなかった。また各時期に様子が多少変化している。その当初は頭痛等の身体症状の訴えが多く、自慰行為が激しく、それを母に知られることに注意することもなく、感情的に鈍感であったと察せられる。また一七歳の終りから一八歳の始めにかけては、家で昂奮し暴れ、ガラス等を破壊したり、母に乱暴した時期があった。この頃神経科医から分裂病またはその疑いの診断を受け、精神病院に短期間入院したこともあった。そのほかビニール・テープを切ったものを上眼瞼に貼ったり、顔をしかめ、頭痛を訴えたり、字が乱れて来たり、若干の理解しがたいことがらがあった。

第四章　現在症

(一) 精神的現在症

被疑者の鑑定時の面接所見は次の通りである。

被疑者は年齢相当に見える青年である。背は高い方で、痩せて細長い。面接の場へ入って来るとき、看守に伴われ、しまりがない弛緩した態度で歩んで来て、挨拶もせず、大儀そうに椅子に腰を下す。頭髪は長くのび、光沢がなく、ふけが一ぱい浮いている。中等度の濃さで生えている鬚も長くのびており、顔、首、手がうす黒い。服装は一応整っているが、全体としてうす汚い感じである。顔貌は顔色が冴えず、陰うつで、無表情、鑑定人の問いかけや、慰めの言葉に対しても全く変化せず、眼を丸い玉の眼鏡の背後からじっと鑑定人の顔に固定させていたかと思うとやがてそっぽへ向けてしまい、親しみにくく、愛想がわるいというばかりでなく、冷たく、どこか底気味わるく、不気味な印象を与える。時々眉をしかめ、また口を奇妙に動かす。但しその動きは、たとえば不快な問に対して反応的に動く、というのとは異なって、面接の場の状況に無関係である。体はほとんど動かさず、背を丸め、膝を開いている。質問によっては時々背をのばして構えるような姿勢をみせるが、別の日の面接場面では、そっぽを向き顎を出すようにして頭を垂れ、背を丸めたままでおり、ただそこに（植物的に）存在する、という印象すら避けえなかった。たえず両手掌をこすり合せる如き運動もきわめて常同的である。

若干の質問と観察により、被疑者には、意識の障害はまったくなく、日附、時間および場所について正しい見当づけをしており、質問の意味も正しく把握し、記憶もほぼ正確に保たれ、要するに一見しては、常人と何ら異なる所がないという所見を得る。その会話の仕方は声の大きさは中位でききとりやすいがなげやりで、受動的、時には拒否的で、質問に対しては必要なことを短かく、しかしほとんどいつも不十分にしか答えない。そのため一つのことを何度かいろいろなきき方をしなければならなかった。こうした点は、非常にしたたかな累犯者の態度とあまり相異しない。しかし、被疑者に特徴的なことは、その話し方であって、被疑者の場合話しのまとまりがわるく、何を返事しているのか理解できないことがあり、しかも会話に感情の動きが伴なわず、ただ言葉だけが出てくる感じであり、常に単調で、抑揚がなく、機械が音声を出している如き印象を受ける点である。また、日を変えて、同じ質問をしても、答えの内容はほとんど変化がなく、話の最中にも話に発展がない。日常生活の食事、睡眠など、現実的、具体的なことがらについての質問に対しては、ことに面倒くさそうにぽつんと答えるだけであった。鑑定人の二回の面接に際しては、最初の日は二時間近く、第二回目の面接でも一時間ほど話ができたが、会話を続けるため、いろいろと苦心して話しかけることが必要だった。それでも遂には黙って全く口を開かなくなってしまった。ことに鑑定人の助手武村が単独で面接したときは、どのように試みても全く会話に乗ってこなかった。鑑定人が面接している時でも、会話の途中で奇妙に黙りこんでしまい、何かを思いめぐらしているというのでもなく、体を一定の姿勢に保ったまま、じっと鑑定人を見つめたり、そっぽを向いたきり、質問に全く応じなくなってしまうことが、三、四回みられた。その後暫くすると再び返事を始めるが、なぜ被疑者がこのように一時的に反応しなくなるのか、その場の会話内容や雰囲気からは理解することができない。その後の話しの続き方や、被疑者の態度などからこの返答がなくなるときの被疑者に、意識障害が起こるわけではないことは明らかである。

次に、自己の精神状態の異常なことについては認識が全く欠けている点が注目される。神経衰弱様の精神状態になったこと、高校を休んだこと、その原因等については、正しい判断ができない。この点は、被疑者の精神状態の診断上重要な所見であるから、次に若干の質問と答えを記載しよう。

「君はなぜ高校を中退したのですか。」

「家庭の事情と、勉強が好きでなかったからです。」

「家庭の事情とはどういうことですか。」

「ま、家の人との折合や、小さな僕のまあ……。」

「家の人と折合が悪いということは中退の理由になりますか。」

「ま、折合が悪くて、それが重なったのです。」

「どういうように折合が悪かったのですか。」

「とくに、どうということはありません、でした。」

「それではなぜ、折合がわるいというのですか。」

「強いていえば、まあ、みんな、それほど、仲良くやっていませんでした。」

「しかしなぜ学校をやめたのですか。」

「自分の気持がおもしろくなかったですし、学校へいくのがめんどうでした。」

「自分の気持がおもしろくないとはどういうことですか。」

「学校がつまらなかった。」

「学校の何がつまらなかったのですか。」

「学校の空気もおもしろくなかったし、勉強も……。」

「医者に診てもらったのですか。」

「エー脳病院に入りました。」

「自分から。」

「エー他人に連れてゆかれました。」

「誰に。」

「医者。」

「何ていう医者。」

「知りません。」

「ではどうして連れていかれたのですか。」

「わかりません。」

「どうして入院させられたのだろう。」

「ま、神経衰弱気味だったと思います。」

「どういう点で神経衰弱気味だったのですか。」

「うちの人に乱暴したことです。」

「うちの誰にですか」

「………」

（この質問以後被疑者は顔を横向けにしたまま、何をきいても返事をしなくなる。その間ほとんど身動きしない。数分後ようやく再び口を開く。）

「そのほかに医者に診てもらったことは。」

「あります。」

「沼津でですか。」

「そうです。」

「どこが悪かったのですか。」

「えー、悪かった。」

「どこが。」

「ま、風邪とか……詳しいことはおぼえていません。」

「東大の神経科へ来たでしょう。」

「ええ。」

「そこでは何といわれましたか。」

「おぼえていません。」

「薬をもらったでしょう。」

「ええ。」

「のみましたか。」

「のみません。」

「どうして飲まなかったの。」

「用がないと思ったからです。」


以上のように、被疑者は自身の精神障害や、退学したことなどについて、正しい認識を欠き、苦悩がなく、これを治そうとする心構えもできていないことが知られる。このような自己の病気についての認識の欠如については、時をあらためてしらべてみても常に同様であった。しかしこれまでの生活について、「ぶらぶらしていました」、「家にいたり、え、まあ、そういうことです」、「ま、たまに外へ出ました」、「散歩のためです」、「(楽しみ、趣味は)何もありませんでした」、「(本は)何も読みません」、「(映画には)時々いったという程度です」、「(運動は)しませんでした」、「(勉強は)余りしませんでした」、「(世の中のことは)学校のことでふんがいしたことはいいましたが……」というような答えから、これまで、被疑者が毎日の生活において何もせず、人と離れて自分の殻の中に閉じこもり、周りのことに関心をもたず、自発的に物事をする意欲もなく、漫然と毎日を送り、それにもかかわらず退屈もせずにいた様子の一端を窺い知ることができる。このような無意欲、無関心な心的態度は現在の生活についても同様で、拘留中の生活について特に苦痛を訴えない。しかし、自分が発明した近視矯正用の眼鏡の差入れを要求しても、入手できないことを多少不満としている様子であり、また鑑定を受けるということについては明らかに不満で、そのため一そう拒否的態度を強めていると思われる。

現在、はっきりした妄想や、あるいはその場にいない人の声が聞えること(幻聴)、あるいはさせられ体験と称する自分の行動が命令され操られてなされているという意識または自分の考えが他人に知られるとか、他人から考えを吹きこまれるなどの思考障害はみられない。但し、ライシャワー米国大使を刺傷した際の病的な動機については、今もって確信的で、訂正不能であり、自身の行為については反省後悔の念がまったく認められないことは、後記する通りである。

㈡　**身体的現在症**

神経学的に異常所見はない。また内科学的にも特別の所見は見られなかった。

なお血液検査などは拒否され施行できなかった。

(三) 東京拘置所における動静

被疑者は昭和三九年三月二七日以降東京拘置所に収容されている。この時以降六月一日までの被疑者の所内生活を同所の特別動静経過表によってみると次の如くである。

四月二日、夕方、被疑者は突然ワイシャツを破り、約四〇糎位の長さの布を作成しているのを発見された。被疑者はそれは「明るくて眠れないので目かくしに使う」と述べたが、夜八時頃になってその布で覆面し、箸の先端を歯で削って尖らし、自分の腹部または咽喉部を突く行動をしているため、看守がこれらの道具を差し出すよう命じたがきかず、仕方がないので看守ら四名が中へ入ってこれを取り上げた。その際昂奮して反抗し、暴れたため革、金手錠をかけられた。被疑者はしばらく大声をあげてわめいたが、明け方になってようやく静かとなった。その夜は一睡もしなかったという。

それ以後目に見えた反抗はしなくなったが、いつもやや反抗的な態度である。ほとんど常に無言で坐っていて、なにごとか考えこんでいるか本を読んでいる。入浴をすすめても拒否して、ただ体を拭うだけである。看守はあまり目立った異常を認めていない。しかし、わずかではあるが、次の如き記載がある。

四月二二日。「……八時五〇分運動に出る際本職の近くに寄って来て『日本放送がいいですね』と突然話しかけて来たので、ああ日本放送がすきかねと云うと笑顔を作って運動に出て行く……。」

四月二五日「(夜) 三時二〇分、目を覚して（ひとりで）笑ったり頭を叩いたりしてにやにや笑って三時五〇分頃まで繰返していた。」

同様のひとりの笑いは、四月二七日、二八日、五月五日、一五日、およびその他の日にも観察され、記載されている。

五月八日「区長、運動するようすすめたが『半ぱな時間だから、出ないといったら出ない』と反抗的に拒否した。」

このような運動のための出房拒否はその後も認められた。

五月一六日以降夜独り言を言っていることが観察されている。たとえば

五月二一日「床の上に上半身を起し何か独言をいいながら笑っていた」と記載されている。

第五章　診断

以上に記載した既往歴、現病歴及び現在症の所見を総括して、現在の心身の状態の診断を述べる。

被疑者は身体的には障害をもっていない。

精神的には現在次のごとき症状が認められる。すなわち、被疑者の態度には締りがなく、不精、不潔、冷たく、親しみにくく、底気味悪く、いつも無表情で暗うつであり、感情の共感性がない。拒否的で、心の深いところでのふれあいができず、表面的な浅い関係しか持つことができず、自己の殻の中に閉じこもってそれから出ようとしない。時々顔をしかめ、奇妙に口を動かす。口数が少なく、いつも受身で、感情を伴わない。単調な、機械がしゃべっているような無味乾燥な話し方をする。話の内容は貧しく、断片的、常同的で、発展がない。従って、被疑者の談話は理解しがたい。時々唐突に反応しなくなり、不自然に黙ってしまう。あるいは面接の最初からまったく話をせず、口をとざしたままでいる。自己批判に乏しく、思いつき的で価値のない観念を固執し、確固不抜の態度を示している。近視矯正法を発見したという妄信はその一例である。自身の精神障害については、これを病的と考える意識（病識）は全くみられない。

鑑定留置中の東京拘置所においては、看守が時に独語や空笑があることを観察している。また意味を理解しがたいことを述べた事実もある。なお被疑者は一般に反抗的、拒否的で、拘置所内では暴れたこともあり、面接中

の一般的態度からみても、いちじるしい情性の欠落があると認められる。知能には異常は認められない。

以上の如き精神状態ははなはだ特異的で、中学三年の二学期以降の精神状態の変化と考え併せるとき、現在の被疑者の精神状態は破瓜型精神分裂病の状態であると診断することができる。そしてその重さは、すでにかなりの程度進行していると認められる。

第六章　本件各行為時の精神状態—昭和三八年秋以降昭和三九年三月二四日に至る間の精神状態

この項に述べることは、被疑者の本件各行為時の精神状態、すなわち、昭和三八年九月以降昭和三九年三月二四日に至る間の精神状態、ことに、被疑者が、昭和三八年秋三木武夫氏方を訪れた際と、昭和三九年一月二〇日および同年三月二四日の各行為時の精神状態である。

(一)　母の陳述

母によると、当時の被疑者は以前同様に二階の自分の部屋に閉じこもり、家族と顔をあわせることさえ嫌がって孤独な生活を続けていた。不潔で不精で、全く入浴もしないのに平気であった。その頃被疑者は上京して三木武夫氏方を訪れたというが、母はそのことを知らない。被疑者は時に映画をみにゆき、夜おそく帰宅したこともあったので、とくに注意しなかったという。被疑者の生活の様子も以前と変りなく、ただこの頃から戦記物雑誌「丸」などを自分で買って来て読むようになったという。

母たちが被疑者の態度の変化にはっきり気づき出したのは、昭和三九年に入ってからのことである。今までみなかったテレビを廊下から障子に穴をあけて見るようになり、おかしくもない場面で声をあげて笑うようなことがあった。以前のように暴れることはなく、ほとんど外出もしなかったが、独り言がはじまって、二階で大声で独りでしゃべっているのが、階下の母にまで聞えた。

一月二〇日のことは母には覚えがない。

二月二四日被疑者は再び上京して、それから三日間にわたって赤坂の米国大使館を訪れたりしているが、母はそれも知らなかった。二月二六日になって赤坂署から被疑者を保護している旨の電話連絡があって、はじめて被疑者の行動について知った。その夜は九時過ぎに被疑者が帰宅した。この時被疑者はごく平然と悪びれた様子もなく帰ってきて、母に赤坂署から電話がかかって来たとき何と答えたのかとたずねた。母は被疑者はノイローゼ気味だと告げたというと、被疑者は何もいわず自室へ上っていってしまった。その頃階下へ食事を受取りに来た時「閣下、閣下」と独り言をいっていたという。

三月八日、母が被疑者の部屋で刃物を発見した。これを知った被疑者は返してくれとせがんだが、父がそれはもう捨ててしまったといい諦めさせた。この時父は被疑者に一時間ほどいろいろと言いきかせ、人に危害を加えることだけはしないように、そういうことをすれば、家族にとっても大きな悲劇となることなどを話した。しかし被疑者は父に、お前は眼が丈夫だから、近眼の人の苦労はわからない。世の中の何万人もの人が近視で苦しんでいるのだ。とくに女の人に近視のため不幸となっている人が多い、などと言った。父はそれほどお前が世の中の人のことを考えるならば、お前の考えを雑誌にでも何にでも載せてもらうようにしてあげるから、自分に書いてよこすようになどと言いきかせようとした。この時被疑者は読書は眼前三〇糎の所に本を置いてすることが適当であるということは間違いであるということなどを述べたが、その考えの無意味さを父がいくら言ってきかせてもわからなかったという。

この頃被疑者は一方で近視矯正のための道具作りなどに熱中するようになっていた。雑誌の広告をみて近視矯正器を取り寄せたり、自分で眼鏡店から凸レンズを買って来て、眼鏡をつくり、それを普段かけている眼鏡の上にかけて物をみたりした。

三月八日に父母が被疑者からナイフを取り上げた頃から、被疑者は種々の異常な言行をはっきり示すようになった。すなわち、父母に「俺はもう騙されない。この前は騙して診察に連れていったが、今度は反抗する」と言ったり、同じ所を行ったり来たり繰り返して落着かなかったり、「俺には神通力ができた」と放言したり、たまたま訪れた姉に「町に俺の顔写真が出ているのを見たか」ときいたり、「テレビに俺のことがうつったかどうか隣へいってきいてみろ」と言ったりした。

三月一六日頃母は再び被疑者が刃物を持っているのを見つけて取上げた。この時も被疑者はしつっこく返却を求めたが、遂に返してもらえないとわかると、兄の店のレジスターから金を持ち出している。

三月二四日の二、三日前からは、それまでは障子の隙間から外を眺め、人からかくれていた被疑者が、人にかくれなくなり、外を眺めるにも店に立って外へ眼を向けるようになった。

三月二三日はライシャワー大使を刺した日の前日であるが、それまで何年も万年床を敷きはなしにし、汚くしていた自分の部屋を二、三日前からぼつぼつ片づけはじめ、この日はすっかりきれいに掃除した。押入れにもカーテンをかけて止めたり、半日位働いたが、母はそれをみて、正気になったのかと思い嬉しく思ったという。その夜母は映画にゆき、父も被疑者と顔をあわせなかったので、その夜被疑者が何をしていたかはわからないが、自分の部屋で過したことだけは確かである。

翌三月二四日被疑者は早朝六時半頃家を出、上京した。家を出る際母が被疑者の姿をみているが、それ以後の行動について家人は全く知らない。

なお母は被疑者の病気を心配し、二月二五日に被疑者が赤坂署に保護された後、県立病院を訪れるなどして入院させようとしたが、同病院が満員だったので、入院できないまま、ライシャワー米大使刺傷事件に至っている。

(二) 被疑者の陳述

被疑者が鑑定人に陳述したところによれば、昭和三八年秋被疑者が三木武夫氏方を訪れた理由および昭和三九年三月二四日ライシャワー大使を刺傷した理由はまったく同一である。これに対して昭和三九年一月二〇日の犯行については否認しているので動機等が明らかでない。ここでは後者（放火）のことには触れず、前者について被疑者が鑑定人に述べたことがらを記載する。

被疑者が三木武夫氏と面会しようとしたのも、ライシャワー大使を刺傷したのも、自分の考えを人々に知ってもらいたかったからであるという。「昨年の夏気づくべきことには気づいた」その考えというのは次の四つのことがらである。

その第一は、世の中で一般に読書に適した距離は眼前三〇糎というが、それはあやまりで、五〇糎が適当である。それなのに三〇糎の距離で本を読ませるから近視になる人がふえ、とくに女性はきれいな人に限って眼を悪くする。近視のために眼鏡をかけなければならないことは、ことに女性にとって不幸なことである。男性も今は平和だからよいが、戦争になったら戦地へいって困ってしまう。このことに気づいたのは、「新聞なんかで少し離すとぼっとしてしまう。その限界が四五糎だということに（自分の眼で）気がついたのです。したがって、そこが近すぎるか遠すぎるかの境い目です。三〇糎は四五糎より内側だから、不自然なわけです。

昔の人はさむらいが姿勢を正して本を読むとか、女子が膝の上でお針をするとかによって、近視がなかったのです。」そこで「近視の治療には人の眼の筋肉がどうなるかと考えて、その逆になるようにすればよいと気がついたのです。」つまり「ピントというか、焦点が、勉強ばかりしているとずれてしまうので、凸レンズを利用して、遠くのものを見ればよい」のであって、「凸レンズを使って、眼の前五〇糎の所へ像を結ばせてそれをみるようにする」ことによって近視は治るという。

第二の点は、今の勉強方法は毎日毎日の積み重ねであると教えられているが、今の丸暗記の勉強方法は要領のよい勉強方法ではないから、勉強の真の要領をおぼえさせることを学びなさいということであるという。

第三には、学校で女子に強制的に海水浴をやらせるけれども、「男女が一緒に泳ぐのは風紀をびん乱するからよくないことです。」しかし女子も水着を着てもよい。

第四は教室での男女の机の排列を男子を前半分、女子を後半分に並べるようにすることで、これは性道徳のため必要なことであるという。「形の上だけで道徳を守るのでなく、眼に見えない頭の中での性道徳が大切です。もし女子が前半分にいると、勉強しながら妄想するから、そういうことではいけない。一番良いのは学校を分けることですが、手取り早いのは席を今言ったように分けることです。」

このようなことを考えついた被疑者は、世の中の人々にこの考えをぜひ知ってもらいたいと思った。そのため「いつ頃か忘れたが」新聞に投書したが、採用されなかった。しかしこれまでに身近かな人にこの考えを話し、賛成してもらったり、あるいは検討をしてもらったりしたことはなかった。その後三木武夫氏を訪ねることを考えたという。何故とくに三木氏を選んだかきくと「三木はその時の自分の心境にあったわけです」と答え、どういう心境かと問うと、「適当だという」心境であるといい、その点を更に追求すると、「適当だから適当です」と述べた。更に「池田さんを考えたか」という問に対しては、「主要人物が頭の中にひらめくのは当り前です」と答え、その根拠は「別に根拠はなく」、「しかし頭の中に浮かびます」と述べた。

結局とくに三木氏を選んだ理由は知ることができなかったが、三木氏に対し傷を負わせようという考えは持っていたと思われる。また、一旦は三木氏を狙ったものの、一度不在の三木氏方を訪れた後、この計画をやめた理由は知ることができなかった。

次にライシャワー大使に対する行為を計画した理由は、「自分が事件を起こしたとき、（逮捕されてから）動機を訊かれるので、」こうして自分の考えを人々に知ってもらえると考えた。しかも「日本の人々だけでなく、外国の人にも知ってもらいたかった」ので、そう思ったとき「まず外人で、ライシャワーが頭に浮かびました。」

他の外人は考えなかった。そして「事件といえば刺すことを考えました。」殺すことは考えなかった。この行為を考えたのは、「今年になってからです」という。

被疑者が三木武夫氏を狙った理由も、やはり事件を起こすことが自分の考えを人々に知らせるため必要であるということである。このような行為を決意したことについて「後のことは余り考えませんでした。」刑罰を受けるということについては「詳しいことはわかりません」と直接の返事を避けている。しかし、今こうなってみると、刑を受けるかもしれないが、「満足しています。」そして「ライシャワー大使には申しわけないことをしたと思います。自分はこうしているのに、人に痛い思いをさせたことは大変にすまなく思います。しかし、そのために、自分の考えを多くの人に知ってもらったので、ありがたいと思っています。」もっとも、「別に悪いとは思っていません」といって、真の後悔の念はない。また、自分の考えが本当に人に知られたか否かについては、むしろ知られなかったのではないかということを「人の口ぶりからうすうす感じています。」しかし「ま、少しは知られたと思います」から結局「成功したと思います」と現在の心境を述べている。

なお行為をどのように実行したかについては、あまり多くを語らない。しかし次のように答えている。

「ライシャワー大使を刺すとき、大使が死にはしないかということを考えなかったか。」

「自分ははじめから大腿を狙いましたから。」

「なぜ大腿を狙ったのですか。」

「大腿なら傷ですむかもしれないと思いました。」

「命に差支えない所を狙ったわけか。」

「そうです。」

「どちらの腿を狙ったのか。」

「えーと、右です。」

「後からですか、それとも前からですか。」

「後です。」

「場所はどこでしたか。」

「大使館の入口です。」

「時間は。」

「一二時です。」

「どうやって入ったの。」

「塀を乗り越えました。」

「門からではないのですか。」

「………」

（この質問以後、犯行についてはまったく答えない）


以上、被疑者はライシャワー大使を刺した時の自身の行為については十分正しく記憶している様子が知られる。このことは一件記録をみても明らかであるが、現在被疑者は拒否的で、これ以上その行為について陳述しないので、以下に一件記録に基づいて本件各行為時の被疑者の行動を検討することとする。

㈢　一件記録による被疑者の行動

昭和三八年秋以降被疑者の精神状態に変化があらわれたことは、同人の鑑定人に対する陳述によっても知られるが、一件記録中の母の供述によると、この頃から被疑者は雑誌「丸」や戦記画報等の戦記物や戦陣訓など、軍隊ないし戦争物書籍に強い関心を抱きはじめたという。この頃三木武夫氏方を訪れているが、その理由は一件記録でもやはり、自分の近視矯正等についての考えを世間の人々に、知ってもらうために、三木氏を刺すつもりであったと、供述をしていることが知られる。そしてこの時の行動については、この目的のために吉祥寺の三木氏宅を訪れたが、留守と言われて帰った旨を供述しており、それによれば、この時の精神状態については前記の精神障害以外に問題はなかったとみられる。

一月二〇日、被疑者は米国大使館に放火しているが、自身では否認している。その動機などは明らかでない。しかし、当時被疑者に特別なことがあったとは考えられないので、当時も現在同様の精神状態であったとみられる。

三月二四日のライシャワー米国大使刺傷事件については、次の通りである。

被疑者はこれより一ケ月前、米国大使館を訪れている。すなわち二月二四日から三日にわたって上京し、同大使館へゆき、二五日には大使館員にラ大使宛手紙を渡してくれるよう依頼した。その翌日再び大使館へ赴き、赤坂署に保護されたが、即日帰宅している。

その後被疑者はこよみによって行為の時を三月二四日正午ときめ、その前日はナイフを購入したり、大使館の塀の内側に落し穴がないかを探るため、塀の上から落す石を拾ったりして行為の準備をした。

なお被疑者はこの行為の実行に先立って、成年前にやれば罪が軽いということなどを考えたとのことである。

三月二四日の行為の動機等については供述内容は鑑定人に対する陳述と一致している。この日は早朝沼津を発ち、新橋駅で下車して米国大使館へ赴き、一旦塀に登って持参した前記の石を落して、落し穴はないことを確認した上、近所で一二時までの時間を過し、一二時近く塀を乗越えて大使館内に侵入し、ロビーにいってすれ違った大使を刺した。被疑者はこの時の行動を逐一に記憶している。大使を倒した直後館員にとり押えられたがこの時の行動についてもよく追憶できた。この時被疑者はラ大使を刺傷した後、すぐ膝をついて大使にあやまったという。この時次の如き体験があった。

「僕が捕って少々たった時、僕の斜前に立っていたアメリカ人の女の人が僕に話しかけるように『大使はひざまづいた後にすぐ失神したわね』と綺麗な日本語で話したことを記憶している」というのである。実際はこのアメリカ女性は日本語を話せないとのことで、右に述べた体験は明らかに病的なものであり、被疑者が行為当時精神異常の状態にあった有力な根拠となる。

(四) 各行為時の精神状態の判断

昭和三八年秋の三木氏方訪問時、本年一月二〇日および三月二四日の各行為時の精神状態を以上の資料に基づき判断する。

被疑者の各行為時の精神状態は、それまでおよび現在の精神状態と異なった状態ではなかったことは確実である。すなわち本年一月二〇日も含めて、これらの行為の当時、被疑者の精神状態に意識障害や知能障害などの精神障害が加わっていた事実が認められないので、当時被疑者は現在と同様精神分裂病の病的精神状態にあったと判断される。そして、三木氏方を訪れる頃になって、戦記物等に熱中するようになり、更に本年に入ってからは独りごとを言ったり、神通力があるとか、テレビに自分のことが映された、とか、あるいは街に自分の顔写真が貼り出されているなど不可解なことを言い出し、また従来の自閉的な無為の生活態度が変化して、外出が多くなり、三月二四日の行為前には人前を恐れなくなる等の意志昂進による行動の変化があったことを明瞭に認めることができる。このことは、被疑者の分裂病がこの時期になって病勢の進行をみたためと考えられるから、被疑者の各行為時の精神状態は分裂病の進行しつつある重い精神病状態であったと判断される。

被疑者の行動は、一見熟慮をもって計画され、準備されたと思われる点、自己の不利を打算する点など重大な精神障害と矛盾しないかとの疑問に対しては分裂病が狭義の知的障害を欠き、論理的思考の障害を主症状とすることから容易にその然らざる所以を明らかにすることができる。

すなわち、被疑者は本件各行為の当時、進行中の重い精神分裂病の精神状態にあり、この状態は理非弁識およびその弁識に従って行動する能力を欠く意味において責任無能力の前提となるものであると判断する。

第七章　説明と考察

(一) 精神分裂病とその診断

精神分裂病（または単に分裂病）は遺伝負因の関与する精神疾患である。したがってこの患者の家族には分裂病者や、分裂病と素質的につながりのある分裂気質者、分裂病質者を見出すことが多い。ここで分裂気質者は感情意志の面で内気、非社交的、無口、まじめ、過敏な反面で鈍感等の特徴をもっているもので、このような特徴が極端で、異常人格ということができる程度のものを分裂病質者という。

分裂病は劣性の遺伝性精神疾患、すなわちこの病気を起させる遺伝子を一部分持っているだけでは病気が起らず、分裂病遺伝子が一通り揃ったときはじめて発病する。この分裂病遺伝子を一部分持っている人は精神的に分裂病遺伝子を持たない人と異ならない。したがって近親者の中に分裂病者が見出せないということは、患者が分裂病であることを否定する根拠とはなりえない。実際にこれまで分裂病者が出たことのない家系に突然分裂病者が出現することは稀でない。

しかし分裂病者の近親者には、分裂病者を見出さない場合でも、分裂病質者や分裂気質者を見ることが少なくなく、このことは、当の患者が分裂病の素質を持つことを肯定せしめることである。また分裂病者は発病前、分裂病質または分裂気質を示すことが多く、このことも患者が分裂病であるという診断を裏づけることである。

分裂病は症状と経過の特徴によって幾つかの型に分けられている。そのうちで、破瓜型と呼ばれる型の分裂病が本鑑定で問題となっているのであるが、それは思春期あるいはその直後に発病することが多い。その症状としては、はっきりした妄想（根拠のない訂正不能の主観的な観念。例、すべての人が自分をいじめようとするという被害妄想）や幻覚（実在のない感覚体験。分裂病では、その場にいない人の声が聞えるという幻聴が多い）、あるいは激しい興奮を伴う精神の錯乱などの症状はないか、または目立たない。これらの症状は素人には分裂病に不可欠の根本症状であると考えられがちであるが、精神病理学的にはそうではなくて、むしろ特殊的な症状である。分裂病の普遍的症状は思考、感情、意志の面での障害であって、これらはむしろ目立たない。思考の障害としては、その滅裂さが特異的で、意味のつながりが粗雑、飛躍的となり、考えが思いもかけない方向に脱線し、思考内容が常同的、貧困となり、遂には全くめちゃくちゃとなって常人には理解できなくなる。また思考が突然出現したり、あるいは唐突に中絶し、そのため会話中患者は全く突発的に話し出したり、あるいは返事をしなくなったりする。情意面では鈍感になり、自己や周りのできごとに無関心となって、興味を示さず、喜怒哀楽の表現がみられず、自発性を失なって無為に生活するようになる。もっとも常に鈍感無為であるというのではなく、ある時突然に活発な感情の表現と意志の働きがみられるということも少なくない。

思考障害と情意障害とはもちろん互に関連し、つまらない思考内容に重大な意味が附与され、固執され、強力な意志をもって遂行されることもある。

破瓜型分裂病の発病は一般に徐々で、それと気づかれないうちに病気が始まり、進行することが多い。その典型的な場合、次第に学業成績が低下し、あるいは職業の遂行が困難となり、理由なく登校しなくなり、勤務を休みはじめる。この頃不眠、注意集中の困難、落着きのなさ、漠然とした不安などの神経衰弱のような症状がみられることがしばしばである。その後徐々に引籠りがちとなり、人を避け、不規則でだらしのない生活を送るようになる。また突飛な行動やあるいは理解のできない行動がみられ、性的なことがらに強い関心を持つなど、性格変化の現象が認められる。これらの症状は一般に思春期の少年にありがちなこととして放置しておかれることが多い。しかし実はすでに分裂病の病的変化が進行して、全人格が変調を起しているのである。そしてこの病的変化が進行するにつれ、感情が鈍くなって人との共感性が失なわれ、奇怪な夢想に耽り、哲学的神秘的問題に没頭し、うぬぼれが強くなって、独善的な考えを抱くことが少なくない。多くの患者ではこのような変化が進行する途中で、急に病状が悪化したり、反対に軽くなったりをくり返しながら次第に重い人格変化の状態に至る。その間に突然興奮して暴れたり、思いもかけない脱線行為に走ったりする。面接してみると患者は往々子どもっぽい浅薄な朗らかさや、あるいは硬化して暗く、うす気味の悪い拒否的な態度を示す。

以上に記述した破瓜型分裂病の症状と経過は、そのまま被疑者に当てはめることができる。すなわち、被疑者の精神障害も、思春期に発病し、上述したような症状と経過を示していることは、鑑定所見の通りである。このことは被疑者が現在、破瓜型精神分裂病と診断される根拠である。その発病後現在に至る経過が長いこと、および現在の精神症状の程度からみて、経験的にその程度はかなり重いということができる。また、被疑者の分裂病症状は最近増悪していることは明らかであり、被疑者においては現在分裂病が進行中であるということができる。被疑者はその疾患の経過、症状から容易に破瓜型分裂病を診断することができる。

右の診断は被疑者の父母同胞が分裂気質者であること、被疑者自身も幼少時の人格傾向からみて分裂気質に属することによって支持される。また分裂病者には細長型の体型をもつものが多いが、被疑者自身も同型の体型をもつことも矛盾しない所見である。

被疑者の精神障害は分裂病ではなく、他の種の精神障害ではないかと考える余地はほとんどない。しいて分裂病と区別すべきものを挙げれば、まず元来分裂病に近い特徴をもった分裂病質という性格異常者があげられよう。分裂病質者の性格発展と呼ばれるものも、破瓜型分裂病と同じような経過をとることがクレッチマーなどによって主張されている。しかしこの場合は生活歴を調べると、連続的発展であって、被疑者の分裂病の経過が示したような、ある時期の不連続的飛躍が認められない。そのほかの種類の性格異常である可能性も正常人、ことに発育の遅滞した人にありがちな思春期の一時的異常であることも、症状と経過の種類がまったく異なることによって否定される。脳の障害による精神障害も、既往歴に脳障害を起すような病気など見られないことによって排除することができる。

以上によって、被疑者は現在、進行中の重い精神分裂病に罹っているという判断はまったく確実であり、昨秋以降の各行為の当時、他に特別考慮すべき事実はないから、現在と同様の精神状態にあったことが結論されるのである。

(二) 精神分裂病と犯罪

精神分裂病者はしばしば分裂病の症状として反社会的行動を行なう。被害的な妄想や幻覚に支配されて、殺人、放火などの重大な犯罪を犯したり、異常に興奮して器物を破壊したり、衝動的に家出逃走したり、その他種々の脱線行為を行なう。あるいはまた人間関係が保てなくなり、社会的適応性を失って、浮浪、売春、機会的な窃盗、無銭飲食、遺失物横領などに陥ることも少なくない。ことに未成年者の犯罪と関係して問題となるのは、分裂病の発病直前（前駆期）ないし初期の状態と、妄想、幻覚などの精神病らしい症状がほとんどみられず、性格変化を主な徴候として経過する背徳者タイプである。

この背徳者タイプの分裂病では、分裂病の変化が非常に緩慢に進行して、最初模範的といわれた少年を不良化の方向に押しやってゆく。他人への思いやり、同情心が失われ、さまざまな反社会的行動を行なって少しも悔悟の様子が認められない。被疑者はこのタイプに近いということができよう。すなわち、被疑者においても性格の変化、ことに他人への思いやりや同情心などの情性と呼ばれる精神機能の欠落は顕著で、ライシャワー大使を刺傷したこと、家庭にいたときも、現在拘置所でもしばしば反抗的となり、暴れたりすること、さらには米大使館に放火したことも、この情性の欠落を背景にして行なわれたとみられるのである。

ライシャワー大使刺傷行為がある観念によって導かれたことは既述の通りであるが、分裂病者はしばしばまったく無動機に、何かの観念に基づくことなく、衝動的に行為することがあるほか、特定の病的観念に基づいて行為することも稀でない。分裂病者の多くはたとえ被害妄想をもっていても、情意の障害がいちじるしいために、その妄想によって行動が起されないでいる。しかし情意面の障害が比較的軽く、発動性がそれほど低下していない場合や、それまで無感動、無為であった患者に突然情意の動きが出現したときなどには、病的観念に導かれて危険な行動に出ることも稀でない。このようなとき分裂病者も一見熟慮的、計画的、合目的的にかつ冷静に行動することができる。しかしその行動は患者の病的観念を前提としてはじめて理解することができるが、その患者の本来の人格から了解することはできない。つまりかかる行為は人格疎遠なものであることを知るのである。

(三)　精神分裂病者の責任能力

被疑者の責任能力の判定はもちろん鑑定人の任務ではない。しかし、最近分裂病者の責任能力について、一部に誤解もある様子であり、それを指摘し、また本鑑定に当っては単に責任無能力の生物学的前提条件としての精神障害（意識障害、精神機能の病的障害、精神薄弱）の確定だけではなく、更に責任無能力の心理学的条件、つまり「行為の不法であることを弁識し、その弁識に従って意志を抑制する能力」もしくは「行為の是非善悪を弁識する能力、又はこの弁識に従って行動する能力」の欠如について答えることを求められているので、ここで鑑定人が責任能力について参考意見を述べることは妥当であると考える。

さて、鑑定人が最近分裂病者の責任能力について、一部に誤解があるというのは、分裂病者の行為であっても、分裂病の程度が軽いと判断されるときには責任能力を認めるべきであるとする考え方を指すものである。このことに関して好んで引用され、根拠とされる見解は、内村祐之東大名誉教授の次の文章である。

「従来の精神医学者の多くは、分裂病の診断はすなわち責任無能力を意味するように解釈する傾向があったと思うが、ちがう見解をとるかに見える学者もある。たとえば三宅名誉教授の鑑定例中にも分裂病の軽症を限定と判定されたものがある。実は私自身も、軽症の分裂病の刑事責任能力の問題には永らく疑問を抱いており、……『ことに数週間の短い分裂病性の病期を経過した後に軽い性格変化を残し、その後多少の性格異常を後遺しながらも、なお社会生活を営み得ているものの数は、私の経験では想像以上に多いと考えるが、かかるものが何年か何十年かの後に犯罪を犯したような場合、これを責任無能力と判定することが果して妥当であろうか』。」（内村祐之、精神鑑定、創元社、昭和二七年、一九—二〇頁、なお『　』内は松本卓矣、精神鑑定の研究、法務研究第四四集第一号、昭和三一年、一三三頁に多少改変の上引用されている。傍点、鑑定人。）

右に関して注意したいことは、内村名誉教授の所感は正当であるが、同教授が述べていることは、現に病気が進行中の分裂病者の行為の責任能力のことではない。それは病気が停止した分裂病者についてである（前掲内村氏論述中の傍点）。

分裂病は医学的意味での病気である。医学的意味での病気とは、体の中で正常な生理的変化とは異質な、病的な変化（疾患過程）が起って、外にあらわれた障害はこの病的な変化に基づいているということである。したがって、たとえば、梅毒の病源体スピロヘーターが脳の組織に変化を起して、その変化が原因となって精神障害があらわれる梅毒性精神病の場合と、本質において異ならない。ただ梅毒性精神病ではこのような病的変化が証明されているが、分裂病の場合にはその病的変化の証明にまだ成功していないだけのことである。学者によっては、分裂病は体の中で起る病的変化による病気ではなく、精神的原因によると主張する者もあるけれども、このような学説には根拠がなく、今日の精神医学の通説は、分裂病は症状・経過・身体的治療に対する反応などからみて、明らかに体の中の病的変化に基づく精神疾患であるとしている。

なお、クレッチマーらドイツのチュービンゲン学派の人々は、分裂病と分裂病質との間に漸進的な移行があると主張している。この説に従うと、正常と分裂病との間に移行があることを認めることになるが、この考えは医学的にみて賛成できない。もっとも司法精神医学上はチュービンゲン学派の人々も、この説に反対するシュナイダーらハイデルベルク学派の人々と同様、分裂病と分裂病質との間にはっきりした一線を劃しているのである。

司法精神医学上、分裂病は病的変化に基づいて起り、正常ないし人格異常とははっきり一線を劃するものであるということは重要な事実である。このことは、分裂病者については、司法精神医学的に特別な扱いを要することを意味する。分裂病に罹った人はもはや発病前そのままの人格をもたないからである。

しかし、分裂病は発病後、疾患過程の進行はあらゆる段階で停止し得るものであって、すべての分裂病者がひどい荒廃した精神障害の状態にいたるとは限らない。中にはごく短時間きわめて軽い神経衰弱様の症状を呈した後、その後は病気の進行が止ってしまうものがある。このようなものでもその性格には変化が起るが、その程度はごく軽い。したがって彼らは病気の直後は新しい性格をもって環境に適応してゆく努力を新たに始めなければならず、その際しばしば適応困難に陥って犯罪を行なうこともある。このような場合には責任能力につき考慮を要するであろう。また分裂病の病勢が停止した後、なお妄想などの症状が残っていて、犯行にかかる残存症状が関係している場合も同様である。しかし、この病気の進行が停止した後、軽い性格の変化がみられるだけで長年を経過し、その間普通人と同様の生活を営んできたのならば、その行為につき完全な責任能力を認めて差支えないという意見を持つ者があるのは当然である。内村名誉教授の前掲の論述の趣旨は以上のようなことであって、しばしば誤解されるように、現に病気が進行中の分裂病者について述べられているものではない。

現在病的変化が進行中の分裂病者の行為については、その軽重にかかわらず、また症状と行為との関係にも無関係に無条件に責任無能力が認められるべきであるという見解は、ごく通説的な見解である。たとえば、ランゲは「行為者が明白な病的過程を現在尚有するか、または過去に有していたことが立証されれば、われわれは『軽症』症例についてさえも、躊躇なく責任能力阻却を認容するであろう。分裂病は軽症であっても、病者の人格に非常に深く侵入ししかも非常に予測困難で感情移入困難なのである。それ故、表面上殆んど侵害されていないようにみえる場合でも、正常動機の尺度を以て十分確実に行為を測定することは全然できない」と述べている（植村秀三「刑事責任能力と精神鑑定」司法研究報告書第八輯第七号、五〇九頁）。

精神分裂病は知・情・意の全面にわたって、すなわち人格全体が核心から障害される病気であり、この病気が現在進行中である限りどんな軽症であっても、患者の全人格は病的変化の力の支配下にあるものである。そしてこの時患者の心の動きは、正常な心理をもってしては了解できない部分がある。この了解不能性こそ分裂病を診断する重要な根拠であって、精神科医が分裂病と診断したということは、その患者の心理は根本的に了解不能であることを示しているのである。この了解が不能であるということは、その心の動きについては予測することができないということである。すなわち、患者には正常な動機に従って正常に意志を決定することを期待できないのである。

ところで責任能力の一条件である行為の不法の弁識能力、もしくは是非善悪の弁識能力と、この弁識に従っての意志抑制能力の存在を精神医学的に確定するということは、行為の当時行為者がこの二つの精神能力を実際に働かしたか否かということではない。不法弁識能力についていえば、行為の不法であることをその時実際に弁識したということは、シュナイダーのいう、およそ「いかなる判断も近づけない」ことである（Schneider K.: Die Beurteilung der Zurechnungsfahigkeit. 4. Aufl., G. Thieme. 1961. 二七頁）。鑑定人に可能なことは、行為時の不法弁識の潜在的可能性を精神医学的に判断することである。同様に意志抑制能力についても、その潜在的可能性を問題にするのである。

したがって、行為者が平素正常な精神状態にあり、正常に動機を形成し、自由に自己の意志を決定しているとき、行為時に精神の正常性を障害する如き事実がないならば、ことに計画的に冷静に行為したのであるならば、行為者に「別のやり方ができた」という可能性を認めることができる。しかし分裂病者の場合は事情が違う。分裂病者では病気のため人格的能力は力を奪われているから、その心がいつ、どのように動くかはわれわれはまったく予想することができない、ということが行為の当時、不法もしくは是非善悪を弁識し、その弁識に従って行動する可能性を肯定せしめないのである。

たしかに分裂病者も熟慮的、計画的に行為することは少なくない。しかしこの一事をもってその分裂病者に行為についての責任能力を認めることは正しくない。何となれば、行為の熟慮性、計画性の証明は、行為が不法であることを弁識できた可能性を否定するものではないが、また逆にこれを確実に肯定する根拠ともならないばかりか、意志抑制の可能性については行為が熟慮的・計画的に行なわれたということからは何らの結論も出てこないからである。

行為が熟慮的、計画的になされたときでも、行為の当時行為者が分裂病に罹患していたならば、その行為者に行為が不法であることを弁識する可能性を否定も肯定もできないという理由は次の通りである。行為の不法の弁識とは、その行為が犯罪構成要件に該当するという意識をもつことである。この意識がさらに違法な行為をするという意識（違法性の意識）、あるいは単純な罪悪感によって裏打ちされているか否かは問題でない。またその行為が犯罪構成要件に該当するということをはっきりした知識として持っている必要もない。さらには、その行為が禁じられたものであるという意識を、どのような考察の過程を経て持つにいたったのかも関係がない。したがって分裂病者がたとえ妄想からにもせよ、とにかく一つの行為を熟慮をもって計画し、実行したのならば、不法弁識能力は否定できないようにみえる。しかしながら問題となる不法弁識は行為の時のものであって、その前後の時点の不法弁識ではない。ところが分裂病者の心の動きはいつ、いかなるときに「意味法則性または意味連続性（シュナイダー）」が断たれるか、まったくわからないのであるから、行為の前後と行為の当時の心の動きが連続的で一貫していた可能性が確実にあるということはできない。分裂病者には行為の前の様子、後の態度からみて行為の時にも行為が不法であることを弁識していた可能性があるという正常人についての判断は通用しない。もしこの判断が適用すると認めるならば、分裂病の精神症状の根本である了解不能性を否定することにもなろう。

たとえ分裂病者が行為の当時行為の不法を弁識していた可能性があることを肯定したとしても、意志抑制の可能性を肯定することは不可能である。われわれは分裂病者において不法弁識能力が意志抑制能力と正しく結びついているかどうかを知ることはできない。また分裂病は全人格を核心から障害し、病気の力が人を動かすものであるということに思いをいたすとき、行為時に分裂病者が主体的に自己の意志を抑制する可能性をもっていたことを肯定することはまったく不可能であると結論しなくてはならない。すなわち、簡潔に言えば、分裂病者には行為の時に「他のやり方ができた」という可能性を否定しなければならない。

以上の結論は分裂病が現に進行中である限り、その病気の軽重に関係なく、あるいは行為遂行の様態や行為と症状の関係がどうあろうと、同じことである。それ故われわれも次の見解を支持する。

「真の精神病（分裂病等）が確かに存在するならば、その犯罪の如何を問わず責任無能力すなわち第五一条第一項（鑑定人註、ドイツ刑法、責任無能力の規定）が決定的に肯定さるべきである。いわゆる心理学的証明、すなわちこの精神病の特殊な形式と内容からまさにこの犯行がおこったという証明はまったく余計なことである。真の精神病者はいずれも全般的に責任無能力である（グルーレ、中田修訳、「精神鑑定」文光堂、昭和三二年、二七頁）。」

㈣　被疑者の医療と保護

被疑者の行為は分裂病の所産である。したがって被疑者に医療と保護を与えることが被疑者のためにも、あるいは社会防衛上ももっとも有意義な処置と考える。被疑者は分裂病のため、正しい感受性を喪失しており、また事物を正当に評価する精神機能も欠けているので、刑罰の意義を理解し、刑の効果を受け入れる精神的能力はないと判断される。被疑者の治療のためには精神病院への入院を必要とする。その分裂病が将来において良好な寛解をみる可能性は少ないので、長期間にわたり病院での保護を要するものと思われる。

鑑定主文

一、被疑者塩谷功和は現在、進行中の重い破瓜型精神分裂病に罹患しており、その発病は昭和三五年ごろと推定される。

二、昭和三八年秋、昭和三九年一月二〇日および同年三月二四日の各行為の当時の被疑者の精神状態はいずれも現在とほぼ同様であって自己の行為について是非を弁識し、その弁識に従って行動することが不可能な状態にあったものと認められる。

三、その他の参考事項については本文を参照されたい。

右の通り鑑定する。

昭和三九年六月一〇日

鑑定人　医師　秋元波留夫

本鑑定に要した日数は昭和三九年四月九日から同年六月一〇日までの六三日間である。

愛妻焼殺事件

秋元波留夫
萩原　泉

〔昭和41年・病的酩酊〕

目次

解　説

本項は、酩酊して上司と自分の妻にガソリンをかけて火をつけ、上司を火傷させ、妻を焼殺してしまった工員の精神鑑定例である。彼は地方出身者であるが、これまで何の問題もない模範工員としてすごして来た若者であって、妻との関係も円満であった。それではいったい何故上司や妻に火をつけたのか、この殺人事件の動機はまったく不明であった。

そこで被告人の精神鑑定が二回にわたって実施され、犯行当時、被告人が「病的酩酊」の状態であったという鑑定結果にもとづいて、裁判所は「急性酒精中毒（＝酩酊）」により「一過性の精神障害の程度が極めて重篤なため、本件行為当時被告人は是非善悪を弁別する能力もしくはそれに従って行動する能力が全く欠如していたものと認め」、無罪の言い渡しを行ったのである。

酩酊は医学的には急性アルコール中毒と称するが、司法精神医学ではこれをいくつかに分類して責任能力の判定を行う。これには単純酩酊と病的酩酊とに分ける二分法、単純酩酊・複雑酩酊・病的酩酊に分ける三分法などがあるが、いずれにせよふつうの単純酩酊とは質的に異る酩酊状態（病的酩酊）が存在すること、病的酩酊では急激な意識障害が起り、その人間の平素の人格からは想像も出来ないような人格疎遠の行為が行われるが、その動機は了解不能であることが多い、などの点では異論がない。一般に酩酊は、飲酒によって自ら招いた状態であるから、酩酊中の犯罪については責任能力の減免を行わないのが慣例であるが、病的酩酊の場合は例外的に責任無能力と判断される。したがって、病的酩酊かどうかの判断は判決結果にきわめて大きな影響を与えるわけであるが、その判定は容易でない場合がすくなくない。病的酩酊の症状・診断基準については、たとえばグルーレは、①不機嫌、②運動性興奮への傾向、③特定の行為の動機のないこと、④完全な健忘、の四点をあげ（中田修訳「精神鑑定」文光堂、昭和32年）、中田修教授は①著しい健忘、②身体的麻痺症の欠如もしくは病的精神状態の急激な発現、③見当識障害、の三点を必要かつ十分な条件としてあげている。診断論、症候論については中田修「病的酩酊の症候論」（精神医学2巻11号、昭和35年）に文献の展望があり、さらに本鑑定書中にも詳しい説明があるので、ここではくりかえさないことにする。

本事例については、まず国立武蔵療養所長秋元波留夫博士を鑑定人とし、同所医師萩原泉を鑑定助手とする精神鑑定が行われた。この鑑定では二回にわたって飲酒試験が行われた。これは、被告人に犯行時と出来るだけ同じ条件で飲酒させ、その酩酊状態を観察するとともに、アルコール血中濃度測定・脳波・心理テストなどを併用するものである。この事例では、飲酒試験の結果病的酩酊の状態を再現することは出来なかったが、鑑定人は犯行前後の行動を目撃者と本人の供述を精細に調査・検討することによって、被告人が本件犯行当時病的酩酊の状態にあったと診断したのである。

本被告人の場合の病的酩酊の診断根拠として、犯行が本人の平素の人格とはまったく疎遠な殺人（特に夫婦仲のよい妻を焼殺する）という行動であること、すなわち動機の了解が不能なことがまず第一にあげられよう。つぎに、被告人には以前に病的酩酊の既往はないが、飲酒するといわゆる酒癖がよくなかったこと、脳波では痙れん準備性が高いことなど、病的酩酊を起しやすい素質のあることが明らかとされた。第三に犯行直前の飲酒量がきわめて多く、しかも急激にのんでいること、第四に犯行時の行動が無差別的・盲目的・衝動的で重大な意識障害の存在（もうろう状態）を想定しうることが詳細な検討によってたしかめられた。この状態の期間については、当然著明な健忘（記憶の欠損）があるはずであるが、被告人の場合もかなり著しい健忘が訴えられている。

ところで第二回の精神鑑定は東京慈恵会医科大学助教授・湘南病院長竹山恒寿博士によって行われた。竹山鑑定人は本犯行時の精神状態は「病的酩酊の各種の形式に当てはまらない」ので病的酩酊ではなく、「酩酊間激情による行為と理解し、純理的には意識混濁、気分変調、領解や判断の不良のため、弁別や弁別にもとづいて行為する能力に重大な支障があったと認めるが、慣例的には臨床精神医学の立場で医療の対象となる精神障害として扱われることはない」と鑑定した。（「判決理由書」より引用）

この二つの見解を、裁判所は判決理由書の中で綿密に比較検討しているが、結論としては心神喪失の状態にあったとする秋元鑑定を採用して無罪の言い渡しをしたことはすでに述べたとおりである。

被告人は無罪判決後、以前と同様、問題のない市民生活を送っている。殺人という犯罪もアルコールのための一時的な病的精神状態の結果であって、決して本人の人格傾向にもとづいた行為でなかったことを考えれば、このことは当然といってよいであろう。

（福島　章）

殺人・同未遂事件被告人田中三雄精神鑑定書

前文

わたくしは昭和四二年二月一七日東京地方裁判所刑事第一〇部裁判長判事渡辺五三九より、殺人・同未遂被告人田中三雄（仮名）に関し左記事項の鑑定を命ぜられた。

一、本件犯行当時の被告人の精神状態。

一、現在の被告人の精神状態。

以上。

よって、鑑定人は厚生省技官、国立武蔵療養所医員萩原泉を助手として同日より鑑定に従事し、被告人の身柄を昭和四二年二月二一日より同年三月二三日まで、東京都小平市小川東町二六二〇番地国立武蔵療養所に留置し、被告人の精神状態を検診するとともに、本件記録をしらべ、一方、関係者一一名の陳述を参考として本鑑定書を作成した。

第一章　犯罪事実

本籍　東京都文京区（以下略）
住居　東京都文京区（以下略）
印刷工　田中三雄（仮名）
昭和一四年五月一九日生

起訴状により犯罪事実を述べればつぎのようである。

被告人は株式会社審美社の印刷工であるが、昭和四一年八月二九日午後一一時過頃、東京都文京区右審美社作業所内において、上司である矢田正雄（当三四年）から「早く寮に帰って寝ろ」等と意見された上、殴打されたことに激昂し、同人を殺害しようと決意し、前記作業所資材室よりガソリンようの液体をバケツに入れて持出し、同作業所通路において、同人に対し背後よりガソリンようの液体をあびせかけてこれにライターで点火して同人の衣服に着火させるなどの暴行を加えたが、同人が逃走し、救助されたため、同人に対し加療約四ヶ月間を要する両上肢、頸部及び背部火傷の傷害を負わせるに止まり殺害の目的を遂げなかったものであるが、上述のように矢田にガソリンようの液体をあびせかけた際、折から同所附近に居合わせた被告人の妻田中千恵子（当時二七年）の着衣にもその液体がかかり、これに前記ライターの火等を引火させ、よって同女をして翌三〇日午後四時四〇分頃、同区内外科病院において、全身火傷により死亡させ、もって殺害の目的を遂げたものである。

第二章　家族歴

被告人の家系中、父方の家系には問題がないが、母方家系中、母の同胞に、大酒家がおり、また母の実妹は精神薄弱であり、母ミツノが現在初老期うつ病に罹患している事実がある。

第三章　本人歴——とくに飲酒歴について

被告人は昭和一四年五月一九日、福島県磐城郡渡辺村で、三男として生れた。六歳の時父に死別した。父の死後は母が主となって農業に従事していたが、被告人の幼少年期は家計は相当に苦しかったという。兄の陳述では幼少年期に特に目立ったような行動はなかったという。

小学校時代の学業成績、性行などについて、小中学校長に照会して得た回答によれば、小学校時代は比較的に良い成績であるが、中学校では成績は悪く、特に国語、社会、数学、英語など知的能力を必要とする教科は余りよくない。素行については小学校、中学校ともに良い評価を得ており、この点について余り問題のないことを示している。

被告人は昭和三〇年三月中学を卒業してから、同年四月に上京し、知人の紹介で、東京都文京区の審美社に就職し、犯行当時までずっと勤めていた。被告人ははじめの五年間はオフセット印刷の見習実習生として会社の寮に住み込んだが、五年勤めた後は正式に工員として勤務する様になった。職場は入社以来同じ職場に勤務していた。

勤務状態は良好で、昭和三九年より印刷課の主任となり六、七人の部下を持つようになった。この間、二回、東京都の印刷関係の団体と会社から表彰されている。

被告人の上司で、被害者である矢田正雄は被告人が仕事熱心で、矢田のところへ仕事のことでよく相談に来たし、部下の面倒をよくみる方で、仲間から敵意を持たれるようなことはなかったと証言している。

約五、六年前より、本件のために死亡した妻千恵子と恋愛関係にあり、昭和三八年頃より約一ケ年同棲した後、昭和三九年結婚し、同時に戸籍を福島県磐城市より東京都文京区に移した。千恵子は、性格は明るく、他人に嫌われることはなく、世話好きであった。飲酒はしなかった。被告人との仲はうまく行っていた。

被告人は結婚前、パチンコ、映画などに趣味があったが結婚後は、遊びに外出しなくなり、休日も家に居てテレビをみてくつろぐことが多かった。

妹その他の証人の陳述は、被告人と妻千恵子との仲はむつまじく、風波のたつようなことは全くなかった。どちらかと言えば妻が被告人をリードしていたようである。

身体的既往症としては、母ミツノの陳述では胎生期、出産期ともに異常はなく、幼少年期についても特別な疾患に罹患していない。

被告人の飲酒歴については特にくわしく調査を行った。被告人は上京就職して一年位たった昭和三一年、一八歳の頃酒の味をおぼえた。普通日本酒、或は焼酒を一合位飲むことが多かったが回数は週に一、二回程度であった。飲酒しはじめて一年位たってから時々全身に蕁麻疹ができるようになった。医師から蕁麻疹には酒が悪いといわれてから日本酒はやめ、たまにビール、ごく稀れにウイスキーをのむようになった。ビールは二本位、ウイスキーはグラス一、二杯程度であった。酒を飲むと陽気、多弁になるが、酒の上で乱暴する程ではなかった。同僚と仕事の上のことで議論することはあったが酔って不機嫌になったり、喧嘩したりすることはなかった。とくに結婚後は飲酒すると妻がうるさく文句をいうので飲酒したり、友達とバーや飲食店で飲酒することは益々少くなり、飲酒は土曜日にビール二本程度飲むだけで、そのほか時に週に一度ビール一本位飲む程度であった。被告人の妹によると被告人はビール二本位で陽気になり、流行歌を口ずさむようなことはあったが、「これまでに酒をのんで乱暴した事はなく、酒をのまなくても乱暴したようなことはなく、性質はおとなしくて強気でもありませんでした。」ということである。

このように被告人は酒にあまり強い方ではなく、日本酒一、二合、ビール二本位で普通の酩酊状態になり、この程度では乱暴したり他人に迷惑をかけたりするようなことはなかったということが多くの証人の一致した意見である。しかし、酒の上のゆきすぎと思われる行動が全く無いのではない。それには次のようなエピソードがある。

昭和三八年のこと、被告人は、郷里の実家を訪れ、兄の吉典に、自分と恋仲である千恵子との結婚の許可を求めて口論となり、二人で日本酒五合ほど飲んでいたが、憤慨した被告人は、夜中、兄の家をとび出し、五、六粁の夜道を歩いて泉駅まで行き、駅前の旅館を起して泊り、帰京したことがある。この時の事情について兄吉典は次のように陳述している。「本人が千恵子と結婚したいと言って私のところへやってきた。二人で日本酒五合位のんだが、その時私が結婚に反対したところ怒って直ぐ、これから帰ると言って家をとび出して行った。ひどく酔っていたように思う。」

被告人が平素はおとなしいが、飲酒、酩酊すると、条件しだいでは無鉄砲な激情行動にでる可能性を包蔵していることをこのエピソードは示している。

被告人の酒癖について、それが問題であることをはっきりと陳述しているのは平素の行状を良く知っている筈の工場長、高橋隆二の証言である。

「残念なことは（田中が優良工員であるのにという意味――鑑定人）非常に酒癖が悪いことが田中の欠点と申してもいい過ぎではないと思います。酒に酔いますと誠に乱暴な口をききますので、私といたしましても放任できませんから、再三乱暴な口はきくなと注意したことがあります。然し、今まで酔ったと申しましても、喧嘩はやりませんから、安心しておったわけです。」

高橋工場長は、部下で優秀な印刷工である被告人が酒をのみ、酩酊するとたしなみを忘れ、傍若無人になることを心配していたことが、この証言からうかがわれる。しかし、本件犯行まで、工場長が心配したような酒の上の著しい失敗は一度も起っていなかったのである。

被告人の飲酒歴をみても、常習性飲酒者とは言えず、酩酊の性質、程度も単純酩酊の域を脱せず、未だかつて明確に病的酩酊と判定しうるようなエピソードを持っていない。

第四章　現在症

第一節　身体的現在症

身長一七二・七糎、体重六七・五瓩、胸囲八九・〇糎、体型はやややせてはいるが骨組太く闘士型である。

内科的には、心音の異常上室性期外収縮以外には異常所見は認められない。

神経学的には、異常所見はない。

自律神経機能では皮膚紋画症が認められるが軽度である。

一、脳血管撮影所見。

この検査は頸動脈から造影剤を注入してレントゲン撮影し脳内の血管の走行の異常をしらべるもので、脳腫瘍、頭部外傷後遺症、脳血管畸型等の存在する場合に的確な診断を下すのに役立つ検査である。この検査で被告人の脳血管には異常が認められなかった。

二、脳室空気撮影所見。

この検査は脳脊髄液を排出し、かわりに空気を注入し、脳内の脳室を前後左右よりレントゲン撮影するものであるが、この検査により脳の萎縮、脳腫瘍、頭部外傷等により脳の器質的変化を知ることができる。被告人の場合、本検査によって、脳室の拡大、偏倚等の異常な所見は認められなかった。

三、脳波所見。

覚醒時の脳波には何等の異常所見を認めなかった。そこで更にメジマイド静脈注射中の脳波を観察した。これは、注射することによって異常波の発生を容易にし、正常人の場合の異常波発生閾値と比較してそれより低い注射量で異常波がでるかどうかをしらべるものである。被告人について、メジマイドを一分間に二〇ミリグラムの割合で注射したとき、百ミリグラムに至って棘波と徐波の複合した異常波が出現した。正常人と比較すると、異常波出現の閾値が低い。

以上を総合すると、被告人には、皮膚火傷部の知覚異常、皮膚紋画症、心臓の期外収縮が見られ、また脳波所見では異常波発現の閾値が正常人よりも低いという所見が得られた以外には特別の所見はない。

第二節　精神的現在症

被告人を昭和四二年二月二一日から三月二三日までのあいだ、国立武蔵療養所に留置して、その間、行動を観察し、問診、心理テストを施行し、その精神状態を精査した。

㈠　入所中の行動

被告人は入所中、終始行動上の変化はみられず、昂奮性を示すこともなく、暴力行為をすることはなかった。他の患者、看護人との間にも問題をおこすことなく、その日常態度はかなり協調性に富んだものであった。それかと云って特になれなれしい態度でもなかった。

問診時表情にはやや緊張しているところが見られた。礼儀をわきまえ、無遠慮な点はみられなかった。話し方は自然である。質問に対してちゃんと答えるが、内容がこみ入ってくるととまどったりすることもある。言葉づかいは方言があるが、丁寧である。特に粗野な点はみられない。

気分は一般にやや沈うつ気味である。刺戟性を示すことが少なく、気分の変動は目立たない。犯行当時の事情を話すときは表情には悔恨の色があらわれ、自嘲的な様子をしめし、「あの時、酒をのまなかったらなあ」などと独りでつぶやいたりする。問診が終るときちんと挨拶して出て行く。

これらの言動からは情性の欠如はみとめられない。陳述の態度にも、誇張的あるいは秘匿的な態度はみられない。

(二) 面接時の所見

個々の精神機能については、時、処、自己に対する見当識は十分に保たれている。意識の障害は存在しない。

面接所見を要約すると、一般知識、判断において平均よりやや不良である。とくに抽象的概念の理解はよくない。知能的に平均よりややひくいものと判定される。このことは問診の際のとまどったり、理解がわるかったことを裏づけるものである。被告人が田舎の中学を卒業した後、すぐに上京し、工員として働き、以後の教養を身につける余裕がなかったことを考慮しても知能はあまり良い方ではない。

(三) 心理検査所見

心理検査は問診、行動観察とともに精神状態の診断に補助手段として有用である。被告人について実施した検査結果は次のようである。

イ、脳研式標準知能検査。

被告人の得点は五九点である。成人男子の標準得点クラスに入るが問題別に見ると得点の差があり、第五問題群「類推問題」は、その練習問題を説明するときにも理解がよくなかったし、得点が非常に悪い。このことは被告人が抽象的思考能力の面で劣っていることをしめす。

ロ、ウェックスラー成人知能検査。

言語性テストで知能指数八〇、動作テストで知能指数七七、総合すると知能指数七八が得られた。この検査によると被告人の知能は正常知の下位（境界線）にあたることがわかる。

ハ、三宅式記銘力検査。

有関係対語試験の正答数は第一回五、第二回八、第三回八、であったが、この試験を日をかえて三回実施したところ三回目では有関係対語試験の成績は一〇となった。また無関係対語試験での正答数は第一回一、第二回二、第三回三で、日をかえておこなった同試験の三回目でも正答数は四にとどまった。無関係対語試験の成績が不良でやや記銘力がよくないという結果が得られた。

ニ、内田クレペリン連続加算検査。

被告人では、前期作業量平均三五・八、誤数三個、後期作業量平均四二・〇、誤数八個、休憩効果率一一・二％であった。正常人では作業量は前期平均四〇、後期平均四五であるから、被告人の成績は正常範囲にある。

ホ、ブルドン抹消検査。

四隅のどこかに印がついている小正方形が一定数配列されているものの中から特定の位置に印があるものだけを選んで抹消させる試験である。その作業の速度によって能率を判定する。被告人の平均時間は二二・七秒であるから正常範囲（正常人の平均時間二〇秒）にある。

ヘ、ロールシャハテスト。

A、反応形式。反応数は一四である。正常人の平均は一五—三〇であるから少ない方である。一枚のカードに対し拒否をもって答えている。説明があいまいで言葉の表現の貧困なことがうかがわれる。切断全体反応、微小部分反応、間隙反応が多いことは細事に拘泥する几帳面な傾向を示す。

B、反応内容。人間反応が殆んどないことは人間への共感性の乏しいことを示す。動物反応が多いことは性格の未熟性を示し、情緒の統御に乏しく、衝動的傾向があることを意味している。

以上を綜合すると、被告人の知能は、正常の範囲にあるが、良好とは云えないこと、性格的には未熟で情緒の統御が不充分、衝動的な面が見られる、などの特徴が見られる。

㈣　飲酒試験成績。

鑑定人は、なるべく犯行当夜の飲酒状況に一致させるようにして被告人に飲酒させ、それによって犯行当時の意識状態、感情状態、酩酊度を推定しようとした。もちろん、各種条件が異なり、たとえ正確に等量のアルコールを犯行当時と同一速度で飲酒させても、犯行当時の精神状態を再現できるとは限らない。

㈠　第一回飲酒試験

三月六日、西三病棟の診察室で午後六時二五分より開始した。酒の種類、のみ方は犯行当夜と同じように設定した。飲酒試験中、時間をおいて採血し、血中アルコール濃度の変化をしらべた。被告人にはこの検査の意味を説明し、楽な気持で飲酒するようにすすめた。

夕食は摂取させなかった。この時の被告人の酩酊度、意識状態、感情変化はつぎのようであった。

1　飲酒開始後三〇分（飲酒量ビール二本、血中アルコール濃度三四・四mg％）

やや陽気、多弁となる。

気分はどうかときくと悪くないという。

質問によく答え、言葉つきは丁寧でよく笑う。

「若い生徒（被告人夫婦と同じ寮に居住していた見習工員のこと）に悪いです。となりに若い生徒がいるでしょう。こっちは世帯をもっているからさ。色々な面でね」などといい、犯行前後の事情をきくとよく答え、検査には協力的で、抑制がとれた状態である。

2　五〇分後（飲酒ビール三本、血中アルコール濃度五五・六mg％）

やや言葉数が少なくなる。顔面潮紅、体があついといい、ややふらふらする（運動失調）。眼球結膜は充血、脈搏毎分九六回、血圧最高一五四mmHg、最低一〇〇mmHg。

「これでやめとけりゃいいんだが」という。しかし、特に不機嫌というほどではない。

3　一時間後（飲酒量ビール三本に、さらにウイスキー二〇cc飲む）。

言葉数はますます少なくなり、表情に不機嫌なところがでてくる。飲むようにすすめてもなかなか飲まなくなる。

4　一時間一五分後（飲酒量ビール三本、ウイスキー一〇〇cc）。

この頃になると被告人は殆んどしゃべらなくなる、顔面潮紅。深い呼吸をして、机に顔をうずめている。

「わかるよ」と突然いう。何がわかるかときくと「先生のいっていることが」という。

5　一時間三〇分後（飲酒量ビール三本、ウイスキー一一〇cc、血中アルコール濃度九五mg％）。

明らかに気分は沈うつになり、啼泣する。死んだ妻が可愛想だという。採血しようとすると率直に応ずる。このころになると問いかけに返事しないことが多くなる。

6　二時間後（飲酒量ビール三本、ウイスキー二〇〇cc、血中アルコール濃度一〇八・三mg％）。

応答は殆んどなくなる。ロレツのまわりが悪くなる。立ちあがるとよろける。脈搏毎分八八回、血圧最高一四八―最低九八mmHg。タバコに火をつけることはできるが不器用であぶなげになる。飲むようにすすめると「まってろ、まってろ」といい、言葉つきが乱暴になり、ロレツがまわらない。

7　二時間一〇分後（飲酒量は二時間後と同じ）。

腰かけにかけているが、ちゃんとしていられず机にかぶさるようにしている。この頃になると右手の指の間にはさんでいたタバコが机の上に落ちて木をこがし煙がでているのに注意しない。つよく体を押すとすこしまわりを見まわすが、すぐぐんなりして机にうつぶせになる。わきから支えないと歩けない。嘔気がある。ロレツはまわらない。

8　三時間後（ビール三本、ウイスキー二二〇cc、血中アルコール濃度一三四・〇mg%）。

立ちあがれず、しゃがみこむ。歩くのに他人の介助がいる。便所で立っておれず、ひとりで放尿できない。手背を針で強く刺しても反応がない。眠たげである。

第一回目の飲酒試験を終ったが、その後自室に介助されて行き、就床したが嘔吐した。飲酒試験開始三時間三〇分後に入眠した。

翌日は朝六時半頃目をさました。多少頭痛は残っていたが意識ははっきりしている。昨日の試験時のことについてきいてみると、ところどころ追想不能のところと誤認しているところがあった。

血中アルコール濃度は最高一三四mg%であった。ただし、その時もなお上昇傾向にあったので、その後更に上昇を続けたかも知れない。意識は血中アルコール濃度が最高を示した時期に一致して混濁し、注意が鈍くなり、痛覚脱失が認められた。気分、感情の変化は特に顕著で、はじめは抑制がとれて爽快気分であったが、ビール三本をのんだころ（五〇分位）から沈うつ、不機嫌となり、言葉つきも乱暴となった。覚めてから追想が不充分であった。しかし著明な刺戟性昂進や、はげしい精神運動性昂奮は見られず、身体的酩酊（体がふらつきおきていられない）から深い睡眠に入ってしまった。この酩酊の状態は泥酔ということができるが、病的酩酊と診断できる性質のものではない。

(二)　第二回飲酒試験

三月一五日午後五時三〇分より前回と同じ要領で行ったが飲酒量は前回よりすくなく、ビール二本とウイスキー二一〇ccである。飲酒の各段階でテストを課した。この時の被告人の酩酊度、意識状態、感情変化はつぎのようであった。

1　二〇分後（飲酒量ビール二本）。
陽気、多弁、質問によく答える。

2　三〇分後（飲酒量ビール三本に、さらにウイスキー一〇〇ccを飲む。血中アルコール濃度三〇・〇mg％）。
陽気、多弁であるが、しばらくすると、自分のやったことを、馬鹿なことをやってしまって、としきりにくやむ。

3　一時間後（飲酒量ビール二本、ウイスキー一五〇cc。血中アルコール濃度七三・五mg％）。
気分が沈うつになってき、深い大きな呼吸をする。この頃から言葉が乱暴となる。飲むようにすすめても、仲々のまない。もうのめなくなったのである。それにもかかわらず、「のむよ」、「のむから大丈夫」、「うまくねえんだよ」などといい、態度も大分無遠慮となる。

4　一時間三〇分後（飲酒量ビール二本、ウイスキー二〇〇cc、血中アルコール濃度一一一・〇mg％）。
気分は沈うつであるが、そうひどくない。机にうつぶしたり、体をおこしたりして、体動がかなり多くなる。体を前後にゆすることが多いが倒れることはない。言葉数はあまり減らない。事件のことをきくと「ふれたくないからね」、「女房のことはやめよう」などというが、泣くようなことはない。そのうちますます無遠慮、不作法となる。他に立会いの医師が一人いたがその医師の質問に対し「いやなやつだな」、「精神鑑定してやるよ」など礼を失した言動がある。しかしはげしく興奮することはない。便所に行くのにふらつくが介助は必要としない。

5　一時間五〇分後（飲酒量同前、血中アルコール濃度一三二・四mg％）。
態度がさらに乱暴、不機嫌になり、立会い医師をさして「こいつはつれてってくれや」、「保護してくれなくったっていいよ、オマエ」などという。体を保つことが困難となり、動揺する。椅子に坐ったまま、上体がよろめく。ロレツが乱れてきたが、云うことはわかる程度である。言葉は乱暴だが暴力をふるうには至らない。

6　二時間後（飲酒量ビール二本、ウイスキー二一〇cc、血中アルコール濃度一四三・四mg％）。

椅子に坐っているがフラフラするので机につかまらないとよろけてしまう。時計を示すと時間を正確に答える。すこし時間がたつと、床に唾をはくなど場所柄をわきまえないふるまいがある。だんだん質問に答えなくなり、飲酒をすすめると、「のーむーよー」と一語一語まのびした返事で、ロレツはもうまわらない。泥酔である。

7　二時間二〇分後（飲酒量同前、血中アルコール濃度一五四・三mg％）。

机にうつぶせになってしまう。手背に針をさしても防禦反応を示さない。椅子からずりおちる。「苦しい」といい、表情もいかにも苦しそうである。

二時間四〇分後頃から嘔吐をはじめ、五〇〇cc程吐出した。自分からおきあがろうとするがおきあがれない。体を持ち上げ診察台の上に横臥させた。仰臥させたが、吐くために体位をかえることができず、その場で吐いてしまう。

三時間四〇分後、診察台の上で時々苦しそうにうめく被告人を介助して運搬車で脳波室に運んだが、この頃は終始発語せず、うなるのみで、介助者のなすがままになっていた。

脳波室で脳波検査を行った。この時の記録は覚醒時記録（正常脳波）に比較してアルファ波の徐化、振幅の増加、徐波成分の出現が見られ、且つ全体として軽度の不規則化があり、脳機能の低下を思わせる所見であった。記録時の血中アルコール濃度は一三〇mg％、意識は軽い混濁を示していた。

脳波検査後、ふたたび介助して運搬車にのせ帰棟し、自室に臥床せしめた。被告人はすぐ就眠した。翌朝六時一〇分に被告人は目がさめた。頭は痛くないというが、看護者に水を一杯ほしいといい、持ってきた水をのみおわるとそのまま再びうとうととして臥床し眠ってしまった。しかし七時半頃に起きて朝食をとった。その後元気のない表情で自室の布団に背をもたせて何もせずに過していた。体のだるさを訴えていた。

午前一〇時半頃より前日の飲酒試験中の出来事について想起させる。

鑑定人はあらかじめ、各種のテスト問題を用意しておき、飲酒試験中にこの問題を被告人に課して答えさせ、翌日覚醒した後に前記課題を想起させ、その想起の程度、順序、有無により追想の障害の有無を確認し、それにより飲酒試験時の意識障害を推定しようとした。

テスト問題についての想起は、飲酒開始九〇分後までは、大体想起することができるが、問題の順序についてはかなりの混乱があり、一部問題は質問者が指摘してやらなければ想起できない。特に一二〇分以後のテストは一題も想起し得ない。

なお、テスト以外の出来事についての想起は、つぎのとおりである。排尿回数については誤認しており、脳波検査を行ったこと、および運搬車に乗せられたことは想起できる。脳波室での採血の回数については誤認している。以上酩酊時、とくに一二〇分以後の出来事については追想が不充分であることが知られた。今回も第一回と同様、軽い追想障害を伴った泥酔といってよい程度の酩酊であった。

以上二回の飲酒試験の結果から推定されることはつぎのとおりである。すなわち、

一、血中アルコール濃度の上昇はかなりすみやかである。

二、二回の飲酒試験でどちらも血中アルコール濃度は一〇〇mg％（血液一〇〇cc中のアルコールミリグラム数を意味する）以上に上昇した。特に二回目の試験では、一五〇mg％に達している。

三、血中アルコール濃度が上昇するに従い、爽快気分は可成り急激に不快気分に移行する。

四、血中アルコール濃度に比例して酩酊度が増す。

五、酩酊が深くなると被刺戟性が亢進する。

六、酩酊が深いと追想が不完全になる。

七、深い酩酊状態では脳波上覚醒時にくらべて緩徐化の傾向があり、徐波の出現をみる。
八、血中アルコール濃度の上昇は飲酒停止後も続く。

これら二回の実験飲酒では、泥酔ともいうべき深い酩酊状態を呈示しはしたが、犯行時のごとき明確な病的酩酊は遂にこれを再現することができなかった。その理由はおそらく二回とも飲酒量が犯行の場合よりも少かったこと、及び飲酒の速度が犯行の場合のように急速でなかったためと思われる。

被告人の行動観察、問診、心理テストより得られた精神所見を総括すると、知能は、各種の知能テストの成績、問診からは正常知の下と判定されるが具体的思考や精神作業は正常である。

性格からは異常な傾向は認められず、同情、羞恥心、後悔、良心などの情緒の動きも活発である。正常である。ロールシャハテストでは、情緒の統制が弱く未成熟な人格構造を示唆する所見が得られた他は変ったところはない。要するに知能、性格ともに正常と認められる。被告人には現在、精神分裂病、躁うつ病、てんかんその他の精神疾患を疑わしめる症状は全く認められない。被告人は現在精神的にも身体的にも健康で正常である。

また、飲酒試験の結果は病的酩酊の再現をみとめなかった。

第五章　犯行時の精神状態

まず本件犯行に至るまでの経過及び犯行の状況を検察官沖永裕の冒頭陳述書によって述べると次のようである。

被告人は、昭和四一年八月二八日、妻千恵子の従弟、松川政成が郷里から上京して来て被告人方に泊ったため、翌二九日一日間休暇を貰って会社を休み、右松川を連れて外出し映画等を見に行った。

同日午後九時頃右映画館から帰宅の途中、自宅附近の松屋酒店で会社の知人に会い、約二、三〇分間同店でビールを飲み、さらに附近奥山酒店に立ち寄ったところ、被告人の上司にあたる同会社印刷係長、矢田正雄および同係長補佐山本直行らが飲酒しているのに出会い、被告人もこれに合流してビール、ウイスキーを飲み、午後十時半頃、右矢田、山本の両名とともに会社に立ち戻って一旦その守衛室で雑談を始めた。

その際、被告人は、右山本に対して「俺はお前に負けない。何時かは追い越してやる」等といってからみ始めたので、矢田が被告人に対し、「従弟も来ていることだから、早く寮に帰って寝ろ」と言って注意を与えたところ、被告人はこれに気を損じ、酒精も手伝って突如、拳固で守衛室の柱に掛けてあった鏡を叩いて割る等して暴れ出したので、矢田がこれを制止しようとして被告人の顔面を一回殴打した。

当時、同じ建物の旧館二階の自室にいた被告人の妻千恵子は、この騒ぎを聞いて直ちに守衛室にかけつけ、暴れる被告人を制止した上、同人を促して一旦自室の方へ帰らせた。

しかし、被告人は、右矢田に殴られたことにひどく激昂していたため、到底自己の鬱憤を抑えきれず、この際矢田に対し意趣返しをしてやろうと考え、午後一一時過頃、同社旧館一階の作業所資材室に赴き、同所に置いてあったガソリン罐からポリバケツの中にガソリン約一〇立以上を入れて持ち出し、相手の矢田を探し始めたが、一方矢田も部下や被告人の妻千恵子らから「田中がバケツにガソリンを入れて持ち歩いて危ないから止めてくれ」と訴えられ、被告人を探し始めた。

被告人は、右手にガソリンを入れたポリバケツと丸マン製ガスライターを持って同会社作業所の旧館通路から新館に入ろうとした際、矢田と出会い、同人から突嗟に「何をするんだ」と言われて再度顔面を拳固で一回殴打されたため逆上し、矢田に右ガソリンをかけてライターで点火し、場合によっては同人を死亡するに至らしめても止むを得ないものと考え、右所携のガソリンを矢田にむかって浴びせかけようとしたところ、同人は危険を察知し、被告人に背をむけて逃げはじめた。

そこで被告人は、その際ポリバケツと共に右手に持っていたガスライターに点火し、そのポリバケツの中のガソリンを矢田の背後から浴びせかけた為、同人の着衣に引火して燃え上ったが、同人が逸早く右通路を守衛所の方に向けて逃走し作業所正門から表道路上に避難し、火が燃えている衣類を脱いで救助された。

なお、矢田が被告人によって背後からガソリンをかけられた際、被告人の妻千恵子が心配して矢田の後方附近に立っていて逃遅れた為同人に対してかけられたガソリンを同女が前方から浴びる結果となり、同女の着衣に引火して燃上ったので同女は直ちに守衛室に逃げこみ、火が燃えている衣類を守衛に脱がせてもらって救助された。

被害者両名は、直ちに文京区白山二丁目一番二号、山内外科病院に収容されたが、被害者矢田は、加療約四ケ月間を要する頸部および背部火傷をうけており、九月三〇日まで入院加療を受け、その後は会社を休職して通院加療中である。

被害者千恵子は、同病院で手当をうけたが、腹部の一部をのこし、二度ないし三度の全身火傷により、八月三〇日午後四時四〇分頃死亡するに至った。（傍点鑑定人）

この検察官の冒頭陳述書に述べられたところを要約して、犯行当時の状況を再構成すると、被告人は飲酒酩酊の状態において、同僚、上司と口論し、かつ、上司から顔面を殴打されたことを怒って逆上し、「ガソリンをかけてライターで点火し、場合によっては同人を死亡するに至らしめても止むを得ないものと考え」てこれを実行し、上司に火傷を負わせたほか、自分の妻がその傍杖をくらって、焼死をとげたという事件である。

この事件は、警察、検察庁、及び裁判所の取調べの結果、酩酊犯罪であることが明らかであり、たとえ、犯行の動機が冒頭陳述書に述べられているように怨恨という動機があるにしても被告人の平素の人格をもってしては「理解しがたい」異常な行動であることは、被害者を含むすべての証人の一致した意見である。

鑑定人もまた一件記録を詳細に検討するとともに、被告人を診察した結果、本犯行が被告人の人格とは異質的な異常行動であること、そしてそれが酩酊の結果であることを確信するものである。

そこで本章では被告人の犯行当時の精神状態を委しく検討することにしよう。

被告人が犯行当日、郷里から上京した妻の従弟のために会社を休んで、半日を遊び、会社ちかくの酒店に入って飲酒するまでの行動には全く異常がないことは、証人の供述及び被告人自身の陳述に徴して明らかである。

検討は、被告人が犯行に先だって、犯行現場である被告人の工場附近の酒店松屋における状況から始めるのが至当であろう。同酒店の主人松沼誠の証言にあるように、被告人は八月二九日午後九時頃、同店に入り、すでに八時半ごろからその店で飲んでいた会社の上司笠井他四名ばかりの者と一緒に飲酒し、笠井が一足さきに帰った後、被告人他三名は間もなく同店を出ていった。同証人によれば被告人はこの時ビール二本を飲酒している。

証人の供述及び被告人自身の述べるところを総合すると、被告人は家に帰る途中、偶然誘われて酒店に入り、ビール二本を二〇分位の間にのみ、いい機嫌になったものと思われる。ビール二本位が被告人の適量で、この位の飲酒であると「陽気になって、気前よくなっちゃう」程度の酔いである。このまま帰宅していたら、何事もなかったのであるが、「気前が良くなった」被告人は、斎藤、菊地、入角の三名を誘って、すぐ近くの奥山酒店に赴いたのである。

奥山商店の主人奥山こうは、その時の模様を次ぎのように証言している。

「田中さん自身はめったに飲みに来ませんが、田中さんの奥さんが会社の賄係をしている関係でお店に出入りしていますので、良く知っている訳です。」

「お尋ねでありますす本月二九日のことでありますが、午後九時三〇分ころ、同じ会社の人達三名と一緒に来まして、ビールを二、三本飲ましてくれと言って、ビール三本、トリスウイスキー一本（六四〇cc入）、コーラ一本、ツマミ三点を飲みました。」

「閉店間近であったので、早々に飲んで田中さんは他の人達に『お前達は先に帰れ』と言って帰した後から帰って行きましたが、この時ジャイアント一本を持たせてあげていました。この代金合計一三二〇円は未払いのままであります。」

「これは参考でありますが、私共へ来ました時には、みんな割合しっかりした様子であったので、私共でも飲ませたのです。酔っている事がわかれば、飲ませませんでした。」

被告人に誘われて、松屋酒店から奥山酒店に同行した斎藤は、すでに松屋でビール三本をあけていたので余り飲めず、ビールをコップに二、三杯飲んだだけであること、他の二名も余り飲まなかったこと、被告人だけがここでビール一本の他トリスウイスキー一びん（六四〇cc）を殆んどひとりで飲んだことを証言している。

奥山酒店で被告人が斎藤らと飲酒しているところへ、被告人の直接の上司であり、今回の事件の被害者矢田正雄と被告人の同僚で仕事上の競争相手である山本直行が入ってくる。両名が入ってきた時には被告人は可成り酩酊していて、証人奥山こうは「私共へ来ました時はみんな割合しっかりした様子であった。」と述べているが、被害者矢田正雄は「田中がコップでウイスキーとビールを飲んでいて、かなり酔っていたのです。足元も少しふらつく程酔っていた」と証言している。

矢田の証言によると、「田中は山本に仕事上の事でからみ」口論があったという。このことについて被告人は次のように述べている。

「奥山酒店には私等が行く前から会社の矢田係長の弟と山本直行君の二名が店内に居り飲んでおりました。山本君から『なんだ今日仕事休んで飲んでるのか』と尋ねられたので、『未だ休暇があるんだから、たまには休んでもよいだろう』休んで何が悪いとつっかかるように反論しました。」

被告人としてみれば、その日は別に会社を「無断で欠勤したわけではなく、妻に届けを出させた」（被告人の供述）上で休んだのにそんなことを言われたので腹がたったのだろうが、その上に平素から山本に対しては同輩としての競争意識が強く働いていたことも、山本の言葉がひどく刺激的に作用した要因であろう。

ここで被告人の奥山酒店での飲酒と酩酊の状況を調べてみよう。

さきにも述べたように被告人は松屋でビール二本を飲んでいい機嫌になり、会社の運転手斎藤と後輩の工員二名を誘って奥山酒店に入り、まずビール四本を注文し、被告人はその一本を飲んだ。その上、トリスウイスキー一本（六四〇cc）をとり、皆にすすめた。被告人は口論の相手であった山本に和解のつもりでウイスキーを飲ませようと注文したという。被告人はこの間の事情を次のように述べている。

「このウイスキーを私が連れていた入角に持たせて、裏側のカウンターで飲んでいる山本直行君らのところへもって行ってついでやるように頼みました。矢田係長の弟さんだけがコップに一杯位飲んだそうですが、他の人は、作業中を隙をみて店に来たのだから飲まないと断ったそうです。それで入角は殆んど飲んでいないウイスキーのびんを持って戻ってきました。このウイスキーを私は一緒に居た三人についでやりましたが、三人とも少し飲んだだけでした。私もコップ半分のビールにウイスキーを足して飲みました。

看板になったので帰ることになりましたが、この時残ったウイスキーは自宅に持ちかえればよかったのですが、持って帰れば妻から叱られるのがいやだったので、急いで残りのウイスキーを全部、私一人で飲んでしまったのです。

私の飲酒量はビール二本位なのに、この時はビールの他にウイスキーをちゃんぽんにして無理に飲みましたからひどく酔ったことは事実です。」

奥山酒店での自分の行動に関する被告人の記憶はまず確かであるから、被告人の陳述は信頼する事ができるだろう。その陳述によれば、被告人は奥山酒店にいた二〇分位の短時間に、その前の松屋で飲んだビール二本に加えて、さらにビール一本及びトリスウイスキー一びん（六四〇cc）の殆んど、恐らく五〇〇cc位を飲んだことになる。しかも、ウイスキーの大部分は、飲みたくはなかったが、自宅に持ち帰ると口やかましい妻に叱責されることが嫌で、無理にあおるようにして、いそいで飲みほしたのである。従って、飲酒量が平素に比べて大量であるばかりでなく、飲酒の速度もまた急速にすぎたことは明らかである。これが、被告人にかつてない深い酩酊を結果する好個の条件をなしたことは疑いの余地がない。

それでは被告人の酩酊の程度、及び状況はどうであったろうか。

被告人の口論の相手であった山本直行はその時の状況について、「私達が酒屋（奥山酒店）に行った時には、田中さんが入角さん、菊地さん、斎藤さんの三人と何か飲んで居りました。私達は仕事中でありますので四、五分位で会社へ帰りました。私達が、酒屋を出る時田中さんは連れの三人に早く帰れ帰れと言って先きに帰し、一人で残っていました。」と言い、奥山酒店を山本が矢田係長と出ようとした時に矢田係長に話かけた被告人のろれつが廻らず、大分酔っていたことを証言している。

また、被告人に誘れて松屋酒店から奥山酒店まで同行した斎藤英夫も「言葉が乱暴というか、そんな風に僕には受取れました。」と言っている。これらの証言は、被告人が奥山酒店に入ってきた時には、ほろ酔程度でまださほどくずれていなかったが、二〇分位そこで飲んでいる間に酔いが深くなって、ろれつが廻らず、歩行もよろけるようになったことを示している。

被告人自身は、奥山酒店での行動を比較的よく記憶していて、客観的事実とほぼ一致する陳述を行っているが、次に引用する鑑定人の問診に対する供述のうちには、追想障害と認めて良い重要な所見があることを注目しなければならない。

すこし冗長にわたるが、被告人が奥山酒店に会社の仲間三名を同道して入った時からの状況を被告人をして語らしめよう。

「松屋酒店から五〇米位のところにある奥山酒店に入ったら、そこに矢田係長の弟と山本直行君の二人がいた。矢田係長はいなかったような気がする。店の中じゃなく、店を出てから表で逢ったように思う（矢田係長及び山本の証言では被告人らがすでに奥山酒店で飲んでいる処へ彼らが入っていったということである。）。奥山酒店ではビール四本たのんだ。それを飲んでいるうちにトリスウイスキーを一本たのんだ。私はビール一本飲んだ。最後のコップは一口飲んでそれにウイスキーを足して飲んだ。前からそこに居た二人にウイスキーを注いでやり、一緒に入った三人のコップにもウイスキーを足してやった。それから一緒に行った三人が帰るというのでジャイアンツビール一本もたせて先に帰した。奥山酒店にいたのは大体二〇分位。『看板だ』といわれ、ひとりで残ったウイスキーを飲みほして店をでた。外で酒屋の前に矢田係長と山本直行君の二人がいるのに出会ったように思う。会社まで一緒だったかどうか、それがはっきりしない。」

　右の陳述で被告人は自分が奥山酒店に入った時、山本直行と矢田係長の弟の二人が飲んで居り、矢田係長はそこには居なかったと言っているが、山本の証言では、山本が工場での仕事が一段落したので、一休みする積りで、矢田係長をも誘って奥山酒店に入ったところ、すでに被告人が三人の仲間と同酒店で飲んでいたのであり、そのあと山本と被告人が口論した顛末を矢田係長は証言しているから、矢田係長が奥山酒店にいたことは間ちがいない。従って被告人は矢田係長が奥山酒店にいた事に気づかなかったものと思われる。被告人が虚偽の陳述をしているのでなければ、被告人の酩酊の程度が矢田係長の存在を忘れさせる程、深かったことを証拠だてるものと言ってよい。奥山酒店を出てからの酩酊状態を考慮すると、すでにこの時、相当深く酩酊していたと見なすのが至当である。

　すなわち、被告人は松屋酒店でビール二本飲み、三人の仲間を誘って奥山酒店に入ってきた時は、ほろ酔いで、良い機嫌であったが、そこでビール一本と更にウイスキーを短時間に飲み、同僚山本と口論して不機嫌となり、同酒店を出る頃には、可成り深い酩酊状態にあり、同酒店で矢田係長と一緒になったことをはっきり憶えていないほどに酔ってしまったと推定される。

　被告人は、勤務中を抜け出して奥山酒店に来ていた山本と矢田係長が急いで帰った後、三人の仲間（斎藤、入角、菊地）に「お前らも早く帰れ」といい、ビール大びん（ジャイアンツ）をみやげに与えて帰し、残ったウイスキーをすっかり飲んで（五〇〇cc位）、一〇時半ごろ同店を前述のような可成り深く酩酊した状態で出た。それから会社に戻ったが、寮の二階にある自室に行かないで、二階へのあがり口附近にある守衛室に立ちよった。そこには、被告人よりも一足先きに奥山酒店を出た矢田係長と山本が居り、話をしていた他、勤務中の守衛中沢豊次郎が在室した。

被告人は奥山酒店での山本との口論で不機嫌になった余波が未だ残っていたので、守衛室で矢田係長と山本直行が話をしているのをみて、自室に帰るのをやめて、二人の雑談の仲間に入り、両人にからみはじめたのである。その時の状態を矢田証人は次の様に述べている。

「守衛室で田中が山本に、俺はお前に負けない。何時かは追い越してやる等と言ってからむので、私は従弟も来ている事だから早く寮に帰って寝ろと田中に忠告しました。田中は酔っぱらって遅く帰る為に休んだのだからいいのだ等と言って、いう事をきかず、タバコをくれというので、いこいを差出してやると、そんなタバコは喫えないと言って、守衛の中沢からタバコを貰いました。そのうちに、私の後の方の柱にかけてあった鏡を田中がこぶしで叩いて割ったのです。」

何故そんな乱暴を働いたのか、その動機として考えられることは、矢田証人が言うように、「私が、早く帰って寝ろと注意したことで腹をたてたのかも」知れない。また、職務上の競争相手である山本が、自分より職責上優位にあることを不快に思っていたことは山本及び矢田の証言で、被告人が山本に対して「俺はお前に負けないぞ。いつか追い越してやる。」と言ったことからも推察されるが、しかし、これらの事実だけから被告人が柱鏡を叩きわる様な乱暴を働くことは平素の被告人の人柄から到底納得することが出来ない。被告人が深い酩酊に陥っており、被刺激性と興奮性が異常に高まっていたが故に、矢田係長の注意、山本直行との口論のような些細な出来事が、無鉄砲な激情行動を誘発したものと判断される。

被告人の唐突な狼藉は、守衛室にいた矢田、山本、中沢の三人を驚かした。被告人は手の甲を切り、相当出血していた。矢田と中沢は被告人を押えて手当をしてやろうとした。その時の状況を矢田は次の様に証言している。

「田中は手の甲から血を流していたので、手当をしてやろうと、その手を押えたのですが、かえって田中が暴れる始末なので、私も田中の態度に腹がたって、げんこつで、田中の顔を一回、殴ってしまったのです。田中は、私になぐりかえしてはきませんでした。」

また、被告人のその時の酩酊状態について山本は重要な証言をしている。すなわち、山本によると、奥山酒店を出る時には、足がふらつき、ろれつもまわらず、ひどく酔っていると思ったが、「守衛室で話している時にはそれほどでもないなと思ったんです。ただ酔っているから時々机に顔をうつぶせてフーッと息をしていました」し、「足どりは座って話していたのでふらつくようなことはよく判らなかった」が、ぐでんぐでんに酔っぱらっているようには思われなかったという。

証人の陳述はほぼ一致して被告人の酩酊は可成り深かったが、全く正体を失うほどぐでんぐでんに酔っぱらっていたのではないことを物語っている。しかしこれは、この時の酩酊が、身体機能におけるよりも精神機能においてより強く作用していたことを示すものであって、後述する病的酩酊の特徴を備えたものと解すべきである。普通、人は足腰がたたなくなって「ぐでんぐでん」になった泥酔の状態を高度の酩酊と見做すが、足腰はしっかりしているのに、精神機能の方が強く侵される型の酩酊（病的酩酊がそれである）があることを注意しなければならない。被告人の場合がまさにそれである。病的酩酊の精神医学的特徴は被告人の鑑定人に対する供述（公判廷における供述もほぼ同じ）によく現われている。

「奥山酒店からどうやって会社に戻ったかはっきりしない。うちにすぐ帰らないで、守衛室に寄ったことは覚えている。守衛室の二階が僕の住居なんです。守衛室には山本君、矢田さん、守衛さんが居たことは覚えているが、そこでどんな話をしたか。全く思い出せない。覚えているのはガラスを割ったことだけです。ここ（と右の手首をさし示す）を怪我したから手で割ったと思う。何故割ったのか全くわからない。

その時、矢田さんに殴られた。何か言われたような気がするんですが、思い出せないがくやしかったことだけは覚えている。そのあと、矢田さんと山本君の二人だけになり（守衛中沢が巡視の為室外に出た事実がある）、そのうちに誰もいなくなってしまったんです。それから油の置いてある倉庫の方へ行ったんです。」

被告人は守衛室に山本、矢田、中沢の三人がいたこと、鏡をわったこと、矢田になぐられてくやしかったこと、皆でて行き一人だけになったことなどを断片的に追想するが、守衛室での出来事を秩序づけて想起することができない。この事は守衛室での行動が鮮明な意識の下に統制されていなかったこと、換言すればその時意識が障害されていたことを意味する。

被告人はよく憶えていないが、守衛室での騒ぎをききつけて二階から被告人の妻がかけおりて来て、なだめにかかったのである。その後のことを証人矢田の陳述に従って記載しよう。

「物音を聞いて田中の奥さんが二階からかけつけて来て、田中に部屋に帰って寝ようと言ってなだめていましたが、いうことをきかなかったのです。私は奥さんが田中を連れに来たことでもあり、酔っぱらいを相手にしていても仕方ないので、仕事をやろうと思い、印刷機械のおいてある部屋に行き、機械操作をはじめたのです。すると、間もなく中沢がやって来て、田中が守衛室で灰皿を投げて暴れ、困っていると云っているところへ、用紙課の森一雄と田中の奥さんが来て、田中がバケツにガソリンを入れて持ち歩いて危ないので止めてくれと云うのです。特に森は、田中がガソリンと一緒にライターを持っており、火をつけて燃やしてしまうと云っているというので、本当にガソリンに火でもつけられたら、用紙が山積みにしてある工場内のことだから、極めて危険だと思い、田中からガソリンの入ったバケツを取りあげる為に田中を捜しに出たのです。午後一一時をすぎていたと思います。」

この矢田証人の陳述は、被告人の酩酊がその極点に達して狂暴となり、危険な状態が迫りつつある光景をよく描写している。被告人は、守衛室の鏡を叩きこわし、右の手甲を負傷したが、そんなことは全く意に介するところなく、相手のいなくなった守衛室で灰皿を投げるなどの無意味な乱暴を働いた挙句、守衛室を出た。その後のことはしばらく目撃者がいないので真相はわからないが、本人は検察官に対する供述では次のように云っている。

「守衛室に誰もいなくなり、話になりませんから、自分の部屋に帰ろうと思って守衛室を出て、通路を通り、資材庫の前を歩いていたら、資材庫の戸が半開きになっていました。この時初めて、この中にある油罐を思い出し、これを汲み出して脅かしてやる積りで、資材庫室に入りました。」

被告人がこの供述にあるように、自室に戻るつもりでいたところ、偶然油倉庫をみて、自分を殴った矢田係長をおどかしてやろう（或は焼き殺してやろう）と思いついたのか、すでに守衛室を出る時からその目的を抱いていたのか、それは知る由もないが、いずれにせよ、この油倉庫からポリバケツに約十立位のガソリンを汲み入れ、これを持ちだして、矢田係長のいる新館に向ったことは間違いない。矢田係長から殴られたとはいえ、ガソリンを入れたバケツを持ち歩くなどというおかしな行動に出たのは酩酊によって思慮分別を失っていたためと解する他はない。被告人がこの時正常な思慮分別を失っていたことを証拠だてる重要な事実を次ぎにあげよう。それは同記工場の乾燥室に勤務していた工員森一雄の証言である。

「この八月二九日午後一〇時四五分頃と思いますが、私が会社の乾燥機を取扱っていたところ、田中三雄がやって来て、私にめしだといいながら乾燥機の電源のスイッチを切って、機械を止めてしまったのです。めしというのは会社が出してくれる夜食のことで、毎夜一二時に出るものです。未だそんな時間ではなかったのです。田中は片手に赤色のポリバケツをぶらさげていました。田中は一見、ふらつきもせず、足どりもしっかりしている上に普通に話せるので、それ程酔っぱらっているようには見えませんでした。しかし、その五分程前に守衛の中沢さんが来て、私に田中が酔っぱらってやって来て、鏡を割り、手をけがしたことを話して行きましたので、田中が酔った為に電源のスイッチを切ったものと思います。」

もし、被告人が矢田係長に恨みを抱き、ガソリンをかけておどかす（或は焼き殺す）ことを意図していたとしたら、何のためにわざわざガソリンを入れたポリバケツを持ったまま森一雄のところにでむき、メシだなどと言って乾燥機の電源を切る必要があったであろう。それは病的酩酊中の脱線行為として見る時はじめて理解が可能である。事実、被告人は弁護人の「あなたが乾燥室で電源のスイッチを切ったという人があるのですが、そんな記憶ありませんか。」という質問に対して、「ありません」と答えており、鑑定人も被告人がこの事件を追想できないことを確認している。

被告人のその後の行動はさらに奇怪となり遂にそのクライマックスともいうべき犯行に結晶するのであるが、まずその経緯を被害者の矢田正雄は被告人の妻、守衛の中沢、乾燥室の森から田中がガソリンの入ったバケツを持って工場内をうろついていると聞き、びっくりして「田中を捜すため、一一号機のある部屋を出たところ、新館の出入口の扉の所に田中が片手にバケツをさげて立っていたのです。新館に入ろうと出入口のドアのノブを廻している様子でした。新館には私の机があるので中にいると思って、私をさがすために入ろうとしていたものと思います。私は田中に何をするんだと怒鳴りながら、走って近づいたのです。田中は右手にバケツを持ち、バケツにはガソリンと思われる液体がバケツの七、八分目位入っており、一〇リットル以上はあった様に思います。そしてバケツを持っている同じ右手に四角形のライターを持っていたのです。私はこれを見て、田中が酔っぱらっていることでもあり、本当にガソリンにライターで火をつけるのではないかと思い、一刻も猶予はできないと考えました。その上、田中が酔っぱらっているので、口でとめたのでは田中がいうことを聞いてくれず、かえって刺戟するといけないと思ったので、私は田中に近寄るなりいきなり田中の顔を手拳で一回殴りつけたのです。すると田中は怒って、ガソリンを私に振りかける様に右手に持ったバケツを後に振って反動をつけたので、ガソリンをぶっかけられると直感し、咄嗟に田中に背をむけ、逃げた瞬間、私の背後でガソリン状のものが、ものすごい熱で燃え、炎をあげたのです。そして私の着ている作業衣の背中から右腕にかけて、炎のついたガソリンを浴びせられました。私は田中から炎のついたガソリンをぶっかけられたと感じ、このままでは私自身大やけどをしてしまうことは勿論、工場に火でもついたら大変だと思って、急いで工場の外に逃げ、自分で燃えている作業衣やランニングシャツを脱ぎすてたのです。」

右の被害者矢田の供述は、犯行が被告人の積極的、能動的な行動というよりも、被害者矢田が被告人の危険な行動を阻止しようとして、顔面を殴打したことに対する反射的対抗行為として惹起されたものであることを物語っている。その時、攻撃したのは、被告人ではなく被害者であることを被害者自身証明している。殴打とこれに対する返報（ガソリンの入ったバケツを投げかける）との間は「間一髪」である。検察官の冒頭陳述書には、被告人がこの時、「燃えているガソリンをかければ焼死するかも知れない」ということを承知の上であえてそれを行ったものとしているが、この間一髪の「危機」にのぞんでそんなことを意識する余裕のないことは余りにも明瞭である。

被害者矢田の次の証言はこの間の事情を更に一層、明らかにする。

「田中はこのようにガソリン状のものを私に振りかけたのですが、ガソリンをバケツごと、私に投げつけたのか、瞬間のことなのでよく判らないのです。はっきりしていることは、田中が、私にガソリンを振りかけてから火をつけたのではないということです。田中はバケツを持ったまま、バケツを持っていた手で握っていたライターでそのまま火をつけて、その炎のついたガソリンを私に振りかけたのです。つまり、ガソリンにライターで火をつけると同時に逃げようとする私の背部に振りかけたのです。結局、田中を殴ったことがかえって田中を逆上させてしまったのです。」

この供述のように、被害者矢田は、被告人田中が、バケツのガソリンをふりかけようとするのをみて、背を向けて逃げだしたところを、火のついたガソリンを浴びせかけられて、背部前面、首、両腕に大やけどを負ったのであるが、それはまことに瞬間の出来事であった。更にこの犯行が、被告人の咄嗟の盲目的反射行動であることは、たまたま被害者のすぐ後方にいて、被告人の危険な行動を案じていた妻が、真向から燃えるガソリンを浴びて全身の大火傷を負い、翌日そのために死亡するという被告人の全く予期しない悲劇が発生したことである。その状況を被害者矢田は次の様に証言している。

「田中の奥さんも私同様、その場で火のついたガソリンを浴びせられて、結局焼死したのです。私が危険を感じて咄嗟に逃げたので私の後にいた奥さんが、田中の振りかけた炎のついたガソリン状のものをまともに浴びせられてしまったのではないかと思います。田中はガソリンを下から上にほうる様にバケツに入ったガソリンを振りかけたのです。今、思うと田中は火のついたガソリンをバケツごと私に投げつけたのではないかと思うのです。田中が奥さんに火のついたガソリンを浴びせる理由は全くないのです。」

乾燥室係森一雄は、被告人田中の様子が危険であることを矢田に報告し、同人とともに被告人をさがし、矢田にやや遅れて犯行現場に来て、犯行を目撃するとともに、燃えるガソリンのとばっちりで火傷を負ったのであるが、当時の状況について次の様に証言している。

「私も矢田さんに一分程遅れて、後を追ったのですが、一一号機の部屋に出たところ、新館の出入口の扉のすぐ前あたりで、田中と矢田さんが言い争いをしていて、矢田さんが『おい三雄、早く帰って寝ろ』等と言っており、そのうちに田中が矢田さんの胸倉あたりをつかみかかったのが見えたので、田中が酔っていることであるし、喧嘩しても仕方ないので、矢田さんに『よしなさい』と言い乍らその場所に寄っていったのです。田中はこちらをむき、矢田さんは後むきになって、二人の間の距離は殆んどくっついている様にみえました。私が二人の所まで、六、七米位に近づいた時に突然二人の所から、ものすごい勢いで炎があがり、炎の高さが三米位にもなったと思います。私は瞬間、ポリバケツのガソリンに田中が火をつけたのだと思いました。その火の手があがったと同時に私の右腕にも炎のついたガソリンが飛んで来て、右手首から肘にかけて火のついたガソリンがついて燃えたので、私は急いでその火を振り払って、消したのですが、ひどく熱く、やけどをしてしまいました。二人がいた付近は火の海で、そのうちに矢田さんが背中のあたりに火のついたガソリンをかぶったと見えて、燃え上って居り、そのまま私のわきを通って表の方へ走っていったのです。田中が何故、ガソリンに火をつけたのか、私には、その理由が全く判らないのです。日頃、田中と矢田さんが、仲が悪いというような事は聞いていません。」

右の森の証言もまた、被告人の犯行が被害者矢田にむけられた計画的報復行為としては理解出来ないところの、証人の言によれば「何故火をつけたか全然理解出来ないめちゃめちゃな咄嗟の出来事」であったことを示している。

このような事件をおこした当の本人である被告人は、その時どのような精神状態にあったのだろうか。まず被告人が公判廷で行った陳述を聞いてみよう。

「守衛室を出て、二階の寮の方へ向ったのですが、守衛室の隣りの資材庫の前まで来ると扉が開いておりました。その時、中に電灯がついていたかどうか覚えてませんが通路には電灯がついていて明るいのです。

私は資材室には油類が入れてあるのを知っていましたので、その時、矢田係長に油をまくふりをしておどかしてやろうと思いました。いつも外出する時にはタバコとライターを持っていましたので、火をつける真似をする道具としてライターを示せば良いと漠然と考えました。資材室には誰もいませんでしたので、真直につき当りのところへ行き、そばにあったポリバケツ一ツをとり、手近な罐のコックをひねって、ポリバケツの中に油を入れました。別にガソリンを入れようという意識はなく、ただ構わず油を入れたのです。バケツに入れたガソリンの量は全然覚えておりません。」

「それ以後、どこを通ったかおぼえていませんが、新館入口通路のところにいたことはおぼえております。時刻なども全然わかりませんでした。矢田係長が新館入口のところへ来て、また文句をいいました。そして私を殴りつけたのです。」、「殴られたことは覚えていますが、あとのことは判りません。」「私は自分のライターを手に持っていたようにおぼろげに記憶していますが、持っていた自分のライターにどういう風にして火をつけたのかわかりません。」

「そばに妻がいたこともわかりませんし、また持っていたポリバケツの中のガソリンを矢田係長に振りかけたおぼえもありません。ただ瞬間、ぱっと火があがり、熱い、大変だというのと、自分で火をつけてしまった、しまったという気持で夢中になり、新館の鉄の扉をあけて中に飛びこみました。それ以後はどうなったのかわからず、気がついたら病院に入っておりました。」（傍点は鑑定人）

鑑定人が犯行当時の状況について問診した結果は次ぎのようである（かっこ内は鑑定人）。

（資材倉庫に入ったことはおぼえているか）

それは覚えている。

（何のために入ったのか）

わからない。

（倉庫で何をしたか）

油を……。

（油をどうしたか）

油をバケツに入れた。

（どの位か）

わからない。

（火をつけようとしたのか）

わからない。

（バケツをどうしたのか）

新館の方へ持って行った。新館の入口の前で矢田さんに会ってなぐられた。気がついた時は火がついていたんです。

（何のため新館に行ったのか）

わからない。要するに覚えているのは現場の近くへ行ってなぐられたことだけです。気がついた時は火がついていたんです。

（どこに火がついていたか）

自分にです。この辺が熱かった（と左側頸部をさす）。ただ自分の頸と顔が熱いと感じただけで、足や手に火がついてもえているなんて判らなかったんです。

（誰に油をかけたのか）

自分で油をかけたことは全然おぼえてないんです。矢田さんがやけどをしたことも判りません。

（その後のことは）

わからないんです。火がついた後、新館に入ってからは全然わからないんです。気がついたら病院にいました。

（気がついたのはあくる日の何時頃か）

朝の一〇時頃だったかな。

以上にあげた、時と場所を異にする被告人の三回の供述の内容には多少の相違、たとえば、ガソリンを持ち出した動機、或は矢田に対してガソリンを振りかけ、火をつけた時のやり方等にくいちがいはあるが、一貫して犯行についての記憶があいまい模糊としており、所々想起不能の部分が存在することが想像される。すなわち、記憶があいまいではっきりしないのは、資材倉庫で、ガソリンをどうやってどの位バケツに汲み入れたか、どのようにしてガソリンに火をつけたか等の点であり、記憶を失っているのは、倉庫からガソリンを持ち出してから乾燥室に入り、そこで森にメシだと云って電源を切ったこと、更には矢田にガソリンを浴びせた事実などである。

被告人がはっきり憶えているのは、資材倉庫に入って、そこから油をバケツに汲み入れて持ち出したこと、新館の出入口で矢田に叱責され、殴打されたこと、あたり一面が火となり、自分がやったんだと気がついたこと、大変なことをしたと仰天して新館にかけこんだことなどであり、その後のことは、又わからなくなり、翌朝、病院で気がついたというのである。

被告人の犯行当時の追想は従って、完全に不可能ではないが、ところどころに欠落があり、断片的で一貫性を欠いていることが推定され、精神医学に言う部分健忘、或は島性健忘であるといって良い。従ってこのことから、被告人は犯行当時、酩酊の結果意識障害を来していたことが推定される。

被告人の記憶障害が犯行後もなお持続したことは、犯行現場にいて、犯行後の状況を目撃した工員、雨宮清の証言に徴しても明らかである。

「私は消火作業中、田中の奥さんが大声で二回ほど、『親父さがしてくれ』と叫んでいるのを聞いております。親父というのは三雄さんのことです。奥さんは自分で起きあがり、印刷室内を駈歩で通り、通路に出て、また『親父をさがしてくれ』と叫びながら守衛室の方へ行ったのです。この時、奥さんの背中の方で火が燃えておりました。胸の方も燃えておりましたが、背中の方の火が強く燃えておりました。私は、無我夢中で、右手で二回から三回位、奥さんの背中の火を消すためにこすりましたが、消すことができませんでした。矢田さんが背中が燃えたまま逃げていくうしろ姿をみました。三雄さんの姿は遂に見えませんでした。」

証人雨宮の供述は、被告人から燃えるガソリンを浴びせられて大火傷を負った妻千恵子が、自分のことよりもかえって被告人の身の上を案じて、「親父（被告人の愛称であろう）はどこへ行った」と探し求める姿を浮きぼりにしている。このように大惨事を引きおこした当の本人はそのあとどうしていたのだろうか。

この件について鑑定人が調査したところ、被告人は犯行直後社長宅に来て、副社長大熊暁三およびその夫人大熊令子の両名に会っていることがわかった。前記両名はその時の状況について鑑定人に対しつぎのように陳述している。まず大熊暁三の陳述によると「午後一一時半頃、ちょうどねたところでしたが、はじめ矢田が飛び込んできて、田中が工場に火をつけて大変だといいました。自分はすぐ現場へ行きましたが、その後には玄関に田中がいて、あがりがまちのところに腰かけて両手をついて体をささえ、『えらいことやった、えらいことやった』と泣いていました。田中はふらふらして立っていられないようだった。田中ははじめ玄関をあがって応接室から食堂まで来たことはたしかです。なぜなら私達が奥で矢田と話している時、バタンバタンという音がきこえましたし、途中の壁に田中の手型が血で残っていましたからです。自分が工場に見に行ったとき田中がついてきたように思うがはっきり覚えていません。とに角工場の方から戻ってきた時には田中は玄関にはいませんでした。その後私は自分の車で矢田を山内病院に送りました。」また副社長夫人大熊令子はつぎのように陳述している。「私が田中さんを見たのは玄関にいるところだけです。二、三分して着換えをして矢田さんと主人を送り出した時には田中さんはもう玄関にいませんでした。田中さんが怪我をしているので心配で外をまわって守衛室のところに来て『田中さんはどうしたの』とききましたらそこにいた人が『上にあがってふとんにもぐってねている』といいました。守衛室のそばを通って寮の入口の階段のところに行きました。私が上にあがったかどうかも、田中さんが降りてきたかどうかもはっきりおぼえていません。」

この大熊夫妻の陳述は、被告人が犯行後、まず社長宅に寄り、ついで二階の寮にあがって行ったことを証明していると同時に、一旦社長宅に来ながら再び行先もつげずにそこを辞したというように行動がまとまっていないことを示している。社長宅を辞した後、被告人は副社長夫人の陳述の中にあるように、守衛室のわきを通って二階の寮に行ったのであるが、次の斎藤英夫の証言はその後の被告人の状況の一端を示す点で甚だ重要である。

証人斎藤は既述のように被告人と飲酒した後被告人からビール大びん一本を土産にもらって、一足さきに会社の寮に来て、被告人らの居室から一間おいた隣りの、渡辺弘（工員）の居室で休んでいたところ、夜十二時頃、被告人が侵入してきたものである。その時の様子を次のように証言している。「はいってきたところを見ると、

二、三歩歩いてから血だらけで倒れたんです。その時僕らに向って、お前たちけんかするんじゃないぞ、と云ったんです。それから後は奥さんの名前を呼んで、千恵子、大丈夫か、大丈夫かと言ってたんです。」「それからぐ下へ行っちゃったんで後はよくわからないんです。」

また、斎藤英夫の鑑定人に対する陳述はつぎの通りである。

「渡辺さんの部屋で四人（斎藤、渡辺、入角、菊地）で飲んでいたら田中さんが入って来て、入ってくるなり布団の上に寝っころがるように、うしろむけに倒れました。手首ばかりじゃなく、肩の方まで血がついていた。はじめ、奥さんの名前を言った。千恵子、千恵子と二、三回。僕がどうしたんですかと聞くと、おう渡辺（渡辺も近くに居た）、喧嘩するんじゃねえぞと言いました。僕は下で喧嘩でもあったのかと思って、すぐ下に降りていきました。」

これら斎藤の証言、ならびに鑑定人に対する大熊夫妻、斎藤の陳述は、被告人が犯行直後、社長宅に行き、次いで斎藤らの部屋に現われたことを証明しているが、その際の言動が異常であることを示す事実が二、三にとどまらないことを良く示している。すなわち、火傷がひどい状態であるのにそれに全く、無関心であったことや、或は社長宅からそこを訪ねた趣旨がわからないままに、寮の渡辺の部屋に入って血に汚れたまま寝床に横になったなどの事柄である。とくに、渡辺の部屋に入ってきて、「お前達、喧嘩するんじゃないぞ」などと、その時の状勢にそぐわない言葉を発していることも奇異である。これは以前、斎藤と渡辺が口論したこと、この口論の仲裁の意味もあって被告人はビール一本を彼らに与えているから、この事と関連があるにはあるが、先刻のどえらい事件をしでかした直後に何故そんな事を言ったのか。甚だ理解しがたいことである。また、その時、「千恵子、大丈夫か」と言っているが、おそらく、その時はガソリンの火を妻に浴びせたことを意識していたためにそのような言葉が出たものと思われる。しかし「お前達、喧嘩するな」という言葉と「千恵子大丈夫か」という言葉の間には全く連絡がなく、しかも、わざわざ、渡辺らの部屋に来て、そんなことを言ったという経過を全体としてみると、その時、被告人の意識が障害されていたことは、推定にかたくない。とくに被告人があとから、社長宅に行ったことおよびつぎに渡辺らの室に赴いたことを全く想起できないことは、この推定を一層確実にしている。

鑑定人は詳細にわたって、被告人田中三雄の犯行時及びその前後における精神状態を、証人の陳述及び被告人自身の記憶を対照しつつ、検討した結果、被告人が、犯行時を含む数時間にわたって、追想障害（被告人の場合には部分健忘に該当する）を伴う意識障害の状態にあったこと、この意識障害は酩酊によるものであることを論証した。第五章で説明するように、意識障害を伴う重篤な酩酊を精神医学では病的酩酊とよび、意識障害を伴わない普通の単純酩酊と区別しているから、この意味において、被告人の酩酊は病的酩酊と診断すべきものである。

以上に述べたところを要約すれば次のようである。

被告人田中三雄は犯行当日、午後九時頃から午後九時五〇分頃までの約五〇分ほどの短時間に総計ビール三本とウイスキー約五〇〇ccを飲酒した。被告人は当時、蕁麻疹のために節酒しており、週に一回位ビール一、二本を飲む程度であったから、それに比べ、犯行前の酒量は過度であったばかりでなく、平素のみつけぬウイスキー五〇〇ccをビール三本飲んだ上に、極めて短時間にあおるように飲んだから、酒精の吸収速度が急激であったことが推定される。酩酊の程度は、奥山酒店を出る頃から急に深まり、意識障害を伴う病的酩酊に進行したもので、守衛室における暴行とその後における犯行はまさに病的酩酊下の錯乱した精神状況において遂行されたものである。

病的酩酊を診断する上の重要な示標である意識障害の存在は、奥山酒店に始まり、守衛室での暴行から犯行にかけて極限に達し、翌朝の覚醒時につづく部分健忘によって立証することができる。

被告人が国立武蔵療養所に鑑定留置されている間に施行した二回の飲酒試験では、確実に病的酩酊と判定できる酩酊状態を再現することはできなかった。病的酩酊を発現させる条件は第五章で述べるように極めて複雑であるから、必ずしもこれを実験的に常に再現できるとは限らない。実験的に病的酩酊を再現できればそれは診断上有力な根拠になるが、実験的にこれを再現できないからと言って、病的酩酊を否定することにはならない。被告人の場合がまさにそれである。

病的酩酊の診断にあたってよく参考にされるのは、既往歴に病的酩酊を有することである。第六章で説明するように、ある種の素質者は、酒をのむと病的酩酊に陥り、自他に累をおよぼす悪癖がある。世間ではこの種の人を酒癖が悪いという。被告人については、さきに生活史の章で詳述したように、酒好きであり、酒の上で時に乱暴な口を利くようなことはあったが、特に病的酩酊と断定できるような著しく異常な酩酊状態を呈したことは知られていない。おそらく、今回が最初の病的酩酊であり、この被告人が初めて経験した病的酩酊が予測しない惨事をもたらすことになったのである。

鑑定人は以上の論述に基いて被告人が犯行時、病的酩酊による意識障害のために、理非の弁別、ならびにその弁別に基いて行動する能力を失った状態にあったものと判断するものである。

第六章　酒精酩酊の診断と説明

本章では酩酊、とくに病的酩酊の診断の根拠及びその症状、経過、犯罪との関連等について説明を加えよう。そこでまず、単純酩酊及び病的酩酊について、精神医学の教えるところに従って、解説を加えよう。

A、単純酩酊

単純酩酊は、普通酩酊或は正常酩酊とも呼ばれているように、どこの宴席でも見られる「酔っぱらい」である。その状態と経過を模式的に記述すると次のようである。酒精が体内に摂取されて、血中濃度が高まってくるとまず抑制がとれ、酩酊初期には、気分が爽快となり、観念連合が促進されて、活動が活発となる一方、注意は散漫で持続性がなくなる。仕事の能率は一見昂進したようにみえるが、注意が転じやすいため、テストの結果では誤りが多く、作業力の低下がみられる。自我感情が昂進して、大言壮語、多弁、多動、無遠慮、刺戟性などの酔いの特徴が現われるようになる。

一過性の興奮から麻痺に移行するとともに精神活動はしだいに衰え、注意、理解、記銘判断など精神面の機能が低下してくる。酩酊が深くなると領解が不良となり、周囲の状況の正確な把握が困難となる。感情的となり、慎しみのない行動があらわれる。身体面では、運動失調がみとめられ、ろれつが廻らず、歩行も不確実となる。千鳥足でくだをまき、眠気をもよおしてくる。この時期に飲酒を中止すれば、そのまま寝こんでしまうが、さらに飲酒を続けると、泥酔し、足腰がたたなくなり、昏睡し、酔いがさめるまで呼びさましても起きない。冬季、酔いつぶれて道路で寝てしまい、凍死する例がある。トラになって暴れ、泥酔に至るような場合でも、覚醒してから酔った時のことを全く想起できないということはない。普通の酩酊では、著しい記憶障害を伴うような意識障害はないのが通則である。

単純酩酊の程度がとくに著しいものを複雑酩酊とよんで区別する精神医学者もあるが、単純酩酊との境界が明確でないために、一般にはこの区分は、用いられていない。複雑酩酊とよばれる深い酩酊でもその行動は、周囲の状況からある程度、了解可能であり、後に述べる病的酩酊のように無差別的、盲目的、非現実的、夢幻的などの様相を呈することはなく、妄覚や幻覚を示すこともなく、著しい記憶欠損を残すことはない。

B、病的酩酊

単純酩酊ではみられない強い意識障害が、比較的少量の飲酒でおこるのが特徴である。身体面の症状よりも精神面の症状が一層著明である。意識障害は比較的急激に発現し、領解、見当識が侵されて、周囲の出来事や人物を誤認し、時には錯覚や幻覚の出現をみることがある。感情、気分がとくに動揺しやすくなり、刺激性不機嫌に傾き、不安、苦悶、恐怖、激怒などの激情におそわれ、よく攻撃的行動として、傷害、殺人、放火など、又自傷、自殺などの事件が起りやすい。意識障害が持続する期間のことは、覚めてからまったく追想することができないか、または、断片的にしか、思い出せない。
病的酩酊は、単純酩酊から移行することが多いが、時には単純酩酊の経過中、短時間出現することもある。病的酩酊の持続は一般に短く、多くは数分から一時間、長くて数時間で、それから深い睡眠に入る。前述のように覚めてから酩酊中の出来ごとを思いだすことが、困難乃至不可能である。

病的酩酊の臨床型には大別して譫妄型と、朦朧型にわけられる。

譫妄型では意識昏濁を背景として、活発な錯覚、幻覚があり、妄想気分に伴う、異常行動は、現実性を欠き、夢幻様であるから、「狐にばかされた」者のようで、やることが無意味でナンセンスである。見ていても、譫妄者の行動はその意味を理解しがたい。譫妄型の病的酩酊とよく似ているのは、慢性酒精中毒者が急に酒をやめた時などにおこす振戦譫妄の時の症状である。譫妄型はその時の行動が酩酊者の主観的世界（妄覚、妄想）の表現であり、その主観的世界自体が混乱しているから、行動としてのまとまりがなく、また外界に働きかけることが尠い。従って、譫妄型は犯罪との関連が比較的稀薄である。

朦朧型は譫妄型と異って、妄覚及び妄想気分、運動昂奮がほとんどなく、意識障害が前景にたつ型である。意識がぼんやりし、その範囲が狭縮して、特定の観念群が意識内容をしめるために、注意や行動の範囲が狭くなる。朦朧状態では、譫妄と異って、外界の事象の受容が全く障害されることはないのに加えて、運動機能が侵害されることがすくなくないから、周囲の出来事を誤認し、激情の赴くままに、自他に危害を加えるようなことがあり、犯罪との関係が密接である。朦朧型の酩酊では、意識障害が主要な変化であり、身体症状（運動失調、構音障害など）は軽微であるために意識障害の存在が見逃されて悟性のある行動のように見られることもある。しかし、一見正常の様に見えても、朦朧状態中に経験したことや自分の行動を後から想起することが困難になる。この想起障害を健忘といい、ほとんど完全に追想できぬものを全健忘、ところどころしか想起できぬものを島性健忘、或は部分健忘という。健忘の確認は意識障害があったことを示す重要な鍵である。この酩酊型は、てんかんの朦朧状態に似ているのでてんかん酩酊ともよばれる。譫妄型と朦朧型たるとを問わず、病的酩酊は、酒量が大量でなくても発現することは、その成因に酒精という外因の他に個体の側の条件が関与することを示している。病的酩酊を起しやすい個体的条件としては、第一にその個人の体質をあげることができる。すなわち、爆発性、気分軽動性、顕示性などの傾向を示す精神病質がそれである。このような先天的条件とともに、てんかん、脳動脈硬化、脳外傷後遺症、中枢神経梅毒、その他脳の器質疾患が後天性に病的酩酊に陥り易い条件を作る。しかし正常者でも、酷暑、厳寒、重病からの回復期などの身体的条件や、飲酒時の心理的抗争、精神的ストレスが一時的な病的酩酊の好発条件となることがある。

問題となる酩酊を単純酩酊から区別して病的酩酊と診断する根拠は、何に求められるか。診断の重要な標識としては、第一に意識障害の急激な発現をあげなければならない。その時の状況の正確な判断がそこなわれ、注意も鈍くなる。第二に感情の変化がほとんど必発である。単純酩酊では概ね、爽快、発揚に傾くのに対して病的酩酊では例外なしに、感傷的、沈鬱、刺激的などの不快でとげとげしい気分に襲われるのが常である。第三には、健忘の存在である。酩酊から醒めた後、酩酊中の出来ごとや周囲の状況について追想が不可能、もしくは著しく困難となる。第四に病的酩酊では単純酩酊に比べて、身体運動や協同運動の麻痺（歩行障害や言語障害）がほとんどみられないことが特徴である。動作に関する限り酔ぱらっているようには見えない。

以上のいくつかの症状の上での標識の他にもし生活史、既往歴において酒癖が悪く、病的酩酊とみられるような異常な酩酊が過去に度々おきていることが確認されれば病的酩酊という診断を下す上に有力な資料を提供することとなる。しかし、既往に病的酩酊らしいエピソードがないからと言って、現在の酩酊が病的酩酊でないとはいえない。それが初発の病的酩酊であるかも知れないからである。

また、飲酒試験を行って病的酩酊を再現することができれば、診断の助けになるが、これとて飲酒試験によって常に病的酩酊の再現が可能であるとは限らないから、絶対的な決め手ではない。病的酩酊を判定する最も重要な基準は健忘を伴う意識障害の確認である。

第七章　酒精酩酊と責任能力——とくに、被告人の責任能力について

わが国の犯罪統計をみると傷害罪の約四〇％は酩酊中に起っている。酩酊と犯罪、ことに暴行、傷害などの犯罪とは密接な関係があることはよく知られている。そこで、酒の上の犯罪に関して、犯行をおかした者の責任能力如何が古くから問題とされ、多くの議論がある。

酩酊は、そもそも急性酒精中毒という病的な状態であるから、その際、司法精神医学の通念に従って、心神喪失或は心神耗弱と裁判官が判断するに足る精神障害の存在が医学的に証明されるならば、責任能力が失われたもの、或は低減したものとみなして差支えないとする見解がわが国では一般に行われている。そして原則的には単純酩酊には完全責任能力を、病的酩酊には無責任能力、若くは限定責任能力を認めることとしている。また、単純酩酊であっても、その程度が強く、学者によっては複雑酩酊とよんでいるものについては、責任能力を減低する場合もある。

酩酊犯罪に対して主として政策的見地から、峻厳なる処置をとるべきであるとする説によれば、単純酩酊にあってはもちろんのこと、明らかに酒精による精神障害のために判断及び行動の自由を失い、理非の弁別の障害を来した病的酩酊においても、責任能力を全く認めないとすべきではないという。その理由は、病的酩酊そのものだけをとりあげれば、医学的には重篤な精神障害であって、その行動に責任を負わすことのできない状態であるとしても、そもそも酩酊は多くの場合本人の自発的意志乃至欲求によって飲酒した結果生ずるものであって、自己の意志により制止できるものだからである。すなわち、犯行時は別として、それを結果した飲酒は判断及び行為の自由な状態において行われたものであるから、酩酊犯罪は「原因において自由な行為」Actio libera in causa で

あり、改正刑法準備草案にいう「みずから招いた精神障害」に該当するから、有責とするのが至当であるとするのである。

しかし、このような厳格な立場をすべての酩酊犯罪にそのまま機械的、公式的に適用することが無理であることは酒精中毒の本態を考慮すれば自ら明らかである。

飲酒は確かに、それ自体は自発的な自由行為であり、飲もうと欲して飲むのであり、飲むまいと思えば自己の欲望を抑えて飲まないでいることも出来る。飲酒して酩酊すれば悪酔いして前後不覚になって他人に迷惑を及ぼすことを自覚するものは、須く酒を絶って酩酊という事態を招来しないようにする義務があるにもかかわらず、敢えて暴飲して乱酔して罪を犯したとすれば、それは正に自業自得で、罰せられなければならないとするのも、酒の害を防ぐためのみせしめとして一理がないわけではない。況んやもし、酩酊犯罪には刑の減免が行われうることを予期して、敢えて故意に酩酊して犯行に及んだとすれば、かかる者に対しては、みずから招いた精神障害として、改正刑法草案第一六条「罪を犯す意思で、みずから精神の障害を招いて罪となるべき事実を生ぜしめた者には前条の規定（第一五条、精神障害による刑の減免の規定）を適用しない」という見解に立って処断することに全く異論はない。

しかし事実問題としてこのような刑の減免を意図しての故意の飲酒による酩酊犯罪は起り得る可能性がきわめて少いというよりは、起り得べからざるもののように思われる。実際、鑑定人は、このような事例を経験したことがない。その理由は、もし酩酊前の犯行の意志が酩酊中も持続して保存され、その意図が実現したとすれば、その酩酊は、少く共、判断及び行動の自由を障害する程度の精神障害ではなかったと認められ、刑の減免を考慮する余地がないことは明らかであるからである。

しかし、酒精中毒について精神医学が教えるところによれば、飲酒のすべてが自由意志による自由な行為とは言えない。勿論、酒を愛する人々の中には適度の酒で満足して、荒酒することがなく、酒盃を自己の適量でおくことができる。しかし中には、酒に親しんでいるうちに、酒をのまないと頭の調子や体の工合がおかしくなるために、朝から酒盃を手にし、酩酊すると泥酔してトラとなり、家族や他人に迷惑をかけ、覚めると後悔して禁酒を誓うが、その誓いも長続きせず、再び酒に走る。このような状態を酒精嗜癖、或は慢性酒精中毒とよび、この状態を基盤として様々な酒精性精神障害が発現する。このような嗜癖乃至慢性中毒に陥った者について、果して飲酒が自由な意志に基く行動と言えるであろうか。彼らが自己の意志によって酒を断つことができるならば、酒精問題は簡単に解決されるが、精神医学はこれら酒精中毒者の治療（その目標は飲酒が自由意志によってコントロールできるようにすることである）が如何に困難であるかを教えている。この事実はとりもなおさず嗜癖者乃至慢性中毒者において飲酒に関する限り、意志の自由が喪失乃至侵害されていることを物語るものであり、従ってかかる者の酩酊犯行は必ずしも「原因において自由な行為」としてその犯行に対する責任能力を認める訳にはいかない。病的酩酊が酒精嗜癖乃至慢性酒精中毒の基盤の上に発現したことが明らかである場合には、その責任能力は減免されなければならない。そして、彼らは犯罪者としてではなく、病者として医療の対象にならなければならない。

病的酩酊は、しかし必ずしも嗜癖及び慢性酒精中毒の存在の上に発現するものとは限らない。前章に述べたように、それはある種の精神病質者（先天的異常体質）、或は既往にてんかん、頭部外傷、その他の脳損傷など（後天的異常体質）があって、酒精に対する反応性が異常に過敏となっている者に、比較的少量の飲酒で発現することがある。これらの者にあっては、飲酒は病的酩酊の一契機をなすにとどまり、体質的要因が主要な役割を演ずるのである。多くの場合、かかる体質者では病的酩酊が度々おこっており、飲酒すれば、病的酩酊に陥ることが予測されるが、しかし時には一回のみの偶発であって、予知が不可能な場合がある。異常体質者（先天的或は後天的）に発現した病的酩酊の責任能力は、その発現が予知可能であったかどうかを考慮して、判定しなければならないが、いずれにせよ責任能力の減免を認めることは当然である。

以上にのべたところを要約すると次のようである。

酩酊が単純酩酊の程度であれば完全に有責とされる。病的酩酊はそもそも責任能力の減免を認めるべき精神障害であるが、若しそれが「みずから招いた精神障害」であることが明らかであれば有責である。しかし実際にはかかる事例はほとんど起り得ない。従って病的酩酊であることが確実であれば責任無能力若くは限定責任能力が認められて然るべきである。責任無能力、限定責任能力のいずれが妥当であるかについては個々の事例について、病的酩酊の背景をなす異常体質の性状及び病的酩酊に陥っていた時の犯行事情を勘案して決定されなければならない。

最後に、責任能力に関する現行刑法の規定について一言しておきたい。現行刑法では責任能力に関する規定としてその第三九条において「1．心神喪失者の行為は之を罰せず。2．心神耗弱者の行為はその刑を減軽す」とあるだけで、心神喪失或は心神耗弱の内容については何等の規定がない。そこで、裁判官は大審院の判例（昭和六・一二・一三）を参考として判定を行っている。それはつぎのようである。「心神喪失と心神耗弱とは、いずれも精神障礙の態様に属するものなりと雖、其の程度を異にするものにして、即ち前者は精神の障礙に因り事物の理非善悪を弁識するの能力なく、又は此の弁識に従って行動する能力なき状態を指称し、後者は精神の障礙未だ上叙の能力を欠如する程度に達せざるも、其の能力著しく減退せる状態を指称するものなりとす」。すなわち、この判例は「心神喪失」及び「心神耗弱」なる法律用語の内容が精神障礙の程度であることを示したのである。

改正刑法準備草案はこの「心神喪失」及び「心神耗弱」なる概念が法律上の概念であるため、規定が無意味な循環論理を表明する結果になってしまっていることを指摘し、その弊を避ける為に精神の障害による責任無能力又は減低責任能力に関する通説的定義を採って法文にしている。

そして同草案の第十五条に「1．精神の障害により、是非を弁別する能力のない者、又は是非の弁別に従って行動する能力のない者の行為はこれを罰しない。2．精神の障害により前項に規定した能力が著しく低い者の行為はその刑を軽減することができる。」と規定している。また、その理由書によると、ここにいう「精神の障害とは一時的たると継続的たるとを問わない。たとえば酩酊による一時的障害もこれに含まれる。なお『是非』は正邪善悪を意味する。『事理』と規定しても、規定全体の意味としては大差ないが、語義としては、『事理』よりも『是非』の方がやや道義的判断としての色彩が強いであろう。無能力者と減低能力者との区別を能力の『ない者』と『著しく低い者』とに置いたが、厳格に言えば、能力のない者というものはあり得ないとも言える。そこで前者を『著しく低い者』後者を『少し低い者』とすれば、その難点は避けられるわけであるが、そうすると能力者と減低能力者との区別の表現が困難になるので、この様に定めた。要は相対的な差として理解すべきことである。」と解説している。

鑑定人は、責任能力の法的解釈として、この改正刑法準備草案に述べられた見解が、現在妥当であると考えるものである。

酒精酩酊と責任能力との関係についての一般論を以上で概説した後、鑑定人は、とくに被告人の犯行時における責任能力に関して見解を述べることにする。

鑑定人は第五章において、被告人が犯行当時、病的酩酊の状態にあり、理非の弁別、及びこれに従って行動する能力を喪失していたことを論証した。わが国の現行刑法特に前述した改正刑法準備草案の解釈に従えば、精神の障害により事物の是非を弁別する能力のない者、又は是非の弁別に従って行動する能力のない者の行為は、これを罰しないことになっている。しかも改正刑法草案の解釈によれば、「能力の無い者」というものは、厳密な意味では存在し得ず、実際には「能力の著しく低いもの」と解すべきであるとしている。被告人は犯行時、「精神の障害の故に是非を弁別する能力のない者、又は是非の弁別に従って行動する能力のない者」（改正刑法草案の解釈によれば、「能力の著しく低い者」）であることはすでに論述した通りである。従って、その限りにおいて、被告人の犯行は罰せられない。

しかし、酩酊犯罪に関してはこの規定は必ずしも直ちに適用されないことは、既に論述したところである。その第一の理由は酩酊が「原因において自由な行為」であり、当事者の意志によってこれを抑止することが可能であるからであり、第二の理由は、酒精犯罪の増加から社会を守るために、厳罰主義をとることが世界的趨勢となりつつあることである。それ故、若し病的酩酊が予測されるが如き事態、たとえば当事者が病的酩酊の既往歴を有している場合に、一種の「自ら招いた罪」と見做すことができ、刑罰の対象とすることがむしろ妥当であるかも知れない。

ひるがえって、被告人について考察するに、被告人はかつて明らかな病的酩酊の既往歴をもたず、種々の偶然が重って、かつてない大量の酒精を短時間に摂取した結果、はじめて病的酩酊に陥ったものと認められる。すなわち、被告人の今回の病的酩酊は予知し得ない偶発的なものであったと見るのが至当である。よって、鑑定人は、すくなくとも被告人の病的酩酊については刑法第三九条の心神喪失、すなわち責任無能力が該当するものと主張するものである。

被告人に対する今後の処置としては、「原因において自由な行為」である飲酒を禁ずることによって、酩酊犯罪を再び犯さない様に指導することが是非必要である。幸い、被告人は常習性酒客ではなく、また精神病質的傾向も稀薄で、仕事熱心な模範工員であるから、指導如何によっては、飲酒からの絶縁も不可能ではないだろう。酒精犯罪防止の途は単なる厳罰主義に求められるべきではなく、酒精嗜癖、酒精中毒者の医療、保護の充足と更には飲酒習慣そのものの規正に委ねなければならない。

鑑定主文

一、被告人田中三雄の現在の精神状態は正常である。被告人には現在精神病質或は精神疾患を確認せしめる所見を認めない。

二、本件犯行当時、被告人田中三雄は平生の飲酒量に比して大量の酒精飲料を比較的短時間に摂取した結果、病的酩酊に陥り、そのための精神障害により、是非の弁別及び是非の弁別に従って行動する能力のない状態にあったと認められる。

右の通り鑑定する。

昭和四二年七月二五日

鑑定人　国立武蔵療養所長　医学博士　医師　秋元波留夫

横須賀線爆破事件

中田　修
福島　章

〔昭和43年・精神病質〕

目　次

解　説

昭和40年代に入ると、犯罪の中にはこれまで見られなかった種類の、目新しい現象がいくつかみられるようになった。その一つは、殺人、列車爆破などの重大犯罪でありながら、動機が一見して了解しがたい犯罪の多発である。特に行為者と被害者との間にはそれまでに何らの個人的な関係がないにもかかわらず、右のような犯罪を契機として加害者－被害者関係が成立してしまう。いったい、いつ、誰が被害者となるか解らないのである。その犯行の動機は利益でもなく、怨恨でもなく、欲動の不満のためともいえない。

こうした、一見、動機不明の重大犯罪をみた場合、まず精神分裂病の前駆期を疑い、慎重な精神鑑定と経過観察が必要である、とウィルマンスが力説したのは一九四〇年（昭和15年）のことである。しかし、昭和40年代の「動機不明」の重大犯罪の代表ともいうべき「ひかり号爆破未遂事件」「連続射殺魔一〇八号事件」「横須賀線爆破事件」「園マリ附け人殺人事件」「サレジオ高校生首切殺人事件」などの青少年犯罪者は、すべて、精神病者ではなかったのである。「一〇八号事件」の永山則夫以外は精細な精神鑑定が行われているが、その精神鑑定結果はウィルマンスの主張が現代ではもはやかならずしも正当でないことを示している。

このような時代精神の変化について、東京医科歯科大学助教授小田晋博士は内向的・分裂性・矛盾性・情動易変性など、ゼーリッヒのあげた諸特徴に加えて、対人的不安・精神的未熟・短絡性など、思春期心性を誇張した形で示している少年においては、その空想性・非現実性のために現実の生活圏とマスメディアを通じて接し得る世界との間隙が短絡的にのり越えられることを示した。これらの非行の背後には現代における現実的な人間的出会いからの疎外、生き甲斐の喪失などの実存的真空の状況を認めうるという（小田晋「特異な思春期危機犯罪者の一群とその精神医学的研究」精神神経学雑誌七一巻七号、昭和44年）。

一方、福島章らは「ひかり号爆発未遂事件」被告人の事例報告において、現代の青少年が体験しつつある特異な思春期危機を自我同一性危機の概念によってとらえようとしている。分裂気質圏の青少年にとって思春期における情動のうっ滞や攻撃性の亢進などの危機を、現代では特定の対象に情動を収束させることによって解決することがきわめて困難となって来ている。何故なら、家族や社会の有機的統合の解体・社会的価値や規範のアノミー現象・世代間の断絶・マスメディアの発達などと反比例して個人的対象関係が稀薄となり、親密性が失われてゆく。少年たちは同一化する対象を失い、自分が一体何者であるかという問いに答えることが出来なくなってきている。すなわち自我同一性拡散の状態に陥っているからである（福島章・石川義博「ひかり号爆破未遂少年の一精神鑑定例」犯罪学雑誌35巻6号、昭和44年）。

さて、こうした新しいタイプの犯罪のひとつとしての爆破犯罪の流行は、犯罪学的にも興味ある現象である。特に昭和42年には「東京国際空港爆破事件（2月、重軽傷二名）」、「東京駅みどりの窓口爆破事件（3月、死者一名）」、「新幹線ひかり号爆破未遂事件（4月、被害者なし）」、「山陽電鉄爆破事件（6月、死者二名、重軽傷二十四名）」などがあいついで起り、これに一連のいわゆる「草加次郎事件（未解決）」が続いている。本項の「横須賀線爆破事件」は翌43年6月のできごとである。

これらの爆破犯罪の特徴としては、①爆破がすべて公共の場所で起っており、それゆえ想定される被害者は（「空港事件」を例外として）、行為者とは無関係な不特定多数の公衆であること、②したがって「害意」などが一見不可解であること、③被害者と個人的な関係がなく、遺留品も破壊されていることが多いことなどから、犯人の検挙が非常に困難であること、などをあげることが出来る。爆破犯罪の多発は、日本経済の高度成長と未曾有の繁栄のかげにひそむ青少年層の疎外感、真の生きがいを喪失した彼らのうっ屈した感情などと無関係ではなかろう。

「横須賀線爆破事件」は昭和43年6月16日の出来事である。被告人は東北地方出身の内気で吃音のある一大工であったが、彼は自分を捨てた愛人が日ごろ利用していた横須賀線に時限爆破装置を置きざりにし、たまたま乗りあわせていた、まったく無関係な乗客一名を死亡させ、一三名に重軽傷を負わせた。犯行の日は「父の日」であったが、彼は幼時に戦争で父を失っていた。そのために進学をあきらめ好きな職業につくことを断念せねばならなかったのだ、と日ごろから思っていたのである。攻撃性の発現を直接自分を裏切った愛人に向けることなく、横須賀線電車や無関係な乗客を被害者とした心理機制については鑑定書中に一つの解釈が述べられている。なお、放送作家の鎌田忠良氏も「殺人者の意志」（三一新書、昭和43年）で詳細な検討を試みている。

遺留品を中心とする広範囲・精力的な捜査のすえ、被告人はその年の11月9日に逮捕された。第一審判決は翌44年3月20日で、横浜地方裁判所は死刑を言い渡した。逮捕後四ヵ月後の、きわめて早い判決であったが、判決理由書の中で、裁判所は量刑にかかわる情状として以下の六点をあげている。㈠、社会的危険性（不特定多数者に対する無差別的殺傷）。㈡、結果の重大性（死傷一四名）。㈢、社会的影響（交通機関利用者一般に与えた恐怖）。㈣、模倣性（爆破犯罪のもつスリルと猟奇性に加えて犯人検挙の困難さを考慮すると、模倣者が出ないように量刑を考慮する必要がある）。㈤、殺意の存在（未必の故意として）。㈥、心神耗弱ないし喪失の状態ではない。

これらの「情状」論は、新しい犯罪形態として爆破犯罪に対する裁判所側の反応を示すものとして興味深い。最後の心神の状態について、第一審では精神鑑定を行わず、ただ「本件犯行に至る経緯、周到なる計画、犯行およびその後の行動を詳細に吟味するとき、犯行時の是非弁別能力の欠如若しくは減退は認め難いのである。このことは被告人の司法警察員、検察官に対する二十数回に及ぶ供述調書や当公判廷における態度、供述内容等に徴しても明らかである。」と述べている。

　東京高等裁判所における第二審では、東京医科歯科大学総合法医学研究施設中田修教授を鑑定人とし、同助手福島章博士を鑑定助手とする精神鑑定が行なわれた。鑑定は、被告人に精神病も意識障害も存在しなかったことを明らかにしたが、犯行が統御困難な無意識的衝動によるものであること、被告人には軽微な脳障害が証明されるが、これが彼の未熟で偏倚した心性の形成に関与している可能性のあることなどを指摘した。もっとも、これが心神耗弱の状態に該当する程度の障害かどうかは裁判所の判断に委ねられるべきであるとした。裁判所は被告人を完全責任能力と認定し、昭和45年8月11日、控訴を棄却して死刑判決を支持した。

　第二審判決に対して被告人は、殺意を認定されたこと、犯行を意図して予備実験を重ねたと認定されたことなどに強い不満を抱いたが、裁判所に対する不信感も強く、一度は上告をしないことを決意した。「兇徒」一号記載の鎌田氏あての手紙には次のように述べている。

　尤も、ぼくの事件の場合、この裁判の裏にはこう言う意図があるのです。この社会的事件に対し警察庁は一〇七号に指定し、幾ら金を使ってもいいから絶対逮捕しろと神奈川県警に至上命令を発し、五ケ月後捜査費約三億円を費して犯人を逮捕した。そして捜査本部に総理大臣賞が贈られた事件です。いわば国家を上げての犯人検挙だったのです。国家の面目にかけて捕えたのです。あとは残るのは唯一つ、国益に損害を与えたかどで抹殺するのです。裁判所の独立と言ったって所詮、国家の下請に過ぎません。殊こ《(ママ)》の事件に関しては国家が睨みをきかせています。昔の思想犯は殺人を犯さなく共《(ママ)》、死刑にされました。国家の上層部に不都合だからです。この事件は一時のうっ憤晴らし、動機は単純ではありませんか。それを是が非でも「計画的」にして死刑にするのは、ぼくは明らかに国家（社会でも可）に不都合だからです。そして、抑制力もきいたし、もう一度見せしめの為に……。だからぼくは上告はしません。

裁判所、国家権力に対するこのような認識もまた、戦後に育った、昭和40年代の若い被告人の意識と態度が従来の被告人たちと違うことを示すものである。もっとも、被告人は周囲の説得によって結局上告した。しかし、上告は死刑執行をのばす時間かせぎのためで、判決は決して変るまいという確信を被告人は抱いていたのである。事実、最高裁でも昭和46年4月22日に上告棄却の申し渡しがあり、ここに被告人の死刑は確定した。被告人は昭和47年4月現在、東京拘置所に死刑囚として在監し、ヘブライ語の研究と短歌の制作に日々を送っている。

（福島　章）

船車覆没致死等被告事件被告人若松善紀精神鑑定書

わたくしは昭和四四年一二月二五日東京高等裁判所第二刑事部裁判長樋口勝判事より、船車覆没致死・電汽車顚覆・殺人・同未遂・傷害・爆発物取締罰則違反被告事件被告人若松善紀について左記事項の鑑定を命ぜられた。

鑑定事項

一、被告人の犯行当時および現在の精神状態

よって鑑定人は同日より鑑定に従事し、一件記録を精査するとともに被告人に面接してその精神の状態を検診し、東京医科歯科大学総合法医学研究施設文部教官福島章を鑑定人助手として面接・問診・心理テストを行なわ

せ、また被告人の本籍地に派遣して被告人の母、同兄、同姉、および被告人の中学校当時の教頭であった青木隆に面接せしめて鑑定に必要な事項を聴取した。さらに昭和四五年三月二日、被告人を東京医科歯科大学に連行せしめて、問診・身体の検査・脳波検査を行うとともに、同大学総合法医学研究施設文部教官佐倉朔をして人類学的身体計測を行わせた。また、昭和四五年四月三日より六日までの間、神奈川県川崎市新丸子東三ノ四七三東横第三病院に鑑定留置して気脳写を実施した。以上の検診の結果、一件記録、山形県尾花沢市役所市民課に対する戸籍照会回答書、同市立福原中学校長土屋喜久治作成の学校照会回答書を資料として本鑑定書を作製した。

公訴事実

昭和四三年一一月三〇日附横浜地方検察庁黒瀬忠義検事の起訴状および昭和四四年二月二〇日附同検察庁宮越重雄検事の訴因変更請求書によると、

被告人　若松善紀
生年月日　昭和一八年八月一〇日生
本　籍　山形県尾花沢市（以下略）
住　居　東京都日野市上田三六九番地
職　業　大工

被告人は、かねてより自己が吃りであることや、高等学校に進学できなかったことから劣等感をもち、社会に対しても不満を抱いていたところ、結婚する約束で同棲していた幼なじみの山田敏子（仮名）が家出し、同郷の友人と恋仲になり同女との結婚の希望を絶たれるや、憤懣遣る方なくいっそのこと爆発物を使用して同女が上京の際利用している国鉄横須賀線の電車を破壊して乗客を殺傷し日頃のうっ憤を晴らそうと決意し、右破壊および殺傷の目的をもって、昭和四三年六月一六日午後一時四〇分ころ、東京都千代田区丸ノ内一丁目一番地所在東京駅六番ホームにおいて、同ホーム一三番線に停車中の多数の乗客が現在する同駅午後一時四五分発下り第一三三三号横須賀駅行き（横須賀駅折り返し、午後三時四分発上り第一五三二号）電車五号車の網棚に狩猟用無煙火薬約三五グラムを水道、ガス管用の鋳鉄製三方継手に充填し、テープレコーダー用乾電池ケースに容れた一・五ボルト乾電池四本を起爆の電源となし、ゼンマイ式タイムスイッチの時限装置を施した爆発物を装置し、同電車が横須賀駅から折り返して東京駅に向かい進行中、同日午後三時二八分ころ鎌倉市小袋谷一丁目三番一号付近に差しかかった際、右爆発物を爆発させてこれを使用し、日本国有鉄道所有大船電車区長丸山広弥の管理にかかる同電車五号車両の屋根、天井に張られた鉄板および合金板四枚、座席七個、網棚、窓ガラス四枚のほか車体付属品八点（損害約五四、一〇六円相当）を損壊して電車を破壊し、よって前記爆発物の直近に居合わせた乗客広島勇（当時三二年）に対し脳挫滅の傷害を負わせ、同日午後一〇時四三分ころ鎌倉市大船六丁目二番二四号所在大船中央病院において死亡させて殺害の目的を遂げたほか、別表一（省略）記載のとおり同じく直近にいた乗客高村末吉（当五七年）ほか一一名に対しては肋骨々折などの傷害を負わせたにとどまり殺害の目的を遂げず、かつ別表二（省略）記載のとおり同車両の乗客篠崎美智（当五五年）ほか一名に対し、両神経性耳鳴などの傷害を負わせたものである。

罪名および罰条

船車覆没致死　刑法第一二六条第一項、第三項
電汽車顛覆　同法第一二六条第一項
殺人、同未遂　同法第一九九条、第二〇三条
傷　　害　同法第二〇四条
爆発物取締罰則違反　同則第一条

診療記録

第一章　家族歴

第一節　父とその血縁者

被告人の父要一（仮名）（明治四四年生）は宮田ミツ（仮名）の私生児として生れた。父親は不明である。

父方祖母ミツは、尾花沢在の市野野の農夫の子供であり、一九歳で私生児要一を生んで、彼を父母の子として入籍し、自身は三ヵ月位の乳児をのこして実家を出た。そして、尾花沢市上町にあった女郎屋に身を寄せ、そこの主人平野清六（仮名）の私生児（芸者に生ませた子供）一郎の乳母となって、清六の本妻ともども養育にあたった。そして現在まで同家に住みつき、清六の養母として入籍しているという。きわめて変った経歴の持主である。

被告人の父要一は手先が器用で機械いじりが好きで性質はまじめであったという。学校を出てから運送会社につとめ、ほどなく運転手として働いて評判もよかった。しかし一九歳頃、独立を志して田畑を抵当に入れたり雇主に前借りをしたりして当時めずらしかった高価な外車を買いこんだところ、予期したほどの収入が得られず、結局は車も田畑も手放さねばならなくなったという。この頃、要一がミツが実母であることを伝え聞いて彼女をたずねていったところ、「お前の母親などであるはずがない。もうたずねてくれるな」といわれたことから生活があれ、無思慮、投げやりな行動がみられ独立にも失敗して一家を窮乏に導いたということである。結婚して五人の子をもうけたが、昭和一九年頃出征し、昭和二〇年三月一七日、レイテ島で戦死した。

第二節　母とその血縁者

被告人の母の実家は、被告人の本籍地から二〇kmほどはなれた、大石田町（旧大高根村）である。

被告人の母は現在六一歳。体型は細長型で気質は分裂気質に属する。性格は、勤勉・勝気・こまめ・やや見栄っぱりである。子供にはきびしく、社交性には乏しい。鑑定人助手が面接した際には、きわめて頻繁なチックが認められ、会話はかなり一方的で、聴く者の理解をこえた地方訛りを猛烈な早口でとめどもなく喋りたてることが注目された。青木隆によると、事件後興奮した時に著明にどもったということであるが、面接時には吃音は認められず、早口症 cluttering のみ認められた。これらの症状は神経質な性格を示唆する。

第三節　同胞

被告人は五人同胞の末子である。同胞に特記すべき者はない。

第四節　要約

被告人の遺伝歴では、父が私生児であって父方祖父がいかなる人であるか不明であること、父方祖母が変った経歴の持主であることが注目されるが、詳細は不詳である。また、母方いとことその子が精神薄弱であるということであるが、他には精神病や著しい性格異常者・犯罪者などを見出すことは出来ない。

性格学的にみると、母親が比較的神経質で早口症・チックなどを伴っていることが注目される。兄はむしろ素朴な循環気質者の特徴がうかがわれるが、姉はむしろ柔和な分裂気質者とみられ、これは母や後述する被告人の気質と共通するものである。

第二章　本人歴

第一節　既往歴と発育

被告人は昭和一八年八月一〇日、母親が三四歳の時第五子として自宅で出生した。胎生期の母体の異常は記憶されていない。頭位であったが、陣痛開始から分娩終了まで約一〇時間を要し、他の子供らよりも出産時間が長かったという。出生後すぐに泣き、チアノーゼなどの異常は認めなかった。生下時体重は七、八百匁（約三〇〇〇g）で正常範囲である。授乳は母乳が不足したので、わずかばかり配給になるミルクや穀粉などで補ったが、戦争中のことで十分な栄養を与えたとはいえない状態であった。

被告人は乳児期、あまり泣かず、怒ったりすることもなく、おとなしくねていることが多かった。簡単な発語をするようになったのは満二歳すぎ、歩き始めたのが満三歳、おむつがとれたのが満四歳以後と、言語・運動機能の発達は著しく遅かった。歩くようになってからも、活溌・多弁ではなく、おとなしく手のかからない子であった。学齢まで夜尿があり、また夜驚があった。夜驚は、就眠中に突然身を起したり立ちあがったりして、きょろきょろしたり寝言をいうものである。夢遊はなかった。

四―五歳の時、百日咳から肺炎になり、一ヵ月高熱・昏蒙・不食などの状態が続き、全身的にも衰弱し、家族は死ぬのではないかと心配した。もっとも、熱性けいれんはなかった。

その後は著患なく、事件後の昭和四三年八月に虫垂炎の手術をした以外、大きな病気はない。しかし、身長・体重などの発育は同年齢の子供らに比較してやや劣っており（クラスで下から四〜七位）、大柄な兄と較べるとかなり差が目立ったという。運動神経も鈍い方であったという。

吃音のはじまりは、本人によれば小学校二〜三年からといい、姉・兄は四、五年頃気付いたと述べ、母は中学に入ってから知ったという。ともかく、親戚の女の子（本人と血縁はないという）の吃るのを子供仲間でまねしているうちに本当の吃りになってしまった、という。小学校時代は吃っていたが、同級生も同じ村の連中であり、特に気にしなかったが、中学に入ってからは、新しく友人もふえたので、強く意識し、ひどくなった。学校で順番で指名される時が最もひどく、突然指名されるとうまくゆくことがある。

第二節　生活史

被告人が生育した尾花沢市は山形県の北部、奥羽山脈と出羽三山に抱かれた山形盆地にあり、日本でも有数の豪雪地帯の一つである。奥羽本線大石田駅から私鉄またはバスで一〇分程入らねばならないが、国道一三号線（旧羽州街道）は尾花沢市を通っており、昔は宿場町であった。被告人の生家は尾花沢市の中心からさらに北方の部落にあり、国道に接している。附近は五、六反の田畑を耕す小農家が多く、米を主に作っており、冬はほとんどの者が出稼ぎに他県に出るという。

被告人が出生した昭和一八年には、父はトラック運転手をし、母は五、六反の田畑を耕していた。しかし、翌一九年には父は出征し、翌二〇年に戦死した。そこで母は、僅かな軍人恩給と、農業と日雇いなどで働いて家計を支えねばならなかった。被告人の幼少年期は家庭が貧困のどん底にあり、青木隆によると「壁はぼろぼろで家の中がまる見えになっている」ほどであった、という。

母は働くのに手一杯で、子供にはきびしく、夕食の仕度などは子供の仕事として課していた。そのためよその子供のように思いきって遅くまで遊ぶことは出来なかったが、「父なし子だから仕方がない」と思い、きびしい母には反撥を感じたが、よその子に羨望を感ずることはなかったという。

なお、昭和二一年から昭和二五年頃（被告人三〜六歳）の三年半ほどの間、被告人の家の裏の小屋に、被告人と同年齢の女児山田敏子とその母が住みつき、被告人兄弟と遊んだりした。敏子との関係については、後に述べる。

昭和二五年、福原中部小学校に入学し、昭和三一年福原中学校に進学し、昭和三四年同校を卒業した。中学校時代の成績は中位であり、家事手伝のための欠席が年間六〜一二日ほどある。趣味としては工作・機械などがあげられ、評定では責任感・指導性が二年の時Cである他はすべてBである。なお、中学一年夏に実施された田中B式知能検査では、偏差値四八で、ほぼ平均的な知能を示している。

昭和二六年（被告人七歳）の時、姑（父方養祖母）が死亡した。被告人によると、彼女は兄弟のうち、兄だけを偏愛し、被告人には冷たかったというが、家人らは否定している。

昭和二九年頃（被告人一一歳）の時、長姉が結婚した。彼女は幼少年期の被告人をやさしく暖く遇した人として記憶されている。

被告人の生活歴の中で注目すべきことは、被告人の七、八歳の頃から一三歳頃までの間、週に一回は若松家に泊りに来るよその男性がいたことである。彼は尾花沢から三〇km位はなれた東根市にトウフ屋を持ち、妻子もあったが、かたわらバリカンの研ぎ・売買などの行商を業とし、バリカン屋・はらさん（仮名）などと呼ばれており、若松家にすゝめてトウフ屋を始めさせたり、被告人の母にいくらかの経済的援助を与えたり、時には野良仕事を手伝ったりしたことがあるという。被告人は子供心にその男と母との関係をうすうす感じてはいたが、その男に対しては特別の憎悪・嫉妬・愛情などは抱いた覚えがない。親しみも反感もなく、今にして思うと下宿人に対するような感情であったという。そのことで母に対して不潔感や悪意をもったことも否定している。その男は、被告人にも盆暮などに小遣いを与え、被告人が働きに出る時には高価なジャンパーを贈ったりした。家で晩酌するとき、酒を買いに行かされたりしたが、幼い被告人が釣銭の一部をかすめても何も云わなかった。家で彼を何と呼んだかは覚えていない。父親という感情は湧かなかった。彼の印象としては、家でカミソリやバリカンを研いでいた時の大きな掌を覚えているという。

昭和三四年春、中学校卒業後、被告人は山形市内の指物大工長岡秀治方に見習として住込んで働いた。被告人は高校に進学して鉄道員か無線通信士などになることを夢みたが、家庭の経済状態がそれを許さなかったのである。しかし昼間働けば、夜間高校に通わせてもよいという約束は果されず、翌年主人の妻をとおしてたずねてみると、かえって「職人が学校にいって何になる」と説教されたという。被告人と長岡との間は感情的にも意志の疎通も、好ましくなかったようで、被告人は長岡を「憲兵あがりのこわい人」とおそれてあまり口をきかず、長岡は被告人を「陰気で気心が知れず、何かいっても返事をしないこともあるへんな男」と考えていたようである。結局、進学のことと、一日中家の中で気のあわない師匠と仕事をすることにいやけがさして昭和三五年七月に「やめちゃえ」と思って家に帰って一ヵ月ほど土方みたいなことをしてぶらぶらしていた。次姉が、「学資を多少助けるから高校へ行ったら」といってくれたが家族で相談した結果、やはり三年間学校へ通うことは無理があろうということで断念させられ、また働くことになった。

昭和三五年八月末、被告人は紹介する人があって東京都保谷市泉町六の一九の七、高橋工務店、高橋吉雄方に大工見習いとして住込んで働いた。その時の契約では、三年見習（給与は月五〇〇〇円〜一万円の小遣い程度で、食事・住居・被服は雇主負担）、その後半年はお礼奉公、あとは自由、ということであったが、被告人が三年間きわめてまじめに働いたため、昭和三八年八月、三年の見習期間が過ぎた時、高橋はお礼奉公を免除し、その後月給四万円位で一人前の大工として雇用した。被告人は、一人前となってから飯場などに寝泊りし、昭和三九年一月に新宿区西落合二の一二の二一の落合荘に間借りをし、そこから現場に通うようになった。仕事はまじめであるが、無断で長く欠勤したことが三度あった。一回目は昭和三九年六月中旬で、急にいなくなり、しばらくして神戸から、日本中を廻ってから帰ると手紙を出したまま半年所在不明であった。同年暮頃、頭をさげて戻って来た。旅行をした後、家にいて働いていた。第二回は昭和四一年暮で猟銃を買って無断で半月程帰郷し、鳥を射ったりしていた。第三回は昭和四二年一〇月中旬のことである。保谷市役所工事中突然いなくなり、同年一一月と翌年一月に高橋を訪れて無断離職を詫びた。この時は後述する山田敏子の件で同僚にからかわれて腹を立ててやめ、新聞広告をみて世田谷区桜ケ丘の河村建工に転職していたものである。河村建工では同社の伊藤幹の組に入って本件逮捕の昭和四三年一一月九日まで諸所の現場で働いていた。当時の月収は八万円前後であった。

なお、落合荘に移った昭和三九年一月頃、同郷の尾花沢市出身の大工で、被告人よりあとから高橋工務店に入った北村正（仮名）と一ヵ月ほど同居した。また昭和四二年三月上旬から四月一六日まで約四〇日間、落合荘で山田（当時山村姓）敏子と同棲した。昭和四二年一〇月、落合荘を引き払って日野市上田三六九番地に一一坪程度の一軒家を借り、逮捕時まで居住した。

第三節　生活史の問題点

以上年代順に略述した被告人の本人歴のうち、精神鑑定の上で重要な点を整理し補述する。

(一) 既往歴と発育

分娩時間の遷延・満六歳で経過した重篤な高熱性疾患（百日咳肺炎？）の既往は、幼若の脳の健康な発達にあるいは何らかの影響を与えたかも知れない。また、乳児期の発達に著しい遅滞が認められることも注目される。しかし、これらの出来事と、現在の被告人の吃音や精神状態との因果関係を一義的に推測しうる根拠はない。

(二) 母子関係

被告人の子供の頃、母は勝気・気丈・神経質でやさしさに欠ける人柄であり、しかも夫のいない多子家庭を女手一つで支える多忙と苦労に追われていることから、母子間に暖い人間関係が成立することが困難であったと思われる。被告人にとって母は口うるさく、きびしく、被告人を家事などに駆り立てる人として記憶されている。そこで彼は、すでに死んだ父親を「やさしい理想的な父親」として空想することによって慰めを見出そうとしていたようである。ところが、母達にとって父親は事業に失敗して自分らが現在なめているところの窮乏・辛酸の種子を撒いた人間としてむしろ憎悪の対象でさえあり、被告人が父親のことをきいても素っ気ない応答をしていたようである。したがって、被告人の父親のイメージは、家族とまったく違った、非現実的な理想化された像として育ってゆき、被告人だけのものとして保有されたと考えられる。

母子関係の疎遠さを推測させる一つのエピソードは、母親の情夫に対して、少年期の被告人が、末子であるのに、嫉妬や敵意をまったく感じなかったと述べていることである。もっともこれは、何らかの原因によってこれらの否定的感情が完全に抑圧されていたためかも知れない。

(三)　敏子との関係――その1

幼年期の、敏子との関係については鮮明な記憶がある。敏子が母達と来たのは三月の雪どけで、みながよろこんで走り廻る頃であり、帰京したのも、被告人が小学校にあがる年の雪どけの頃であったという。

敏子は被告人と同年であり、被告人の家の裏の小屋に住んでいて、よく被告人の家にやって来て被告人や兄とよく遊んだ。活潑・勝気・きかんぼうで口が達者だったため、兄も時々へこまされることがあったという。被告人とは特に仲よく、ままごとなどをしてよく一緒に遊び、他の子から「ヨシキとトシコは仲良しだ」などとはやされたことがある。二人の関係は、敏子が主導権をとり、被告人がそれに服従するというパターンが多かったようである。敏子が被告人の兄にいじめられた時などは、やつあたりで被告人を竹竿をもって追いかけ廻したり、ナワで縛ったりしていじめたという。しかし被告人はいじめられることを特にいやがらず、時にしゃくにさわって「この娘っ子、よそ者のくせに！」などと思うこともあったが、ふだんはほとんど抵抗もせず、唯々諾々とぶたれたり、縛られたりして、しかも敏子を憎からず思っていたようである。

被告人の敏子に関する記憶では、もう一つ、よく彼ら二人が天井裏などにかくれ、家人が二人の不在に気付いて、下の方で探したり心配したりするのを見ていることが好きであった、という記憶が注目される。当時、祖母が存命で兄ばかりを可愛がって被告人を疎んじていたと感じていたので、そうした不満がこうじた時、敏子を天井裏に隠して家族を困らせ、「ざまあみろ」という気持で皆をみおろしていたという。

もっとも、被告人も敏子もいつも二人きりで遊んでいたわけではなく、他の子とも遊んだという。敏子が去った時、多少の淋しさは感じたが、たまたま小学校入学のよろこびに紛れたものか特に苦にはならなかったという。

(四)　幼少年期の行動の特徴

幼年期、被告人は年よりは子供っぽく、おとなしく不活潑で受動的な性格であった。しかし、特に内気で孤立的というのではなく、近所の子とも遊んだし、入学後も同級生や部落の子供たちとよく遊んだ。小学校四年以後に担任となった荻野先生の宿直の時には、特に仲のよい子供三〜四人といつも学校へ遊びにゆき、泊りがけで遊びや試胆会などに興じた。この頃は、自分で回顧すると、屈託なく生き生きしていた時期だったという。しかし、変った点がいくつかあったことも注目される。

一つは、小学校二〜三年位から遠くへ出かけるのを好んだ。母の実家や実の父方祖母にあたる平野ミツの家、長姉の婚家などによく行き、近くの町や村で祭りや行事がある時なども、かなりの距離を徒歩で行き、みなに物好きといわれた。山歩きもしたが、何日も戻ってこないようなことはなかった。縁者の家などに行くのは、別に目的も用事もないが、もてなしを受けたり小遣いをもらったりすることも一つの魅力ではあったのであろう。母親に与えられなかった愛情ややさしさをもとめて歩き廻っていたのかも知れない。中でも平野ミツに対しては、幼時百日咳肺炎で重篤な状態を救ってもらったという感謝の念もあった。また、ミツや彼女の育て子である歯科医の平野一郎やその妻の女医さんなどに親しみを抱いていたようである。特に一郎は父親と同年であることから、時に心の中で父親に擬して考えることもあったという。

一方、兄によると、被告人は小さい時から変ったところがあったという。その第一は気持の変りやすいことで、何かしていても時々気持がぐらっと変る。たとえば友人達と魚つりをしていても、急にいなくなることがある。皆と遠出をしても黙っていなくなって、一人で別のところにいってしまうことがある。また模型を組立てる時など、説明もみないで自分勝手に作り始めてしまうので、あとで部品がたりなくなったり妙なものが出来たりすることが多いという。また人が寝静った夜に突然起きて機械いじりをしたり、納屋の屋根裏に一人で寝ころんで長いことぼんやりしていることもあった。また蛇類や牛豚鳥肉などを平気でなまで食べることがあった、という。

青木隆によると、中学時代の被告人は無口で人と親しまず、青木が被告人の養祖父と旧知であること、被告人兄弟に父がいないことから、目をかけて可愛がってやろうと努めたが、兄のようにまつわりついてくることがなく、子供らしい可愛さがほとんど感じられなかった、という。

もっとも、中学校の学籍簿には、特別の性格特徴も吃音も記録されていない。

㈤　嗜好・趣味・性生活

酒は一八歳頃、高橋工務店にいた頃から飲み始めたが、仲間とのつきあいで飲むだけで自分一人では飲まず、毎日飲み続けたこともない。量は日本酒で二～七合、それ以上飲むとむしろ青くなる。酒癖は悪くなく、酒の上での失敗はない。

煙草は二〇歳頃からで、一月二〇本位喫っていた。

麻薬・睡眠剤・精神安定剤・覚醒剤などを用いたことはない。

趣味は小学校高学年位から機械いじり、実験などが好きで、余暇をラジオ・模型製作・テレビ修理・建築設計の勉強などに用いていた。スポーツは見るのも自分でするのも嫌いである。ギャンブルでは、仲間に誘われて競馬を覚えたがあまり好きでなく、大金を賭けたこともない、という。

自動車の免許は、大工見習の時、自動二輪免許をとり、昭和四三年二月に普通免許をとったが、自動車を買ったことはなく、いわゆるスピードマニアでもない。

なお、昭和四一年秋免許をとって猟銃を一丁買った。郷里や建築現場であった埼玉県北足立郡新座町附近で鳥などを射ったりした。銃は自分の部屋に大切においておいた。

性についていては関心が少く、また声変り、陰部発毛など思春期の第二次性徴の発現はやや遅かったという。自慰の開始は一九歳頃、初交は二一歳頃、酒場の女相手で、その後敏子と同棲するまでの間に七、八回、同種の女性と肉体関係があった。他に四、五人の女性と手紙のやりとりやお茶をのむ程度のつきあいはあったが、恋愛関係にまで進んだ女性は敏子以外いない。特に敏子との同棲が破綻した後、本件前の昭和四三年四～六月頃、鵠沼の仕事現場の近くの飲食店マイアミの主人の娘に被告人が愛情を抱き、デートを申込んだり、親方に頼んでその父親に口をきいてもらったりしたが、彼女にはまったく相手にされなかった。

なお同性愛・マゾヒズムなどの性的倒錯やその願望の存在は否定している。

㈥　敏子との関係――その2

幼児期の数年を仲良しですごした被告人と敏子とが、成人後ふたたびつきあうようになったのは、昭和三八年正月に敏子の母が若松家に出した年賀状がきっかけになったものである。翌年被告人は彼女あてに年賀状を出し、何回かの文通の後に被告人の申し出を敏子が承諾して昭和四二年二月一六日中野駅附近で待合わせて会った。敏子は昭和三八年に山村と結婚して横浜市戸塚区に住み、母親の面倒もみてもらっていたが、夫が九歳も年上であること、子供が出来ないことなどから結婚生活に不満を抱いていた。何回かデートを重ねた後、三月六、七日頃敏子は被告人の部屋に泊り、肉体関係を持ち、三月一〇日頃敏子は家出をして被告人の部屋に同棲するようになった。山村や母親が落合荘に来ても敏子は帰らなかった。二人ははじめ仲良くくらした。しかし、四月一六日、敏子は被告人の部屋を出て山村家に帰ってしまった。

同棲生活が短期間で終ってしまった原因について被告人は、郷里の母親が敏子との結婚に反対し、敏子の父親が累犯者で獄死したこと、犯罪者の娘ではどうせロクな者でないこと、すでに人妻であること、などを手紙に書き連ねて被告人に別れることを命じ、郷里の娘の見合写真を同封して来たりしたのをすべて敏子が見て、ショックを受けたためであるという。被告人の母によると、敏子との結婚には絶対反対で何度も手紙で説得したり手切金五万円を送ったりしたが、被告人あての手紙を敏子が開封してみるので、封筒の表に「敏子さん見ないで下さい」と書いて出したが、それでも開けて見たらしいという。一方、敏子の警察での供述によると、別れた理由は被告人の性格がいやになったためであるという。すなわち、はじめはやさしかったが同棲一週間もすると次第に女にたよって、よりかかって来るようになり、態度にもおちつきなくこそこそしたところがあり、嘘つきで見栄っぱりで、ありもしない金や才能があるような素振りをするのが耐えられなかった、という。被告人が吃ることは同棲してから気付いた。

敏子が被告人の家を出て山村家に戻ってから、被告人は何十通となく手紙を出して敏子の翻意をもとめ、戸塚の山村家にまで何回も行った。被告人によると、その後も敏子は落合荘に来ることがあり肉体関係もあった、という。敏子の供述では被告人はいやがらせやおどし（「別れるなら殺してしまう」）をしつこく云うので困った、という。

昭和四二年秋、敏子は被告人の同僚で顔見知りの北村正に会いに行き、被告人が敏子を断念するように口を利いてくれと頼んだ。北村はこれを断ったが、彼らは何回か会って話すうちに北村の部屋で同棲するようになった。すなわち、被告人は友人に敏子をとられたわけである。このことで被告人は勤務先の同僚達にからかわれ、前述の如く同年一〇月に転職した。被告人は同年一一月中頃北村方を訪れて敏子がいるのを発見し、喫茶店に連れ出して自分のもとに帰るように懇願したが無駄であった。翌四三年二月初旬までの間に、被告人は北村方を訪れ、敏子と話し合ったり、酒とつまみを買っていって三人で飲んで談笑したりしたことがあるが、敏子は被告人のもとには帰らなかった。ちなみに被告人は昭和四二年一〇月に日野市の一戸建ての借家に移ったが、これは敏子と結婚したら彼女の親をも引取らねばならないと思ってのことである、という。ただし、契約は新築工事完成前ということで、敏子と北村との関係が明らかになる以前のことであろう。

㈦　生活史からみた被告人の行動特徴

七年の間（昭和三五年〜四二年）被告人の雇主であった高橋吉雄の警察での供述によると、被告人はおとなしく几帳面で身の廻りの整頓もきちんとしており、仕事の上ではある程度の根性・意地もあってがんばり屋であるが、一面、気にいらぬと話をしても返事をしないことがあり、世の中をすね、ひねくれているという印象もあった。無断で飛び出して長く欠勤することが何回もあった（前述）が、一度思いこむととことんまでやりぬく性格だ、という。

同僚の大工北村正の警察での供述によると、被告人は気が小さい男だが、大きなことをやってみたいなどと夢のようなことをいっていたことがあるという。同じ同僚の大工宮沢克元・臼杵勇などの供述でも、おとなしく、無口で、物を作るのが好きであるが、人にほめられると調子にのる傾向があることが指摘されている。

青木隆は被告人の上京後は落合荘で二回程あって一〇〇万ほどの生命保険に入ってもらったが、第一回の掛金をかけたまま、その後掛金を払わず契約が無効となったことがあり、そのやり方が理解できなかったという。また日野の借家を、自分で作った家のように云い「自分で家を建てたから、先生来て下さい」などと、見栄で嘘をいったことがあった。当時は大工としてかなりの給与をとっていたが、靴・洋服・ネクタイなど身につけるものはみなかなりのもので、日野の家には電気冷蔵庫・洗濯機・洋服ダンス・ステレオなど立派な耐久消費財をそろえ、もうじき上級建築士の資格をとって若松工務店をひらくような景気のよいことをいっていた。もっとも、身の廻りの整理整頓などはきちんとしており、炊事・洗濯などは男手でやっていて、日野の家に行くと洗濯物がいっぱい干してあることが多かった、という。なお、被告人が本件で拘禁されてからも、面会・文通を続けているが、いろいろと配慮してやっても、小難かしいことをいったり、身のほど知らずのことを書いてよこしたりして、心から感謝されたと感じたことがない。不びんと思って世話しているが、どうも可愛いいとか心が通いあったと感ずることがない、ということである。

最後に、被告人が自分自身の行動の特性をどう考えているかを記す。被告人は自分が他人と多少違った人間であると考えているところは要約すると三点ある。

第一は、彼は大工をしてはいるが大工が嫌いである。そこで長岡方を飛び出してやめ、また高橋方も飛び出して一時旅行し、帰郷した。しかし結局大工以外よい生活の途がないので現在に至った。彼は下宿から現場へ通う時、いつも清潔なワイシャツにネクタイをしめ、きちんと背広を着て電車で通勤した。職人風・土方風の身なりを嫌い、群集の視線を気にした。ただの大工の境涯を脱けだすために、建築士の試験にそなえて勉強したこともある。

第二は他の多くの人と違った、孤独なたのしみをもっている。空想をしたり、建築・電気・機械などの勉強をしたりする。あるいはふつうの男であれば面倒に感ずる家事を娯しみ、北村正と同居した時にも掃除・炊事・洗濯などは被告人がこまめにやった。また飯場などに一人で泊っている時には、野犬などを撲殺してその肉をとって食ったり、友人にそれといわずに食わせたりした。

第三は被告人は吃音があり、父がいないという不幸を背負っていることである。これは被告人を「ふつうの」生活、当然享受する権利のある生活を享受することを不可能にしている不都合な災厄であると意識されている。

第三章　現在症

第一節　身体所見

㈠　一般的所見

被告人は身長一六〇・九cm、体重五一・六kg、ローレル指数一・二四。指極はかなり大きく、肩幅・腰幅・胸囲はともに身長に比して大である。体型は、闘士型をやや混ずる細長型と診断される。なお、文身があり、左環指には輪状の線、足甲には将棋の王将が、彫られている。昭和四一年六月頃、三回にわたっていたずらに彫ったものだという。

内科学的理学的検査では病的所見を認めない。神経学的検査でも、反射機能・協同運動などに異常はない。失語・失認・失行などの検査でも、脳の巣症状を証明することは出来ない。吃音のために、発語の際、顔面のチック・手指の振戦などが認められる。

㈡　頭部のレントゲン検査所見

脳の形態学的検査として、気脳写 Pneumoenzephalographie を実施した。すなわち、腰椎穿刺によって、脳脊髄液三二mlを空気三五mlと置換して、各種の相期に、各種方向からレントゲン撮影を行った。

被告人の気脳写所見としては、側脳室の前後像において、上下両端が丸みを帯び（鈍化）、特に左側にその傾向が著しい点が注目される。ただし、側脳室係数（Schiersmann）は四・一であって正常下限に位置する。第三脳室横径は七・五mmで境界値である（正常は六mm以下）。

以上の所見（側脳室像の辺縁鈍化・非対称および第三脳室の軽度拡大）は、それのみで異常所見と断定することが出来るほど著明なものではないが、何らかの軽度の脳障害残遺状態を疑わせる所見とはいえよう。

㈢　**脳波所見**

安静閉眼時、精神的緊張のためα律動の出現度が低く、過呼吸時に漸く連続性が良くなる。α律動は中等度電位（二〇～三〇μV）、周期は一〇～一二c/sで、後頭部、頭頂部、中心部にほぼ同程度に分布する。そのほか少量の八～九c/sのα波、五～七c/sのθ波が散発し、低電位の中間速波、β波がやや多く混在する。開眼によるα波の減弱は不明瞭ながら認められる。

過呼吸賦活時。前述の如きα律動の出現率がやや上昇し、少量だが四〇～五〇μVの五～七c/sのθ波が散発する。しかしとくに徐波化、不規則化は認められない。

閃光刺激賦活時。一五c/s刺激で著明な光駆動反応が認められる。異常波の出現はない。

カルジアゾール賦活時（二％溶液を一分二・五cc＝五〇mgの割合で緩徐静注）。一五〇mgから不快感を訴え、二〇〇mgから水平眼振が出現、二八〇mg（五・四mg／Kg）で全般性左右同期性、持続三秒の四c/s不規則性棘徐波結合が発現する。そこで賦活を中止したが、その後計四回にわたって、発作性群波が反出現した。この時、一〇～一五c/sの光刺激を加えたが、棘徐波は誘発されなかった。

判定。境界線級脳波――基礎波はα波の出現率が低く、やや不規則であるが、これは精神的緊張によるものであり、徐波もないのでとくに問題にならない。カルジアゾール賦活の発作波出現閾値は正常成人では四〇〇mg以上であるので被告人の閾値二八〇mgはやや低い。また二〇〇mgから眼振が出現しているのも注目される。ただしこの程度の所見からはてんかん性異常ということはできない。むしろ脳機能の軽度の不安定性を推測するのが適当であろう。

第二節　心理テスト所見

(一) 脳研式知能検査

これは文字を使わぬ知能検査法で、五つの部分から成り、学校教育の成否などにあまり影響されないといわれる。

〈結果〉七六点

〈所見〉被告人の得点は正常範囲内にある。

(二) WAIS知能検査

言語性検査知能指数　九七

動作性検査知能指数　八七

全検査知能指数　九一

〈所見〉全検査知能指数は九一で、平均より低いが、正常範囲の知能指数である。しかし、言語性知能指数が動作性知能指数よりやや高く（ディスクレパンシー七点）、検査項目間の評価点にバラツキが著しいことが注目される。すなわち、一般的理解・絵画完成・数唱問題の成績がいちじるしく悪い。

(三) 記銘力検査

脳研式記銘力検査用紙を用いて、対語による記銘力検査を行った。

〈結果〉

有関係対語　第一回　九、第二回　一〇

無関係対語　第一回　一、第二回　四、第三回　六

〈所見〉有関係試験では、平均以上の成績を示し、無関係試験では平均より劣る。そのディスクレパンシーは著しいが、綜合して通常の記銘力をもつものと考えられる。

(四)　クレペリン精神作業検査（K・T）

〈結果〉a″（準々定型）

〈所見〉作業量は比較的多く、曲線型もほぼ定型的であるが、意志の発動性に乏しいことがうかがわれる。

(五)　ブルドン氏抹消検査（BT）

一往復あたりの平均所要時間二一・七秒で普通であり、動揺も少く、謬りは〇、脱落は三個にすぎなかった。

(六)　ベンダー・ゲシュタルト・テスト（BGT）

〈結果〉パスカル＝サッテルのZスコアによって採点すると、粗点は四四点で、正常者の平均点（二〇点前後）に比較して劣る成績である。黒点を白丸と書くなど、形態の質に対する大きな不注意があった。またふるえ・ゆがみなどが認められる。

〈解釈〉脳器質性精神障害を疑わせるゲシュタルト解体の粗大な徴候は認めない。小心・臆病な神経症者の特徴も認められるが、ある点に関してはきわめて神経質・細心でありながら、基本的な他の点に関しては著しく不注意な点が注目される。

㈦　**矢田部ギルフォード性格検査（ＹＧ）**

劣等感・主観性・非協調性・支配性・非活動性・社会的内向・思考的内向などの傾向が多少みられる。大きなかたよりを示した項目はない。支配性がやや高い得点を得ている点は反応歪曲の疑いがある。プロフィルの類型は左下り型（情緒不安定＝不適応＝内向のいわゆる「ノイローゼ型」）に近い。

㈧　**モーズレー性格検査（ＭＰＩ）**

性格は内向的で著しく神経症的である。検査結果は信頼できると考えられる。

㈨　**絵画・欲求不満テスト（ＰＦ）**

〈所見〉対人的な敵意・攻撃性の表明がきわめて多いのが特徴で、これは他人からの非難・攻撃・差別などを受けていると日頃被験者が感じており、その被害感から外界に対して攻撃的な態度を形成したものと考えられる。一方、内罰的方向が低く、超自我因子欄に外罰傾向が強いことは、自己反省・後悔・罪の意識に乏しいことを、またＧＣＲが低く、無罰傾向の低いことは人格が未熟で社会性の発達が悪いことを示す所見である。

㈩　**ロールシャッハテスト（ＲＴ）**

知能はほぼ正常域にあるが、統合的＝抽象的能力に劣り、知的効率は悪く、思考は具体的な傾向をもつ。体験型は内向型であるが、外界の刺激には反応しやすい。現在は拘禁による影響か、やや抑うつ的である。なお、比較的特異な異常部分反応や特異な意味づけ、ズタズタ反応などがみられ、思路の偏りが示唆された。また、「武将」「秋田のなまはげ」「不動明王」「ゴリラ」「カブト」など威圧的なイメージが多く答えられた。また男性性器に対する恐怖が示唆された。かなり特異なプロトコールである。

㈩　**描画テスト（ＨＴＰ）**

〈解釈〉性格は神経質で臆病、被圧迫感をつねに重圧として感じており、挽回欲求や憧憬を抱きながら、将来の失敗を予期している。なお、去勢コムプレックスの存在が推測される。

㈪　**文章完成テスト（ＳＣＴ）**

〈所見〉一、知的には平均的水準にあるが、誤字・あて字が多く、背のびをしている姿勢がうかがわれる。二、母・愛人・社会一般に対して強い愛情欲求を抱きながら満たされず、かえって被圧迫感・被害感・孤立感を持っている。社会に対しては理解をもとめながら、それが報われないことを予期してこれを断念し、自分固有の存在価値を主張しようとしている。

㈫　**絵画統覚検査（ＴＡＴ）**

〈結果〉平均初発反応時間は二一秒と比較的短いが、平均反応時間は三分三七秒と長い。物語は冗長・迂遠である。主人公に女性が選ばれることが比較的多い。欲求では愛情に対する希求が強く、受動性・隠遁・服従性・独占欲などがこれと併存している。攻撃性が表現されたのは四枚である。圧力では拒否・罰・理解・援助・支配・非難などが多い。内的な葛藤はほとんど表現されない。物語は図版によく適しているが、発展性が乏しく、問題解決の様式・結末などが示されないものが多かった。

〈解釈〉

一、強い愛情欲求が拒否され、満足されていない状態にある。ただし、その愛情欲求は、未熟な依存性・服従性・自己中心性を軸としており、マゾヒズム的特徴をも示唆される。

二、成熟した男性としての自己像は確立されていない。
三、攻撃性はかなり強く抑圧されており、その統制にはかなり問題がある。
四、思考は迂遠で、思考の流れは時々途中で停滞してしまう。

⒁　MAPSテスト

これはMake A Picture Story Test（E. S. Shneidman）のことで、TATと似たテストであるが、背景と人物とが分離しており、与えられた背景に被験者が自由に人物を配置し、物語を作り、題を与え、自分を同一化する人物を指示する。

〈所見〉
一、情景・人物に対する認知の歪み・不足はない。
二、平凡な、家庭的な愛情を強くもとめている。
三、外的な圧力としては不幸・災厄・家族の別離・無理解などが感じとられるが、それらの事態に対する反応はかなり楽天的・未熟であって、深刻でない。社会的常識に欠ける点もある。
四、内的欲求としては自己顕示性・支配性と、服従性・受動性・対人接触からの逃避などの両価的態度が注目される。どちらの側の人間に自分を同一化するかについての葛藤があり、現在は後者に傾きやすい。
五、思路に特徴がある。進行する物語のある場面に固着すると、いくら努力させてもそれ以上物語を進展させられず、また進展しないことを認識していないことがある。

第三節　面接所見

小柄で、一見素朴な印象である。長い拘禁生活のわりには身なりも小ざっぱりして清潔であり、動作も整っている。鑑定人に対する礼容にも欠けることがなく、面接のはじめには「御苦労様です」「お願いします」と頭をさげ、終りには「ありがとうございました」と挨拶してゆく。緊張の強い時（面接のはじめ、事件や敏子についての話題など）にどもりが強くなり、緊張しない時には、ほとんど気付かれない程度のこともある。しかし、ひどくどもる時には「エーッ、エーッ」とか「ウーッ」とかいう音をくり返し、顔面がやや紅潮し、頸部の筋肉が引きつり、広闊筋が緊張し、手指・かかとをブルブルふるわせたり、無意識的に宙を手で搔いたりする。どもりは、はじめの音が中々でず、それが重なる形であり、緊張の著しい時には文章の始めだけでなく一節ごとに吃った。しかし、鑑定人の面接では絶句するようなことはなかった。

態度は自然で落ちついており、事件についてたずねてもむしろ淡々とした態度で応答し、興奮したり、敵意・攻撃性を表現したことは一度もなかった。意識的に嘘をいったり、修飾・誇張していると感じられることもなかった。検査にも従順・積極的に取りくみ、検者には親しみのある態度を示した。

意識は清明で見当識は正しい。特に日付・曜日などは詳細であり、過去の出来ごとについて、「それは昭和〇〇年〇月〇日です」というように、ためらわずに細かく答える。特定の日付である「一六日」にこだわることも注目される。山形の長岡秀治方をやめたのが七月一六日、上京後敏子にあったのが二月一六日、彼女が被告人の所から出ていったのが四月一六日、高橋工務店をやめたのが一〇月一六日であり、事件が六月一六日である。青木隆によると、父の命日も一六日と記憶していたようであるが、後に一七日の誤りであることが明らかになったという。日付に対する強迫的ともいえる関心と、「一六日」に対するほとんど迷信的な念慮は原始的な民族によくみられることがあるものである。

思考には、精神病にみられるような、思路の形式的障害（思路弛緩・支離滅裂・妄想など）は認められない。しかし、思路が迂遠・冗長と感じられるばかりではなく、思考の流れが時に停滞して、同じことが反復されて進まなかったり、話の核心にふれなかったりして隔靴搔痒の感のすることがしばしばあった。これらの思考の、

（精神病的ないし精神薄弱的ではないが、）特異な性格については後に考察する。

要するに、被告人は知能は平均値にあり、精神病・てんかん・脳器質性精神障害・精神薄弱など、狭義の精神障害の状態にはないが、著明な吃音者であり、思考や心性に問題とすべき点があると考えられる。

第四章　本件犯行前後の精神状態

第一節　本件犯行前の被告人の精神状況

昭和四三年六月一六日の本件犯行前後の精神状態を論ずるにあたって問題となる点は、本件のような重大な結果を招いた行為が一体いかなる意図のもとに行われたのか、その動機の形成に一見して理解が困難であることであろう。被告人は、「自分を捨てて友人に走った山田敏子（愛人）がいつも横須賀線を利用しているので、横須賀線の電車がただただ憎らしかった」「横須賀線を爆破すれば敏子が北村（友人）のところに通って来られなくなると思った」「電車が爆破されて報道されれば、敏子には自分の愛情が解ると思った」と、本件の動機を愛人に関係づけ、あるいは「父親が欠けていて進学も出来ず、吃りのために社会に対していろいろ不満があったから、うっぷんを晴らしたかった」「ガスヒーターに電流を通すと火薬が爆発することを知ってためしたかった」とも述べている。

したがって本節では、女性関係、火薬いじりの二点について、被告人の供述を中心として本件犯行の動機形成の背景を明らかにしてゆきたい。なお、被告人の現在の供述と、第一審判決によって認定された事実および第三者の供述との間には、乗客殺傷の意志などの点を除けば、大きな差異はない。

(一)　敏子との関係——その3

生活史の項に略述したように、被告人は昭和四二年二月下旬から四月一六日まで敏子と同棲し、敏子が被告人の部屋を出ていってからも時に会っていたが、同年一〇月頃から敏子の気持は北村に傾いていった。敏子や北村に対する気持をたずねると次のようである。

〈敏子さんはどういう女性か〉

同棲しているうちに、きつい女性だと思った。けれども、それだから嫌いになるということはなかった。

〈どういうところがきついか〉

僕を、敏子好みの男性に仕立てあげようと思っているようだった。しかし、僕好みの女性になろうという気持も一方ではあったようだった。

〈あなたは、女の人に積極的にリードされた方が好きか〉

男性としてはだらしないみたいだけど……

でも、働かないというのではないから、仕事以外のことでは、女にリードさせておいた方がよいこともある。さからわない。

〈しゃくにさわることはなかったの？〉

敏子の両親の面倒をみろと何回もしつこくいう。くどいと思ってしゃくにさわった。自分ではそのつもりでいた。

〈敏子の性格があなたのお母さんの性格とよく似ていると感じたことは？〉

（しきりに頷く）よく似ていると思う。

〈けんかは？〉

しょっちゅう。敏子は短気な方。タバコ、コンパス、三角定規、何でも投げてよこす。僕は笑っていてしたいようにさせておく。かえってそんな勝気で、積極的な敏子が可愛いいと思った。（一人でしきりに頷く）一人で育つとこう我儘になると思って同情していた。

〈それでは、子供の頃いじめられたりした時とよく似ているわけだね？〉

まるっきり、同じような感じだった。

〈どうして敏子の気持が変ったか？〉

家族が反対した。敏子は、未来の亭主になる人の両親に反対されたのでは、別れるよりないといった。

〈北村に気持が傾いたのは？〉

九月まではよかったが一〇月頃から気持が変って来た。北村の方が、体格がよく、どっしりした感じがある。

〈敏子や北村にだまされたのに、どうして彼らに恨みを晴らそうとしないのか？〉

どうしてか自分でもわからない。自分から逃げた女だが、未練というか、勿体ない気持がある。なくしたくない気持がある。それで殺したくなかった。とっておきたいくせに、憎くて憎くて仕方がない。

〈北村に対しては？〉

まるっきり、憎悪という気持がない。敏子だけが悪いと思っていた。

〈敏子以外に好きな女性はいなかったか〉

いつですか。

〈マイアミの娘というのは？〉

敏子をあきらめて、そちらの方に行った。

昭和四三年二月ごろ、敏子は望みないので、はっきりいって、敏子のことは考えていなかった。あきらめが強かった。

その頃は仕事は働きやすく、自動車の免許をとってはりきっていた。何よりも職場がよく、月給もずっとよかった。仕事も自信を持ち、認められていた。楽しかった。

マイアミには三月頃から行っていた。自分だけではないが惚れた。青江三奈に似ているので官能的だとかいって、三人ほどこの娘に眼をかけていた。

〈ことわられたのは？〉

五月末。自分は直接返事はきかなかったが、人からそれとなく、だめだということを聞いた。

それでも事件の前の六月一四日頃、手紙を出して小田急の江の島駅に一二時に来てくれといってやった。返事はなかったが、レンタカーでいって、二時間ほど待った。来なかった。それで、あるいは夜の一二時と考えたのではないかと思って、夜の一二時にも行って少し待ってみた。やはり来なかった。

〈お母さんがお見合写真を送って来た女の人とはどうだったの？〉

その女は同郷の人で、東京に出て来ていて、二〜三回デートしたが、敏子みたいな感情が出なかった。

自分の望む女性ではなかった。

〈鵠沼の現場に来てからは、敏子と北村のことは考えなかった？〉

勤めを変えてからも、北村の働いている現場を十何回か訪ねてみた。けれども、いつも北村は休んでいるといわれて会えなかった。休んでいると聞くと、敏子が来たので休んでいるのではないかと考えて、しゃくにさわった。三月はじめから五月位までの間、一度も会わなかった。

〈彼らが同棲しているのではないかと考えたことは？〉

一〇月、一一月の頃も、泊った様子はないと思った。北村のところに行けば必ず敏子がいたが、偶然の神様がいたずらをしているような変な感じだった。その頃は、敏子の婚家に電話してみたことが二度あった。

敏子が出ると、「戸塚にいる。北村のところには行っていない」と思い安心して何も話さず電話をきった。

〈事件の頃は？〉

北村にも敏子にも会っていない。でも同棲しているとは思わなかった。戸塚から、通って来ていると思っていた。

要するに、敏子が被告人の家から出ていったのは事件前一年二ヵ月前であり、友人北村と恋愛関係に陥ったことを被告人が知ったのは、事件前八ヵ月位前である。その後、被告人は敏子の翻意を乞うて拒否されたが、最後に敏子に会って話したのは四ヵ月位前であるという。その後、新しい職場で仕事に励んだ被告人は、母に紹介された娘には「感情がでず」、敏子をあきらめて求愛したマイアミの娘にはふられた。一方的にデートを要求して、二度も待ちぼうけをくったのが事件前二日ほどのことである。時間的にみると、事件に非常に近接しているのはマイアミの娘への失恋であるが、すぐあとに記すように、被告人は犯行の動機に関してはこの娘との関係についてまったく述べておらず、敏子のことだけを述べていることが注目される。

なお、高橋吉雄の警察での供述によると、被告人は昭和四二年一一月末に、「女が北村のところに行ってしまった」「鉄砲でももっていってぶっぱなしてやりたいくらいだ」「相手が北村だけに許せない」と述べたということであるが、鑑定人には否定している。敏子の家を爆破しようと思ったと警察・検察庁で述べたことについても、「誘導されて、でたらめを云った」と否定している。被告人の供述では、敏子達のことは気にしながらも、三月から六月の初め頃までは、「敏子のことはあきらめ」、新しい職場で気分を一新して、自動車の免許をとり、レンタカーなどに乗って他の女性の愛をもとめていた。敏子に執心してうつうつとばかりしていたのではない。

事件後の現在、敏子や北村に対して何の敵意も抱いていないと述べ、自分をうらぎった敏子に対して、「可愛いい」「この世の中からなくすのは勿体ない」と表現するまでの愛情を抱いているのはまことに特異な心性である。これと関連して、被告人は敏子に対して幼年時代以来、受動的・服従的であり、彼女の意のままになることをむしろ楽しんでおり、彼女との同棲生活中きわめて幸福であったように思われる。このことの意味・犯行の動機との関連は後に考察する。

(二) 火薬いじりについて

〈火薬類は好きか？〉

生れつき好きというのではない。

〈子供の頃火薬遊びは？〉

投げ玉なんかはやっていた。カンシャク玉をパチンコで射つ。中学の頃は欣んでやっていた。

昭和三九年頃、弟子ばなれして、少し自由になったので、昭和四一年猟銃を買った。親は自分が火薬が好きだと知っていたので反対したが……。

〈何回も火薬を爆発させたのは？〉

面白半分だけでやることもある。それから、こうすればこうなるんじゃないかと期待感をもってやると、考え通りなってもならなくても、やること自体がたのしい。

〈人に見せる時は得意な気持？〉

火薬をもっていると、やりたくてやりたくて大変。新座町の時は田舎だから出来た。鵠沼の時は、原っぱでやるつもりだったが、子供がいたので、五階で仕事をしていて、休憩の時にやった。優越感を感じた。

〈事件に使った爆破装置はどういう風に思いついたか？〉

三月の中頃、立川で火薬を買ったが、それを散弾につめていた。むしゃくしゃする時は多摩川あたりでぶっぱなそうと思って作っていた。自分の家で道具箱を出して作っていたら、ヒーターが眼についた。ヒーターに電池をつないだら火薬が発火するのではないかと思った。耳かきで少し火薬をかけたら、シューッと火花がとんだ。そう発見をしたら、それについて確信をもちたい性分である。それで継手につめてやった。

〈鵠沼で二回もやったのは?〉

一回目ではまだものたりないので二回目をやった。実験というのは爆破するかどうかの実験で、列車爆破に使う目的の実験ではない。

被告人は子供の時にもカンシャク玉を使って遊んだりしているが、人並はずれて火薬に関心をもったというわけではない。昭和四一年二月、猟銃を入手し、それに熱中して高橋工務店を無断欠勤したことは既述したが、猟銃入手の動機ははっきりしない。それは敏子と再会する以前である。

火薬商佐藤美朗の警察での供述によると、被告人に火薬類を売渡したのは四一年一一月、四一年一二月、四二年一月の三回であり、これは敏子との再会以前である。火薬商猪狩恵治の警察での供述によると、火薬類の売渡しは四二年一〇月と四三年三月の二回であり、前者は時期的にみると敏子が北村に走り、後者は彼女との別れが決定的となった頃である。すなわち、記録によれば、被告人と敏子とが恋愛関係にあった間には火薬類の購入は行われていない。この事実は被告人の火薬類の使用と彼の愛情欲求の不満との関連を示唆する。

つぎに、何回かの爆破「実験」が、横須賀線事件の「予備実験」「予行演習」とみられるかどうかについて検討する。被告人は鑑定人に対して、「予行」ではなく「あれは遊びである」と一貫して主張している。その真否を判定する決定的な根拠はなく、断定には慎重でなければならないが、一般的に考えて、「実験」の時すでに重大な事件の決行を決意したとすると、その実験を人目につく所で、よく知った同僚の前で行うというのは不自然に思われる。したがって、「実験」の時、本件犯行はまだ考えついておらず、優越感にひたり、自分のアイデアを確認するために爆発をくりかえしたと考えるのが自然であろう。

第二節　犯行当日の精神状態

〈犯行の日のことを話して下さい〉

そのころの現場は三田でした。毎日、日野から通勤していた。一六日は朝たまたま大雨がふっていて休みがたしかだった。天気予報を見ようと思ってテレビをつけたら、今日は「父の日」であるという。「父の日」なんてなんだ。自分は父親がいなくて好きなことが出来なかった。高校へ行って機関士か無線通信士になりたかったのに、思い通り出来なかった。「父の日」なんていうのでくそ面白くもないと思ってまた寝てしまった。一〇時すぎに起きて、飯の準備をしている時、今日は一六日で日曜日ということにひっかかった。敏子は、自分と同棲をやめてからは日曜日でないと家を空けられないので、日曜日に会っていた。北村のところに今日は日曜日だから行っているんだろう、土砂降りなので北村も休みなので、敏子は必ず北村の所に行っている、と自問自答していた。そうすると、不思議なことにまた一六日というのも鮮明に出て来た。一六日には執着がある（前述）。いやな気持があった。

むしゃくしゃして、飯は家で食べず外で食べた。

日曜だから敏子は戸塚から中野の北村のところに行くに違いない。やつあたりだが、横須賀線がなければ行けないんだろうと思った。それと同時に、電車を爆破してやろうと思った。自分は爆体をもっていた。鵠沼の時、三つ作ったが、三方継手のだけが一つ残っていて、家に持って来ていた。茶ダンスに最中の箱があり、それにタイムスイッチを時限用につけ、電池ケースは、テープレコーダーからとってプラモデルに使っていたのを入れた。

横須賀線の乗客のことは全然考えなかった。列車がこわれることは解っていた。もっとも前の実験からみて、たいしてこわれることはないと思った。しかし電車はとまると思った。

〈時限装置にすることは？〉

電車の爆破をすることを考えてから。その日に考えついた。

〈横須賀線の電車をこわしてどうなるか？〉

一つの列車をやっても、横須賀線がなくなるわけではないから、敏子はまた通って来る。それは解っている。また、仕掛けた電車に敏子が乗っているとは思わない。

〈爆破の動機は？〉

自分でおさえきれない不満を処理しただけ。一種のしかえしという気持。

〈世間が騒ぐことは考えたか〉

列車が爆破して、大さわぎするのが面白いという気があった。新聞でさわがしてやろうと思う気持はあった。

世間が自分に冷たかったから。いくら世間が騒いでも、内向的な自分のなめた苦しみの一億分の一ぐらいだから、と思った。

山陽電鉄爆破事件・東京駅みどりの窓口爆破事件のことはその時は知らなかった。ひかり号事件や羽田空港の事件は知っていた。草加次郎のは大体知っていた。警察をびっくりさせてやろうと思った。爆破事件には興味があり、ヒントにはなった。

〈電車を爆破すれば、人が怪我をしたり死んだりするということは当然考えるはずではないか〉

その時は全然考えなかった。

のせてしまってから、もしかしたら、と思った。

昭和四三年六月一六日の事件当日に被告人は横須賀線列車を爆破することを思い立ち、爆破物をセットして東京駅に赴き、停車中の横須賀線電車に置き去りしたという。その際、セット後三時間三〇分後に爆発するように考えた。三時間三〇分という計算は、被告人宅から東京駅まで約一時間三〇分と考え、横須賀線電車発車後二時間位で爆発させることを考えたためであるという。しかし、発車後二時間という数値はどうして考えついたかあいまいで、供述が時に矛盾するように思われる。すなわち、「東京から出来るだけ遠いところで爆発させたかった」「二時間で終点に行くと思った。終点につけば車庫に入るか、別の線路に入ると思った」「すぐ引き返して来るとは思わなかった」「終点では車掌が車内を点検して不明のものは撤去すると思った。電車がそのまま引き返して来たのは心外だ」などである。遠い所で爆破させたいという理由は明らかでない。車庫などで爆発するのは、世間に対するアッピールの効果がうすいように思われるし、車内点検の際撤去されれば電車爆破そのものが不成功に終るわけである。したがって、被告人の説明が、当時の彼の気持を正しく表現しているとばかりは考えられない。実際には置き去りにする爆破物が後にどこにあるかということには十分注意を払わずに、いいかげんにセットしたのではないかという印象を受ける。

つぎに、電車爆破によって乗客が死傷する可能性についてであるが、被告人は鑑定人に対しては一貫して、乗客のことは頭に浮かばなかった、ただ電車が憎らしくて傷つけてやりたいという一心であった、と述べている。たしかに被告人が爆破物を電車の網棚においた時には附近に乗客の姿はなく、遠くはなれた所に数名みられただけであるが、電車であれば途中駅などで乗客が爆破物の近くに乗りあわせることは当然予期されるわけであり、爆発物の威力を以前の「実験」で一応知っている被告人としては、当然乗客に重大な危険が発生することを考慮することが期待されるであろう。そこで、いったい被告人は何故乗客の危険のことを考えなかったのか、あるいは、乗客の危険について考慮することを被告人に期待することがいったい不可能であったかどうかが問題となる。この点については、次章で考察する。

なお、犯行当日についての被告人の記憶は細かい点までほぼ正確に保たれており、犯行前後に被告人が特別な意識障害の状態にあったとは考えられない。

第三節　犯行後の行動

東京駅に停車中の発車直前の横須賀線電車の網棚に時限爆破装置をおいた被告人は、駅員に終点までの時間を訊ねて、予想より短い時間であることを知ったが、そのまま深くも考えずに（爆破がどこで起るかは考えずに）、電車をのりついで東京競馬場に赴き、そこで七〜八百円をもうけて帰宅し、午後七時のニュースで事件の報道を見たが、その時は爆発が起って怪我人が出たことを知っただけであった。しかし、翌一七日の新聞で死者が出たことを知り、大変なことになったと思った。事件前にはうっぷんばらしをしようと思ったが、こんな結果になるとは思わなかった。「こういうつもりではなかった」と自問自答した。また犯行前には、絶対に捕まらないと思ったが、ニュースを見てからは今にも警官が捕まえに来ると思った。事件後自首しようかと思ったことはあるが、小心で警察へどうしても行けなかった。自殺するつもりで六月下旬、レンタカーを借りて郷里へ行き、母や兄や姉に会った。福島県の姉にもあった。方々、西伊豆などを車でまわって自殺する場所を探したが思うようなところがなかった。それで東京に戻りまた働いていた。一〇月中旬ごろ家の近くに警察の人が来たことを知ったが、おかしいことに逃げようという気持がおこらなかった。一一月九日に逮捕された。朝七時頃参考人として任意同行を求められ、はじめは知らないといっていたが、午後に自白した。（以上被告人の自述）

被告人の陳述によると、爆発物を電車内に放置したあと「一仕事終えたような、ほっとした気持」で競馬場に行き、爆発物のことはまったく忘れて競馬を楽しんでいる。そして、テレビ・新聞の報道によって重大な事件となったことを知り驚愕した。「死んだ人には申し訳ない」と思い、「結果を知ってから、作る前とは全然ちがった気持になった」ということである。ただし、この驚愕と、その後の希死念慮、これにもとづく行動には、真の罪悪感によるというよりは、「必ずつかまる」という、逮捕への恐怖によるところが大きかったと思われる。捜査の手が身辺におよんでも逃げなかったのは、あきらめによるところが大きかったであろう。

罪悪感についていえば、「申し訳ない」とはいうものの、現在も、自分が社会や敏子から受けたひどい仕打に対する恨みを述べるのに急で、深い後悔の念や被害者に対する哀悼の念はあまり表現されない。もっともこれには乗客の死傷が全然予期しなかった結果であることが関与しているものとも思われ、これをもってただちに被告人の情性が稀薄であると判断することは出来ない。

第五章　診断と考察

第一節　診断

(一) 疾病学的診断

被告人の知能は正常であり、被告人は精神薄弱者ではない。被告人の乳幼児期の心身の発達は著しく遅滞したといわれるが、中学校在学当時の学業成績・知能検査結果ではほぼ平均値の成績をのこしており、本鑑定における心理テスト結果・面接所見を綜合しても、ほぼ平均的な知能をもつものと診断される。ただし、被告人の知能指数は総合的にみて平均的な値を示してはいるものの、その内容には注目すべき点がある。まず第一に被告人の知能は具体的な側面の発達に比較して抽象的・概念的側面の発達がおくれている。第二に、知能の諸機能の発達がばらばらで、不均衡であり、社会性・規範性に乏しい。一応は年齢相応に発達した能力の中に、未熟・未発達・原始的な部分が島のように取残されている。

被告人は精神病ではない。被告人の犯行は一見きわめて唐突で、結果の重大性に比較して動機が薄弱であり、精神病者の犯行ではないかとも疑われるが、面接所見からも、ＲＴ（ロールシャッハテスト。以下心理テスト名は第三章で附記した略号を用いる）・ＨＴＰ・ＴＡＴ・ＭＡＰＳ・ＫＴなどの心理テストの結果からも本人歴からも、被告人が精神分裂病・非定型精神病・躁うつ病などの内因性精神病にかかっていたり、あるいはこれらの病気を経過したと考えるべき根拠はまったくない。また、脳波所見・本人歴によれば、被告人がてんかん（てんかん精神病・てんかん性の不機嫌状態・意識障害を含む）である可能性は完全に否定しうる。

また被告人は、脳波気脳写等によっていわゆる境界線級異常所見を示し、分娩遷延・発育遅滞・幼児期重篤高熱性疾患などの既往歴があり、現在吃音を示しているため、何らかの脳器質性の精神障害を疑う必要がある。しかし、知能障害なく、神経学的所見も証明できず、各種心理テスト（ＢＧＴ・ＲＴ・ＫＴ・ＨＴＰ）によっても脳器質性精神障害者に固有な所見（くずれ・固執性・遅鈍性など）を欠いており、面接所見でも彼らに特有な精神症状・印象を受けない。したがって、被告人を脳器質性精神障害と診断することはできない。ただし、脳波所見・気脳写所見・既往歴から考えて、被告人の現在の性格や精神的発達の不均衡などに、軽微な脳障害の影響がまったくないということも出来ず、性格や思考に何らかの特異な色彩を与えている可能性は大きいと考えられる。

吃音については、これを精神神経症の一症状と考えることも可能であり、事実被告人の吃音にあっても、不安・緊張などによって吃音が増強するなど、期待神経症として捉えうる症状をもっているが、狭義の神経症とはやや性格を異にするので、吃音の項で詳論する。

最後に、被告人は平均的な一般正常人からみると、性格のかなりの偏倚があるとみられ、異常性格者と考えられる。ただし、その異常性格は、何らかの疾病の結果ではなく、ほぼ素質と環境との相互的な作用によって形成されたものと考えられるので、項を改めて論ずる。

要するに、被告人は平均的な知能をもち、吃音を有する、異常性格者であり、精神病・てんかん・脳器質性精神障害などの存在は否定することが出来る。

(二) 性格学的診断

被告人の現在の精神所見の中で最も目立つ点をあげると、おとなしく、内向的で、神経症的である、という性格特徴である。

「おとなしい」という点を説明する。被告人の気分は平坦で、現在やや抑うつ的であり、感情の起伏はあまりなく、敵意・攻撃性などが面接の時に表面にあらわれることがない。心理テスト（KT・BT・RT）でも同様の傾向を認めることが出来る。このような性格傾向は、素因として遺伝された生物学的特性に負うところが大きいと考えられる。すなわち、被告人は性欲動を含む欲動層の働きが比較的弱く、非欲動的・無力・受動的な性格であるということが出来る。

つぎに「内向的」な性格について述べよう。YGにおいて、社会的内向・思考的内向傾向がみられ、MPIでは内向性得点が標準偏差の範囲をこえて高く、RTでも内向的体験型を示している。これらの心理テストの考案者による「内向性」の意味は必ずしもまったく同じではないが、要するに引込思案・主観的・孤独・非社交的で、外界よりも自分の精神内界に多くの関心を払う人々を指すものである。また、クレッチメルの分裂気質の概念は、体型（細長型の体型と親和性がある）や遺伝的素質をも考慮した気質類型であるが、その性格的な側面はほぼ内向性と同義といえる。分裂気質者は他人との自然な共感能力・結合能力に乏しく、空想の世界に逃避しがちであり、種々のコムプレックスに支配されやすい。ただし、念のために云えば、これらの人々は外界に全く無関心なのでなく、ある面では不自然に強い反応を起しやすい（敏感性）一面がある。被告人においても、RTで外界に対する被刺激性が高いことがみられる。被告人の著しい「内向性」については、生活歴・心理テストでしばしば触れたので、ここではくり返さない。

「神経症的」な傾向は、YG、MPIに特徴的に示されている。被告人は情緒不安定で適応能力が低く、些事にこだわりやすく、神経質で自律神経系統は不安定である。吃音は被告人の神経症的傾向を示す最も大きな症候である。

さて、以上の三点の他、特に問題とすべき性格学的問題は精神の成熟の問題と、情性の問題がある。被告人は年齢に比較して著しく子供っぽい印象を受ける。ものの考え方などに未熟な面がみられることはすでに述べたが、この他に気の変り易く衝動的な点（他のことを思いつくと今までのことを放棄してしまう）、一つのことに熱中すると考えがそれに集中して義務などを忘れてしまうこと、親しい関係の者にはすねや我儘を表現すること、理想や過去のことにこだわりがちで現実性に乏しいこと、子供っぽい見栄をはること、などの諸点をあげることが出来る。

情性もまた成熟の一つの指標となるが、犯罪者の評価にあってはそれ自身重要な意義をもつ心理である。被告人は残忍・冷酷・無恥といった、いわゆる情性欠如性犯罪者の特徴をほとんどもっていない。狩猟を好み、生の肉を平気で食べ、時に野犬を撲殺してその肉を喰ったことがあるというが、小さい頃から動物いじめや弱い者いじめの経験はない。他人の感情や運命に対する関心はやや稀薄であるが、自分の境遇や将来に対する考慮は十分にある。さらに、既述の被告人の精神的発達の未熟性や、被告人がこれまで内向的な吃音者としてあまり他人と交ることなく暮して来て対他感情の発達にハンディキャップがあったことを考慮すると、被告人をただちに情性欠如者と診断することは出来ない。

なお、附言すると、被告人はたしかに異常性格者といい得る平均人からの人格の偏倚を示しているが、その偏りは主として自らが悩む方向にある。被告人は社会を悩ませるところのいわゆる反社会的精神病質者ではない。

(三)　精神力動的考察

前項においては被告人の性格学的特徴を現象的に、あるがままにとらえたが、被告人の心性とその形成を一層深く理解するためには精神力動的な考察を行わねばならない。

被告人の心理的特性を形成する最も基本的要因としては、乳幼児期以来被告人が強い愛情欲求を持ちながら、現在に至るまで、その欲求が完全に満足されたことがかつてなかった、という点を考慮せねばならない。被告人は生後一年で父と別れたため、親に対する愛情欲求はもっぱら母親との関係によって満足されるはずであったが、母親は性格的に母親らしい細やかな、暖い愛情に乏しい上、老人・子供を大勢かかえて寡婦として厳しい生活を送らざるを得ないため子供に愛情や配慮を与えるゆとりがなかったものと思われる。母親は子供に、支配的＝拘束的な人物としてのイメージを与えていた（ＳＣＴ）。また祖母も被告人を愛さなかった。そこで被告人は、もはや存在しない父親にあこがれと、空想的な愛情を抱き、おとなしい姉にいくばくかの甘えを感じ、遠くの親戚や平野家などの人々のところにしばしば赴くことによって愛の渇きを癒やそうとした、と解せられる。幼児期に持った唯一のよい対象関係は六歳以前の敏子との交友であったが、この受動的＝服従的＝（広義の）マゾヒズム的な関係は成人後に彼らの同棲生活において再現されることになる。周囲の人々が奇異にさえ感ずるほどの敏子への熱中と執着は、幼児期において体験した唯一の人間的関係の再生である、と無意識のうちに感じていたためであろうと推測される。

さて、幼児期の敏子との関係にみられた服従的＝受動的＝マゾヒズム的関係が被告人の心性として固定してゆく過程には、少年期における母の情夫との関係が重要であろう。彼に関しては、敵意や嫉妬の感情がまったく表現されないが、これは遷延したエディップス的な攻撃的感情が強く抑圧されているためと解せられる。具体的なことは今では解らないが、その男の記憶として「刃物を研いでいる大きな手」が想いだされているのは、彼に対するいわゆる去勢恐怖を象徴するイメージとして印象的である。去勢コムプレックスの存在はＲＴ・ＨＴＰなどの投影法心理テストでも証明されている。そこで、被告人が内に敵意や攻撃性を秘め、その攻撃性がきわめて外罰的・自己防禦的・未熟なもの（ＰＦ）でありながら、通常の面接や質問紙法心理テストではそれが表現されないのは、攻撃の発現に対する去勢不安による強い抑圧によるためである、と理解することが出来る。

さて、父親欠損者でありながらRTで威圧的イメージが反復してみられたことは、去勢不安・攻撃性の抑圧（それは結局は屈曲した形で表現されねばならないが）を傍証する一方、被告人の自我価値感情の葛藤を示唆する。すなわち、被告人は強い劣等感・被圧迫感を抱き、そのため一方では世を恨み人を恨み自分の不幸な運命（父の欠損・貧困・吃音）を恨む（TAT・MAPS・HTP・SCT）。また一方ではその反動形成として強い挽回欲求を（HTP・MAPS・TAT）、補償機制として自己中心的・主観的な空想（TAT・MAPS）を抱いたとみることが出来る。挽回欲求の具体的なあらわれとしては、種々の「背のび」をあげることが出来る。被告人の手紙はやたらと難かしい言葉・文字が使ってあり、誤字・あて字がきわめて多い。また大工の境遇に満足せず、建築士を目指し、他人に認められることをよろこび、危険な爆薬を弄んで他人に優越感を感じ、大胆にクレーン車を操作して同僚の注意を引き、家から現場までの通勤には大工らしくないパリッとした背広・ネクタイ・ワイシャツ姿に身を固める、といった未熟な顕揚性も、挽回欲求の一つの表現とみることが出来る。また、YGの支配性の項で反応歪曲がみられたこと、MAPSで指導者と被指導者の役割の同一化に両価的態度がみられたことも、自我価値感情の葛藤を表すテスト結果とみることが出来る。

要するに、被告人においては去勢不安・被圧迫感・劣等感・攻撃性の抑圧・受動性・服従性などのマゾヒズム的態度と、それに対抗しようとするかのように、支配性・挽回・顕揚性への態度が二つながらにみられるのである。そしてこの両極端の態度はたがいに確執を示すものではあるが、よくみると被告人では、知的＝社会的行動では挽回欲求が前景に立ち、対人的＝情緒的態度ではマゾヒズム的な態度が優位であることがみられる。

ここで被告人の敏子との恋愛関係についてみよう。敏子は幼児期と全く同様に支配的・攻撃的であり（これは被告人の母の態度とも共通である）、被告人はこれに満足して服従しつつ、二級建築士を夢み、愛人がいやがるにもかかわらず家でおそくまで図面を調べたり引いたりしていた。この同棲生活では対人関係における服従的態度と職業生活における昇進の夢という、被告人の心性にうまく適合した生活が営まれていたわけである。つまり、敏子の支配的な性格が、かえって被告人を幸福にしていたということが出来る。被告人が見合をした同郷の女性に「感情が出ず」、いつまでも彼を裏切った敏子に執心したのも、被告人の性格に敏子の性格がまさしく理想的であったためであると考えられる。

しかし不幸なことに逆は必ずしも真ではなく、敏子にとって被告人は理想的な夫でなかった。敏子は被告人を捨ててより男性的な友人北村のもとに走ってしまった。ところが被告人はそのことを嘆き悩みはしたが、彼らに対して強い憎しみや敵意を抱かなかった。これは一見きわめて奇妙なことであるが、よく考えてみると、幼児期において母とその情夫に対して抱かれるべき嫉妬・敵意・憎悪・攻撃性などが去勢不安の故に強く抑圧されたのと同種の反応パターンであることに気がつく。被告人はより男性的であり、兄弟の盃までかわした（昭和三〇年、北村が兄貴分）という北村に、かつての母の情夫のイメージを、勝気な敏子に母のイメージをみたのかも知れない。攻撃性は少くとも意識的な水準では抑圧された。しかし、幼児期の体験と違う点は、第一に被告人がもはや完全に無力な幼児ではなく自負心に目覚めた青年であること、第二に幼児期において攻撃性の抑圧が彼の安全と平和を保障する手段であるのに、今回の三角関係では逆に、彼らを黙視することが彼のかけがえのない幸福な伴侶、幸福な生活を失うことになることを意味する、ということである。

このため、被告人は深刻な動揺を体験した。「四二年一一月から翌年三月頃までは頭が一杯で、何を考えているのか自分でも解らない」状態であった、というのも肯ける供述である。結局敏子のことは諦め、被告人は新しい生活に入ってゆこうとし、仕事の上ではそれが一応は成功するかと見えた数ヵ月後に本件犯行が行われたのである。

被告人の言語障害は吃音である。

(四) 吃音の診断

吃音には、発声器官の構造や機能の障害にもとづく器質性吃音と、情緒的＝心理的原因によると考えられる本態性吃音とがあるが、被告人の吃音は本態性のものである。本態性吃音では、言葉の流暢でないこと non-fluency が現われ始める一次性吃音の時期と、その吃音に対する種々の心理的反応によって吃音が進行・固定化してゆく二次性吃音の時期とに分けられるが、被告人の現在の状態は勿論二次性吃音である。一次性の時期では情緒的問題に対する精神療法・遊戯療法によって治療することが出来るが、二次性の時期には精神療法とともに、学習・訓練などの矯正治療を行う必要がある。被告人が街の矯正所で治療を受けながらその効果が不完全でしかも一時的でしかなかったのは、その訓練期間が短かすぎたためと、情緒障害に対する精神療法的配慮に欠ける不完全な治療であったためであろう。

多くの学者は本態性吃音の原因を情緒障害にもとめている。被告人についてみると、三つほどの要因が絡みあって吃音の原因になったと考えられる。第一は母親の支配的＝拘束的＝強迫的性格である。第二は被告人自身の内向的な性格である。吃音と内向的性格とは相互的に作用しあい、悪循環のサイクルを形成して吃音の進行と固定に大きな役割をはたしたと考えられる。第三は推測となるが、母親の情夫の存在のために前述のように被告人が深刻な葛藤を抱いたであろうことである。鑑定人がこの推測を抱く理由は、被告人の吃りはじめが七〜八歳頃と推定されるためである。すなわち、一般に吃りはじめは三歳（言葉の使いはじめ）と六歳（就学前後）に最も多いといわれ、七〜八歳の吃りはじめは比較的遅く、非典型的であり、何らかの特殊な体験がこの時期に被告人の情緒障害を招いたのではないかと考えられる。それは若松家に情夫があらわれた時期と一致する。

ちなみに云えば、親戚の女の子の吃りをまねたことは吃りはじめの契機とはなったであろうが、まねをした多くの子供のうち、被告人のみひどい吃りとなったこと、その吃りはじめが七〜八歳であることの原因としては、右の三つの要因が重要であろうと思われる。

第二節　犯罪心理の考察

一般に、人をある行動に駆りたてるものには、意識的＝反省的な動機と、行為者にとって無意識的＝非反省的な動因とがある。

意識的＝反省的な次元から被告人の犯罪心理を説明しようとすると、「被告人は、山田敏子が北村の所に通って来るのに利用する横須賀線を爆破しようと考えたが、それは敏子を憎むあまり横須賀線まで憎いと思うようになったためで、〈坊主憎ければケサまで憎い〉という心理による。敏子や彼女の家を爆破しなかったのは、そうすれば直ちに被告人の犯行と解ってしまうからである。さらに被告人は自分の恵まれぬ運命のために世間一般に恨みの念（ルサンチマン）を抱いており、世間を驚かせてひとり優越感を感じようと思ったためである」と一応は考えることが出来る。しかし、この説明には、いくつかの難点がある。

その第一は「坊主＝ケサ心理」である。「坊主＝ケサ心理」のことわざの本来の意味は、坊主が著しく憎い場合、その憎悪の念が附属物にまで転嫁されることをいうのであるが、被告人が当時も敏子を強く憎悪していたかどうかは疑問がある。たしかに自分を裏切ったことで憎らしくは思っていたであろうが、一方で愛執の念も捨てきれない、いわゆる両価的な心理であったのではないかと思われる。だからこそ、被告人の攻撃性は直線的に敏子らに向かわず、敏子と関係の深い横須賀線に向ったのである。この心理機制は「転嫁」でなく「置き換え」と呼ばれる。被告人は事件前にも同僚に「横須賀線をみるとしゃくにさわる」と述べたということであり、この攻撃対象の「置き換え」はかなり以前から被告人の中に形成されていたものと推測される。それに比べると爆破すれば横須賀線がとまり、敏子が北村のもとに通えなくなる、という理由づけは根拠のかなり薄弱なもののように見える。

ここで興味をひく点は、横須賀線爆破が「置き換え」という心理機制によるとして、これは原始民族における「犠牲」「身代り」などの蒼古的な思考様式に親近な心理機制であることである。さらに、数十編成ある横須賀線列車（一般）に対する攻撃性をたまたま東京駅ホームに入っていた一つの横須賀線列車（個別）に対する爆破意図で代表させたことも、象徴的な儀式や一匹の犠牲によって全体の浄化や赦しを意味づける原始民族の儀式を連想させる。

第二の難点は、敏子やその家などを直接爆破しなかったのは、犯行がただちに露見するためである、という説明である。何故なら、まず、愛人殺人者などの多くはかならずしも犯行後の自分の運命を考えるとは限らずに犯行に赴くものである。次に敏子は「この世からなくすには惜しい」存在である。最後に被告人は愛する者に対する攻撃性を強く抑圧する心性の持主である。

第三に、横須賀線爆破のもう一つの目的が社会をあっといわせ、日頃のルサンチマンをひそかに晴らしたいという説明の信頼性である。たしかに被告人は逮捕後自らそういっているし、自分の吃音・性格・境遇に強い劣等感をもっていたことも事実である。けれどもその目的のために、意図的に準備し実験し実行したという経過は明らかでない。すなわち、人前で爆破「実験」をくりかえし、横須賀線に対する「憎悪」を公言して疑われやすい被告人が、あえて危険を冒して横須賀線爆破を実行したのは、無反省的＝無意識的衝動にうごかされてのことでしかないように思われる。犯行後、結果の重大さに驚いて「こういうつもりでなかった」と自問自答して自殺を考えたのも、冷静な熟慮の末の犯行でなかったことを裏書きすると考えられる。もっとも、世間を騒がせたいという動機が副次的に関与していたことも否定できない。

意識的＝意志的＝反省的次元で考えようとすると、どうしても横須賀線を爆破する動機は薄弱で十分に理解しきれない。

被告人は、横須賀線爆破を意図したのは事件当日の朝一一時すぎであると述べているが、以上の考察からこの供述は正しいと考えられる。

昭和四三年六月一六日朝、被告人を駆りたてて犯行を決意させた動因としては、不快な情動の緊張・抑圧された攻撃性のうっ滞が考えられる。すなわち、被告人にとってかけがえのない女性である敏子に捨てられたというどうしようもない感情、それにまつわる同僚の侮蔑、転職や転居にともなう気苦労などが被告人の気持を動揺させ不安定にしていた。それは一見、新しい平衡に達するかにみえたが事件の前々日、敏子の代りにと被告人が求愛した娘とのデートに二度も待ちぼうけをくわされたことは被告人に動揺を与え、不快な体験として当日まで尾を引いていたと思われる。また他の女性との関係の失敗は、ふたたび敏子に対する愛情と執念を呼び覚ましたと考えられる。当日、雨による休業から敏子と北村に関する連想に導かれ、「父の日」や「一六日」に関する不快な連想にも支配されて、朝食の仕度も途中で投げだして爆破物の製作に着手した被告人は、自分ではもはや統御しえぬ情動の力に身を委ねていたといえよう。被告人の犯行が無意識的＝非反省的衝動により多く支配されていたことを傍証する事実は、爆発時間の設定のあいまいさ、爆発物をおいたあとで被告人がその成行にあまり関心を抱かず、むしろ解放感を感じて競馬をたのしむことが出来たことである。「横須賀線を爆破してこれをとめる」「世間を驚かす」「ヒーターによる爆発というアイデアの成果を実際にためす」という意識的＝意図的な動機が犯行の主役を果していたなら、被告人は爆発物の運命に当然もっと関心を払ったはずである。

ところで犯行が被告人にとって非反省的＝無意識的な動因に多くを負うているとしても、犯行の決意から東京駅で爆発物を列車にのせるまでの三時間前後の間に被告人に犯行を中止しようという気持が湧かなかったことが注目されるが、これは被告人の特異な人格から説明されよう。

すなわち第一に、被告人は未熟な人格であり、一事に熱中すると容易に意識の視野が狭窄してしまい、他のことをあれこれと顧慮することが出来なくなることが注目される。爆破物の製作はテスターで導通試験まで行うほど冷静に行いながら、操作ミスによる自爆の危険などには無感覚であったこと、爆破物の威力や人間殺傷の可能性などについてまったく考慮しなかったと述べていることは、一つの目標に向って突進すると他のことは見えなくなる馬車馬的な心理であったと思われる。被告人がこうした心理に陥りやすいことは生活史に述べたいくつかのエピソードが証明している（友達と遊んでいて急に気が変わる、猟銃を入手すると熱中して勤務を無断欠勤する、敏子との新生活を夢想すると相手の意志におかまいなく家を借りたり家財を整えたりする、など）。このような心性はふつうの人間でも時によくみられることであるが、被告人の場合にはこの特徴的な行動パターンは、被告人の人格といっていいほどに被告人に密着している。こうした性格の形成に、気脳写所見や既往歴から疑われる脳障害の影響が関与しているかもしれないことは、可能性として一応は考慮しておかねばならない。ともかく、事件当日、被告人は横須賀線を爆破するという着想に熱中し、乗客や自分の運命について当然払うべき顧慮をなしえなかったのは、被告人の性格と、行動への強い情動の負荷を考慮するときわめて自然のことと思われる。

第二に問題となることは、結果の予測についてである。被告人には心理テストにおいても思考の停滞や堂々めぐりなど、思路の流暢でないことが観察された。特にMAPSやTATでは、情動の負荷が強い物語では思路が進まない傾向がみられた。あたかも吃音者が言葉につまるように、被告人は考えの流れが突然にせきとめられて将来や、ことの成行・結果が考えられず、考えは無益に堂々めぐりをするのである。このような思路の特徴が吃音者一般に認められるという報告はないので、被告人は特異な例であるのかも知れない。ともかく、被告人が当然考えるべき結果について思いを致すことなく、しかも当然考えるべきことを考えていないという自覚もなく、行動することはあり得ると思われる。

以上を要約する。

被告人は愛人山田敏子に裏切られたために激しい苦悩を体験したが、彼女に対する両価的感情と、彼自身の特異な心性のために、彼女に対する攻撃性を強く抑圧し、その結果、著しい情動うっ滞の状態に陥っていた。そして、事件二日前と当日のいくつかの出来事を契機として、被告人の抑圧された攻撃性は強い情動を伴って急激に行動化され、犯行に至った。この際横須賀線列車が攻撃性の対象に選ばれたのは、敏子との関連のために、その時たまたま敏子の代りに置き換えられたにすぎない。種々の意識的動機の帰結として横須賀線列車爆破そのものを意図したと考える説明は本人の供述をもふくめて唐突かつ不自然な印象を免れえない。また犯行の着想から実行に至る間、被告人は統御困難な強い衝動に支配されており、また彼の特異な性格のために、犯行の結果について当然払うべき考慮をなす能力を欠いていたと考えられる。

第三節　責任能力

被告人の刑事責任能力の判定はいうまでもなく裁判官の権能に属するものであるが、鑑定人は専門の精神医学の立場から参考意見を記しておく。

被告人は犯行当時、精神病・意識の障害・精神の薄弱など、責任能力の減免の前提となるべき精神の障害の状態になかったことは明らかである。また、情動のうっ滞にもとづいて犯行におもむいたと認められるが、いわゆる情動犯罪（急激な情動葛藤・熱情状態などによる犯罪）とはいえない。行動は一応整って首尾一貫しており、心因性の意識障害の存在も否定されるし、その前後に不眠・不食・自殺念慮・疲労などの身体的布置因子も証明されない。

しかし問題の第一は、被告人の犯行が意識的＝反省的次元において企図された行為というより、情動のうっ滞を背景として、自由な意志能力の関与する可能性の少い、無意識的＝非反省的次元の衝動に駆られて、実行されたと考えられることである。すなわち、被告人を犯行に赴かせた主要な力は、被告人が意識することも統御することもかなり困難な無意識的な衝動であるということが出来る。

第二に、犯行対象の選択や結果の予測の過程において、被告人の心性には正常平均人とはかなり偏った点があると考えられる。すなわち、「置き換え」機制、熱中すると他のことが考えられなくなる馬車馬的心理、情動の緊張時に先のことが考えられなくなる心性などである。これらの原始的な心性は、精神発達の部分的未熟性によると考えられ、この未熟性に軽微な脳障害の影響の関与が完全には否定出来ない。

したがって、本件犯行当時の被告人の責任能力が限定されていたと考えて差支えないであろう。しかし、限定の程度が「著しい」程度であったかどうかは断定できないように思われる。それゆえ、責任能力の決定は裁判官の裁量に委ねるべきであると思われる。

鑑定主文

一　被告人若松善紀の現在の精神状態は、吃音を有し、内向的・神経症的・無力的な性格の分裂気質者であり、知能は総合的には平均値にあるが、精神発達には部分的な遅滞と未熟性を認めることが出来る。精神病・意識障害・精神の薄弱など狭義の精神障害の存在を認めることは出来ない。

二　犯行時の精神状態は右の状態に加えて、情動の著しいうっ滞とその衝動的な解放による意識的視野の狭窄など、やや特異な心理状態にあったと考えられる。したがって事物の理非善悪を弁識する能力、又はこの弁識に従って行動する能力が多少は障害された状態であったと考えられる。

右の通り鑑定する。

昭和四五年四月三〇日

東京都文京区湯島一ノ五ノ四五

東京医科歯科大学総合法医学研究施設

鑑定人　教授・医師・医学博士　中田　修

あとがき

小木貞孝
福島　章

一　本書の成立過程について

昭和史に残るとおもわれる重大事件の犯人の、裁判において正式に命ぜられた精神鑑定書を著者諸氏の了解をえて収録し資料として後世に残そうというのが本書の目的である。

内村祐之、吉益脩夫の二人が企て、編集の実務は、福島章、中田修、小木貞孝の三人がおこなった。まず各方面から鑑定書を集め、それから一般読者に不要と思われるもの、本人や近親者のプライバシーを侵すおそれのある部分を削除する作業がおこなわれた。また、鑑定書の結論が裁判の判決にどのように反映したか、本人がその後どのような生活を行ったかという成行きも調査した。さいごに各事件について解説を書き理解の補助となるようにに心掛けた。この作業においては、福島が主に事にあたり、中田と小木はむしろ側面から援助するような形になった。

本書はあくまで科学的、犯罪学的な資料であって興味本位の読みものではない。編集者は終始、主観を避け、歴史的な事実としての文書をその原型において保存するように心掛けた。

二　テキストについて

本書は起源を異にする二種のテキストによって構成されている。

その第一は内村の旧著「精神鑑定」（創元社、昭和二十七年）に収載された五篇の事例であって、「電気局長刺殺事件」「若妻刺殺事件」「聾啞者の大量殺人事件」「俳優仁左衛門殺し事件」「小平事件」がこれにあたる。この五篇は鑑定書を大幅に書き改め、不要と思われる部分を省略し、解説的なまえがき、説明、付記を加えてある。したがって、鑑定書の原型はほとんど失われているが、一般読者にも読みやすく、要を得た文章となっている。旧著が現在久しく絶版で入手しがたい事情にあるので、校正ミスなどを訂正する以外は旧著の形態をほぼそのまま復元することとした。

第二のテキストによるものは、右の五篇を除いた十一篇である。この方は精神鑑定書の原型を可能なかぎり保存するように努めた。これは、本書のもつ、資料としての意義を重視したためである。ただし、下記のような種々の事情から、精神鑑定書の一部を削除・訂正する必要があったことをおことわりしておきたい。

1　被告人の氏名は、死亡者・死刑囚を除いて、仮名とした。これは現存者の社会生活が実名の公表によって不利益をこうむることを避けるためである。ただし、出口元男、阿部定の両氏のように、事件がすでに三分の一世紀も前のことであり、しかも、種々の出版物によって世間に周知であると考えられる場合には、あえて実名を保存した。これは、実名の使用によって新たな不利益が加わることはないであろうという消極的理由によるばかりではなく、真実の公表によって、故ない偏見から解放される可能性もあることを考え、さらに歴史的な人物に関する資料としては事実の正確な記録を残すことが意義あることと考えられたことによる。

2　被告人の関係者、被害者、家族についても必要に応じて仮名の使用、固有名詞の削除などによって、これらの人々のプライバシーが侵害されることを避けるように努めた。しかし最近の事件に関しては、右のような配慮によってもなお現存者の私生活に影響をおよぼすおそれがないとはいえない。そこで昭和二十七年以降の例では、家族歴の具体的記述の大部分を削除してその「要約」または問題点の指摘の部分をのこすにとどめた。

ちなみに、精神鑑定書公開に関する編者らの見解を記しておく。精神鑑定書は裁判記録の一部に属するものであり、裁判とその記録は現憲法の下では公開を原則としている（日本国憲法第八十二条）。したがって精神鑑定書も、訴訟関係者が、裁判所に請求すれば何人も閲読することが出来るのであり、本来すべての国民に対して公開されているものであるといえる。したがって精神鑑定書を学術刊行物として公開することに、法的な問題はならないと思われるが、裁判記録として保存されている場合と、限定された範囲であっても書籍として頒布される場合とでは、社会的影響の相違が予想されるので右のような考慮を払い、関係者のプライバシーの保護に留意したつもりである。

3　旧字体は新字体に直したものが多い。また「大本教事件」はカタカナ書きをひらがな書きに改めた。あきらかに誤植と思われるものは訂正したが、かな使い、送りがななどは原文のままとした。

4　鑑定書中の反復、重要でないと判断された部分、心理テストの粗データ、検査方法の説明などの大部分は省略した。精神鑑定書はまず事実を忠実に記載し、それを要約、整理、検討し、その事実にもとづいて考察し、説明するという構成をとることが多いため、どうしても同一事実の反復が多く、煩瑣となる。また、本書の容量の上での制約もあって、到底全文を転載することは出来ない。そこで編者らは原鑑定書の意とするところが欠けることのないように留意しつつ、削除・省略を行った。ただし、理解の便をはかるために、あるいは読みやすさを目的として原文を書き変えたり書き加えたりした箇所のないことを明記しておきたい。

5　身体所見のネガティブ・データも多くの場合割愛した。これらの「異常所見なし」を報告する文章は考えうる多くの疾患の除外診断、鑑別診断のためのデータであり、精神鑑定の手続きとしては不可欠のものであるが、本書の性質上重要でないと思われたので、体型や意味の大きい所見の記載以外は大幅に省略した。

第二のテキストによる十一篇については原型を保つ努力のため、とりつきにくいことも考えられる。そこで簡単な解説を付して各事件の概要・その時代的な背景・学問的な問題点などを記して読者の参考に供した。さらに裁判の結果、とくに精神鑑定が判決文にどのような影響を与えたか、再鑑定のある場合には他の鑑定人との見解の異同などについて調査した結果を抄記した。行為者の鑑定後の運命についても調査し、編集の時点までに知り得た範囲の経過を書いた。精神鑑定や判決の妥当性・問題点などが、成行調査によってあらためて検証され、問われる場合のあることは、各篇の解説にみるとおりである。

この成行調査については多くの人々の御配慮を得たが、とくに法務省矯正局総括指紋室、大阪教育大学小林淳鏡博士、松沢病院市場和男博士にお世話になるところが大きかった。ここに記して感謝の意を表する次第である。なお、解説は、「メッカ殺人事件」については小木が、その他は福島が執筆し、「間接自殺としての強盗未遂事件」の「鑑定人付記」の部分を中田修が書いた。

精神鑑定の著者としては、鑑定人をあげ、鑑定助手のある場合には両者の共著とした。内村・吉益両教授が共同鑑定人であった「帝銀事件」以外、公式に責任ある鑑定人はすべて単数であるが、多くの鑑定では鑑定人の仕事を鑑定助手が助け、鑑定書作成の実質的作業の一部ないし大部分を行うのが現実である。したがって、鑑定助手の責任と業績も明確に記録されるべきであろう。従来の慣習に反して、鑑定助手の名を共著者として明記したのは、右のような理由による。

三　精神障害の分類と鑑定例

本書では、昭和史にのこると考えられる重大事件を中心として事例を選択したが、その結果は期せずして精神医学的に重要な診断名をほぼカバーすることになった。

精神障害と犯罪との関係についての概論や刑事責任能力一般についての論述は後記の成書にゆずるが、精神医学専攻以外の読者のために、現在の精神医学で用いられている精神障害の分類（体系）＝診断名について簡単に記しておきたい。もちろん、個々の疾患について概説するスペースはないので、読者は必要に応じて後記の教科書・参考書を参照し、あるいは本書中の該当疾患事例の説明をお読みいただきたい。

精神障害の成因論的分類

Ⅰ　素質・発達・反応の異常
　A　知能の異常＝精神薄弱
　B　性格の異常＝**精神病質**・**異常性欲**
　C　反応の異常＝神経症・異常体験反応（**心因反応**・**拘禁反応**・**情動反応**）
Ⅱ　内因性精神病
　A　**精神分裂病**
　B　非定型精神病
　C　**躁うつ病**
Ⅲ　身体因性精神障害
　A　器質精神病＝脳外傷後遺症・**進行麻痺**・脳動脈硬化症・**ワクチン接種後脳炎**・老人精神病など
　B　中毒精神病＝アルコール中毒・薬物中毒・**病的酩酊**など
　C　症状精神病

右のうち、太字で記した疾患は本書中にその精神鑑定例が収められているので、鑑定人がその精神障害について裁判官・検事などに対して試みた説明を読むことができるし、簡単な解説を付した事例もある。そこで、このあとがきでは、右のような精神障害の分類の基礎的な原理のみを説明したい。

右の分類は、病状・症状群・状態像など（たとえば幻覚・妄想・コルサコフ症状群・抑うつ状態・神経衰弱状態など）にもとづくのではなく、精神障害の原因（病因）による分類である。後者がより重要であることは、たとえば同じような神経衰弱状態であっても、神経症としてのそれか、精神分裂病の病初期の状態であるのか、軽いうつ病の一症状であるのか、あるいは神経質人格者の恒常的状態であるのかを区別しなければ、その後の経過・成行を予測することも出来ず、精神障害の犯行におよぼした力や責任能力の評価も不可能であることを考えれば明らかであろう。

D　てんかん

さて、精神障害の分類のうち、身体的＝生物学的原因の明らかな疾患はⅢの身体因性精神障害（「身体に基礎づけうる精神病」）だけである。この群の代表は梅毒トレポネーマによっておこり、脳の実質が侵され、定型的な症状・経過をとる進行麻痺である（「大川周明の精神鑑定」参照）。また、この群のうち、きわめて稀有の例ではあるが精神医学的に興味ある例は、狂犬病ワクチン接種後脳炎を経過し、性格変化を来たした「帝銀事件」の平沢貞通である。このような、疾患の結果としての異常性格は、生来性の異常性格である精神病質（ⅠB）とは区別され、仮性精神病質・脳病質などとよばれる。

中毒精神病も犯罪、精神鑑定に重要である。なかでも急性アルコール中毒（酩酊）のうち病的酩酊とよばれる特異な状態が問題である。病的酩酊の概念、症状、責任能力については「愛妻焼殺事件」に詳しい説明がある。

この身体因性精神障害（身体に基礎づけうる精神病）の対極に、素質・発達・反応などの異常としてまとめられる精神障害がある。これらは狭義の生物学的＝医学的疾病概念の辺縁にあるともいえるが、犯罪の精神鑑定の実際にはきわめて重要な一群である。もっともＩＡの「知能の異常」は、従来一般に考えられているほど、犯罪の原因としての意義は少い。しかし、これが性格の異常と合併する時、まれに大きな問題をおこすことがある。本書中には、もともとの知的素質は優秀であっても、聾唖のためにその発達が阻止され、加えて情性欠如性異常性格の認められた事例として「聾唖者の大量殺人事件」がある。

ⅡＢの異常性格・精神病質は犯罪ともっとも重要な関連をもつ精神障害であり、本書中でももっとも多い診断名である。精神病質者とは、クルト・シュナイダーの定義によれば「性格の異常のために、自分自身が悩んだり、社会が悩んだりする」ような人間のことである。諸家の定義や分類については成書にゆずるとして、ただ一つだけ指摘しておきたいことは、「精神病質」という概念が、ときに「精神病」ないし「精神病に近い状態」と解されることがあるが、これは誤りであるという点である。精神病質とは性格的素質・発達のかたより（異常）であって、精神病ないし精神病等価の状態ではない。誤解の少い「異常性格」という言葉を用いるのがよいのかもしれない。なお、マスコミなどで用いられる「変質者」ということばは、古い時代に精神病質者とほぼ同義に用いられていたこともあるが、現在、専門的には死語と化している。

異常性欲は、素質のうちの欲動の異常としても、神経症的な発達・反応の異常としても、起り得るものであるが、本書中の「阿部定事件」が主として欲動の異常によるとみられるところからＩＢに分類しておいた。

反応の異常のうち、もっともポピュラーなものは神経症（ノイローゼ）である。ただし神経症が犯罪を結果することは稀であって、本書中にもそのようなケースはない。これに対して、異常体験反応としてまとめられる拘禁反応・驚愕反応・情動反応などは、心理的な原因によってひきおこされた精神異常状態（＝心因反応）であって、精神鑑定の実際においてしばしば困難な問題を提供する。「大本教事件」では精神分裂病と拘禁精神病との鑑別が、「若妻刺殺事件」では分裂病質者の人格反応と精神分裂病との関連が、「俳優仁左衛門殺し事件」では激情行為と寝ぼけとの鑑別が問題とされている。また「帝銀事件」では拘禁後の幻覚妄想状態（拘禁反応）が詳細に記載されている。

精神障害のうちもっとも重要なものは精神分裂病・躁うつ病などの内因性精神病である。その原因は、遺伝学・脳形態学・体液学・性格学・精神病理学・精神療法学などの各分野からのおびただしい研究にもかかわらず、なお不明であり、定説はない。それにもかかわらずこれらの精神病を内因性と呼ぶ理由は、遺伝的に規定された素質に何らかの因子が加わって、身体内部に（おそらくは脳に）病的な過程《プロセス》が起ることによって発病すると大多数の学者によって考えられているためである。内因性精神病の原因が明らかでないので、これらの病気の診断は精神症状による他はない。

さて本書中、精神分裂病の概念・診断・症状・経過・責任能力などについて明解な説明を試みているのは「ライシャワー大使刺傷事件」である。「電気局長刺殺事件」も妄想型精神分裂病者の犯罪である。

もっとも、典型的な精神分裂病者の事例では、起訴以前の段階で簡易精神鑑定（検察庁）・精神衛生鑑定（都道府県知事）などが行われることが多いので、本書中にはむしろ精神分裂病か否かという鑑別診断が問題となっているケースが多い。このうち重要なものは、精神分裂病と、その近縁の精神病質状態である分裂病質・破瓜病質との鑑別である。「若妻刺殺事件」「メッカ殺人事件」「杉並の通り魔事件」などがその例である。読者はこれらの鑑定を通して、精神障害の診断がいかに綿密な手続を必要とし、時にそれがいかに困難なものであるかを痛感するのではなかろうか。

精神分裂病の精神鑑定に関してもうひとつの重要な問題に、「精神分裂病前駆状態」がある。思いもよらぬ重大事件が、これまでは一見正常で目につかない人によって突然おこなわれ、その動機も理解しがたいことがある。ところで彼らの精神状態を詳細に観察し、あるいは数年の経過を追ってみると、これらの行為者たちが犯行の時にまぎれもなく精神分裂病の「前駆期」にあり、犯行もまた彼らの病気の結果であったことが明らかになることがある。このような意味で示唆的なケースは「金閣放火事件」である。この精神分裂病前駆状態の詳細な記述、分析と、観察者による診断・見解の異同については「金閣放火事件」において検討することが出来よう。

躁うつ病は、精神分裂病とともに内因性精神病の双璧をなす重要な病気であるが、犯罪との関係はうすい。本書には「間接自殺としての強盗未遂事件」という貴重なケースをおさめた。

（昭和47年4月）

文献

精神医学の代表的な教科書・参考書

1　秋元波留夫他編「日本精神医学全書Ⅰ〜Ⅵ」金原出版、昭和42年
2　笠松章「臨床精神医学Ⅰ・Ⅱ」中外医学社、昭和44年
3　西丸四方「精神医学入門」南山堂、昭和45年

犯罪と精神医学に関する参考書

4　吉益脩夫「犯罪学概論」有斐閣、昭和33年
5　樋口幸吉他編「日本の犯罪学Ⅰ〜Ⅳ」東大出版会、昭和43〜44年
6　中田修「犯罪と精神医学」創元社、昭和46年
7　新井尚賢編「異常性格」（第二版）医学書院、昭和46年

刑事責任能力に関する文献

8　内村祐之「精神医学より見たる刑事責任能力」精神神経学雑誌53巻1号、昭和26年（これは内村祐之「精神鑑定」創元社にも転載されている）
9　中田修「刑法と精神医学」日本精神医学全書第Ⅵ巻（1所収）
10　林暲「精神鑑定の理論と実際」精神医学1巻5号、8号、11号、昭和34年
11　中田修・懸田克躬・武村信義「司法精神医学」現代精神医学大系24巻、中山書店、昭和51年

現代の精神鑑定

まえがき

「犯罪は時代を映す鏡である」という言葉をよく聞く。犯罪や非行というものに対しては、これを特別な人間によって犯される例外的な事件だとして無視する立場もあろう。しかし、現実に起こった個々の事件を探究して行くと、時代や社会の状況とまったく無縁で特異な現象だといえることは少ない。われわれが生きる同時代が抱える問題や社会の病理といったものを、象徴的な形で浮き彫りにする出来事だと考えられることが多い。世間を驚かせるような大きな事件からは、何かしら学び取ることができるものである。

だからこそ、知識人も大衆も、重大で深刻と考えられる犯罪にショックを受け、そのディテイルに関心を抱く。また、現代の情報化社会の中では、その興味に応える形で、ジャーナリズムが多くの情報を提供している。

しかし、「犯罪が時代を映す鏡」であるとすれば、その鏡のイメージは歪みや欠落のない正確なものでなければならない。個々の犯罪事件を研究して同時代の病理を直視し、わが身を顧みたり、社会のあるべき方向を模索したりすることに意味があるとすれば、その「鏡」は、事実を正しく映し出すものでなければならない。そうでなければ、そこから生まれる考察も反省も見当外れのものになってしまうだろう。

ところが、これまでの犯罪報道や犯罪ジャーナリズムのレポートは、必ずしも事実に正確で適切な情報を提供するものばかりではなかった。これは、裁判所の傍聴席における筆記が合法化されるようになって公判廷でのやりとりを速記などで正確に取材することができるようになっても、事態はあまり変わらない。そう思うのは、われわれが犯罪の当事者の精神鑑定を行い、捜査や裁判の原資料に接し、犯罪者に直接に面接したりしているからであろう。実際を知っていると、報道には恣意的な思い込みや誇張、時には事実誤認としか思えないものも少なくない。もちろん、ジャーナリストたちが、法律や精神医学の専門家でないことに由来する思わぬ誤解もあろう。いずれにせよ、歪んだ鏡からは、見当外れの考察しか引き出せない。

そこでわれわれは、犯罪と犯罪者についての一次資料である精神鑑定書を同時代史の一資料として残すことが、精神鑑定医の使命の一つであるかもしれないと考えついた。

もちろん、こうした考えを抱き、自分の精神鑑定書を専門書の形で公刊した先達もこれまでには多い。日本精神医学の開拓者・呉秀三以来、三宅鑛一、下田光造、内村祐之、石田武などである。彼らは、自分の鑑定書の全文または抜粋を集め、精神医学の後輩たちに裨益した。

こうした状況の中で、かつてわれわれは、昭和一一年から四四年にいたる代表的な事件の鑑定書を集めて編集し、『日本の精神鑑定』と題して刊行したことがある（内村祐之・吉益脩夫監修、福島章・中田修・小木貞孝編集、みすず書房、一九七三年刊）。精神医学的には代表的な病態を網羅し、かつ、犯罪学的には社会の耳目を集めて現代史に残るようなケース一六例を集めて、解説を付したものである。この本は、幸いにして各方面の確かな反応を得、現在も版を重ねている。

本書『現代の精神鑑定』は、その後の事件の精神鑑定書を集めたものである。時期的には、昭和の後期から平成の初めにかけての犯罪を収録し、精神医学者と歴史家に提供しようと考えた。

ここで歴史家というのは、もちろん専門の歴史学者だけを考えているわけではない。社会の歴史の証人でもある同時代の人々、とりわけ真実の解明と報道を使命とする人々や、時代と人間性についての省察を志す知識人を想定している。

さて、ドイツの碩学グルーレは「精神鑑定と天才の病跡学《パトグラフィ》は精神医学の二つの精華《はな》である」と言った。犯罪者と天才という、人類の中では両極端の変わり種を対象にしながらも、この二つの研究はともに、精神医学の方法の基本となるケース・スタディである。精神医学の中では、「法則定立《ノモメトリー》の科学」の側面と、「個性記述《イデオグラフィ》の科学」という二つの方法がせめぎ合っているが、精神鑑定と病跡学は、この後者の典型と言うべきものである。

精神鑑定や病跡学では、鑑定人なり病跡学者が「精神医学者として」いかなる見識をそなえ、人間性の洞察や事実の解明についていかなる眼光を獲得しているかが、その成果の中に顕《あきら》かになる。精神鑑定には、自然科学的な意味での科学技術の側面と、その営為を行うものの人間性が顕《あらわ》れるアートの側面とがある。いかに見事で明晰な精神鑑定書を書きうるかは、対象となる被鑑定人である犯罪者の器量によるところもあるが、鑑定人の学識と人間性によるところがむしろ大きい。精神鑑定が、被鑑定人の心理や犯罪を語る記録でありながら、その視野の広さや凝視の深さは、実は鑑定人がもつ人間性を反映しているように見えることが多いのは、けっして偶然ではない。

ところで、日本の精神医学者・内村祐之が述べたように、すぐれた精神鑑定書は、単なる実務的なケース報告に止まるものではなく、一編の貴重な「学術論文」に匹敵する内容をもつことが多い。さらにそれに私見を付け加えれば、精神鑑定書は、実験結果の無味乾燥な報告書というよりは、むしろ一つの「作品」である。なぜなら、対象となる一人の人間の心理と行動を理解するという営みは、鑑定する側の該博な文献学的知識と、人間洞察の深さ鋭さを反映する作業だからである。

ところが、精神医学の「精華」といわれ、貴重な学術論文にも劣らぬ価値がある「作品」と評される精神鑑定書は、その高い評価にもかかわらず、公表されて同学の人々の研究資料となることも、記録として保存されて後代の人々の目に触れる参考資料になることもほとんどない。事件に関係する裁判官、検察官、弁護人など、少数の司法関係者の目に触れるだけで、ただちに秘匿され、忘却の闇の中に消え去る運命にある。これは、鑑定書がもともと司法実務の資料であり、さらにその中には、被鑑定人のプライヴァシーに関する情報が多く含まれているという特殊性から考えても、一般的にはやむを得ない宿命といえる。

ところで日本国憲法には、裁判は公開で行われることが謳われているから、裁判に用いられた精神鑑定の内容が学術資料として公開されることは、基本的には違法性がないであろう。かえって、近年大きな関心を寄せられている、情報の公共性・公開性の方向性にも合致するものであろう。本書を編集・刊行するにあたって、編者はこのような考えを重視した。

法律的にいえば、このような試みが、鑑定人の守秘義務、被鑑定人など関係者のプライヴァシーや名誉権などの問題とも分かち難く絡みあうことも事実である。そこでわれわれは、前回の『日本の精神鑑定』の時にも、これらの問題点を慎重に考量しつつ、編集作業をおこなって公刊した。

今回の『現代の精神鑑定』においても前回と同様に、個人を特定させるような情報を削除したり記号化するなどの操作を各著者にお願いし、関係する個人が特定できるような情報はできるだけ排除した。家族など、関係者についての記述はできるだけ削除した。こうして、万が一にも被鑑定人の更生や社会復帰の妨げにならないように配慮したつもりである。被鑑定人が既に故人となっているケースが多いのも、このような配慮の結果の一つである。

一方、有名な少年事件の中にも、社会的・公共的な意義が大きいと思われるケースが多かったが、これらは少年法の趣旨を尊重して、本書には採録しなかった。

また、裁判の審理に外部から影響が及ぶことのないように配慮し、ケースは原則として判決が確定したもののみとした。ただし、この原則には唯一の例外がある。それはM青年の「連続幼女殺人事件」で、編集の時点でなお高等裁判所で審理中であった。しかしこの事件では、事件の特異性と社会的反響の大きさ、一審判決が死刑という特殊性、精神鑑定そのものの内容を詳細に報道する複数の書物などの二次的資料が世間に氾濫している状況などを考えあわせ、一次資料の提供はむしろ公共的使命と考えられた。そこで、この事件に関するこれまでの四つの精神鑑定書の中から、最も社会的に注目された、いわゆる「多重人格説」の精神鑑定書を収録することにした。

なお最後に、本書に収録した「精神鑑定書」は、「解説」も含め、各章を執筆した鑑定人の「著作物」であることをあらためてお断りしておきたい。

ちなみに、この中には原鑑定書を添削した形で書かれたものと、原鑑定をもとに新しく書き下ろされたものの、二つの形式のテキストがある。鑑定書そのものはけっして読みやすいものではないので、ケースの概要や精神鑑定上の問題点、再鑑定との異同や裁判所の判断、被鑑定人のその後の成り行きなどについて、各章の前に短い「解説」を加えていただいた。

本書刊行の意図するところを理解して稿をお寄せいただいた著者各位にはあらためて感謝の意を表するとともに、この本が精神医学と犯罪学の学術資料として、また現代社会の一面を記録し考察するために有用な一次資料として、識者各位のお役に立つことを願いつつ、この本の公刊の意図を述べた。

平成一〇年冬

編者　福島　章

「連続射殺魔」少年事件

石川義博

目次

解説

本件は、当時一九歳の被告人が盗取した拳銃を用いて、昭和四三（一九六八）年一〇月から一一月にかけて、東京プリンスホテル、京都八坂神社でそれぞれ警備員を射殺し、函館近郊、名古屋市内でそれぞれタクシー運転手を射殺して現金等を強取し、昭和四四年四月、東京都原宿駅近くの一橋スクール・オブ・ビジネスで警備員を狙撃したが命中せず、強盗殺人の目的を遂げなかったというもので、いわゆる「連続ピストル射殺魔事件」としてマスコミに大きく取り上げられ、社会に強い衝撃を与えた事件である。

第一審東京地裁の審理中、被告人は、弁護人や検察官、また裁判官に対して罵言を浴びせたり、脅迫的な言辞を発したり、さらに暴行を加えようとする態度を示した。その上、昭和四六年の第一次論告が行われた後に、弁護団を三回にわたって解任、あるいは辞任に至らせ、被告人が犯したという別事件を起訴しなければ本件の審理に応じないと主張するなどして審理の進行を妨害したため、裁判は一〇年の長期に及んだ。そして、第一審東京地裁（昭和五四年七月一〇日）は、結果が極めて重大であることのほか、四人の殺害が同一の機会ではなく、四回にわたり次々と犯行を重ねたものであること、犯罪の発覚を恐れ、あるいは金品を奪うために行った犯行であって、憫諒すべき動機が存しないこと、拳銃で至近距離から被害者の頭部や顔面を狙撃し、しかも数発の弾丸を打ち込んだもので、手段、態様が悪質であること、二件の殺人事件後、次兄から自首を勧められたにもかかわらず、これを拒否し、さらに強盗殺人二件、強盗殺人未遂一件の犯行に及んだものであること、自己の犯した重大な犯罪に対する反省が認められず、自己中心的、他罰的、暴発的、非人間的な性格は根深く固着していて、改善は至難と思われること等を指摘して、人格形成上最も重要な時期である幼少時から義務教育の時期にかけて、家庭環境が悪かったこと、分裂病質に属する精神病質者で、性格が偏倚であること、少年時の犯行であること、小中学校時代に貧困等の理由で欠席日数も多く、協調性や社会性も未熟なまま、集団就職で上京し、大都会に放り出された面があること、捜査官に対し「すまなかった。」等と述べたこともあるなど一時は改悛の情も見受けられたこと、函館近郊の強盗殺人事件の被害者の遺族に、著書の印税収入を贈っていること等の量刑に当たり被告人に有利に考慮すべき事情を参酌しても、なお『死刑』が相当であるとした。

これに対し、第二審東京高裁（昭和五六年八月二一日）の判決は、原審が死刑を選択したことは首肯できないわけではないとしながらも、死刑の選択は、いかなる裁判所がその衝に当たっても死刑を選択したであろう程度の情状がある場合に限定せられるべきものと考えるという極めて抑制的な基本姿勢を示したうえ、被告人の情状について再検討を加え、第一に、本件非行は被告人が少年の時に犯されたもので、犯罪時一八歳に満たない少年に対しては死刑を科し得ないとする少年法五一条の精神を生かすべきであるところ、被告人は、出生以来極めて劣悪な成育環境にあったため、精神的な成熟度においては、犯行時実質的には一八歳未満の少年と同視し得る状態にあったとさえ認められるのみならず、かような劣悪な環境にある被告人に対し救助の手を差し伸べなかった国家社会もその責任をわかち合わなければならないと思われること、第二に、控訴審係属中に誠実な人柄の伴侶（昭和五三年一二月一二日結婚入籍）を得て第一審と異なり本人質問に応じるなど心境の変化があらわれたこと、第三に、被告人は著作の印税を被害者の遺族に贈り、東京プリンスホテル事件、名古屋事件の被害者は受領していないが、函館事件と京都八坂神社事件の被害者の遺族はこれを受領しており、将来も印税は遺族に対する支払にあてると誓約していること等の事情をあげて、『無期懲役』に処するのが相当とした。この判決は、犯行当時は大いに世間を騒がせた事件に対するものであり、しかも、一審の死刑判決を破棄して無期懲役刑としたものとして、法曹関係者のみならず一般市民の耳目をも集めたものである。

検察側は、この判決を「運用面での死刑廃止論に等しい」とし、事実上の量刑不当を理由に最高裁に上告した。最高裁は、犯行の罪質、動機、態様、被害者数、遺族感情等を考慮し、罪責重大の場合は死刑選択が許されるとして、二審判決を破棄し、高裁へ差し戻すという第一次上告審判決（昭和五八年七月八日）を下した。この判決に基づいて、東京高裁は審理を行い、被告に有利な諸事情を検討しても、本件の罪質、態様、重大性を考慮すると『死刑』が重すぎるとはいえないとの差し戻し控訴審判決（昭和六二年三月一八日）を行った。これに対して、弁護側は「結果の重大性」の前に被告人の有利な情状がどこまで汲まれるか、すなわち、「死刑か無期懲役か」を争って最高裁に上告した。この第二次上告審の審理を遂げた最高裁（平成二年四月一七日）は、先の第一次上告審判決で示した死刑適用の一般基準にのっとり、『死刑』の判決を下した。ここに永山則夫の死刑は確定し、平成九（一九九七）年八月一日死刑が執行された。享年四八歳であった。

この永山裁判は、「死刑」から「無期懲役刑」へ、そして再び「死刑」へと永山則夫自身を『生と死』の間で大きく揺さぶったばかりでなく、死刑存廃論議とも密接な絡みを持っていた。「死刑」と「無期」というあまりにも大きい違いの間で揺れた司法に、一人の人間の生命を抹殺する確信が持てるのか、さらに「死刑制度は必要なのか」という議論が巻き起こった。「無期懲役刑」に減刑した東京高裁判決は、死刑廃止論にはずみをつけ、逆に最高裁の第一次および第二次上告審判決は、それに一定のブレーキをかける結果になったといわれている。最高裁の判決は、わが国の死刑存廃論に対する、司法の一つの回答となった。

次に、本題である永山則夫の精神鑑定に移る。精神鑑定の第一の目的は精神医学的診断を行い、被告人の責任能力について裁判官の判断に役立てることであり、そのためには精神医学界でほぼ認知され、一般の人にも理解しやすい理論があれば足りるとされている。斯界の権威であった新井尚賢教授による最初の精神鑑定は、この視点でなされた。ただし当時の永山則夫は、裁判にも精神鑑定にも強い不安と不信感を抱いて否定的ないし無関心な態度をとっており、非協力のまま、心を閉ざした状態での鑑定となった。その状態で行われた新井鑑定（昭和四六年五月一六日）の要旨は、以下のごとくであった。「永山の無断離職、放浪、自殺企図などの動機は、うっ積されている人格の潜在エネルギーを何らかの意味で昇華させる手段として選ぼうとする表れではないか。分裂病質といえる状態で性格上の偏りがある。幼少児期における生活環境の影響は少なくない。犯行時は自暴自棄的態度で、虚無感、孤独感などが支配していたように思えるが、特に、了解できないような病的状態にあったとは考えられない。」

新井鑑定の後、永山則夫は心境の変化を来たし、本件犯行に真摯に立ち向かい、同種犯行の悲惨が二度と繰返されないように著作活動を行うと共に、自分の心を開いた供述に基づく正しい精神鑑定を受けたいと欲し、協力することを約束した。裁判所も再鑑定の必要を認めたため、筆者が引き受けることになった。筆者は新井鑑定書や一件書類を読む中で、永山則夫が五歳という幼い時に酷寒の網走の地に棄てられ、一冬の間ごみ箱をあさって飢えをしのいだ等の記録に接し、非常に強い印象を受けた。彼の性格上の偏りや犯行時の精神状態は、この幼少時からの劣悪な環境が大きく関係しているのではないかと推量した。新井鑑定が指摘する「幼少児期における生活環境の影響は少なくない」どころか極めて重大であると考えた。しかしこのことを説得的に述べるには、従来の鑑定の方法では不十分であろうと思った。この目的を達成するためには、幼時の劣悪な環境が永山則夫の心にどう映り、どう捉えられていたか、それがどう犯行時の心理につながっていったか等をありのままに彼の言葉で語ってもらうことが必須であった。それが実現してこそ、連続四人を射殺するという重大かつ不可解とされた永山の犯行行動を理解する鍵が見出されるのではないかと考えたからである。

筆者のこの考え方は、第一に、筆者が日常は臨床医として働いており、治療者という職業的、専門的な心構えを持っていることに由来するであろう。患者が心の病を持っている場合、共感を持って耳を傾ける姿勢を自然にとることになる。心の病は、患者の内面的生活史に由来し、主体的かつ主観的な生き方の危機状況のあらわれである。患者は現在の自分のありかたでは生きにくいと感じ、自分にとってより生きやすい行動形式を模索するうちに、病的と一般にみなされるような精神状態に陥って、誰にでもわかる症状を呈するようになる。治療によって、主体である患者が治療者という他の主体と対等に出会い、信頼関係が深まるにつれて初めて、治療者は患者の主体性の増強を助け、病的な症状をもはや必要としない生き方を準備することができる。治療者と患者による病気の治療を目的とした信頼に基づいた共同作業は、治療を進めるだけでなく、病の原因の洞察を生み、人間というものの理解（人間知の学問）をも深める。

精神鑑定の場合でも、「永山則夫が、なぜ、あの時、あの場で、あのような犯罪を犯したのか」を解明する目的で、鑑定人が彼と生きた関係を創りつつ、一緒に歩み、関係が深められる中で彼の内面的生活史などが自発的に本音で語られるならば、犯罪化過程がより深く明らかにされるのではあるまいか。筆者はそれまでに行った、サレジオ学園殺人事件やひかり号爆破未遂事件等の精神鑑定において、「被告人が、なぜ、その犯罪をおかしたのか」という問題を客観的事実や問診に基づいて精神医学的に「説明」はしたものの、「なるほど、このようにして犯罪に至ったのか」という納得を被告人と共に得ることはできなかった。鑑定人の側からの専門的だが一方的な説明にすぎないのではないかという疑問が常に残った。裁判所の求める精神鑑定は、客観的事実から結論を出せば事足りるのであるが、筆者はそれには飽き足らなかったのである。「なぜ犯罪を犯したのかを可能なかぎりもっと深く知りたい」「従来の精神鑑定のありかたに少しでも突破口を開いてみたい」「もし明らかにすることができれば、犯罪者の心理の理解を深め、矯正や刑事政策にも寄与できるのではあるまいか」等の野心めいた心情も存在していた。自発的な供述に基づいた正しい精神鑑定を受けたいと欲し、協力を約束した永山則夫であるだけに、筆者の目論見は従来の鑑定よりも深められるのではないかと期待された。

このような事情の下で、永山則夫の第二回目の精神鑑定は開始された。当初、彼は友好的でいんぎんであり、筆者の考えを理解し、協力的であった。面接のたびごとに進んで挨拶し、質問には真面目に正直に答えてくれた。わからないことがあると、質問し返し、正確に詳細に自分の気持を述べようと試みた。回を重ねるにつれて、自分の内心に忠実のあまり、話が長くなり、細部にこだわり、果ては話が次々と他の方向へそれてゆく傾向が大きくなった。面接は常に長時間に及び、供述は厖大なものになった。筆者らは彼の自発的な話を尊重して聞き入ってはいたが、彼の答えが質問の目的からあまりにもそれた時には注意して元へ戻そうとした。度重なると彼は「自由に語らせてくれない」といって次第に不機嫌になっていった。そのような時、何回も精神鑑定の目的や期限のことを改めて告げ、理解と協力を求めたが、彼は決して聞き入れようとはしなかった。丁度、そのころ、彼の弁護団や出版社との間に大きな問題が持ち上がっていた。それらのストレスが重なったこともあり、彼は暗い顔をして押し黙り、ついには不満を激しく爆発させた。そうなると、面接上の問題だけでなく、「弁護団や出版社とのいざこざをすべて、すぐに解決せよ」と無理難題を吹きかけ、筆者らを大いに困らせた。若い鑑定助手は腹を立て彼と言い争いになることさえあった。彼は一旦言い出したら梃でも動かず、頑固に自説を主張した。問診を続けるどころではなく、筆者は果たして精神鑑定を終えることができるかどうかさえ危惧する状況であった。精神鑑定を開始したときの友好的かつ協力的態度は影も形もなくなった。彼のこの態度の変化は、彼の対人関係や生き方の特徴であることが後に明らかにされた。つまり、幼時からの行動パターンの反復が目の前で生じたのである。もちろん、その時にはそれがわからず、筆者らは必死でその事態を打開しようと試みた。しかし、永山則夫は、ほとんど独力で十年に及ぶ裁判闘争を戦いぬいたほどの強い人である。筆者らの試みは困難を極めた。

結局、筆者はまず徹底して彼の言い分を聞き、多岐にわたる要求を整理し、彼に順位をつけさせ、今すぐに解決すべき問題を選び出し、行動できない彼に代わって折衝し解決を図らねばならなかった。いわば、精神療法的接し方をなしつつ、現実的な問題解決に助力するという二重の努力を何度も強いられた。これも、筆者が引き受けた精神鑑定を約束の期日までに纏めなければならないという現実の要請に拘束されていたからであった。筆者は、目論んでいた新しい精神鑑定方式に必要な、鑑定人と被告人相互の自由性という関係を明らかに失っていた。

筆者の約一〇日にわたる努力の結果、ようやく再開された彼の供述は、彼一流の微に入り細にわたるものであった。幼少児期から学童期、職歴を経て犯行に至る過程と心理は、永山則夫本人しか知り得ない事柄に満ち、自発的かつ積極的に詳細に語られた。永山はその供述に十分満足しているようであった。この頃の彼は血色もよくなり、かなり肥り、笑顔も絶やさず、人間関係もより円滑になっていた。彼の言い分が通り、自分の心が十分に表現され、記録されたときの彼の行動様式であった。しかし、このような時でも、筆者らが警察や検察の調書との食い違いを見付け質問すると、彼はたちまち不機嫌になり、憤怒して黙りこむか、他のとてつもない要求を持ち出すかして激しく抵抗した。さまざまな説得も効果をあげなかった。こうして司法の調書と彼の供述とのつき合わせ作業は断念せざるを得なかった。なぜならば、その後の彼の供述が中断され、精神鑑定を完結することができなくなる恐れが大であったからである。時間の制約も大きかった。筆者らが断念したとわかると、しばらくして彼の機嫌はなおり、話し始め、ようやく次の段階へ進むことができるのであった。

裁判において、検事や判事に調書と永山の供述との食い違いを指摘されたが、筆者にとってそれは明らかにすることが出来ない事柄であった。それは筆者の力量の不足もさることながら、永山則夫のとてつもなく強力な意志と行動力に押し流された結果でもあった。第一審の東京地裁判決が新井鑑定を採用したのは、裁判の論理からみれば無理からぬ面があったと思う。しかし、筆者の鑑定が「幼児期における情動体験を過大視している」等の理由で退けられたことは、今でもなお承服できない点である。第二審の東京高裁判決が、「幼時の劣悪な環境」と「それから生じた年齢より未熟な少年の犯罪」との情状を重くみたことは、精神医学的に妥当であったと考えられるのである。なぜならば、従来の精神分析が明らかにした知見に加え、最近の外傷後ストレス症候群（Post-Traumatic Stress Disorder＝ＰＴＳＤ）の研究や、大脳生理学の研究が著しく進展し、乳幼児期から学童期における栄養や外部環境の刺激等が脳ないし心の発達にとっていかに重要な作用を及ぼすかが明らかにされてきたからである。幼児期の体験は、その人の性格や行動パターンに計り知れない大きな影響を及ぼす。古くから伝わる諺、「三つ子の魂、百まで」は、現在でも真理なのである。

本鑑定書は、重大犯罪を犯した永山本人による自由な心的世界の記述が中心である。特に幼時体験や犯行に至る心理を映し出した特異な鑑定書といえるであろう。それゆえ、筆者は永山則夫本人だけは自分の自由な内心の記録として認めるのではないかと考えていた。しかし、彼は鑑定書の中の——例えば「被害妄想的」という——記述が彼の思惑とずれていると判断すると、すべてを切り捨てる挙に出た。これも彼の行動特徴の一つであった。彼は、「石川鑑定書は裁判所に代表される権力者側を有利にし、自分を陥れるものだ」とさえ断じた。さらに、彼は「石川鑑定書の自分についての描写は、誰か別の人の記録のような感じがする」と述べた。彼のこの発言は、筆者に大きな衝撃を与えた。筆者の「精神鑑定は、被告人と鑑定人の共同作業により被告人の自由な証言を基に作成されるならば、犯罪に至る過程や心理をより深く明らかにできるのではないか」という仮説が、共同作業の相手方から否定されたからである。生いたちも、人となりも、立場も異なる被告人と鑑定人の体験と言語表現との差は、この方法をもってしても、埋めることは出来ないのか、という無力感が心の中を去来した。

筆者は、永山則夫の精神鑑定を通じて、司法と精神医学、精神鑑定者的役割と治療者的役割、被告人と鑑定人、犯罪への倫理的反感と中立的であるべき医学的診断等々、多方面にわたる深刻なジレンマに直面させられた。さらに、鑑定人の証人尋問において、法廷技術的な争いにまきこまれ、不愉快な体験をさせられた。

最終的には、第一審東京地裁は、「本供述書の結論が本件各犯行に至る経緯、犯行の動機、犯行及びその前後の情況等の事実関係について、被告人が鑑定人に述べた客観性のない供述を採り、被告人の捜査官に対する客観性・合理性のある供述を採用しないという誤った方法によって得られたものである」等の理由をもって、採用できないとした。そして被告人の捜査官への供述内容は客観的事実とも符合ないし整合していること、被告人は精神病質であって事物の弁別能力及びこれに従って行動する能力は正常であるとする新井鑑定等を総合すると被告人の本件各犯行における責任能力を認めるのに十分であるとして「死刑」を宣告した。これが司法の立場というものであろう。第二審東京高裁も第一審の判決理由を大筋で認めたが、被告人は出生以来極めて劣悪な成育環境にあったため、精神的な成熟度においては犯行時一八歳未満の少年と同視しうる状態であったと認められる等の理由をもって「無期懲役刑」の判決を下したことは、既に述べた通りである。

しかし、永山則夫は「なぜ、あの時に、あのような犯罪をおかすに至ったのか」「永山の犯罪から、社会はどんな教訓を引き出し、犯罪対策に役立てうるのか」等の根本的疑問は残った。苛酷な幼時体験と犯罪との関係を彼の自由な発言を基に記述した石川鑑定を、彼は「自分のことではないようだ、まるで別の人のことのようだ」と述べた。人の心や行動をその人の心にそって記述することの難しさをつくづくと思い知らされた思いがする。犯罪に至るまでの心の実態とか事実とかは果たして明らかにされうるのか。立場により、主張により、大きく異なってくるのではあるまいか。固有の歴史を生き、独自の立場しかとれない人間に、他の人間の体験をどこまでありのままに理解し記述することが出来るのであろうか。方法論的にも大きな限界が存在するのではなかろうか。

この上は、永山自身がこの問題を自ら説き明かしてくれる他に道はないと考えられた。「自分の犯行を真剣に反省し、生い立ちを赤裸に綴った小説を書くことで自分の軌跡を見つめたい。それによって犯罪に至った根拠を問いたい」と語り、小説を書き始めた永山自身の表現力に大きな期待が持たれた。一九七一年、手記『無知の涙』が出版され、一九八三年には疎外された一三歳の心を描く初の自伝小説『木橋』で新日本文学賞が与えられた。自分の生い立ちを赤裸々に綴った自伝小説は、一九八六年の『破流《はる》』、一九八七年の『捨て子ごっこ』、一九八八年の集団就職するまでの『残雪』、職をやめ居場所が失われていく『なぜか、海』、一九九〇年の職を転々とし、あてのない彷徨を描く『異水』へと続いていった。永山は、さらに一七歳ごろの自殺未遂を書くことに意欲を示していた。最後には、「連続ピストル射殺魔事件」を犯すまでの内面を問い続け、特異な体験を文学的才能で表現してくれることが期待された。もし、これが実現していたら、それは単に文学的記念碑となるばかりでなく、犯罪精神医学や犯罪学や刑事学、さらには社会学や教育学や心理学の領域にまで、大きな影響を与えたかもしれない。

しかし、一九九七年八月一日の死刑執行により、一切の期待は永遠に葬り去られてしまった。（石川義博）

強盗殺人等事件被告人永山則夫精神鑑定書

私は昭和四八年一一月二八日、東京地方裁判所刑事第五部裁判長より、強盗殺人等事件被告人永山則夫について左記事項を鑑定し、その結果を書面で報告するように命ぜられた。

鑑定事項

一、被告人の精神状態は本件行為時異常であったかどうか。異常であったとすれば、いかなる症状か及びその程度。
二、被告人の生いたち・ルンプロ的生活環境は、本件行為時被告人の精神状態に影響を与えたか、与えたとすればどのような影響か及びその程度。
三、被告人の精神状態は本件により逮捕されて以降、変遷をたどったか、たどったとすればその軌跡。
四、被告人の現在の精神状態は、本件による逮捕前特に本件犯行時と比較し変化が認められるか、認められるとすればどのような変化か。
五、被告人の精神状態に本件犯行との緊張関係が認められるか、認められるとしていかなる緊張関係か、その程度及び被告人はこれを解決しようと努力しているかどうか、しているとすればどのような努力か。

よって私は、鑑定に必要な資料を得るため本件に関する一件記録及び少年調査記録、被告人の著書や書簡その他できる限りの記録を詳細に閲読し、昭和四九年一月一六日より四月一日までの七六日間、被告人を八王子医療刑務所精神科病棟に入所せしめ、その後も四月一〇日、四月二四日、五月一八日、六月一日、七月二五日、七月二九日、八月七日、一〇日、二八日の九回、東京拘置所に訪れた。更に青森県C町在住の被告人の実母と長姉に面接し、また、横浜市T区在住で被告人と同じ町内に住み、かつ同級生でもあったN・O、被告人が上京して最初に就職した渋谷区N総本店での元上役A・K、被告人が第一回横須賀米軍基地侵入後補導委託された川崎市のA・Sクリーニング店主、M大付属N高校で被告人を担任したM・H教師、保護観察を担当されたO・F氏等をそれぞれ訪問、面接した。また、元雇主のK・S新宿区Y牛乳販売店主と電話連絡をした。さらに被告人の元弁護人S・K、現特別弁護人の東京大学教養学部経済学科S・K助教授、現弁護人のK・T、O・Y両弁護士、公判対策会のI・M、K・T、K・J、S・I、T・M氏等に面接した。以上のごとく被告人の家族歴、本人の生活歴、犯行時の状況、犯行後の状況、および精神、身体を精査し、本鑑定書を作成した。そのさい、八王子医療刑務所医療部精神科吉岡賢尚医師と有田矩明医師を助手とし、検査の実施に当っては東京大学医学部保健学科の細木照敏（心理学）氏、茨城県立友部病院の新井進（大脳生理学）氏らから専門分野における協力を得た。

なお、本被告人については、すでに昭和四六年五月一六日付で、東邦大学医学部新井尚賢教授による精神鑑定書が提出されており、今回は再鑑定である。

犯罪事実

起訴状によると公訴事実は次のごとくである。

被告人は

第一、昭和四三年一〇月初ころ、神奈川県横須賀市在日米海軍横須賀基地内米国海軍一等兵曹M・S・T方において、同人所有の二二口径小型けん銃一丁（レームRG10型№七四四五九七）・同銃弾五〇発位・米国製ジ

ャックナイフ一丁および八ミリ撮影機ほか七点を窃取し

第二、同年一〇月一一日午前零時五〇分ころ、東京都港区東京プリンスホテル敷地内の同ホテル本館南側芝生付近を徘徊中、折柄巡回のため同所に来合せたS警備保障株式会社東京プリンスホテル派遣警備員N・K（当二七年）に見咎められるや、前記窃取にかかるけん銃を携帯しているのが発覚するのをおそれ、とっさに同人を射殺して逃走しようと決意し、いきなり右けん銃で同人の頭部を二回狙撃し、同人の左上頬骨弓部に盲貫射創、左側頸部に貫通射創を各負わせ、同日午前一一時五分ころ、東京慈恵会医科大学付属病院において、同人をして右盲貫射創による脳挫傷およびくも膜下腔出血などに基づく外傷性脳機能障害により死亡させて殺害し

第三、同年一〇月一四日午前一時三五分ころ、京都市東山区八坂神社境内を徘徊中、折柄同境内を巡回していた同神社警備員K・T（当六九年）に見咎められるや、所携のジャックナイフを突きつけて逃走をはかったが、同人がこれにひるまず警察への同行を強く求めたため、前記各犯行の発覚をおそれ、とっさに同人を射殺して逃走しようと決意し、いきなりかくし持っていた前記けん銃で同人の頭部・顔面を四回狙撃し、同人の右前頭後部に貫通射創、左側頭部・左側頬部・右下顎部に各盲貫射創をそれぞれ負わせ、同日午前五時三分ころ、同市東山区大和病院において、同人をして右盲貫射創による軟脳膜下出血により死亡させて殺害し

第四、金員に窮した結果、かねて入手していた前記けん銃を使用し、タクシー運転手を射殺して金品を強取しようと企て、

一、同年一〇月二六日午後一〇時五〇分ころ、函館市内国鉄函館駅前付近路上でTタクシー株式会社運転手S・T（当三一年）の運転する普通乗用自動車に乗車し、同日午後一一時一三分ころ、北海道亀田郡七飯町路上に至って停車させ、いきなり同車内において、かくし持っていた前記けん銃で同人の頭部・顔面を二回狙撃し、同人の鼻根部に盲貫射創を、右眼瞼左端部に盲貫射創を各負わせて昏倒させ、同人の反抗を抑圧して

同人所持にかかる売上金現金八七〇〇円位および釣銭用現金三〇〇〇円位在中の小銭入がま口一個を強取し、翌二七日午前八時一五分ころ、函館市立函館病院において、同人をして右盲貫射創による右硬膜下出血により死亡させて殺害し

二、同年一一月五日午前一時二〇分ころ、名古屋市中川区内路上でYタクシー株式会社運転手I・M（当二二年）の運転する普通乗用車に乗車し、同日午前一時二五分ころ、同市港区七番町の路上に至って停車させ、いきなり同車内において、かくし持っていた前記けん銃で同人の頭部を四回狙撃し、同人の右側頭部・後頭部・左前額部・左側頭部に各盲貫射創を負わせて昏倒させ、同人の反抗を抑圧して同人所持にかかる売上金等現金七四二〇円在中の布袋一個および同人所有の金メッキ鎖バンド付金色側腕時計一個を強取し、同日午前六時二〇分ころ、同市港区中部労災病院において、同人をして右盲貫射創によるくも膜下出血および脳挫傷により死亡させて殺害し

第五、昭和四四年四月七日午前一時四〇分ころ、東京都渋谷区千駄ヶ谷一橋スクール・オブ・ビジネス事務室内において、窃盗の目的で金品を物色中、警報装置により同所にかけつけたN警備保障株式会社東京支社警備員N・T（当二二年）に発見され逮捕されようとするや、とっさに同人を射殺して逮捕を免れようと決意し、右建物玄関ホールにおいて、かくし持っていた前記けん銃で同人を二回狙撃したが、命中しなかったため殺害するに至らず

第六、法定の除外事由がないのに、同年四月七日午前五時八分ころ、同都渋谷区代々木明治神宮北参道路上において、前記窃取にかかる二二口径小型けん銃一丁および火薬類である同銃弾一七発を所持したものである。

まえがき

永山則夫が、なぜあの時点、あの場所で、あのような犯罪をおかすに至ったかを、彼の生活史を総合的に調査した上で、精神医学的に考察し説明することにする。

この問題を解く手がかりは、まずさしあたり則夫が東京プリンスホテルと京都八坂神社において殺人事件を起こした後、池袋で次兄と気まずい別れをし、〝死への旅〟に向かうため青森行の列車内で思い悩んだ事柄に求められる。その時の気持を、則夫自身「これ迄の生活の結晶点のように思えた。」と述べているからである。その時、則夫は「二人も殺したから自分も死ななければならない。」と死ぬ覚悟を自分に言いきかせながらも、「俺は何のために生きて来たのか。このまま死ぬのが何かくやしい。やりたいことを何一つ出来なかった。何か足りない。充たされない。何かに対して強いうらみが心の中でうごめいてどうしようもない。」と、まず強いうらみを自覚した。次いでこのうらみの原因を分析し、「貧乏で子沢山の七番目に生まれ、幼時網走に置き去りにされ、博打うちの父が家出し父不在のため常にひけ目を感じ……（略）。」と、幼時の家庭環境を真先に挙げている。鑑定人の調査でもこの犯罪の主因をなした則夫のうらみや憎悪は、人生早期の体験に根ざすことが諸事実から明らかにされたのである。精神医学的にみても、則夫の家庭環境の分析は、則夫の犯行時の精神状態を解明するためにもっとも重要なる鍵を提供するものである。

そこで、まず出生から乳幼児期、次に学童期を経て就職に至るまでの生活環境と則夫が味わった体験とをくわしく述べることにする。

第一章　本人歴

第一節　出生から就学まで

一　網走からC町時代

永山則夫は昭和二四年六月二七日に北海道網走市呼人番外地で父と母の第七子四男として自宅にて出生した。満期安産で、合併症もなく生下時体重約三kgであった。栄養は一歳まで母乳で、二歳からはお粥に卵を入れた食事で育った。発育は、歯牙発生一二ヵ月、発語一三ヵ月、歩行開始一年過ぎと順調で、特記すべき熱性疾患やひきつけ等はなかった（図1）。

家庭環境は、昭和一二年頃一家四人が青森から網走市呼人番外地に入植した頃の平和な四年間とは正反対の逆境にあった。当時父は賭博熱にうかされて殆ど家に居つかず、母は七人の子供を育てることと夫の借金返済のために早朝から夜遅くまで内職と行商に明け暮れ馬車馬のごとく働いた。

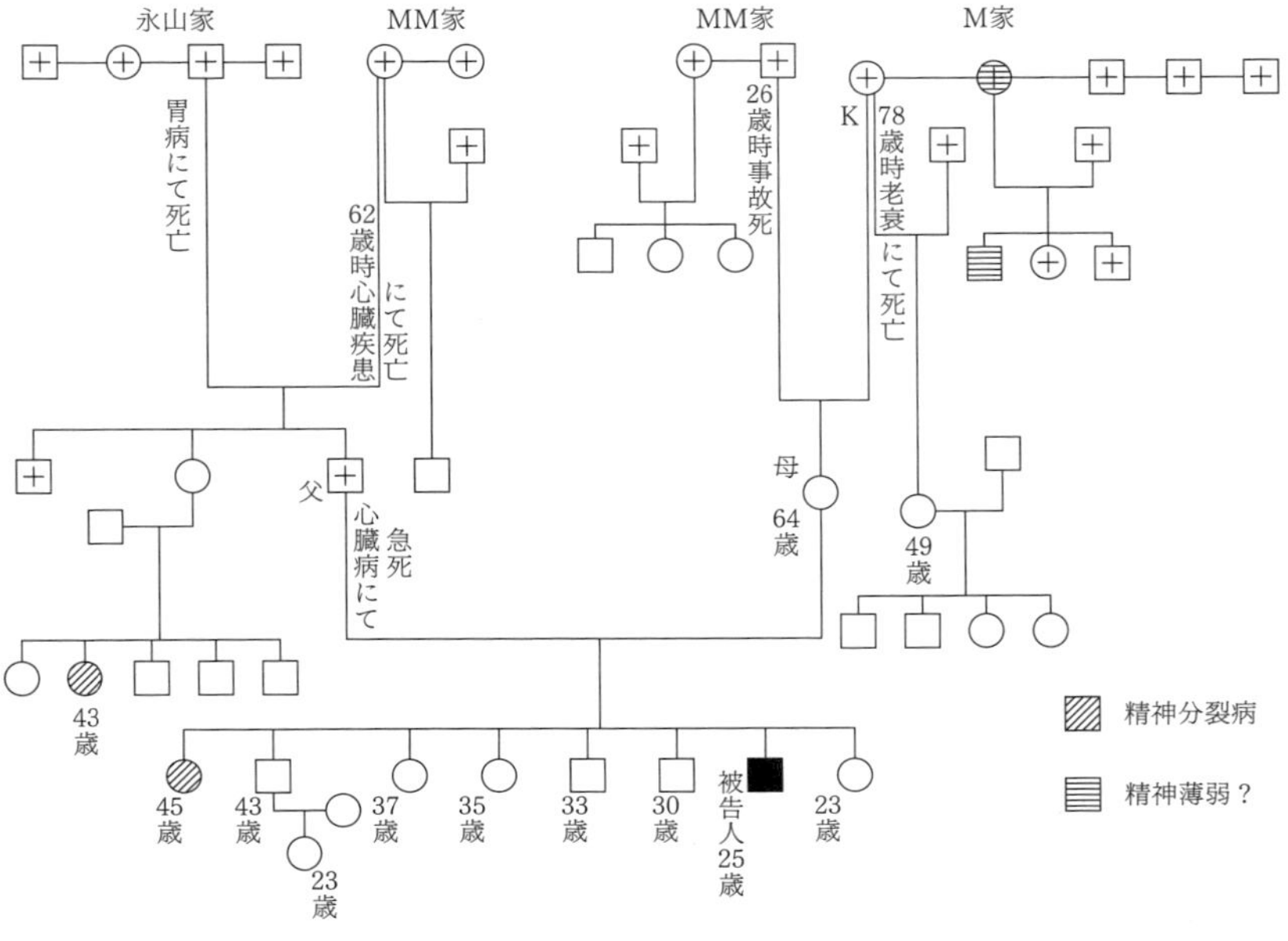

図1　永山則夫家系図（昭和49年6月現在）

それでも経済的にはその日の生活がやっと送れるという窮迫した状況にあり、家庭内の雰囲気は陰気で寒々としたものだった。

則夫が三歳頃になると一家は家屋を父の博打の担保に取られ、やむなく網走市内に移転した。そこでは末娘の誕生と長男の子供のY子（則夫の姪）らが新たに加わって、家計はますます苦しい状態へと追込まれていき、子供達は厳寒の日も十分な暖をとることも出来ず、衣服も粗末であり、絶望的な惨めな生活であった。更に不幸なことには、則夫が母親以上になついていた長姉が精神分裂病で二度も入院するという最悪の事態が重なった。このことは四歳六ヵ月の則夫に強いショックを与えたようで、則夫にとってこれほど大切な人との交流と別離を、則夫は殆ど記憶していない程である。則夫は長姉について、海辺で貝を拾って遊んだり、姉に背負われて坂の上にある病院へ行ったりしたことを漠然と記憶しているにすぎない。ただ、「網走の海＝何となくなつかしく心が温まり和む」という感情は心の奥に強くやきつけられ、逆境に陥るごとに故郷のごとく則夫を呼びよせることになった。

こうした一家受難ともいうべき環境の中で、後に則夫の差別感の一つとなった左頰の火傷という不祥事が起こった。母も長姉も不在の時ストーブのまわりを則夫は次姉と追かけっこしていてつまずいて倒れ火傷をしたのである。

昭和二九年一〇月になると、生活はさらに極度に苦しくなって母の負担も増大し、ついに同年一〇月二八日に母は次女と四女と孫を連れ、三女（一四歳）・次男（一二歳）・三男（九歳）と四男則夫（五歳）ら四人を網走に置き去りにして青森の実家に帰った。母と別れる際の情景について、則夫は「プラットホームで則夫に泣きつかれ、連れて行くべきか否か迷ったが、三女や次男らに激励され心を鬼にして連れて行かなかった。」と述べている。則夫は既に五歳四ヵ月になっていたがこの重大事件を全く記憶していない。この事件について、母は、「子供全員の旅費もなかったし、四人を残して行けば夫も少しは真剣になって面倒を見るだろうし、そうすると勝負事もあきらめるであろうと考えた。反面では、夫と絶対に別れるという決意をしていた」と述べている。

一方、残された側の生活をみると、父が訪れたのは初めの頃だけで、あとは次男と三女の二人が新聞配達や近所の手伝い等をして、一日一日をやっとの思いで生活していた。当時の苦しみは死んでも忘れることが出来ない、と述べている。また、則夫は姉兄らが生活を営むために、屑鉄拾い、ごみ箱あさり、魚拾い、物乞い的行為等をやっていたのを覚えている。また、三兄が「俺達捨てられたんだ。」といいながら則夫の肩をつかんで泣いたのを、その意味も分からずきょとんとして眺めていたこと、次兄と則夫がごみ箱から羊羹を拾って食べたのに三兄は食わずに捨てたこと、竹輪工場で則夫一人が竹輪を貰えずすごく腹をへらして指をくわえて見ていたこと、近所の人からよく棒で叩かれたこと、寝小便すると兄姉から布団蒸しというリンチを頻回受けたこと等を断片的ではあるが鮮明に記憶している。しかし、幼時の記憶は全体としてきわめてぼんやりしている。

極寒の北海道を半ば飢えやせ細りながら生き抜いた幼い姉弟は、ようやく福祉の手によって救助され、昭和三〇年五月末頃青森の母の許へ帰された。則夫はこの時のことを、三姉に「札幌だよ」といわれて窓の隙間から外を垣間見たことの他は全く記憶していない。一家はしばらく母方祖母の納屋に住んだが、同年九月に、生活保護の適用を受けるようになって、現在、母一人がひっそりと暮らしているC町のIマーケットと呼ばれる特殊飲食街に引越した（図2）。そのマーケットは戦後の引揚者を収容するために建てられた簡易な長屋で、一階は約三坪弱で地面と同じ高さに位置し、その中に台所と梯子程度の階段を含み、床から天井までの高さは一・八メートルと低く、天井は七分板で二階の床を兼ね、二階も一階と同じ広さで天井はなく直接屋根になっていて、壁板はベニヤ板で簡単に穴が明けられる位薄く、隣家の様子が手に取る様に聞えて来る状態である。また、採光と通風ともに悪く、湿潤で衛生環境にも恵まれない住居である。

当時の則夫は外にあっては同じマーケットの子供らから言葉（津軽弁）が違うということで仲間はずれにされたり、大地に大の字に押えつけられ悪友達から口に石を入れられたり、縛られたり、意地悪をされた。家にあっ

図2　C町・Iマーケットの図

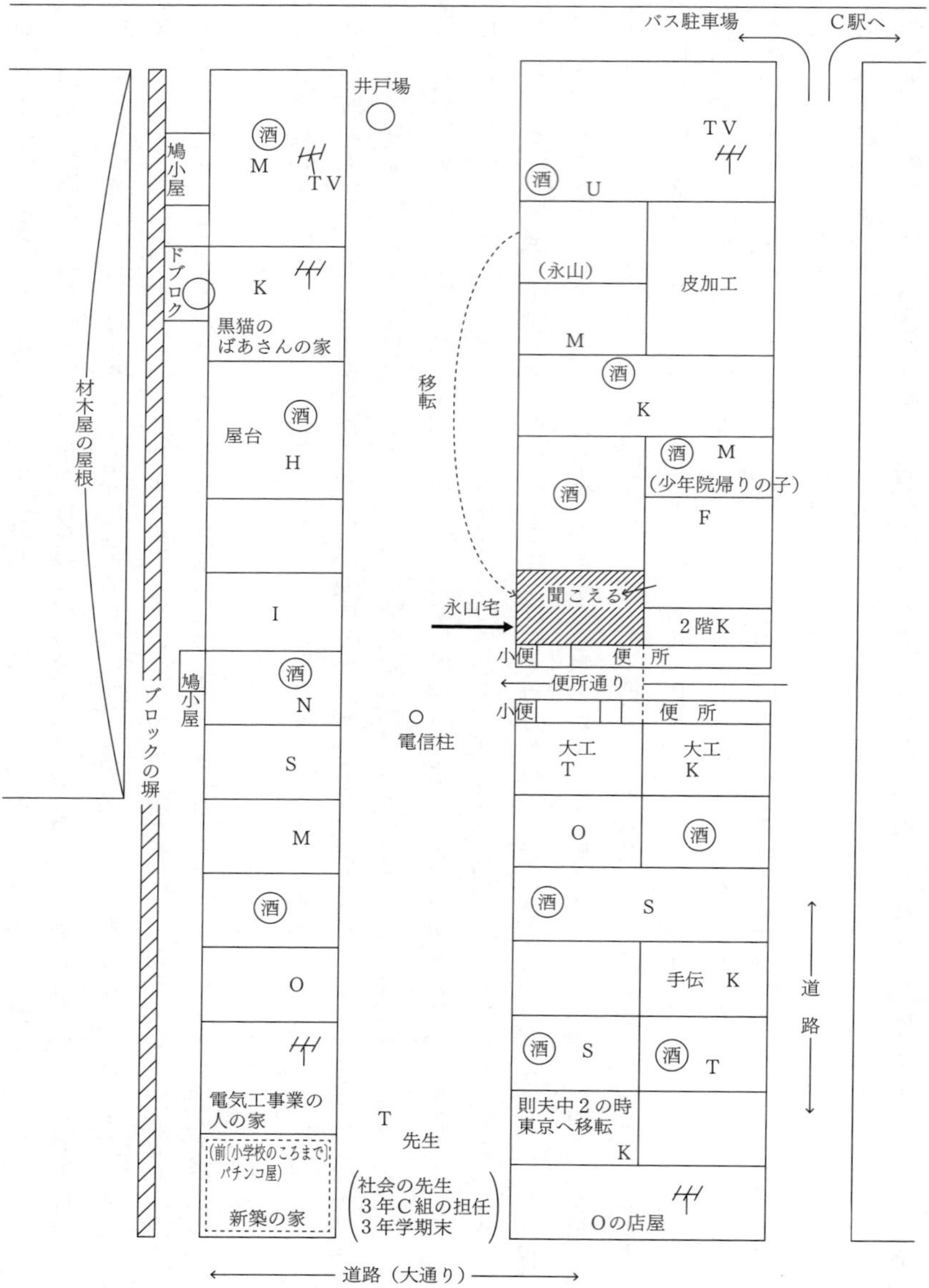

ても無口で大人しく、一人ぽつんと離れていた。母はいつもリヤカーを引いて早朝から夜遅くまで行商に出歩き家にいなかったので、母との接触も乏しく母としての印象が薄かった。母は何としても生活費を稼ぐことに熱中し、祖母に子供の養育を任せていた。母は末の妹ら二人の面倒をよくみていたが、則夫とは殆ど話をしない等面倒見はよくなかった。則夫の方でも末妹と違って母に甘えていくこともしなかった。この頃、末妹は幼稚園に入園したが、則夫は入れてもらえなかった。それどころか則夫が幼稚園に遊びにいくと末妹に追い返される始末だった。則夫によると、衣服が粗末で惨めたらしかったからだろう、と述べている。

また、則夫は身体的には異常はなかったが、次兄や姪と同様夜尿症がひどかった。そのため寝る時はいつも次兄と床を同じくさせられた。布団はいつも濡れていて気持悪かった上に、寝小便をすると兄に布団の外へけり出され、冬など寒くて寝るに寝られず惨めな思いをしてうずくまっていたという。

昭和三一年四月に則夫は小学校に入学することになるが、次姉は看護婦見習として、三姉は中卒後美容師見習として、姪は里子として家を離れる等で、子供は四人となった。

第二節　学校時代

一　小学校時代

則夫は、昭和三一年四月にC小学校に入学した。当時、この学校の在校生は一三四一人、うちこの年の新入生は二五三人、則夫が属した学級は五一名であった。

(a)　小学校児童指導要録

はじめに小学校における公式の「児童指導要録」によって、則夫の学校記録を示す（資料1）。

資料のごとく、学業成績は大体平均かやや下の程度であったが、三年、四年、六年で欠席日数が非常に多いことが目立つ。この長欠のため基礎学力に劣り、自分の力を充分発揮できていないと評されている。また学校における態度はやや暗くおとなしく、目立たない児童だったようである。

(b)　小学校一・二年時代

入学式の当日、則夫を学校へ連れて行ったのは、トタン屋のお婆さんであった。この人は則夫の実の母方祖母Kであるが、則夫がそれと知ったのは中学卒業時に就職の保証人になってもらった時であった。当時母は行商に追われていたし、学校となると父兄会にも出席したことがないほど学校に近づかない人であった。

入学式の日の則夫の服装は他の新入生の黒色の晴着と異なり、片膝の抜けた紫色のお下がりのズボンであり、しかも前夜の夜尿のためにパンツなしという姿であった。則夫はこれを内心深く恥じ、小学校入学という喜ぶべき晴れの日に、またも劣等感をつのらせた。小学校一・二年の頃は決して目立つ存在ではなく、大人しく無口で控目であったが思いつめると強情であった。絵は上手でしばしば金賞を受賞し、母方祖母によくほめられた。また、同級生の「M子ちゃん」とは親しく、一緒に遊んだり、勉強したり、則夫にとって数少ない良い思い出となっている。

二年生の二月頃、則夫は家庭を嫌って初めて家出を敢行した。この家出の原因は家の内外でさまざまの出来事が則夫に迫って生じたのであった。外では、同じ長屋に住む餓鬼大将のOとFらに平常から津軽の方言と言葉が違う等でしばしばいじめられていた。この地方では言葉が少し違うと「よそ者」として仲間に入れてもらえない風習が長く続いていたからでもある。例えば、二年生の運動会の準備をしていた時、皆がふざけて石灰を投げつけ合っていたが、Oから石灰を目にかけられて目が真赤に腫れ上り、三日間学校を休まざるをえないという出来事があった。また則夫の上着が大き過ぎ、その上、袖口がぼろぼろで、鼻汁で黒光し、下はパンツをはかず紫色のコールテンのズボンというみすぼらしい服装だったので、周囲から「げんじょ」（当時、C町附近で物乞いし

資料1　小学校児童指導要録

〈成績〉

教科＼学年	1	2	3	4	5	6
国語	2	3	2	2	2	2
社会	2	3	2	2	3	2
算数	3	3	2	2	2	2
理科	3	3	3	2	3	2
音楽	3	3	2	2	2	④
図画工作	④	3	3	3	3	2
体育	2	2	2	2	3	2

〈学習の記録〉

1　学年末になってやっと一人で元気に発表するようになった。

2　一年にくらべると著しい向上のあとが見える。本を読むときに「こ」と「ひ」を混同することがある。北海道で育っている。

3　学習意欲があまりみられない。ノートに絵ばかり書いている。

4　四年の学習は普通にやれる能力はあるが、欠席が多いために全般的によく理解されてない。

5　欠席が少なくなり、真面目に学習するようになったが、算数は基礎力が劣るので理解が遅い。

6　学年に相当した能力はあるが、欠席が多いため自分の力を充分出していない。朗読はまずい。

〈趣味・特技〉

1　柔道。2　映画・マンガ。3　映画。4　絵をかくこと。

5　絵・マンガ。6　絵をかくこと。

〈所見〉

1　生活が豊かでないので、やや暗い感じがする。

2　思いつめると大変な強情で自分の考えを押し通そうとする。

3　子どもらしい素直さに欠ける、暗い性格である。

4　気にくわないことがあればすぐ欠席する。

5　何事にも真面目さが見られてきた。

6　悪友にさそわれやすい。子どもらしさがなく、なんとなく暗い感じ。

〈出欠の記録〉

学年	出席すべき日数	欠席日数
1	239	9
2	240	12
3	244	131
4	253	86
5	244	9
6	245	100

〈備考〉

貧困のために教育扶助をうける。

二年生の二月、家にいる事を嫌って北海道の姉のもとに行くと称して汽車に乗り、弘前・青森・函館方面まで行って警察や児童相談の保護をうけ一週間も学校を休む。家庭は兄姉多く、母行商のために本人が家にある時は殆ど、母の手にかかる事がない模様である。I町のマーケットの中に住む。本人は夜尿症あり、真面目によく働いている。兄さんといっしょに新聞配達をしている。（三六・三・一〇）

ていた乞食の名）と呼ばれ軽蔑されていた。

また、家庭では、父・長兄らが不在のため父代りをしていた次兄から則夫の服装が「だらっとして女みたいだ」とか「がっくらん」（服が大きいの意）とか「小便臭い」等と言われて毛嫌いされていた。これに加えて同じ秋の学芸会に、則夫は行って見たくて仕方がなかったが、次兄は服装が見すぼらしいなどの理由で弟妹に学芸会参観を禁止していたのにかかわらず、則夫が校庭側の窓によじ登って演技を眺めていたのを見つかり、帰宅してから兄にひどく殴られるという出来事があった。それは左手で則夫の胸倉を摑んで吊しあげ、右手で則夫の顔面や頭部を鼻血を出すまで殴るという凄まじい暴力であり、さいごに「ざまーみやがれ、なっぱのへ」といって終えた。それは則夫を苦痛と恐怖と絶望に陥れるものであった。則夫は気を失い、学校を休み、家に帰れないほどのショックを受けた。夜駅の荷物置場で寝ていたら丸通の人に追われ、線路伝いに歩き、三つ四つ先のK駅から汽車に乗った。どこにも行き場を失った則夫は優しい長姉に育まれた思い出のある心のふるさと網走を想起し、姉が精神分裂病で網走のM精神病院に入院しているのも知らず、急に姉に逢いたくなって家出し無賃で汽車に乗り込んでしまった。乗客は羊羹をくれたので家よりよいと思った位だった。三日後に函館方面の森駅で保護され、函館児童相談所に収容された。その翌日青森の児童相談所に送られそこでトタン屋の祖母Kに連れ戻された。

この家出の件につき、母は、「次兄と喧嘩したといっても些細なことで、しかも喧嘩してから一日後のことであり、どうして家を飛び出したか分からない」と述べた。母は早朝から晩まで、休みなく魚の行商をしていたため、則夫が学校で如何に過していたか、近所での交友はどうだったかについて全く知らなかった。また、次兄は絶対に母の前では則夫を殴らなかったので、何故に則夫が長姉を求めて家出したかについて、母は則夫の気持を全く理解していなかった。

一方、母は則夫が長姉と同じ精神病ではないかと思い、弘前の大学病院に連れていった。そこで脳波等の精神医学的検査を受けたが「特に異常はない。」とされた。以後、祖母は一日一回則夫の家を訪問したが、則夫はこわがって家から逃げ出した。祖母は「この子は淋しいんだ。」と的確に則夫の問題を指摘した。母も思い当るところがあり、一ヵ月程則夫を行商に連れ歩くようになった。この時、則夫は母のリヤカーの後押しをしたりして元気よくなったが、いたずらもするようになり、農家の鶏を小屋から放して大騒ぎになり、文句をいわれたりしたので、母もやむなく行商に連れて行けなくなり、祖母が学校に連れて行くようになった。しかし、則夫の言によると、母と行動を共にしたのは一週間で、母に小遣いをくれると泣いたりしたので、母はうるさがり二回位おいてきぼりした。その繰り返しで則夫も二回位家出した。当時、役場の職員も母に「たまには行商を休んで子供の面倒をみろ」という程で、母は祖母の家人に頼み、則夫は桜祭りにつれていってもらった。母は家出の後則夫に好きなものを食べさせた。しかし、生活のために行商をたびたび休むわけにはいかず、また、則夫を遊ばせる金もなく、子供の面倒をみることは不十分なものになってしまった。

(c)　小学校三・四年時代

小学校時代の生活記録を参照すると、欠席日数は一年が九日、二年が一二日と少なかったが、三年になると一三一日と圧倒的に多くなった。最大の理由の一つは、小学校を卒業するまでの間に、約二〇回位行われた家出である。

家出の直接の動機は殆どの場合、次兄の暴力であり、則夫はサンドバッグのようにみぞおちを殴られ、時に、気絶したまま食事も摂らずに寝込んでしまい、朝になって気付いたこともあり、また、則夫の身長以上に深い雪の中に放り出されるということもあった。時に、母からも手当たり次第にぶたれることもあったが、母の場合は則夫が泣いていると、理由もきかずに大声でがみがみと怒鳴り散らすのでその声がベニヤ板二枚の厚さの壁を通して、筒抜けになるのが非常に切なく、辛かったと述べている。家出の時の気持は「汽車に乗るとほっとした」という反面、「言うに言えない反撥と怒りがあった」と述べている。

家出先は、たいていの場合弘前か青森であった。則夫が一〇回目位に家出をして保護された晩に、則夫は家出の途中にK駅の売店から持ち出してしまった漫画本の少年ブックの件で、二人の職員から金属製の電気スタンドの光を顔に当てられて、夜間から明方まで、食事も与えられず寝かされもしないという厳しい拷問を受けた。この光を正面から顔に当てられた体験は背景となった恐怖心や絶望感とともに後のちまで則夫の心に深い傷を残すことになった。

則夫の身柄を引取りに来たのは、常に、祖母Kであり、また、家に帰っても祖母以外に誰も相手にしてくれなかった。一方、母は則夫の気持を理解しないばかりか、かえって家出の原因が他にあるのではないかと考えて祈禱師を訪問したりした。

三年の終り頃から、次兄は母から「家出の原因になるからやめろ」と注意されてあまり暴力を振るわなくなった。また、次兄も則夫と同様に夜尿症があったため、一緒に寝かされていたが、則夫が丸くなって寝る癖があったため、「背中に風が入る」と言って、布団から則夫を蹴り出すことがあった。また、則夫が寝小便をすると怒って布団から蹴り出したので、則夫は寒さと屈辱でみじめな思いをすることがしばしばであった。

この頃、久々に父が家に帰って来た。則夫がそれを知ったのは、次兄と三兄の二人が父を木刀で殴りつけている光景を目撃してのことであった。則夫には詳しい事情は分からなかったが、子供が父を撲るという異様さを恐怖心と共に強く記憶した。しかし、則夫はなぜか父を憎みきることはできなかった。後日則夫が駅前通りで映画看板をみていたら、後から父が近付き「則夫、則夫」と優しそうに則夫に声をかけ百円を与えようとしたが、則夫は受け取らなかった。それは末妹が父から十円玉で百円もらったのを次兄に見付かって殴られ、十円玉が末妹の掌から散乱するのをまざまざと見ていたからであった。則夫はその場から逃げ出すこともせず、電柱の蔭から父の方をじっと見つめていた。父も則夫の方を見ていたが、あきらめたらしく背中を見せて力なく駅の方へ立去っていった。父は髭を伸ばし防寒帽をかぶり、ジャンパーを着るという貧しい姿だった。これが則夫の見た父の最後の姿だった。

　同じ三年の一二月には、長姉が退院して家に帰って来た。以前と変り、すっかり肥っていた。まだ「わんさん待ってて頂戴ね」と一人で歌ったり、空笑したりという症状は残っていたが、編物には熱心で則夫に手袋や靴下を編んでくれた。三兄達は「気違い」といってあまり近づかなかったが、則夫の同級生の母は林檎袋の止金付けの内職を一緒にしたりよく面倒をみてくれた。

　四年になり、次兄が中卒後、集団就職で上京し家からいなくなると、今度は、三兄が新聞配達と家事の手伝い等を引継いだ。

　三兄の性格は次兄のそれとは正反対であり、則夫をやたらに撲りはしなかった。彼が則夫を撲ったのは二回だけだった。それは則夫が次兄の上京を機に次兄が可愛がっていた妹らに仕返しをした時であった。しかし、三兄は撲るかわりに、「サボリマン」と則夫の怠学を罵ったり、炊事の失敗のさい「気違い」といったり、口でよく非難した。また三兄は「のっち」と軽蔑的に呼んだ。外では他の少年には親切にしたが、則夫に対しては面倒をみるどころか山遊びや野球のさい仲間はずれにするというような心理的無視を行った。このため則夫は次兄から受けた肉体的苦痛や屈辱感とは異なった別の心理的苦痛や屈辱感を三兄から味わった。則夫はあらゆる面で優れた兄達に正面切って対抗することもできず、兄達への依存心と共にそれに倍する憎悪の念を心の中にくすぶらせていた。

　四年生頃から、三兄に命ぜられて新聞配達の手伝いをさせられるようになった。兄はお金の報酬の替りに、お礼として記念品をくれた。則夫の主な仕事は家事、とくに料理や母の商売道具を洗ったりすることにエネルギーをとられた。則夫に友人は一人もいなかったので、学校へ行く気になれなかった。その上、学校での勉強は前年度の遅れと新聞配達の疲れ等で、なかなか身につかなかった。一方、教科書代は生活保護にて無料で支給されていたが、そのことで友人にからかわれ馬鹿にされるため、則夫は強い屈辱感を味わった。また、習字道具・水彩画用道具・画用紙等の学用品を満足に用意することができず、仲間から揶揄され、恥ずかしい思いをしたことも登校意欲をそぐ一因だった。また、昼食時間は母から十円貰えた日はコッペパン一個を食べたが、お金が貰えないか、あるいは他に流用する目的がある時は学校の中庭で水をがぶがぶ飲み、すかんぽという草を食べて過ごすなど、ひもじい思いは続いていた。こうして、一年生頃はまずまずであった対人関係もだんだんに失われていき、教室ではぼんやり窓の外を眺めていたり、運動もグラウンドを一人で走り回る等、孤独になっていった。小学四年時は欠席日数も前年度に次いで八六日の多きを記録した。

(d)　小学校五・六年時代

五年生になると、則夫は順調に学校へ通い始め、欠席日数も八日といちじるしく減少した。これには三兄の積極的な監督もあったが、それ以上に好転させた有力な原因は、長姉の則夫への愛情と熱心な教育指導ならびに生活指導とであった。彼女は精神症状が改善するにつれて再び母の右腕となり、家事一切をやったばかりでなく、則夫へは、例えば苦手の算数を教えたり、宿題を手伝ったり、雨が降れば学校に迎えに来てくれる等きめの細かい世話をした。則夫の担任のA先生も首をかしげて感心した程、全般的に学業成績も向上し、特に基礎力を必要とする算数の出来は目覚しかった。

その反面、学校では依然として友達ができず、少年院出のマーケットの少年と友達になった。彼が飯を食えない時、麦飯に醤油をかけてあげたり同情した。二日目位に学校を休み、彼とS町のC映画館脇で自転車一台を盗んで翌日二人で弘前への途中の馬喰屋で売った。則夫は分け前として三〇円しかもらえず、キャラメルを買って終った。彼はそのまま行方知れずになった。

直後、マーケットの特殊学級のS・Tと一緒に長い間放置されていた古い小さいリヤカーを盗ろうとした。則夫一人が売りに行かされたが、馬喰屋は「これは家のだ。」といって取り上げられた。マーケットに帰って来たら、S・Tが「則夫がリヤカーを盗んで売りに行った。」と騒いでいた。三兄は母の背負子仲間の息子Oの兄が「一人では出来ない仕事だ。」というのを聞いて、則夫にS・Tと遊ぶことを禁じた。則夫も彼と遊ばなくなり、またもや友達がいなくなった。五年の終り頃には三兄から本格的に新聞配達を引き継いでおり、と同時に長距離を走ることに強く興味を感じていたので、辛いとはいえ新聞配達にも意義を見出すようになった。

六年生になると、三兄も集団就職で上京してしまい、いよいよ則夫時代が到来した。学校では春頃は、学校の中庭に池や給食室を作った際、則夫は小柄な身体なのに重い石を運んだりしてよく働き、クラス全員を前にして担任のA先生にほめられたりした。

しかし、五年生の時のような生き生きした生活は、六年の夏休みを境にして再び沈滞し下降していった。それは、長姉の病気が再燃し、三回目の精神病院入院という出来事が起こったからである。このことは、則夫にとって物理的ばかりでなく、心理的にも甚大な衝撃となり、その後の生活を決定的に狂わせた重大な原因になったといえる。

その経緯は、Oが、則夫が五年生の終り頃から精神病の回復期にある長姉に言いより、二人はしばしば母が留守がちの永山の家で情交関係をもつようになっていた。ある春の一夜、Oが長姉に会いに来た。則夫は姉とOに「二階へ上って寝ろ。」といわれて、二階でねていた。だいぶたってから三兄が大声で叫んでいるのを聞いて目がさめ、階段の中段までおりて下を見た。するとOが三兄に怒られ、パンツを上げ下げしている光景をみた。これは長姉が大好きだった則夫に大きなショックを与え、不潔感が強まり、長姉と口をきかなくなっていった。それ以後もOと長姉との関係は続いているようだった。

ついに姉は妊娠してしまい、母を驚愕の淵に陥れたが、結局妊娠七ヵ月目で中絶手術を受けるために病院に入院した。一方、堕胎児は通称くろ寺の墓に埋葬されたが、その時、則夫は母に小児頭大の漬物石を持たされ、墓石がわりに置いて来た。既に、秋頃には長姉は緘黙がちとなり、空笑も認められるようになったため、民生委員の世話でH精神病院に入院していった。

かくして、悲劇的にも、再度、姉が則夫の眼前から消え去った後、則夫は消沈し、物事にも意欲を失ってしまい、それまで何とか適応して来た学校生活にも興味をなくしていった。こうした則夫の受けた深い心の痛手を学校の先生はおろか、家族もまったく理解しえなかった。ただ則夫の怠学のみが問題とされ、再びトタン屋の祖母Kが則夫の前に立ち塞がるようにして登場してきた。以後則夫が学校を休むたびごとに彼女が則夫を荒縄で後手に縛って強引に通学させたりしたが、則夫は次兄の暴力に対応したのと同様に、家出、あるいは怠学という手段で対抗した。結局、欠席日数も一〇〇日と三年生の時に次いで多くなったが、それでも学習成績の方は四五人中の二〇番と中位を保持していた。

学校へ行かない時則夫は、林檎の木に木片を吊して剣道の練習みたいなことをしたり、岩木川に行って石で水切り遊びとか八つ目鰻の捕獲をしたり、セスナ機やお城の模型を作ったり、医薬瓶を拾ってきて割ったり、草むらに寝ころがっていたり、歌を唄ったり、貸本屋からエロ本を借りて読んだり等、一人で遊んでいた。

(e)　小学校時代の食生活について

入学前から低学年頃までは、兄弟が多くてしばしばおやつを貰いそびれ、また、次兄の暴力が怖くて満足に夕食を食べたことがなく、家出してはよく汽車の中で他人からお菓子を貰って食べたものだった。元来、母は朝食の支度しかせず、正月にだけ金平ごぼう位の料理しかしなかった。朝食といっても、一貫して麦飯と豆腐や麩の入った味噌汁だけで、昼食は朝の残り物と十円のコッペパン一個であり、夕食は子供達が交代で、すいとん・カレー・いも・林檎・団子汁・干ウドン・ソバ等の献立を繰り返し料理していた。魚は母が商売していたので少量食べられた。育ち盛りの四〜五人の子供らが食べるには分量も足りなく、全員がひもじい体験をしていた。ある日夕食終了直後にもかかわらず末妹が「あーあ、腹減った」と言った言葉に皆が大笑いするという一幕もあったという。長姉が家事をやっていた則夫の小学五年頃は、同じ貧乏でも比較的上手にやっていた。その時期を除いては、次兄・三兄・則夫の順に夕食の仕度が義務付けられてきて、三人の兄弟の中では父に似て則夫が最も巧みに料理を作ったという。

小学校六年の春頃から学校給食が始ったが、生活保護費で金を払ってもらっていたので、皆から「ただで食っている。」とからかわれて反発し、「じゃ、食わない。」といって殆ど食わず、空腹をがまんした。休むようになってから同級生のY君が給食のパンだけを持ってきてくれたが、つかむなり「いらない。」といって投げ捨て、食べなかった。この時から、意地をはっての給食アレルギーが始り、中学卒業まで続いた。

(f)　新聞配達について

小学四年、五年と三兄が運動練習をする時など、新聞配達の手伝いをさせられた。その頃はほとんど無報酬だった。

六年の時、K駅での盗みを理由に断わられたが、三兄が強引に頼みこんで正式に採用された。配達した新聞は東奥日報が主で、読売新聞もあった。給料は三兄の上京した後、則夫が六年になってから正式にもらい月収は九〇〇円だった。使い途として、初任給で母とソバを食べに行ったり、妹らに筆入れを買ってやったりした。それ以後は約五〇〇円位でアノラック・長靴・ズボン等自分の衣服の月賦を払い、学用品を買い、妹らへ一〇〇円位与え、残りを模型飛行機・プラモデル等に使ったので、菓子やパン類はなかなか買えなかったという。当時、自転車がなかったので、朝夕の配達は小柄な則夫にとって荷が重いばかりか朝夕合計四〇キロの配達距離を走らねばならず、相当に厳しい仕事だったが、常に、プラモデルを買うことを頭に描いて働いたという。しかし、給料日が近づくと母から衣類や日常品を買えといわれ、結局、玩具を買う小遣いは五〇円位になってしまった。

則夫にとって、新聞配達は生活必需品の購入や友人との遊びやつきあいのために必須であり、一日も休まずきちんと続けた位に、学校とは比較にならない重要な仕事であった。

一方、同じマーケットの子供らとも、めんこ、こま、びーだま等のおもちゃの時は、則夫も買えたので皆と競争しながらも遊べたが、プラモデルになるととても友人に追いつけなくなった。まして、同じ住宅のM・Hという友人がエンジン飛行機を飛ばすに至っては、あまりの羨しさに競争する気力も失くなってしまった。それでも則夫は、ファンである山本五十六元帥や海戦にひっかけて、主に軍艦のプラモデルを二〇種位集めた。とにかく、こうして友達と遊んでいても、午後三時が来ると仲間から抜けて新聞屋に行かねばならず、結局、小学六年の夏頃には一人ぼっちになることが多かった。

マーケット内の子供らの他の楽しみはテレビであった。則夫の家は、もちろん買える状態ではなかったので、則夫は近所の友人や韓国人の家に観に行った。しかし、服装が汚く、足が汚れて臭かったことなどからどの家でもひどく嫌われていたので、テレビを観ている時に故意にチャンネルを替えられたりして意地悪された。同じ頃、配達を真面目にやってきた恩典として、新聞屋から映画を無料で観られるパス券を貰えたので、テレビを観せてもらえない反発として学校へ行かない時は毎夜映画館へ通った。それは唯一の豪華な夢であった、それでも、三時から夕方まで新聞配達があり、家に帰ってからは夕食の準備が待っている始末で、学校の予習復習どころか、友人との接触すらも殆ど持てないという生活だった。

こうした苦しい体験の多かった小学生時代の中で、大きな楽しい思い出の一つとして六年生春の修学旅行があり、二泊三日の日程で函館に行った。その旅行中則夫は、それまで連日のように続いていた夜尿症が起こらなくて、担任のA先生からも激励され、何か自信を得たように感じた。他に、待望の艦に乗ったり、レーダーを観たりした。また、偉人として尊敬していた石川啄木の碑を目のあたりにした時には、大変な感激を体験したものだった。しかしこの時でも、友人の衣服や弁当、お菓子と較べて自分のものがみじめたらしいので強い劣等感を味わったという。

二 中学時代

(a) 中学校生徒指導要録

則夫は昭和三七年四月にI中学校へ進学した。当時の在校生は八九四人、則夫達新入生は二九七人で、則夫は七クラス中のB組に入れられた。中学時代の学校記録は資料2のごとくである。

資料2 中学校生徒指導要録

〈出欠の記録〉

	出席すべき日数	欠席日数	出席日数
1	257	147	110
2	259	227	32
3	248	124	124

〈出欠の備考〉

1年 家庭的な理由及び教育に無関心な母親の故が欠席を一四七回にした。説得はあまり効果がなかった。

2年 家庭的にも教育的にも恵まれず、殆ど欠席している。家にあっては新聞配達の仕事に精出している。

3年 （注・記載なし）

〈各教科の学習の記録〉

教科＼学年	1	2	3
国語	3	1	3
社会	2	1	3
数学	2	1	2
理科	2	1	2
音楽	2	1	2
美術	2	1	2
保健体育	2	1	2
技術家庭	2	1	2
選択英	2	1	2

〈所見〉

一学年 おとなしい方であるが、すこぶる消極的で意欲が不足である。欠席が多く説得しても効果がない。

二学年 学習に関して全く興味を示さない。アルバイト収入を得ることに関心があるものである。非行問題はない。

三学年 （注・記載なし）

〈標準検査の記録〉

一学年、検査日S三七・七　IQ七七　CA一三一　CD四八

生徒指導要録でまず目立つことは、欠席日数が小学校時代よりさらにふえ、欠席日数が出席日数の二倍近いということである。とくに中学二年の時は出席日数がわずか三二日という少なさである。同時に学習記録はオール1という低さで、則夫の知能指数に比較してはるかに低く評価されている。学校での所見は、相変らず温和しく消極的で意欲乏しく学習に興味を示さない、と記載されている。中学二年時に非行問題はないが新聞配達ばかりに精を出し、登校への説得は効を奏さず、とされ、匙を投げられた節がみえる。

(b)　中学一年

家庭の方は、母の他に則夫、妹のJ子と姪のY子の四人だけになっていた。

〈春から夏にかけて〉勉強よりもクラブ活動に関心を持っていたので、早速に水彩絵具等を用意して美術部に入ったが、高価な油絵具を買えず、二回程参加して辞めてしまった。また、春の全校マラソン大会で一年生として異例の六位に入賞し、一躍有名になり、自信をもったが、陸上部に入って走る時間的なゆとりがなかった。

学校の方は英語のH先生が新しい担任であった。先生は則夫が苦心して英語の単語カードを揃えても「根気がない」とか、また、新聞配達のために遅刻した時、「これまで、怠ったのを言え」等と非難と命令しかせず、則夫の立場を理解しようとしなかったので、則夫は先生に対して憎しみだけを募らせていった。その後、先生から「何故、学校へ来ない」とクラスの中で非難され、皆から笑われたことに対して、則夫は「来たくないからだ」と言い棄てて、教科書も放ったまま憤然と教室を出るという出来事があった。

こうした則夫の拒否的な、反抗的な態度が加速度的に露骨になったのは、第一に、新聞配達の区域が隣町まで広がって配達部数も一四〇部と増大し、このために遅刻と欠席の回数が増え、また、身体的疲労が強まり、教室では勉強に集中することが一層困難になった。第二に、勉強も小学校と違って、一旦遅れだすと参考書もなかったので、全然、理解できなくなったことである。第三は生活保護に関係した劣等感であった。平常、学校と縁が薄かったので、保護世帯者に来る教科書の引替え券を教員室まで持っていくのが辛く、また、給食も金を払わずに食べるので級友にからかわれ、則夫の自尊心を傷つけたということである。第四に、兄達から順送りにゆずられてきた詰襟の学生服がつんつるてんで、とても恥かしいということなどが理由であった。

家庭では、小学校時代とうってかわって妹らに暴力を振うことが多くなった。特に、Y子へは特殊学級に属していることと貰い子と知ってしまってからは殴れなくなったので、則夫の暴力は主に末妹のJ子に向った。殴る理由は、おかずに不満だったり、J子が夕食の仕度をしなかったり、口紅をつけたり、更に、則夫がかつてテレビを観せてもらえなかった家でテレビを観せてもらったりする等、則夫の癇に触れた場合などであった。

この頃、則夫は母と駅の助役との関係を疑っていた（母は次兄の上京後急速に性的に乱れていった）。ある時、H・Tの母と則夫の母とが助役をめぐって大喧嘩をした。この事件は、長姉の情交と堕胎、父の死を経験した後に起こったため、則夫は母に対して不潔感と侮蔑の混合した憎悪を一層強く感じたのであった。則夫は母にもいたく失望し、すべてにいやけがさしていた。

このように、則夫が家庭、学校、近隣のマーケット等で孤立していたある日、則夫がJ子に用事をいいつけたのにJ子が従わなかったので、平手でJ子の頬を殴った。それを母が見て、「ほら血統だ。親父の所へ行ってしまえ、お前みたいのは家にいなくてもいい。学校へも行かないで。」などと、がみがみ怒鳴りつけた。当時、父親は網走にいると聞いていたので、則夫は夜九時ごろ家を出て線路伝いに青森へ歩いて行った。青森から網走に向うつもりだった。途中で自転車の荷台にのせてもらい青森市内に入った。一人で市場の方へ行こうとしたら、別の男が「お前どこの奴だ。」と話しかけてきて、則夫の帽子をとりあげて警察へ電話連絡に行った。このため則夫は逃げるに逃げられず、警察に保護されてしまった。

翌朝早く母が行商の仕入れがてら警察へ来てくれた。母が迎えに来てくれたのは、度重なる則夫の家出のうちでこれが初めてであった。母が則夫の家出の理由を警察に告げると、警官はいきなり則夫を殴り、「叩かれればお前も怒るだろう。」と説教した。則夫は「こん畜生。」と内心復讐を誓った。帰る途中、母は市場で赤飯の握り飯三個を食べさせてくれた。母の温情とこのおいしさは則夫の心にしみたが、帰宅後則夫は誓いの通りＪ子を殴りつけた。

〈夏から秋〉秋頃、友人Ｎ・Ｏの世話で一〇〇〇円で待望の純白と紅栗色の鳩を二羽買った。当時、鳩を飼って売ることが流行していて、長屋ではＮ・Ｏの他、Ｆ、Ｍ、Ｔらも飼っていた。則夫は金もなく盗んだ材木で二日かかって鳩小屋を作ったが、後から、発覚して材木屋から注意された。初めの五日間位まで、とにかく夢中になり、飛ばしたり、世話をしたりして遊んだ。しかし六日目の夕方、配達から帰ると、栗色の鳩が肩を負傷して虫の息だった。猫の仕業だった。三日後に傷は化膿し死んでしまった。則夫はようやく手に入れた鳩の変死に非常に落胆して墓を築いてやった。そもそも、この事件の原因は則夫の鳩小屋が出来たために隣のＵの店の看板がみえにくくなり、また、その広告灯が鳩の糞で汚されるということでＵの母は文句をいっていた。そこで娘のＵ・Ｋ子が猫を鳩小屋に入れ、殺させたらしいともっぱらの評判であった。これを知って則夫は激しい恨みをもち、Ｎ・Ｏらと共に猫に復讐した。

さらに、この猫事件の後、則夫は隣のＵ特殊飲食店から接吻の音が聞こえて来るのに腹を立て、錐を使って全部で七ヵ所位境界の壁に穴を開けた。丁度、階下で菓子屋の同級生の兄がちゅーちゅーしており、二階ではＵの母が他の男と寝ている最中だった。店の人は笑っていたが、Ｕの母は屋根から窓越しに「見てえのか」と凄い顔して怒鳴り、則夫は「とう」と唾を吐いた。Ｕは則夫の母にもがみがみ怒鳴りつけた。今度は、母が則夫に怒りをぶつけた。その為に、則夫は約一ヵ月位Ｕとも母とも口も利かずに反発していた。

その後、母がＵから借金をしていたことの負目に加えて、鳩小屋の一件と錐の穴の一件とが直接原因となって、そこをひき払い、現在住んでいる便所の側に移転することになった。妹らは環境が悪くなったことを則夫の所為だと言って、蔭でぶーぶー文句を言った。

〈冬〉　それまで音信不通であり消息の分からなかった父が、昭和三七年一二月六日に（則夫中学一年）、岐阜県垂井駅構内で行倒れ亡くなった。

母は「親父が死んだ。ばくち打って死んだ。リンゴ畑もとられた。」等と目茶苦茶に父を非難し、また、「赤飯（赤まんま）、炊くべし」と一人壁に向ってどなっていた。則夫にはその母の姿が異様で長姉を思い出した。母は仕事を休み、三女と次男を連れて、父の遺体を引取りに岐阜へ行った。

葬式の日には、父の異父弟の声望ある紳士らが母の悪口を言ったり、親戚が父の堕落や横死の件や網走での子供の置き去り事件について、一斉に母を非難したりした。これらは則夫がはじめて耳にする事柄だった。その時、則夫は、父が林檎の畑を持った優秀な検査員で、由緒ある家系の出身であるとの良い評価をきいて、母の言とのあまりの違いにすっかり混乱してしまった。

こうしたことから則夫は、はじめて網走で置き去りされたらしいことを知ったが、母が本当に自分達を網走に捨てたのかどうかを母に直接訊くことができなかった。あまりにも怖ろしいこととて聞く勇気が出なかった。

その後、母は三ヵ月間位、父の悪口と長兄と次兄が香典をそっくり持って行ったことの恨みつらみを言い続けた。則夫は母のがみがみが大嫌いだった上に、父の悪口を並べたてることですっかり腹を立て母への反感をつのらせた。母が自分にがみがみを向けてきたらもう許せないと決意し、この時から木刀を持って武装するようになった。

(c)　中学二年

〈春から夏〉　中学一年末頃の父の死と殺伐とした葬儀風景、その後の母の浮気等に則夫は失望していた。仲の良かったH・Tも上京して、学校へ迎えにきてくれる人もなくなり、なおさら学校へ行かなくなった。さらに父の死後、担任の先生から皆の面前で非難されたり、久々に登校してみると教室に則夫の坐るべき机と椅子がなかったり、欠席した時給食パンの配達をしてくれなかったり、学校側の徹底した無視が則夫を怒らせ、やる気をなくさせ、急速に欠席日数を増加させた。

それまでの数少ない長屋の友達とも遊ばなくなり、一人でトランプ、ルーレット、プラモデル造り、漫画を読んだりして過ごした。戦争映画、西部劇、椿三十郎物、奇蹟の人等の映画は相変らずよく見ていた。

新聞配達だけは休まずにやっていたが、収入も母や妹にあげなくなり、すべて則夫の思い通りに使うようになった。すべての兄姉が家を離れ、母子四人だけが残った家庭の中で、則夫は自己本位になり孤立し、さらに自暴自棄的になった。

ある春の日に、則夫は家の仏壇の中に、父が死んだ時の写真四枚を偶然発見した。その写真は四枚とも、父が口から涎を垂らした状態で、地面に横たわっているという惨めなものだった。則夫は「俺なんかどうして生れて来たのだろうか」と、父に痛く同情し、一人考え込んだ。この虚しさを晴したくて二階にあがり、天井から手製のサンドバックを吊してみたが、叩く元気もなかった。天井から紐を吊し首をくくって死のうとも思いつめた。母は「冗談でやっていると本当に死んじゃうぞ」と注意した。このゆううつな悲哀感は葬式の時には全く感じられなかったのに、写真をみてはじめて強烈な反応を則夫にひき起した。こうした死を考えるような沈んだ気分はじわーっと尾を引いて中学二年の終り頃まで続いた。さらにこの出来事は後年、則夫が事あるごとに死を考えるきっかけとなった重大事件であった。こういう時則夫は一人で真夜中に近くの墓へ行ったり、学校の運動場を走ったりすることが平気で出来るようになった。以前には怖がりで、臆病で弱虫な則夫には考えられないような変化だった。また、それまで長年苦しんできた夜尿が止ってしまった。則夫はこれを「父の死の写真のショックで父のイメージがこわれ夢から現実にひきもどされ度胸がついたからだ」と述べている。

〈秋から冬〉　秋に母方の祖父が他界した。則夫がこの人を祖父と知ったのは本件で逮捕された後であった。当時の印象は、素早く気転のきく人として映り、則夫が小学校低学年のころよく髪を刈ってくれたり、小遣いを二〇円位くれたりした。その葬式にはトタン屋の祖母に呼ばれたので出席したが、則夫は裏口から入らされ、「よでっこ」（四男の意）と呼ばれ、下足番をさせられた。すぐ側にいたちゃっかり屋の次姉からも、則夫は服が汚いと言われ、仏壇もみせてもらえず、線香もあげさせてもらえなかった。更に従弟達から「何故来た。お前のじいさんじゃない」と馬鹿にされ、近所の川に行って水切りをしながら、対岸に向って「ばかやろー」を繰返し怒鳴った。父の葬式と比較すると、町の名士が沢山出席するし、僧侶も四人と盛大でお手伝いも多勢であった。

一方、学校へは年二回の運動会と文化祭位しか行かず、自分のクラスを知ったのも夏頃で、送別会や終始業式にも出席したことはなかった。

この頃、則夫はますますぐれていて妹のJ子とY子に対して、本格的に暴力を振うようになった。長兄が香典を持ち逃げしてから、立腹した母が則夫に辛く当るので、則夫は長兄の子であるY子に「お前がいるからいけないんだ」と背中に痣が出来る程木刀で殴りつけた。このころ、則夫はそれまで怖くて怒られると反発しながらも逃げることしか対抗できなかった母に対しても、木刀を振うことを辞さないという挑戦的な決意をした。実際に殴ることはなかったが、この決意にも父の死の写真が則夫に強い影響を与えた。

二年の秋頃のある日、友人達の仲間に入れてもらいたくて、二人に誘われてミカンの小箱を盗みに行った。その犯行現場を担任の先生に発見された時、則夫は「先生が自分を少年院に入れようと機会を窺い監視していたのではないか。」と被害的に考えた。

(d)　中学三年

〈春から夏〉　新学期が始まっても登校する気にならず、生活は二年の延長であった。

六月頃から約一ヵ月間、母は二〜三人の男らと北海道へ出稼ぎに行った。母は則夫にも祖母にも告げずにJ子に生活費として五〇〇〇円だけ渡し黙って出かけたので、則夫はてっきり母がかけ落ちしてまたもや捨てられたかと思い込んだ。悲しさと絶望感に打ちひしがれると共に勝手にしろと不貞腐った気持だった。母が戻ってくるまでの間、家はまたも荒廃し、則夫や妹らはひもじさと不潔に悩まされた。

丁度、梅雨明け頃から、友人のKらが呼びにきたので学校へ通い出した。もとより、学校以上に友を欲していたので、Nらと親しくなりたいばっかりに彼の言うことに従った。その後、Nが農家に忍び込んで鳩を一羽盗んだ時も、二年のミカン泥棒の時と同様に見張り番をさせられた。夏頃から、彼らと、花札・トランプ・絵取り等をして遊んだ。初めは墨付けだったが、次第に一円から五円、一〇円と賭金が吊り上り、本格的な博打となっていった。母はこれを嫌い、見つけるたびにがみがみ怒鳴りつけた。

二学期が始まった時、則夫は友達に誘われてどうにか通学していた。ある夕方、担任のS先生が永山の家を訪れて「なぜ学校へ来ないのか。」とH先生と同じことを言ったので、則夫は同じように「行きたくないから行かないんだ。」と答えた。先生は、母のいる前で則夫の頭をごつんと一発殴った。則夫は男の自尊心を傷つけられた屈辱感とS先生へのあてつけに家出することを決心した。目的地は東京の板橋に住んでいる三姉の所に決めていた。則夫は新聞配達を辞める目的で友人Kに後継ぎを頼んだ。九月末頃三日間教えた後、新聞店から給料一二〇〇円をもらって道中の食料、寝具と社会科の地図を用意して、月賦で買った自転車に乗って家出した。

今回の家出は従来と違い、かなり計画的なものになっていた。道順は鉄道に沿って国道七号線で行く予定でいたが、秋田に到着する前に山中に迷い込み、約四時間位空費した。道中はパンをかじりながら、昼寝て夜走り続けた。出発して三日目に、疲労と空腹でふらふらになって、福島市へ着いた。自転車を引いて歩くことすら大儀となり、警察の前で自転車の呼鈴の中に自宅の住所を書き入れて置いて来た。則夫はこうすれば自転車を自宅へ送り返してくれると思った。棒のような足を引きずって、駅へ行った。切符売場の窓口では怪しまれ、駅員から家出を感づかれて警察に保護された。則夫は丼物を食べさせてもらうなど警察での親切な取扱いに、つい感傷的になって正直に住所と名前を告げた。二日後、母とS先生が迎えに来た。先生は大変驚いていた。母は「先生に謝れ」といったので言う通りにしたが、内心は強く反抗していた。結局、三人で汽車にのって帰郷した。車中三人は一言も口をきかず、則夫は買ってもらったミカンを黙々と食べていた。家に帰ったら、トタン屋の婆さんが母に「則夫を怒るな」と注意したので、母はがみがみ言わない替りにうづけた声（甘えた声）で則夫の同情心を引くようになった。

学校では、S先生が則夫の得意なマラソンの練習に来いと言って激励してくれた。則夫は足の速いランナーだったので郡の駅伝大会に選手として出場させられることになった。駅伝大会の前日の朝礼で、選手全員は壇上に上げられ激励された。しかし、この晴れがましい席でさえ、皆の服装は陸上用専門のトレーニングパンツで目立ったが、則夫は自分で買った真白な普通の運動ズボンとつんつるてんの詰襟を着ていたので、恥ずかしさのあまり真赤になってしまった。スタート前には、レモンを食べさせてくれたり、皆から握手をされたり、肩を叩かれたりして激励された。出場学校数は全部で二〇であった。則夫には英語の先生が伴走に自転車でついてくれて、適切な指示を与えてくれた。則夫はその指示にそって忠実にひたすら走った。次の選手に、バトンをタッチした時、一〇〇メートルの差で三位で引き継いだ。皆が「やった、やった」と喜び騒いでいた。最後のランナーの「アベベ（あだ名）」という選手が一位を抜き去り先頭に立ちゴールした。表彰の時、則夫は支えきれない位に大きな優勝旗を受けて大変感激した。帰路についた折、皆はトラックに乗って英雄気取りだったが、則夫は照れていた。

その後、教員室では祝賀会が催されたが、走る前は優勝したらビフテキだといわれていたのに実際はパンだけしか出ず、だまされたように思いがっかりした。席上、陸上部の世話役の先生が「優勝の原因は自分の作戦が的中した。後半を走った選手に初めから期待していた」と話しているのを聞いて、二度、がっくりさせられた。その発言は、則夫からすれば自分を含めて往路の選手全員が完全に無視されたように受け取れ、無念という感情が一気に怒りの感情へと変化していった。こうして則夫の中学校生活の思い出の中でもっとも華やかな学校対抗駅伝競走優勝の出来事も後味の悪いものに終り、何日か登校する意欲をも失い休んでしまった。

二学期の前期の試験成績は、英語一〇点、社会五〇点、数学四七点等で、七科目の平均が四〇点であった。S先生は則夫を皆の前でほめた。この頃友人Fは、則夫が駅伝や学級対抗等で急にもてはやされるのをみてひがみ、則夫に喧嘩をしかけた。則夫はいじめられていたので仕返しをしようと思ったこともあり喧嘩に応じた。Fは、喧嘩が上手で的確に打ってきたので則夫は鼻血を流し、左頬は膨れ上がった。それでも則夫は引き下らず、しゃにむに食い下がり、組みつき、もう少しで川に落せそうになったところで、近くの大人やクラスの委員長らに止められた。教員も見ていたらしかった。則夫は血だらけの顔のまま昂然と門の方へ向った。途中、S先生が声をかけ、肩を抱いて慰めてくれた時、はじめて腹の底からこみ上げてくる温かい気持に思わず落涙した。しかし、先生に向かっても拗ねた態度で「Fが学校にいる限り、もう学校へ来ない。」と告げて、正門から堂々と帰ってしまった。

家へ帰ると、軽い脳卒中を起こして寝ていた母がうづけた声で「長兄の所に行け」と見捨てるようなことを言ったのにすごく腹を立てたが、トタン屋の婆さんがいたく同情してくれたり、学校へ怒鳴り込んでくれたりして、味方になってくれたので大分気持も和らげられた。S先生も湿布薬をもって、見舞ってくれた。一方、泣かないで徹底的に闘ったことで、中学一年生の憧れの的となり、妹らも尊敬するようになり、則夫も彼女等を殴らなくなった。一〇日後に、則夫が学校に行くと、S先生に注意されたらしく、Fが謝って来た。この喧嘩を境にして、則夫は足が速いこと、優等生永山三兄の弟であること、喧嘩も強いこと等の理由から一目おかれるようになり皆が近づいてきた。しかし則夫は洋服等にひけ目をもち、Nらの不良グループと盛んに交わり、博打と盗みはますますエスカレートしていった。

喧嘩の後、則夫は早退するようになった。理由は「給食を食いたくなかったから」と言っていたが、これは喧嘩で男を上げた直後だけに、生活保護の給食は弱味を越えて屈辱として受けとっていたからであった。S先生が

「また（怠学が）始ったたか。学校を何だと思っているか。」と怒鳴ったが、無視して約一ヵ月休んだ。一二月頃、遊び仲間のK・Kから「これじゃ、留年だぞ」と言われ、覚悟はしていた。しかし、則夫にとって、中学卒業と上京就職は家からの唯一の脱出の機会だけに何とか卒業したいという気持は強まるばかりだった。渋る心に鞭打って夕方先生の家を訪問した。則夫は思いつめ青くなってぶるぶるふるえながら「これから、ちゃんと学校へ来たら卒業できるか」と聞き、卒業させてくれと頼んだ。先生は「これからでもちゃんと出席すれば卒業できる。とにかく学校へ顔を出せ。」と卒業を約束してくれた。この後S先生は、則夫が体育の時間にぼろを着て走ることを恥じて街中を避けて近道をするということがあったので、福祉で支給された金で毛糸を買い、奥さんにセーターを編ませて則夫に与えた。

〈冬から卒業まで（母の入院と不良交友）〉昭和三九年一一月頃、軽い脳卒中発作のため自宅療養していた母は、医師の意見に従って入院治療することになった。はじめ入院は二ヵ月間の予定だった。妹J子は炊事道具を持って母に附添ったので、則夫とY子が家に残された。

留守宅での食事は、母の指示でJ子が持参するウドンや麦飯に醤油をかけて食べるのが普通だった。しまいにはそれも面倒くさくなり、インスタントラーメンが中心になり、それに生大根を焼いて食べた。金は母がJ子に二日に一回位の割合で、五〇円か一〇〇円ずつ持たせてよこした。それも次第に間遠になって金には大いに不自由したが、則夫は意地を張って貰いに行かなかった。

とにかく、伸び盛りであった則夫は常に腹をへらして体はやせ細り、蒼い顔をしていたので、近所の人達も同情してくれた程だった。こうした慢性的な空腹と寒さ、孤独な生活のためになかなか眠れない日が続き、また、破れた服を繕ったり、洗濯したりする等の苦労をしたため、母への感情もますます悪化し、「母なぞくだばってもいい。飯も食わしてくれない。鍋までない。」と反感をつのらせた。ある時、母がJ子に「則夫がいなくなったら、赤飯炊いて喜ぶべし。」と言ったのを、J子が則夫に告げてからは、なお一層則夫は自棄を起しひねくれ学校にも行かずY子に当り散した。そのためY子も家に居つかなくなってしまった。則夫は全く一人ぼっちになり、首吊って死ぬことと、兄姉に対する憎しみだけで生きていた。

こうした則夫に近づいて来てくれたのは、近所でも悪友といわれていたFとNらであった。則夫は彼等と博打をしたり、ついには盗みさえ働くようになった。則夫の役割は、足が早いという理由で、運搬役をさせられていた。

一方、一二月頃には則夫らのグループの博打は学校中に知れわたっていた。同時に則夫の窮状も皆の知るところとなった。Nの同級生の肉屋の息子は、則夫に同情してもつを一袋（約一〇〇グラム）とか二袋、一〇回位にわたって持ってきてくれた。これは則夫やY子にとって貴重な栄養源となった。他方、博打はますます盛んとなり、賭金も多額になった。則夫は負けがこんで、母が踊りの練習用に買ったレコードプレーヤーも博打の担保としてNに渡ってしまった。

昭和四〇年一月に入って更に則夫の博打による借金は三〇〇〇円に増え、Nから「現金ですぐ払え」と催促されるようになった。仕方なく、則夫は母に「三〇〇〇円くれ、さもなくば殺せ」と片仮名で書いた紙片をJ子を通して病院へ持たせた。母が蒼くなって帰宅し、深い事情も聴かずにいきなり「これ何だ」と紙片を突返したので、則夫は「駄目なら俺を殺してくれ。」と包丁を母に差し出した。その態度には凄味があり、母は気魄に押され「危いまねをするな。」とだけ言って包丁を台所に戻した。その後、母はNの母に怒鳴りこんだ。このため則夫はNとも反目するようになり、盗みをFと一緒にすることが多くなった。

卒業前の二月頃、Fが誘いに来て弘前のデパートで、ズボン三枚とびん詰の塩辛・コーヒーを盗んだ。則夫は相変わらず運搬と見張り役を兼ねていたので大きな盗品袋を持っていたが店員にみつかった時は血の気が引いて、反射的に袋を捨てて、一目散に逃げ帰るということがあった。マーケットでは、同級生の中で則夫とFだけが上京就職組で、NはI高校定時制、Mは同校全日制へ進学予定であった。一方、新聞配達だけはとうとう、休むこともなく中学三年の末まで無事故で続けた。結局、東京渋谷のN株式会社へ就職が内定したため、二月末で正式に新聞配達をやめた。新聞店では、餞別として一〇〇〇円と「長い間御苦労さんでした」という礼状を則夫によこした。

この頃の則夫は、上述したようなさまざまのいきさつのために心の底から母の家を離れることを切望していた。上京すれば三兄らに会えるし、一人で暮していく位の生活はどうにか出来ると考えていた。同時に勉強を続けたかったので、J子とY子に「上京したら定時制高校へ行くつもりだ。」と話したら妹らは本気にせず笑っていた。しかし、もし故郷での盗みがばれて警察へ呼ばれるようになったら、その時から徹底してぐれてやろうとも思った。盗みに対しては自棄から不貞腐れていたが、その裏では自分の最大の弱味としてびくびくしてもいた。

就職先は東京渋谷のN総本店に決った。そこを選んだ理由は、第一に母から常々手に職を持てと言われていたことと、第二に近くに走れるグランドがあることからだった。給料については、卒業できて職が決まれば良い方だ位に考えていたので、具体的には考えていなかった。N店での給料が一万五〇〇〇円と知った時には、新聞配達の場合より非常に高額なので大変驚き、ただちに定時制高校進学の可能性と好きな美術用に油絵具が買えることを思い、明るい気持になった。また、布団も用意してくれるという点も大変魅力的だった。

〈卒業から上京まで〉　卒業は迫ったが母はまだ入院していた。隣のFの上京準備はどんどん進んでいた。その様子は仕切りの薄壁を通して手に取るように分かっていたので、則夫は刺激され大変焦っていた。

三月なかばを過ぎたある夕方、ひもじさ、寒さ、孤独という三重の辛さの上に、上京の用意が出来なくていらいらしていた頃、則夫は母とJ子が連れだって銭湯に行くところにばったり出会った。母は「元気だでが。」と声をかけてきたが、則夫は「何が元気だでがだ。俺を一人ぽっちにして苦労だけさせて、自分達は二人仲良く風呂に行ったりして空々しい。」と、かっとした。それは嫉妬や羨望や憎悪が入り混った強い感情であった。則夫は母やJ子への面当てに何かしてやろう、とすっかり興奮してしまっていた。母と会った直後にいつものグループと洋服店に侵入した時、見張りと運搬役だった筈の則夫はその時に限って我を忘れ、他の四人の仲間と相談もせずにいきなり上の方にかざってあったセーターを鷲摑みにして逃げ出した。店主は「品物さえ返せば穏便にしてやる」と言ってくれたが、則夫は頑固に品物を返そうとはしなかった。その理由は、NとFが「発覚したのはお前がへまをしたからだ。盗みの責任は全部お前がとれ。」と則夫に言ったので、則夫は意地になって頑張っていたのである。せめてFが上京するまでは自分一人で責任を取るつもりでいた。また、発覚したからには、上京も就職もだめになると諦めていたからでもあった。店主や母親の説得に対して則夫は「品物の代金は上京して働いた金の中から月賦で返す。」と主張したが、S先生が「盗みを就職先に知らせる。」とか「就職させない。」とか言って強硬に迫ったので、則夫は涙をのんでやっとセーターを返した。また、洋服店主は則夫の家に調べに来て、則夫が上京準備に長い時間をかけ辛い思いをしながら盗みかつ交換してためた洋品類をすべて没収していった。残ったのは、学生服上下、ワイシャツ二点、Tシャツ一点のみであった。

上京の日がいよいよ差迫った時、やっと民生委員の女性が就職準備を援助すべく、白のレインコート、スーツケース、ビニールの黒の短靴を持って訪ねて来た。則夫はずっと前にFが民生委員から布団を東京へ送ってもらったと聞いていたので、当時なぜ俺の所には来ないのかと思っていた。だから民生委員が来訪した時、「あれだけいやで辛い思いをしながらかっ払いをやる前に、なぜこれを持って来てくれなかったのか。」という怒りを感じた。民生委員が家の中を見渡してプレーヤーとレコードを見付け、「誰のものか。」と執拗に尋ねた時、則夫は反感から一言も答えなかった。ついに「おふくろに会わせろ。」と命令的に言われた時、かっと爆発して「こんなもの要らねえ。」と、すべての品物を土間に叩き返した。しかし、民生委員はそのまま品物を置いて行ったので、則夫はやっと上京の準備が出来たと内心ほっとした。

三月下旬、S先生から集団就職用の切符を受け取って専用列車に乗った。見送りのために母と妹がマーケットの家に来てくれたが、則夫は「赤飯の言葉」に反感を抱いていたため、「駅に来たら上京しないぞ」と怒鳴りつけて強く断った。「もうぜったい帰って来るものか、見てろ。」という気持だったという。結局、見送りは、担任のS先生と就職係の先生の二人だけだった。体重は長距離を走っていた頃の六〇キロが、出発時には四八キロと極度に減少していた。

この専用列車には五〇〇人位乗っていた。則夫の駅から乗ったのは同級生一名と他の学校からの一名と計三名だけだった。四人でトランプをやっているうちに皆がお金の話をし始めた。その席に中学同級生で則夫の盗みを知っている人がいたので、則夫は居たたまれなくなってトイレへ行くと言って逃げ出し、そのままデッキで風に当っていた。

夕食には皆に折詰弁当が配られた。それは普通の白米とおかずの弁当だったが、則夫には大変豪華な御馳走に思われ感激して食べた。上野駅からは、迎えに来た自動車に乗せられ、生まれて始めて高速道路を通って渋谷のN本店に向った。

第二章　総括と説明

本章では、永山則夫がこの「連続ピストル射殺魔事件」を犯すに至った経緯を、第一節・生いたちと問題性、第二節・犯行に至る心理、第三節・犯行時の心理、第四節・犯行後の状況と精神状態の順で記述していく。

第一節　生いたちと問題性

一　乳幼児期

昭和二四年六月二七日、永山則夫は網走市呼人番外地で、リンゴ剪定職人で農産物検査員をしていた父の第七子四男として生まれた。当時、父は博奕にこり、不在がちで父の役割を果さず、家庭は貧窮化し、父母の仲はきわめて険悪になっていた。子供六人の養育や学費捻出の重荷は、一身に母の肩にかかり、母は遂に脳卒中発作を起こして二年間病の床に臥した。則夫の出生は母がようやく回復しかかった時で、家庭の雰囲気は暗く陰気で寒々としていた。母は間もなく生活費を稼ぐためリンゴ売りに出歩くようになったので、則夫の養育は主に長姉に任された。

しかし、長姉は優秀でしっかり者の上に則夫を可愛がりよく面倒をみて、母代りの大任を立派に果していた。則夫も母よりもこの姉になつき、いうことをよく聞いていた。姉と海岸等で遊んだ記憶は、則夫のもっとも幸福な時代の思い出として心のふるさとになっている程である。それだけに、昭和二八年一二月に長姉が大学進学の断念や失恋その他の理由が原因となって精神分裂病が発病し精神病院に入院してしまったことは、幼い則夫にとって最大のショックであったに相違ない。四歳五ヵ月で母代りの大切な姉と別離せざるをえなかったこの事件は、則夫の心に深い傷を負わせることになった。しかも母は長姉の入院後代って則夫の面倒をみるどころか、生活に疲れ果て夫に愛想をつかし則夫らを置き去りにして網走を脱出しようと決意したのである。則夫にとって二重のショックであった。

元来、この母は料理など家事が下手で子供達への愛情も乏しかった。その大きな原因は、母もやはり幼少時から非常に悲劇的で不幸な生いたちをしてきたことに求められよう。母は二歳時に父と祖父とに死別し、以来実母と苦労しつづけ、実母は一度など心中を決意したほどであった。その後も樺太、北海道、シベリア等を転々とし、あらゆる辛酸をなめ、温かい愛情に包まれることなく、食べて生きるのがようやくという生活をして成人した。父もまた二歳時にその父と死別し、しっかり者の母とリンゴ職人で博打好きの養父に育てられ、父ないし男としてのよい同一化が出来なかったようで、母の死と共に博打に身を持ちくずし父としての役割を果さなくなった。二人の親が共に不幸な生いたちを経験し、親としての役割を果さなかったことは永山家の二代にわたる悲劇であった。ところで今や母の主要関心事は脱出用旅費の貯金に向けられた。子供の養育はますますないがしろになった。この頃、則夫は母不在の家で左頰に火傷を負って大きな傷痕を残し、これは後年則夫の被差別感の原因の一つとなった。

さらに昭和二九年一〇月、長姉が二回目の入院をした一週間後、母らは則夫ら四人の幼い子供を網走に置き去りにして青森県のC町へ脱出した。兄姉は長い極寒の北海道で飢えや寒さと戦いながら辛うじて生きていた。このように幼時の劣悪な家庭環境に加えて、長姉との別離、母による置き去り事件という大事件に見舞われ、則夫の心は決定的な痛手を受けることになった。

親または親代りの人との別離が子供に与える影響にかんしては、さまざまの分野から厖大な研究がなされている。ここでは若干の重要な研究をあげて説明することにする。

まずW・ヒーリーら（樋口幸吉訳『少年非行』みすず書房）は、幼少時における深刻な情動障害を非行の根本原因とみなし、個人が幼児期の家庭生活における最初の外傷的な経験から生じる影響を重視した。ヒーリーらがこの結論を出したのは、多数の非行少年や同じ家族の中の同胞でありながら一方は非行に陥り他方は非行に陥らなかった一〇五対の少年等を対象として、遺伝、家庭環境、身体的特性、精神的特性、情動障害、適応性など多面的かつ精神力動的な観点から徹底的な事例研究と治療的処遇を長年行った結果、非行少年では何らかの外傷的情動体験が九一％にみられたのに対し、非行のない少年では一三％に認められたにすぎなかったことを見出したからである。このさい、「外傷的情動体験」とは、①愛情関係において拒絶されている、愛されていない、または不安であるという感情五三例、②自己表現および他の自己満足において阻止されているという深刻な感情四五例、③ある境遇または活動において不適当または劣等の著しい感情六二例、④家庭の不調和やしつけ等についての情動的障害四三例、⑤同胞間の顕著な固執的嫉妬心または競争心四三例等が主としてあげられている。則夫の場合、これら五項目にわたる外傷的情動体験がすべてにわたり重複して該当することが理解されよう。

第二にS・& E・グリュックらは、「犯罪研究の分野は各方面に専門化しているので、一つの分野の研究で人間の動機および行動における原因過程を説明することは不可能である」、として統計学、心理学、体質学、精神医学、社会学などの専門家からなる研究グループを組織し、五〇〇名の非行少年と人種、年齢、知能指数、貧困地域居住等の条件の相似た同数の非行のない少年を対照群として、四〇〇を越える項目を一〇年にわたり調査し、統計学的に比較検討した。「多元因子接近法」なる科学的研究方法である。その結果、家庭環境については親のしつけも悪く、家族に行動の基準がなく、一家ばらばらである家庭は、理解、愛情、安定性を欠き、性格発達の初期に不適当な両親によって育てられ健全な上位自我の形成が阻害された場合が非行少年に特有であると述べている。

グリュックらはさらに研究を続け、二〇〇〇名の非行少年の家庭を調査した。その結果によると、非行少年においては、①家族の成員数が大きく（該当、則夫は同胞八人＋姪一人）、②家庭の経済状態は四分の三以上はかなり低く生活保護を要し（該当）、③三分の一の母はある期間家庭外の仕事に従事していた（該当）、④片親または両親が正規の教育を受けていないものが三分の二に及ぶ（該当、則夫の父は小四年中退、母は一年半のみ在学）、⑤八六％において父母同胞、祖父母、伯叔父母の中に犯罪者が見出された（該当、長兄が懲役刑、次兄が警察補導をうけた）、また三分の二において重い精神障害や精神欠陥、異常人格が記録され（該当、長姉および父方従妹が精神分裂病、母方祖母の妹が無口で孤独な変人、その第一子は精神薄弱、父が博打うちで放浪の果に横死）、⑥およそ三分の二は親の死亡、別居、離婚などによる欠損家庭を示す（該当）、⑦九五％において父または母の訓育方法が不適当である（該当、父家出不在、母は出稼ぎで全く放任し、あるいは怒鳴り殴るだけであった）。このように見ると、則夫の家庭がいかに多くの重大な問題を抱えていたかが明らかであろう。

グリュックらは非行に対する家庭環境の意義を究明する一つの方法として、「非行予測表」を作製してその有効性を検討した。すなわち、「六歳時に、①父による少年の訓育、②母による少年の監督、③父の少年に対する愛情、④母の少年に対する愛情、⑤家庭の融和の五因子」について評価すると、将来の非行化を予測できることを証明した。この非行予測表は、米国以外でも検討され、その有効性が証明されたという。したがってこれらの因子は非行に対し原因的意義を持つと考えている。則夫の場合、この五因子のすべてが不適当であったことは事実であり、グリュックらにいわせれば非行化することは高度の確率で予測できたといえよう。

鑑定人も詳細な事例研究を基礎にし、非行群と非行のない対照群（各一〇〇名）について多元因子的調査を行い、その結果について統計学的検討を行った。家庭環境と非行については両者の間に密接な関連があること、とくに母親の役割は乳幼児期においては決定的に重要であることなどを報告した（「思春期非行少年の犯罪精神医学的研究」、精神神経学雑誌、六八巻、七一七頁、一九六六年）。

第三に様々の環境下における人間を、乳幼児期から「直接に観察」し、犯罪、非行に対する家庭とくに親の影響を「実証」しようとする研究をあげよう。R・A・スピッツ（古閑訳『母―子関係の成りたち』同文書院、一九六五年）は、母と子との相互関係を解明するために直接観察法と実験心理学的方法を使用して出生直後から二、三歳にいたるまでの間、一定期間をおいて継続的に研究した。また、対象は統計学的に有意な結論を引き出せるに足りる数を選んで用いた。母子関係の重要性を端的に示すものとしてスピッツらは、六ヵ月間以上母親と良い関係を持った後で母親から引き離された三四人の子供について直接経過を観察した。母親から分離された一ヵ月目に子供は泣きやすく気難しくなり、二ヵ月目に涕泣は叫びに代り、体重は減少し発達も止った。三ヵ月目には寝台に腹ばいになり接触を拒否した硬い表情を呈し、それ以降表情の硬さは慢性的になり運動の緩慢さは一層顕著になり、発達も著しく遅くなり病気に対する抵抗力も減少した。このように母親またはその代理者の愛情喪失によって対象関係形成の失敗は、人格のすべてにわたる全体的な発達を停滞させるのである。子供達は愛情喪失の後に残されている攻撃性を自分自身に向けて死に至るか、自らを精神薄弱に追いこむか、あるいは憎悪に満ちた青年になり終局においては犯罪をおかすかのいずれかの道を歩むことになる、とスピッツは述べている。

またA・ジュールセンによれば、母親から引き離された施設児には、知的発育遅滞、情動性および社会性の発達障害（対人結合稀薄、集団生活困難）、神経症症候（遺尿、失神、落ち着きなさ等）が目立つという。

最後に、K・ローレンツ（日高・久保訳『攻撃』みすず書房、一九七〇年、及び日高・大羽訳『文明化した人間の八つの大罪』思索社、一九七三年、一九七三年度ノーベル生理学・医学賞受賞）やW・ハラーマンらの言葉をあげて総括すると、「人間は出生直後から親によって豊かな愛情を与えられ、依存欲求が満足され、保護、安定感を得なければ他の人間を深く愛し尊敬することは出来ず、良心も健全に発達せず、人間全般に対する不信感と攻撃性が発展する」のである。

さて則夫達幼い兄姉四人がようやく網走市福祉事務所の手で救助され、昭和三〇年五月青森県C町の母の許へ送り返された後も、一家の物質的、精神的窮迫状況は基本的には網走時代と変るものではなかった。母は早朝から夕暮まで行商をしても必要な生計費を稼ぐことができず、生活保護をうけて辛うじて育ち盛りの大勢の子供を飢えさせない程度の貧しい暮ししか営めなかった。このためもあって母は子供の面倒まで手が廻らなかった。妹のJ子だけが幼稚園に行ったり、お祭りの時に浴衣を買ってもらったりしても則夫は除外されたので、心の中に差別に対する怒りと恨みが黒くわだかまったが、表面上は無口でおとなしい子として通っていた。

要約すると、乳幼児期における則夫の家庭環境はきわめて劣悪であった。父は博打にこって不在がちで父の役割を果さず、母と不仲であり、家庭は子沢山で貧困で生活保護をうけ子供が成長するために必須の物質的基盤すら危うくされ慢性の飢えにあえいでいた。母は行商に忙しく子供の世話が出来なかった。父母共に不幸な生いたちで正規の教育も受けておらず、子供に対する愛情に乏しくしつけはほとんど皆無であった。あらゆる観点からみて則夫の家庭は崩壊していた。この影響は家族全員に及んだ。後年、子供達は家から出たきり寄りつかず、父の法事のさいにも誰一人参列せず、脳卒中で体が不自由な母を長姉以外の誰一人面倒見ようともしない。則夫が犯行後逮捕されても誰一人進んで証言し助けようとせず行方不明という有様である。長兄は高校三年の時に同級生に子供を生ませながら母に押しつけたきり送金もせず、父の葬式のさいは次兄と共に香典を持ち逃し、結婚して養子に入り一子をもうけたが麻雀に凝って家庭を顧みず、果ては詐欺事件を起こして懲役刑をうけた。同胞八人中、大きな問題がないのは次姉と三兄のみである。

この家庭の悪影響は則夫にもっとも深刻な打撃を与えた。それは則夫の出生した時期や順位に関係深いが、何よりも幼児期に母代りをしてきた長姉の発病による別離と、約一年後に母に捨てられたことが最大の痛手であった。この二つの深刻な外傷的情動障害は、則夫の人格の知性、情動性、社会性すべてにわたる全体的発達を停滞させ、対人関係や集団生活を困難にさせ、夜尿など神経症徴候を起こし、絶望と自己嫌悪を強め後年のうつ状態や自殺念慮の基礎を作り、同時に心の奥底にうらみと憎悪の種をまきはぐくむことになったのである。

二　学童期について

学校に通うようになっても則夫の状況は、幼児期における家庭や近所の状況と大して変りばえするものではなかった。則夫は入学早々から服装、文房具、教科書（生活保護）や言葉などの点で友達から馬鹿にされ、いじめられ、孤立させられた。則夫は抵抗もせずやられ放しで表面温和しくしていたが、心の中では劣等感や被差別感を強め、暗いかげのある表情をしていた。

学業成績は平均的で絵が上手であった。しかし長姉、長兄、次姉、次兄、三姉、三兄の六人は常に優等生であった永山家では、則夫は劣等生であった。六人の兄姉は、網走において生活が安定し、家庭が家庭として機能していた頃、学校へ通っていた。則夫の知能指数は一一九でむしろ優秀な部類に属すのに成績が平均であったことは、家庭環境の悪化に基因する情動障害の強さを物語っている。A・O・B・クラークら（石川義博「犯罪と刑罰にかんする精神医学的考察」川島武宜編、法社会学講座八巻、二一〇頁、岩波書店で紹介）は、最も不利な家庭出身の精薄非行少年の知能指数が衣食の安定した施設に一八ヵ月以上収容された後に、より有利な家庭出身者よりも一層改善されることを報告した。これは彼らの知能指数の低さが環境因子に強く影響されていることを示す証拠といえよう。

教師は表面的に則夫の長期欠席や学力不振を指摘しはしたが、真の原因を把握して抜本的対策を講ずる努力はせず、結果として本来知能のよい則夫は、劣等生のレッテルを貼られ、義務教育における必要最小限の知識さえ十分伝授されずに卒業させられた。教師の中には則夫を非難し、嘲笑し、無視し、切捨てる者さえおり、いたずらに則夫の反撥や憎悪を助長しやる気をなくさせた。こうして学校は、乳幼児期から則夫の発達を妨げ歪めてきた諸問題を解決するどころか、かえって劣等感や被差別感を強め反撥や憎悪を募らせる等の悪影響さえ及ぼした。

その頃の則夫が必要としていた真の援助とは、長姉が示したような愛情と面倒見であり、根気を要する基本からの再教育と具体的指導であった。則夫はほとんど欠席しなくなり、成績も教師が驚くほど向上した。もし長姉の病気が再発せず母代りの愛情と指導を則夫に注ぎ続けたならば、則夫の現在は大いに変っていたと予想される。

一方、この時期の家庭は、幼児期にも増して則夫に苛酷になった。相変らず極貧で生活保護をうけ、常にひもじさに悩まされた。行商に疲れた母は怒りっぽくがみがみと怒鳴りたて、温かさと配慮に欠けていた。とりわけ小学二年の時、父代りをしていた次兄の凄まじい暴力は、則夫を苦痛と恐怖とで絶望の淵に突落し、長姉とのなつかしい思い出のある網走目指して家出に追いやる結果になった。その後も継続した次兄の暴力と母のがみがみ叱言とは、学童期の第一のショックとなり、則夫に反撥と恨みを与え頻回に家出させる原因となった。則夫は、母や父代りの兄達を愛し尊敬することができず。反撥と恨みと憎悪のみを植えつけられた。これは則夫がよき父ないし男として同一化すべき過程を混乱させ、社会に出てから上司ないし権威者とよい関係を作ることを妨害した。また愛情も依存欲求も満足されず、安定感も得られなかったので、則夫の良心は健全に発達せず、親兄姉のみならず人間全般に対する不信感と憎悪がますます発展した。

第二のショックは、小学五年の時の長姉の情交と、中学一年の時の母の浮気であった。中でも長姉は、則夫を愛してくれる唯一の大切な人であり則夫もなついていた。それだけに、その人の不倫は則夫に不潔感、侮蔑感、失望感等の混合したやり場のない怒りをひき起した。則夫は姉と口をきかなくなった。姉が妊娠七ヵ月で人工中絶をうけ、胎児が埋葬された時、則夫は意気消沈し、気分は暗く沈み、すべてに意欲を失い、仲間とも遊ばず「死」についての考えに耽り学校も欠席してしまった。則夫の最初の「抑うつ状態」といえよう。母の浮気も則夫にやり場のない怒りをひき起し、妹達が夕食の支度をせず口答えしたようなとき暴力をふるうきっかけとなった。すると母にがみがみ怒鳴られたりぶたれたりした。則夫は理由なくして自分から相手を攻撃することは未だかつてなかったが、このころから一旦怒らされたら必ず復讐してやる、やられたら徹底的にやり返す、とはっきり意識するようになった。中学三年の時、担任のS先生に母の前で殴られ男の面子を潰された後の家出、さらに日頃から自分をいじめてきたFにけんかを売られた時にやり返した凄まじい執念等がその例である。

第三のショックは、中学一年冬の頃の父の死であった。葬式の時、則夫は親戚の人が子供置き去り事件を話し母を非難するのを聞いた。則夫は、母が自分達を棄てたのかと強い疑惑を持ったが、母に棄てられることは子供にとってあまりにも惨めで絶望的なことなので、母に事実を尋ねる勇気がどうしても出てこなかった。当時則夫が勇気をもって事実をはっきりさせれば、当然大きなショックをうけ反応したであろう。しかしそれができなかったため、犯行後逮捕されて問うまでの長い間、則夫の心の中でこの問題は繰り返し反芻されていた。

さらに春になって、偶然則夫が仏壇の中で父の横死時の写真を見つけた時、則夫は今までになく強いショックを受けた。その写真はあまりにも惨めだったので、則夫がそれまで心の中でよき父として育んできた父のイメージが木端微塵に打砕かれ、則夫は夢から現実へ引き戻されたような衝撃をうけた。則夫は凄く悲しく淋しくなり、父に同情して考えに沈み「俺なんかどうして生まれてきたのだろう。」と虚しさに打ちひしがれ、果ては死を思い、天井から紐を吊して母に注意されるほど思いつめた。これは則夫の第二回目のはっきりした抑うつ状態であり、今回は自殺念慮から「自殺企図」に進行しはじめ、程度は重くなった。この強烈な体験は、長姉の胎児埋葬時の記憶と共に、現在に至るまで則夫の自殺念慮ないし企図の原点となった。

さいごに第四のショックは、中学三年冬における母の入院に伴って起きた。則夫はすでに網走置き去り事件の疑惑や母の浮気、母の北海道出稼ぎ等のさい、母に棄てられたのではないかと思った。母は病気の程度や入院の事情を則夫に話さず、J子だけを連れていったので、則夫は母が仮病を使って入院し、自分を決定的に見棄てたと思いこんだ。実際、慢性的飢餓状態や寒さや孤独、それにもまして母の「則夫がいなくなったら赤飯（あかまんま）たいて喜ぶべし。」という言葉は、則夫にとっては母から見棄てられたも同然であった。則夫は悲しみと絶望感を味わうと同時に不貞腐れ、母を恨み、勝手にしろと自棄を起こした。則夫はこれも家に残された不幸な姪のY子に当り散し、首を吊って死のうと思いつめたり、親兄姉を呪ったり恨んだり憎しみの炎を燃やしたりしながら意地になって生きていた。こうした則夫に近づいてきてくれたのは、いわゆる悪友ばかりであった。則夫は彼等と盗みを働き、博打を重ねた。博打で三〇〇〇円負けた時、母に「三〇〇〇円くれ、さもなくば殺せ」と書き、驚いてかけつけ難詰しようとする母に、則夫は「駄目なら俺を殺してくれ。」と凄まじい勢いで包丁を差出した。則夫はそれほど絶望と恨みで気持を荒ませていた。実際、もし母が自分を殺してくれれば殺されてもよい、と思うほどの心境だったのである。

このような状況が続いた三月の下旬のある日、則夫は偶然母と妹が仲良く連れ立って風呂へ行くところに出会した。則夫は羨望と嫉妬、差別に対する激しい怒り等からあてつけに前後を弁えず、嵐のように荒れ狂う衝動のままにセーターを奪って逃げた。それはまさに則夫が心から望みながら得られない母の愛を摑み取ろうとするかのような荒々しさだった。理性や判断力は、この激しい衝動的な感情に押し流され、全くブレーキをかける余地がなかった。さらに事後処理において、則夫は母に対する複雑な感情から素直に謝ったり、セーターを返したりすることが出来ず問題はこじれにこじれたので、この盗み事件は則夫の心に一層大きな傷痕を残し、以後則夫の最大の弱味（ひけめ）の一つとなった。

今や幼児期から芽生えた絶望と自己嫌悪は一層強まり、特定の状況においてうつ状態や自殺念慮は顕在化し、親兄姉に対する恨みと憎悪は燃えさかり始めた。則夫は終始自分をばかにし、いじめ、差別し、見棄て続けてきた故郷に激しい反撥と恨みを抱き、故郷を見棄てるようにして上京した。その則夫は、家庭でも学校でも十分教育されず、社会の仕組みや生き方にかんして殆ど無知であった。その上、人生の疾風怒濤期といわれ、思春期危機といわれる時期の真只中にあった。思春期は、更年期と共に人生の危機と称されるくらい、内部からの深刻な動揺、不安定性、不調和等によって全人格が突き上げられる時期である。この時期、人間は誰でも目を自分の内界に向け、自分が世界のすべての人や物から離れた存在であることを見出し（自我の発見）、大きな孤独や不安を感じ、かつ独立を求めて権威に反抗的になる。同時に内的な矛盾は激しく、人に理解されたい、承認されたいという無限の憧憬をもつ。その精神状況は普通の場合でも、変化、矛盾に富み、あらゆる相反するものが無秩序に出現する。まして則夫のように、出生時から度重なる外傷的情動体験をこうむり、人格発達や対人関係の障害を有する場合は、思春期心性はそれらの矛盾をなお一層激化させ、精神障害や非行等の発現を容易にする。以後、この疾風怒濤期といわれる思春期の危機的心性は、則夫の葛藤に満ちた心の矛盾を強め、衝動の爆発の素地を形成し続けた（E・シュプランガー、M・ドベス等による青年期の心理参照）。

三　職歴と問題点

はじめに、昭和四〇年三月下旬に則夫が集団就職して上京以来、就いた主な職業をまとめて表示しよう（表1）。

表1のようにすべて店員、ボーイ、作業員等不安定な職種のみで非常に転職が多く、長くても五ヵ月余しか長続きしないことに特徴がある。しかも頻回の転職にもかかわらず、就職から退職までのパターンが奇異と思われるほど酷似しており、ここに則夫の様々な問題性や病理性が凝結していると考えられる。

表1　職歴

店名	期間（おおよそ）	就職の方法
(1) N本店	昭40・4—同9	集団就職
(2) K自動車	40・10—同12	長兄の紹介
(3) O米屋	41・1—同6・下	親切な人（偶然）
(4) 喫茶店E	41・6・下—同7・中	新聞広告
(5) H・食堂	41・7・中—同8・中	新聞広告
(6) クリーニング店	41・10・11—42・1・13	補導委託
(7) Y牛乳店	42・1・13—同6・19	新聞広告
(8) 沖仲仕等	42・6・下—同・10・上	手配師
(9) S牛乳店	42・10・12—43・1・上	新聞広告
(10) N牛乳店	43・2・20—同・5・7	三兄の紹介

最初の就職先における則夫の働きぶりは真面目で熱心で表裏がなく、特に掃除が好きで自発的に清掃した。この頃の則夫はC町時代とは人が変ったように張切っていた。則夫の気持は、「自分の過去は惨めでいやなことばかりなので、もし少しでも人に自分の過去や非を知られたら必ず人に嫌われ、いじめられ、見棄てられるに違いない。そうならないためには、過去の傷の片鱗だに見せてはならず、完全に過去の自己を否定し完全なよき人に変身を遂げなくてはならない」というものであったようである。則夫は徹底的に自分の過去にこだわり、それを隠蔽し、ひたすら努力して良き店員になろうとする。則夫のこの生き方には当初から大きな無理があったが、則夫は持前の凄まじいエネルギーと執念でその無理を克服しようとする。則夫はそれ以外の生き方や可能性を全く知らなかった。そのため破局はほとんど必然的に招来されたのである。

とにかく則夫のこの働きぶりは、当然上司の目にとまり可愛がられるので、則夫は情に感じますます張切り頑張る。しかし、則夫はそれまでの生いたちの問題性から、上司など権威者に対してよい同一化ができておらず、被害的圧迫感と恨みを含んだ攻撃的衝動を合せもつため不安・緊張が強く、上司を敬遠してなつくことができない。また則夫の異常ともいえる勤勉さは、仲間からねたまれ白眼視されて仲間外れにされる。則夫の方でも幼児から馬鹿にされ、いじめられ続けたため深刻な対人関係障害を有し、仲間や女性とよい関係を持続させることが出来ない。こうして則夫は次第に孤立していく。

二、三ヵ月もすると、則夫の超人的な努力も暑さや食欲不振等と相まって心身共に消耗してくる。疲労してくると、初期の全力投球は困難になるので、則夫はそれが気になり、人から非難されるのではないかと不安になり、焦りながら一層無理をして己を鞭打つ。また当初気にならなかった同僚や上司の欠点や仕事上の問題等が拡大され、則夫をいらいらさせ失望させる。他方、長期間の無理な勤勉や服従に対する当然の反動として、日常生起するささいなことが原因となって「俺はこれだけやっているのに」という恨みや反感が心の中で膨張する。しかし、則夫にとってはこのような悪感情が自分の中に芽生え膨張することは実に怖いことなので、ますます仕事に熱中して憎悪や恨みを無理に抑圧しようとする。この無理のため、則夫の心身は極度に疲弊してしまう。則夫がこうした状況に陥っていく原因は、単に則夫の素質や生いたちに負うばかりでなく、思春期の嵐のような心情や則夫を理解し相談相手になってくれる人がいなかったことも加わっていると考えられる。

このような危機的状況の中で、則夫が触れられまいとしてかくも必死に防衛してきた過去の非が暴かれたり、馬鹿にされたり、拒否されたりすると、それはただちにそれまでの則夫の努力や生き方や存在のすべてが否定され見棄てられたという激しい絶望的で自暴自棄的な感情に短絡し則夫を抑うつの淵に突き落す。それは同時に破壊的な恨みないし憎悪の爆発を惹起し、前後の見境いもなく職を辞し逃亡するという破局に立至るのである。則夫が全存在をかけて努力すればするほど病的な悪循環にはまりこみ必ず失敗するだけに則夫は手痛く打ちのめされどうしてよいか分からなくなる。則夫にとってこの破局は必然的、運命的なものとさえ感じられる。それは則夫が自分の弱味に徹底的にこだわり絶対に隠し通すという病的なほどの無理な決意を、凄まじいばかりのエネルギーと執念で孤立の中で実践し続け、それから生ずる様々の矛盾や病的抑うつ状態を更に無理して抑圧し続けるという無理の上に無理が重なった果てでの爆発だけに極度に激越なものとなってしまう。そのため一旦爆発が起こると、則夫は着のみ着のままで飛び出し、月給の清算、荷物の整理、辞職後の生活設計等を思案するゆとりも判断力も全く失われてしまうのである。同じ逃亡でも家出の場合は帰ることを許されたが、社会では許されず追放される。こうした破局の後、則夫ははじめて身内の者に会って事情を打明け相談したい気持になるのだが、兄達は則夫にとりあってくれず、相手にしてくれないで追い返すようにする。身内にすら良き相談相手や理解者を見出しえなかったことは、則夫の悲劇であった。

以上のような経過をたどって、身内にすら相手にされず行場がなくなった状況の中で、則夫は自殺するか、殺されるか、捕まって施設へ入れられるか、どうでもよいというやけくそな衝動のままに行動する。次にこのような行動を列挙してみよう（表2）。

ここで目立つことは、則夫は窮境に立つと海に近づき海で死のうと考えることである。海は、網走の海岸で長姉と遊んだ光景に象徴されるような幸福感を憶い起こさせ、則夫の気持を和ませるのであろう。右にあげた八回の自殺念慮ないし企図のうち実に六回は海または水に関係している。それはともかくとして、このような恨みと絶望に起因する衝動的行動は則夫の前歴に傷つけ、則夫のひけめをふやし、則夫の状況を一層不利にする悪循環を形成していく。第一回密航事件はK自動車修理工場を居辛くさせ、第一回横須賀米軍基地侵入事件は保護観察処分をひきだし、保護観察は刑務所生まれと誤解された戸籍問題ややくざ視された顔の傷と共に則夫の最大のひけめとなり、Y牛乳店、自衛隊志願、N牛乳店、また則夫にあれほどの希望と意欲をもたらした定時制高校等を次々にやめざるをえなくする。とくに保護観察は痛手であった。

則夫は「保護観察がばれれば基地侵入をはじめとする忌わしい過去が明るみに出、店や学校から見捨てられるに違いない」と不安になり絶望的になった。則夫にとって保護観察とは、どんなに真面目に更生しようと努力していても、執拗に則夫をつけまわし前科者の烙印を押して職場や学校にいられなくする迫害者の意味しかなかった。保護観察とは、自分を助けてよくするどころか、かえって駄目にするものと考えられた。則夫はついに「保護観察が俺を駄目にしたのだから、あてつけに何か悪いことをしてやれ。」という切端つまった心境に追いこまれた。このあてつけ心理は、悪いことをして相手の努力を挫折させ困らせようとする点で攻撃的であるが、自分自身を悪者におとしめて奇妙な満足をうる点で被虐的でもある。この両者は分かちがたく結ばれ、則夫の数多くの絶望的自棄的行動の原動力になった。

この経験から、則夫は戸籍や保護観察等につきまとわれる職業につくことを諦め、海の近くで働きたいと思った。こうして沖仲仕がはじめて則夫の本職になった。当初は解放感から貯金もでき、則夫は八〇〇〇円を次兄の

表2　犯行前および犯行時の自殺念慮と自殺企図

	時期	事由	自殺方法
(1)	40・9・下	N本店辞職後	第一回密航事件（海で死のう）
(2)	41・8・下	H食堂辞職後	日光華厳の滝（とびこもう）
(3)	同右		長兄宅から田で（カミソリで手首切る）
(4)	41・9・上		第一回基地侵入（殺されてもよい、間接自殺的）
(5)	42・1・上	S牛乳店辞職後	熱海、芦の湖（海・湖へとびこもう）
(6)	同右		第二回密航事件（海で死のう）
(7)	同右		発見された船上で（ナイフで手首を切る）
(8)	43・5・上	N牛乳店辞職後	（死ぬか捕まるかしたい）
(9)	43・5・中	母のガミガミ等	連絡船からとびこもう（二回）
(10)	〃	〃	大沼公園へとびこもう
(11)	〃	母＋高校進学	ハイミナール（入手失敗）
(12)	43・夏	次兄の嫉妬、内妻の意地悪	泥酔して海へとびこもう
(13)	43・8・下	沖仲仕からも疎外、孤立	第二回基地侵入（間接自殺的）
(14)	43・10・上	自衛隊不合格、少年院へ入りたい	第三回基地侵入（間接自殺的）
(15)	43・10・11	東京殺人事件後	遠くへ行って死にたい
(16)	43・10・14	京都殺人事件後	射殺されてもよい
(17)	43・10・15頃	〃　〃	箱根で死のう
(18)	43・10・21	次兄の拒絶	連絡船からとびこもう
(19)	43・10・22頃		網走で死のう（海かピストル）

内妻N子さんに差出した。それまでたびたび世話になり済まないと思い、かつ姉に対するように慕っていたからでもあった。則夫はこの後四回N子さんに金を渡した。しかし、沖仲仕生活は解放感の代償として、過酷な肉体労働、野宿に等しい状況からくる睡眠不足や栄養の偏り、不摂生、それにもまして辛い孤独と絶望感等を少年則夫に重くのしかからせ、体重を四二キログラムにまで減少させ、体力と気力を極度に疲弊させた。許された次兄のアパートへ入りこみ横になって休息をとったり、ゴーゴーを踊ったり、パチンコをしたりするのが則夫の慰めであった。則夫は沖仲仕生活を長く続けることはできなかった。

再起をかけたS牛乳店でも則夫の不注意から失敗し、第二回目の密航事件を起こしたが死ねず、鑑別所に収容された。東京少年鑑別所は、宇都宮と同様リンチもなく、運動、遊戯、読書をし、衣食住も保証され仲間もいて楽しく有意義な生活ができたので、則夫は後に窮境に陥ると何か悪いことをして入所したいと思った位であった。この時の則夫の行状がよかったせいもあり、鑑別結果は「非行は逃避の形で現れたもので、反社会性はそれほど強いとは考えられない」とされ、不処分になった。実際、当時則夫の精神内界の嵐は凄まじいものであったが、外部には無断退職、逃亡、自殺行など逃避的な形が多く、他害的な攻撃性はほとんど見られなかったからであろう。

最後のチャンスと覚悟して、重労働と勉学を両立させようと頑張ったN牛乳店であったが、委員長の重荷、相談しようとした三兄の不在等で則夫は見捨てられたように感じ、兄に悪いことをしてあてつけてやれという気持になっていた。駄目押しをしたのは再び約束を破って訪問してくる保護司だった。店でも則夫の勉学は同僚から迷惑がられ、ねたまれた。こうしてすべてから見捨てられ拒否されたと思いこんだ則夫は、心身共に疲れ果て身の置き所のないような絶望感にとらわれた。則夫は死ぬか、保護観察がきれる二〇歳まで少年院にでも入れられるか、と思いつめ、常識では考えられぬ思考をして月給日の前日に集金した三万円だけを持ち、一切の持物を置き放しにして逐電した。則夫としては給料の額と持出す金と帳尻を合せたつもりだったので、この件が警察に通報され、三兄が責任を感じ夜逃げ同様に移転したことは心外であり納得できなかった。持逃げが社会で許されぬという常識を、則夫は知らなかったか、あるいは判断力が狂っていたかのためこのように考えたのである。則夫は死ぬ前に母の顔を見、懐かしい網走の海で死のうと思った。

第二節　犯行に至る心理

一　絶望的な職歴

犯行当時、則夫は肉身や社会のすべてから見捨てられ絶望的で進退きわまった窮境に追い込まれ、「自分がこの世で一番不幸な人間」と思いこんでいた。同時に正常なはけ口を見出せなかった攻撃衝動は恨みとしてうっ積にうっ積を重ね、自分以外のすべてを敵視させ、則夫が統御できなくなるほど原始的な粗野で強烈な怒りとなって則夫を根柢から衝き動かしていた。この異常に激しい心理は、すでに述べたように、則夫の出生以来さまざまな要因が重なりあい影響しあった結果もたらされたのであった。以下、犯行心理の形成に関係する事件から記していこう。

中学三年の冬に、則夫が決定的に見捨てられたと思いこんだ母の入院は、飢えや寒さのストレスと相まって則夫に絶望と自己嫌悪、恨みとやけ等から自殺念慮や非行やY子への乱暴を惹起した。この頃、母と妹の道行を見た則夫は、複雑な怒りを覚え、母へのあてつけと悪友とのエスカレートした盗みへのいやけから、捕まってしまいたくなって万引事件を起こした。このような情況や新聞配達の疲労等のために、則夫は学校で勉強するどころでなく、長期欠席が重なり必要最小限の教育さえ受けることができず、一層不利なハンデキャップを背負って社会へ旅立つことになった。

就職先で則夫は、人が変ったように真面目に熱心に働いたが、それは過去のいやな自分を否定し去り、自分の弱味を補償し、完全なよき人間に変身するためだったので、当初から無理が内在していた。それに対人恐怖的で傷つきやすく猜疑的になりやすい対人関係障害、暑さと食欲不振、疲労等が重なり、攻撃衝動が高まり耐容性と現実検討力が低下し適応困難な状況が招来されるが、則夫は持前の頑張り精神で克服しようと一層努力した。しかし、則夫のこの生きかたは、当初から無理な意図に端を発しているため、則夫が努力すればするほど無理な抑圧がかかりますます攻撃衝動がうっ積するという危機的状況を招来する結果となった。則夫は無知でこれ以外の生き方を知らなかったのは悲劇的であった。この状況で、上司や同僚から自分の弱味を突かれる等の強い情動刺激にさらされると、則夫は自分の努力や存在のすべてが否定され、見捨てられたように感じて激しい衝動爆発の渦に巻きこまれ、前後の見境いもなく逃避的に職を辞した。頼りにした身内にさえ相手にされず、行き場がなくなると、則夫は自殺を考え、衝動的に事件を起こし、自身の前歴に傷をつけるという悪循環にはまり、状況を一層不利にしていった。とくに保護観察処分は、戸籍や顔の傷と共に則夫の痛い弱味となり、則夫の無知で無理な生き方と相まって次々と則夫の希望を打ち砕いた。則夫はついに「保護観察が俺を駄目にしたのだから、あてつけに何か悪いことをしてやれ。」という絶望的、自棄的、攻撃的心境に追いこまれた。

残された唯一の沖仲仕生活も、解放感とひきかえに迫る過酷な労働、野宿生活からくる睡眠や栄養の不足、それにもまして辛い孤独と絶望感等が則夫を極度に疲れさせ、陰うつにし、体重を激減させた。最後のチャンスをかけた牛乳店でも、重労働、勉学と委員長の負担、三兄の出張不在による棄てられたという絶望感、同僚のねたみと不和等が重なった上に、約束を破って押しかけてくる保護司が則夫の希望にとどめを刺した。則夫は疲れ果て、すべてから拒否され、身の置き所のないような心境になり、あてつけに死ぬか悪いことをして少年院に入れられるかしたいと思いつめ、異常としか思われない判断から集金した金を持って逃げた。

則夫は死ぬ前に母の顔を見ておきたかった。しかし、母は遠くから自分を頼ってきた則夫の苦境を尋ねさえせず、ただがみがみと非難し愚痴をいうだけだった。則夫は母の許でも安住できず、見捨てられたように思い、いやけがさして青函連絡船等で三回自殺を図って達せられず、失望を抱きながら自分を受け入れてくれる唯一の横浜へ戻らざるをえなかった。

それだけに、初期は沖仲仕生活に安定感さえ感じ張切って働いたが、猛暑の到来とともに疲れ始めた。丁度その頃、次兄は則夫が姉のごとく慕っていた内妻N子の件で則夫に嫉妬しいやがらせをして出入を禁じた。N子も夫に迎合して則夫を「おかま」呼ばわりをし、則夫に凄いショックを与えた。その上、疲弊した則夫は人夫仲間からさえ「ルンペン、橋の下」等と馬鹿にされた。尊敬していた手配師のK氏までが則夫を怒鳴りつけたり、信用して預けておいた賃金をくれなかったりするに及び、則夫は沖仲仕生活においてさえ疎外され、見捨てられたと感じた。今や則夫は心に憤懣を抱きながら、全くの孤独となった。ここには、則夫の次兄やK氏に対する強い依存性と、それが裏切られた時の反撥と絶望感が典型的に示されている。

則夫の素質や生いたちの中で生じた一切が因となり果となって、ここに則夫の窮況は極まった。肉身はもとより、保護観察官の拒否的態度や自衛隊不合格により、則夫は最終的に社会のすべてから切捨てられたと感じた。則夫は自分が「糸の切れた凧」のように感じた。この絶望状況の果てに、則夫はこの世の未練がふっ切れ、失う物なき者のみが感ずる一種の解放感を感じた。しかし、則夫はすぐ犯罪をおかすには至らなかった。絶望とうっ積した攻撃衝動はマゾキスチックに自己に向けられ、頻繁に自殺が思われ実行され、失敗した。則夫の自殺企図は次第に間接自殺の方向に比重がかかっていった。

間接自殺とは、直接に自殺する替りに、死刑の執行を受け、ないしは刑務所に長期間拘禁されることによって自己の社会的生活を抹殺しようという意図のもとに、殺人等の重大犯罪をおかすことである（中田修『犯罪精神医学』一三九頁、金剛出版）。これは明らかにサド・マゾキスチックな攻撃衝動の解発形式であり、これらの犯罪者の大部分が責任能力に欠陥があるといわれている。

二　横須賀米軍基地侵入時の心理

秋風が身にしみる頃、慢性的な絶望感と恨みに支配され続け、心身共に疲労困憊した則夫は、判断力も低下し一途に「いっそ少年院に入れられた方がましだ。何か大きいことをして捕まりたい。」と考えた。則夫は鑑別所での経験から、施設は生活も安定し仲間もいて楽しい所とさえ思っていた。その位、社会での生活は冷えきった辛いものになっていた。則夫は、機雷でも砲弾でも爆発させてやれ、というやけそくで開き直った気持で、昭和四三年一〇月上旬に第三回目の基地侵入を行った。三度目の基地侵入の場合は、慢性的な絶望感が逆に則夫を開き直りの心境にさせていて、「何か度でかいことをやって捕まりたい」という気持が中心であった。

深夜になってから、自分の持てる荷物をすべて基地の金網の中に放りこみ、金網の外の生活には最早未練がないことを自己に確認して侵入の決断をした。車と灯のついた人家を避けて歩いていると、偶然、目の前に一軒だけ灯のついていない家に出食わした。疲れた体を休める場所を求めていたことと立派な家の中をみたいという好奇心等から台所あたりのガラス窓を石で破り、錠をはずして内部に侵入した。ベッドに寝ころがってしばらくうとうとしている中に、外で人が動く気配が感じられた頃、則夫ははっと目を醒まして窓の外に視線をやると薄明るくなって来ていた。あわててもっと盗もうと思い立ち、まず寝室の側にあったカメラとフイルムや八ミリカメラを盗った。次に簞笥の引出しを順次に開けてみている中にストッキング様の布に包まれたかたまりが床に落ち、中味がはみ出した。何気なく拾い上げようとしてそのかたまりが手に触れた時、則夫は一瞬はっとした。みるとそれは小型の拳銃であった。何とも言いようのない興奮に襲われ、右手でそれをしっかり摑んだまま、左手で更に奥の方をまさぐると小箱が出てきたが、蓋がはずれて中からばらばらと弾丸が落ちた。慌てて拾い集めてから、裸足のまま脱兎のごとく元きた道を金網めがけて走り出した。金網の所で自分の荷物と布団でくるんだ盗品を外部に投げ出してから則夫は泳いで金網の外へ出た。

拳銃が本物であるかどうかを確めるために一〇発ほど試射してみると、まぎれもなく本物の拳銃であることがわかった。則夫は、それまでの長い歳月をかけて探し求めていた「何か宝物または友達をみつけたような気持」、いや「やっと自分だけが念願していたものに出会った」ような感激を味わった。空腹と睡眠不足で疲れていたが、止めどもなく心臓が動悸しつづけていて、涙が出る位に嬉しかった。京浜急行の横須賀中央駅に向い、銀行へ行き盗んだドルを両替して約三〇〇〇円を受け取った。

その後、則夫は桜木町駅近くのガレージ裏に拳銃と弾丸を埋めた。夜は喫茶店で寝てから、翌日、朝四時に店を出て、その日は朝八時頃から夕方の六時まで、土方仕事をして働いた。重労働だった。仕事が終ってからは貨物自動車の荷台で寝たり、時には職安の側で寝たりした。ミイラのようにやせていた。こういうルンペン生活のせいか疲れやすく、横になるとどこでも寝ることが出来た。則夫は全く孤独になっていた。

第三節　犯行時の心理

一　東京プリンスホテル殺人事件（昭和四三年一〇月一一日）

則夫は淋しく、みじめな生活をしているうちに拳銃に早く会いたくなった。昭和四三年一〇月一一日、埋めておいた撮影機、拳銃、ジャックナイフをとりだした。撮影機は基地を出るとき投げたせいかこわれていたので、関内駅の近くのどぶ川へ捨てた。この日ピストルとナイフを身につけたのは、幼年時代から今までいつもいつもいじめられたり、たかられたりの連続であったので、則夫の全身に憎悪と復讐心が我慢のできないほど強くうっ積されており、「今度、俺を怒らせる奴がいたら、やっつけ、復讐し、見返してやろう。」という気持になっていたからであった。ピストルとナイフを身につけると力強い味方を得たように安心できた。

東横線で渋谷へ行き、バスで池袋へついたのは午前一〇時頃であった。お金は八〇〇〇円くらい持っていた。一人ぼっちで淋しかったので、次兄が出かけた頃をみはからってアパートへ行った。鍵のおき場所は知っていたので部屋に入り、拳銃を出してみがいたり、指で拳銃をくるくる回転させたりしてしばらく休んだ。その後ボーリングをしたり映画をみて新宿へ行った。歩いて明治神宮の森の中を散歩したり芝生に横になったりしてから渋谷に行った。かのNフルーツパーラーの前を通り、可愛がってくれたS部長さんが店の中にいるのを見届けてから道玄坂の方へ歩いて行った。映画を見てから、横浜へ帰るつもりで新橋行きのバスに乗ったが、六本木でバスを降りた。うろうろ歩いたがもうネオンも消え暗くてにぎやかでなく、期待したかっこうのいいグループもいず、肩すかしをくい物足りないような感じがした。その時明るく照明された東京タワーがきれいに夜空に浮かんでいるのが見えた。ソ連大使館をこえタワーの裏側にあるボーリング場に行き、やっている人をながめて、ベンチに腰かけた。疲れていたので、そのままぐっすり寝てしまった。

眼がさめたときはもう真夜中らしかった。非常に寒かった。東京タワーの電気も消えており、周囲は暗やみで誰もいず、しーんと静まり返っていてとてもこわかった。自動車の音がきこえる方向をみると、左前方に東京プリンスホテルがあり、七、八階の建物全体が照明で明るく豪華に浮かび上っていた。上京時、東京タワーからこのホテルを見おろした時、建物や庭園と共に青い水をたたえたプールの美しさが印象的であった。夜誰もいないときこっそり見るだけならいいと思った。一日遊びまわっても心は満たされず、六本木族をみに行っても何事も起こらず肩すかしをくい、物足りない感じがあったし、周囲はしーんとしていてこわいくらいであった。その上、空腹感が強く、疲れ切って寝た後のぼんやりした思考力で美しい所へぜひ行ってみたくなった。

則夫は東京タワーの附近のベンチから起き上りホテルを囲む土手の下の道路を歩き、例のコバルト色に輝いていた美しいプールをみようと思った。プールの方へ行く入り口に料金所兼貴重品預り所があったので仕切りをのりこえて中へ入った。疲れ、眠くなったので更衣室の中でしばらく眠ったが、寒くて眠り足らず寝ぼけまなこで奥へ向い一〇段位階段をのぼった。そこから五メートルくらいのところに小さい二五メートルプールがあった。人は誰もいなかった。このあたりで少し時をすごし、周囲の芝生を歩きながら帰ろうかなと迷っていた。

そのとき一〇メートルくらいの背後から階段を急いで上がってくる足音が聞こえた。はじめ頭だけがみえだんだん近づいてきた。則夫はぎくっとして茫然と立ちつくしていた。その人影はまばゆいばかりの常夜灯を背にし、さらに懐中電灯の光を則夫の方向へ向けていたので則夫からはその人相や表情ははっきり見えなかったが、背は則夫より一〇センチ以上高く、走ってきたのか息をはずませており体も頑丈で強そうに見えた。その上黒の制服、制帽をつけていたので、則夫はてっきり警察官だと思いこみ、怖くてどきどきしていた。その制服の人に「どこへ行くんだ」と威丈高に問われ「向うに行きたい」と、階段の方を指さしてみせた。その人はさらに「向うには行けない」と言ってから「ちょっと来い」と息も荒く近づいてきた。則夫はつかまると思った。則夫は、自分は何も悪いことをしていないつもりだったし、無抵抗のままおとなしく立去ろうとしていたのに、相手の自分に対する態度があまりに横柄で罪人扱いすることが納得できず、だんだん腹が立ってきた。またその日は朝から自分に向ってきて怒らせる奴がいたらやっつけてやろうと思っていたので、一時眠りこまされていた絶望に裏打ちされた憎悪と復讐心とが相手の態度で目覚めさせられてきた。その上、ひもじさ、極度の疲れ、寒さ、仮眠からさめたばかりの精神状態等が理性的な判断を奪い、根深く心にうっ積され続けてきた感情の盛上がりに拍車をかけた。そしてどうせ捕まるなら滅茶苦茶に暴れてやれ、とも思った。

しかし、そうは思っても今まで事あるごとにいくらいじめられ、馬鹿にされて口惜しくても逃げるのが常であった則夫は、いざとなると本能的に逃げようと思って後を向き、走り出そうとした。その時、制服の人はいきなり則夫の背後からジャンパーをつかんだので、則夫は前のめりに転んでしまった。ここに至ってはじめて則夫の憎悪と復讐心が一気に爆発し、「この野郎」と全身が燃えた。しかも転んだ拍子にジャンパーの内ポケットにしまっておいたピストルがハンカチに包まれたまま落ちた。則夫はてっきりピストルがみつかり捕まるに違いないと一層恐怖心にかられ、あわてふためき、気も動てんした。則夫は逃げたい一心と爆発した憎悪で夢中でピストルを相手に向けた。相手とは二、三メートルしか離れていなかった。引金を引いたが一発目は音がしなかった。則夫はあわててピストルを包んでいたハンカチをはずした。ハンカチにひっかかって弾を発射できないのだと直感したのであった。しかし実際は一発目は安全のために弾をこめていなかったのである。動てんした則夫はそれをすっかり忘れていた。則夫は一層あわてふためいて二発目を射った。パンと音がして相手に命中したようだったが、どこにあたったかはっきりせず、流れ出る血も見えず、相手もだまって立っていた。則夫はますます怖くなり、七メートルくらい逃げた。相手は追ってこずその場に立っていた。則夫は階段のところで振返り三発目を射った。そのときはじめて相手は横に倒れた。それは相手が弾をよけるため伏せたのか、あたって倒れたのか則夫にははっきりしなかった。しかし則夫は相手を警官だとばかり思いこんでいたので、警官は二人でパトロールしている筈だからまだもう一人の警官が追ってくるに違いないと思い、とにかく逃げようとして先程登った階段を降りて外へ出た。そして隣のお寺の境内へ逃げこんだ。胸がどきどきしていた。そこでサイレンの音をきいたが、相手が死んだのかどうかはよくわからなかった。あんな小さい弾で倒れるというのは納得できない気持だった。映画でよく見るような真赤にあふれ出る筈の血が全然見えなかったことも、人を殺したのかどうか半信半疑の気持だった。二〇分ぐらい追われるように走り続けて有栖川公園へ行き、太い木の下で新聞紙を敷いて寝た。

明るくなってからタクシーで六本木を経て新宿へ行き、新聞を買ってみた。記事を見ると、真先に「死亡」という見出しが目にとびこんだ。自分がやった事件で相手が死んだものと早合点し、「殺人」即「死刑」を連想した（実際はこれは別の事件であることが弁護士によって確かめられた）。新聞を見るまでは、弾があたったこと、まして死亡することについてさえも半信半疑だったので「死亡」という新聞の文字の重大さに則夫は動転した。気持は暗く、絶望的になり、死刑の恐しさも迫り、やり切れない気持になった。何をおいてもすぐにも次兄に会って相談したかった。池袋へ行ったが兄に会うのも怖い気がしたりして気持の整理がつかず、公園へ行ったりMプールへ行ったりしてうろうろ徘徊し、歩いては立ち止まって考えこんだりして食事どころではなかった。

昼過ぎ、ようやく次兄のアパートへついたが、留守だった。午後三時頃までぼーっとしてすごした。ひどく疲れていて考えはまとまらず、いたずらに時間がすぎていった。「拳銃で人を殺した。死刑になる。死刑になるよりはどこか遠くへ行って死にたい。」と考えだした。そこで次兄のアパートに預けておいたラジオとカメラを入質して二〇〇〇円つくり、どこか遠くへ行くための旅費の一部にしようと考えながら一人横浜へ帰っていった。

二　京都八坂神社殺人事件（昭和四三年一〇月一四日）

則夫は動転していた。「捕まれば死刑だ。死刑になるくらいなら自殺したい。しかし死ぬ前に美しい所をみておきたい。」と考えた。プリンス事件の翌日の夕方、横浜駅から小田原に行き、ここで乗り換え京都へ着いた。自殺するとき自分の頭を射つつもりでピストルも持参したし、お金も四〇〇〇円位持っていた。

京都についてから、東本願寺まで歩き境内の芝生で寝た。心身の極度の疲労からぐっすり寝こみ、目がさめた時は昼を過ぎていた。新京極、金閣寺などこれが最後の見納めと思って、通行人に聞きながら見てまわった。どの景色、名所、旧蹟をみてもきれいと感じられず、幻滅していた。心にも体にも重苦しい疲労感がよどんでいた。舞妓さんもみたが少しも美しいとは思えなかった。

昭和四三年一〇月一四日、昼間の京都見物で大変疲れていたし、ものすごく寒くなってきたので、一刻も早く少しでもましな寝場所が欲しかった。夜遅くなり市電もとまり、商店街の店もしまり、午前一時を過ぎたのにまだ寝るところは見つからなかった。「寝るところ、寝るところ」と一生懸命さがしているうち、偶然提灯が一杯ついて明るい神社が目をひいた。石段を登り境内へ入ると、あたりは急に暗く、誰もいなくてしーんとしていた。本殿を通りすぎようとしたとき、突然背後から「どこへ行くんや。」と呼び止められ懐中電灯をつきつけられびっくりした。振り返ってみると光の輪のなかにきたならしい恰好をしたおじさんが立っていた。則夫は、反対方向の茂みを指さして「あちらへ行く。」と答えた。おじさんは叱る様な口振りで「向うは何もない。おかしいやないか、お前はどこから来た。……」などとしつこく、威圧的に、責めるような口調でいい、則夫を自由にしてくれないので則夫はだんだん慌てだすとともに腹が立って来た。おどかすつもりでジャックナイフを出して刃を向けたが相手は一向に驚かず、「そんなことをしてもあかん。すぐそこの交番へ行こう。」と怒鳴って則夫の顔を懐中電灯で照らした。このため則夫には相手がはっきり見えなくなり警備員とは分からず、警察官でもない人がなぜこうもしつこく自分を交番へ連れて行こうとするのか納得できず、相手に激しい憎しみを感じた。しかも相手はすぐにも則夫を交番へ連れて行きそうな気配を示した。則夫は交番と聞いて、とっさに東京プリンスホテル殺人事件を思い出し、捕まれば死刑になると思いこんでいたので、ますますあわて、恐怖心がつのった。また極度に疲労し、眠くてぼんやりもしていたので、何とか相手をおどかしてこの場から逃げようと思い、拳銃を相手に向けた。それでも相手はたじろがないので則夫はあわててピストルを発射した。一発目は命中しても相手は倒れず何かぶつぶつ呟いているので、夢中で二発、三発と発射した。それでも相手は立っていた。とうとう四発射ったらはじめて相手は腰を落としてしゃがみこんだ。

則夫が逃げようとしたとき、左の方から、「こっちの方や」という声と共に二人の制服警官がかけつけてくるのがちらっとみえた。はっと思い反射的に二、三〇メートル走って茂みの中へ隠れかがみこんだ。間もなく則夫がひそんでいる所から二、三メートル近くまで一人の警官がきて、「射つぞ、射つぞ。」と叫ぶので見つかって射殺されるのかとこわくて小さくなっていた。自分の方から射つ気持はなく「射たれたらそれで死んでもいい。」と観念していた。幸か不幸か発見もされず警官が被害者の方へ行った隙に、境内の一メートル位の柵を越え、すぐ近くの材木が積んである陰に隠れた。そのときも則夫を追跡する警官が材木の上を伝って近づいてきた。ついに則夫の頭の上に警官の靴先が見え、則夫はますます小さくなって眼をつぶって「つかまってもいい」と観念していた。全く抵抗する気持はなかった。この時見つからなかったのは、則夫には奇跡だと思われた。警官が向うへ行ったとき、そこを走り出て電車道をへて地理がわからないままいろいろと走っているうちに賀茂川の川原へ出てやっとほっとした。真夜中で晴れていて寒かったが川原のそばの遊園地の砂場におかれていた土管の中に休んだ。「二人殺してしまった。いよいよ死刑だ、今度は俺が死ぬ番だ」と思いつめ、悩み続け眠れないままに朝を迎えた。疲れきった体をひきずるようにして京都駅へ歩いていき、大阪へ行くつもりであったが電車を間違えたのか神戸へ着いた。

神戸から引返し国鉄の豊橋駅を経て小田原でおり新聞を買って、「連続射殺事件」として大きく報道されているのを見て、二人が死んだことが完全にわかった。「今度こそ自分が死ぬ番だ。箱根あたりで自殺しよう。」と箱根にバスで行った。芦の湖周辺をさまよったが、どうしても死ぬ決心がつかず夕方小田原へ帰ってきた。

一〇月一九日、新宿についたのは朝で、まっすぐ池袋の次兄の所へ行った。このときの則夫の気持には、「二人を殺したからには死刑か自殺しかない。その前にこのやり場のない、追いつめられた気持を最後に次兄にわかってもらいたい。兄弟の中で一番面倒を見てくれた次兄ならあるいは心が通じるかもしれない。」という強い期待があった。しかし迎えた兄は、則夫の汚いジャンパーに眼をやりとてもいやそうな顔をし、「ここは旅館じゃない。もう来ないでくれ。」と再び拒否したので、則夫はすっかり気落ちした。則夫は追いつめられた気持を説明する気にもなれず単刀直入に「北海道へ行くのでお金一万円とハイミナール（睡眠薬＝自殺用）をくれ。」といった。次兄は「俺にたかる気か。」とか「今N子は妊娠しているから俺達にも金は必要だ。」などと怒るので、則夫ははじめてこれまでの事件のことを打ち明けピストルも見せた。次兄は驚いて「これ以上他人に迷惑をかけるな。故郷に帰って母を驚かすな。」とか、「弁護士をつけるから自首しろ。」などと忠告した。しかし、この時則夫が一番欲しかったのは、心からの同情と理解、慰め、励ましであった。また「北海道の網走で死にたい。」と則夫が言ったのに対し自殺を信用してくれなかった。これを聞いて則夫は一層自棄になり、「絶対に死んで本気だったことを知らせてやる。」と心に誓った。別れぎわに次兄は「俺の人生もこれで終わりだ。」と突き放すように言った。この時もし次兄が別な態度で則夫に接し、則夫の気持をうけ入れてくれたら、自首していたかもしれない、と則夫は後で述べている。

とにかく兄は内妻の貯金を払いもどし八〇〇〇円は作ってくれた。薬屋でハイミナールを購入しようとしたが、医者の処方箋がなかったので売ってもらえなかった。則夫は「もしハイミナールが手に入っていたらそれをのんで酩酊下で海に飛びこんで死にたい」とかいろいろ考えたが「そういうことはとにかく網走へ行って決めよう」と決心した。ピストルをどこかに捨てようと大分迷ったが、ハイミナールが手に入らない以上ピストルを捨てると最終的に自殺できないのではないかと思い、ピストルは結局北海道へ持って行くことにした。

三　函館強盗殺人事件（昭和四三年一〇月二六日）

昭和四三年一〇月一九日、池袋で次兄と気まずい別れをした日の夕方七時頃、東北本線で青森行きの鈍行列車に乗った。車中、則夫は「俺はこれまで何のために生きて来たのだろう。このまま死ぬのが何か悔しい。やりたいことを何一つできなかった。充たされない。何かに対して強い〝恨み〟が心の中でうごめいてどうしようもなかった。何かとは、社会に対して、家族に対して、過去の生活全部に対して持つ強い恨みを中心とする感情の対象の何かだった。貧乏で子沢山の七番目の子供として生まれ、幼時網走に置き去りにされたこと、小学校時代から博打うちの父が家出し、父不在の家庭にいつもひけめを感じていたこと、中学校時代、母が心臓病で入院した時、自分としては母が〝仮病〟で入院し、自分を放置するためだと思ったこと、集団就職で上京し横浜の中華街で同世代の若者が車を持ち女性をつれて来て踊っているのに妬みと反撥でどうしようもなかったこと等。」が心に浮かび、それがだんだん恨みに変ってきたという。「青森、北海道へ向けての旅は、自分にとって過去の生活の総決算のつもりであったが、清算できず恨みのみが強く残り、すべての想いがこれに結集し、〝死への旅〟とさらりと言ってのけれられないものだ。これがこれまでの生活の結晶点のように思えた。」と述べている。

翌日の昼過ぎ青森駅へ着いた。まず風呂屋に行って体をきれいに洗った。身をきよめる気持と「これで最後なんだ」と自分に言い聞かせるつもりだった。母にはなつかしい感じと反撥する感じがあった。兄弟のことも考えたが長姉のS以外は全員に憎しみがあった。S姉さんとは網走の海岸で貝を投げて遊んだ二、三歳頃のいい想い出と結びつき、S姉さんと網走は一緒に思え、網走へ行くと則夫の気持を癒し包んでくれるものがあるように思えた。

一〇月二一日午前零時三〇分、青函連絡船に乗船した。

船中では真夜中だったが眠らないで考えこんでいた。無性に悲しかった。「俺は何のために生きてきたのか。楽しい想い出はこれまでに一つもない」と思った。船に酔うので甲板に出て風にあたりながら行ったり来たりした。もし、薬（ハイミナール）が買えていたら、拳銃は次兄のところへおいてきてここで薬をのんで海へ飛び込んだのにとも考えた。四時間後船は函館へついた。

午後函館を出発し長万部へ向った。長万部へ行く途中の森駅でホームに降りて景色を眺めた。森駅には小学校二年ではじめて家出したとき来たことがあり、そこで保護されて先に行けなかった思い出があった。「とにかく想い出のある所を全部見て歩きそれから死にたい。」と思った。

午前一〇時頃札幌についた。札幌についいては、昭和三〇年三月、網走に置き去りにされた極寒の冬と飢えを共にしのいだ三女、二男、三男、四男則夫の四人が網走から母のいる青森県C町へ汽車で行く途中、三姉が則夫に「札幌、札幌」といって窓をあけてくれたが汽車しかみえなかった記憶があった。それでも札幌はなつかしい町だった。「二人も人を殺しているから生きていられない。生まれ故郷の網走の海岸でぼうし岩を見てから、海か湖に飛びこんで死にたい」という自殺の決意は小樽から札幌にくる途中で強まっていた。しかし他方では池袋で事件を打ち明けたとき、次兄が言った「どうせ死ぬのなら熱海でもいいじゃないか」という言葉にも強く反撥を感じていた。『どうせ死ぬなら』という言葉にひっかかり、あれこれ考えているうちに「どうせ死ぬならもっと悪いことをし、うらみをはらしてからでもいいじゃないか」とも考え、ライフル少年の銃撃などを思い出した。

則夫は東京、京都で事件を起こしながら、まだ家族や社会に対しての憎しみが残っていた。一晩目は公園でダンボールにくるまり、二晩目は河原で新聞紙にくるまってがたがたふるえながら夜をすごした。睡眠不足で食欲もなく寒さもきびしく、疲れを強く感じた。則夫はまだ自殺の決意ともっと恨みを晴らしたい気持で迷い、動揺し続け、考えがまとまらなかった。それで則夫は「とにかく生まれた所へ行こう。網走に行って決めよう」と思い定めた。

一〇月二四日札幌駅で網走へ向けて切符を買った。列車に乗りこむと則夫は極度の疲労からすぐ眠りこみぐっすりと熟睡してしまった。気がついたら列車は引込線の中で止まっており、車内には一人も乗客が見えなかった。苫小牧駅だった。網走とは正反対の方向だった。当時のことを彼は弁護士に「死ぬことを思い迷っていたので列車に乗り違えたか、生きたいという潜在的な思いが死につながる網走行きの列車に乗せなかったのか自分でも分からない。」と言っている。

則夫は札幌へもどらなくてはと思いつめ、近くの電気屋の前から自転車に乗り、こぎだした。この二、三日十分な睡眠も食事もとらず疲れていた則夫は、道をまちがえたりしてますます消耗してきた。自転車で札幌、網走の方面へ行くつもりだったが立ち寄った駅の鉄道案内図を見て札幌、網走へは行けないことがわかり、長万部へ引き返すことにした。「網走へ行けない自分に対して腹がたった。それに網走へ死にに行くための旅費までつくってくれた次兄に対して申しひらきができない。」と焦立って、「馬鹿野郎」と叫び波に流れて行く流木めがけてピストルを二発ぶっ放した。少しすっきりし、網走へ行けないのなら東京へ帰ろうと心が決まってきた。ひたすら喘ぎながら自転車で長万部へ向けて走っていった。

長万部に着いてソバを食べ函館行きの列車に乗った。則夫は『社会科学習事典』を取り出し、自分の気持を書こうとした。則夫は損得を考えず、「かたみのつもりだった」、そして「北海道の地に記念を残したかった」とも言う。則夫はそのときの気持を社会科学習事典の余白に次のように書いた。

「私の故郷（北海道）で消える覚（後）で（帰）たが、死ねずして函館行きのどん行に乗る。この one week

どうしてさまよったかわからない。

わたしは生きる。

せめて二〇歳のその日まで。

罪を、最悪の罪を犯しても、せめて残された日々を満たされなかった金で生きるときめた。

母よ、わたしの兄弟、兄、姉、妹よ、許しを乞わぬがわたしは生きる。

寒い北国の最後を
最後のと思われる短い秋で
わたしはそうきめる。」

（原文横書、K・M巡査報告書、昭和四四年四月一二日）


この時則夫は一九歳四ヵ月であった。二〇歳の誕生日までには八ヵ月が残されていた。「あの手記は絶望の中での迷いからの決意だった。」と後から則夫は述べている。則夫はどうせ死ぬなら、この八ヵ月の間に、それまで極度の貧困と無知のために、つねに飢えに苦しめられ、他人からいじめられ、虐げられ、社会から受けいれられなかったために心の底にうっ積してきた憎しみと恨みをなんとか晴らし、金を使ったりして思う存分に生きてから死にたかった。さらにこの決意を固めさせたのは、死ぬしかないと思いつめ、最後の相談相手として選んだ次兄が、則夫の気持を全然理解しないばかりか、「どうせ死ぬなら熱海でもいいじゃないか」と則夫の気持を逆なでするように言ったことに対する憎しみとあてつけでもあった。あてつけというのは、次兄が「どうせ死ぬなら手間をかけずに死ね。」と言ったことに対し、則夫は逆に「どうせ死ぬなら大暴れして手間をかけて死ぬ」ことで次兄にあてつけてやることだと則夫は考えた。この時則夫は、相談相手にもなってくれず、かえって自分を厄介者視し見捨てた親、兄弟、ひいては社会全体に対して憎悪の塊と化していた。それでも函館からすぐ東京へ帰ることは気がひけていた。というのは則夫は次兄に自分が約束どおり確かに北海道へ来たことを証明したかった。それには「何か事件を起こそうか。二〇歳まで生きてどうせ死ぬのだから何をしてもよいのだ。自分に度胸をつけるためにも、一か八かやってやろうか。」と自分に言い聞かせた。

一〇月二六日夕方函館に着いた則夫はへとへとに疲れていた。寒かったのでパチンコ店に入ったが、常勝の則夫にしては珍しく二〇〇円負けてしまった。「あー疲れた」と思った。とにかく一眠りしようと思い広場に止めてあった幌のついた自動車の荷台へ入りこんで眠ってしまった。夜の一一時頃、あまりの寒さに眼がさめ睡眠不足の極度に疲労した頭で「どこか暖かい所はないか」と考えながら駅のほうへ歩いて行った。その時、後方からタクシーが近づいてきた。則夫は手をあげて止めてしまった。則夫は車の中は暖かいなと一瞬思いふらふらと乗ってしまった。運転手が「どこへ行くんですか。」と聞いたのに対して「七飯」と答えた。七飯は小学校六年生の修学旅行の時や、昭和四三年五月に大宮の牛乳店を逃げて青森に帰ったとき通っているなつかしい地名であった。函館から大沼公園へ行く途中にある。運転手は話をせず黙って運転をしていた。

則夫はタクシーに乗ったもののはっきりと殺す気になっていたわけではなかった。でも事件を起こすならこの時だ、とも思い迷って眼を閉じていた。少し眠ってしまったらしかった。約二〇分位走った頃運転手が「この辺ですか」と突然言ったのではっとして目をあけた。車はまだ大沼公園へ抜けるトンネルに着いていなかった。車はスピードを落して進行した。則夫はまだふんぎりがつかなかったが、「止めて！」と言った。この時車は急ブレーキをかけられ急停車した。則夫は「いいです、いいです」と言って車をさらに少し徐行させ「次を右へ曲がって下さい」と指示した。運転手はそのとおり右折した。百メートル位入ったところで「そこです」と車を止めさせた。止まったとたん則夫は拳銃を射った。運転手は何も言わなかった。則夫は当らなかったかと思いもう一発射った。血は見えなかった。相手はぐらぐらと体を動かしシートに寄りかかり動かなくなった。気を失ったのか死んだのかも分からなかった。車は五メートル程バックし石にぶつかって止まった。このためドアが開かなくなり、降りられなくなって則夫はあわてた。ハンドルの前に小銭入れが見え取ろうとした時に胸ポケットの紙幣が目にとまった。背もたれを乗りこえて運転席に移り、お金をとって外へ出た。ライトがついていたので消した。現場は人家の前だったし、近くで犬がほえだした。恐怖心がつのり、細い道をまわり道して函館の方へ戻った。途中で青い女性用の自転車を盗り函館へ戻った。

函館駅の近くの映画館へ入りべとべとにぬれた洋服、靴をかわかした。運転手からとったお金は八〇〇〇円くらいあった。そこで拳銃に弾丸六発をつめなおした。映画は「西部戦線異状なし」であった。疲れと眠気のため座席でぐっすり寝こんでしまった。朝方、突然おこされびっくりして目がさめた。則夫は警官が逮捕に来たのかと思った。しかし、その人は映画館のおじさんでただ「朝ですよ」と言っただけなので非常に安心した。社会科学習事典の手記を読みなおして、まっすぐ青森へ渡ろうと決めた。そのときの気持は、「また事件を起こしてしまった。こうなったら暴れて死のう。親兄弟なんかどうでもよい」と思ったが反面では「自分に向って来ず全く抵抗しない人を殺った」ことから茫然自失の状態でもあった。その後、午前一〇時一〇分函館港発青函連絡船一〇六便で青森にわたった。

青森についてから、C町の母の所へ行こうかと再び相当迷ったが、「親兄弟はどうでもいい。暴れるだけ暴れて憎しみを晴らし、それから死ぬんだ。」とあらためて誓い「まっすぐ東京へ帰ろう。」と決心した。その日の夕方の汽車で仙台へ行った。翌一〇月二八日仙台市から福島市まで一〇〇キロの道のりを一晩中自転車で走り続けた。中学校の家出の時、福島で保護され、東京へ行けなかったことを思い出していた。走りながらいよいよ行先も決り、二〇歳まで何でもしようと決心したので、気持はむしろ自由になっていた。

福島駅から上野駅を経て一〇月二九日頃横浜へ帰った。横浜へ帰って「ほっとした。ここしかない」と思った。すぐ拳銃をガソリンスタンドあたりに隠し、背広をクリーニング屋に出した。極度に疲れていて自動車の荷台にダンボールを敷いてその晩は眠った。よく眠れなかった。

四　名古屋強盗殺人事件（昭和四三年一一月五日）

昭和四三年一〇月二九日に横浜へ戻った則夫は、一一月五日の名古屋事件の発生までの約一週間、一日働きに行っては一日休んでパチンコをするという生活だった。ある晩、マンションの屋上で眠っていると警官が来て「君は何者だ」と強く注意された。則夫は学生証を示し辛うじて職務質問から逃れた。いよいよ警察の網が迫ってきたと感じた。則夫は夜間は装塡した拳銃を携行し、「もし向うがやってきたら射って、最後の一発で自分も死ぬつもりであった」と述べるような緊張した毎日であった。

この事件で則夫は決定的に横浜を離れ、名古屋へ向うことにした。一一月一日のことであった。その動機は、第一に寒くなった横浜を逃れ他の沖仲仕のようにより暖かいといわれている名古屋港で働きたかった。第二に人の情に飢えていたので次姉、三兄、妹が住んでいる名古屋にはなつかしさも感じていた。第三にその名古屋でもっと大きな事件を起こし、肉親や社会に仕返しをした上で死にたいという気持もうずいていた。第四として以前に横浜港から密航したとき名古屋港に立寄ったことがあり、その想い出があった。

一一月二日早朝名古屋駅に着いた。近鉄ビルの向い側の映画館へ入った。映画館というのは則夫にとって誰からも干渉されず、心が安まる場所だった。暖房がきいて暖かいしよく眠れるし、人恋しいとき雰囲気が慰めてくれた。映画を通して一方的ではあるが他人と心が通うところであった。映画館を出た時は夜になっていた。名古屋城の方へ歩いて行き、近くの材木置場で横になった。寒くて体が痛くなかなか寝つかれなかった。翌一一月三日、早朝に眼をさまし駅へ向った。当時の則夫には男の人をみると「刑事じゃないか。」という疑いが起こった。青函連絡船の乗船名簿に、則夫の中学校まで育った地名である青森県C郡C町と書いたので当然、身分は警察当局に割れていると思っていた。函館事件のことが新聞に載らないことも「何か作戦をして自分を包囲してきている。」とひしひし感じていた。

一一月四日の午後一一時頃、材木置場へ行って寝たが、二時間くらいで寒さのため眼がさめた。当時則夫はジャンパーの下に背広とYシャツという姿で名古屋の一一月の寒さに耐えられなかった。深夜喫茶店へ行って寒さをしのごうと思い、道の不案内なまま歩きだした。

一一月五日の午前一時頃だった。一〇分くらいあるいたとき不意に一台のタクシーが寄ってきてドアを開いた。運転手が「どこへ行くんですか。」と聞いたので則夫は一瞬「警察の職務質問か。」と思い緊張し、「港まで行く」と答えた。タクシーの内部は暖かそうでもあり、ドアは目の前で開かれたままになっていたせいもあってタクシーに乗ってしまった。夜中でもあり則夫にとってわからない名古屋の街をタクシーはどんどん走って行った。則夫には「凄く遠くに連れていかれている」ように感じられ心細くなり、びっくりしていた。この間に運転手が話しかけてきた。淋しくて心細かった則夫もそれに答えた。そのうち運転手がバックミラーで則夫の顔をのぞきこむようにして「あなたは東京の人でしょう。」と言ったので、則夫はがくんとなり黙ってしまった。

則夫は、「自分と函館事件のことを知っているのではないか。身元はすぐに警察に割れており、手配は名古屋のタクシー会社までのびているのではないか。」と思い恐怖心にかられた。則夫はタクシーの中から警察の赤い灯を二つ三つと目にするうち、「このままタクシーで警察へ連れて行かれるのではないか。」という恐怖に包まれた。これまで起こした大きな三つの事件が頭に浮かんできた。プリンスホテル事件、京都事件、函館事件と思い出し落ち着かなくなった。「タクシーの後ろからパトカーがつけてきているかもしれない」という不安も湧いてきた。「殺るしか逃げられない」と思った。「次を左へ曲がって下さい。」といい、「止めて下さい。」と言った。運転手は首をひねって「おかしい、おかしい」と小さくつぶやいていた。則夫は「あれっ」と思い、運転手がふり向いたところを一発射った。運転手は「あっ、この野郎、この野郎」と言っていた。二発、三発と射って顔をみたら鼻血が出ていたが死ななかった。運転手はまだ「この野郎」と声を出していたので、眼をつぶって四発目を発射した。運転手はようやくゆっくりと左側の助手席の方へ倒れていった。その頭から血がどろどろと流れ出ているのを見て、則夫は全身に恐怖感が走った。無我夢中で逃げ出し一〇〇メートルほど走った。

ダンプカーが停まっていて砂利が置いてあるところで立ち止まった。そこで四発の空薬莢を捨て、新しく弾丸をつめて再びタクシーの所へ戻って来た。この時の気持を則夫は後で弁護人に「金を盗ろうとしたのかもしれない。もう一度射とうとしたかもしれない。そのところは自分でもはっきりと分からない。ただ自分として言えることは、相手が生きているかどうか知りたいと思ったことだけだ。」と語っている。現場は運転手席のドアが開いて、座ぶとんが路上に落ちていた。座席には多量の血が流れだしていたが運転手はいなかった。「あれっ、これでは分かってしまう」と思いあわててジャンパーをぬぎ指紋を拭いた。ようやく落ち着き、はじめて「金を盗ろう。」と思った。血がついている座ぶとんを車の中へ入れ、ライトを消し、運転席のドアについていた金の入った袋を引っぱって取り、運転台においてあった時計をとった。現場から右手に拳銃、左手に時計を持ったまま橋を渡って逃げた。サイレンの音がけたたましく響き近づいてきたので二、三〇〇メートル離れた材木置場へ入った。則夫はすっかり疲れ切り、横になってぼーっとしていた。現場付近は警察のパトロールカーのサイレンの音に包まれ、それ以上逃げる気力もなくじっとしていた。「もし警察が来たら射つ」決心をしていたが誰も来なかった。則夫は二、三日来の緊張に包まれた不規則な生活や、きびしい寒さや、何よりもはじめて拳銃による大量の流血をみた興奮などからほとんど眠れないままに一夜を明かした。

一一月五日朝になってから、そこを出てバスで名古屋駅へ向かった。「またやっちゃった。もういいんだ。どうにでもなれ。今度は血をみたのでひどく暴れた感じがしうっぷんが晴れた。自由な気分になった。」と鑑定人に述べている。「いつ捕まってもいい」と思い血のりも調べず駅へ行き一〇時ごろ長野方面行きの列車に乗った。長野駅で降りて新聞を買った。新聞で「函館事件の疑問」と題する記事を読み、あの運転手が死んだことを初めて知った。則夫は一一月六日ごろに横浜の桜木町へ帰り、クリーニング屋に背広を出し、ジャンパーに着がえた。仕事は沖仲仕や土方で、何が起きてもいいようにいつも五〇〇〇円持ち歩くようにした。

則夫は横浜で「二人連れの私服や制服警官やパトカーが多くなったと思った。その人達がくると路地へ隠れた。」と言っている。則夫には警察が包囲作戦をしているとしか思われず、緊迫した気持が強まり、従来のようにT映画館や公園で野宿できなくなった。

このような時、偶然俳優の内田良平に出会った。彼が映画で悪役をしていることは知っていた。彼は港の埠頭へ撮影のために来ていたのであった。内田良平は対等に真面目に答えてくれたり、則夫が「これから沖仲仕の仕事へ行く。」と言うと「頑張れ。」と言って励ましてくれた。こういった内田良平に対し、映画の悪役のイメージとは違って人間的な親しみを覚え、当時の則夫には心打つものがあった。一日だけの出会いであったが印象深いこととして記憶されている。

五　静岡事件（昭和四三年一一月中旬）

一一月中旬、たまたま金嬉老がダイナマイトとライフルで武装し、警官を相手に暴れたこと、また渋谷でつかまったライフル少年が静岡で警官殺しをしていたことを知っていたので、静岡に行ってみる気になった。

白っぽいコートに背広という服装で現金八〇〇〇円と拳銃を持って静岡にやって来た則夫は、お城と繁華街をみて、午後映画館へ行った。「戦場にかける橋」という洋画だった。映画館の中で私服でベレー帽をかぶった刑事が則夫のまわりをうろうろして自分をつけていると感じた。気配で刑事に違いないと思った。刑事に取り囲まれた感じがした。「くるならこい。捕まりそうになったら拳銃をぶっ放す。」と度胸をきめてコートの裏のポケットに入れてある拳銃を握りしめていた。けれども刑事と思われる人は則夫を捕まえにこず、則夫は物足らないと思った。

日中は城や盛り場を歩きまわった。刑事につけられている気配は相変らず濃厚だったのでそれが本当かどうか試したいと思った。逮捕に来たら派手に射ち合って死ぬつもりでもあった。夜になってD学院の鍵のかかってない窓から侵入した。机の引き出しを物色し約一万円をとった。則夫は「これだけお金があればアパートの資金になる。」と一瞬心が動いた。他方「昨日の昼間から刑事がつけてきているのに何故捕まえに来ないのか、おかしいな。」と不思議に思った。

次に大通りに出てガソリンスタンドのところから自転車を乗り出し、大通りを往ったりきたりしてみた。格別のことは起こらなかった。三番目に高校らしい建物の職員室へ入って机の中を物色した。それから室内の公衆電話をぶん投げてこわした。凄い大きな音がしたので、警察が来るはずだと思った。それでも誰も捕まえに来なかったのでじりじりして焦ってきた。

四番目にすぐ前の建物の窓から侵入した。二、三分もしないうちに二階で人ががたがた騒ぐ音がしたので、あわてて机から預金通帳と印鑑をとりあげた。「これで銀行に行けばどうせわかる。わかったら暴れる。通帳は地獄行きの切符だ。」と自分で納得していた。二階で人の動く音は続いていたので「自分を捕まえに来るな。」と思い緊張し、身構えながら外へ出た。しかし「誰も追って来ない、不思議だ。」と思い確かめるつもりで通帳をとった建物へ引き返した。金嬉老を思い出し、あのように派手に射ち合い「思いきり暴れて大きな騒ぎの中で殺されたい。」と思い、ライターでカーテンに火をつけた。そのときスピーカーで「ぼやは消し止めた。」という放送があった。

それから靴をみがいてもらい床屋へ行った。銀行の近くに行くと、その入口に白いヘルメットを被った武装警官がいて則夫の顔をじっと見た。「完全に手配されている」と思い喫茶店に入った。そこで通帳を見ると額面は五万五〇〇〇円で印鑑も合っているように思った。

三〇分後の午前九時頃、銀行の正面玄関からめがねをかけて中へ入った。入る前は「手配されているし、貯金通帳は盗んだものだから必ず捕まる。その時は暴れてやろう」ということで凄く緊張した。「三万五〇〇〇円」払い戻し請求をした。五分もしないうちに名を呼ばれ、女の人に「カウンターの中へ入って下さい。」と言われた。その瞬間「ばれた」と思ったが構わずに入っていった。支店長のような人が応待しそわそわして「預金者とどういう関係ですか。」など質問し、則夫は「弟です。」と適当に答えた。男の人は電話をしだした。則夫はだんだん落ち着き、銀行の内部を見てお金が沢山あるのが目にうつった。「ここで射ち合うのは、警官でない人もおりまずい」と思い、「トイレへ行きたい」と言うとエレーベーターで三階のトイレへ案内された。トイレから出ると白いヘルメットをつけた武装警官二人と男の人が右の廊下一〇メートルくらいのところから近づいてきた。

則夫は拳銃をかまえて向って行くと、相手は「あ、お前は」とか何とか叫んで道をあけたので、トイレの脇の階段を駆けおりた。三人も追ってきたので階段の途中で、脅しのつもりでピストルの引き金を引いた。ピストルの一発目は弾を入れず空砲にしていたから弾は発射しなかったが追っている三人は、平つくばるようにして立ち止まったので、逃げる隙ができた。その後も二回位射つ構えをして牽制し階段を一階へおり銀行の非常口に行くと、三五歳の銀行員が則夫が近づくと壁を背にし気をつけの姿勢をして道をあけたので自分で鍵をあけ外へ出た。則夫は銀行のまわりを一周し、駅へ行ったが、誰も追って来なかった。則夫は「おかしいな、何故捕まらなかったのかなあ」と不思議に思いながら横浜へ帰って行った。

六　新宿時代（昭和四三年一二月上旬）

(a)　アパートとSコンパ

静岡から横浜に帰った則夫は、「静岡で捕まる覚悟で放火したり銀行へ入ってあれだけ暴れたのに何故その時逮捕されないのか不思議だ。」と腑に落ちなかった。一週間たって次第に落ち着き、日中は沖仲仕と土方の仕事をして働き、夜はT映画館で眠るというこれまで通りの生活に戻った。北海道で社会科学習事典に、「わたしは生きる、せめて二〇歳のその日まで、罪を、最悪の罪を犯しても、せめて残された日々を満たされなかった金で生きると決めた。」と書いたことをまた読みかえし、捕まる前に今までできなかったこと、すなわちアパートを借りること、ふとんの上に寝ること、こたつにあたることを皆やりたかった。不動産屋の紹介でゴーゴー喫茶で知り合った年上の女性と一緒に行って、中野区N町のアパートに住居を決めた。敷金一万円（礼金含む）家賃四〇〇〇円の三畳一間だった。一万円でふとんや日用品や所帯道具など欲しいと思っていたものは全部そろえた。横浜のクリーニング店に預けておいた衣類や横浜駅周辺の土の中に埋めておいた持物を掘り出し、アパートへ集めた。同時に拳銃を根岸駅近くのお寺の軒先の土中に埋めた。「二〇歳になるまでは取りに来ない。二〇歳になったらこれで自殺しよう。」と心に決めた。

ほぼ一年振りにふとんに寝た時、ふわふわしてまるで雲の上にでもいるような感じがした、昼までぐっすり眠った。則夫はこの上なく嬉しかった。しだいにアパートになれ、最初の感激が薄れてくると夜になっても目が冴え、眠いのだが眠れなかった。特に名古屋事件で初めてみた「運転手の顔から流れ出る大量の血」を鮮明に思い出し、じっとしていられぬ気持に襲われた。タバコの本数は増え、洋モクを二箱はあけていた。食欲は進まず五〇キロあった体重も四五キロくらいにやせてきた。則夫は必死の思いで四人の（被害者の）ために二〇歳まで生き、自殺しよう」と思い、自分の心をノートに書きとめ思い出にしようと考えた。それが「新宿ノート」になって残った。

一二月八日頃、新聞広告で新宿のS大衆酒場のボーイの募集を知り、そこで勤めることになった。則夫の働きぶりは、当時の主任であったI氏の法廷での証言によると、「最近の若いものに珍しくよくやるんですよね。素直で私のいうことを忠実に守るし、働きも非常に若さにあふれて活発なんです。他の人間よりもよく目立ちましたね。（中略）接客態度は良かったです。職場においてみんなに好意を持たれたようです。」といったものであった。これを則夫の側からいわせると「当時、ぼけーっとしているとすぐ事件のことが頭に浮かんで来たし、人の視線がいやだった。刑事らしい人が三日に一度は来ていると感じ、捕まるかもしれないと思っていた。事件を思い浮かべまいとすれば、仕事に没入するしかなかった。だから最高に一生懸命やった。」ということである。

上司からは仕事ぶりが認められ、グランドボーイから、カウンターの中のバーテンに抜擢された。則夫がお客にも受けがよくキーボックスのウイスキーが則夫のところへ多く行き、お客の女の子にもてたせいか、チーフ（責任者）の反感を買った。ことごとに則夫だけが殴られた。

そのようなことが続いたある日、則夫には妬みとしか受けとれなかったが、故意にグランドボーイから水をかけられた。抗議したところ逆に「口答えした、生意気だ」と便所に連れこまれ、殴りかかられた。この二つの事件が決定的にSをやめる動機となった。当時則夫は人目をさけ友人は一人もいなかった。午前二時に仕事が終ると、すぐアパートへ帰って寝るか、パチンコをするか、Vへゴーゴーを踊りに行った。則夫はそこで三人の女性と知り合い親しくなった。三人の中でもジュンは朝鮮人だったので則夫には「どこか通じる」ところがあった。ある晩彼女は行く所がないというので、則夫は何となく自分のアパートに泊め、肉体関係をもった。則夫は淋しさと孤独と絶望の中にあったので一二月から約一ヵ月間一緒に生活をし、鍵も渡していた。しかしジュンは料理も掃除もしてくれず、性関係のみで心は通じ合わなかった。

(b)　ビレッジ・V（昭和四四年一月上旬）

則夫は、事件を思い出さないために踊りと音楽に浸れる喫茶を希望していたが、求人していたVに勤めた。この店は従業員は夜の勤務の場合一三人のモダンジャズ喫茶であった。深夜はお酒も出すスナックであった。則夫のここでの働きぶりについて、マネージャーのK・Kは、「初めのうちは大変真面目に、勤務時間もちゃんと来てましてね。店の中ではけっこう明るく、ボーイさんの中では明るいボーイじゃなかったかと私は思います。（中略）三月半ば頃からちょっと遅刻が多いような感じがしまして、私が時々叱ったような記憶があります。」と法廷で証言している。一月、二月は、音楽と踊りがにぎやかで事件から気をそらせることが出来た。仕事も一心不乱にやっていた。則夫はゴーゴーが上手だったので上司の指示で客にも踊り方を教えてあげた。ここで特記すべきことは則夫にとって上京後初めて、友人関係が形成されたことである。お客のK子、同僚のI、K、ボーイ長のS、E子などである。三月の下旬には、これらのメンバーを中心に約二〇名が千葉県勝浦の海岸へマイクロバスで出かけたり、時にボーリングをしていた。

則夫の給料は、本給二万七〇〇〇円、手当を入れて合計四万五〇〇〇円で月四回の休みがあった。労働時間が一二時間から一六時間と過重な上に、昼間は眠りにくく慢性的睡眠不足が重なった。食事は即席ラーメンやスパゲッティなど軽いものや飲みものが中心になりタバコを一日に四〇本も喫うようになった。体重もさらに減少しミイラのようにやせてきた。マネージャーに「やせてきたが大丈夫か、肺病じゃないか。」と再三、注意をうける程になった。

同僚のIは少年院歴があり、則夫に「中卒しか学歴がないくせに」とか「人殺しの永さん」とか意地悪をし、喫茶店で貧しい則夫に金を支払わせたり、汚いことばかりした。最後にIが「永さんは四人殺している」と言ったのを聞いて則夫はショックを受け元気をなくしていった。三月に入ってVへも行く気力がなくおっくうになって遅刻したり休んだりするようになった。

三月の初め、淋しさが募り次兄のいた池袋のアパートへ行ってみたくなった。孤独に耐えられなかったのである。次兄に会って北海道へ自殺しに行きそれが果せなかったこと、それ以降の名古屋、静岡の事件のいきさつもぶちまけて話し、楽になりたかった。できればすべて打ち明けて次兄が則夫の気持を十分酌んでくれるなら自首してもいいと思った。ところが次兄は既に転居していた。

兄がいなかったので、板橋で結婚している三姉に会いたくなって尋ねていった。ところが三姉はつい最近離婚し板橋にはいなかった。住所をきいて巣鴨に一人住まいする彼女を尋ねた。「どうしても会って話をしたい。できれば事件に対するいろいろの思いをすべて話し、さっぱりして姉と一緒に自首したい。」と思っていた。姉は則夫の心情を全く理解せず、戸口に立ったまま則夫をアパートの中へ入れようともせず、いきなり切り口上で迷惑気に「次兄からあんたの事件のことを聞いているが、私は永山家から籍を抜いたからあんたとは関係ない。もう来ないでくれ。あんたのことで離婚させられた。」と突き離したように一方的に言ってばたんとドアを閉めてしまった。則夫は相談相手になってもらうこととやさしい言葉を期待していたので全くがっかりした。「暴れるだけ暴れてやる。」と口走って、姉のアパートを出ようとした時、姉は追いかけて来たが則夫は怒りで余裕がなく振り切って帰って来てしまった。

(c)　K子との関係

ここで原宿事件を述べる前に、ぜひとも言及しなければならないことは「K子（通称かこ）」との交情である。則夫がかことはじめて知り合ったのはビレッジ・Vの店であった。則夫もはじめは大した関心も持たなかったが、交際してみると意外に純情で温和しく、鼻や口が酒井和歌子とか姪のY子に似ていることもあり、どことなく魅かれるようになった。かこの方はといえば、まだ一六歳の高校生であり、則夫のひたむきな仕事ぶりなどを見て次第に親しみを見せるようになった。男に振られた彼女ははた目にも気の毒なほどしょぼくれてしまった。則夫が「俺のアパートへ行くか。」と誘うと、素直についてきてはじめてセックスをした。二月の上旬になって、かこは下着や衣類を紙袋につめて「則夫のアパートへ置いてくれ」と家出してきた。則夫はかこの気持も理解できず追い返してしまった。

その後も時々デートはしていたが、ある時則夫がすっぽかしてアパートで寝ていたことがあった。かこはアパートまで来て何度も則夫を呼んだが則夫は疲れていて気がつかなかった。起きてから「どうしても起きないから帰る」というかこのメモを見つけ、はじめてかこの真情を見直す気になった。この件があってから則夫の気持はかこに向って急速に傾斜していった。かこも化粧をするようになり、毎週土曜日には必ず泊まりに来た。親兄姉にさえも相談相手になってもらえなかった則夫は、かこに事件のことを打ち明けようと思ったが、やはりなかなか言い出せなかった。そのうち、かこを見ると事件を思い出し、悩み苦しむようになった。

昭和四四年四月四日に則夫は警察へ自首しようと決めていた。しかし、その日になるとどうしても一目かこに会いたくなり死ねなかった。翌日の四月五日（土曜日）にかこは友だちのAらと三人でビレッジ・Vへ遊びに来た。仕事が終り皆でボーリングへ行くことになった。その日則夫はボーリングに熱中し、最高の一七〇点をだした。

ボーリングを終ってから則夫はようやくかこと二人きりになり、原宿から明治神宮へ歩いて行った。先日来事件を打ち明けようとしてチャンスがなくいらいらしていた則夫は、性急に、「かこ、俺をどう思っているんだ。」と問いかけた。その勢いに驚いてかこは「分からない」とのみ答え、則夫が何とかかこの気持を知ろうとして焦れば焦るほど頑なに黙りこんでしまった。則夫は必死だった。しかし則夫の気持はかこに伝わらなかった。生憎雨も降り出した。雨を避けるために帽子をかこに被せようとすると、かこは勘違いして則夫の手を払いのけた。則夫はもうどうにも気持が抑えられなくなり、かこを殴った。かこは泣きながら一人で先に帰っていった。則夫は「京都八坂神社や静岡事件での遺留物等から逃げきれるとは思っていなかった。いつ警官に逮捕されるか分からないと追いつめられた気持でいた。逮捕されるのを待つよりは俺の方から出ていこうというじれったい気持だった。ただし自首するには、俺を徹底的に愛し理解してくれる人が一人は居なくては勇気が出なかった」。その最後の一人も今や決定的に失ったように則夫は思いこんだ。

七　原宿事件（昭和四四年四月七日）

翌日、四月六日早朝に起き三発を拳銃に装塡した。「一発目はおどしに、二発目は警官に、三発目は自殺用に。」と考えていた。

新宿から渋谷へ出てN本店へ寄って、S部長や同期の仲間が働いているのを陰ながら見た。則夫としてはひそかな別れの挨拶のつもりであった。少し気が晴れて、「さてどこで捕まろうか」と改めて思った。

日中、一橋スクール・オブ・ビジネスの前を通りかかった。附近は鉄筋コンクリート建のマンションや広いお屋敷町なので射ち合いをしても大丈夫だと思い、「ここで暴れて、死に場所にしよう。」と心に決めた。原宿の方へ歩いて行く途中新築中の建物があり、そこの二階へ上って板張りに寝た。眼がさめたとき人通りも途絶えて静かだった。一橋スクール正門の鉄製扉をのりこえて中に入った。正面の入口のドアは開かなかったので左側へまわり、中央の窓のところへ行った。左側の窓をドライバーで開け、建物の中へ入った。そこはかなり広い教室で、その出入口から玄関ホールへ出、さらに事務室に入った。事務室の窓をあけ放し、「どこからでも入ってこい。」という大胆な気分になった。ロッカーの戸に煙草の箱ぐらいの大きさのものを見付け警報器だと分かった。則夫は敢えて鋏でこの電線を全部切った。「これで外部に知られるはずだ。」と考えた。案の定すぐ電話がかかってきた。電話の相手は「あなたは事務所の人ですか。」と言ったので則夫は「そうです。」と答えた。「さあ、来るなら来い。」といった気持で、そのまわりの貯金箱、切手入れなど手当り次第ひっくり返していった。すると、いきなり、「みんな判っているから出てこい。」と声をかけられた。ふり向くと、暗やみに白ヘルメットと警棒がみえたのでとっさに「警官だ。」と思い、同時に「囲まれている」と思った。男が身をかくした隙に玄関ホールへ出ていくと男は警棒で頭を軽く二、三度叩いた。則夫は拳銃をとり出し一発射った。則夫がうずくまっていると男は警棒で外へ出ようとしたが、男に追いつかれもみあいになった。もみ合いの最中に引金に指がかかり二発目が発射された。則夫はこの頃になってようやく相手が警官でなく、ガードマンであることが分かったので逃げ出した。その時、相手の男ではなく事務所のガラスをめがけて三発目を射った。相手は追ってこなくなった。夢中で鉄扉をこえ、道路に転げ落ちた。もう一人、ガードマンらしい人が追ってきた。しかしガードマンは拳銃を向ける度に電柱のかげなどにかくれたのでそのすきに原宿の宮廷ホームの渋谷よりの外れから線路をこえて明治神宮の森の柵の内側にたどりついた。

数分後はずんだ息が平静になってから則夫は「死のぅ。」と自分に言い聞かせるように声に出して言った。弾丸をつめ、弾倉をまわし、ピストルの銃口を自分の側頭部に当てて、三回引き金をひいた。しかし、弾はすべてしけていて発射しなかった。汗びっしょりになり、すごく緊張していて、引金を持つ手に力が入り、ひきつれるくらい硬直していた。どうしても死ねないと分かった時、則夫は完全に虚脱状態に陥った。パトカーのサイレンの音を聞きながら「囲まれているな。」と思ったが「もうこれでいいんだ。」とあきらめ切っていた。

昭和四四年四月七日午前五時頃、明治神宮の大鳥居から北参道の方へ出て行った。パトカーが北参道の入口に停車していたのは分かっていたが、もう構わずに歩いて行った。パトカーは後から則夫を追い抜くと、則夫の直前で立ふさがるように止まり、中から三人の警官が同時に飛び出して職務質問をしてきた。一人が「君どこへ行くの。」と尋ねたが、則夫はあいまいな返事しかしなかった。すると、別の警官が「君どこから来たのか。」と尋ねたので「新宿から来た。」と答えた。警官によると、この時則夫は青ざめ、ふるえていたという。警官はさらに「君ポケットがふくらんでいるけど何をもっているのかね。」と尋ね、上衣の外側のポケットを手でなで、「手を上げろ。」と命じた。則夫はその通り手を上げた。警官は拳銃を内ポケットから取り出し、「君が原宿の方でやってきたのか。」と強く尋ねた。則夫は「うん。」とうなずき、現行犯で逮捕された。則夫はどきどきしてはいたが、捕まってさっぱりした。代々木署で警官にぽつり一言、「苦しかった。」ともらしたが、それが則夫の本音だった。

第四節　犯行後の状況と精神状態

一　**逮捕直後**（自殺企図と抑うつ反応）

(a)　警察署にて

代々木警察の留置場に入って則夫はほっとした。「これですべてが終った。六月二七日の誕生日で二〇歳になる。それまでに死んでしまおう。死ねば一切が終る。」と思った。ところが、その後愛宕警察署へ行くために逮捕された代々木警察署の玄関を出たとき、沢山の報道陣に囲まれ押され、ぱちぱちと写真をとられ、無遠慮に「何か一言。」とマイクを執拗に向けられた。まさにマスコミに襲われた感じがした。則夫はマスコミに強い反感を持った。しつこいマスコミの追いかけを刑事がさえぎり保護し慰めてくれたので刑事に感謝する気持になった。

警察では先ず指紋をとられ、取調べが始った。会う人ごとに「貧乏人。」とか「貧乏だから。」といわれ、屈辱感から怒りが爆発し、「お前らに分かってたまるか。」と怒鳴りつけた。自殺する気持も強まった。逮捕された四月七日の夜、早くもワイシャツで首をしめ、死のうとした。気を失ったが死ねず、発見されてワイシャツをとりあげられた。以後警戒が厳重になった。取調べは四月七日から五月八日までの三二日間ほぼ連日行われた。そのうえ重大犯人ということで、誰からも受けたことのない丁重な扱いをうけた。事件の供述については、「これで終った。どうでもいい。」と思い、「一度しか言わない。」と前置きし、投げやりと絶望の中で供述はなされた。

取調べ中の則夫の精神状態を反映するものとして、昭和四四年五月六日に、東京少年鑑別所で愛宕署の係官が処遇経過について事前聴取した記録は警察官がとらえたものとして重要なので抜粋する。「①始終『自殺したい。』と言っている。舌を噛む心配をしてくわえさせる棒を用意した。②拒食がある。『飯を食わないか。』と聞くと、『食えなければ食えないでいい。』といい二、三日食べなくなる。③謝罪の気持も全然あらわさない。④いくら慰めてもだめで、『おれの道はきまっている。』という。弁護士をつけてもそんなものはいらぬという。⑧聞いてもよくしゃべらない。⑭呼ぶとき『永山君』と呼び、どちらかといえば腫れ物にさわるように処遇した。」以上の抜粋からも、則夫が自殺念慮が強く自暴自棄と抑うつと絶望の中で投げやりな態度で適当に取調べに応じていたことがはっきりする。裁判に対する有利とか不利とか一切考慮することなく、投げやりに取調べに応じた。「すぐに死ぬから一切が終る」と考え続けていたからであった。

多数の取調べの警察官や検事の中には、則夫に対し心を配ってくれる人がいた。則夫が持っている金田一京助の国語辞典はK・K警部から贈られたものであり、また彼はK子という則夫が愛情を寄せていた女性を連れて来て面会させてくれた。Iという警察官は、自宅で奥さんにつくらせた〝おにぎり〟をわざわざ持ってきてくれたり、則夫の好きな洋モクをホテルまで買いに行ってくれた。Y検事は取調べが終った後東京拘置所にお菓子を差入れてくれたので、則夫は素直にいい人だと思った。こういった一連の行為が則夫に、警察官や検事に信頼の気持すら起こさせた。

対照的なのは、昭和四四年四月二一日に則夫の弁護を買って出たS弁護人に対する態度であった。則夫はS氏が東京保護観察所のO氏の話をきいて弁護人になってくれたと聞き、O氏の保護観察時の態度を思い出し先ず反撥した。そのうえ裁判における弁護人の役割も分からなかったので、弁護士即上流の人即敵と考え、信用しなかった。

たとえば昭和四四年一二月二二日の第六回公判において、則夫はS弁護人とS_2弁護人の問に対して「俺はやるだけはやったんだ。てめえらに分かってたまるか。」「何もいいたくない。」といって七問続けて答えなかったり、「うるさい。何が真実だ。ばかもの。」と怒鳴りつけたりした。弁護士に対しては検事に対する以上に反抗的、投げやり的態度で応対した。

則夫は隙があれば自殺することを狙っていた。警察の廊下を歩いているとき、廊下の窓ガラスへ首をつっこもうと隙をうかがっていたが刑事がいつも窓側にたち、警察の自殺に対する警戒は厳重をきわめた。ただ、K警部がK子を連れて来てくれ、一度だけということで面会させてもらったとき、心が通じる気持になり則夫も泣きK子も泣いた。その後K子からは三回手紙がきたので、死のうという気持はしばらく遠のいた。

(b)　東京少年鑑別所

昭和四四年五月一〇日、観護措置が決定し東京少年鑑別所に入所した。入所二日目の鑑別面接の記録によると、

「①食欲なく、夜もよく眠れないという。頭が重く気分が沈んでいて何となく自分が自分でないようなぼーっとした気持だという。②表情の変化はほとんどなく身体の動きも鈍く、応答は渋滞しがちでほとんど二こと三こと話して黙ってしまう。③全般的に抑うつ気分の強い状態が見られた。」と記載され、抑うつ状態といえる。

鑑別所での生活は入所時の身体検査と着換えの際、素っ裸になって着物をとりかえさせられるという屈辱感から始まった。更に自殺の恐れがあるとのことで最初から他の少年と一緒に処遇されずに一人で隔離され、「対面観護」で常に一対一で監視され、五分から一〇分毎に則夫の状態を行動観察票に書きこんでいるのが手にとるようにわかり不快だった。更に監視のTVカメラも気になっていた。五月一四日に、則夫がパンをベッドの上で食べていたら、職員が「机の上で食べなさい。」と注意したが則夫は言うことを聞かなかった。すると、職員が入って来てパンを取り、机の上へ持って行った。則夫は怒り、パンを放り投げ、ベッドを倒し、TVカメラをふさごうとした。枕もカメラにぶつけた。「死んでやる。」とパジャマを裂き紐を作り出した。それを制止しようと職員が大勢来た。則夫は職員にも飛びかかろうとしたので、押さえつけられ革手錠をかけられた。則夫がなお興奮し舌を噛み切ろうとしたので開口器をかけられ、鎮静剤を注射された後、保護室に収容された。

警視庁では白い飯やパンやタバコまであてがわれるという丁重な扱いだったが、鑑別所では一挙にタバコを止められたうえ麦飯になり、独居に拘禁され厳しく監視されるようになった屈辱感や抑うつ気分等から、拘禁反応を起こしたと考えられる。東京少年鑑別所鑑別課の精神科医、K・N氏の診察記録によると、「五月一〇日に入所したが、その後五月一二日頃まで抑うつ状態にあり、思考や意志発動も抑制されていた。すなわち気力がなく暗い沈んだ表情をして溜息をついたり涙ぐんだりする。五月一二日午前中に精神医学的面接を行ったが低い声で言葉少なくぽつりぽつりと語った。現在の気持を『淋しい』と訴えていた。五月一三日になって自棄的態度、刺激性気分が目立つようになった。安静を保つことができず、座ったり立ったり寝ころんだり、窓から外を眺めたりして落ち着きがなくなった。それでも午後散歩したり、卓球をして大分気持が落ち着いた様子であった。ところが五月一四日午前一一時から精神運動興奮と自殺を企図する自傷行為を伴う高度の不機嫌状態におちいった。（中略）少年は本件非行の重大さを自覚して、半ば死刑を予期している様子である。入所後の高度の気分変調は性格的に気分易変性の著しい少年が、拘禁をめぐる不安や不満などを契機としておこった拘禁反応と考えられる。」と書かれている。少年簿の行動観察票を参照すると、食事は主食（麦飯）はほとんど残して、副食のみをかろうじて食べる。夜もしくしく泣いたり寝返りをうつことが多く、夜間は不眠が著しい、とある。

鑑別所にいるとき、母親の面会があった。則夫は最初会うことを拒否していたが、職員に説得されいやいや会った。母に対しては強い怒りがあり、則夫の言葉でいえば〝母アレルギー〟があり、その後も母から手紙が来ても読まないで破り捨てた。字をみただけでも〝げぇー〟と吐きそうになる程であった。この〝母アレルギー〟は今日に至るまでなお解消しきってはいない。

母親の面会の後、次兄が会いに来てくれた。次兄はただ「皆に平謝りに謝ってしまえ。」としか言ってくれず、則夫の気持を汲もうとせず、則夫は大きな断絶を感じますます淋しい気持が強まった。

五月一五日、鑑別所で審判を受け、「検察官送致」が決定した。則夫は「厳重な監視が解かれ、取調べのときの様にタバコがすえ、白飯が食える。」と喜び、鑑別所の職員に丁寧に挨拶し堅く握手して別れた。

(c)　東京拘置所

昭和四四年五月一六日、東京拘置所に入所した。「死ねば一切が終る。」と思って自殺する隙を狙ったが拘置所は警戒は厳重でなかなか実行できなかった。かねて人生最後の日と決めていた二〇歳の誕生日も迫り、則夫は焦ったが自殺できず、その日はついに何事もなく去った。則夫は拘置所内での自殺は無理と悟り、次第にあきらめるようになった。拘置所に入って二ヵ月たち、規則正しい生活にも次第になれ、食事も少しずつ食べられるようになってきた。昭和四四年七月二日、S弁護士に「ノートとボールペンがあったらな。」と話をすると、弁護士の方から拘置所長に申請し、ノートとボールペンが手渡された。そのとき則夫は、自分の心境や考えを誰かに語りかけ書くことで落ち着きたい気持だった。「何を訴えていいか自分でもはっきりわからなかったが、訴えたい何かがあった。死ぬ前に何かを残しておきたい。遺書みたいなものだった。」と述べている。

こうした動機で書かれはじめたノートが、後になって『無知の涙』、『人民を忘れたカナリアたち』、『愛か無か』、『動揺記Ｉ』といった表題をつけて、種々の経緯の下に次々と出版された。

二　ありのままの自分を見つめる時期

昭和四四年七月二日、則夫は『前書』で「ノート君、私は君を擬人化して書いていくつもりだ。ある時は君に、君を失うような事を言うかもしれない。また、ある時は、八つ当りするかも、そして、君をばらばらに破くかもしれない。

しかし、私は君との世界を確立する積りだ。何日君をみなくとも、何ヵ月も君を手離しても、私は会いたく成り、そして帰って行くはずだ。君の元へ…だから君は私を忘れないで欲しいんだ。いつの日も、いつの時も。

私は孤独は好きではない。だけど今は孤独に成らざるを得ないんだ。〝何故〟だって、うーむ…それは解らない。（後略）」と書いた。その頃から、他囚と一緒になり得る運動の時間も、他囚が自分の事件に興味本位にうわさしたり、そのことで話しかけられるのが嫌で、運動にも約六ヵ月間出なかった。昭和四四年一二月一二日までの五ヵ月間に、四冊の大学ノートを消化するという早いペースで心の中に湧出するものを生のまま吐きだすことが中心であった。内容は、漢字練習、詩、俳句、エッセー、などであった。漢字練習は、文章の余白にぎっしりと難解な字、例えば〝齷齪〟とか〝空き罐〟とかを何回も覚えるまで書いた。これが『無知の涙』の表紙になっているが、彼の勉強ぶりをうかがわせるものである。

また則夫は、自分のありのままの気持を詩の形で表現し始めた。同年七月一〇日の『心残り』で、

（前略）
現在生きている私は殺人を犯した罪人なのです
皆な様お願いがあります
このまま私が消えたら　どうか
どうか　私の殺した遺族の方に
あの人々に子供がありなさるなら
その子供に同情を与えますよう
私はおろか者です　馬鹿者です　阿呆者です
（以下略、原文のまま）

と、則夫は絶叫している。同年七月二九日の『きけ人や』も、彼の訴えたいものの一つとして注目される。

きけ人や
世の裏路を歩くものの悲哀な
たわごとを
きけ人や
貧しき者とその子の指先の
冷たき血を

きけ人や
愛の心は金でないことを
心の弱者のうったえる叫びを
きけ人や
世のはぐれ人のぱんへの
せつないはいあがりを
きけ人や
日影者のあせと涙を
きけ人や
武器なきものが
武器を得た時の
命と引きかえの抵抗を
ひと言の恐ろしさを
きけ人や
昭和元禄に酔うがよい
忘れた時に再びもえる
貧しき若者の怒りをば

次に『十月の雨は冷たい』（昭和四四年九月四日）は獄舎の窓辺で雨にうたれる鳩を見ながら、子供の頃妹と窓から三日も降り続く雨を見ながら話し合う情景をしみじみと表現している。しかし、実際の過去は全く異なっていた。妹J子はC町の幼稚園に二年行ったのに、彼は行かせてもらえなかった。彼が一緒に行こうとすると、J子は「来るな」といった。母が則夫を嫌って、「おやじみたい。」とすぐ憎らしげに言うのを心の奥深く刻みこんでいた。祭りの時母は妹にゆかたを買ったが、自分には買ってくれなかったこと、こうした差別があったことから妹をなぐったがそうすると三兄が彼をひっぱたいたこと、三兄は近所の友達を近くの山につれていったが、彼一人残されたこと等を思い出していた。則夫はこのように自分を差別し、いじめた兄弟や母を憎み、乞食と売春婦を除いて金持やその他の社会の人々すべてを憎んだ。則夫は自分自身のうちにどうしようもない激しい怒りがあることが意識されてきた。それだけに則夫は、「悪いとは思わん。後悔もしない、こうしか生きられなかった自分、悲しい奴と思う」、「私は責任など取らなくてもよい、世間への見せしめに私は極く必要な者なのだ。私が責任を取るということは私が死することなのだ。それで一切の片がつく（昭和四四年一一月五日）」等と考えていた。

やがて則夫はこうした社会に対する反撥や非難から自己の内へ沈潜し、内省するようになった。「私という人間がこわい。ある一つの物に燃え狂い、自制が効かない。ある一の物にこだわる。いやこだわり過ぎるとも思える（同年一二月四日）」、「ぼくのは恨みだ。憎さだ。そうなったら鬼と化する。身体満身、悪魔と。ああ、これほど何故に人を敵視するのだ！　日を行くに重くなるかや罪の痛み（同年一二月二八日）」等のことばが、則夫のいわゆる精神的スランプ（二ヵ月間）の心境を示している。

逆に元気がよい時には、読書に立向うことが多かった。その頃読んだ本は石川啄木やサルトル、新聞ではホーチミンの言葉が印象的だった。則夫は、「精神革命、人間失格、矛盾論、全人間社会主義人民共和国、私の命いらない主義」等のことばを使ったが、意味の把握は感覚的で、まだ〝かりもの〟の言葉使いだった。

しかし、ノート冒頭の項『精神革命』ですでに則夫は「私は自分の精神革命を迫られている。（略）君よ眼を覚ませ、人間は〝ある〟のではなくて自己を〝造る〟のである（略）それに生きてみようか（略）（昭和四四年七月四日)」と書き、自己変革への欲求がこの期に芽ばえたことを示している。自己変革の欲求の発生の直接の動機について則夫は、「皮肉にも、拘置所に入って食事と時間が保障されたことだ。」と言っている。実際にはそれだけでなく、逮捕以来、沢山の励ましの手紙が来たこと、なかでも、横浜の女性や『網走番外地』の著者I氏の励ましが大きかった。則夫は次第に精神的に安定し落ち着き始め、食欲も出て体重も増加してきた。そして自分の内部にある恨みや憎しみを意識するだけでなく、さらに深く犯罪の原因や殺人の理由について追求しようとし始めた。

三　無知の自覚期

しかし、なかなか前へ進めない状況だった。この状況を突破することが出来たのは、S弁護士が差入れてくれた河上肇の『貧乏物語』であった。

則夫は『貧乏物語』を読んで、はじめて「これだ。」とばかりに強い感動をうけた。則夫は、自らの無知をもたらしていた資本主義社会の仕組みや犯罪の原因が分かった、と確信した。則夫は以前から漠然と、母だけが悪いのではない、母だけを責めても仕方がないと思っていたが、他に当たり所を知らなかった。今や犯罪の原因は、無知と貧困であり、それらは社会の仕組みに基づくことを理解し、元気づいた。この気持を則夫は、昭和四五年一月二二日に、「この発見はこの監獄での今迄の少しばかりの勉強の功でもある。(略)私は囚人の身となり、もはや遅しである。世の中ままならぬ、このような大事件を犯さなければ、一生涯牛馬で終ったであろう。(略)生きていて良かったと思う本当に、私は若かった、しかしその青い怒りは当然の怒りだったのである。怒りは本物だった！」と表現し、さらに犯行の原因追求に向って勉強を続けた。一月二六日には「狂人は人を殺した。憎悪が殺人せる程にまで発展していたとはおそらく気付かなかっただろう。肉親への漠然とした憎悪がそれより離れて他の周囲の者へ、そして世間へ、一般的に観ては考えられる悪への転化である。」と則夫の内部にあった

〝憎悪〟を客観視し、それを事件と関連づけてきた。

なぜ憎悪がこんなにまで、事件を起こすまで発展したのか、それと自分の無知との関係はといった大きなテーマが則夫の前面に出てきた。二月一三日、「死んではならないのだ。私が自己を完全に理解するまで、真実の意味で完全に私を理解するまで、戦わねばならない。誰のためでもないのだ自己が生きるためなのだ。」と、これまで根強かった自殺志向を否定し、自己を肯定し勉学により無知を克服しようという生産的な構えがつくられて来た。これは則夫の人生にとって革命的なことであったといえる。二月一日の「解放的死刑執行論」から「告白対話」「弱き自殺者」等がそうである。特に「弱き自殺者」の中では、「この事件は一種の自殺法です。」と、則夫自ら間接自殺の意味で事件を追求しているのは注目される。

次に実存主義思想やマルクス主義思想との出会いが則夫の精神的変化に重要な役割を演じた。実存主義思想は、キェルケゴールの著作によって知り、それによって自分の支えをはっきりと意識して行った。則夫にとって実存主義の役割は、「思考能力を養い、自分を大切にし、死ぬときは納得いく死に方をする」等の重要な影響を与えてくれたことである。

マルクス主義との出会いは、『貧乏物語』を読んだことで基礎づけられた。則夫は最初から『資本論』に取り組み、わからない文字は全部辞書を引き、数式や記号は全部書きだすという几帳面で徹底したやり方で勉強した。「資本論は貧乏人のことが沢山書いてあり、貧乏人のための本であり、マルクスによって救われるかもしれない。」と思った。昭和四五年四月九日に「私はこの頃マルクスに惚れてしまいそうで仕様がない。」、四月二三日に、「そうなんだ！　私は今は仕合せなんだ！」と叫び、資本論に全く傾倒した。

犯行に対しては、則夫は相反する二つの気持を持っていた。第一番目は「自殺でも刑死でもいいから早く死にたい。」というものであり、第二番目は「家族の助けも教育もなかったので自分では犯行の責任のとりようもない。自分の怒りは正当だった。」という他罰的のもので、この相反する気持が、対立しながら葛藤を通じて精神革命がなされていった。事件との対決は鋭くなり、外的原因の追求を進め、ますます他罰的な怒りを激化させていった。「私には目的がなかった——と世間ではいっている。果たしてそうであろうか？　私から観ればあったのである。保護観察官へのしかえしのために私は青春を賭けた。それは世間全般への報復としてでもある。十五年間体に刻みこまれたものを五年間で完結させた。この悲劇が必要だった。再度私のような奴を出さないために、私の行為は必然のものだったのだ。ああ憂鬱よ！　私はなんて醜いのか!!　私は死ぬ——それが私の幸福となる。私は嗤って死んで逝ける。負け惜しみと言わば言え、いっこうに差支えない、私は目的を達成したのであるから。」

このような他罰的な時期の後、たいてい内罰的な時期が認められた。同年三月一六日頃から五月一三日頃にかけていろいろの人に不信感を表明し、孤独と死を再びノートに書きはじめた。この頃「荒涼とした景色を瞬きもしないで視ている、というような心境である。」と書いている。このような心境になったきっかけは、三月一七日に「私を理解している」と思っていた人が私の眼前から去ったことであった。その人は則夫の担当の主任で小柄でふっくらしやさしい感じの人で眼鏡をとると怖く、中学時代のS先生に似ていた。彼は、自殺を考え運動にも出ずしょげていた則夫を慰めたり元気づけたり、「花を持って行け。」といってくれたり、いい食器や詰将棋の本を持って来てくれたりした。また元気かと声をかけてくれたり、頭を撫ぜたり、則夫を子供のように扱ったが、則夫は何か親父のように思え安心できた。彼が横浜へ転任したことを、二、三週後に聞いた則夫は、荒涼としたゆううつな気分に陥った。この突然の別離は則夫から唯一の理解者を奪った結果になった。則夫は彼をなつかしみながらも、棄てられた感じを拭いきれず、恨みがましい気持になった。「唯一人として信頼の寄せられる人物は見当らない、それだから私はまた旅立とう。沈黙の暗闇の中へ、以前よりずっと深淵の底へと」と書き、不信感、敵意と憎悪は、再びだんだん拡大して行き、被害感が増していった。

四　自分がルンペンプロレタリアートであることを自覚し実践する時期

こうした気分の転換のきっかけは、昭和四五年五月一二日の第一〇回公判のさい控室で待っている間に全学連中核派のK・A君に出会い、則夫の方から近づいて話しかけたことによってもたらされた。「唯物論をやりたい。」といったら、『フォイエルバッハ論』、『空想より科学へ』、『共産党宣言』、李珍宇の『罪と死と愛と』など入門書や岩波文庫の存在を教えてくれるなど、人間として遇され、話相手にもなってくれた。これがいかに嬉しかったかは、則夫がノートに「激情の素晴らしさを知った。」「全学連斗士と議論したこと」「あんな坊ちゃん育ちと思っていた中にも本物がいたと知った日である。」「今日の出来事を永遠的に忘れないために書きまとめておきたいと思うのだ。」と興奮して書いた。則夫は「自殺してはならない」と覚醒され、肝に銘じた。これ以後勉強に一層勢いがついて来た。則夫は、経済学、心理学、哲学等を精力的に勉強し、さらにO氏やT氏をはじめとする広範な人々との共闘や論争に支えられて、外罰的犯罪原因追求と内罰的自己分析とを深めていった。この根底には、四人の人々を殺してしまったこと、しかも無知なるままにやらされてしまったことに対する怒りがあり、もはや再びかかるあやまちをこの世から出したくないとする熱意があった。それだけに、則夫の勉強は凄まじいばかりの鋭さと徹底性をもって行われた。則夫のその勉強ぶりの一端を、彼の自筆になる読書目録で示そう（資料3）。則夫は獄中でのメニエル氏病の病苦、精神鑑定（第一回）の苦痛にもめげず、思索と勉学の成果を『無知の涙』、『人民を忘れたカナリアたち』、『愛か無か』、『動揺記』等にまとめて次々と出版した。

また「裁判斗争」においても従来の自棄的な無関心を脱却した。昭和四五年五月一三日の第一〇回公判で「月の真砂が尽きるとも資本主義のある限り、世に悲惨な事件は尽きまじか。」と堂々と述べ、六月三〇日の第一一回公判でボンガーの貧困にかんする文章を英語で暗誦して公判廷の一同を驚かせた。自らをプロレタリアート、しかもルンペンプロレタリアートとして位置づけ、そこから自分の犯罪を考察する姿勢になっていった。昭和四六年六月一七日の検事の死刑論告直後、則夫は公判対策会の人々に強く勧められS弁護人を解任した。S氏は本

資料3　永山則夫の読書録（自筆、一部）

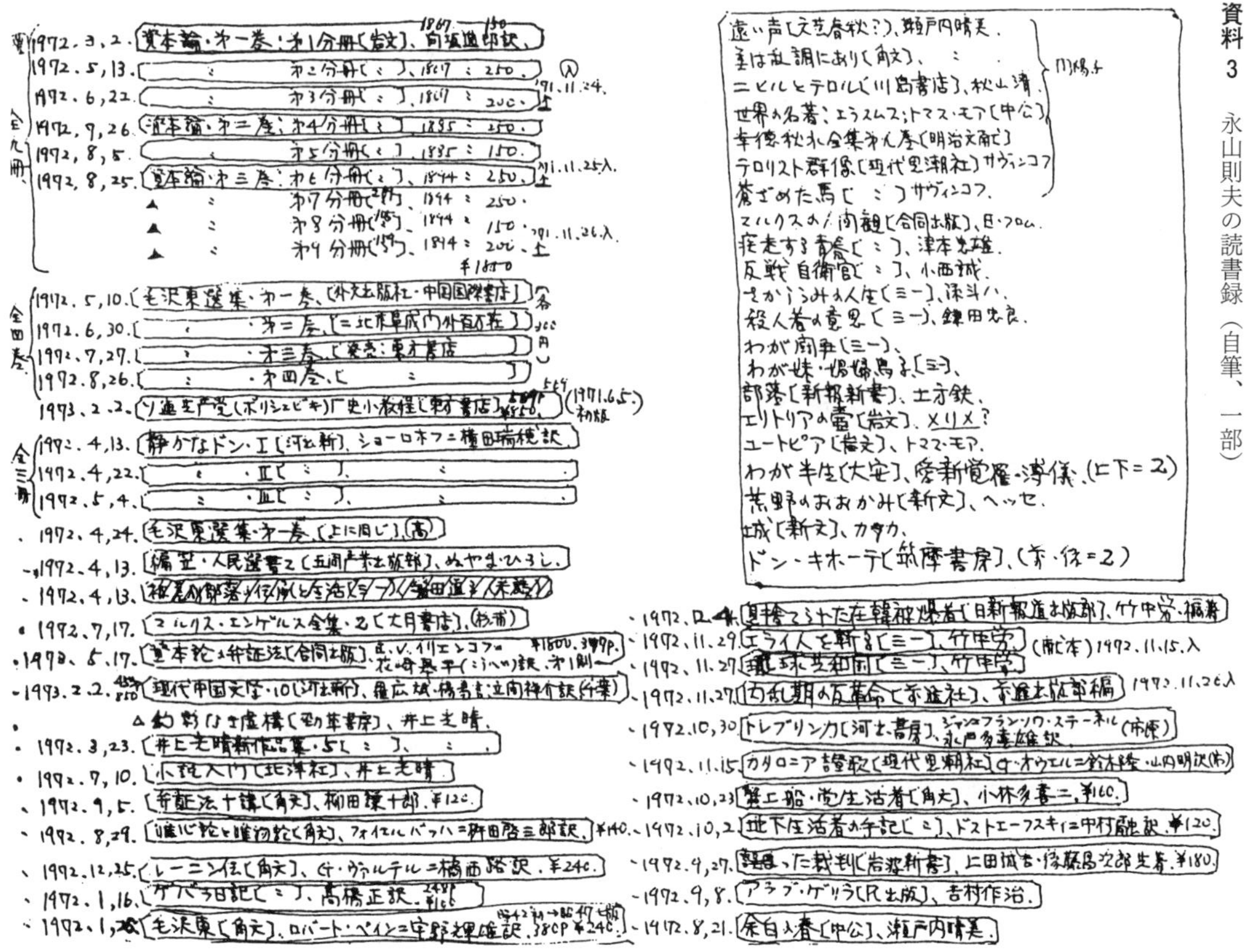

全九冊、
1972.3.2.〔資本論・第一巻：第1分冊〔岩文〕、向坂逸郎訳、1867　150〕
1972.5.13.〔　〃　第2分冊〔〃〕、1867〃250.〕
1972.6.22.〔　〃　第3分冊〔〃〕、1867〃200.〕　'71.11.24.
1972.9.26.〔資本論・第二巻：第4分冊〔〃〕、1885〃250.〕
1972.8.5.〔　〃　第5分冊〔〃〕、1885〃150.〕
1992.8.25.〔資本論・第三巻：第6分冊〔〃〕、1894〃250.〕　'71.11.25.入
▲　〃　第7分冊〔〃〕、1894〃250.
▲　〃　第8分冊〔〃〕、1894〃150.　'71.11.26.入
▲　〃　第9分冊〔〃〕、1894〃200.
¥1880

全四巻、
1972.5.10.〔毛沢東選集・第一巻、〔外文出版社・中国国際書店〕〕各300円
1972.6.30.〔　〃　・第二巻、〔＝北京東成門外百万荘〕〕
1972.7.27.〔　〃　・第三巻、〔発売：東方書店〕〕
1972.8.26.〔　〃　・第四巻、〔　〃〕〕
1973.2.2.〔ソ連共産党（ボリシェビキ）歴史小教程〔東方書店〕¥850.〕（1971.6.5.）初版

全三冊
1972.4.13.〔静かなドン、I〔河出新〕、ショーロホフ＝横田瑞穂訳〕
1972.4.22.〔　〃　・II〔〃〕、　〃〕
1972.5.4.〔　〃　・III〔〃〕、　〃〕

、1972.4.24.〔毛沢東選集・第一巻〔上に同じ〕、(高)〕
、1972.4.13.〔編笠・人民選書2〔五月書房出版部〕、ぬやまひろし.〕
、1972.4.13.〔被差別部落の伝承と生活〔三一〕、柴田道子〔未読〕〕
・1972.7.17.〔マルクス・エンゲルス全集・2〔大月書店〕、(高市)〕
・1972.5.17.〔資本論の弁証法〔合同出版〕、E.V.イリエンコフ＝花崎皋平〔こうへい〕訳、第1刷〕¥1800.379p.
・1973.2.2.〔現代中国文学・10〔河出新〕、羅広斌・楊益言・立間祥介訳〔紅岩〕〕850
・　△幼影な虚構〔勁草書房〕、井上光晴.
・1972.3.23.〔井上光晴新作品集・5〔〃〕、　〃〕
・1972.7.10.〔小説入門〔北洋社〕、井上光晴.〕
、1972.9.5.〔弁証法十講〔角文〕、柳田謙十郎、¥120.〕
、1972.8.29.〔唯心論と唯物論〔角文〕、フォイエルバッハ＝船山信一訳.〕¥140.
、1972.12.25.〔レーニン伝〔角文〕、G・ヴァルテル＝橋本弘訳、¥240.〕
、1972.1.16.〔ゲバラ日記〔〃〕、高橋正訳、¥160〕
、1972.1.26.〔毛沢東〔角文〕、ロバート・ペイン＝宇野輝雄訳、380P ¥240.〕

遠い声〔文芸春秋？〕、瀬戸内晴美.
美は乱調にあり〔角文〕、　〃
ニヒルとテロル〔川島書店〕、秋山清、
世界の名著：エラスムス・トマス・モア〔中公〕
幸徳秋水全集第九巻〔明治文献〕
テロリスト群像〔現代思潮社〕サヴィンコフ
蒼ざめた馬〔　〃　〕サヴィンコフ.
マルクスの人間観〔合同出版〕、E・フロム.
疾走する青春〔〃〕、津本忠雄.
反戦自衛官〔〃〕、小西誠.
さかうらみの人生〔三一〕、深斗八.
殺人者の意思〔三一〕、鎌田忠良.
わが闘争〔三一〕、
わが妹・娼婦鳥子〔三一〕、
部落〔新報新書〕、土方鉄.
エリトリアの雷〔岩文〕、メリメ？
ユートピア〔岩文〕、トマス・モア.
わが半生〔大安〕、愛新覚羅・溥儀.（上下＝2）
荒野のおおかみ〔新文〕、ヘッセ.
城〔新文〕、カフカ.
ドン・キホーテ〔筑摩書房〕、（前・後＝2）

、1972.12.4.〔見捨てられた在韓被爆者〔日新報道出版部〕、竹中労・編著〕
、1972.11.29.〔エライ人を斬る〔三一〕、竹中労.〕（献本）1972.11.15.入
、1972.11.27.〔琉球共和国〔三一〕、竹中労.〕
、1972.11.27.〔動乱期の反革命〔前進社〕、前進社出版部編〕1972.11.26.入
、1972.10.30.〔トレブリンカ〔河出書房〕、ジャン＝フランソワ・ステーネル＝永戸多喜雄訳（市原）〕
、1972.11.15.〔カタロニア讃歌〔現代思潮社〕、G・オウエル＝鈴木隆・山内明訳（市）〕
、1972.10.23.〔蟹工船・党生活者〔角文〕、小林多喜二、¥160.〕
、1972.10.2.〔地下生活者の手記〔〃〕、ドストエーフスキイ＝中村融訳、¥120.〕
、1972.9.27.〔誤まった裁判〔岩波新書〕、上田誠吉・後藤昌次郎共著、¥180.〕
、1972.9.8.〔アラブ・ゲリラ〔民出版〕、吉村作治.〕
、1972.8.21.〔余白の春〔中公〕、瀬戸内晴美.〕

件を犯した則夫を非行少年的に把握し、精神鑑定による情状を重視していた。これに対して則夫は犯行原因の科学的追究に絞って裁判に臨むようになっていた。マルクス主義的経済学者を特別弁護人にしたのもこのためである。

今や則夫は幾多の曲折をへて次のごとき結論に達した。要約的に述べれば「社会科学を研究し、マルクス主義を宣伝し、ルンプロを解放するために、類意識（仲間意識）を育て組織し、平等で差別もいさかいもなく殺人者のない社会を作る」ことであり、さらに自らの思想を深めるべく努力を傾注している。具体的には、被害者の遺族の救済、ルンプロに独特の革命理論と実践を提出する「無罪論」の完成、ボンガーの著書の和訳等に着手している。

五　犯行後の精神状態の要約

精神医学的には、抑うつ状態と自殺念慮が重要である。自殺念慮は、中学二年時に父の死の写真を見て始まり、連続射殺事件で頂点に達し、原宿事件の直後、逮捕された日、警察の留置場、東京少年鑑別所等で、実際に自殺が企てられた。

自殺と並んで抑うつ状態も重くなった。逮捕された直後から、食欲不振、睡眠障害、頭重感、憂うつ気分、悲哀感、離人感、絶望感、思考意志発動の抑制等が強まった。さらに東京少年鑑別所での独居への隔離、ＴＶカメラや対面観護による厳しい監視等の拘禁状況下で、自棄的態度や刺激的気分が高まったところへ職員から強く注意され、破壊、暴行、抵抗を伴う自殺企図等の高度の不機嫌状態と精神運動興奮が爆発した。則夫の抑うつ状態は、小学五年当時の長姉の不倫と胎児の埋葬以来、折に触れて顕在化していたが、この時ほど明瞭化し、精神科医によってはっきり病的と診断されたことはなかった。

その後則夫は、警備厳重のためと、死ぬと決めていた二〇歳の誕生日を過ぎたため、幾分自殺の決行をあきら

表3　犯行後の精神状態の変遷

時期	期間（おおよそ）	主な原因ないし誘因
(1) 内罰的	○44・4・7―44・7・2	逮捕、拘禁、絶望
(2) 外罰的	44・7・2―11・12	拘置所の安定生活
(3) 内罰的	44・11・12―45・1・22	勉強の行詰り
(4) 外罰的	○45・1・12―3・15	『貧乏物語』
(5) 内罰的	○45・3・16―5・13	担当看守との別離
(6) 外罰的	○45・5・13―8・26	中核派学生Kとの出会い
(7) 内罰的	45・9・4―10・19	メニエル氏病
(8) 外罰的	45・11・4―46・2・2	無知の涙出版準備
(9) 内罰的	○46・2・3―5・30	出版準備完了、精神鑑定

（注、○印はとくに程度が強かったもの）

めた。拘置所で食事と時間を保証され、次第に落ち着いてありのままの自分を見つめ、ノートに遺書として書き留めるようになった。秋雨の中で自分の生涯を思い、母の差別や拒否に対して改めて憎悪に燃え、自分の中の怒りを意識した。また、一つのことにこだわり、燃え狂い、自制がきかなくなる自分を怖いと内省した。これらの思索や読書や人々の激励などから、則夫は自己変革の必要を強く感じた。とくに自分を殺人に至らしめた原因の追求と、函館の遺児へのやりきれなさ等から、則夫は勉強に熱中し、ついに『貧乏物語』に出会った。則夫ははじめて、「犯罪の原因は無知と貧困からもたらされること、根本的にはこの社会の仕組みから生じること」を知り感動した。それと共に、真の敵を発見したと直感し、激しい怒りを覚えた。

このように、則夫は外罰的犯罪原因の追求と、内罰的自己分析を交互に深めていった。前者は、昂揚気分と密接に関連しており、怒りや復讐心を犯罪の原因追求に向けて精力的に勉強し、人と連帯するという内容になった。他方後者は、抑うつ気分と関係が深く、内省的かつ内罰的になって罪責感強く、遺族への贖罪を考え、自殺や死を思い、溜息ばかりついて索漠とした心理になった。これら両者は則夫のノートに明瞭に認められた。この二つの時期の出現をノートの分析から表示しよう（表3）。

第三章　現在症

第一節　身体的現在症

一般的所見

身長一六一センチ、体重六二キロ、胸囲八八センチ、座高九六センチ、頭囲五八センチである。全体的に体幹は太く長く、筋肉質であり、特に胸部と大腿部の筋肉の発達は良好であり、クレッチマーの体型分類にあてはめると肥満・闘士型に属する。客観的な特徴をあげると、肌の色は淡白色できめ細く、栄養状態も良好である。頭髪は硬くくせのある毛質であり、口周囲から頬や顎にかけて髭を充分に蓄えている。眉弓はよく発達して眉の生毛は幅広く濃密である。眼裂は鈍でやや下がり、睫毛は長い。口唇は桃色で厚目である。左側の頬骨弓から同側の口角にかけて縦五センチ、横二センチの火傷によるケロイド状の瘢痕を認める。また、精神緊張に基づく精神性発汗が掌蹠に多く常に湿っていて冷感を認めるほどである。泌尿生殖器の発育は良好である。医学的にも、神経学的にも中枢神経・末梢神経ともに異常所見を認めない。

第二節　精神的現在症

昭和四九年一月一六日より四月一日までの七七日間、被告人を八王子医療刑務所医療部精神科病室に入所せしめ、被告人の日常生活をくわしく観察すると共に精神医学的診察を行い、また心理検査を行って精神状態を精査した。

一　入所時における印象

入所時、則夫は着衣、頭髪共に清潔できちんとしていた。髪は短めの長髪で小ざっぱり刈りこまれ、ひげをのばしていた。後日、他の受刑者から「聖徳太子のような顔だ。」と評されたごとく、そのようなひげを色白で丸味を帯びた顔に生やしていた。

初対面時、やや緊張し表情はかたかったが、自己紹介が済むと打ちとけてきた。顔貌は二四歳の年齢相応だが、笑顔にはあどけなさと幼さが認められた。話し方は淡々として落着いていた。意識清明、見当識正、記銘・記憶良好であった。自分の方から鑑定医の一人に年齢、出身大学等を質問し、その答に一つ一つコメントを加えるなど、話題をリードしていく傾向が見られた。鑑定の予定表を見せると、『ステロイドホルモン』等の英語について、その意味や発音を質問し、持参のメモ帳に書きつけ、「スペルは間違っていませんか。」と念を押し、予定表を自分のメモに書きこむ等几帳面さと細かい気の配り方がうかがわれた。面接を重ねるにつれて態度はより友好的になり、いんぎんでにこにこし、協力的になった。面接終了後、鑑定医に「先生は英語をしゃべれますか？」と問い、「何年かしたら先生に追いつきますからね。」と冗談を言い、気負いを見せた。

居房では、自分の日課表に従い、いつ見ても読書、執筆、書類整理などを熱心に行い、勉強ぶりをやや自慢そうに職員に開陳した。運動には自発的に出、積極的に体操したり走り廻ったりした。雪の降る日でさえ、喜んで運動するほどであった。

二　問診のさいの印象

問診に呼ぶと、きちんと挨拶し、質問には真面目に従順に正直に答え、拒否的な面は見られなかった。供述は、いい加減なことを許さず、筋道を順序だて詳細に正確に真実を明らかにしようとしていることが印象的であった。また、一つの質問に対して答え始めると、話したいことをすべて几帳面に語ろうとするので、内容がくわしくなりすぎたり、関連事項に飛んでしまったりしてポイントがあいまいになることがあった。鑑定医が無理に元の筋に向けようとすると、不機嫌になり転導は困難であった。熱中しすぎて時間への顧慮がなくなるので、問診はたいてい長時間を要した。

次の特徴は、話の内容と表情とがよく一致し、当時の感情状態ときわめてよく並行していたことである。すなわち、楽しい話の時は明るく楽しそうで生き生きと大声で積極的に話した。悪い話になると、暗い沈んだ表情になり、低い声で話が途切れがちになり、顔面紅潮し不機嫌になりやすかった。このように感情は言動や表情に直接的に表出された。

入所中、何回かきわめて不機嫌になり、青くなって猛烈に怒り、ハンストを決行しようとしたり、精神鑑定を拒否して死刑にしてくれと要求したりすることがあった。これは、約束したこと（たとえば要求した本や資料が思うように届けられないとか印税問題で出版社の説明に納得できないなど）が実行されない場合に生じた。その怒りは非常に激しい怒りなので、鑑定医のみならず担当職員全員がまきこまれるほどであった。しかし、職員が誠意をもって努力し約束が果たされると、怒りは解け問診に応ずるようになった。則夫によると、昔なら納得できないと黙りこんだ形で一切を拒否しただろうと述べた。鑑定医や職員に対して面前で怒りを出せたということは、一つの進歩と考えられる。

鑑定留置が後半に入ってからは、再び協力的になり、感情的接触も非常によく、終始にこにこして可愛らしい印象を与え、問診を楽しんでいる風さえ見受けられた。精神鑑定に対しては、その意義はよく理解できないようであったが、則夫自身の生いたちから現在に至るまでの経緯を忠実に記載し、原因結果の筋道を明らかにして欲しい、との希望が第一で、裁判における有利不利を度外視し、客観性を重視していたのが印象的であった。

三　医学的検査に対する態度

検査前には必ず検査の目的と方法を詳しく質問し、検査の細目に至るまで詳しく質問し、メモを取った。とくに外国語の述語には関心強く、検査についての専門書の名を何回も知りたがった。

検査直前には手掌が汗ばみ精神緊張が高まると共に、皮肉っぽい言辞で検査官を揶揄した。たとえば、約一〇ないし二〇ccしか採血しないのに、前回の精神鑑定時を思い出し「あの時は二〇〇cc採られて頬がこけ身体ががりがりになった。」と、大げさなジェスチャーをして「A先生みたいなミイラになっちゃうよ。」と述べた。検査医が不安緊張を軽減するため話しかけると、必ず自分が主導権をとってペースにのせ「唯物論」で説教した。

検査に入ると、検査医の指示に従い、可能な限り正確なデータを期待して極めて真剣で協力的な態度を示した。検査が終了すると、放心したようになり、素直にその時の気分を訴えた。

以上、医学的検査においても、入所時は検査に対する不安や反撥的な姿勢が前景に立っていたが、検査や問診が進むにつれて親近感や依存的姿勢が出現し、年齢以上に可愛らしく素直な印象を与えた。

第三節　医学的診断

鑑定人は、現在までに得られた所見を出来るだけ詳細に検討し、次のように診断する。

一　知能および性格特徴

被告人の知能は、面接所見、心理テスト結果、勉学の様子、出版物等を総合的に評価しても平均以上の勝れた知能をもつと診断される。また、その精神的エネルギーは旺盛であるが、知能の諸機能の発達に不均衡な部分があることと、粘着性などの性格特徴があることなどから、知的能力は十分能率的には発揮されていない憾みがある。

被告人の現時点における横断面的な性格特徴は、大別して次の五項目にまとめられよう。第一のカテゴリーは、几帳面、徹底性、粘着性、執着性、頑固、爆発性等の類てんかん性性格とも呼ばれる特徴である。この性格特徴は、知能や精神的エネルギー、後述するパラノイア傾向と共に、家族の性格特徴、長姉や父方従姉の精神分裂病などからみて遺伝的、素質的なものが中心となって形成されたと考えられる。これらは、遺伝的素質が全く等しい一卵性双生児の比較研究等から証明されてもいる。

第二のカテゴリーは、現在は軽減しつつある劣等感、不全感、心気的、陰うつ、内罰的な性格であり、第三は第二の特徴とは裏腹に、顕示的、積極的、昂揚的で他罰的、攻撃的な性格である。第四は、過度な依存と愛情欲求の存続、衝動性、情緒不安定、現実把握や適応力の低さ等、人格発達の未熟さに包括される特徴である。第三と第四の特徴は、あわせてヒステリー性性格と呼ばれる性格傾向である。第五のカテゴリーは、対人関係における不安や緊張の強さ、猜疑的で対人不信、被害念慮に陥りやすいパラノイア的性格傾向である。また、性的同一性や男性的イメージに混乱が認められる。これら第二〜五の性格特徴は、素質とも関係しながらそれ以上に被告人の劣悪な生育環境と密接に関連しつつ形成されてきたと考えられる。とくに、母の愛の欠如、母代りの姉との生別、母による網走遺棄事件等は、被告人に致命的ともいえる心的外傷を与え、以後の全体的人格発達を歪め停滞させる根本原因になったと考えられる（詳細は既に第一章に述べたので参照されたい）。

その後、拘置所内での安定した生活の中で懸命の勉学を続け、多くの人々の支持と励ましもあって、とくに第二〜四の性格は次第に改善され、人格は成熟と統合の途上にある。現在では、犯行前後にしばしば認められた自殺念慮や企図、抑うつ反応はかなり軽快し、表面的にはほとんど認められなくなった。ただしロールシャッハテスト等の性格検査によれば、性格の偏りの存在はもちろん、病的な精神反応に陥る危険性も未だに証明されるのである。

ここで被告人の性格の偏りの、いわゆる改善可能性について考察しよう。

かつては、精神病質者の本質的特徴は改善不能性にあるといわれてきた。しかし、最近ではこの概念の大成者であるK・シュナイダーでさえも、N・ペトリロビッチやJ・ウィルシュと共に、情性欠如精神病質者ですら後年人格が発達して社会化される可能性は驚く程よい、と述べている（拙著「思春期非行少年の犯罪精神医学的研究」既出で紹介）。まして少年の場合、性格の発達と改善の可能性は、成人の場合よりもはるかに大きいのである。被告人は、拘置所における数年間の勉学その他で、改善可能性の問題を自ら実証しつつあるといえよう。

二　身体的診断

被告人は脳波検査において軽度の異常所見が認められた。すなわち、後頭部α波出現の左右差、および睡眠脳波における右側後頭部に徐波が出現しやすい。これは、右後頭の脳波発達が他に比し何らかの原因で遅滞し、発達異常を来したと考えられる。その原因としては幼少期における痙攣発作や脳外傷等の遺残の可能性が考えられる。

また自律神経機能検査において副交感神経緊張性異常徴候が顕著であり、尿中活性アミンの定量の異常が認められる。両者の異常所見から、被告人は体質的に明らかな副交感神経緊張状態にあり、性格特性や深刻な自殺念慮を伴う抑うつ状態と関係があると考えられる。

これらは、被告人の脳にある種の脆弱性が存在することを示している。脳の脆弱性は、被告人の人格の形成分化にさいして、生いたちの劣悪な環境条件と共に生物学的にこれを規定し、また強い情動刺激をうけた場合自殺念慮や抑うつ反応を強めたり、心身の病的緊張状態から衝動の爆発を惹起しやすくした可能性がある。そして被告人が常に経験していたひもじさや栄養障害、睡眠障害等のストレスは、被告人の脆弱性をもつ脳に過度の負担を課し、病的な精神状態を増幅、悪化させた可能性も否定できない。

三　犯行時の心理の診断

被告人は、犯行前すでに出生以来の劣悪な環境や外傷的情動体験等によって、人格の全体的発達や性格形成を歪められ偏らされていた。中学二年まで続いた夜尿症、小学五年以来顕在化した抑うつ反応や自殺念慮に代表されるように神経症状態も発現していた。また小学二年以来の頻回の家出、長期欠席、頻回転職や非行にみるような問題が、病的に強いあてつけ心理によって行動に移されていた。これらすべては、その後も絶え間のないストレスに基づいて悪循環を形成し一進一退しながら慢性化し持続した。

犯行直前、被告人は肉身や社会のすべてから見捨てられ、絶望的で進退きわまった窮境に追いこまれ、「糸の切れた凧」のように感じ「自分がこの世で一番不幸な人間」と思っていた。同時に長い間正常なはけ口を見出せなかった攻撃衝動は、恨みとしてうっ積にうっ積を重ね、被告人に自分以外のすべてを敵視させ、被告人が統御できなくなるほど原始的で粗野で強烈な怒りを招来し、被告人を根柢から激しく衝き動かしていた。攻撃衝動のこの激しさは、第一に遺伝的な精神的エネルギーの強さ、身体的な脳波異常所見や副交感神経系の異常緊張所見、等のような生物学的条件によって規定され増幅されたと考えられる。第二に、被告人の無知と未熟な社会性等のため、葛藤多き問題を合理的に解決できなかったことにもよると考えられる。第三に、当時被告人は人生の危機といわれる思春期にあり、その心性は被告人の葛藤に満ちた心の矛盾と緊張を普通以上に強め、攻撃衝動を一層激化させたことにもよるであろう。第四に、被告人が常に経験していた飢え、寒暑、疲労などのストレスからもたらされる退行と激情も、攻撃衝動を異常に激しくしていたと考えられる。

このような心内緊張が持続したため、思考内容は当面する問題に集中し固着し、物事を現実的に正確に把握し、判断する精神機能が低下し、被告人が必死にいくら努力しても良い結果はえられず、かえって危機的状況に追いこまれるという悪循環にとらえられた。被告人のこの状態は、重い性格神経症状態と判断される。とくに、東京プリンスホテル殺人事件の直前、「周囲の人間が自分と一切無関係なものに見え、電車と同じような感じにしか映らなかった」と被告人が述べた心理は、「離人感」と称され、人間としての関係が断絶し、現実感を失った異常心理である。この離人体験、被告人の絶望心理、罪責感と被罰欲求からの行動、持続し強化された自殺念慮や自殺企図、間接自殺企図、抑うつ反応（東京少年鑑別所において最も医学的に明瞭に記載された）、統御できないほど異常に強度な攻撃衝動の亢まり、病的なサド・マゾキスチック衝動誘発などとあわせ考えると犯行時被告人の自我境界は不鮮明となり、自我の統合はほとんど解体に瀕しており、精神病に近い精神状態であったと診断される。

被告人が犯した一連の殺人事件は、このような病的な精神状態のもとで行われた。東京事件は、この精神状態を基礎にして、警備員に対する恐怖心と逃亡意図が前景に立ち、極度にうっ積していた攻撃衝動が追いつめられた状況下で、偶然入手していた拳銃を武器として爆発したものである。極度の疲労、不眠、栄養障害、空腹、寝起きのぼんやりした状態などの身体的因子の布置も証明され、急激な情動葛藤からパニック心理に陥り、偶発的に生じた激情犯罪といえる。この事件は、被告人に殺人即死刑を確信させ、一層の混乱と自殺念慮を起こさせ、京都で全く同様の情況を招来し第二の殺人事件を犯させた。

函館事件は、東京と京都事件以後さらに強められた自殺念慮と恨みの気持が互いに激しく抗争し縺れ合い選択を迷わせ、絶望に打ちひしがれた被告人の精神的緊張と攻撃衝動をそれまでになく高め、慢性的な栄養失調状態、寒さや野宿からくる睡眠不足、極度の疲労等のストレスが加わり、被告人の思考と行動を混乱させ、矛盾させ、判断力を低下させた結果と考えられる。とくに次兄の「どうせ死ぬなら…。」の言葉は、極限状況にあった被告人の絶望感と、攻撃衝動を肉身や社会に対する仕返しの側へ転化させる引金となった。四事件のうちで、この時の精神状況が最も苛酷で混乱していた。

名古屋事件は、三つの殺人事件とくに函館事件に心を責められ、逮捕されるという被害妄想的考えに支配されて不安、緊張が高まり、ますますうっ積していた攻撃衝動が運転手の言動によって爆発した犯行であった。この事件でも、寒さや野宿から睡眠障害と栄養障害、夜半目覚めたばかりのぼんやりした精神状態等の身体的因子が関係しており、それに従来と異なって被害妄想的な病的心理に支配され、思いつめ、行動化された事件であった。

静岡事件も名古屋事件と同様の心理で起こされた。尾行され逮捕されるとの被害妄想的な確信は一層強まり、不安に耐えきれなくなった被告人は自分から数々の犯行を犯した。これは被害念慮に基づき、自分から逮捕されそうになるという絶体絶命の状況を作り、そこで射ち合った上で死のう、というもので、被告人の病的なサド・マゾキスチックな衝動傾向と密接に関連していた。

原宿事件は、連続殺人事件とくに流血の惨をみた名古屋事件の重みに苦しみ耐え切れなくなった被告人が、肉身や愛人からも理解されず、自殺も自首も出来なくなり、最後の死場所として起こされた。病的な間接自殺企図であったが、射殺もされず逮捕もされなかった。被告人は明治神宮の森で自殺を図ったが三発の弾丸は共にしけていて不発だった。拳銃にさえ見放され自殺できなかった。完全に虚脱状態に陥り、疲弊しつくしていた被告人は自ら歩いて行って逮捕され、ようやくほっとし、救いさえ感じたのであった。

上記のすべてから、被告人は、犯行当時、精神病に近い精神状態にあり、自由な意志能力の関与する可能性のきわめて少ない統御困難な強い衝動に支配され、事物の理非を弁識し、またこれに従って行動する能力が著しく減退していたと判断される。

なお、この鑑定結果は、前回行われた新井尚賢氏による結論と大幅に異なる。その最大の原因の一つは、当時、被告人は絶望的、自棄的心理状態にあり、早く裁判を終らせて死刑に処されたいと望み、投げやりになっていて事実を今回のように詳細に述べず、新井氏はそれに基づいて鑑定したことによる、と考えられる。

第四章　鑑定主文

一、被告人は、犯行前までに高度の性格の偏りと神経症徴候を発現し、犯行直前には重い性格神経症状態にあり、犯行時には精神病に近い精神状態であったと診断される。その根拠は、被告人の異常に深い絶望心理、罪責感と被罰欲求からの行動、持続し強化された自殺念慮や自殺企図、間接自殺企図、抑うつ反応、統御不能なほど強度な攻撃衝動の亢進、病的なサド・マゾキズム心理、離人感、現実把握や判断力の低下、被害念慮、自我境界の不鮮明化等である。

このため被告人は、自由な意志能力の関与する可能性のきわめて少ない統御困難な強い衝動に支配され、事物の理非を弁識し、またこれに従って行動する能力が著しく減退していた、と判断される。

二、本件行為時被告人の精神状態に影響を与えた決定的因子は、出生以来の劣悪な生育環境と母や姉との生別等に起因する深刻な外傷的情動体験であり、これに遺伝的、身体的に規定された生物学的条件、思春期の危機的心性、沖仲仕や放浪時に顕著な慢性の栄養障害や睡眠障害や疲労等のストレス及び孤立状況、二〇歳未満の無知で成熟していない判断力等の諸要因が複雑に交錯し増強しあった結果である。

三、被告人の精神状態は、本件により逮捕されて以降変遷をたどった。拘禁当初は自殺企図と抑うつ反応が強まったが、拘置所内で安定した生活が保証されてからは、懸命の勉学や人々との交流を通じて自己分析と自己変革および犯罪原因の追求を行い、数冊の本を出版するなど知的活動の旺盛な生活を送っている。

四、被告人の現在の精神状態は、本件犯行時と比較し著しい変化が認められる。その変化は、精神症状面での絶望心理、自殺念慮、抑うつ反応、高度な攻撃衝動などの軽快や離人感の消褪として、性格面では衝動性や情緒不安定性の改善として認められる。全体として人格は成熟と統合の途上にある。ただし性格検査所見や拘禁生活等から判断すると、なお性格の偏りが認められ病的な精神反応を起こす危険性も存在している。

五、被告人の精神状態と本件犯行との間には密接な関係が認められるが、既に本章一の項で述べたので省略する。

右の通り鑑定する

昭和四九年八月三一日

鑑定人　医学博士・医師　石川義博

妻子五人殺人事件

保崎秀夫
丹生谷晃代

目　次

解　説

まずはじめに、本件に関して一審および高裁による判決を紹介し、それから鑑定人、鑑定助手の感想を記すことにする。

一審判決要旨（平成二年M地裁）

被告人の知的水準が平均以下であること、性格的に自己中心的で不適応に陥りやすいという偏りを有すること、犯行当時マキリで妻子を手にかける前に、日本酒七合を一升びんからラッパ飲みしていたこと、その後の五名に対する殺害行為について確たる記憶を有していない部分があるという基本的事実は動かしがたい。

S子との離婚問題の再燃に悩んで相当の心労を抱いていたことも事実である。しかし知的水準が低いといっても、軽微であり、それのみで心神耗弱と評価することはできない程度である。犯行前夜S子と共にウイスキーを二、三杯飲みながら寝込んでしまっているので、煩悶の末精神疲労の極致にあったという心身の状況は浮かんでこない。被告人が二つの鑑定書から人格的に偏っていたことは容易に認定できるが、それがただちに責任の能力の減弱をもたらすものではない。したがって知能、性格、等の負因と合わせて複雑酩酊等の状態に至っていたかどうかが判断の中心になる。

被告人がウイスキーを飲んで寝てしまった後で目を覚ました午前五時ころ、殺意を起こし、勢いをつけるために日本酒をあおったものとすれば、複雑酩酊を論ずる余地はない。

ウイスキーを飲んで数時間後に目覚めたとすれば、アルコールの影響は薄れており、腕を振り払われたきっかけで離婚の事態が深刻であることに失望し一家心中を遂げようという発想も短絡的とはいえ、一応了解範囲内のものであり、酩酊の結果異常な心理状態に置かれたとはいいにくい。犯行を決意した後で飲酒したという事実が動かしがたい以上複雑酩酊による責任能力を論ずる余地はない。被告人は供述を翻して日本酒は勢いづけに飲んだのではないという。また犯行の態様の細部はもちろん動機すらも想起不能という供述に終始しているため、あたかも大量飲酒後に殺意を生じたという解釈を入れる余地を残している。

犯行の目撃者がなく、自首が遅れ、死体も腐敗状態で検死がなされ、被告人の記憶に欠損状態があることも否定できない。したがって被告人の精神状態の基礎となる客観的状況を認定するに困難が伴うが、……殺意を決意した後に飲んだという捜査段階の供述の信用性に疑いをはさむ事情は認められない。……犯行決意のきっかけやラッパ飲みの目的については、検察官に対しわずかな記憶が残っているという事実をいくつか述べながら、その件では司法警察官に対する供述を維持している。……凶器を選ぶにさいし新品のマキリを持ち出し、一名を除いて頸部をかき切るなどして短時間に殺害し、その一名も背部に創傷をおわした後に頸部をかき切っており、目的を遂げるために合理的合目的的な行動が行われており、アルコールによる意識障害、失調は考えられない。発覚を恐れてその後、家人が不在の様にみせかけるなど落ち着いた行動もとっている。……被告人が殺害を決意し、その勢いづけに日本酒を七合ほど飲み、酔いが回らぬうちに一気に敢行したと認定するのが合理的であり、決意した後に飲んだ酒による酩酊の程度がどの程度であるにせよ、最初に企図した殺害の目的に合致しているかぎり、責任能力の判定に消長を来す理由にはならない。……現在被告人が細部にわたる記憶が欠落していることはうたがう余地はないが、直前に七合の清酒をのみ、犯行後も相当量の酒を飲んで当日午後一一時ころまで約一七時間余りも眠りこけていたというのであるから、記憶の欠損は酩酊後の睡眠か、心因性の健忘としても、了解可能であり、必ずしも犯行当時に意識障害が存したことを確認させる理由になるものとは認めがたい。

……被告人は公判廷において自分の行為を合理化する気配を示し、S子の身持ちをあげつらうばかりでなく、相手側の実家に原因があるといったり、遺族側の感情を逆なでするような供述をするに至り、……検察官の死刑求刑も重過ぎる響きを持つとはいえない。

しかし本質は自ら死を決意すると共に家族をも道連れにしようとしたいわば無理心中の事件であり、どちらかといえば被告人の反社会性というよりは非社会的な不適応性が表面に浮かび上がる事件であることも否定できない。……凶悪な犯罪とは類型を著しく異にするところがあることは否めない。家庭内では専横であったが、周囲からは温厚な人間と受け取られ、酒癖も悪くなく、家族思いで子煩悩な印象を与えていた。このような人間が自分を支えるべき家族の絆が断たれようという状況に逆上して凶刀をふるった本件犯行は、同じ家族に対する犯罪としても、例えば保険金目当ての利欲犯罪とか異常な性犯罪とかのように一般人に対する犯罪と同様の凶悪性を感じさせる犯行と同視することはできない。……さらに遠因である被告人の怠惰、粗暴、短絡的で自己中心的な行動傾向が、被告人の十全とはいいがたい知能水準や性格の偏りという人格面での障害に起因することは否定できぬこと、相手の身になっての真の愛情でなく、自己中心的で身勝手なものであったとしても、被告人が被告人なりにS子や四人の子供に愛情を注いでいたことは事実と認めざるを得ず、現在はそのように愛する妻子を自ら手にかけたことについて、それなりの反省の思いと、妻子すべてを失い、一人取り残された悲哀の念にさいなまれながら、獄舎において手に掛けた妻子の冥福を祈る日々を送っている様子がうかがえること、必ずしも勤勉であったとはいいがたいにしても、過去においてそれなりの勤労生活に勤務し、道路交通法違反の罰金刑の前科が一犯あるのみで不良無頼の徒とはいささか異なるところがあること、自首した事案であることなど被告人に有利に汲むべき事情がいくつか認められる。

以上のことから本件は五人の尊い生命を奪ったという真に重大な事案であるものの、死刑が究極の刑であることを考えるならば、極刑である死刑をもって臨まなければ国民の正義の観念に反することになるとまではいいがたいものがあると考え、被告人を無期懲役刑に処することにした。

主文

被告人を無期懲役に処する。

S高裁での判決（平成四年）

高裁では、原判決を破棄し、死刑を宣告した。

……被告人の本件犯行に至る経緯と、犯行状況はおおむね原判決で認定したとおりである。……本件は妻子五人を殺害したという罪、結果ともに誠に重大な事案であるばかりでなく、犯行の態様の残虐性や犯行の動機に格別酌量の余地のないことなどを併せ考えると、検察官の所論指摘のとおり、まれに見る凶悪重大な犯罪ということができる。……犯行の態様からすると、被告人は明らかに確定的殺意をもって犯行に及んだばかりでなく、被害者らが血にまみれて横たわっているのを目にし、あるいは苦痛のあまり呻吟する声を耳にしながら、なんら意に介しなかったもので冷酷非道この上ない所業というほかはない。のみならず惨殺した遺体を……自首するまで放置したために、遺体が発見された時には腐敗し、悪臭を放ち悲惨な状況であった。誠に凶悪、残忍の極みと犯行態様を原判決が判示しているのは首肯できる。

動機は妻が離婚を決意して四人の子供を引き連れて実家に帰り、一人残されてしまうという不安を募らせていたところ、妻の挙動からとっさに妻子を皆殺しにしようと決意し本件兇行に及んだというのであるが、右の動機はいかにも短絡的であるばかりでなく、あまりにも自己中心的というほかはない。……子供らを実家に引き取られることになるのは十分考えられるが、被告人との離婚を妻やその両親らが考えざるを得ない状況に立ち至ったのは他ならぬ被告人自身にその責任が求められなければならなかったといえる。……この事態に至った責任は挙げて被告人の怠惰かつ暴力的な性格や家族に対する無責任な態度にあったと非難されてもやむを得ないというべきである。これに対しS子はそれまでの努力を褒められこそすれ、落ち度といわれるほどのものはなく、子供らもいかなる意味でも非難される余地はないことはいうまでもない。……原審法廷で被告人は……妻が死んだ後に残される子どもらが可哀相であるから殺害した旨供述し、あたかも親心から殺害したように弁解しているが、従前の被告人の生活態度や言動から見ると子供の人格を無視し、子供を親の私物化するあまりにも身勝手な言い分と評するほかなく、動機は単に意のままにならぬ事態になったことについて激情の赴くままに家族皆殺しを図ったというのが実相であって、親心から殺害に及んだなどとはとうてい認められない。……S子は困窮した生活の中で内職をして家計を助け実家に愚痴をこぼすことなく、またJ集会に加わって、反省文をノートに記載しているが、これによるとS子が子供らに深い愛情を注ぎ、自ら反省をしながら被告人に尽くして明るい家庭を築こうと努力している様子をうかがい知ることができる。……一言の抗議の機会も与えられずに惨殺され、理不尽にも最愛の子供らまでもすべて被告人の凶刃により殺され、同女の心情を察するとあまりにも不憫といわざるを得ない。四人の子供らも経済的には決して裕福ではないが、明朗で素直に育ち……いずれも瞬時に一命を奪われたものであり、その無念さは察するにあまりある。

原判決の無理心中であって被告人の反社会性というよりは非社会的な不適応性が表面に浮かび上がる事件であることは否定できないと判示する点は、量刑に関する事実認定を誤り、ひいては本件犯行の本質に関する評価を誤ったものと考える。

……被告人は自殺を企てるどころか、凶行後居間に戻った後、日本酒一升びんの封を切り、約五合飲んでその場に寝込んでしまったこと、同日午後一〇時ころ目覚めて、冷蔵庫の上のS子のかばんから一四万円余を抜き取り、洗面用具と一升瓶を携え、犯行現場を他人に見られないようにするため、留守を装って玄関の外側から南京錠をかけ自転車で出て、その晩実家で寝た後、翌朝ちり紙に「みんなつれてゆく　ゆるせ」と書いて財布の中に入れ、物置の中からロープを持ち出し、その先端に輪を作り、これを携えて近くの川にかかっている鉄橋の下に行きロープを橋げたの鉄骨部分にかけるなどして自殺を図ろうとしたがこれを取りやめたこと、その後実家に戻り屋敷内の木陰にござをしいて日本酒を飲んで昼寝するなどし、……翌日、翌々日にも食事せずにぶらぶら過ごし、その間実家の台所から持ち出したマキリで手首を切って自殺を図ろうとしたが構えただけで手首にも当てることをせずやめたこと、その後は特別自殺を試みようとしたこともなく、一三日に電話通報した後自首した。……以上のことから真剣に自ら死を決意したというには程遠く、ただ漠然と自分も死んだ方がいい、あるいは生きては行けないと考えたに過ぎず（原判決は自分も死んだ方がいいとの思いにかられと、量刑の理由欄とはやや異なる判示をしている）自殺方法はいくらでもあるのに、……自殺を試みることを考えただけで、その決行を試みた形跡は認められず、無理心中事件としているのは事実認定を誤ったものといわなければならない。……加害者たる親と被害者たる子供の置かれた境遇にそれなりの世間の同情を誘ういわゆる家庭内無理心中事件などとはまったく性格を異にするものである。……したがって本件はまさに被告人の反社会的性格に起因する凶悪犯罪といわなければならない。

……被告人が本件犯行に出た遠因である被告人の怠惰、粗暴、短絡的で自己中心的な行動傾向が、被告人の十分とはいいがたい知能水準や性格の偏りという人格面での障害に起因することは否定できないと原判決で判示しているが、各証拠によれば学校当時軽愚級にあったが、日常生活で特に知的水準の低下をうかがわせる状況は認められなかったし、被告人が自己中心的で情緒的に不安定で不適応状態になりやすいことがうかがわれるものの、特に精神病質人格ないし異常人格とは認められず、このような被告人の知的水準や性格傾向等が大きく量刑に影響を及ぼすことは考えられない。

被告人は心底から反省悔悟しているとは必ずしも認められないことは遺憾という他はない。……その冥福を祈る心情に偽りはないであろうが、自己の行為の正当化、合理化を主張することは、被告人に真の反省の心情があるかを疑わせるにたるものである。それればかりか犯行後約一年の間、S子の両親に詫びることもなく、……実家の人は憎いとまで公言している。……基礎教育すら十分に受けていない被告人が、心境を的確に表現する能力を持ち合わせていないであろうことを考慮に入れても反省は乏しいとの非難は甘受せざるを得ない。これを要するに原判決が極刑を避けるべき理由として挙げた多くの点は、その理由となり得ないものといわざるを得ない。……以上説示したような本件犯行の罪質、経緯、動機、態様、なかんずく殺害方法の執拗性、残虐性、結果の重大性、ことに殺害された被害者の数、年齢、および被告人の反省の程度、遺族らの被害感情に加えて、本件犯行が新聞、テレビ等によって大きく報道され地域住民、とりわけ殺害された中学生から保育園児までの被害者らと同じく多感な時期にある友人やその家族に及ぼした影響は甚大なものがあり、……一応反省し自首していることや、道路交通法違反の罪による罰金刑以外に前科のないことなど酌むべき情状を勘案するとしても、刑事処分は当然峻厳たらざるを得ない。……慎重に熟慮を重ねたが……極刑をもって臨むのもやむなしとの結論に達したとなっている。

以上本件に関して要点のみを記載し、紹介したが、鑑定人としての印象を次に記載してみる。

本件に関する印象

(1)　やりきれない結末

一審判決を新聞記事で読み、その後高裁判決と本人死亡を新聞記事で知りびっくりした。強い訛りと口下手な被告人のために問診は難航したが、聞きにくいことを萩生田医師がうまく聞き出して、適切な解釈を加えてくれたので大変助かった。

被害者は身内とはいえ五人という多数であり、一審の判決が出た時には、酩酊状態の判断が影響したのかと考えたが、最近になって当時の判決文を見ると全く違っており、被告人の人となりや日常行動を判断し、元来反社会的な人物とは違うと判断し、追いつめられた被告人の無理心中と見て、無期懲役としたようである。

事件のきっかけは妻から離婚話が時々出ていたので、最終的に子供をつれて実家に帰ってしまうと被告人が考えていたためであるが、前夜も一緒に飲んで寝たらしい。その後目覚めて妻のふとんに戻った時に、寝ていた妻が肘で払ったということから、かっとなって犯行に及んでいるが、その際に多量飲酒している。判決の中で強調されているのは、飲酒後いかなる酩酊状態になろうとも、その直前に犯意がはっきりしていればその状態は問題ないということであった。確かに本件では、大量飲酒後犯行に及び、その後また飲んで長時間寝ているということがあり、加えてなかなか自殺の決心もつかず、自首が遅れていたために記憶が極めてあいまいになっていたことである。欠損があることは推測できるが、その程度、範囲が判断しにくく、また直接のきっかけと、その際の決意が判然としないことなどが判断を難しくした。

酩酊犯罪の難しさの一端が現れており、殺意が明白であれば、その後の酩酊状態は関係ないというのもわかるが、記憶に関連するだけに難しい。これは覚醒剤中毒で、覚醒剤を入手する時点で責任能力に問題がなければその後使用してからの問題とは区別して論ずるという話と共通点があるように思える。

高裁では被告人に対する評価は一変し、人物像の判断は身勝手、自己中心的な人物で、自殺する意志もなく、極めて残酷、凶悪な犯行であり、反省悔悟の念が見られず極めて残忍として死刑の判決が下された。上告中に被告人は自ら最も恐れていた脳溢血で死亡したという記事を見て被告人の家族の悲劇的な終焉に何ともいえぬ複雑な感じにとらわれた。

（保崎秀夫）

(2) カルチャア・ギャップ

鑑定に携わる時、私はたいてい被告人の精神状態の側にトランスし、immoral なことも考える。被告人の側に視点をおき事件をみること、ひいては人間存在のあり様や善悪の概念に思いをめぐらせることができるのは、精神鑑定医の報酬の一つかと、日ごろ思っているのだが、本被告人にトランスすることは非常に困難であった。酩酊犯罪の鑑定の難しさに加え、なにせ相手は、きわめつけのショービニスト、こちらは生意気ざかりの女医。性的発達を問う当方に対し、被告人は目をむいて後ずさった。語彙は乏しく、方言もきつく、言語疏通はとれないし、岩のように押し黙る被告人を前にして途方に暮れたものだった。

あの阪神大震災の時にボランティアに駆けつけた関東の精神科医は、残念ながら、さほど役に立たなかったという。人が危急の時に違う言葉（関東弁）で話しかけられても、反応できないものだともいう。私はそれを何乗かしたカルチャア・ギャップの前で立ちすくんでいた。

したがって、被告人が保崎教授に心を開いてくれて話してくれたから本鑑定が成り立ったもので、個人的には無力感がつのった例でもあった。

本被告人は、結局、一審は無期懲役、二審で死刑の判決を受け、上告中に（被告人が鑑定中に心配していたとおり）脳溢血の発作を起こして病死したわけだが、その結末を思うと、（ほとんど被告人の記憶に残らぬまま）殺害された妻子とは別な意味で、不幸な人であったと思え、人間の運命の過酷さにため息がでてしまう。

（丹生谷（萩生田）晃代）

殺人被告事件被告人K・H精神鑑定書

平成〇年〇月〇日、M地方裁判所刑事部受命裁判官M殿は、K病院において殺人被告事件被告人K・Hの下記事項の鑑定を私に命じた。

一、被告人の本件犯行当時の精神状態
二、現在の被告人の精神状態
よって丹生谷（旧姓萩生田）晃代医師を補助者として、被告人と東京拘置所およびK病院において面接を繰り返すとともに、身体的、心理的諸検査を行い、一件書類を精読のうえ、本鑑定を成し遂げたものであり、本鑑定に要した日数は一六三日間である。

一　公訴事実

起訴状によると、
本籍、現住所　I県K郡
職業　無職
氏名　K・H
　昭和二二年生。
被告人はI県I町の自宅において、妻S子（当時三七年）、長女A（当時一四年）、長男B（当時一三年）、次男C（当時一〇年）及び三男D（当時六年）とともに暮らしていたが、妻S子が被告人との離婚を決意し、子供らをつれて実家に帰ろうとしているものと懸念して前途を悲観し、平成〇年八月九日午前五時ころ、自宅東側および西側の居間において就寝中の右妻子五人を殺害して自己もその後を追って死のうと決意し、
第一　東側七畳間において右S子およびDに対し、所携の刃体の長さ約一五・五センチメートルのマキリと称する刃物で、それぞれの頸部を切りつけ、よって、そのころ、同所において、同女らをそれぞれ頸部切創に基づく失血により死亡させて殺害し、

第二　西側七畳間において、A、B、Cに対し、前同様にそれぞれの頸部を切りつけるなどし、よって、そのころ、同所において同女らをそれぞれ頸部切創に基づく失血により死亡させて各殺害したものである。

二　家族歴

被告人は六人兄弟の第四子で、昭和二二年本籍地で父K・I、母Hの次男として生まれた。父K・Iは大正〇年生まれ、農業、後に解体業に従事、各地を転々とし、家にいることは少なく、脳溢血の第三回目の発作で昭和〇年に死亡。父は酒好きであるがひどい悪酔いはなく、被告人を特に可愛がってくれたという。父方の祖父母、兄弟については詳細不詳。母Hは大正〇年I県生まれ、学歴は不詳、結婚後は農業に従事し、家をあけることが多かった。母方の祖父母、兄弟については詳細不詳。

被告人の長兄は山での作業中に事故死、酒癖は悪くなかった。長姉は再婚後脳溢血で死亡。次姉はクモ膜下出血で指の動きが不自由な状態。すぐ下の弟は三歳時に火傷死、末弟は健在。

被告人はS子と恋愛結婚し、二人の間に長女A、長男B、次男C、三男Dをもうけたが、いずれも今回の事件で殺害されている。

知り得た範囲内では被告人の家系に酒好きは多いが、悪酔いのものはおらず、精神病者、自殺者は見当たらない。

三　本人歴

(1) 学歴、生活歴、職歴

両親が家を空けることが多く、父方の祖母が面倒をみていたようである。比較的活発な子であった。五歳時に弟が焼死しているがあまり記憶にない。保育園に行かず、小学校の成績は下位であったが、一年次の担任は、知的に落ちているようには見えなかったが、落ち着きがない子だったと述べている。六年次の評価は学習意欲に乏しく、遅刻が多く、行動全体に落ち着きがないとある。中学時代の成績も下位で欠席が多く、学業成績は全科目1の評価である。被告人自身は、小学校時代は悪がきで、いじめっ子で、中学校時代はいじめられっ子であったという。

中学卒業後、父の解体の仕事を手伝っていたが、父の死後は漁船員となって航海に三月ぐらいずつ出ることになり、乗船しない時は土工などしていた。昭和○年にS子と結婚し、四子をもうけたが、船の中での人間関係がうまくいかなかったり読み書きが不自由なために仕事が見つからず、ぶらぶらすることが多くなったため、生活が苦しくなり、妻とのいさかいが多くなり、一時妻が実家に帰ったこともある。被告人は今回の事件の一か月前に人間関係のトラブルから船を下りており、妻から文句をいわれることが多く、離婚届を突きつけられたことがある。

(2) 既往歴

幼少時の状況は不明である。中学生の時に自転車で転倒し、左鎖骨を折ったことがあり、その後も泥酔して転び右鎖骨を折っている。二四歳時、蓄のう症の手術を受けたほかは腰痛に悩まされ治療を受けており、胃炎でも入院している。

(3)　性格

被告人は自分の性格を聞かれて、なかなかうまく表現できず、語彙に乏しく、調書には、きれい好きといわれているが、と聞くと、どういうことかと聞き返しているが、子供時代はガキ大将、怒りっぽい、乱暴だったと述べている。後日の面談で、仕事が続かぬことについて聞いた時に「人に負けない。負けたくない意地がある。負けないように働く、だから金を余計取っている人間が遊んでいるのに、何で俺たちこんなに働かなけりゃいけないのか。頭に来た」と自分の性格として述べている。

亡くなった妻は、被告人について、ある会合に参加して書いたメモの中に「今までは物わかりは悪く、自分勝手で、思うように行かぬとどなってしまい、短気で良いところはひとつも見えない人で、そのくせ他人の前では、こんなにもいい人はいないと思うほどへりくだり、よくもこんなに変わるもんだと感じ、また軽蔑の目でみてました。……結婚して何年たっても私の気持ちを理解してくれぬ、わかろうとしてくれぬ、わかってくれないずくしで、こんな夫婦もあるのかなと不平不満で過ごしてきました。……会に参加した以上は不満をなくし、夫に仕え、家庭平和に向かうよう努力したい」と記載している。被告人の母や兄弟は、明るいとか、普通とか、わがままではないと述べている。また妻の兄も、おとなしいように見えたといい、仕事上の後輩は、仕事をやり出すと真面目にするが、反面飽きっぽい、子煩悩と述べ、船の雇い主は、「思ったことをはっきりいうタイプ。自分勝手でわがまま。人付き合いもあまりよくない性格で、仲間からは好かれなかった」と述べている。

(4)　飲酒歴、喫煙

子供のころから父の相手で飲んでいたという。就職後は毎日飲酒しており、若いときは一升酒も飲んだが、最近はウイスキーの水割り二～三杯であるという。兄嫁などによると飲んで暴れたことは見たことがなく、飲むとすぐ寝てしまうというので、総じておとなしいのみ方であったようである。ただ漁師仲間同士では酔って喧嘩することがあったらしい。喫煙は就職後始め、六〇本位まで吸ったが、胃炎で入院してからはやめている。依存性薬物の乱用歴はない。

(5)　性的発達、婚姻

被告人は早熟で、詳しい時期はわからぬが、小学校の高学年か中学時代に先輩の女生徒と性交渉をもっている。自慰はその前から経験している。船に乗ってからは、しばしば街娼をかっており、結婚後も続いていた。

S子と結婚する前は、蓄のう症で入院中に知り合った女性と数年間つき合っており、妻とは胃炎で入院した際に知り合い、院内で肉体関係を持ち、兄に勧められて結婚する気になったが、S子の実家では結婚に反対したので、S子の通勤時に駅で待ち伏せしたり、職場に訪ねていって会うという方法をとっていたが、やがて二人で東京に家出し、被告人は大工として働き、長女の妊娠を機会に帰郷し、許可を得て結婚した。被告人は自ら性欲は強く、船から帰った時は毎日性交渉を持ち、事件の三日位前にも交渉を持ったと述べている。また飲酒により性欲が低下したことはないという。

(6)　趣味、嗜好

結婚前は賭け事をやっていたが、結婚後は庭木の剪定や自転車の修理が趣味で、パチンコはたまに行く程度である。

(7)　前科、非行歴

非行、補導歴はなく、昭和五一年に無免許、酒気帯び運転で追突事故を起こしたが申告せず、道路交通法違反で罰金刑をうけているだけである。

四　現在証

(1)　身体的現在証（身体症状）

身長一六四・七センチメートル、体重七〇・〇キログラム、やや小柄で、筋骨たくましく闘士型体型で栄養は良好。脈拍一分間七二、整で、血圧は一六八／一〇〇とやや高い。みけんに二個所および右第二指に切創の縫合痕あり、クモ状血管腫や手掌紅斑は認められない。顔面は左右対称で外見上頭蓋骨の変形はない。眼球結膜および眼瞼結膜に貧血、黄疸は認めない。頸部にリンパ節や甲状腺腫は認めない。胸部では心濁音界、心音ともに異常を認めない。肺は打聴診上異常を認めない。腹部は平坦、軟で、肝臓、脾臓、腎臓はいずれも触知しない。両下肢に浮腫は認めない。

神経学的には、瞳孔は正円で対光反射は正常、眼底にも異常は認めない。眼球運動も正常であるが、側方視の際に軽度の振り子様の水平性の眼振を認める。その他の脳神経に異常は認めない。筋緊張は正常、不随意運動もない。表在知覚、深部知覚は正常、指鼻試験、膝踵試験は正常で小脳失調は存在しない。腱反射は上下肢とも左右差はなく、病的反射は認められない。

一般検尿では、蛋白、糖、潜血は陰性、ウロビリノーゲン（±）、沈査では赤血球、白血球、細菌、円柱を認めず、扁平上皮（±）である。血液では梅毒血清反応はガラス板法、TPHAともに陰性。血液生化学的所見は、総蛋白六・八g／dl、アルブミン三・八g／dl、ZTT七・九単位、TTT四単位、総ビリルビン値〇・六mg／dl、直接ビリルビン値〇・三mg／dl、尿素窒素九・七mg／dl、クレアチニン一・〇mg／dl、尿酸五・二mg／dl、血清ナトリウム一四〇・九mEq／l、カリウム四・〇mEq／l、クロール一〇四mEq／l、カルシウム九・〇mg／dl、無機リン三・一mg／dl、LDH二三六単位、GOT一〇単位、GPT七単位、アルカリフォスファターゼ一一二単位、LAP三三単位、γGTP五単位、コリンエステラーゼ二三七〇単位、アミラーゼ一五九単位、総コレステロール値一六七mg／dlである。末梢血所見は白血球五三〇〇、赤血球四二二万、血色素量一二・七g／dl、ヘマトクリット値三七・〇%であった。

脳波検査結果（原純夫医師判定、平成〇年二月二一日）は、

「安静・覚醒閉眼時の基礎律動は、頭頂から後頭優位に20～30マイクロボルト、10～11ヘルツのα活動に、びまん性の20～30マイクロボルト、20ヘルツ前後の速波が混在して、不規則な背景をなす。開閉眼によるα減衰が認められる。光刺激による駆動反応は、9ヘルツ、15ヘルツ、18ヘルツにて認められる。過呼吸による徐波化は認められない。睡眠時の脳波も特記すべき問題点はない。速波混入が目立つ程度で、全体として正常範囲内の所見である」という判定である。

頭部CTスキャン検査では異常所見なしとの結果が得られている。

以上を総合すると、眉間および右第二指の切創痕を認め、高血圧があり、側方視の時に軽度の振り子様の水平性眼振が認められ、軽度の貧血が検査上認められる他は目立つ身体所見はない。

なお被告人は拘置所内で、降圧薬、睡眠薬、白癬や腰痛の塗り薬をもらっている。

(2)　精神鑑定についての説明は受けているが、「何が何だか、何のためにやるのかわからない」といい、いわれるままに鑑定を受けているように見えた。しかし鑑定には協力的で、鑑定期間中精神状態には格別な変化は見られなかった。被告人は意識は清明であったが、例えば「ここはどういうところですか」という問いに対し、病院とは答えるがそれ以上の説明を求めても答えられず、知的な問題がかなり関与しているように思えた。

被告人は語彙に乏しく、口が重く、下をむいてボソボソと話した。質問を受けると言葉を探しあぐねているかのようにまぶたをふるわせて、しばらく沈黙した後に話すことが多く、意思の疎通には時間がかかった。

しかしやさしい言葉を使えば、会話の理解は可能であった。被告人はがっしりした体軀でいかついように見えるが、会話が家族のことに及ぶと涙を流し、またそれを非常に恥かしがった。全体として被告人は問われたことにのみ最低限答えるという風であったが、被害者S子の男性関係についての懸念と実家に対する不満については比較的積極的に話していたが、時間的に話が前後したり、言葉の訛の関係もあって、内容を何度も聞き返すことが多かった。

以下標準語に直して会話の一部を記載する。

S子との出会いは、「知りあったのは入院中で、すぐ病院内で関係ができ、いろんなことに応じてくれたので、男好きという感じだった」といい、会社勤めで東京にも彼氏がいるといっていた。その後彼女が東京から帰ってきて、つき合いを続け、結婚することになったが彼女の実家の反対にあいだめになった。その後彼女に男ができ、会社の寮に会いに行ったが留守で、寮の奥さんにいわれて向かいの部屋をのぞいたら、その男と寝ていたので、一緒になる気がないといって引き上げたが、ほれていたせいか、何となくまた会うようになり一緒になった。結婚後は一緒になって子供が生まれたが、銭湯で俺に似てないといわれたことがあったが、特に気にしなかった。結婚後は浮気の直接の証拠はなく、最近、ここ二～三年くらい浮気が気になり出した。子供をデパートに連れ出して何時間もいなくなることがあり、子供に聞いたら何回もいっているという。

S子の実家との関係は、俺に相談しないで実家といろいろ決めてしまう。女房は自分のものと子供のものばかり買って、前に家出した時も俺の食事は誰も面倒を見ない。俺は外国帰りの時は実家にいろいろみやげを買って行き、兄弟にあげたし、魚や酒を持っていったが、良くとってくれたことがない。向こうの兄弟は酒癖が悪く、うそつきだ。俺のしないことをしたという。子供の貯金を苦しくて下ろしたのをパチンコで使ったと嘘をつく。あいつらのためにこうなったんだ、と言う。

被告人の話の中には、「男が人前で泣くのは恥ずかしい」「オナゴは口うるさくいうもんじゃない」「女房の実家が女房を手伝わすときには、俺に貸してくれというのが当たり前でしょう」など、被告人なりの「こうあるべきだ」という考え方を何度も述べていたのが印象的であった。

被告人は犯行当時に自分が精神的に異常であったという主張はまったくせず、犯行も妻への嫉妬とは無関係と強く主張し、女房の実家が子供たちを殺したなどと述べ、現在の事態を十分認識していないような口ぶりだった。なお今回の鑑定中に故意に嘘を述べているような印象はあまり受けなかった。

被告人は口が重いが、思考途絶や精神運動性制止によるものでなく、思路の弛緩も認められなかった。幻覚の存在は否定しており、妻S子に関する嫉妬の念は妄想とすべきかどうか議論のあるところなので後で考察するが、それ以外に妄想は認められなかった。考想伝播や思考奪取などの体験も認めなかった。

事件前に気分の落ち込みや高揚、不眠などはなく、死にたくなったこともないという。昭和〇年に妻が実家に逃げ帰った時に、息子と一緒に死ぬといったのは、単なるおどかしで、そう言えば帰ってくると思っただけで、本気でやるつもりはなかったと述べている。強迫思考は否定しているが、父親と姉が「あたっている」（脳溢血になっている）ため、自分も将来同じ病気になるのではないかという心配が常にあったという。

事件後は、事件を起こしたことを後悔し、死んだ妻子のことを毎朝拝んで涙を流し、眠れない状態が続いているという。また肩や頭が痛く、「あたる」のではないかという心配が強まっている。先のことについては「お袋におまえは死刑だといわれたし、もうどうでもよい。今までにないようなことをしてしまったんだから」という。

診断の補助手段として行った心理検査結果は次のごとくである（深津千賀子心理助手判定）。

なお被告人の理解力が低く、自己評価が必ずしも適切にいかないようであったので、コーネル・メディカルインデックス、矢田部ギルフォード性格検査は中断し、クレペリン精神作業検査、記銘力検査は施行しなかった。

①ウエクスラー成人知能検査（ＷＡＩＳ）

全検査ＩＱ　65（精神遅滞）

　言語性検査ＩＱ　60

　動作性検査ＩＱ　82

所見：協力的であったが、知的水準が全体に低い。単語問題が低く、特に言語的に対人関係で交流する時に障害があると思われる。（自己表現が稚拙であったり、他者の行っていることについての理解力が低かったりする）。

②Ｐ―Ｆスタディ

本人だけでは状況を理解しきれぬことが多かったため、テスターが説明しながら口述筆記で施行した。

ＧＣＲ得点　五〇％（平均五八±一二％）

一応は社会常識的な対応ができると思われる。しかし全体に、欲求不満場面に対して、攻撃的になるか、過度に自責的になって自己非難をとるかといった極端な態度をとることが多い。しかも必要な時に自己主張をして積極的に自分をまもることが出来なかったり、問題に直面した時に、我慢をしたり、問題を適切に解決しながら自分の欲求を実現するといった能力が低い。精神的、社会的に未成熟といえる。

③文章完成テスト（SCT）

漢字がほとんど読めないとのことで、ふりがなをふった上で自分で記入してもらったところ、本人なりに何とか記載した。

そこで「私がこころにひかれるのは……こどもたつでし（子供達です）」「私が忘れられないのは……にょうぼこどもでし」「私が思い出すのは……〇〇こやこどもたつでし（S子や子供達です）」「調子の良い時……にょうぼこどももあそびにつれてあることでした（女房子供を遊びに連れて歩くことでした）」「時々私は……こどもたつおゆうえつとかでっぱつなどにつれてゆく（遊園地やデパートなどに）」「私が好きなのは……みんなしきでした」というように、自分がいかに妻子を愛し大切にしていたかが語られている。

本人の関心はほとんど身の回りのことに限られており、関心の視野が著しく狭い。

しかも物事のとらえ方は、「もし私の母が……とってもいい母です」「私の父……やさしかった」「私の兄弟……とってもいい兄弟です」「私が嫌いなのは……S子のおや、とこ（親のこと）」「どうしても私は……Tのひとたちがにくいでし」「私を不安にするのは……Tの父子」というように、妻の実家をすべて悪い人ととらえるような単純な枠組み（分裂機制）がある。つまり物事を両面からとらえることができず、『良い』『悪い』、あるいは『好き』『嫌い』だけといったとらえ方であり、対人関係も一方を『良い』とすると他方が『悪い』となるような分裂が強く、葛藤を経験しにくく、人格の発達が未成熟である。自己像も「子供のころ……わたしは悪いこ」「家の人は……わたしをいつばん（一番）わるいこだという」ように、周囲から悪くいわれていても本人としては、「今までは……じぶんわいいひとだとおもってました」というように良い自己像を持っていたらしい。それが今回の事件によって「夫……じぶんわわるい夫です」と否定的な面も認めるようになっている。

一応「私の失敗は……さつじんおおかしたこと」「私が残念なのは……ころしたことでし」「将来……つみをつぐないたいことがいっぱいです」と罪責感が強くあるが、他方「私はよく……さけおしきでし（好きです）」「もし私が……さけおのまなかったらこんなことにはならなかったとおもいます」というように、酒のせいにして責任を回避している面もうかがわれる。

④ロールシャッハテスト

反応数は一〇個だが、ほとんどの図版で「わからない」「はっきりわからない」が繰り返され、一〇枚中三枚については反応語としてまとめることに失敗している。

一〇個の反応中六個は平凡反応であり、その他のものも、特に認知の歪曲や奇妙な反応はない。この点からも社会常識的な順応力はあるように思われる。ただしこの一〇個の反応も「前の病院で『人が二人』って聞いたような気がする」というように、前回の検査でテスターが平凡反応がみえるかどうかを確かめたのを覚えていて、反応したものが加えられている。したがって本人の自発的な生産性はもっと低いと思われる。

外界のさまざまなことについて細やかな関心が向かず、知的にも情緒的にも未分化で、人格発達がかなり遅れているといえよう。

⑤絵画統覚テスト（ＴＡＴ）

ここでも絵の説明をすることくらいしかできず、人物像に内面を投影することがなかなか困難である。

ただ白紙図版では、死刑になることが恐いこと、事件の時は自分がからかわれている気がしたこと、殺して死んだ方が良いと考えたことがあったこと、別れたくなくてそうしてしまったことなどが語られた。

⑥描画検査

人物画も、樹木画も、用紙のほんの一部を使って描いた。単純な統合性の低いもので、ここでも知的水準の低さが大きく影響しているし、人格の未発達さがある。

人物画は、頭に線だけで胴体手足をつけた身体像で、しかも目の鋭さだけが目立ち、非常に自己像が貧困であり、攻撃性が強く、これを他者に投影したときには被害感を感じやすいことがうかがわれる。

⑦心理検査結果の総合判定

知能検査にあるように、知的水準は低い。このことが人格全体に影響しているように思われる。

つまり、生産性、反応性も低く、情緒的にも未分化で、言語を介しての対人関係での交流もうまくいきにくい。ある程度の順応力はP—FスタデイのGCR％や、ロールシャッハテストで平凡反応が多いこと、歪曲した認知がないことからもうかがえる。しかし文章完成テストにあるように、関心が狭い範囲に集中しがちで、しかも物事の両面性を統合するような自我の発達が遅れているために、自分も対象も、『良い』か『悪い』か、『好き』か『嫌い』かのいずれかに分裂させて関わるしかない。

このように対象関係で未熟で、妻子と自分との関係も非常に未分化であったと推測される。

精神状態全般についての考察は次章にゆずる。

(3)　犯行当時の記憶

今回の鑑定に際して被告人は、犯行にいたるまでの経緯について、繰り返し次のように述べている。

「よくS子の実家から電話があってね、その時も手伝いに来てくれとね、その日行くかどうかはわからなかったけど、殺した原因は俺もわからない。いつも女房と一緒に飲んでいるが、事件の前の晩も一緒に飲んで、おれが目を覚ましたら、キドコロ寝（ふとんに入らずうたた寝）しておった。朝まで早いからもう少し寝ようと思って、女房の隣に寝たら、女房と肘が重なって、それを女房がのけて、床がえ（寝返り）して、腹が立ってね。

（その時S子は起きていたの？）

女房の目が動いたように感じられて、起きていると思った。それでキモやけてね。日本酒六合か七合、ラッパ飲みしてしまった。そのあと気がついたらマキリをもっていた。

子供の小さいのが、顔を上向いているのを見ただけ。傷とか血とか見ていない。ちらっと見ただけ。実況検分の時、「血を見ていないのか」といわれたけど全然見ていない。

台所に戻ったら血があって、二番目の男の子がフーフーといっている。Cとわかってそれで酒を飲んだ。

（刺したことは覚えていないのか？）

まったく覚えていないです。

（『部屋をあとずさりした』のはおぼえていないのか？）

あとずさりして布団だか毛布だかからまったというのは、刑事さんに何回もいわれて、いわれればそうかと思います。

（五人殺したとわかったか？）

Bの声がした時「やったな」とわかった。

（五人とも殺したとわかったか？）

はっきりしないけれども、でもまた酒を飲んでも誰も出てこないでしょう。だから……また新しい酒びんを出して、口きって飲んだのは覚えているけど、そのあとは覚えていないです。三合か、四合飲んだかね。夜の一一時ころまで寝てたんです。

起きた後『やった』とわかって、自分も血吹いているし気持ちが悪い。おっかなくなってそこにはいられなくなって、洗面道具と酒を自転車の籠に乗せて、実家にいったんです。

（その時は死にたい気持ちはあったのか？）

その時は頭に何もなかったです。ただその場所にはいられないと。

実家に行く前に鍵をかけて、酒を飲んだ。どっちが先か忘れたが、南京錠を外からかけて、家に人がいないように見せかけてね。反対側から出し、逆から鍵をかけて、いない振りをして……

実家に向かい、自転車を下りて小便たれていたら、兄嫁が出てきて「今来たか」といわれて、家の中に入った。

（ちり紙に遺書を書いたのはいつか？）

実家に帰った日の次の日かな。お袋が……に目の検査に行くといって、家が空だったんです。そこで留守番してて、死ぬしかないと考えたんです。

（一家心中のつもりだったか？、それとも事件を起こしてから死ぬしかないと考えたか？）

子供も女房も大好きだったから、別れさせられ、子供をとられるくらいなら、全員で死のうと何日か前に考えた。でもできるとは考えていないし、方法も考えていなかった。こんなことになってしまって、死ぬしかないと思った。

家には四日いた。その間落ち着かなかった。ただ死ぬしかないと考えていた。酒だけ飲んでいた。飲まなきゃいられなかった。頭がおかしくてそっちしか向かず、気持ちが悪くて、恐ろしくて、おかしかった。御飯作ってくれても、三、四日一口も食べなかった。

橋の下で首吊りしたけど、でも苦しくて、もう一回やってみたけど苦しくてできなかった。そっでナイフしかないと思って、家の脇の道にゴザしいて、飲みながら考えていたんだが、できなくて寝てしまった。

次の日は朝から出歩いて、手首切ろうにもできないんで、夜の山とか川を歩いて、どうしようもなくて帰ったら朝風呂が沸いていたんで、入って。

風呂に入った時『子供達はみな日にちがたっているし、今日は盆で開けない家はないし、こりゃだめだ、自首するしかない』と考え、お袋に酒くれといって二、三杯飲んで……実家から電話できないんで、甥っ子に頼んで、電話あるとこさ車で連れていってもらった」

以上のごとく、被告人は犯行当時の記憶に欠損があると述べている。

五　精神医学的考察

被告人は父K・I、母Hの次男として、昭和二二年、I県で生まれた。

同胞は六人で、内二名はすでに死亡している。被告人の家系には精神病者、アルコール依存者、犯罪者、自殺者は見当たらない。既往歴として、分娩時、乳幼児期に特に問題はなかったようである。数回の切創、二回の鎖骨骨折、二四歳時の蓄膿症の手術、二六歳時の胃炎、腰痛による治療歴以外に特記すべきものはない。

生活史については、両親が家を空けることが多く、被告人は父方祖母に面倒を見てもらい、幼稚園や保育園には通っていない。家の暮らしは苦しい方であったが、食べ物に困るような状態ではなかった。

学業成績は、小学校、中学校を通じて、一貫して下位であり、無断欠席もあり、「行動全体に落ち着きを欠く」「粗暴な性格」などと評されている。

中学卒業後、父親の手伝いをし、解体業に従事し、その後漁船員となり、二七歳時にS子と恋愛結婚し四子をもうけた。

外見的にはトラブルの目立たぬ生活を送っていた。五年くらい前から被告人はあまり働かなくなり、そのために妻との争いが絶えず、昭和〇年には妻が実家に帰ってしまい、被告人とその両親が迎えに行き、謝罪して連れ戻している。また事件前、その年の七月に被告人が無断で船を下りたのをきっかけに、S子は離婚届を役場からもらってきて被告人に見せ、被告人はそれを破り捨てている。被告人の性格傾向として、鑑定時の問診、S子が書き残したノートの記録、知人の供述、心理テストの結果から示されるように、仕事は飽きやすいが、おとなしく、人に合わせるタイプと思われていたようであるが、内心は負けず嫌いのところがあり、家人に対しては短気なところがあったようである。

また「女は口答えするものではない。女房は何でも夫に相談すべきである。男は女房に謝ったりしないものだ」といった杓子定規な考えを他人に押しつけるような、柔軟性に欠ける傾向があり、それがS子とのトラブルの原因の一因ともなり、前述のようにS子やS子の実家のものを激しく非難する原因のひとつにもなっている。

加えて知的水準の低さが性格にも影響しており、言語を介しての対人交流もうまくゆかず、関心の幅が狭い。妻子を殴るなどの粗暴な部分も散見される。情緒的にも未発達で、関わる人を『良い人』か『悪い人』かに二分してしまうことが多い。

被告人の学校時代の成績は最低であり、知的水準低下はウエクスラー成人用知能検査で軽愚（白痴、痴愚、軽愚とわけて）級にあり、手紙や文章を書いたり、難しい字を読むことは苦手であるが、日常生活では相手に知能低下を疑わせるほど目立つものではない。つき合っている仲間や近親者の証言の中にも知的水準低下に関する話は出ていない。

知的水準低下に関連して脳器質疾患の有無について調べてみると、出産時の状況は不明であるが、ひどい頭部外傷の既往はない。

小児期より飲酒傾向があるが、脳に著しい影響を与えたという積極的な証拠もない。

肝機能も正常範囲内で、神経学的には、側方視の時に、軽度の振り子様の水平性眼振が両眼に認められるが、本症状は病的意義はすくないものとされる。脳波検査は正常範囲内のものであり、頭部ＣＴ検査でも異常を認めず、梅毒血清反応も陰性である。

したがって被告人の知能低下の背景となる脳の器質的変化を示唆する所見は認められなかった。

次に妻子Ｓ子に対する嫉妬の念について述べる。被告人は船乗りの仕事で長期家を空けることがあるので、また結婚前にＳ子の異性関係が被告人の述べるようなものであったとすれば、被告人の知的水準と性格傾向から見て、この嫉妬はある程度理解できるものであり、Ｓ子の行動をある程度制限したり、電話を引かなかったり（この点は金銭問題で引かなかったといったり、Ｓ子の外部との連絡を避けるためといったりしている）、自分の子供でない子があるといったりしたことがあったりしても妄想とまではいいがたい。嫉妬の感情は、二〜三年前から、すなわち被告人が働かなくなったり、夫婦の仲が険悪になり始めてから生じているが、これはＳ子が自分から離れて行くという危機意識の裏返しと解釈できないこともない。

さて被告人は、結婚に際してＳ子の実家から強い反対があったものの、結婚後は夫婦間のトラブルは一応なく、実家に対しても平静な対応をしていたようである。

しかし昭和〇年ころより、働かなくなりその二年後には被告人の暴行や働かないこと、Ｓ子の行動を制限することなどあって、子供の将来を考えてＳ子は実家に戻っている。被告人は両親と共に謝りに行き、Ｓ子を連れ戻したが、被告人がＳ子にわびを入れたのは、それが最初で、最後であったという。その後しばらく目立ったトラブルはなく、Ｓ子もある会に入って努力した様子がノートに書き残されている。

しかし平成〇年七月に、被告人が仲間に対する不満から勝手に船を下りたことから夫婦仲はまた険悪となり、被告人はＳ子に文句をいわれて顔を殴って怪我をさせ、離婚届を出され（被告人によると二度目であるという）これを破り捨てている。

次いで、Ｓ子が実家に手伝いに行き、無断で一泊してきたため、被告人は当然Ｓ子が実家で今回の乱暴などを中心に離婚の話し合いをしてきたものと考えた。さらに八月九日にＳ子を実家によこすようにという連絡があってからは、被告人によれば自分の生き甲斐である妻子と、別れさせられるのではないかとの危機感がつのってきた。このような状況下で、妻子と別れさせられるくらいなら妻子を殺して自分も死ぬしかない（この短絡的な考えも被告人の知的水準の低さや柔軟性の欠如によるところが大きい）と考えているうちに、本件犯行に及んでいる。

被告人は犯行前に清酒六～七合飲んでおり、酩酊下の犯行である。被告人によれば、実行方法などは考えていなかったが、「女房子供と別れるくらいなら全員で死のう」と漠然と考えており、妻に肘をはねられたのをきっかけに犯行に及んでいる。

飲酒酩酊時の犯行では、一般に犯行当時の記憶が問題となるが、被告人の場合は犯行直後に逮捕されたのではなく、時間を経て自首した際の供述しか得られていない。犯行直後に逮捕され、ただちにその供述を（しかもテープなどに録音されていればさらに良い）とったものであればはっきりするのだが、犯行後時間が経過していることや、大量飲酒の上で犯行後さらにまた飲酒してかなりの時間寝ているので、記憶の問題はますます複雑になっている。

自首の際の一一〇番通報電話の内容は、「実は酔っ払って離婚話をしていて、殺してしまいました。気がついたら殺してしまいました。ナイフはその場所に置いてきました。そのまま死のうと思ったのですが死ねませんでした」となっており、離婚話をしたとあるが、その後の供述の中には出てこない。夫婦で酒を飲んで被告人はそのまま寝込んでしまって、醒めた後に犯行が行われているので、あるいは夫婦で飲んでいた時に離婚話が出たかもしれぬが、その点ははっきりしない。

電話の際にも「気がついたら」とあるので、殺したのはわかっているが、犯行の詳しいことはわからないという意味もあるのであろう。

自首翌日の自首調書およびその後の供述内容の大要は次のごとくである。

自首当日の員面調書によれば、「その夜茶の間でうたた寝をしていて、翌朝午前五時ちょっと前に起きた。寝ようと思って、寝室に行ったが、あたった肘を妻にはねのけられ、キモがやけた。そこで一緒に寝るのもいやになり、日本酒七合くらいラッパ飲みした。そのあと、神棚に置いてあったマキリを持って、妻と子供四人を刺し殺したわけだが、その時の状態については頭が混乱している。殺してから私が最後に立っていたのは妻の枕元で、やってしまったことに対して我に返ってびっくりしてマキリを置いた。茶の間に戻ってみたところ、血がテーブルの上や床の上についており、子供部屋の方まで続いていた。子供部屋の方でフーフーと息をしていた子供があったので誰かが出てきたのではないかと思う。その後また寝てしまったが、同日午後一一時ころ起きて自分のやったことの大きさに恐ろしくなり、実家に帰った。玄関から外に出た時に南京錠をかけた」と述べ、

同八月一五日、一六日の員面調書では、

「最初にS子を、次にDを、マキリの刃を当てて切った。その時は夢中で頭の中に何もなかった。次に子供部屋に行き、A子とCの順に首の部分をねらって切りつけた。Cをやっている時に何の影響かBが動いたのでとっさにBの首のあたりをねらって刺した。自分のとった細かい動きまでは覚えていないが、逃げるBを追いつめて突き刺した。Bをやったあと、そのまま後ずさりする格好になって、その時に自分の左足にBとCが寝ていたところにあった薄いふとんがひっからまって、それを足を振ってはずした記憶がある。このあと隣のS子とDがいる部屋に戻り、これで終わったと思い、我に返った。フーフーという息づかいが聞こえCということがわかった」と述べているが、

同八月三一日の検面調書では、

「S子は肘を払いのけ、寝返りを打って背を向けた。目がパチパチ動き、起きているように見えた。これを見て、やはりS子は実家に帰ってしまうのだと思った。離婚されるくらいなら、家族を殺して一緒に死のうと思った瞬間、起き上がり度胸づけのために酒をラッパ飲みした。そのあとのことは覚えていない。覚えているのは子供部屋からS子とDのいる部屋に後ずさりし、左足に何か薄いものが引っかかり、足をふるってそれを払ったこ

とやCのフーフーという苦しそうな息づかいが聞こえたことである。部屋の状況は覚えていないし、血を見た記憶はない。マキリで切りつけた記憶はない。しかしとにかく自分が出刃で五人を殺したことはわかっていた。当初は殺し方もわかっていて忘れたかもしれないが、それははっきりしない。以前警察で話したのは想像を思い出したかのように話したものである」と記憶の欠損を述べている。

さて犯行時の酩酊状態について考察する。酩酊状態についてはビンダーの下記分類が便宜上よく用いられており、鑑定人もこれによって説明する。

- 酩酊状態
  - 単純酩酊
  - 異常酩酊
    - 複雑酩酊
    - 病的酩酊
      - せん妄状態
      - もうろう状態

簡単にいうと、単純酩酊は平均的酩酊であり、飲酒によって顔面の紅潮や動悸などの身体症状とともに抑制がとれ、口数が多くなり、人によっては朗らかになったり、悲しんだり、怒ったりするが、やがて呂律が回らなくなり、フラフラになって眠り込んでしまうもので、激しい興奮や思いがけない行為や幻覚妄想もなく、あとで著しい健忘（記憶の欠損）は残さない。

複雑酩酊は単純酩酊に比べると気分が荒っぽく、易刺激的で、粗暴な行動に移りやすく、行動は情動の発散（八つ当たり）や短絡行為が特徴といわれる。ただ周囲に対する見当識は比較的良いとされ、外界に対する反応も比較的適切であるといわれるが、記憶は概括的な記憶が多いとされる。単純酩酊とは量的な違いであるとされている。

病的酩酊は単純酩酊とは質的に異なる酩酊とされている。もうろう型の病的酩酊とは、多くは少量の飲酒（実際には多量の場合が少なくないが）で、突然いつもとは違った意識野の狭められた状態になり、激しい興奮、凶暴状態を示し、あとでまったく覚えていない（全健忘）。この状態では、体はむしろシャンとして、呂律が回らなくなったり、よろよろすることはなく、一見すると飲んでいないように見える。この状態では周囲を錯覚したり、また、被害的な感じを持ち、不機嫌、不快、不安な気分が目立ち、周囲の状況を取り違えることが多い。周りから見ると、その場面や状況にそぐわないことが行われ、その行動の理由が理解できぬことが多い（時には意識下の欲求や願望の現れととれることもある）。多くは後でぐっすり眠っておさまる経過をたどる。

せん妄型の病的酩酊は「振戦せん妄」といわれる病的状態で、不安や幻覚（幻視）や妄想や手指振戦などがあり、一見しておかしいことがわかる状態で、犯罪に結びつくことは少ないといわれている。

かつて酩酊状態は単純酩酊と病的酩酊と二つに分けられていたがその中間段階（病的とはいえないが単純酩酊をはるかに越えているもの）の設定の必要があって、さらに複雑酩酊という概念が考えられてきたものであり、人によっては異常酒精反応という言葉を使う。

本鑑定で被告人は「気がつくとマキリを持って、五人を殺していた。その時のことは覚えていない」と述べ、犯行時の健忘を訴えていたが、この健忘は一見病的酩酊を思わせる。しかしその前より、一家心中を考えており、妻に肘をはねのけられたのをきっかけに家族を殺して死のうと思い、度胸づけに日本酒六〜七合ラッパのみして犯行に及んだもので、その犯行は了解不能のものではない。また犯行後、詳しい犯行内容はわからないにしても、「自分が五人を殺してしまった」ことは漠然とわかっており、死ぬことを考えたり、家に錠をかけ留守に見せかけるような細工をしていることなどのことから、気がついた直後にまったくわからなかったというのは疑問である。

検察官に対する供述（八月三一日）の中でも「とにかく私が出刃で五人を殺したことはわかっていたのです。最初は殺し方もわかっていて忘れてたのかも知れませんが、それははっきりしないです……」と述べており、これが事実に近いかもしれない。というのは本件の場合は犯行後さらに酒を飲んでかなりの時間ねているので、このような時には直後の記憶がさらにあいまいになる可能性が強いからである。しかし直後の記憶が聞き取れたとしても、それは漠然としたものであろう。したがって病的酩酊は否定できる。

また記憶が欠損に至る過程では、「自分が大切な妻子を殺した事実を耐えられない」といった心理的要素がかなり関与していることも否定できないであろう。この点について前鑑定人のS医師も述べているが、それ（心因健忘）がすべてとも言い切れぬように思われる。

したがって記憶の問題を除いて経過を簡単に考えれば、かっとなって酒を飲んで殺人を犯したという単純酩酊といえるわけだが、知能水準の低下と性格的偏りを有する被告人が、前述のような経過を経て追いつめられた状況となり、短時間に清酒六～七合をラッパ飲みして、日ごろの被告人の行動を越えた荒っぽく激しい行動に及んだことや、おそらく漠然とした大まかな記憶は直後にはあったのではないかと考えられることから、激しい情動に飲酒が加わった複雑酩酊（一般的には物事のよしあしを判断し、その判断に従って行動する能力が著しく障害されていると考えられる）に近い段階で犯行に及んだという可能性も否定できないように思われる。

なお被告人は、犯行前に周期的な気分の高揚や爽快感、あるいは気分の落ち込みや意欲低下を否定しており、被告人の実家やS子の実家の陳述でもそのような兆候はなかったため躁うつ病は否定される。

また幻覚が存在したことはない。S子に対する嫉妬の念は妄想とまではいいがたい。またこれ以外に妄想が存在したことはない。被告人は思考奪取、考想伝播などの異常体験は否定しており、対人接触も知的水準が低いために稚拙であるが、精神分裂病独特の冷たさがなく、妻子のことを思って涙を流すなど感情の平板化もなく、無為、無関心といった残遺性の人格変化も認めない。これらの点から思考、知覚、気分、人格に精神分裂病的な変化が現在および過去において認められず、精神分裂病は否定される。

最後に被告人の現在の精神状態であるが、現在は死んだ妻子のことを考えては涙を流し、将来のことについておびえ、血圧が高いので、父や姉と同様に脳溢血になるのではないかと心配するといった、反応性の不安抑うつ状態にあるが、精神病的状態にはない。

六　鑑定主文

一、被告人は知的水準が軽愚級と低く、それに伴い、未熟、自己中心的な性格傾向があり、関心の幅が狭く、短絡的になりやすかった。

二、本件犯行時、被告人は右一の状態に加えて多量飲酒による酩酊状態にあり、この状態は複雑酩酊に近い段階にまで達していたという可能性が、否定しきれないように思われる。

三、現在の被告人の状態は、右一の状態に加えて、反応性の不安抑うつ状態にあるが、精神病的状態にはない。

右のごとく鑑定する。

平成〇年〇月〇日

鑑定人　　保崎秀夫

ピアノ殺人事件

山上　皓
中田　修

目次

解説

昭和四九（一九七四）年八月、神奈川県平塚市の郊外のある団地で、その四階に住む四六歳の男が、「下の三階に住む家族の騒音がうるさい、特に子供の弾くピアノの音がうるさい」として、その家の主婦と、八歳と四歳の娘の計三人を包丁で刺し殺した。

この大量殺人事件は「ピアノ殺人事件」と呼ばれ、社会に大きなインパクトを与えた。当時、住宅難を解消する方法の一つとして、各地に中層の住宅団地が建設され、人々は新しいライフスタイルへの適応を迫られていたが、近隣騒音などの多くの問題が指摘されていた。特にピアノ騒音に関しては、そうした住宅事情の中に、西欧文化の粋ともいうべきピアノを持ち込んで、子供に音楽教育をする家庭が少なくなく、時にトラブルが生じていたという社会的背景もあった。

犯行後に逃走した犯人は、その後に自首した。裁判は横浜地方裁判所小田原支部で始まり、被告人は小田原拘置支所に勾留されていた。第一審では医学博士・八幡衝平医師による精神鑑定が行われ、「被告人は精神病質であって、精神病ではない」と診断された。裁判所は、被告人の精神能力を完全とするこの鑑定を受け、昭和五〇年一〇月二〇日に死刑判決を宣告した。

被告人は、裁判では「死刑になる手段として本件犯行を犯した」などと申し立てていたが、弁護人の説得を受け入れて控訴し、東京高等裁判所第四刑事部で第二審が行われた。身柄は東京拘置所に移された。東京医科歯科大学犯罪精神医学研究室教授・中田修を鑑定人とし、同助手・山上皓（いずれも当時）を鑑定助手とする第二回の精神鑑定が行われたのはこの段階においてである。

中田・山上鑑定では、診断が「パラノイア」と変更され、それも「精神分裂病圏のパラノイア」と注記された。刑事責任能力については、妄想にもとづいてなされた殺人については心神喪失であり、妄想と関係なく行われた窃盗行為については責任がある、と判断された。これは、いわゆる部分責任能力の概念を採用したものである。

そもそも、パラノイアという概念は、今からおおよそ一世紀前、現代精神医学の体系を打ち立てたクレペリンが、「内的原因による、持続的で確固とした妄想体系の進行性の発展であり、その際、思考、意志、行為においては明晰さと秩序が完全に保たれている」と定義した、比較的稀な精神疾患をいう。妄想が主徴となるが、錯乱や幻覚などは見られない。

ところが、被告人はこの鑑定の途中で控訴を取り下げてしまった。そこで、被告人の本件犯行当時の精神状態を検討したこの精神鑑定は意味を失ったともいえるが、鑑定人は裁判所で被告人の訴訟能力（取り下げの有効性）についても尋問を受けることになった。中田氏は初め、「被告人の妄想と本件控訴取り下げの動機とは直接関係がないから、被告人には取り下げ能力がある」と証言した。この証言を受けて、第四刑事部は被告人の控訴取り下げを有効として訴訟の終了を宣言した。

しかし、これを不服とする弁護人の異議申し立てを受けて、同高裁第五部において改めて控訴取り下げ時の精神能力（広義の訴訟能力）が争われた。中田氏はこの抗告審でも証人尋問を受け、今度は「本件控訴の取り下げは妄想とかなり関係している。被告人には本件控訴取り下げの申し立て当時、取り下げ能力がないのではないかと考えられる」と供述した。しかし裁判所は、この供述と精神鑑定書の内容や原審での証言内容との矛盾、さらに「訴訟能力の鑑定の経験はない」などの証言から、中田鑑定人の主張を採用しなかった。

昭和五二年四月一一日、東京高等裁判所第五刑事部は、被告人の控訴取り下げを有効とし、ここに被告人の死刑が確定した（以上、抗告審の「決定」による）。

パラノイアについては、その疾病論についてもその刑事責任能力についても、古来多くの議論があり、精神医学上「パラノイア問題」と呼ばれている。パラノイアが病気であるのか、それとも精神病質者の心因性の発展であるのか。あるいは、精神分裂病圏に属するのか、それとも精神病質者の反応であるのか――議論はまったく決着することなく一世紀にわたって続けられ、今日も決着を見たとは言えない。山上氏は、精神分裂病の遺伝負因や母子関係にも注目を払いつつ、被告人が少年時代に患った吃音による人間関係の障害をこの病因として重視している。

ちなみに、アメリカ精神医学会の診断分類基準ＤＳＭ－Ⅳでは、精神分裂病とは区別して「妄想性障害」という概念が提示されている。しかしこれが、ドイツ精神医学で論議され、この事件で問題となったパラノイアとまったく同じ意味であるとは言いがたい。

ドイツでは、「体格と性格」で有名なクレッチマーの恩師ガウプ教授によって鑑定された大量殺人者・教頭ワグナーのケースが広く知られ、よく引用されている。ガウプ教授は、「分別の保たれた妄想患者ワグナー」を心神喪失と鑑定した。以後、この殺人者は精神病院に収容されて余生を送ったが、彼は存命中には全く精神荒廃や痴呆化を示さず、かえって戯曲を書いて入院患者らに演じさせるなど、旺盛な知的活動性を示していたという（ガウプの大部のケース報告は、ガウプ著、宮本忠雄・平山正美訳「妄想的な大量殺人者・教頭ワグナーの病と死」『精神医学』二三巻六～七号、一九八一年に掲載されている。また、ガウプとワグナーとの人間臭い葛藤のドラマや彼の余生については、中谷陽二『精神鑑定の事件史』中公新書、一九九七年に詳しい）。

本編の執筆者・山上皓氏は「パラノイアの責任能力については、この疾患の特徴とされる〈外見上の正常さ〉や〈妄想内容の現実親近性〉が人間に過剰な了解をさせるところがあり、これらを根拠に厳しい判決が下されることがあるが、直接妄想に動機づけられた犯行については、責任無能力が肯定されてしかるべきであろう」と考える立場に立つ。山上氏は、この鑑定を契機に妄想性疾患の犯罪学に関心をもち、「偏執型と殺人」という秀れた論文を書いた（『犯罪学雑誌』四三巻四号、一九七七年）。

死刑確定後二〇年を経過した現在も、このピアノ殺人事件の元被告人の死刑は執行されていない。それは、彼を心神喪失者とするこの精神鑑定書の存在が法務・矯正関係者によって知られているためであるとも言われる。刑事訴訟法によれば、受刑能力のない心神喪失者を処刑することはできない。

このような意味で、このピアノ殺人事件は、刑事責任能力、訴訟能力、受刑能力の三つがともに問題となった、きわめて重要なケースであったともいえる。

（福島　章）

殺人・窃盗被告事件被告人O・M精神状態鑑定書

一　緒言

私は昭和五一年五月一一日、東京高等裁判所法廷において、同裁判所第四刑事部裁判長より殺人、窃盗被告事件被告人O・Mについて、左記事項に関して鑑定して、その経緯ならびに結果を書面で報告するよう命じられ、宣誓の上それを了承した。

鑑定事項

一、本件犯行時における被告人の精神状態

二、鑑定時における被告人の精神状態

三、特に事理弁識能力および弁識に従って行動を制御する能力の程度
四、その他関連事項

よって同日より本鑑定に従事し、東京医科歯科大学犯罪精神医学研究室文部教官山上皓を鑑定助手に委嘱し、鑑定人らは一件記録を精読し、昭和五一年六月三〇日より一〇月五日までの間に一〇回にわたって東京拘置所において被告人の心身の状態を精査し、九月九日および一三日には東京医科歯科大学において心理検査、脳波検査および身体状況の検診を行った。また、八月一二日に被告人の父を東京医科歯科大学に出頭させて事情を聴取し、九月二二日に鑑定助手を八王子市内へ出張させ、被告人の母ならびに本件犯行当時の被告人の妻T子より事情を聴取させ、さらに被告人の出身学校長、ならびにその親族の本籍地市・町長に対して照会して得た回答書、さらには被告人に関する八王子家裁の家事事件記録をも参照して、本鑑定書を作成した。

二　公訴事実

昭和四九年九月二〇日付の横浜地方検察庁小田原支部検事の起訴状によると犯罪事実は次の通りである。

被告人　　O・M
生年月日　昭和三年（犯行時四六歳）
本籍　　神奈川県平塚市
住居　　前同所
職業　　無職

被告人は、

第一　神奈川県平塚市内県営団地に居住していたものであるところ、かねてより階下のW方において、同人およびその家族がピアノを弾いたり、日曜大工の仕事をしたりして騒音をたてる事に不快の念をもっていたが、再三の注意にもかかわらず、これをやめない事に憤激し、同人の妻子を殺害することを決意し、昭和四九年八月二八日午前九時一〇分ころ前記W方において所携の刃渡り二〇・五センチメートルの刺身包丁で、同人の長女M子（当八年）の左胸部等を、次女N子（当四年）の腹部等を、妻Y子の頸部等を、それぞれ数回突き刺し、よって、右M子を心臓刺創、右N子を大動脈切断、右Y子を左鎖骨下大動脈切断により、それぞれ即時失血死させ、もって殺害し、

第二　1、前同日午前一〇時ころ、同県高座郡寒川町N方において、同人所有の作業用ズボン一本（時価五〇〇円相当）を窃取し、

2、同日午前一〇時三〇分ころ、同町A・I方において、同人所有の作業用上衣一着（時価二〇〇〇円相当）を窃取し、

3、前同月三〇日午前六時三〇分ころ、東京都町田市相原町A・T方において、同人所有の作業用上着一着外一点（時価合計一〇〇〇円相当）を窃取し

たものである。

罪名	罰条
第一事実、殺人	刑法第一九九条
第二各事実、窃盗	同法第二三五条

三　家族歴

被告人の性格や生活態度の問題点を考慮する上で重要と思われる点を要約して記すと次の通りである。

被告人の父方祖父は神奈川県の住人で、一代で財をなした有能な商人であったが、そのあくどさの故に近在の評判は悪かったという。彼の長男（被告人の伯父）は、三〇歳頃に精神分裂病と推定される精神病に罹患して家督相続人廃除の判決を受けた。被告人の少年時代、両親は借金をかかえて仕事に忙殺され、子供達に対する世話や躾けはかなり不十分なものであった。家庭内の雰囲気は親密さや愛情に乏しく、被告人の悩みなどを慮ってくれるような人はいなかったようである。被告人は二度の結婚歴を有するが、結婚した二人の女性はいずれも性格や知能に特別な問題はなかったと思われる。

四　本人歴

1　生活史

被告人は昭和三年、東京府南葛飾郡亀戸町で書店を営む夫婦の第三子、次男として生まれた。乳幼児期の知能、身体の発育も順調で、子供の頃は活発で近所の仲間を集めては餓鬼大将となって遊んでいた。性格は素直で明るく、小学校時代は学業成績も良く級長を続け、「母の自慢の子」であった。彼は小学三年の頃、近所の吃音の子供と一緒に遊ぶうちに自らも吃るようになり、これに大いに悩んだが、難発性吃音であったためもあり、中学に進むまではこのことを家人にも気づかれなかったという。中学一年の時、国語の授業で皆の前で教科書を読まされ、途中でひらがなが読めなくなって放棄するという屈辱的な体験をして以来、彼は強い劣等感を抱いて勉学への意欲を失い、それとともに学業成績も著しく低下し、次第に無口で暗い性格に変わっていった。彼は中学を卒業後疎開先の山梨県で終戦を迎え、一時親戚の鉄工所の工員として働いたが、この頃より吃音は一層ひどくなった。職場では仕事に不熱心で身勝手な行動をとり、ちょっとした注意を受けても怒って口論になるといった問題がみられ、家庭においてもいつも憂うつそうにして家人とあまり口もきかず、些細なことで怒って兄と大げんかをするようになった。近所の人に道で会っても目をそらして挨拶一つすることがなかったという。昭和二二年より国鉄に勤務したが、昭和二五年の春、知人に誘われて競輪場に行き、たまたま一〇〇円券一枚で五五〇〇円（当時の被告人の月給に相当）を得、競輪に熱中して公金に手を出した。同年九月、「毎日びくびくして暮らしながら、友達の前で公安官に捕まるよりはと考え」、三万九〇〇〇円の分納金を持ち逃げし、向島の遊女のところでこの金を一ヵ月間で遣い果たし、翌一〇月、文無しとなって空腹感に駆られ、駅の定期券売場で二〇〇〇円のひったくりを試みて警察に逮捕され、懲役一年執行猶予三年の宣告を受けた（公金横領の件は示談で済んだという）。

その後一旦山梨県の実家に戻って、農作業や山仕事などを手伝い、翌昭和二六年より約二年間旋盤工場で働いた。ここで彼は当初技術を習得しようと努力もしたが、吃音のために、先輩に挨拶することもできず、嫌われて仕事を教えてもらうこともできず、意欲を失ってしまったのだという。昭和二八年ころ、しばらく自宅でぶらぶらしていて、これを諌めようとする兄としばしば口論となり、「このまま家に居たらえらいことになる」と考えて家を出、浮浪者に誘われるままに自らも新橋界隈で約一年間浮浪者生活を送った。昭和三〇年三月頃、空き瓶を盗んで（起訴猶予）千住保護会に保護され、日雇い仕事に出たが、肉体労働に耐えられず、一時は橋の上から飛び込み自殺をしようとしたが、「まだ結婚もしていないのに」と辛うじて思いとどまり、再び山梨県の実家に戻った。その後、旋盤工として働きながら職場を転々と換えた。転職の理由は彼によると、「吃音のために先輩に嫌われて仕事を教えてもらえず意欲を失ったことや、技術的にも体力的にも充分に仕事に耐えられないこと」などであったという。

昭和三四年五月に被告人は親戚の紹介で、最初の結婚（婿入り）をしたが、翌三五年四月に妻の申し立てにより離婚調停が行われ、同年一一月に被告人が三万円を受け取ることで離婚調停が成立した。

この間の経緯について被告人は次のように述べた。

「結婚してから妻の実家の紹介によって八王子の自動車工場で旋盤工として働くことになった。給料は上がったけれど、技術的にも体力的にもついて行けなくなって悩んでいたが、そのうち病気で寝込んでしまった。自分としては婿入りの際の約束（家を新築するとか、畑五反歩をくれるといった）が守られないことに不満であり、妻には以前交際していた男がいたことも聞いて腹もたったが、妻はしっかり者でもあり、別れようという気持など全くなかった。ところが、翌年二月に親と別居することになってアパートに引っ越した時、妻はついて来なかった。そして四月になって突然、離婚の話で裁判所に呼ばれ結局三万円もらって別れた。離婚の理由としては自分が病気で寝込んだり、仕事が充分にできなかったためと思う」。

これに対して、妻は家事事件記録の中で次のように申し立てている。

「結婚直後から夫婦仲は悪い。被告人が暴力をふるう。外で酒を飲んでくるととくにひどく、殴られて外に出られないこともある。私の家に思った程の財産がなかったと失望して怠け者になっている。一度妊娠したけれど、被告人が子供はいらないというので中絶した。妊娠のことでも、夫には何も自制心もない」（被告人は、この件について、鑑定人に対し、妻に暴力を振るったことは一度もないと述べた）。

被告人はその後約四年半にわたってアパートで単身で暮らしたが、その間、職場については、工員、店員などをしながら一年程度で転々と変えていた。当時のアパートの住人は夫婦者がほとんどで小さな子供達も多く、無口で挨拶一つしない彼は「気むずかしい変わり者」と見られていた。

昭和三七年ころ、同アパートの住人S子が夜中に被告人のレコードの音がうるさいと言って抗議してきて口論になったことがあり、それ以来、彼は周囲の音に敏感になり、とくに共同炊事場から聞こえてくるS子の笑い声やガラス戸を強く閉める音を自分に対する当てつけ、嫌がらせと感じるようになった。翌三八年頃、当時自動車工場での夜勤のため毎日昼近くまでアパートで寝ていた被告人は、数日連続して原因不明の「ドカーン」という激しい音で眠りを中断された。彼はこれを、隣人S子の仕返しだと考えたが、この時以来、「急に今まで気にもしていなかった近所の子供達の声や、犬の吠え声までもが気になりだし、うるさくて夜も眠れず、世の中が暗くなってしまったように感じられた」という。このため彼は遊んでいる子供達を叱りつけたり、夜中に吠える近所の飼犬を刺し殺したりし、さらにはこの騒音から逃れようとして住居を転々と変えるようになった。

昭和四〇年五月、被告人は神奈川県で親戚が経営する鉄工所に勤めていたが、知人の紹介により再婚した。妻T子にとっては、被告人との結婚生活は当初から極めて悩み多いものであったようで、これについて彼女は次のように述べている。

「見合の時に夫は仕事の事ばかり話していたので真面目な人だと思ったけれど、大変な思い違いだった。夫は私との結婚が二度目だということを隠していたけれど、このことに限らず自分の過去のことなどほとんど話さず、いつも気むずかしく無口で何を考えているのか気持ちのわからない人だった。テレビなどはニュースか教養番組しか見ないで、私が歌謡番組や落語などを見ようとすると、『馬鹿』と怒鳴りつけて消してしまうこともよくあった」。「人間嫌いで、私が近所づきあいをするのも嫌っていた。来客があると愛想よく『ごゆっくり』と言って自分はさっさと外出してしまう。でも、本人の身内にだけは親切にしていた」。「金銭に関してはひどくけちで、自分の持っているお金は絶対に見せず、私には僅かな生活費だけを、それもさも食べさせてやっているといわんばかりの態度で手渡した。町内会の会費などはもちろん、身内の者への祝儀なども出し惜しみ、金銭に限らず何事につけ打算的で、私が町内会の清掃や草とりなどに出ようとすると、『うちの得にならないようなことはするな』とよく叱られた」。「結婚して数日後から家で寝込んで仕事に出なくなり、昼間もぶらぶらとして過ごすことがしばらくの間続いた。私や義父が理由を聞くと『身体の調子が悪い』とは言うが病院にもほとんど行かず、病気らしい様子もない。このような時期にでも、一度近くの大木に群がる雀のことが気になりだすと、夢中になって木に登り、雀よけのビニールテープを張りめぐらしていたことがある。また、同じ頃飼犬のほえ声がうるさいと言って、隣家と大喧嘩をしたこともある」。「結婚当初から些細なことでよく小突かれたり叩かれたりした。自分が家でぶらぶらしていた時期にも私が身体の具合が悪いので一日だけ仕事を休みたいと言ったところ、ひどく小突かれて『行かなきゃ駄目だ』と言われたこともある。自分ではガスの元栓などよく閉め忘れるのに、私が閉め忘れていると『爆発させて俺を殺す気か』と激しく怒り、叩かれたことも少なくない。かっとするとすごい剣幕で怒り出すので、私はよく八王子の弟のところへ逃げ帰り、何度も離婚を考えたことがある」。

昭和四二年頃より、二人は夫婦で八王子の社員寮に住み込み、被告人は会社のボイラーマンとして、妻は寮の管理人として働いた。そのころ彼は、夜間の寮生の話し声や麻雀の音を気にかけ、何度も大声で注意していたが、遂には多数の寮生を相手に激しい口論をし、会社側で引き止めるのもきかず、翌年会社を辞めてしまった。会社側では、妻に寮の管理人を続けてほしいと言ったが、彼は平塚市内に空き家を求め、嫌がる妻を殴りつけて平塚へ連れて行ったという。

妻によるこのような陳述に対し、被告人はいろいろと言い訳はするが、事実そのものについては概ね認めた。ただし、自分が妻に対し暴力を振るったということについてはこれを一貫して否認し、そのような事実はただの一度もないと強調した。しかし、当時妻は、自分の弟や被告人の父親にいろいろと悩みを相談しており、妻の陳述は事実と解される。

昭和四三年二月に被告人は妻と共に平塚市内の借家に移り住んだが、会社に勤めても頭が痛いとか、腹が痛いとか言って何度も休みながらも、六ヵ月間は何とか仕事を続け、失業保険がつくようになるとじきに辞めて、保険金であとの半年を暮らすというような生活をくり返すようになった。昭和四五年四月、被告人は妻と共に平塚市内の団地に転居したが、その後の生活史は項を改めて、「犯行に至る経緯」の中に記す。

2　既往歴

母親が被告人を妊娠中に重い肺炎を患ったことはあるが、出産は円滑になされた。幼児期の被告人の知能・身体の発育はいずれも順調で、これまでに著患を知らない。被告人は幼児期に胸に怪我をして入院した記憶があるといい、確かに被告人の右上胸部には径五センチ程の瘢痕が認められるが、これについては本人および父親ともに詳細を知らない。

酒、煙草は嗜まず、飲酒嗜癖のようなものは認められない。

3　犯罪歴

生活史の中ですでに触れたが、列挙すると次の通りである。

①窃盗事件　昭和二五年一〇月、生活費に窮して駅で現金二〇〇〇円をひったくり、台東簡裁で懲役一年執行猶予三年の判決を受ける（公金横領で逃走中の事件）。

②無免許運転　昭和三六年に、無免許でスクーターを運転し、五〇〇〇円の罰金刑。

五　犯行にいたる経緯

主として鑑定時の被告人の陳述に基づき、以下に本件犯行にいたる経緯の概要を記す。

1　団地への転居

昭和四五年四月、被告人は妻とともに平塚市内の団地の四階の一室に入居したが、ここでもじきに騒音に悩まされるようになった。その経緯を概略次のように述べた。

「入る前は、団地は防音がきいていると思ってあこがれていたし、入居後しばらくの間は、静かで良い所に来た、と喜んでいた。しかし、二ヵ月後、階下にW一家が入居してから、また騒音に悩まされるようになった。Wの家からは入居後何日か続けて大工仕事をする音がきこえ、それも傍若無人にハンマーを振るうので、がっかりしてしまった。それに、W家の奥さんとすれ違った時、奥さんが挨拶もしないで『ガン』でもつけるように自分をにらみつけたこともあり、『引越の挨拶にも来ない非常識な人だ』と、不快に思っていた。大工仕事の音以外にもドタンバタンとする音がよくきこえてきた。自分としては、これまでの経験から、出来るだけ我慢して争いを避けようと思っていたが、大工仕事の音があまりひどいと感じた時には、自分の部屋から『うるさい！』と怒鳴ったり、台所で二〜三回とびはねて意志表示をしたこともある。そのせいか、その後しばらくの間は、騒音もずっと少なくなっていた」。

なお、妻によれば、被告人はこのころ、失業保険金がもらえる間はぶらぶらとして過ごし、時々朝早くから釣りに出かけたり、図書館に通ったりしていた。また、W家からの騒音には妻自身もしばしば悩まされたが、一度このことを被告人に告げたところ、被告人は「音には強いお前でさえ気にするような騒音をわざとたてている」ととって激怒したため、その後は被告人の前で口にしないように心がけていたという。

2　昭和四六年某月以降

被告人によれば、W家との「無言の衝突」は昭和四六年某月より激化したという。そして、次のように述べた。

「階段を上がって行く時に、W家の台所や玄関口にいる妻Y子をよく見かけたが、彼女は一度も挨拶をせず、それどころかじっと自分をにらみつけることがよくあった。自分でもW家の騒音に対し、床を叩くなどして意志表示をしていたため、Y子は自分に喧嘩を売っているのだと思った。W家の旦那は髪をヤクザ刈りにし、おっかない顔をした男だった」。

「昭和四六年の某月、朝から急にやかましくなり、日曜大工の激しい音が続いた。この時自分は、『いよいよ下の旦那が喧嘩をやる気になってきたな』と思い、日曜日には大工仕事が始まる前に外出してしまうようにした。この頃から、日曜大工の音だけでなく、ベランダのサッシ戸や玄関の扉を叩きつけるように閉める音や、夜になると便所や風呂場の戸などをバタンバタンとさせる音など、四種類の騒音が激しく聞こえるようになってきた。私の家で騒音をたてたら一層ひどく仕返しをされると思い、自分もできるだけ静かにするように気をつけていた。下の音があまりひどい時には、床をトントンと叩いて意志表示していた。自分は、言いに行くと口論になると思ったし、Y子のように常識のない女はなにをやり返すかわからないし、それに親父も親父だったから……Y子に会っても何も言えず、目を伏せて下を向いて通った。Y子は私が下手に出ているので、優越感をもってにらみつけていた」。

妻によると、被告人は「上がうるさいと下にそれ以上やられると困るから」と言って、六畳間に寝具のマットを敷いて足音をしのばせて歩いたり、テレビはイヤホーンをつけてみたりし、妻が洗濯水や風呂水を流すのにさえやかましく注意したという。また、W家の騒音に限らず、いろいろな音を気にかけ、二階のZ家のヒバリの鳴き声がうるさいと言って処分させたり、団地の子供達が下で騒いでいるとじっと睨んで追い払ったりしたという。

なお被告人は昭和四七年六月に、平塚市内のS診療所神経科外来を自ら受診した。同所医師Iによると、被告人の受診は同年六月に二回、および四九年七月に二回の計四回である。主訴は頭痛と耳鳴りで、同医師は左偏頭痛の診断のもとに、鎮痛剤や鎮静剤を投与したが、被告人には神経過敏、抑うつ的、無気力な性格傾向が窺われたという。被告人は四八年頃より、自分だけが騒音に対して著しく過敏であることに気がつき、ひょっとして病気ではないのかと考え、記憶をたどって、「昭和三八年に八王子のアパートでS子に『爆発音』をたてられたために神経過敏症になった」という結論に達し、以来同人に対して強い憎しみを抱くようになったという。

3　ピアノ騒音以降（昭和四八年一一月〜）

「昭和四八年一一月にW家にピアノが入ってから、私の方は急に落ち着かなくなってしまった。それまでの騒音は、戸や扉の音でもそう続けてやるわけではないし、日曜大工にしても週に一日だから我慢できた。でもピアノの音が始まると、もう耐えられなくなった。ピアノは必ずまわりが静かな時に始まり、しかも曲などといえるようなものではなく、調子の狂ったききづらい音が二時間近くも続いた。防音用の耳栓を買ってきたが、それでもきこえてきた。それで、ピアノの音がきこえ始めると外出することにし、よくバイクに乗って山の方へ行き、景色を見ながら、『なぜ下の家がこんなにうるさくするのか？』といろいろと考えた。食事中にピアノが始まるとそっちに気持ちがいってしまって味もわからなくなり、そのころの唯一の楽しみ（食事）さえ奪われてしまったと感じた。ピアノの音やサッシ戸の音のために、自分はうちにいてもいつもびくびくし、夜も眠れなくなり家賃を払っているのに住居が住居の役目を果たせなくなってしまったと思うと、Wの無神経さに一層腹がたった」。

（被害妄想の発展）

ピアノの音にまして被告人を耐え難くさせたのは、この頃より激しさを増した、被告人に対するY子の「悪意」であったようである。これについて被告人は次のように述べた。

「Y子はいつも、わたしを階段でにらみつけ、馬鹿にしていたが、そのほかにも色々な嫌がらせをするようになってきた。たとえばW家で買っているプラッシー（清涼飲料）の瓶をわざとわたしの家に店から届けさせたりもした。回覧板を持って来たときには、『お宅の電気は明るいですね』と、妻にいやみを言った。私の家では一〇〇ワットの裸電球をつけてはいたが、W家の蛍光灯よりも明るいはずはないので、本当は、『暗いですね、ずい分貧乏たらしいですね』といいたいのだと思った。長女のM子も、回覧板を持って来た時、妻に『おばさんのところ、なんで子供できないの？』ときいた。考えてみれば、子供がそんなことを言うはずはないし……あの子は母親の言うことはよくきく子だから、きっとY子がそう言うようにたきつけたのだと思って、腹がたった」。

「Y子がわたしとのことを自分に都合のいいように言いふらすために、わたしは近所の奥さん達からも変な目で見られるようになった。二階の家の奥さんはY子の味方をして、『うちは、もうここにはいない』と言ったりした。これは、私にもここを出ていったらどうかという意味に解釈でき、遠回しに言ってわたしを追い出そうとしているのだと思った」。

「昭和四九年一月頃より、自分をにらみつけるY子の視線に、何かしら不気味なものを感じるようになった。わたしは喧嘩になるといけないので下を向いて通ったが、通りすぎてちょっと振り返るといつも睨んでいた。その最後の二回に、Y子は『お前には負けないぞ！』というようなすごい顔をしていた。そのときふと、『女一人ではこんな強い態度には出られない、下の親父がやる気になったな』と思った。『挑発にのって何かやればやられ、負けだな』とも思った」。

「七月一日頃から、W家の玄関前を通る時に親父が包丁を持ってとび出して来るのではないかと、毎日危険を感じていた。自分は護身用のナイフを持ち歩いていたが、そのうちに、親父がわたしの家に包丁を持ってとびこんで来るかもしれないと考え、七月一〇日頃に、鉄棒に出刃包丁をとりつけて槍を造った。長い方が有利だと思った。一度、Y子の親戚の若い者が回覧板を持ってきて、わたしの眼を異常なほど長く見ていた。わたしは偵察に来たのだと直感したが、やられそうな気がして怖かった」。

妻によると、被告人は自分で夜のうちにご飯を炊いておき、朝、下のピアノの音がすると急いで朝食をかき込んで、釣りや、図書館に逃げるようにして行っていたという。昭和四九年に入ってからは、「家に居るのが恐ろしい」とか「死んでしまいたい」などと口走ることもあり、妻が彼女の弟に「夫のノイローゼの状態がひどくなってきた」と訴えたこともあったようである（調書）。

4　犯行の決意

被告人が本件犯行を決意したのは昭和四九年八月一日のことであるという。

「八月一日、図書館で本を読んでいたが、近所の子供が大勢来ていてうるさく、ここもだめになったのかと思った。外で、三〇代の父親が小さい子を肩に乗せて、にこにこしながら歩いてきた時、『他の人がなんのくったくもないのに、わたしだけなぜ騒音に悩まなければならないのか』と思った。そう思った途端、太陽の黄色い光がだいだい色に見え、膚ざわりの悪い物で身体をこすられるような感じがし、世の中が今までと違ってしっくりしないような感じになった。それから……いつの間にかうちの六畳間に帰っていた。うつ病みたいな感じになって、山の中に行って首つり自殺するかもしれない……死んでもよいと思った。……その時に、どうしても生かしておけない人間が二人いた。それが自分を騒音過敏にしたS子と、W家のY子だった」。「人を殺すのは一石四鳥だと思った。一、人を殺せば、自殺できないかもしれないという気持ちを消せるだろう。二、もし捕まれば、死刑で強制的に殺してくれる。三、Wの旦那に殺されると思っていたから、こちらから先にやってやろうと思った。四、家賃も払っていないので、出ると恥をかくけれど、事件をやれば妻が家財を処分してくれるから、近所の人の前で恥をかくこともない」。

昭和四九年八月一〇日頃、妻は八王子の実家に帰ってしまった。その間に刺身包丁を買うなどして犯行を準備し、まず自分を騒音過敏症にしたS子を殺害しようと企てた。S子の転居先を探し当てて外から様子を窺ったが、S子が急に自転車で外出したのを「気づいて交番に行った」と誤解し、あきらめて帰ってきた。その後W一家への犯行の機会を窺っていた。

5　犯行

昭和四九年八月二八日、被告人は朝七時半頃W家の子供のピアノを弾く音で目を醒まし、とぎれとぎれに弾く音が自分を本当に馬鹿にしているように感じ、我慢できなくなって『今日こそは殺してやろう』と思い、紙袋に刺身包丁やタオルなどを入れ、犯行を準備した。四階の踊り場のところで、W家の主人が出勤するのを見届けた後、躊躇していたところ、Y子が二女を連れてゴミ捨てに行く姿が見えた。その時、やるなら一人ずつの方がよいから、『今がチャンスだ』と思い、犯行に及んだ。開け放しになっていた玄関から中に入り、ピアノを弾いていた長女を最初に刺殺した後、戻ってきた二女を刺殺した。さらに奥の部屋に隠れて待ちかまえ、数分後に戻ってきたY子を刺殺したものである。

6　犯行後の行動

被告人は犯行後直ちに逃走し、何度か自殺を思い立ちながらも果たせず、三日後に所轄署に自首した。被告人の訴訟に対する態度は、「死刑になりたい」という願望と「みずからの正当性を主張したい」という願望との間で、時とともに微妙な変遷を示した。一審においては、被告人はおおむね自らの非を認め、昭和五〇年四月に望みどおり死刑の判決を受けたが、弁護人による熱心な説得に渋々応じて控訴した。しかし、控訴が決まると、被告人は罫紙八〇枚にも及ぶ控訴趣意書の作成に熱意を注いだ。それには、Wの妻Y子の「悪意と殺意」を実証する数多くの「状況証拠」に関する詳細な説明が挿図を交えて記されている。被告人は五一年五月にわれわれの鑑定に付されたが、鑑定の進行に伴い「死刑のチャンス」を失うことを恐れるようになり、同年一〇月五日に控訴取り下げ書を裁判所に提出した。

六　現在症

1　身体所見

被告人は身長一五七cm、体重四八kgで骨格、筋肉、皮下脂肪の発達いずれも不良であり、体型は無力型と判定される。

内科的には、実施した尿および血液の検査結果はすべて正常であり、他にも特記すべき所見は何ら認められなかった。

神経学的にも特別な異常所見は認められなかった。

頭蓋のX線単純撮影においては、病的な石灰沈着像なども見られず、形態学的にも特別な異常所見は認められなかった。

脳波検査においては、

①中等電位八〜一〇サイクルのα波が、後頭部優位にではあるが比較的広汎に出現し、これに低振幅で不規則なβ波が混入する。開眼によるα波の減衰は充分に認められる。

②有意の半球間の左右差は認められない。

③光刺戟、過呼吸賦活においては、特記すべき異常所見は認められなかった。

以上の所見により、被告人の脳波は境界線と判定される。

2　心理テスト

鑑定期間中に数回にわたって被告人に対して各種の心理テストが実施された。その実施、整理と解釈は菊池道子による。

(1) 知能検査

①脳研式知能検査

二〇—七—八—一三—一八　合計六六点

②WAIS知能検査

一般的知識	一二	符号問題	九
一般的理解	一五	絵画完成	七
算数問題	一一	積木問題	一二
類似問題	一二	絵画配列	五
数唱問題	九	組合せ問題	一〇
単語問題	一六		

言語性IQ—一二〇　動作性IQ—九六　全検査IQ—一〇九

両検査の結果はともに、被告人の知能水準が正常範囲内の上位に属し、器質疾患や老化による知能の異常減退はない（減退率＝八％、同年齢の平均減退率＝一五％）ことを示している。

しかしながら被告人においては、各下位検査得点に大きな差があることが問題であり（言語性IQと動作性IQの差＝二四……一〇が正常差限界。絵画配列↓、絵画完成↓）、総IQは高いけれども必ずしもバランスのとれた適応的な知的機能を果たしていないと言える。

すなわち、抽象、推理、統合、分析など、いわゆる一般的素質的知能は充分に高く（単語問題↑、積木問題↑、脳研式立方体分析＝満点、類推法↑）、また概念レベルでの常識的判断力もよく保持されている（一般的理解↑）のに反し、〝その人のもっている一般的知能が社会場面でどの程度適用されるかを見るテスト〟（D・ウェクスラー）といわれている絵画配列問題の得点が著しく低い。この問題においては、とりわけ現実の社会場面での総合的判断力や予測力が明らかにされるが、被告人は順不同に提示される一連の配列カード数が増して事象の継起が少し複雑になると、じきに「何が何やらわからない」と言い出す。一見して漫画とわかるカードを見ても、ユーモアや風刺を解することがない。

絵画配列問題における被告人の不成績の原因は、一つには部分へのこだわりが強すぎるためであり、また一つには、その反面で判断の材料となる主要な刺激部分を見落したり見誤ったりしてしまうためと解され、同様の傾向はＷＡＩＳの絵画完成問題や脳研式の正誤判断問題にも現れている。数唱問題の不成績も、外界刺激を正しく取り入れようとする努力の乏しさによるものであり、被告人は、素質的には良い知能を有しながらも、現実の社会場面の理解では歪んだ選択的認知に支配され、客観的な判断を下せないことも多いものと思われる。

(2) 質問紙法

①モーズレイ性格検査（ＭＰＩ）

Ｅ＝一一　Ｎ＝二六　Ｌ＝二三　$E^{-}N^{0}L^{+}$型

この得点型は、内向性で対人関係が消極的であり、不安や緊張を抱きやすいが、感情面での動揺があまり表面化せず、性格的には陰気な内閉型という印象を与える。

②ミネソタ多面人格検査（MMPI）

プロフィール・コード　三′・二′・四・七・六・八―九

妥当性尺度点　五：一三：一八

検査終了までに長時間を要し、人間は状況によって変化するという理由で「どちらともいえない」という答えを多出していることは、不安定な自己像を反映し、自分らしい一貫した行動をとろうとする自己統制力の乏しさを物語っている。またこのような反応には、被告人にみられる他者との同一化の乏しさとともに、自分が他者によって正しく理解されていないという強い不信感が関与しているものと思われる。

MMPIではL、K点ともに問題なく、被告人には一般的な意味での虚言傾向や意図的防衛は認められない。臨床尺度では、ヒステリー性尺度と抑うつ性尺度の得点が異常域に属し、精神病質性尺度がこれに続く。この三―二―四コードを示す人は洞察力に乏しく、問題の原因を身体的不調や他人のせいに転嫁しやすく、陰気で対人関係が悪く、自分の家族にも敵意をあらわすことが多いといわれ、慢性アルコール中毒者や離婚をくり返す人によく見られるコードである。

(3) 投影法

①絵画欲求不満テスト（PFT）

外罰型（E）　二六％　障害優位型（O―D）三〇％

内罰型（I）　三七％　自己防禦型（E―D）四八％

無罰型（M）　三七％　要求固執型（N―P）二二％　GCR＝三五％

欲求不満場面における被告人の反応は適応的でない（GCR↓）。その反応は、一、不平不満を表現せず、いわゆる内にこもる（I′↑）、二、自分に不都合もしくは不利なことを無視したり無関心を装う抑圧の機制をとる

（M′↓、M↑）、三、欲求不満をおこさせた相手にその解決を求める（e↑）、のいずれかの形をとり、障害やストレスを解消するために相手に直接不平不満や非難を表明することはなく（E＝O）、またあっさりと水に流すこともない（m↓）。

また、吃音のために言語化を最小限にとどめてきた結果でもあろうが、被告人の応答は著しく単純で直線的である。陰影のない直接的表現や文脈の乏しい発言は、他者に不快感や奇異感を与えがちであり、被告人自身にとっても言語化による不満の緩和がないため、不平不満はますますうっ積していくことになると思われる。

②ＭＡＰＳ人格投影法

使用画像は二一、平均二・三とやや少なく、登場人物の親密度は稀薄で、被告人が家庭的にも社会的にも孤独であることを示す。

反応時間は平均一分一一秒とかなり遅く、画像の取りかえもたびたびあり、優柔不断であった。これは登場人物の性格、職業、行動の目的や動機の設定がなかなかできないためで、画像を選んだ後でも、その人物についての説明をせず、枝葉末節の動作をくどくどと述べるだけである。被告人の対人理解には欠陥があり、他人の行動を正しく予測したり意味づけたりすることができず、目先の言動に捉われてしまうものと思われる。

自我イメージは、貧しく孤独で不運な、犯罪や自殺と近縁性のある惨めな主人公達と重ね合わされている。将来への見通しがあいまいで、強い無力感と抑うつ感におおわれており、自殺念慮がうかがわれる。

③ロールシャッハ・テスト

R＝17　R.T＝23.8″　RT＝1′41″　W：D＝8：3　Dd％＝35％

W：M＝8：0　ΣC：M＝3.5：0　Fc＋c＋C′：FM＋m＝3.5：5　Ⅷ＋Ⅸ＋Ⅹ/R％＝18％

FC：(CF＋C)＝1：3　F%＝41%　F＋%＝42%　A%＝5%　P＝2.5

CR＝9　DR＝6　BRS＝－10　RSS＝＋13.3

BRS＝マイナス一〇、RSS＝一三・三ということは、精神分裂病の可能性は少ないが、人格水準は器質的欠陥をもつ人と同程度のレベルであることを示す。

思考様式の特徴は、きわめて独断的で（dr↑）、実際的常識的判断力が欠け（D↓、P↓）、分化―統合して物事を全体的に把握するよりも、あいまいな印象や受動的知覚をそのまま全体に意味づける傾向の方が強い（W org↓、W_v＋W_o↑）。その反面で実在するものと対比して図版刺激の不完全さや相違が気になりだすと、そのことに非常にこだわり、検査者が偶然図形であることを何度説明しても、異常なほど「実物とは違う」と執拗に念を押し、「奇型の……」という表現をする。この一見矛盾する二つの傾向は、いずれも、被告人が現実を積極的・共感的に理解しようとする意欲をもたず、環境に同化しようとするよりも、違和感を感じる対象は他罰的排他的に処理する一方で自分に都合の良いものはうのみにしてしまうという、自己中心的な選択的認知を行っていることを示している。

人間運動反応が全く出現せず、人間反応も擬人反応がわずか一個という結果は、想像力・内的安定性・共感性・自己概念のような人格の基本構造となるポジティブな要因に重大な欠隔のあることを示している。情緒的には不安定で、外的刺激に動かされやすいが（C＞M, FC＜CF＋C）、反応性は比較的少ない（Ⅷ＋Ⅸ＋Ⅹ/R%＝18%↓）。他のテスト結果は一致して内向性性格を指摘しているが、内的および外的統制による成熟した内向ではなく（FC↓、M↓）、逃避や回避のための単なるひきこもりにすぎない。通景反応（FK）が存在するのは、被告人の場合洞察力の指標ではなく、危険に対する警戒心が強いため、他者との間に常に距離を置いていることを意味する。このような対人関係の疎遠は、被告人の内閉性や不信感にも起因するのであるが、被告人自身はむしろ他人から拒絶されているという感じを強くもっている（〝島〟反応↑、〝湖〟〝がけ〟反応↑）。これは被告人が受動的・依存的で（Fc↑、〝花〟反応↑）、他人から愛され重視されることのみを期待しているためであり、精神発達が未熟な段階にとどまっていると考えられる。

3　面接所見

被告人は、面接時にはおおむね素直な態度で応じ、再三にわたる診察、検査などにも不満を示さず、協力的であったが、面接者に対しては、常に一定の距離を保ち、打ち解けたり、依存的な態度を示すようなことはなかった。

被告人は、本鑑定の終了を間近に控えた九月二九日の面接時に控訴取り下げの意図と鑑定中止の希望を表明して以来、面接に際しても直接本件犯行に関することについては陳述を拒否するようになった。この経緯については後述するが、これは被告人がかねてより抱いていた懸念にもとづいて決断と行動を示したというべきものであり、決して、被告人の精神状態や対人態度の基本的な変化を伴うものではなかった。事実、被告人はその後も幾度か鑑定人による面接に応じ、自らの過去や控訴取り下げにいたる心境などについて詳細に陳述した。

動作はやや緩慢で、姿勢は前かがみ、うつむきがちであり、話題によって感情をおもてに表すことは少なくなったが、しばしば憂鬱げに顔をしかめた。

意識は正常であり、鑑定人らの質問を良く理解し、適切な応答が可能であった。

吃音は時に軽度に認められたが、会話に支障をきたすほどのことはなく、自ら関心を抱いている話題についてはむしろ饒舌であり、雄弁でさえあった。記憶はよく保たれており、自らの生活歴、犯罪歴などについても詳細にわたって比較的正確に述べることができた。

しかしながら、過去の体験、なかんずく対人関係の中で生じたトラブルに関する被告人の陳述の中には、誤認や誤解ないしは曲解とみなしうるものが少なくない。被告人が多少とも（とくに人間関係の）複雑な課題を提示された時に、きわめて容易に、課題の中から自分に都合のよいことだけを取り上げて他のものを無視しようとしたり、課題の内容を勝手に変更してしまおうとする傾向のあることは心理テストにおいても認められたことであるが、被告人は対人関係の中で生じたトラブルに際して、自らの不満を強く抑圧する一方で、このような自己中心的に方向づけられた選択的認知と強い猜疑心、および独断的な推理と解釈とによって、誤解や曲解を重ねてきたものと思われる。事実、被告人は妻T子の言動についてすら多くの推測を混じえて話すが、T子に不満や疑惑を感じた場合にもこれを直接問い質すようなことはほとんどなかったという。

本件犯行に関しては、このような疑惑と曲解は明らかな妄想の域にまで達しており、被告人は本件犯行の被害者となったY子によって自分がこれまでに数々の迫害を受け、殺害されようとさえしていたのだと確信している。この妄想的確信は本件犯行後もゆらぐことなく、むしろ時とともに妄想的な解釈によって補われ体系化されてきている。

病識といえるようなものはないが、自らが神経過敏症であるという自覚はある。ただしこれには昭和三八年のS子による「爆発音」のため脳の一部が破壊されたためだという妄想的な確信が伴っている。

面接や心理テストの際の所見によると、被告人は決して一般的な騒音に対して格別敏感であるわけではない。しかしながら、被告人は本鑑定中にも拘置所の隣りの房の被収容者に対して、水洗便所の騒音に関連して激しい敵意を抱いてその者を殺害しようと考え、転房によって殺意から解放されたことがあった。この経緯からは、被告人は一度特定の人為的騒音が気になるとこれに捉われ、相手に対する被害的な念慮が形成された時点で忍耐の限度に達し、激しい反応を示したものと思われる。

感情をおもてに表すことは少なく、自ら犯した残忍な行為についても、ためらうことなく淡々とした調子で述べ、後悔や憐憫の情などを表すことはなかったが、鑑定人による批判的な質問や、控訴取り下げを思いとどまらせようとする説得などに対しては、しばしばいらだちや不快の感をあらわし、時に興奮を示すこともあった。

従来から存在する、抑うつ気分に支えられた自殺念慮は拘禁下にあってなお一層強化されており、被告人は控訴取り下げによって死刑の執行を受け、それによって自殺の意図を実現できると考えているようである。

すなわち被告人の鑑定時の精神状態には意識障害や脳器質疾患などを疑わせるような所見はない。確固とした妄想を有するが、人格の崩れは目立たず、自我意識の障害や幻覚などの内的体験の異常も認められない。診断については後述するが、パラノイアないしはその近縁の疾患を考慮すべきであろう。知能は平均をこえるにもかかわらず、客観的な事実の認知には著しい欠陥があり、過敏、小心で猜疑心が強く、容易に独断的思考、判断に走りやすい傾向がある。気分は抑うつ的、刺激的で、他者に対して、著しく冷淡である。被告人にみられるこの性格の偏りは、シュナイダーの類型にあてはめると、抑うつ型、自己不確実型および情性欠如型の混合型の異常性格とみなすことができる。

七　考察と説明

1　供述心理学的考察

ここでまず、被告人が鑑定人による、犯行の動機についての吟味的な質問に対して為した応答を具体的に記し、その上で被告人の供述の特徴を論じよう。

(1)　**面接場面における応答**（九月一三日）

〈階下の奥さん（Y子）があなたにわざと嫌がらせをやったと、あなたは思っていましたね？〉

いやあ……わざとやったことも事実なんですね。

〈そう思っていたわけですね?〉

いや思っているっていうより、やったことが事実なんですよね。……たとえば四五年頃にうちの妻が私の妻は健康なんですからね。当然、わざとやらなきゃそんなに気にするはずがない。当然わざとなんですよ。だから……私がそれ以前に、下の大工仕事がうるさいんでつい「うるさい」と一言出てしまった。それを根にもってわざとやるような人が世の中には居るんですよ。性格的にね。

〈あなたの「うるさい」という声が下の人に聞こえただろうか?〉

……だから、それから少ししてからね、おかみさんが玄関でにらんでいるわけですよ、私が外へ出ようとするとね。だからそういうことからしても……

〈あなたが想像したわけでしょう?〉

いや、その他の四年二ヵ月の事実があるわけなんですよ。むこうがどういう態度したかとか、どういう行動をしたかとかね。それから考えるとね、私はあの団地に入る前にね、そういううるさいことがあってね、善意から言いに行ってもけんかになってしまうんですよ、団地でけんかすると、人ごみですからうるさいですから、だから私は下でトンカントンカンうるさくても我慢して言いに行かなかったんですよ。「うるさい」というのは、つい口がすべって出てしまったんですよ。

〈でも、下の人が聴いていたかどうかね?〉

いや、だから現在で考えればね、下の奥さんは私が「うるさい」と言ったのが気に入らないわけですよ、どうして話しに来ないのかとかね。

〈だから、聞こえたかどうかという証明はないわけでしょう?〉

いや、それはその……それからの四年二ヵ月のいろいろな……

〈あなたは想像するわけでしょう?〉

いや、四年二ヵ月のあいだ、あのおかみさんが特別になんで悪いことをするのかと……いう裏にはやはり事情があるわけですよね。事情がなければ人間やるわけはないのだから……それで、一番先のことを考えると私の「うるさい」というのがきこえたのだと……。

〈なぜ旦那に殺されるとまで考えたのか？〉

旦那は……四六年某月に急にうるさくなった。それ以前に私が階段で会ったんですよ。その時に何だか知らないけどおっかない顔して私のことをにらみつけた。

〈にらんだと言うのは、あなたの思い違いじゃないの？〉

だから、それはね、すぐその妄想だとか何とかいうのは考えが違うんで、それは事実を知らないからそういうように思うんで、ね。それが私っていうのは四年二ヵ月の間のいろいろな事実を知っているわけですから、だからそのまま話をすれば、四六年某月以前に私が階段を上がっていた時に、旦那がおっかない顔でにらんでいるわけですよ。……それ以前におかみさんと私がちょっとごたごたしたわけですから、それで私のことをきいて知っているわけですから、それで私のことをにらんでいると。それで顔見たらけんかになると思って、顔を横に向けちゃった。

〈それはともかくとして、あなたは事件の少し前に旦那にやられると〉

いや、それはね、それ以前に話が、長いのがいっぱいあるんです。事実がね。

〈でもなぜ殺されるとまで思ったのか？〉

だからね、ちょっと話さなければわからないでしょう。一番先に今話したことがあるでしょう。それから四六年某月に急に四種類の騒音がとびこんで来た。それでね、旦那が毎日のようにトンカンはじめたのでね、それは、「今度は俺が相手だ」とやり出したのだと思った。

〈でも、殺されるとまではどうして思ったのか？〉

いや、それは前からのいろんな事情があるわけで、それを一つ一つ話しなければわからない。だから……

〈でも、日曜大工は、特別いやがらせの意味ではなかったのではない?〉

いや、もちろん、ハンマー中毒みたいに大工仕事の好きな人もあるでしょう。でも、そのほかに私をあそこから追い出そうという意味があるんですよ。

〈それはあなたが頭で考えたことでしょう?〉

いや、なにも根拠のないことを言ってるんじゃなくて……

〈でも、都合の良い根拠ばかりもってくるからそうなるんじゃない?〉

いや、そうじゃないんですよ。だから私がね、事件前にはおかみさんの考えてることがわからない、と。だから、理由はわからないけど、悪いことばかりやってるわけですよね。四年二ヵ月も私を玄関の所でにらんでけんかを売ったり、私がピアノを嫌がるのを知っていて、何の挨拶もしないで、「ざまあみろ」という風に私を馬鹿にする。私としては、どうも常識がないと思っていたけれど……事件のあとで小田原拘置所で、いわゆる常識のない人は少ないことに気がついた。じゃあ、おかみさんが普通の人だったとしたら、何のためにやったのかと。考えてみたら、やっぱり理由があったわけですよね。

〈あなたの思い過ごしではないのか?〉

いや、実際に、玄関のところで私をにらみつけるんですよ。人間って、理由がなくて何かやるわけないですから。

〈あなたが何かひがみっぽくなっているように見えるが〉

いや、それはね、こういう事件を起こすとね、すぐ妄想じゃないかと、それは第三者は常識的にそう思うけど、……それは私は四年二ヵ月のあいだのいろんなことを知ってるんですよ。だから、自信をもって言えるんですよ。

(2) 供述能力

被告人の知能は正常範囲内の上位に属し、記銘力、記憶力とも正常である。語彙も豊富で、一般的な理解力も良く、知識もある。このように素質的知能は十分に高く、また概念レベルでの常識的判断力もよく保持されているにもかかわらず、被告人供述内容は時として著しく不正確で、現実を大きく歪めたものとなることがある。この傾向は、過去の人間（他者であれ、自分自身であれ）の行動とその心理的背景についての供述に、特に顕著に認められる。被告人の供述態度に格別な防衛や作為、虚言傾向などを認めなかったことを思えば、被告人の認知および理解・判断能力には何らかの欠陥があると考えるべきであろう。

もちろん、被告人は現在においてもなお確固とした被害妄想を有しており、妄想知覚や妄想解釈が被告人の供述内容を歪めてしまうのは当然であるが、被告人においてはさらに、これらの影響を受けていないと見なしうるような、過去の日常的な体験についての供述中に、錯覚や曲解などが頻繁に認められることが特徴的である。これら、被告人の供述を歪める諸要因については、項を改めて説明を加えることにする。

(3) 供述態度

被告人の供述態度はおおむね率直であり、軽度の吃音は有しはするがむしろ多弁で、時には雄弁でさえあった。面接時の応答を控訴趣旨書の内容と比較すればわかるように、被告人においては、昭和四五年六月のY子との出会いから四九年八月の本件犯行にいたる全経過についての話の筋書きが出来ており、被告人がW家から受けたと称する数多くの被害的体験が整然とこれに組み込まれている。鑑定人の質問に対しても、被告人はこれらをあらいざらい述べたてようとし、話を途中で中断させたりはしょらせようとすると、これに反発を示した。当然のことながら、被告人の応答の内容は控訴趣意書のそれと重複する部分が多く、冗長迂遠となりがちであった。

特別な緊張感や防衛的な構え、あるいは作為的な意図などを疑わせる徴候はみせず、一般的な意味での虚言性もあまり目立たない。

鑑定人らの質問に対して自己のペースで述べたてる時には、感情を滅多におもてに出すこともなく、淡々として話を進めたが、質問が被告人の見解に対する批判を含むようなものである場合には、しばしばいらだちを、時には興奮をさえ示した。被害者から嫌がらせを受けたというのは被告人の思い違いではなかったかと問われた時には、嫌がらせを説明する数々の状況証拠をあげて熱心に鑑定人らを説得しようとし、それでも信用されないと感じると不満の意を表した。自らの変人ぶりについての妻や隣人の証言の内容については、まずある程度の弁明を試みた上で、これらの証人の言葉が信用できないものであるとする種々の理由をあげて彼らを非難し、反論を試みた。また、控訴取り下げの意図を表明した後で、鑑定人らがこれを思いとどまらせようとして重ねて説得した際には、被告人はこのことをむしろ自己の権利に対する侵害であるととり、時には怒りをさえ示した。

(4) 供述態度および供述内容の変遷

本訴訟に対する被告人の基本的な態度には、これまでに三度にわたる重要な変化が認められ、これに伴って、被告人の供述内容も変遷を示している。したがって、本訴訟過程をこれにもとづいて四期に分けることができるわけであるが、本鑑定期間はこのうちの第三期より第四期にいたる移行期に相当する。ここでこれら四期について、それぞれの特徴を論じ、その心理的な背景について説明を加えよう。

第一期（逮捕直後〜第一回公判）

この時期に被告人は、被害者側に非のあったことを強調する一方で、犯行に対して悔悟の情を表し、犯行時に必ずしも明確な殺意を有してはいなかったと主張し、犯行時に自らが死を望んでいたことや、本件犯行前にS子殺害を意図して八王子に出かけたことなどについては隠していた。これは、新聞で近所の人達が自分を悪く言っているのを知り、「死刑になったら喜ばれる」と思ったので、刑が軽くなるよう嘘を言ったのだという。

第二期（第八回公判〜第九回公判）

この時期に被告人は、犯行の動機は「死ぬため、死刑になるため」であり、Y子に恨みはないと述べ、犯行時の行動を実際以上に悪く見せ、後悔していないと主張した。また、本件犯行前にS子や派出所巡査の殺害を計画したことなどを自ら述べ、裁判官に対して、「判決としては死刑が希望である」と申し立てた。Y子に対する被害妄想を体系化しながらも、長期にわたる刑務所生活には到底耐えられないと考え、涙をのんでそうしたのだという。

第三期（控訴趣意書の提出〜本鑑定）

被告人は、一審判決後、かなり躊躇しながらも控訴に踏み切った。膨大な控訴趣意書の中で、また鑑定人との面接の中で、Y子らが自分に対してなした悪行の数々を述べたて、自分がむしろ被害者であったことを強調するとともに、彼に不利な証言をした人々への反撃を試みた。しかしこの努力も、「自分が決して変人ではなく、犯行には正当な動機があった」ということを明らかにするための、いわば〝義憤〟にもとづく行動であり、「いずれ死を選ぶほかはない」という気持ちには変わりなかったようである。

第四期（昭和五一年九月〜）

被告人は本鑑定期間中の九月二九日より、控訴取り下げの意志を表明して鑑定への協力を拒否するようになり、一〇月五日には控訴取り下げの書類を書いてこれを東京拘置所の保安課に提出した。この経緯については後述するが、被告人は再び、自らの死を強く望んでいる。

(5) 供述内容を歪める諸要因

既に指摘したように被告人の認知および理解・判断力には重大な欠陥が認められる。これは被告人の対人関係に重大な障害をもたらすものとして、本件犯行のあらゆる側面に影響をおよぼしているが、供述心理学的には被告人の供述内容を時として著しく不正確で、現実を大きく歪めたものと為しうる点が重要である。ここで、これらの欠陥をもたらす諸要因をあげ、簡単な説明を加えよう。

①妄想知覚

被告人は被害者Y子が「階段で会うたびに私をにらみつけた」と感じ、時には「お前には負けないぞ！というすごい顔をした」という。「近所の奥さん達もわたしをにらみつけたり、変な目で見たりした」と思い、事件の一ヵ月位前からは、「Y子から不気味さと危険とを感じ」偵察に来たY子の親戚の若い者には「やられそうな気がして怖かった」という。また、Y子が被告人の家の灯りを「明るいですね」と言ったのを、「逆のことを言って馬鹿にする」ととり、長女N子が妻に「おばさんの家になぜ子供が居ないの？」ときいたのを、Y子のさしがねによるいやがらせととった。

このような体験は、被告人が近所の人達から変人とみられていたことや、Y子が被告人に対してある程度の反感ないしは恐怖感に類するものをもっていた可能性のあることを考慮しても、なお極めて異常なものといえる。しかもこの種の体験は、本件犯行を間近に控え、W家に対する深刻な被害妄想が形成されていく過程において急速に増しており、妄想知覚の範疇に属するものと思われる。

②妄想解釈

妄想知覚は知覚に直接結びついた了解不能な意味づけであるが、過去の出来事などに対する同様な意味づけもあり、これを妄想解釈と称する。被告人は、「W家の騒音が自分への嫌がらせである。」と思い、「Y子がわざわざ階段の所に立っていて馬鹿にした」と考え、ついには「旦那が自分を刺しに来る」と思いこんだ上で本件犯行に及んだのだという。

このように、妄想解釈は犯行の動機を形成する過程においても重要な役割を演じたのであるが、これは本件犯行後になお一層顕著となり、妄想の体系化を推し進めている。すなわち、被告人は「事件の時にはY子が自分に嫌がらせをする理由がまだよくわからなかった」のであるが、逃走中に新聞を見て、「近所の人たちが自分を変人だと見ている」ことを知った時、「Y子が陰でやっていたのはこれか！」と気づき、「Y子のもっていた殺意」を理解し、さらに拘置所内でいろいろと考えて、「殺意の原因となった、Y子の三つの不満」のことがわかり、「悪意、殺意と病気の進行の関係」という図式を完成したのである。被告人の記載した罫紙約八〇枚におよぶ控訴趣意書は、このような被告人の妄想解釈の一大集大成でもある。

③錯覚、曲解および合理化

先にも述べたように、被告人の供述内容は、しばしば第三者の証言の内容と大きな食い違いを示す。これには妄想知覚や妄想解釈が一役を演じるが、時には、決して妄想が関与していないと思われるような過去の日常的な出来事についての供述においても認められる。妻や隣人、職場の上司等の証言する事実を「そんなことあるわけもない」として否定したり、「悪意によるものだ」として反論を試みることも多く、このような食い違いは枚挙にいとまがないほどである。

ここではこのうちの四例をとりあげて説明し、その心理学的な背景について論じよう。

〈第一例　妻への乱暴〉

被告人は最初の妻N子に対してであれ、妻T子に対してであれ、これまで一度も暴力を振るったことはないと述べたが、これに反しN子は、被告人に殴られて外に出られないこともあると述べ、T子もまた、被告人がしばしば乱暴をしたと述べた。T子によると、一度は被告人が「眼をつぶしてやる！」と言って、T子の頭を箱がへこむほどに強く衣装箱におしつけたこともあるというが、このようなことはむしろ稀で、多くは怒鳴ったりこづいたりする程度であった。被告人の激しい剣幕に身の危険を感じて家を飛びだすようなことも稀ならずあったが、被告人はそれ以上追って来るようなこともなく、T子はこれまでに、被告人の乱暴によって大きなけがもしたことはないという。これについてさらに問われても、被告人は「妻を殴ったことはない」とくり返し、さらには、「T子は妻というのは名ばかりで、居候のような女だった。信用のできない女で、殴ったりするとすぐ実家に帰ってしまうと思っていたから殴らないようにしていたのだ……」と、彼女に対する不満と非難へと話題を転じていった。

〈第二例　社員寮における寮生との口論〉

妻T子によると、被告人は社員寮の管理人をしていた時に、深夜まで寮生の話し声や麻雀の音などが聞こえてくることに腹を立て、しばしば彼らに対して「馬鹿野郎！」とか「うるさいじゃないか！」とか「よせ！」などと怒鳴りつけていたが、ある時、ついに寮生七、八人が出て来て部屋の前で被告人につめより、激しい口論になり、これがきっかけとなって、二人は転居することになった。この件について被告人は、「わたしは、寮生達があまり夜遅くまでうるさくしていたので、大人としての良識ある態度で忠告したまでで、決して口論というべきようなものではなかった」と言い、さらに問われても、寮生達の非常識さについて述べたてるのみであった。

〈第三例　F家宅への訪問〉

事件前に階下（被告人宅の斜め下）に引っ越してきたF家の主婦によると、被告人は本件犯行の前日突然F宅を訪ね、「挨拶廻りに歩いたか？」と尋ねたため、彼女はあわてて被告人宅に挨拶に行ったが、その数時間後に階段で再び被告人に出会った時には、彼女が会釈したのに対して被告人は黙って通りすぎて行ったという。被告人は、主婦が調書の中で、「(被告人が) 挨拶に来ないと行って怒りに来た」と述べていることに不満を示し、「決して乱暴な話し方はしなかった」と反論する。

〈第四例　被害者Y子からの挨拶〉

被告人は、「Y子は四年数ヵ月もの間一度もわたしに挨拶しないで、階段の所で会うたびに私をにらみつけた」と述べているが、これに対してある隣人は、Y子が階段を上って来た被告人に向かって「今晩は」と挨拶したのに、被告人は振り向きもせずに通り過ぎて行き、その時、Y子が被告人のことを、「あの人はいつも挨拶をするのに知らんぷりしているんで、気味が悪いのよ」と言ったことがあると述べている。

ここで右記した四例をとおして窺うことのできる、被告人の認知、思考過程に存在する諸特徴をそれぞれ取り上げて論じよう。

(a)　思考の独断性と合理化

まずあげるべき被告人の思考の特徴は、その著しい独断性である。暴力や口論の件についても、それが第三者にとってどのように見えようとも、被告人にとっては、自分が暴力ではないと思うものは決して暴力ではないし、口論についても同様である。この場合、自らが一方的に正しい、あるいは被害者であるという認識が、これを補強する役割を演じているように見える。被告人は、他者に対する評価に際しては、しばしば厳格そのものであるのに反し、自己に対しては極めて寛容である。自らに一分の理さえあれば、それをもって自らを正当化し、すべてを合理化する傾向がある。

(b)　共感性の乏しさと曲解

被告人にはまた、感情移入の能力が欠けており、極めて共感性に乏しい。被告人は自らの行動が他者の心にどのように映るかを知ることができず、したがって自らの異常さ、非常識さを理解することもできない。被告人にとっては、九年間連れ添った妻も〝信用のできない居候〟にすぎない。また被告人は、自らの唐突な訪問とその用向きが、主婦Fを驚かせたであろうことを理解しない。その時に被告人が示した表情や態度の問題を抜きにしても、自らの行為が、まさに「怒りに来た」と表現されうるにふわしいものであることをも理解しない。

被告人はこのようにしてしばしば状況の認識を誤り、自らに理解できない部分を、往々にして曲解によって補おうとする。たとえば、T子は結婚当初、仕事に出たがらずにぶらぶらしている被告人に対して不満を有していたわけであるが、被告人は「妻が不満気であるのは、仲人が勝手なことを言って妻を騙したからではないか？」などと推量する。また、主婦Fが「怒りに来た」などと〝嘘〟を言ったのは、「彼女には、わたしを怖れ、私の刑が重くなることを望む理由がある」と解釈する。

同様に、被告人は自らの生活態度が常人とは異なっており、そのために近所の主婦達に変人と見られているなどは予想だにせず、この事実を新聞で知って、彼女達が自分に対して悪意を抱く理由をいろいろと考え、これが被害者Y子の〝裏工作〟によるのではないかなどと考えたりする。つまり、被告人の控訴趣意書によると、Y子は被告人の変人ぶりを周囲の者に吹聴することによって被告人を精神異常者に仕立て、そのことによって、夫が被告人を殺害した場合に、その行為の責任が軽減されるように意図したのではないかという。

(c)　錯覚

被告人においては、必ずしも常に、まず状況の正確な認知がなされた上で判断（妄想的な意味づけ）がなされるのではなく、しばしば、予断に規定されながら偏った選択的認知がなされて行くように見える。前者の場合が妄想知覚で後者は錯覚であると一応規定されるが、両者の厳密な区別は困難である。

被告人は昭和四五年六月にY子に初めて行き会った時に不快な印象を受けて以来、彼女の前を通る時にはいつも、「視線が会わないように下を向いて通り、通り過ぎてからちらっと眼をやると、Y子がにらんでいるのが見えた。」と述べているが、これを第四例の事情と併せ考えれば、Y子は何度も被告人に対し挨拶をしながらも、被告人による度重なる〝無視〟に困惑と不快とを感じており、他方、被告人は彼女のそのような心情に思いも及ばずに、毎回屈辱とさらには恐怖の感を抱きながら、彼女の前をうつ向いて通り過ぎていたというのが実情であろう。被告人は一度彼女に対して悪感情をもつと、彼女からは、その悪感情にふさわしい反応（錯覚されたものを含む）のみに敏感となって、それらを選択的に認知し、これにさらに曲解を重ね、他方において彼女が時折示した挨拶などは、全く予想外のこととして認知すらされていなかったものと思われる。

2　本件犯行当時の精神状態

被告人Mは抑うつ型、自己不確実型および情性欠如型の混合型の異常性格者であり、過敏、小心で猜疑心が強く、著しく自己中心的な性格を有しているが、昭和三七年に、同じアパートの住人S子に「ステレオの音がうるさい」と注意されて以来、次第に周囲の騒音に敏感になったという。この騒音への過敏性は、翌三八年に数日間連続して原因不明の〝爆発音〟に驚かされた（被告人はこれを、S子の自分への嫌がらせと邪推した）ことを契機として、一層顕著なものとなった。被告人は、それ以来隣室の話声や犬の吠え声、その他の近隣騒音を異常なまでに気にするようになり、「急に周りがうるさくなって夜も眠れず、世の中が暗くなってしまったように感じられた」という。その後は騒音と不眠傾向とに悩まされ、このため近所の飼犬を殺したり、隣人と口論したり、何度も転居したりしなければならなかった。この傾向は、昭和四〇年にT子と再婚した後も同様に持続し、被告人は騒音のことで隣人達と衝突しては転居をくり返したが、昭和四五年四月、再婚後四度目の住居として選んだ団地の四階の一室に入居した。被告人は入居後二ヵ月間は、団地の静けさを喜んだが、同年六月に階下にW一家が入居すると事情は一変した。被告人は、入居早々、W家の主人が連日〝傍若無人〟に大工仕事、戸のあけたてなどによる騒音を極度に気に掛け、しばしばこれを自分に対する嫌がらせととり、これに対して怒鳴ったり、床を叩くなどして応じていた。被告人は、Wをその外貌より内心畏怖していたが、その妻Y子が〝けんかを売るような態度〟を会うたびに示していると感じていたこともあり、四六年某月にW家からの騒音が一層激しくなったと感じたときに「いよいよ下の旦那がけんかをやる気になった」と思い、W家に対する敵意と警戒とを一層強めた。しかし、自らはひたすら耐えようとし、騒音を避けてしばしば外出をしたり、自宅からの騒音を少なくするために（Wに仕返しをされないよう願って）細心の注意を払っていた。しかしながら、四八年一一月にW家からの騒音にピアノの音が加わってからは、被告人が当時失業して自宅に居る機会が増していたこともあって、同人の苦痛はもはや耐え難いものとなっていった。その上、翌四九年一月頃からは、階段で出会うY子の視線に不気味さを感じるようになり、彼女のさりげない言葉や動作が、被告人に対する嫌がらせ、さらには被告人を団地から追い出そうとする意図を含んでいると思うようになるなど、被害的な妄想知覚を体験し妄想解釈を重ねるようになっていった。同年六月には、Y子の表情に不気味さとともに漠然とした危険性を感じるようになり、これは、Wが被告人を刺しに来るという被害妄想へと展開され、〝偵察〟に来た若い男に畏怖し、防ぐための槍を造ったりしていた。同年八月一日、被告人は不安発作に襲われ、前途を悲観して自殺を思った時、「自分は死んでもよいけれど、その時にどうしても生かしておけない人間が二人いる」として、S子とY子の殺害を決意した。人を殺すことは、死刑によって〝自殺〟を確実なものにするという意味や、自分の命を狙うWへの逆襲という意味などもあり、一石四鳥であると考えたという。八月一〇日頃、妻が実家に帰ったが、本件犯行の一週間ないし一〇日前に刺身包丁を買い求め、一度S子の殺害を計画して八王子まで行ったがこれを果たせず、その後、Y子および二人の子供を殺害する機会を窺っていたが、八月二八日、朝早くからのピアノの音を自分への嫌がらせととって犯行の準備をした。逡巡しながらも、Wの出勤を確認し、更にY子がゴミ捨て場へ向かうのを見て「どうせやるのなら一人ずつの方がいい。やるのは今だ」と決心がつき、犯行に着手した。犯行後直ちに逃走し、何度か自殺を思いたちながらも果たせず、新聞で他の殺人事件の犯人のモンタージュ写真が自分に酷似していたため、自殺をすればその罪までかぶることになると考え、八月三一日に平塚署に自首した。逃走中に読んだ新聞で、自分のことを近所の主婦達が口々に変人と言うのを知り、これがY子の裏工作によるものと直感し、その後の拘置期間中に妄想的な解釈を重ねて、Y子による悪意、殺意についての妄想体系を完成した。本鑑定時においてもなおこの妄想はゆらぐことがない。

以上は被告人の犯行当時の異常な精神状態と、それに基づく行動とを要約したものであるが、ここにみられる諸症状とその経過から、被告人は妄想状態において本件犯行を為したと見なすべきであろう。

鑑定人は、被告人をパラノイアと診断するのが妥当と考えるのであるが、ここでまず、パラノイアについての若干の解説を加え、ついで、鑑別診断上重要と思われる点について簡単に触れることとする。

(1)　パラノイア

クレペリンの定義によると、パラノイアとは、内的原因による、持続的で確固たる妄想体系のゆるやかな発展であり、その際、思考、意志、行為においては、清明と秩序とが完全に保たれているものであるという。パラノイアの本態については、精神医学者の間でもさまざまな議論がなされており、K・シュナイダーのように、これを異常体験反応と病的過程（精神分裂病）のいずれかに分類、吸収されるべきものとみなし、特別な疾患としてのパラノイアは存在しないとする者もあるし、このような二者択一論を否定するE・クレッチマーも、多元診断的立場から特殊疾患としてのパラノイアを認めない。

しかし、特殊疾患としてのパラノイアを認めようとするR・ガウプ、F・A・ケーラーなどもおり、このサークルに属するW・ワグナーは、二者択一的に分類することの困難な事例が確かにあるとし、「病的過程にもとづかない発展の過程において〝しこり〟starre Ordnung が生じ、生命がそれに屈伏し、発展が早期に停止してしまう場合がある。このような精神の〝しこり〟を理性によって克服しない限り、人間は破滅してしまう」と述べている。被告人において日常的に認められた錯覚や曲解、著しい独断なども、この〝しこり〟の反映と見なしうるであろう。ワグナーの見解は、「異常な発展はまた異常な経過を示し、〝疾病〟に終わることがある」とするものであるが、本例の経過は、これによく合致するように見える。

パラノイアと診断される事例は非常に稀ではあるが、本疾患は極めて重大な犯罪を招来することがある。R・ガウプが報告した教頭ワグナーは村中の者が自己の獣姦についてうわさし、悪評していると妄信し、村人に対する復讐として大量殺人を実行した。ワグナーでは、自らを長期にわたる激しい迫害の被害者と確信するためにその（想像上の敵に対する）憎悪の情は著しく高められ、しかも思考、意志、行為が清明に保たれるという本疾患の特徴が「犯意を周囲に悟られることなく、綿密な計画にもとづいて冷徹なまでの犯行をなす」ということを可能にし、極めて重大な結果をもたらしたのである。

被告人においても、「本件犯行が用意周到に計画された」ことや「本件殺人行為を冷徹なまでに落ち着いて遂行していること」などは、決して精神病の存在を否定するものではなく、むしろ、パラノイアによる犯行の特徴の一つと見なすべきものである。

(2) 鑑別診断

パラノイアは、その境界を一方で過程精神病としての精神分裂病ないしパラフレニーに、他の一方で心因性の妄想反応に接している。クレペリンによると、パラフレニーにおいては妄想内容がより夢想的な傾向を持っており、幻覚が存在するような場合には鑑別も容易である（パラノイアには幻覚はない）というが、実際上この鑑別が極めて困難な例も少なくない。クレペリンは他方において、好訴妄想を外的体験から発展する心因精神病であるとして、内的原因によるパラノイアと区別したが、両者の境界は流動的で、パラノイアも原因的にある種の心因精神病と考えていたようである。

被告人においては、①内的体験の異常として妄想知覚、妄想解釈、関係、被害妄想などを有するが、他に自我意識の障害、思考障害、幻覚などの症状が全くみとめられないこと、②人格水準の低下をみとめないこと、③生活史において、急激な生活態度の変化や、発病ないしはシューブ（病勢増悪）を思わせるようなエピソードを有しないこと、などから、精神分裂病よりはむしろパラノイアが考えられる。もちろん、本例では、精神分裂病と思われる者が家系にみられ、パラノイアとしても分裂病圏の例であり、将来、分裂病が明らかになる可能性もあり得る。

他方、被告人にみられる被害妄想の発展の経緯は、その性格、環境から了解可能な部分を多く含んではいるが、それでもなお、「(昭和三八年頃）急に世の中がうるさくなった」とか、「Wからの殺意」に関する経緯など、了解不能と言うべきものもあり、ガウプが教頭ワグナーの事例について述べた、「了解不能なもの、完全には感情移入できないものとして、ある残部がつねに残る」という言葉は、被告人の場合にも該当するように思われる。したがって、本例においては単なる妄想反応というよりもパラノイアという診断の方が、より妥当性をもつものと思われる。

3　控訴取り下げにいたる経緯

被告人は九月二九日の鑑定助手との面接の際に、控訴取り下げの意志を表明し、鑑定への協力を拒否した。鑑定人は翌三〇日に被告人と面接し、事情をきき、控訴取り下げを思いとどまるよう説得を試みたが、被告人の意志は変わらなかった。この二回の面接において、被告人は鑑定への協力を拒否はしたが、控訴取り下げに至る心境については比較的詳細に述べた。その概要は次の通りである。

「ここ（拘置所）での生活に耐えられない。隣りの房の水洗の音が大きくて、気になってならないが、転房を希望しても許可されない。気持ちがうっとうしくてならない。夜も灯りがついていて眠りが浅いし、何でも強制的にさせられる。自分には罪の意識はないから、こんな生活を、割り切れるはずもない。これ以上の苦しみはもう沢山だ」。

「自分が音に過敏なのは、昭和三八年の〝爆発音〟で脳の細胞がやられているからで、もう治る可能性はない。音のことだけじゃなくて……自分は人生に疲れた。職員から刑務所生活のこともいろいろときいたが、たとえ死刑を免れても、自分は刑務所で無事にやって行けるとは思えない。自分は人とうまくいかない。社会の中で、つらくなれば逃げ回っていたのに、それでも駄目だった。刑務所での集団生活や作業など、うまくやっていけるとは思えない」。

「控訴取り下げは、結局自殺と同じことになるけれど、自分のように分別のついた人間が自殺するについては、楽になることを目指しているのだから許されるべきだ。一審の判決以来、死と対決し、自分なりに考えてきた。五月に一度取り下げの書類を書いた後で気持ちが動揺し、取り消してもらったこともある」。

「一審の裁判官による死刑判決は、私への恩情だと思っている。どうしても死にたいという人間を引き留めるのはかえってむごいことだ。私は公判で裁判長の顔を見ていて、最初はこれは死刑にならないなと思った。だから、自分から死刑を希望して、死刑の判決になった時、裁判長の顔を見ると『控訴なんかしちゃいけないぞ』という顔みたいに見えた。自分はその頃、本当に死ぬ気でいた。しかし、いろんな人が来て、何だかんだ言うので……死神が離れてしまった。控訴したのは、いつでも取り下げることができると知って、安心した上でのことだ」。

「今になって死に急ぐのは、鑑定で心神耗弱になったりしたら、死刑になるチャンスを逸することになると考えたからでもある。私は他の者とけんかをするし、長い刑務所生活での苦しみには耐えていけない。自分としては、刑務所に行く気はない。死にたい。それを確かなものにするために、控訴を取り下げたい。私としては、犯行の前後の事情を見れば自分は心神耗弱にあたるはずがないと思っている」。

九月三〇日に、鑑定人は東京拘置所の四区長より、被告人の房内における動静について事情を聴取したが、その概要は次の通りである。

「被告人は五月六日にも一度控訴取り下げの書類を書きかけて、やめたことがある。死刑に対する恐怖感も強かったようである」。

「被告人は、他の収容者と共同の生活ができない。一緒にされることを嫌がる。神経過敏で隣りの房の水洗の音を気にして、転房を希望したこともある」。

「今回は、九月二七日より、控訴を取り下げたいとの意向を強く示しており、職員が説得にあたっている。本人は、一方では『死刑はこわい、自分はいつ殺されるかという不安を味わうのに、それと比べて被害者は突然殺されて、死の恐怖を味わわず幸せだ』などと言いながら、『鑑定で耗弱になり、無期懲役になるだろう。これが嫌だ』と言って控訴を取り下げようとする」。

被告人はその後の一〇月四日の面接の際に、「転房が許可されたので、生理的苦痛が軽くなったので、死に急ぐ必要はなくなった」と述べ、控訴取り下げを思いとどまるかのように見えたが、翌日鑑定人が被告人に面接した時には、既に控訴取り下げの書類を保安課に提出していた。

なお、〝転房〟の事情については概略次のように述べた（一〇月四日）。

「隣りの房に暴力団の三下みたいな奴がいて、いつも水洗の音をうるさくするので頭にきていた。一昨日、奴がわざと水洗便所を何回もやったんで、頭に来てカーッとなって……こっちもどういう方法でやるか……その野郎を殺す、と思って段取りを考えて、……でも壁があるんで、その時理性が戻って……ちゃんとしてくれる担当の部長さんなので、報知器を押して事情を話したら、昨日転房させてくれた。それで、生理的にはずっと落ち着いて来た」。

この経緯からすると、被告人は自分が刑務所生活に耐えられないと感じて、一審において自らも希望し、裁判長の恩情によって死刑の判決を受けたが、幾分の気持ちの動揺もあり、いつでも取り下げられることを知って安心して控訴したわけである。しかし、拘置所生活に対する不満は、罪の意識がないだけに一層大きく、特に隣りの房の暴力団員（？）がわざと水洗の音をうるさくするため、これが耐え難く感じられるようになり、一方で、鑑定期間中に、鑑定の結果によっては、自らの刑が減じられる可能性のあることを新たに知り、心神耗弱になって死刑のチャンスを失い、自分には到底耐えられないと感じられる長い刑務所生活をおくらなければならなくなるという危険を感じ、鑑定終了を前にして取り急ぎ控訴取り下げを申し立てた、ということである。なお、被告人は控訴取り下げの権利は被告人に与えられた絶対的な権利であり、他の者が取り下げを阻止しようとするのはこの権利に対する侵害であるとする。

すなわち、被告人には現在においてもなお、みずからをむしろ被害者と考え、罪の意識や悔悟の念など毛頭もなく、ましてや自分の行為が死刑に価するなどという考えは全くない。被告人は一審において、自らの希望によって死刑の判決を得たと感じており、被告人が死刑を望むのは、被告人が強く自殺を望んでいるからにすぎない。そして、被告人が強く自殺を望むのは、まさにパラノイアとして、過去および現在の諸状況を妄想に依拠して思考し、判断するからである。

本例は、通常の間接自殺者（殺人などを犯して死刑になることによって自殺の目的を遂げようとする者）とはその態様が明らかに異なっているが、それでもなお、妄想にもとづく被害者への激しい憎しみとともに、妄想によって大きく制約された自らの人生への悲観にもとづく自殺念慮が時とともに強められており、被告人が最初から死刑を望んで本件犯行をなしたこともまた事実と思われる。したがって、被告人がもし死刑に処されることになれば、被告人は妄想によって強く望むにいたった〝殺人〟と〝自殺ないし死刑〟の二つをともに望み通り実現できることになるわけである。

4　責任能力

最後に本件犯行の精神状態と関連して責任能力の問題にふれよう。責任能力の判定は裁判官の仕事であり、鑑定人は裁判官の補助者の立場にある。しかし、鑑定人として司法精神医学の見地から責任能力について参考的意見を述べることは許されるであろう。もっとも、このような参考的意見は裁判官の判断を拘束するものではない。

前に縷々記述して来たところからも、鑑定人は本被告人が精神医学にいうパラノイアに罹患していると考えるのが妥当であると思う。パラノイアは古くから論議の多い疾病概念であり、そういう特別な疾患があることを認める学者の方がむしろ少なく、それは結局は精神分裂病か心因性発展かのいずれかに吸収されるものであるという見解が優勢である。しかしごく稀ではあるが、そのいずれにも、少なくともさし当たり位置づけられない事例があることも事実である。つまり、妄想が性格、体験、環境から発展したと了解できないけれども、そうかといって精神分裂病のように人格荒廃が進行するという経過を全く示さず、精神分裂病に入れることも困難である、という事例がある。そういう場合には暫定的にパラノイアとしておくのが便利である。そういう例が将来の長い経過のうちに、前記の二つのカテゴリーのいずれかに属することがあきらかになるかもしれない。本被告人の場合は、家系に精神分裂病者がいるらしいうえに、病像が体験反応的に理解できない面が比較的強いので、精神分裂病圏に属するパラノイアすなわちパラフレニー（精神分裂病で妄想をもつが人格荒廃の少ないもの）である可能性が強いように思われる。

さてパラノイアの責任能力についての司法精神医学的見解である。少し古いが、もっとも代表的な司法精神医学的文献である、ホッヘの司法精神医学全書（一九三四年）ではランゲがこの問題にふれている。ランゲはパラノイアよりは妄想性および好訴性の反応・発展という概念に関して責任能力を論じ、このような場合には精神生活の広汎な領域が長く侵されずにとどまっているから、病的な発展、現実の病的現象と密接に関連する犯行に対してのみ原則として責任無能力を認めるであろうという。つまり、こういう例には部分責任能力を肯定する立場がとられている。

最近出版された司法精神医学全書である、ゲッピンガーとウイッターの著書（一九七二年）ではウイッターがこの問題にふれている。ウイッターは独立の疾病としてのパラノイアを否定し、それは精神分裂病か妄想性精神病質反応ないし体験反応的発展のいずれかに吸収されるものであるとする。そして、体験反応的妄想性発展に関して、明らかに妄想性に動機づけられた行為に対してのみ、負責能力が除外されると考えるという。ここでも、ランゲと同様な見解がとられ、部分責任能力を認めている。

このような見解に従うならば、体験反応性、心因反応性の妄想であっても、病的現象に密接に関連した、あるいは妄想に動機づけられた犯行については責任無能力を肯定すべきである。本例は疾病学的にむしろ体験反応性のものよりは精神分裂病圏のものに属すると考えられ、しかも犯行は妄想に動機づけられていることは明らかである。つまり被告人は被害者の家族からいやがらせをされ、追い出されようとしていると思い、最後には殺害されるかもしれないと思ったが、そのような観念はそれを生ぜしめるに値する根拠に欠くものであり、妄想であることは明らかである。それゆえ、妄想に動機づけられた本件犯行の殺人に関しては責任無能力が認められるべきであろう。

なお、殺人を犯してから逃走中に犯した窃盗行為については、これは妄想と直接関係がないので、責任能力が存在したと考えても差し支えないであろう。しかし、これらの行為は殺人行為に全く付随的な行為であり、それをとくに取り上げるほどのことがないとすれば、本件犯行全般に対して責任無能力であるとしても差し支えないであろう。

以上より次の通り鑑定する。

八　鑑定主文

一、被告人O・Mは本件犯行当時、パラノイアに罹患しており、妄想に基づいて殺人行為を実行したものである。

二、被告人は本鑑定時、パラノイアの状態にあり、妄想は犯行時より一層体系化している。
三、被告人は本件犯行当時、事理弁識能力を欠如していたと考えられる。
四、被告人は本鑑定中に控訴取り下げの申し立てを裁判所に提出したが、その動機は死刑の執行を受けて自殺の目的を達したいという意図に発するものである。

昭和五一年一一月二五日

鑑定人　　教授・医師・医学博士　中田　修

日航機ハイジャック事件

作　田　明
福　島　章

目　次

解説

一九〇三年ライト兄弟は人類で初めて空を飛行し、一九二七年にはリンドバーグが大陸間飛行に成功したが、その三年後（一九三〇年）にペルーにおいて、武装した革命集団がパンアメリカン機を乗っ取ったのが世界最初のハイジャックとされている。この事件は当時公表されなかったが、一九四一年にR・ヘスが飛行機を盗んで国境を越えたのが公表された最初のハイジャックである。一九四五年以後は、社会主義国家から自由主義国家への亡命の手段としてハイジャックが増加したが、一九五七年のキューバ革命以後は、アメリカ合衆国へのパイロットの亡命とともに、アメリカからキューバへの亡命や犯罪者の逃亡が急増した。冷戦下においては東西両陣営ともに、はじめ彼らを犯罪者としてではなく政治的亡命者として扱ったことも、ハイジャックの流行を促進したものと考えられている。たとえば一九六八年には三五件を数えるハイジャックが起きている。ハバードによると、アメリカにおけるハイジャックは、一九六一、六五、六八年に三つの山があるが、これはそれぞれ宇宙開発のマーキュリ、ジェミニ、アポロ各計画の開始にほぼ一致する。人が宇宙を飛ぶという夢が、マスコミなどを通じて人々に影響を与えたためであるとされる。

わが国に関するハイジャックとしては、一九七〇年三月に赤軍派が日航機を乗っ取って北朝鮮に亡命した「よど号事件」、一九七三年七月に政治集団がアムステルダム上空で日航機を乗っ取った後に犯人の一人の女性が爆死してその他の者がリビアに亡命した事件、一九七七年九月、赤軍派が日本の国際線の旅客機を乗っ取り、バングラデシュのダッカ空港に着陸させた上、日本国内で身柄拘束中の三菱重工爆破事件の犯人など六名を釈放させた事件などが有名である。これらの「政治的ハイジャック」は、集団によって、よく組織され、計画的で、政治的目的を持つという特徴を持つ。

これに対して、「非政治的」なハイジャックは、ほとんどが、個人によって無思慮に遂行され、精神病理学的に問題のある人々によって行われることが多い。たとえば、一九七〇年に全日空機を浜松市上空で乗っ取ったIは、小田晋、中田修氏らによって精神病質者と診断され、一九七二年に羽田から日航機に乗ってハイジャックし、二〇〇万ドルを要求したMも、稲村博、中田修氏らによって空想虚言などを主徴とする精神病質者と鑑定されている。一九七三年に、日航機を乗っ取って沖縄で逮捕された高校生も精神障害が疑われているが詳細な報告はない。一九七七年三月一七日には、全日空機二機が同一日の間にハイジャックされたが、一件はノイローゼ気味（新聞報道）の二五歳の受験生Tによるもので、「外国に行きたかった」のが動機だという。もう一件は、殺人未遂、窃盗、傷害など、一四歳以後一一回もの逮捕歴のある二六歳の暴力団員Oによるもので、逮捕前に服薬自殺してしまい、動機は不明である。

昭和五四年版犯罪白書によればハイジャック事件の続発に対して、日本政府は一九七七年一〇月、内閣にハイジャック等人道的暴力防止対策本部を設置し、一九七八年五月一六日には「人質による強取行為等の処罰に関する法律」を成立させた。同年八月ボンにおける先進国首脳会議においては、日本の提案で「航空機ハイジャックに関する声明」が採択され、犯人の身柄の引き渡し、訴追、航空機の返還などを謳った。これを受けて同対策本部は、法秩序の維持のために、犯人の要求に対して断乎たる態度をもって臨む決意を表明した。そのためか、一九七八年のハイジャックは、わずか二件となり、世界的にも急減した。

本件は、このような社会的背景のもとで発生し、当時の世間を大いに騒がせた。たとえば一九七九（昭和五四）年一一月二四日付の朝日新聞は、その一面において、次のように報じている。

二十三日の正午過ぎ、大阪発羽田行きの日航一一二便DC一〇型機＝K機長ら乗員十一人、乗客三百四十五人＝が愛知県知多半島上空で若い男に乗っ取られ、成田空港に強制着陸させられた。男は「ソ連へ行け」などと要求したが、午後二時半すぎ、機長ら乗員と武道有段者の乗客が協力して取り押さえ、千葉県警空港署がハイジャック防止法の現行犯で逮捕、休日のハイジャック騒ぎは約二時間で決着がついた。犯人は大阪府堺市に住む暴力団組員松田政利（仮名、二五）。「東京で働こうと思って乗ったが、急に外国へ行ってみたくなったのでやった」と自供した。同県警は「発作的犯行で、思想的背景はない」とみている。K機長は犯人との格闘で左手中指を骨折し全身を打つなど四ヵ月の重傷を負い、同夜入院。犯人も頭などに軽いけがをした。国内でのハイジャックは、未遂も含めて十三件目。成田空港が舞台になったのは昨年五月の開港後初めてだった。

ハバードは、非政治的目的によるハイジャック犯四二名に精神医学的面接を行い、ハイジャックを「重力（自然）と法律（社会）という二つの拘束的現実への挑戦の試み」とみた。ハイジャッカーの典型例では、乱暴でアルコール中毒の父と、宗教的―超越的でおそらくは不感症の母のもとに育ち、幼児期に年上の女性に性的に誘惑された経験があり、二歳以上年上の姉を持ち、母親と姉との親密な関係に羨望の念を持ち、性格的には臆病、はにかみ屋、優秀で男性的同一性に問題がある。思春期には孤独で、三〇歳までに自分が完全な失敗者であると思うようになっている。結婚している場合も性的に妻を満足させられず、被支配的である。彼らはハイジャック前に死ないし別離の形で父親を失っている場合が多く、殺意など攻撃的衝動を秘めている。そして彼らは、経済的、社会的、人間関係上の窮地に陥ったとき、殺人、自殺、強姦への衝動と飛翔への幻想を結びつけ、彼の男性性を一挙に回復する行為を志して飛行機の乗っ取りを企てるのである、と言っている。

この犯人は千葉地方検察庁で二回の起訴前鑑定を受けた。第一回の作田による簡易鑑定の結果、精神分裂病と診断され、さらに責任能力については、犯行時は心身喪失の状態にあったと判断された。検察官は重大犯罪であることに鑑みて、詳細な鑑定を福島に嘱託し、福島は作田とともに、一九七九年一二月一〇日から一九八〇年一月二六日の間、鑑定に従事し、第一回と同じ結論に達した。検察官はこの二つの鑑定結果に基づき、不起訴処分とし、ただちに精神衛生法第二六条による通報を行った。精神衛生鑑定の結果、措置入院となり、被疑者は一九八〇年一月より一一月まで精神病院に入院治療を受けることになった。その後被疑者は、窃盗のため懲役八ヵ月の刑を言い渡され、一九八一年七月より八二年一月まで服役、満期出所している。この間、精神鑑定や治療は受けなかった。

なお、このケースの犯罪心理については福島『犯罪心理学入門』（中公新書）にも簡単な紹介がある。ちなみに、この本では、精神分裂病者と犯罪との関係を、精神病質をパラメーターとして類型化している。（作田　明）

航空機の強取等の処罰に関する法律違反被疑者松田政利精神状態鑑定書

一　前文

昭和五四年一二月一〇日、千葉地方検察庁公安部長新井弘二検事は、上智大学文学部心理学科教授福島章医師に対して、航空機の強取等の処罰に関する法律違反被疑者松田政利（仮名）について、左記の鑑定を嘱託された。

鑑定事項

一、被疑者の本件犯行時並びに現在の精神状態
二、本件被疑者に対し適当と思料される措置及び処遇の具体的内容
三、その他参考事項

よって鑑定人は同日より鑑定に従事し、一件記録を精読するとともに、東京拘置所に留置せしめた被疑者を訪問して面接、検診した。また上智大学大学院生矢吹浩志文学修士（心理学専攻）を鑑定助手として心理テストの実施と解釈を行わしめ、その報告を受けた。また東京大学医学部附属病院精神神経科医師作田明を鑑定助手として、鑑定業務に協力せしめた。

昭和五五年一月七日、被疑者を松戸市の東京病院に連行せしめて、脳の精密検診を行った。

この他、参考とした資料は次のようなものである。

1、一件記録　全六冊
2、小・中学校照会回答
3、捜査関係事項の照合について（回答）高知刑務所長

以上の診断、調査の結果得られた資料にもとづいて、本鑑定書を作成した。

被疑事実

(一)　被疑者　松田政利
生年月日　昭和二九年（犯行時二五歳）
本籍　神奈川県横浜市
住居　不定（元住居大阪府堺市）

㈡　被疑事実

被疑者松田政利は、自己の塔乗する航空機の乗務員を抗拒不能の状態に陥れて、同機を目的地外に向けて運航させようと企て、昭和五四年一一月二三日大阪国際空港発午後零時一七分東京国際空港行の日本航空株式会社管理の一一二便定期旅客機ＤＣ一〇型、乗客三四五名及び乗員一一名塔乗、機長Ｋに塔乗し、同日午後零時二九分ころ、愛知県伊勢湾の高度約五、二〇〇メートル上空を東京国際空港に向けて飛行中の同機内において、最前部調理室内のスチュワーデスＭに対し、いきなりその胸倉を摑み所携の長さ約一一センチメートルの金属性罐オープナーの尖端を突きつけて脅迫し、前記機長、副操縦士Ｓ及び機関士Ｔが乗務している同機操縦室の扉の把手に手をかけて「このドアを開けろ。」と怒鳴りながら同室入口の扉を足で蹴るなどして同扉下部の通風用簾部分を蹴破ったうえ、同部分から右操縦室内に押し入り、機関を操作中の右Ｔに対しその背後から同人の頸部付近に右オープナーの尖端部を突きつけるとともに同部位を身体の座席固定用ベルト（ショルダーハーネス）で締めつけるなどの暴行を加え、同航空機を運航中の前記Ｋ、Ｓ、Ｔに対し、「ソ連に行け。ホンコンに行け。高度を下げるとこの男を殺す。羽田には絶対行くな。」などと語気鋭く申し向けて脅迫し、右三名を抵抗不能の状態に陥れ、同人らをして被疑者の要求に従い正規の飛行経路と異なる経路を飛行した末、同日午後一時一三分ころ成田市所在新東京国際空港Ａ滑走路に着陸するのやむなきに至らせ、もってほしいままに航行中の航空機の運航を支配したものである。

二　診療記録

第一章　家族歴

被疑者の家族歴は著しく複雑で、疑問の点が少なくない。

父松田政勝（仮名）は明治四一年生まれであるが、被疑者は摘出子ではなく、いったん結婚して四児をあげた後に離婚し、被疑者の母和恵（仮名）と結婚した。和恵は、二子をもうけた後にボタン職人の田中静二（仮名）と内縁関係を結び、一男（被疑者）一女を生んだ。被疑者の戸籍は松田であるが、姓は田中となっており、この間の事情は不詳である。母和恵は、昭和三八年三月に結核で死亡したが、被疑者は幼い（四〜五歳）頃から母がいなかったと述べている。したがって、ほとんど記憶がない。

松田政勝は昭和四三年に死亡している。

実父とされる田中静二は、昭和四三年七月に秋田知子（仮名）と結婚し、三児をもうけたが、知子は前夫との間の二名の子を連れ子として連れて来、被疑者ら姉弟とともに育てた。

なお、静二は、昭和五四年六月に、飲酒の上、妻知子に乱暴を働き、死に致らしめた。傷害致死罪で実刑判決を受け、被疑者のハイジャック事件当時は服役中であった。大酒して、アルコール中毒になりかかっていたともいわれるが、粗暴で興奮しやすい人柄であったとも考えられる。被疑者によると、仕事熱心でなかったという。

静二は以前より脊椎分離症であり、まともな定職にはつかなかった。服役中はコルセットを使用、ほとんど作業はできなかった。服役中の心理テストではＩＱ50以下で軽愚級であった。所内反則はほとんどなかったが、高血圧と糖尿病のため治療を受けていた。

第二章　本人歴

第一節　生活史

被疑者は、昭和二九年一月二〇日、大阪府泉北郡で、両親の長男として生まれた。

実父は酒を好み仕事には熱心ではなかったが、被疑者によれば「いつもやさしいおやじ」であり、日常は口数少なく、被疑者を叱ることも多くはなかったという。

昭和三五年四月に堺市の公立小学校に入学し、同四一年四月には中学校に進学し、四四年に卒業したが、小中学校とも成績は最下位であったようである。田中知子の実子で被疑者と同居したことのある永谷初恵（仮名）の供述によると、被疑者は中学時代にはすでに問題児であり、いわゆる番長格になって下級生徒達から金をまきあげたり、卒業式には本人がリーダーになって先生を殴り警察官が出動したこともあったという。被疑者が鑑定人に語ったところによれば、すでに一五歳の時には女性との性交渉もあったという。

中学校を卒業後は、中華料理店に一〇日間勤務した後、堺市の製紙会社に工員として就職したが、一年間勤務した後辞職し、四五年四月頃からスナックのボーイとして一年間、四七年夏頃からサパークラブのボーイとして一年間それぞれ勤務した。

被疑者はサパークラブで働くようになった頃から暴力団に出入りするようになり、昭和四七年暮頃、サパークラブがつぶれてしまったので、暴力団の組員となった。昭和四八年二月頃杉本高子（仮名）と知り合い同棲するようになり、同年暮頃高子からやくざから足を洗ってくれと言われ、暴力団の若衆をやめたという。けれども大阪府警の調査によれば、組をやめたという情報は得られていない。なお四八年八月には恐喝のため大阪で検挙されている。四九年一月頃から高子の姉の夫である京都市伏見区の大工親方のもとで大工見習いとして働くようになったが、一年程でやめ、高子の働きによって生活していたのである。なお被疑者は中学卒業後この頃までに、前記の職業以外に漁師見習い、鉄工所工員、水道工事工員、焼肉屋店員等の職歴もあるが、いずれも短期間でやめている。なお昭和五〇年七月には傷害事件を起こし姫路刑務所に服役し、昭和五二年一〇月一日出所したが、昭和五三年三月頃再び暴行・傷害事件を起こして検挙されている。

昭和五三年四月被疑者は愛媛県に行き、友人の家に一泊した後松山市内の旅館に投宿したが、宿泊代が無く調理士として働くようになった。ところが五三年九月旅館内で窃盗事件を起こして検挙され、高知刑務所に服役し、昭和五四年三月七日に同所を出所している。

高知刑務所を出所してからは刑務所内で知り合った暴力団員のアパートに泊り世話になって生活していたが、同年五月に自宅に帰り、姉から金を借りるなどの手段により生活していた。

この間の覚醒剤乱用の経験については、本人は強く否定している。

昭和五四年六月一三日、父親の田中静二が妻を傷害致死せしめたため、義弟三人は施設に入園することとなり、自宅には被疑者のみが居住するようになった。

昭和五四年九月一日から友人のもとでボイラーの取り付け工事をしていたが、九月二〇日虫垂炎のため泉市松の浜の三浦病院に入院、手術の上一〇月五日に退院している。退院後は所属していた暴力団に縁のあるという門真市所在の建設会社に土方として一〇月末まで働いた。

五四年一一月六日には八尾空港でセスナ機に乗り市内の遊覧飛行をしている。一一月八日、以前に勤務していた製紙会社を訪れ仕事を依頼したが即答は得られなかった。一一月一一日には金融会社から現金五万円を借りている。

一一月一二日の夜、堺市内のラーメン屋で暴行事件を起こして逮捕され、罰金二万五千円の処分を受け、罰金未納のまま一一月二二日大阪堺拘置所を出所している。

その他被疑者には、少年時代に次のような前科・前歴がある。

昭和四四年三月（一五歳）暴行事件で検挙され保護観察処分

昭和四六年二月（一七歳）傷害、公務執行妨害で検挙され保護観察処分

昭和四八年五月（一九歳）道路交通法違反（無免許運転）で検挙され罰金三万円

昭和四八年一〇月（一九歳）道路交通法違反（飲酒・無免許運転）で検挙され罰金七万円がある。

なお既述したように被疑者は昭和五〇年七月に（二一歳）に傷害事件を起こし姫路刑務所に二年二ヵ月間服役していたが、この時の在監中の動静についての記載によれば、被疑者は「顕示性強く興奮しやすく即行的傾向が強い。年齢の割には精神的未熟で身分をわきまえぬ言動等社会常識に欠ける。思慮浅く、自省心に欠け、統制域内においても問題が多い」とされている。姫路刑務所内の反則は一〇回で、収容者暴行は四回、抗命二回、自傷行為二回、喧嘩一回等となっている。

また五三年九月（二四歳）には窃盗事件のため高知刑務所に服役することとなったが、この時の在監中の動静についての記載によれば、

一、知能指数は新制田中B式でIQ七九で、限界級、MJPI法務省式人格検査では、外向性が高く、顕示性・支配性強い。クレペリン検査ではb′fであり、

二、性格としては、派手好み、衝動的、昂奮しやすい、主観性高く独断に陥りやすい。

三、精神面、精神的内容貧弱で社会常識に欠ける。精神障害は特にない。

四、入所中に規律違反として四件あるが、主たるものは、職員に対する暴言、反抗態度、抗弁、作業の拒否であった。

五、仮釈放審査のための定期再調査では、「自覚や自制心の欠如」「情緒安定せず」「とかく軽率な言動が目立つことから独居拘禁中」

などとなっており、仮釈放は認められなかった。

以上の生活史やその評価からは、意志欠如、爆発（即行）・情緒欠如・顕示性などの異常性格特徴の存在がうかがわれ、精神病質者と考えられる。

なお、趣味としては、競馬・競輪などがあり、時々は行くといわれている。

パチンコも時に嗜む。映画はどんな映画でも好きでよく見るが、読書は好きでなくほとんどしない。

第二節　既往歴

被疑者は昭和四八年七月ヘルニアのため、五四年九月虫垂炎のためそれぞれ入院、手術を受けている。

また被疑者は五四年一一月一二日急性胃炎のため救急車で堺市久崎病院に搬送され、精神安定剤と鎮痛剤を注射された後、一三日午前零時三〇分頃病院から帰っている。なお、これまでのところ被疑者には精神科への受診・入院歴はないようである。

梅毒・淋病など性病の既往はない。

アルコールは、一六歳頃から一日日本酒二合ないし五合程度を飲酒していた。煙草は一六歳の時から一日二〇本程度を喫っていた。特に常用乱用していた薬物はない。覚醒剤乱用の経験は否定している。

性交は一五歳の時に初めて体験している。同棲の経験はあるが、これまでに結婚したことはない。

第三章　本件犯行にいたる経過

(一)　被疑者は、昭和五四年五月末頃、突然父親である田中静二のもとに帰り、同居するようになった。田中知子の子永谷初恵の供述によれば、田中静二と同居をはじめた後、仕事をする気は全くなく、昼間は寝ていて、夜になると出かけて行くという有様で、このため静二と知子の間にも波風が立つようになり、静二と被疑者もよく口論をしていたという。被疑者は、「ヤクザに追われているので帰って来たのに、親父は何もしてくれない。」とか、テレビで犯人が捕まったり手配の場面が出ると「親父が俺を警察に売った。」というようなことも言ったり、義弟が遊んでいるトランシーバーを取りあげ、警察の無線を聞こうとして必死になったりしていたという。被疑者は「俺はヤバイことをして帰ってきた。ヤクザに追われている。」「ヤクのことで警察からも追われている。」とも言っていた。

六月一二日には父親と被疑者の間で大喧嘩となり、同夜八時頃被疑者は初恵の家に素足で逃げ込んでいる。

六月一四日静二は知子を傷つけ、知子は死亡した。現在の被疑者の供述では「これはショックではなかった」が、「電波でいたずらされるのはこの頃から」と言う。しかし、松山時代にすでに幻聴があったとも考えられる。

被疑者の実姉南谷陽子（仮名）の供述によれば、六月以降被疑者は「テレビがこわい。」「電波が入って来る。」等と言うことがあったという。また「コンピロフィルムを当てられている。」と言うので、陽子が「何やの。」と聞くと急に怒り、「とぼけやがって。」と大声で怒鳴ったりした。その他話をしている時、陽子が何げなく頭へ手をやって髪の毛をなでたりすると「誰に合図してるんや。」と言ったり、窓の外を見て「誰がおったんや。」と言い、否定するとかえって怒ってかみついてくることがあったという。その他、「誰かが自分をみはっている。」とか「人がつけてくる。」ということをしょっちゅう言っていたという。

また、陽子が田中静二の妹である結城友子（仮名）からの伝聞として供述したところによると、被疑者は「テレビが怖い。」と言って、人が見ているテレビをパチッと消すこともあったという。

また被疑者は五四年九月から一〇月にかけて友人の家に寝泊りしていたことがあるが、そこでは部屋の壁や天井に某女優の写真を貼り、夜中に長時間見続けていたり、一晩中ラジオを大きな音で鳴らしていたこともあるという。被疑者は某女優が本当は自分ときょうだいではないかとも言ったという。

五四年九月一六日午前二時一〇分頃、被疑者は朝日放送局に現れ、ガードマンに対し「放送局が俺の悪口を言っている。電波を出して脳に送っている。」等と言って抗議した。また、「今もH（タレント）が俺の悪口を言っている。」とも言って抗議した。ガードマンが「今日はHさんは来ていない。」と言うと被疑者は制止を振り切って放送局に入り、プロデューサーに対し「悪口を言うのをすぐやめろ。」「やめないと大声を出すぞ。」と言って騒ぎ出した。また被疑者はその時「タクシー代を払っていないので貸せ。」と言って一万円札を受け取り外に出、やがて五、六分すると再び引き返し、一万円札を見せ「これはHから借りたものだ。」とも言った。やがて被疑者は警察に引き渡されたが、警察署では「朝日放送が俺の頭に電波を送っている。」「放送局が悪口を言っている。」と供述した。被疑者は翌日、南谷陽子の夫に引き渡された。

また被疑者は五四年一一月一四日から二二日まで、暴行事件を起こしたため堺拘置所に勾留されていたが、同房者の供述によれば、堺拘置所にいる間にコップで指を切ろうとしたことがある。それによれば被疑者は、自分の左手の小指を便所の囲いのコンクリートの上に乗せ、その小指の上にアルミのコップのふちを乗せて、そのコップを手で叩くか足で踏むかしてくれと言ったという。また同月一八日午前一一時五五分頃、房のガラスを割り、右手の甲に怪我をしたが、駆けつけた所員に対しては「掃除をしていて、すべってあやまって割りました。すみません。」と申し立てている。また、房内の洗面台についている鎖の固定金具を外して釣り針のような形にした物を所員が発見すると、被疑者は「暇つぶしにやりました。」と言っていた。

これより先、松山の仲間の所にいた時、「電波がかかる。」「身体の調子がおかしい。」と感じたとも述べているので、これが病的体験の初めとも考えられる。

これまでの記述からも明らかなように、被疑者の精神病的症状は、昭和五四年五、六月頃に、電波体験・心気症状・被害関係妄想・行動の乱れなどによって、周囲の人々に気付かれていた。

南谷陽子の供述によれば、五四年九〜一一月頃には被疑者を精神病院に入院させようとする相談が親族の間では行われていたが、被疑者が病識を欠き、強く入院を拒んだために成功しなかったという。

(二)　被疑者は五四年一一月二二日午後五時三〇分、堺拘置所を出所した。被疑者は一人でタクシーに乗って堺市の団地へ向かったが、部屋は市役所が管理していたために入室できず、大阪空港へ向かったが同日には塔乗できず、喫茶店・炉端焼き店等に寄った後、大阪市大正区居住の中学時代の友人を訪ね、二三日午前八時頃まで休んでいた。

被疑者は二三日朝、朝食をとらずに大阪空港へ向かったが、空腹であったため空港内のレストランに入り、たら茶漬一杯と冷酒（日本酒）二杯を飲食し、いくらかいい気分になったという。

被疑者は前夜空港で入手した日航株主優待割引券を利用してキャンセル待ちで航空券を買い求めたが、その時に東京に居る母親が危篤であると偽り、女性客と自らの整理券を交換して午後零時一七分発の日航機に乗ることができた。

その後被疑者は出発の時間待ちをしている時に座席に割り込んで座ったり、他の客が見ているテレビのチャンネルをむやみに押したり、塔乗する段階でも整然と並んでいる所に割り込んで改札を済ませる等、人目に目立つ奇妙な行動をとっている。

被疑者は一八番ゲートから飛行機に乗った後、機内食用のナイフとフォークを使って凶器にしようとしたが、それらがプラスチック製であったため、調理場で金属性の栓抜きを盗み、それを手に持ってスチュワーデスを脅し、さらに機長らを脅して飛行機をソ連あるいは香港等へ向かわせようとしたが、燃料が不足していると言われ、飛行機は成田空港にとどめられたまま乗客らに取り押さえられ逮捕されたのである。

第四章　現在証

第一節　身体所見

㈠　被疑者は、長身（一七八cm）で細長型（やせ型）の青年男子である。両手第五指が、いずれも中節で切断されており、また両肩に本格的な文身があり、やくざ生活の履歴を示している。

㈡　レントゲン断層撮影のコンピューター処理による脳の形態学的検査（ＣＴスキャン）によると、脳室像、脳表面溝の拡大はなく、また腫瘍・血管障害・奇形などの病的所見は認めない。手指・舌尖・眼瞼に振戦もない。ロンベルグ氏現象も陰性で、瞳孔も左右同大で正円、対光反射も敏速かつ十分である。

(三)　その他

胸腹部の内科学的理学的検査では異常所見はないが、腹部にヘルニア及び虫垂炎手術後の瘢痕がある。また両側肘部の正中静脈などは注射の反復による瘢痕化を認めず、覚醒剤常用を証明することはできない。

第二節　心理テスト所見

(一)　ベンダー・ゲシュタルト・テスト（ＢＧＴ）

精神作業・統合能力のテストの一種で、幾何学図形九個を模写させ、ゲシュタルト機能の解体などを検査する。

〈結果〉パスカル・サッテル法による粗点は三五点。図形を写す動作は速いが、写し始めるまでに、ボケッとしたり、ブツブツ口を動かしている時間が長かった。具体的なゲシュタルトの崩壊はないが、全体にやや雑で、黒点が全部小円に変形している点が注目される。

〈所見〉視覚運動機能の失調のサインはみられないが、自我の統制機能がやや低下している。

(二)　脳研式知能テスト

文字を使わない知能テストである。

〈結果〉

立方体分析　八点
充塡問題　一五点
正誤問題　一三点
時間的順序　六点

類推問題　〇点
計　四二点

〈所見〉合計点数五〇～七〇点が平均的知能とされているので、被疑者の知能はやや低い。知能指数（IQ）は七八～八〇位で、境界値である。しかし、病的体験のためか時々テストから注意がそれ、集中力と持続力が低下しているので、テスト結果が低下していると思われ、潜在的知能はテスト結果よりもう少し高いものと思われる。

㈢　MMPI日本版

質問紙法の人格検査。

〈結果〉不能。自分で読むのはできないということで読んでやるが、徐々に精神症状が強くなり、テストに対する関心を失い、口をこまかく動かしながら、独りで何役かを演じるような状態となった。しかし、時々現実に引きもどされるようで、小さな声で「もう一度読んで下さい。」と言う。しかし、二～一七問まででテストを断念した。

㈣　バウム・テスト

「実のなる木を描いて下さい。」という教示によって、自由に絵を描かせる投影法の人格検査。

〈結果〉全体に太めで、幹の中間でやや細くなる空白二線幹で、上部で広がり、その上に四本の太い枝が描かれ、それに丸をたくさんつけた絵を一分たらずで描きあげた。特徴は、幹下縁立、不恰好、非現実的、常同的であり、立体描写、遠近描写がなされておらず平板である。地平線と葉は欠如している。

〈所見〉一見して奇異な感じと空虚な印象を与えるほど、自我の統制力が低下している。病的サインが多く、精神病を考える必要がある。

㈤　ロールシャッハ・テスト

偶然のインクプロットからなる一〇枚の図版を見せて、何に見えるかを問い、得られた結果を種々の方法によって整理分析し、知能・性格などを判定する代表的な投影法テストである。

〈結果〉反応数は一〇。反応拒否カードはない。平均反応初発時間は一二秒。色彩ショックはない。反応領域はすべて全体反応で、部分反応や空隙反応はみられない。反応決定因でもすべて形態反応で、他の決定因はみられない。したがって体験型は両貧型。

良形態水準は一〇％で低く、反応内容は「コウモリ」四、「チョウ」二、「カニ」二、「花」二であった。平凡反応は二である。

〈所見〉

知的側面——人間運動反応がなく、形態反応が多く、形態水準が悪いことから、知的文化度が低く、紋切型で観念内容が貧困であり、精神テンポは速いが、知的生産性、統合能力は著しく低下している。もちろんこれは、多分に病的な影響を受けているためとも思われる。

体験型——両貧型である。杓子定規。内的空虚さ、制限、抑制された感受性などが特徴である。

情緒的側面——印象から言うと、何か見えているが言わないような印象。人間反応が欠如しているのに、「眼ですか？」と逆に問いかけてきたりする。不安、自己不確実感、対人関係の障害、被影響感等がうかがわれる。また、「花」という反応もあり、潜在的には情緒性もあると思われるが、病的抑圧をうけているようである。

診断的側面——修正ＢＳＲ、マイナス四一点、現実喪失段階。体験型が両貧型で、不良形態全体反応がほとんどであった。分裂病に特徴的といわれるエッジングもみられた。固執反応傾向も強い。関係づけや、明細化のゆきすぎはなく、運動反応もない。故に、現実吟味能力の低下、知的欲求の低下、内閉的世界への移行、内的世界の空白化などが認められ、分裂病が最も疑われる。しかし妄想的傾向はみられず、破瓜型や緊張型の初期が疑われる。まだ崩れかけている状態で、外界刺激からの逃避という形の防衛機能が働いているように思われる。

(六)　心理テスト所見の小括

病的症状が前面に出ており、テスト結果からみても、分裂病の徴候が多い。しかし視覚運動機能失調はなく、知能も普通よりやや低い程度で、まだ二重の見当識はなく、現実感もあり、それほど人格の崩れを感じさせない。しかしロールシャッハからみると、現実吟味能力がかなり低下しているように思われる。臨床像と十分比較検討しなくては断定できないが、分裂病が疑われる（テストは一月九日に実施した）。

第三節　面接所見

被疑者はしまりがなく弛緩した態度で、その姿態はやや不遜で投げやり、不自然であり、冷たく硬く、空虚で奇妙な、茫然とした顔つきで、無表情であり、自己の世界に閉じこもっていて、鑑定人の問いかけによって表情が変化することがなく、感情的接触が得られない。相手の視線を正視せず、眼を固定させるかと思うと突然そっぽを向き、唐突な印象を与える。発音ははっきりしているが、抑揚に乏しく単調である。鑑定人の質問に対して速やかな応答ができず、受動的な印象を与え、紋切り型で常同的な答を繰り返すことも多く、質問に対しては必要なことを短く、しかしほとんどいつも不十分にしか答えない。

時々面接の場の状況に無関係に意味もなく笑ったり、顔をしかめたり、悲しいのか嬉しいのか分からないような異様な表情をする。人間的な温かみ、深み、細やかさはあまり感じることができない。時折沈黙し、口だけを動かしていることがあり、時には意味もなくおじぎをすることもある。このおじぎは、極めて異様であり、無言のまま何回も繰り返される。あとで意味を問うても、何も答えない。

また突然立ち上がって、室内の鏡に顔を近づけ、表情を奇異に変化させて眺めたりする。

以上の所見は、一見すれば典型的な分裂病者であることが判然とするほどのものであるが、以下に問診所見を一部抄録する。なおこれは、現在証と犯行の心理の二面にわたるものであるが、両者は微妙に絡まっているので、あえて分割せずに示す。


〈東京拘置所に来たのは、何故か?〉

存じません。どういう形でここへ来たのか、わからんです……ええと、精神鑑定とかね……どういう形で預かっているのかわからんので……別にどうでもいいんですね。

〈時々、下を向くのは何故か?〉

くせですよね。首こり症というんでしょうか。むち打ち症というんでしょうか。なくて七癖っていいますからね……。《合理化》

〈君は、ハイジャックで捕まったのか?〉

いや、……人騒がせですよ。ハイジャックなんてことないですよ。

〈ソ連へ行きたかったのではないか?〉

いや、……別に……何処へ行くとか、関係ないですけどね……。

〈栓抜きで脅かしたのか?〉

ええ（空笑）。

〈ソ連へ行きたかったのは、何故?〉

ないですよ。……《陰蔽》

なんですか？　何でそんなこと聞くんですか？

＊

〈刑務所ではおとなしくしていたか？〉

ええ、けんかなんかしません。《嘘》

〈反則は？〉

なかったね。《嘘》

〈雑居にいたのか？〉

ほとんど独居。一年一一ヵ月かな……。

〈どうして？〉

雑居にもほとんど合うんですけどね。人に言いにくいこと言わんのよね。人に対抗意識言うのかな。人に威圧感与えるところがあったらしい。……人に威圧感を感じる。

〈幻聴みたいなことは？〉

ないですね。たまに話すでしょう。金縛りに遭ったとかね。冗談に言うですよね。それを邪推される。

〈電波はどうか？〉

ないですよ。そんなもの。誰かが間違いで、勝手に書いたのと、違いますか。

（以上一二月二二日）

＊

〈テレビで自分のことをいろいろ噂しているとか、やっているとか思ったことがあるか？〉

いや、ないですよ。

〈放送局に、抗議に行ったんじゃないか？〉

いや、行かないですよ。

〈テレビ朝日かどっかへ行ったんじゃないか?〉

そういうのもあったかな……日本テレビか。……朝日放送。毎日放送にも行ったかな。

〈それは、どういう訳で?〉

いや別に。……コンピロフィルムでね。

〈コンピュート・フィルム?〉

いや、コンピロ・フィルム。コンピロフィルムですね。

〈それは何をする機械?〉

さあ、僕にもはっきりしないけれど……。

(唐突に) 夢を入れたりね。

〈君の見る夢の中に何か入って来る?〉

そうかね。僕もはっきりしないけど、何か、人の「脳波」いうんですか?

〈人の脳波を、機械でどうかするわけか?〉

そうやね。何か……過去をね……。

〈人の脳波を、外からいたずらするわけか?〉

…………

〈母親が死んだあとで、そういうことが起こったのか?〉

亡くなったあとやね。

〈母親の死と、コンピロフィルムの始まりとは、関係があるか?〉

……そうやね。……はっきり覚えていないけどね。何やコンピロフィルムという前に、他の機械があったようやね。

〈どんな機械?〉
それは知らない。
〈機械はわからなくとも、君はどういう感じがしたのか?〉
わかんないです。
〈テレビで自分のことをいろいろしていたのか?〉
そんなことないです。
〈母親が亡くなってからいろいろ起こったのか?〉
ええ。
〈亡くなる前は?〉
全然なかった。
〈高知刑務所に務めているころは?〉
なかったね。高知から帰ってからね。……いろいろあったね。
〈母親が夢に出ることはあるか?〉
ない。ないですよ。
〈毎日放送に抗議に行ったね?〉
抗議言わなかったですよ。警察に泊められた。
〈何を言いに行ったのか?〉
コンピロフィルムでね、脳細胞おとすからね。
〈脳細胞を落とすというのは、だめにすることか?〉
そうやね。

〈考えてもみないことが頭に浮かぶようなことは？〉
　それはない。
〈頭が痛くなる？〉
　そうやね。
〈考えていることが抜き取られることは？〉
　ある。真っ白くなってしまう……。
〈考えていることを、言いもしないのに人に知られていることは？〉
　そうやね。みんな知ってるね。
〈それはこわいね？〉
　…………
〈こちら（東京拘置所）に来てからもそういうことがあるのか？〉
　あります。
〈どんなことか？〉
　…………
〈コンピロフィルムが作用してくるのか？〉
　ええ。
〈眠れないのと、フィルムとは関係があるか？〉
　ええ、ありますね。
〈誰がやっているのか？〉
　わからないですよね。

〈労役で入っていたころはどうか？〉

労役はない。罰金だね。

〈罰金のころはどうか？〉

コンピロフィルムはかかっていた。……（突如に）一九五四年（昭和五四年のことか）七月一三日にコンピロフィルムがかかった。今日がちょうど半年になる。今日は一月一二日でしょう？《正》

〈急にかかってきた時は、どんな感じ？〉

その時には、何だかわかんなくてね。

〈意味はともかく、どんな感じでしたか？〉

……歯が痛いなあとか、……そんなことない（笑）……いや、歯が痛いなあ、とか。

〈だんだんはっきりわかってきたのか？〉

ええ。

〈そのころは、いらいらしていたか？〉

いらいらはしないですね。

〈飛行機でソ連へ行きたいという話があったね？〉

ええ一応はね。

〈当時の考えで「それは、コンピロフィルムでいろいろされるからで、遠くへ行ったら、そういうことがないだろうか」と考えたのか？〉

そうですね。そういう意味もあったしね。……それが大きいね。

〈大阪で何かされるので困るなら、ソ連まで行かないでも、東京あたりでもいいんじゃないか？〉

いや、同じや。東京でやっとるんだからね。

〈今も、やられているのか?〉

うん。

〈じゃ、やっぱり外国か?〉

うん。

〈外国といっても、アメリカもフランスもあるけど、何故ソ連か?〉

国が大きいし、雪も多いしね。

〈それでソ連か?〉

ええ。

〈準備はしたのか?　まともに旅行社に頼んで行く準備は?〉

一応してますね。……先生、何でそんなこと知っているんですか。《反問》

〈どうして、旅行社から行かなかったのか?〉

準備だけはしたけどね。お金の方もね。……

(唐突に)旅行に行こうと思ってね。旅行やけど、何となく飛行機に乗ったらハイジャックにね……ハイジャックっていっても、僕の場合はあの……あのう……栓抜きやったね。

〈武器ではなかったという意味か?〉

東京に行ってみたかったんですよ。

〈東京行きの飛行機ではなかったのか?〉

ええ。大阪から離れたら、切れるんとちゃうかと思った。さっき先生が言ったでしょ。東京へ来たら切れるんと違うか、と。大阪だけかと思った。先生そう言ったでしょ。僕もそう思ったですよ。大阪だけのテレビ局かと……。

〈新幹線もあるが、どうして飛行機に乗ったのか？〉
何となくやね。
〈飛行機は初めてか？〉
前に四、五回乗ったことがある。
〈飛行機に乗ったら、気が変わってソ連行きか？〉
うん。酒飲んでね。ステーションでね。
〈どの位、何を飲んだか？〉
日本酒を……二本、……一本、……一合か二合か（あいまい）。
〈何処で？〉
伊丹空港の中のレストランです。ふだんもその位です。
〈何時ころ？〉
一〇時半頃ですね。
〈飛行機は何時に出るのかと〉
一二時です。
〈そのころは、どんな気分？〉
ちょうど、調子良かったね。
〈それで、「一発、ソ連にでも行ってやるか」という変な気分になったのか？〉
…………
〈ハイジャックは飛行機に乗ってから考えたのか？〉
いや……（長い沈黙）……（唐突に）飛行機に乗ってからですか？（と反問）

〈スチュワーデスにナイフとフォークをよこせと言ったか?〉

　もらったですよ。プラスチックの一五センチ位のやつを。それで、ハイジャックしてやろうと思ってね。

〈どうして?〉

　…………

〈準備して行かなかったか?〉

　ええ。

〈栓抜きは何処にあったか?〉

　手洗いにあった。

〈栓抜きでハイジャックができると思ったか?〉

　……(うなづく)

〈ソ連へ行ってからどうする? ロシア語はできるか?〉

　できないですよ。

〈それで生活できるか?〉

　……(長い沈黙。深々とおじぎ。固い表情。唇だけ動かしているが、声は出ない)

〈それでは聞くが、ハイジャックは良いことか、悪いことか?〉

　悪いですよ。人騒がせしたから、悪い。

〈人殺しとハイジャックでは、どちらが悪いか?〉

　人殺し。

〈放火とは?〉

　わかんないですよ。どっちも悪いですよ。

〈けんかして人を怪我させる傷害とは？〉

　やっぱりハイジャックだね。

〈泥棒とハイジャックは？〉

　それは、その時その時でしょう。

〈ハイジャックと強姦とは？〉

　さあ、わからないですよね。……強姦の方が悪いかな。

〈最初は誰をつかまえて脅したのか？〉

　スチュワーデスです。

〈それから、どうした？〉

　…………

〈機長室に入って行ったのか？〉

　…（無言。固い表情。唇だけ動かす。おじぎ）

〈成田に降りたのは知っていたか？〉

　知っていました。

〈ハイジャックをするのは、飛行機に乗る前から計画していたと言っている時もあるが、今の話と、どっちが本当か？〉

　…………

〈今でも電波で言ってくるのか。〉

　いや。……今もあるけど、少しね（あいまい）。

〈声が聞こえるのか？〉

はあ。

〈どんな声か?〉

わからんですよ。

〈はっきりしないのか?〉

ええ。

〈どんなことを言ってくるのか?〉

…………

〈それでは、電波で言ってくるとどうしてわかるのか?〉

変になる。……いろいろありますよ。

〈いろいろとは?〉

…………

(以上一月一二日)

以上の問診からは、被疑者の異常性格のうち、顕示性(自己顕示性、顕爆発性)が、かなり明瞭に見てとれる。すなわち、現実を勝手に否認し、しらを切り、虚言で糊塗したり、理屈をつけて合理化したりする。

これは精神病理学的症状についても同様で、疾病否認、症状否認と、これと矛盾する詐病的主張とが、奇妙な混合体を作りあげている。したがって、供述は首尾一貫せず、犯行の動機も、病的症状によるのか、他の合理的な動機によるのか判然としない。しかし、こうした首尾不一致や論理の矛盾それ自体が、精神分裂病の症状と考えられる(思考障害)。また、陰蔽や否認の意志にもかかわらず、その根底に、被害妄想・電波体験・幻聴などを確認することは、専門医であればむしろ容易である。

病前性格に顕示性の著しい分裂病者では、過去ないし現在の精神病的症状を否認したり、合理化して、演技をしていた、「気狂いの真似をした」などと主張する患者、あるいは病者であるにもかかわらず、ことさらに病者の真似をする（詐病）者のあることが知られている。被疑者もこのカテゴリーに属するであろう。

以上の結果から、犯行動機を要約すれば、それは次の三つに要約することができる。すなわち、

㈠　精神病的動機。電波体験・幻聴などに脳をかき乱され、これから解放されたいと考えた被疑者が、「電波の届かない遠方に行きたい」と切望したこと。外国（ソ連）行きが九月ころから意図されている。

㈡　合法的に外国旅行のできない状況。金銭的な理由である。

㈢　異常性格――とくに顕示性・衝動性・情性欠如性。合法的に行きかねた状況に被疑者は耐えることができず、公共の危険や迷惑を顧みる良識を欠いていた上、派手で目立つことが好きな性格のために、飛行機による国外脱出とハイジャックを考えつき、直ちに実行してしまったと考えられる。

＊

なおハイジャックの動機について、被疑者は一一月二三日の新東京空港警察署における供述では、飛行機に乗ってから「飛行機が大きかったので、この時、何となくこの飛行機なら外国に行けるのではないかと思った」「ただ何となくソ連ということが頭に思いうかんだだけ。」であると述べている。

また一二月五日の同署における供述では、「一〇月中旬頃から海外旅行をしたいと考えていた。」が、「金の都合がつかないためハイジャックをして外国に行こうと考えてしまった。」「世界の色々な国を皿洗いなどのアルバイトをしながら廻ることができたら楽しいだろうなと考えた。」と述べている。

第四節　要約

この問診所見を見れば、被告人が分裂病者であり、犯行当時妄想に支配されていたと推定することは困難では

ない。「コンピロフィルム」に関連する被告人の言動からは、幻覚（幻聴、電波体験）の存在が十分推定できる。さらに、問診中の異様な表出、言動からも、幻聴やこれとの対話の存在は確認できる。ちなみに人の声の幻聴とこれとの対話は、K・シュナイダーによって、「精神分裂病の第一級症状」の代表と考えられている。自我障害については、患者の話が突如不自然に中断することがあり、これは思考途絶の存在を裏付けるものである。他に思考障害としては思路弛緩・観念連合の飛躍・ずれがあるが、これは言わんとすることがはっきり分からず、全体としての考えにまとまりがないだけでなく、一つひとつの連想にも連絡がないことがその現れである。

また被疑者には独語、ひそめ眉、衒奇的表情と動作が認められる。感情は冷却、鈍麻しており、意志の働きは衝動的かつ減弱してる。

なお被疑者の犯行前後における記憶はほぼ正確に保たれており、意識障害の存在は否定することができる。

犯行前の飲酒は、特別の影響を与えているとは考えられない。

第五章　診断・考察・説明

第一節　精神医学的診断

(一)　診断

被告人の現在および犯行時の精神状態は精神分裂病と診断される。

(二)　発病時期

(イ)　この疾病の発病時期は正確に確定しえないことが多い。

分裂病性解体の起始はしばしば不意に起こるものであるが、分裂病性過程が潜行性に始まり、年月を経てから進行性の行動障害に周囲が気付くことによって診断の手がかりが得られる場合も少なくないし、患者は、何らかの異常感・不全感を持ち病感を抱くことはあっても、真の意味での病識を持つことは極めて困難であるからである。

㈺　最も早い場合の可能性としては、中学校時代ないし卒業後数年間の非行・乱交・家出・転職などの現れた時期を考えることができる。しかし、このころには周囲から明らかにそれが精神病とわかる症状はなかったようなので、おそらくは単に思春期に至って異常性格傾向が顕在化した現れとみるのが妥当であろう。

被疑者の病前性格は、生活歴・家族の評価・服役中の刑務所の記録などからは、情性欠如・爆発・意志欠如・顕示性を主徴とする精神病質人格であったと推定される。

㈧　精神病的症状は、昭和五四年五～六月頃（二五歳）に、電波体験・追跡妄想・関係妄想・被害妄想・心気症状・行動の乱れなどによって周囲の人々に気付かれており、この頃の発病と推定するのが最も自然であろう。

ここで、覚醒剤の乱用がその引き金となった可能性も否定できないが、乱用を裏付ける資料はない。また現在証は、確実に分裂病である。

昭和五四年六月頃、被疑者が精神分裂病にすでに罹患していたことは確実である。

㈢　主要症状

経過中に現れた症状としては、幻覚（幻聴・電波体験）、妄想（関係妄想・被害妄想・追跡妄想）、自我障害（思考途絶・思考奪取）、思考障害（思路弛緩・観念連合の飛躍とずれ）、独語、ひそめ眉、衒奇的表情と動作などが主要なものである。

現在は、著明な思考障害・感情障害が認められる。思考障害は、内容的には妄想が、形式的には思路の弛緩・飛躍・偏りが著しい。感情障害としては、感情を起こすような環境的刺激があっても、これに対する感情の発露がみられず、周囲に対して冷淡・不関性である。喜怒哀楽を起こすような事柄に対しても平然としていて感情を現さない。

平気で事実を歪曲することもある。これらをまとめて感情の鈍麻・冷却という。

㈣　精神分裂病の定義

一八九九年クレペリンはそれ以前より記載されていた妄想病・緊張病・破瓜病の三つを一疾病単位としての早発性痴呆にまとめあげたが、一九二一年ブロイラーはそれを精神分裂病と命名した。ブロイラーは分裂病の全症例に、全経過を通じて出現し、かつ他の精神病には認められない特殊の症状を基礎症状とし、症例により、時期により、出現することもあり、しないこともあるものを副症状と名づけて、分裂病症状の整理を行った。それによると、基礎症状は思路弛緩・感情障害・自閉症・アンビバレンツの４Ａで、副症状は緊張病症候群・幻覚・妄想などである。Ｋ・シュナイダーは、それがあれば分裂病と考えてよいという症状を第一級の症状と名づけたが、それらは思考化声・話しかけ・答えの形での声の幻聴、自己の行為を注釈する声の幻聴、身体的作為体験、思考奪取、および思考への干渉、思考伝播、妄想知覚、感情・意欲の領域での作為体験としている。

被疑者の場合は、ブロイラー、シュナイダーのいずれの考え方から考察しても、精神分裂病との診断が確定することは自明であり、鑑別診断の余地はほとんどないと言ってよい。

覚醒剤中毒精神病でも、類似の症状が現れることがあるが、被疑者の精神病理学的状態像は、全体として分裂病と確診できる。

精神分裂病は一般に生物学的素質の上に発生するという見解は広く存在しているが、コルブが言うように、今日分裂病を他の精神障害から区別する特異的な生物学的テストは存在しないし、体質・体謝など他の生理学的欠陥所見についての数多くの実験的研究は、まだ問題点を立証するような意味のあるデータを生み出すには至っていないのである。

㈤　妄想と犯行

分裂病者の犯行においては、その行為と幻覚妄想との関連が明瞭でないことも多いが、被疑者の場合は、問診から見て、当時悩んでいた電波体験から解放されるために、居住地を遠方に移したいという希望によるもので、妄想に支配された行動と考えられる。

第二節　責任能力

責任能力の判断はいうまでもなく司法官の権能であるが、ここでは司法精神医学の立場からの考え方を記して参考に供することにする。

本鑑定人は、被疑者を精神分裂病と考え、刑事責任能力に関しては無能力、すなわち是非善悪の別を弁識する能力およびその能力にしたがって行為する能力が完全に喪失していたと考えるものである。

一般に、精神分裂病などの内因精神病の責任能力は、その診断のみによって、すなわち行為と病的体験などとの因果関連を考慮することなしに、ただちに阻却されているものと考えるのが、旧来の日本の司法精神医学の指導的見解である。

精神分裂病者が何故にただちに責任無能力者と考えられるかという点については、ドイツ連邦最高裁判所の次の判例が参考になる。すなわち「行為に動機づけがあり、計画的に実行されていても、行為者を意志無能力とすることを妨げない。行為者が精神分裂病に罹っていさえすれば、軽症の事例においてさえも、原則として行為者の心の状態に身をおき考えることや、特定の時点における分裂病性意思障害の程度を正しく評価することは不可能となる。疑いがある以上責任無能力を承認すべきである」（第四刑事部、一九五五年六月二日、刑集一七五頁。

訳と引用は保崎秀夫「昨今の精神鑑定から」『精神医学』二〇巻、一二八五頁、一九五八年一二号による）。

鑑定人は、精神分裂病者の行為や思考をすべて根元的に了解不能と考える見解には疑問を持つものであって、精神力動的・深層心理学的方法によって発生的了解を試みる道が存在すると考えるし、そうした了解への可能性への期待なしには治療的に接近することはできないと考える立場に立つ（福島『犯罪心理学研究Ⅰ』金剛出版、一九七七年）。

しかしここで誤解してはならないことは、発生的に、あるいは力動的に了解できることが、決してその思考の「病的」であることを否定するものではなく、解釈にその種の精神病理学を要請すること自体がその病的性格を証明するものである、という点である。したがって、精神分裂病者の行為を大体は刑事責任無能力とみなす諸家の意見とは結果として一致する。

特に、本件においては、すでに妄想・幻覚を含んだ病的心理が動機の形成と犯行の着想に本質的に重要であることが明らかであるから、その遂行に病前からの性格や犯罪傾向が関与していることを認めた上でも、心神喪失の状態であったと考えるべきであろう。

なお、精神分裂病は、発病後一年以内の新鮮・急激な病勢増悪期であって、潜伏期・寛解期・欠陥状態などでないことも、心神喪失と考える上で重要である。

したがって、処遇としては、刑罰よりも精神科専門医療施設における十分な治療が最も適切であることは、いうまでもない。

三　鑑定主文

一、被疑者松田政利の本件犯行時および現在の精神状態は、精神分裂病であり、その主要な症状は、幻覚（幻聴・電波体験）・妄想・自我障害・思考障害・感情鈍麻・意欲の障害などである。

なお、病前性格は、情性欠如・意志欠如・爆発（衝動）性・顕示性の著しい性格異常者（精神病質者）であり、知能は普通域と精神薄弱の境界域（知能指数七〇台）にある。

本件犯行は、右の分裂病の症状（とくに電波体験）に悩んだ被疑者が、これから解放されることを切望するために思いついたものであり、動機の形成に病的体験が関与している上に、その遂行の決意および様態にも、精神病の思考障害・情意障害などが、生来の異常性格や知能の欠陥とともに関与している。したがって、行為の是非善悪を弁識する能力も、その能力にしたがって自分の行動を制御する能力も、欠如していたと判断すべきであろう。

二、精神分裂病の病勢は、現在もなお持続・進行中であって、早急に精神科専門医療施設に収容して、十分な医療を加えるべきである。

三、その他については、診療記録中に記した。

右の通り鑑定します。

昭和五五年一月二六日

上智大学文学部心理学科教授　医師・医学博士　福島　章

新宿西口バス放火事件

福島　章

目次

解　説

一九八〇（昭和五五）年八月一九日の夜九時過ぎ、東京都・新宿駅西口のバスターミナルに停車中の京王帝都バスのドアから、火のついた新聞紙とガソリンが投げ込まれた。車内は爆発的に炎上し、発車待ちで既に乗車していたバスの乗客の内一八名が炎に包まれた。逃げられずにバスの車内で焼死したナイター帰りの親子、バスから逃れたものの着衣が炎上して火傷を負って泣き叫ぶ人々、火傷を負って茫然とうずくまる人々、炎と煙を吹き上げてなお燃えさかるバスなど、現場周辺は一瞬にして阿鼻《あび》叫喚《きょうかん》の修羅《しゅら》場《ば》と化した。

被害にあった乗客は、家族連れ、勤め帰りのサラリーマン、OLなどで、犯人とはそれまでまったく関係のない人々であった。起訴状によると死者五名、負傷者一三名（後の報道によると、死者六名、負傷者一四名）という大惨事は、当時その流行が注目されていた通り魔事件の一つだった。

この放火犯人は現場近くで逮捕されたが、彼は仕事にあぶれた盆休みだけを、新宿西口周辺の地下街などでホームレス生活を送っていた元建設労働者であった。この重大事件の動機に関する供述はさまざまに変転したが、要するに、社会や経済的繁栄から疎外されていた個人が、自分を受け入れてくれない社会に対する被害感情と反発というべきもののようであった。

この犯人は、かつて、精神分裂病という病名のもとに地方の精神病院に短期間ながら入院した病歴があった。そのため、東京地方検察庁は、同庁の精神診断室の徳井医師に簡易鑑定を依頼し、刑事責任は問えるという診断を受けて起訴した。

東京地方裁判所における第一審で、裁判所は東京大学の逸見武光医師と、上智大学の福島章医師に、同時に精神鑑定を依頼したが、弁護人の抗議を受けて、まず逸見、次いで福島の順に診察を行うように求めた。ここに掲げた精神鑑定書は、その中の福島のものである。鑑定書にあるように、福島は被告人の精神状態を、①軽度精神遅滞、②心因反応性の妄想形成、③軽度の単純酩酊、の三つが加重したものであり、限定責任能力（心神耗弱）に相当すると判断した。逸見鑑定人の鑑定も福島鑑定とほぼ同一の結論で、心神耗弱を示唆していた。両者とも、被告人が精神分裂病である可能性は否定した。

法廷では、この診断の当否をめぐって、またこのような軽微な精神障害が加重した場合の刑事責任能力の評価をめぐって、激しい激論が戦わされた。また、簡易鑑定を担当した徳井医師が、その後被告人を「アルコール中毒精神病」と見る鑑定意見書を提出して、議論はいっそう紛糾した。一方、被告人は法廷で土下座して、裁判長に自分の罪を謝罪したという。

第一審では、検察側が死刑を求刑し、弁護人は心神喪失による無罪を主張したが、裁判所は逸見鑑定と福島鑑定を採用し、被告人の本件犯行時の精神状態を心神耗弱と認定し、無期懲役の判決を下した。検察官と弁護人の両方が控訴したが、東京高等裁判所の判断も一審判決を支持するものであった。

無期懲役の刑が確定した被告人は、一九八六年一〇月七日に、長期刑務所である千葉刑務所に送られ、その後一一年間受刑していたが、一九九七年一〇月七日に首吊り自殺してこの世を去った。報道によると、刑務所内で昼食後に「眼鏡を忘れた」と刑務官に申し出て一人で作業場に戻り、そこの配管にビニール紐をかけて首を吊ったという。遺書はなかった。

なお、作業場で働いていたということからは、彼が所内では病舎にも入らず、医療刑務所にも移送されず、反則をして保護房に閉じ込められることもなく、受刑者として通常の作業に従事していたことが推測される。

＊

この事件には、後日談がある。思いもかけぬ被害に遭った一人の女性が、全身に重傷を負い、何回にもわたる手術の激しい苦痛に耐えて生き延びた後、自分をそのような目にあわせた犯人に関心を抱き、犯人の生い立ちを知るに及んで、やがて犯人と文通したり、面会に行ったりして心の交流を持ち、その体験を本に書いた。受刑者となった犯人は、面会に来た女性に対して、「字も少しずつ勉強しています」「刑務所さまにはお世話になっています」などと語ったという（『朝日新聞』一九九八年四月一六日）。

この女性と犯人との交流は映画にもなった。犯人の恵まれない生い立ちや放浪の日々と、被害女性との交流を描いた恩地日出夫監督作品である。

福島は、この鑑定経験と、アルバン・ベルク作曲の二〇世紀オペラ『ヴォツェック』を鑑賞した体験に触発されて、「ヴォツェックまたは比較クリミノパトグラフィの試み」と題する小論を書いた。二百年前のドイツの殺人犯ヴォイツェックと、現代日本の放火殺人犯とを比較対照しつつ、社会的疎外・狂気・犯罪の関連を考察した（福島『創造の病』新曜社、一九九七年、所収）。

この事件は、経済成長の著しかった同時代にも、貧しさに喘ぐ人がいるということを示したことで社会に大きなインパクトを与えた。そして、貧困、無知、社会的疎外、犯罪という連鎖を示唆したという意味では、永山則夫の連続射殺事件と同様、犯罪社会学的な問題を提起する事件でもあった。

また鑑定当時（一九八二年）は、日本の精神医学界にＤＳＭ－Ⅲなどの操作的診断が紹介されて間もない時期であった。したがって、精神鑑定にこの種の診断法を採用するかどうかの議論も必要であった。さらに、操作的診断にせよ、疾病論的診断にせよ、精神医療の枠の外に長く生活してきた人々（犯罪者には「野の患者」ともいうべきその種の人々が多い）の精神医学的診断の難しさを痛感させられたケースでもあった。さらに、刑事責任能力の評価にしても、完全責任能力として公に死刑を判決すべきであったのか（判決確定一一年後に、彼は絞首刑と同じ死に方を自ら選んでいる）、それとも責任無能力として精神医療の手に委ねる方がよかったのか、今となっては多くのことを考えさせるケースでもある。

（福島　章）

春山五郎精神状態鑑定書

一　前文

昭和五七年二月二四日、東京地方裁判所刑事四部裁判長裁判官神垣英郎判事は、同裁判所法廷において、上智大学教授福島章医師に対して、建造物等以外放火、殺人、同未遂被告事件被告人春山五郎（仮名）について、左記の事項の鑑定を命ぜられた。

鑑定事項

一、被告人の犯行時及び現在の精神状態

よって、鑑定人は同日より鑑定に従事し、一件記録を精査するとともに被告人を東京拘置所に訪ねて面接を重ねた。三月一五日H神経クリニックに連行せしめて脳波検査、身体検診、血液検査等を行い、また七月三〇日には聖マリアンナ医科大学東横病院に連行せしめて脳のCT撮影と問診を行った。また、上智大学心理学科学生小木曽直美を鑑定助手として、心理検査と面接の一部を行わせ、また北九州市に被告人の三兄を訪問させて事情を聴取させ、長兄と、次兄の妻には電話で必要事項を聴取させた。
以上の資料をもとにして本鑑定書を作成した。

犯罪事実

昭和五五年九月二九日付東京地方検察庁検察官上林博検事の起訴状によると、

一、被告人
氏　名　春山五郎
生年月日　昭和一七年六月
本　籍　福岡県北九州市小倉南区
住　居　不　定
職　業　土　工

二、公訴事実
被告人は、昭和五五年八月一九日午後九時八分ころ、東京都新宿区西新宿一丁目一番四号京王百貨店前京王帝都バス停留所で発車時間待ちのため乗客三〇名位を乗車させて停車中の一般乗合旅客自動車運送事業者である京王帝都電鉄株式会社の中野車庫行京王帝都バス最後尾降車口付近路上において、殺意をもって、同降車口から同車内床上に着火した新聞紙を投げ入れたうえ、ガソリン約四リットルを散布して同バスに放火し、同バス一台を焼燬して公共の危険を発生させるとともに、別紙一覧表㈠（略）記載のとおり、乗客S・Y（当四〇年）ほか五名を火焼死させて殺害し、別紙一覧表㈡（略）記載のとおり、乗客Y・T（当二三年）ほか一三名に対し、重軽傷を負わせたにとどまり、殺害するに至らなかったものである。

三、罰条

刑法　第一一〇条第一項、第一九九条、第二〇三条

二　鑑定の経過

第一章　家族歴

第一節　父系

被告人の父は、明治三九年生まれで、昭和四年ころに結婚し、戦時中は造幣廠に勤務していたが、終戦後は消防署に勤務していた。昭和二三年（四二歳ころ）に消防署をやめ農業に専念するようになった。だが、妻が亡くなってからは酒量が増え、仕事もしなくなり、田畑を切り売りして生活するようになった。昭和三六年に脳溢血で死亡した。

性格的には、普段はおとなしく、思っていることもなかなか口に出して言えないが、酒を飲むと口数が多くなり、よく愚痴をこぼしていたという。長男によると「心の内にたまっているものを酒の勢いで発散させていたようだった」。酒は毎日三合程飲んでいたが、酒癖は悪くなかった。しかし酒は結婚する以前からかなり飲んでいたらしく、妻は結婚するさい、「酒飲みのところへは嫁に行くな」と親から反対されたという。

第二節　母系

被告人の母は一八歳で結婚し、結婚後は農業に従事していた。昭和一九年に台風のため家の下敷きとなって死亡した。当時三三歳、妊娠九ヵ月であった。夫には従順で、口答えもせず、子供に対しても、めったに怒らないやさしい母親であったという。

第三節　同胞

被告人は同胞六人中の末弟で、五男である。

長兄は、昭和六年生まれで、一八歳の時に家を出て大阪の製材所に勤務した。その後、各地を転々としたが、結婚し、一児がある。現在左官職として働いている。

長姉は、昭和八年生まれだが、小学校入学前に風邪をこじらせて死亡した。

次兄は、昭和一〇年生まれで、中学には入学したものの家の手伝いに追われほとんど登校しなかったという。やはり一六歳の時に家を出、結婚して二児がある。現在は鳶職をしている。

三兄は、昭和一三年生まれで、生地に居住している。小学校卒業後、家を継ぎ農業を続けていたが、田畑を全て切り売りしてからは、機械工として働いている。結婚して三児がある。

彼は、鑑定人助手の面接時の印象として、小柄で、体型は闘士型、表情の動きに乏しい男性である。自分から積極的にいろいろと話すという様子ではなく、両親の生年月日、兄弟の学歴など覚えておらず、頼りない面がある。また、鑑定人助手と正面から向き合うことがほとんどなく、視線を真正面に合わせることが少なかった。

四兄は、昭和一四年に生まれたが、二歳で死亡した。原因は熱病であったといわれる。

次の末子が被告人五郎である。

第四節　妻子

昭和四六年、被告人はバーのホステスをしていたN・Aと知り合い、同棲し、翌四七年に入籍、結婚した。Aは広島県の出身で、昭和一九年に生まれた。中学校卒業後、繊維工場、百貨店、喫茶店、バスガイドなどをして働いた後、スタンドバーで働くようになった。被告人と結婚後は、勤めをやめ主婦の仕事に専念した。

しかし、結婚後、異常行動が目立つようになり、昭和四七年三月に長男を生んだが、昼間から酒を飲み歩き、子供の面倒をまったく見なかった。そのため昭和四八年、協議離婚した。同年二月、Aは精神病院に入院し、現在に至っている。診断名は精神分裂病である。

長男は、昭和四八年、乳児院に収容され、翌四九年三月に養護施設に移り、同施設より小学校に通学している。これまでは特別の精神医学的問題はない。

被告人は、子供に面会のため同施設をたびたび訪れていたが、昭和四九年に面会の際、同施設院長に子供を引き取りたいと申し出、二度とも断わられた。それ以来、昭和五二年一二月まで来園しておらず、翌五三年正月に子供を連れ実家に帰っているが、その後本件犯行までは面会に行っていない。

第五節　家族歴の要約

両親がすでに死亡しているため、十分な情報が得られなかったが、知り得た範囲では、被告人の家系には精神病・異常性格・犯罪者・自殺者などの遺伝負因は認められない。

兄三人は家の経済的事情のために学歴は低いながらも社会人として立派に生活しており、いずれも結婚して平和な家庭を築いている。ただし、三兄は、やや知能が低いかもしれない。

被告人は母を早くに失い、兄二人も一〇代で家を出るなどして、家族の愛情に恵まれていたとはいえない。

第二章　本人歴

第一節　生活史

昭和一七年六月、北九州市に、五男として生まれた。

二歳の時に母が死亡した。その後母の義妹が家に来たが、三ヵ月程で家を出た。父は二年後同女と再婚したが折り合いが悪く、一年後に離婚している。当時被告人は同女のことを実母と思っていたが「いつのまにかいなくなってしまった」という。兄達は、被告人は母が亡くなってからもとくに変わったということはなく、継母に対しては「母さん」といってよくなついていたようだが、同女はあまりいい態度で対応していなかった、と供述している。そのころ父は消防署をやめ農業に従事するようになっていて、家の生活は貧困のどん底であった。

昭和二五年四月、小学校に入学したが、小学四年以後ほとんど登校しなかった。被告人はその理由を「勉強がきらいだった」と述べているが、被告人の兄弟の供述からは、貧困家庭であったことと、家庭の教育に対する無理解も考えられる。

子供時代、母がいないことについてよその子に羨望を感じることはなかったが、昼寝していて目が醒めた時、家に誰もいなくて淋しいと思った。だから友達の家へ行って遊んでいたという。被告人の一番古い記憶はこの頃のものである。父に関する一番古い記憶は、一緒に畑仕事をしたことであるというが、遊んでもらった記憶はなく、自分が父のあとをついて行くだけだったという。学校へ行かない時は、友達や兄達と海へ行って釣をしたり、山へ行って鳥などをとって遊んでいた。今でも魚や鳥に関する知識は豊富である。父が仕事で忙しかったためか、子供時代の被告人の面倒はおもに長兄、次兄がみていた。その兄達も、被告人が六歳と一〇歳の時それぞれ働きに家を出た。長兄が家を出た時のことを被告人は次のように語った。「線路で遊んでたら、汽車の窓から兄さんが顔出してた。用事かなんかで行くんだろうと思った。それっきり帰って来んかった。だから東京で会ったのが二〇年ぶり……」。

その後は家の手伝いをしていたが、昭和三五年、北九州市の製材所に勤務した。昭和三六年にはブロック工として働いていたが、この年父が脳溢血のため死亡した。

その後ブロック会社の同僚からの誘いで大阪に出て、日雇労働に従事した。しかしこのころから体調を悪くし、次兄を頼って岩国市に行った。そこで、頭痛、腰痛のため鍼灸に通い、仕事はせずに二年間養生したという。体調が回復した昭和四〇年に、岩国市で鳶職として働くようになり、以後次兄とともに、大阪、広島などで働いていた。昭和四四年一月には、普通自動車免許をとっている。

昭和四六年、岩国市で土工として働くようになり、このころ、スタンドバーのホステスをしていたN・Aと知り合い同棲し、翌年一月に正式に結婚、同年三月に長男が出生した。しかし妻は結婚前から精神状態が不安定で、酒びたりの生活を送るようになったので昭和四八年一月協議離婚し、長男を養護施設に入園させた。結婚生活について語る時、被告人の表情は暗く、「楽しいことはなかった。でたらめしました」、「それから、体裁悪くなった」、「結婚してから他人に迷惑をかけるようになった」と述べている。妻Aについては、「知り合ったころは、よく馬鹿にされ、ムカッとすることをいわれ、きついことを言う人だなあと思った。それでも酒飲んでついひっついちゃった。今考えたらAさんと会わなきゃよかった」「かわいそうなことをした、すまないと思っている」と述べ、彼女には罪責感を抱いている。

岩国でも、他の女性でつきあっている人がいて、シャッキッとしていた人だったが、Aと一緒になって別れた。Aはおかしいことばかりしていたが、それにガツガツついていったのが悪かった。Aと一緒になって、色きちがいになった。知り合ってから気持ちがオロオロするようになったという。しかし、でたらめの内容は、はっきり述べることをしない。

離婚後は次兄のもとで一緒に働いていた。その後、大阪市内で土工として働いた。昭和四八年一〇月、I精神病院に入院し、翌四九年二月に退院した（後述）。退院後は再び次兄とともに仕事をした。

同胞のうち被告人と特に関係の深いのはこの次兄で、被告人が頼ってくれば金を与え、就職の世話をし、助言を与えるなどの面倒をみていた。

なおこの岩国時代に二回、交通事故を起こしているが、いずれも「酒気帯び運転」である。第一回は昭和四七年六月に罰金四〇〇〇円、第二回は昭和四九年九月に罰金二〇〇〇円を科せられた。

その後岩国を離れ、大阪・広島などの建設会社を転々とした。次兄のもとには電話で連絡をとることもあったが、「体裁が悪い」と言って岩国に帰ろうとはしなかった。被告人はその理由を「いろいろまずいことがあって岩国におられんようになった。役所のえらい人にさからったから」と述べている。

昭和五四年には、川崎市内と清水市内で働き、昭和五五年には、清瀬市内、都内で働いていた。このころはドヤ街、飯場などに泊り、仕事がないと浮浪生活を送るという不安定な生活を繰り返していた。

最後の職場は世田谷区内で、昭和五五年七月から働いていたが、盆休みということで同年八月十三日、同工務店をやめ、その後新宿付近に来て生活していて本件犯行に至った。

第二節　既往歴

小児期に、ひきつけ・寝ぼけ・高熱性疾患に罹患したことは記憶されていない。

昭和三二年、左官職として働いていたころに腰を痛め通院していた。昭和三八～三九年ころ、頭痛・腰痛のため鍼灸に通い、次兄のもとで二年近く養生した。その後、急性虫垂炎の手術をした。

頭部外傷の既往について被告人は「昭和四一年ころ、岩国市で、道路横断中乗用車にはねられ後頭部をうち、意識を失った」と述べた。「気がついたら病院だった」ということから意識障害は数時間以内であったと思われる。その時、頭部を五～六針縫い、広島県大竹市の外科に一五日間位入院した。しかしその後も頭痛・吐き気などの後遺症はなく、飲酒酩酊の状態が変わったということもないという。

煙草は一七歳ころからで一日ハイライトを一箱喫っていた。

飲酒歴は二三歳ころからで、建設会社の親方や同僚に飲みに連れて行ってもらい味をおぼえたという。もっとも、昭和四八年のI精神病院入院時の病床日誌には「二年前から飲みはじめた（清酒二～三合）。それまでは一口も飲めなかった」という記載がある。普通は清酒を飲むことが多く、毎日三合程度飲んでいた。休日は、昼から飲んでいたが、多くても五合位であった。清酒一〜二合で普通の酩酊状態になる被告人は、酒癖が悪いと人から言われたことはないと自分では言う。事実、酒を飲んでも陽気、多弁になったりすることもなく、普段とほとんど変らず、酒の上で乱暴することもなかったというのが、多くの人の一致した供述である。しかし被告人自身は「酒癖は悪い」「酒には気ちがいだから」と述べていることもある。昭和四七年に結婚してからは酒量が増え、肝臓を悪くして通院したり、問題行動を起こすようになった。

退院後も酒をやめることはなく飲み続けた。しかし、入院や拘禁にさいして、急激なアルコール禁断によって、離脱症状が起こったことはないようである。

飲酒中動機不明の行動や、酩酊中の記憶が大幅に失われることもない。これまで、病的酩酊・複雑酩酊を疑わせるエピソードはない。

麻薬・睡眠剤・覚醒剤などの乱用経験はない。

第三節　性格と行動の特徴

被告人の幼児期の性格は、小学校は「勉強がきらいだった」ため欠席が多く、学校の中では目立つでもなくごく普通の性格だった。

家庭では、母を早くに亡くし、父は仕事に忙しかったこともあり「兄貴たちに育てられた」という。しかし次兄によると「母のいない子供にしては暗い影もなく、ごく普通の子供だった」、また「あまり腕白ではなく気のやさしい弟だった。口数は少なかった」という。三兄によると「田畑の仕事についてもこれをやれというと黙ってやるという性格」だった。

要するにおとなしく無口だが、陰気ではなく、従順で素直だったということになろう。

成人後の性格も、それまでと変わらず、仕事に対しては愚痴をこぼさず、なげやりなことはなく、こつこつとやっていた。言いたいことも言わず、人に自分の心を話さないような内にこもる性格だった。短気、粗暴なところはまったくなかった。Ｉ病院の病床日誌の「気質・性格」の欄には、「気が小さく、人とけんかをするような性でない」、「内向性でおとなしいが、人づきあいよく真面目人間」と記載されている。

しかし、Ｉ病院退院後は、特に人を避けるようになり、よりいっそう内向的になった。その後、飯場を転々としているが、どの職場でも「仕事は休まず真面目によく働いていたが、親しい友人もなく、いつも一人でポツンといることが多く、孤独で目立たない男であった」というのが、多くの人々の一致した供述である。また、退職理由を言わずに、ふいにやめてしまうことが多かった。

職歴で注目されるのは、その定着性の乏しさである。被告人自身はこれを「ひとつところに落ちつけないのは小さいころからの癖」と述べている。これは被告人の妄想と関係する行動とも思われるが、このことに関しては後に記載する。

また、金銭に対しては非常に潔癖で、変に気にしていたいくつかのエピソードがある。

昭和五四年一二月から働いていた職場では、社長からの小遣いを、「自分で働いた分だけでいい」と言って受け取らなかった。

昭和五五年一月から働いていた会社でもボーナス二万円を「多くもらいすぎた」といって返しに行ったり、同年三月、Ｍ組で祝儀を受け取らなかったりした。

また、長男を施設に入園させる際、毎月五〇〇〇円を施設へ送金すると契約した。施設への送金は毎月ではなかったが、たびたびそれを上回る額が送金され、長男の預金は現在六九万七〇〇〇円余になっている。しかし被告人は「お金も送ってないし、何もしてやってない。世話になりっぱなし。」と述べている。

三兄によると、「福祉の人から、送金するように、とかなりきつく言われたらしい。よく『送金せにゃいけん』と言っていた」という。

被告人は、「岩国でAと一緒になる前は、人に悪口をいわれることもなかった」と述べているので、結婚の前後で被害的になったことがわかる。

第四節　現病歴

(一)　I病院入院について

昭和四八年一〇月、飲酒して、アパートの他の人の部屋に侵入し、岩国警察署に保護された。その当時のことを被告人は「上で音がするから知った人がおるかと思って……。戸を開けたら女の人がいて、下りたんだけどまた上がった……別に悪気があったんじゃない」「警察の人が恐かったね。一晩泊められたから」と述べている。

その際被告人の精神状態が異常とみられたためにI病院に入院し（三兄の同意による）、翌年二月に退院した。同病院のカルテによると診断名は「精神分裂病・肝炎」となっている。

入院にいたる経過としてカルテには、「仕事を三、四日前から休んでいた。入院の前の晩八時すぎに、自分のアパートの他人の室に入りこんで暴れるため、同居人が本人をとりおさえて警察に連絡し、一晩警察に留置した。翌日、昼すぎに覚醒したが、その後おちつきなく署内をウロウロし、字も書けないし、返答がちぐはぐなため往診し、入院決定」（要旨）とある。

昭和四八年一〇月一六日付、岩国警察署長名儀の「精神障害者等の通報書」によれば、一五日夜は「わけのわからぬ事をわめきちらし、手足をばたつかせて暴れていたこと」、一六日午後三時一〇分には「酔いもさめたかに思われたので」職場の者に身柄を引渡そうとしたが、「すきを見て逃げだし、再び、当署に保護されたが、顔面蒼白、言語もあいまいで何かにおびえている様子で」あった、という。

退院時の病状としては「病的体験消失、情意活動性共に正常に復している」と記されている。昭和四九年四月一日に、元の妻のことで元主治医に会った時には、「何ら異常は認められなかった」と、この精神科医は述べている。

入院時のことについては、次のように答えた。

〈警察に捕まった時の記憶は?〉

よくわからないですわ、はっきり。

〈病院にいた時の記憶は?〉

女の人がおったわ。こりゃいけんと思って下りた。また上がって、一回二回上がっとる。警察来てた、二回目に。

〈二回目は何故?〉

女の人、きれいな人が見えたね、中でね。下りたんだけど、別に悪気があったんじゃない……。よく目が見えなかったよ。点滴をうってくれてからよくあれし出したね。あくる日かいつか、点滴うってくれたらしいよ、精神病院で。それからよくわかるようになった。それまではっきりよくわからなかった。

〈酒は飲んでたか?〉

多少飲んでたけど。警察の人が見えなかった。その時はね。どんな警察の人か。だから車連れて行ってもらう時も、病院行く時もよくわからなかったです。警察の人かね、刑事さんか連れて行ってくれたです。

〈病院では?〉

保護室、檻になってる。拘置所みたいなあれだね。四、五日入ってた。

〈保護室はどんな感じ?〉

捕まって恐かったな。警察の人が恐かったよ。別に悪気があって行ったわけじゃないのに、何故……。恐かったな、やっぱ。だから知らない人に出してくれって言ったですね。前におったからね、体がしゃんとした人が。最初は、警察の人が恐かったね。一晩泊められたから。

記録からは、
①酩酊下の問題行動。その動機は、被告人によれば錯覚にもとづく
②不安・不穏にもとづく被害念慮
③疎通性の欠如
などが認められるが、幻覚・妄想が存在したかどうかは明らかでない。しかし、このさいに、もともとあった「警察」に対する恐怖心が、さらにいっそう強いものとなったことがうかがわれる。留置と入院は、心的外傷体験となったといえる。

㈡　周囲の人々の供述

1　昭和四八年一〇月――I病院入院時

三兄は、被告人がI病院入院直後、同病院の保護室で被告人と面会した。当時被告人の様子は、「何か話しかけても知らん顔で、私が誰だかもわからないようで、何も言わずに立っていた。顔つやが悪く、アル中みたいな顔だった。パーになってどうしようもないという感じだった」という。その後の面会でも「言うことがおかしく、ちぐはぐなことを言いよった」という。

次兄の供述によると、入院中の被告人の様子は「若干訳のわからないことを話した記憶があるものの、そんなに悪いというほどではなく、私の顔さえはっきり知っておりました」という、当時担当医師は、「酒を飲んでも被害妄想がおきる人がいるからそんなたぐいじゃないか」と言っていたという。また「一回目もそんなに悪くはなかったものですから二回目の面会に行った時もたいして変わらず、そんなに頭がおかしくなったんだなという記憶はありません」と述べている。次兄の妻も二、三回面会に行ったが、何らいつもと変わっておらず、何故頭がおかしいのかわからなかったと述べている。

なお次兄は、昭和五七年一月一八日の証人尋問では、面会中に被告人が「テレビに写ってる」「暗い所から人がわしを狙ろうとる」「マークしとる」などと言うのを聞いたと供述している。

2　同年一一月――法事で実家に帰った時

被告人はI病院入院中、次兄夫妻に連れられて法事のため北九州の実家に帰ったことがある。その途中、岩国の次兄の家へ立寄った際、工事現場に立っていたガードマンを見て、「わしを見よるんじゃないか」「監視しよるんじゃないか」「警察がわしを捜しよるんじゃ」と言っていたという。

三兄によると、実家では「黙って下を向いていることが多かった。何か話しても足らんじゃないかっていう話し方で、意味がおかしいことを言っていた」という。

3　昭和四九年二月――I病院退院後

退院してから一週間程、実家に帰った。当時の被告人の様子を三兄は「以前に比べてものをはきはき言わなくなった。前のあの子やないという感じだった」と述べている。

しかしその後一緒に働いていた次兄は、仕事は「前と同じように一生懸命働いていた」し、性格も「前とまったく同じで、入院したとは思えない程でした」と述べている。被告人が岩国を離れた後は、次兄のところへ電話があり、帰って来るように言われると「体裁が悪い」と言って岩国に帰って来なかったという。その電話の際「テレビで僕を捜しているから帰られん」「警察で捜しよる」と被告人が言っていた。

4　昭和五一年

二月に実家に帰った。三兄によると、被告人はこのころ肝臓を悪くし通院するようになったが、様子がまだおかしいようだったので病院へも一人では行かせなかったという。しかし公判の供述では被告人の通院はI病院入院前となっており、鑑定人助手への供述とは食い違う。また「本人は真面目に言っていることが、こちらからしたらちぐはぐであった」と述べている。しかし、落ち着きがないということはなく「電話を盗聴される」、「福祉の人が来る」、「警察で捜している」という訴えはなかった。
六月には事故で入院していた長兄を見舞いに来たが、その時は果物を持って来て「大阪から来た」と言っていた。長兄は、「被告人が元気そうにやっているな」と思ったと述べている。

5　昭和五三年一月

長男を連れて実家に帰った。一泊しただけであったが、特に変わった様子はなく、子供と二人でよく話したり、遊んだりして子供をかわいがっていたという。

一月一四日ごろ長兄は岐阜で被告人と会った。当時被告人は顔色もよく健康的であった。長兄が「元気そうじゃないか」と言うと、「今、酒やめてだいぶになるんだよ」と言っていたという。「兄貴のことは親父が随分心配してたよ」と昔話をしたり、「たまに競馬に行くんだよ」など被告人の方からよく話しかけてきた。「あいつは無口だと思ったが、結構しゃべるんだなと思った。やっぱり、酒を飲まない方がいいんだなと思った」という。長兄は事件が起きるまでに被告人と会ったのはこの時が最後であったが、それまででも、被告人が福祉や警察の人が来る、あるいは盗聴されるというのを聞いたことがなく、被告人の様子がおかしいと感じたことも一度もないと述べている。

6　同年三月

当時の雇主に「警察関係の人が来ますか」「若い衆が警察の話をしているから注意して下さい」と訳のわからないことを言っていた。

7　昭和五五年

本件犯行の一週間程前まで働いていた工務店の雇主の妻によると、被告人はおとなしく、真面目に仕事をしており、特に変わった言動はなかったという。

(三)　主観的体験の供述

まず鑑定人に対する被告人自身の訴えを記載する。

1　昭和四七年ころ

頭の中で、一人でいろいろ考えているうちに、頭がおかしくなった。それ以来ずっと頭が変です。考えたのは、知り合いの、年上の、女の人のことです。行って会えば、話してくれたが、行かないで、一人で考えてばかりいたから良くなかった。その人と、恋愛関係はなかった。頭おかしくなって、でたらめした。

2　昭和五〇年――I病院退院後

岩国で役所のえらい人にさからった。ムシャクシャしている時に、ついさからった。岩国にいると役所の人がしょっちゅう来ているので、いつもおろおろしていた。そのため岩国にいられなくなり逃げまわっていた。

3　昭和五一年から五二年

電話を役所の人が聞いている。それは自分が電話で話したことを(役所の人が)来て言うからわかる。だからむしゃくしゃして頭にきた。電話まで聞かなくてもいいのに、これじゃウカウカ話が出来ない、電話もかけられないと思ったことがある。困った時など兄貴に電話をかけることもあるが、それをむこうがみな知ってるから恐れ入ったと思うことがある。

電話で話したことを役所の人が遠くから人に言わせてくるので、不思議だと思った。

また、(岩国にいた時のことを)何だかんだ言われたら困る、体裁が悪いと思い、逃げまわっていた。子供が世話になっているから何を言われてもしょうがないが、言われたら辛いからただ逃げるだけだった。(役所の人が)おるなと思うとすぐ逃げていた。

4　年月不確定(昭和五五年ころとも思われる)

役所の人が親方にやらせて自分の葬式を行っていた。

仕事から帰ると、以前勤めていた飯場の同僚に「お前まだ生きてんのか、お前の葬式やってるよ」と言われた。実際、誰も亡くなっちゃいないのにわしをかまうのにやった。かまうのがきついと思った。

これは一定の市役所の人で、すぐ役所の人だと思った。東京の人はこのようにかまったりはしない。

5　昭和五四年

川崎駅で「この野郎」と言って通行人を殴った。これはただの通行人ではなく、警察に関係のある人で、過去のこと、それも謝って済んだことを繰り返し言ってきた。馬鹿にすることをわざわざしたように思い、腹が立った。

6　昭和五四年七月

福祉の人が大勢やって来た。

7　昭和五五年五月

国鉄新宿駅地下鉄から階段を上がると、四、五人でかまってきた。これはまずいと思い、地下にもどった。また、同駅西口のバス停前で、京王バス会社の人がかまうような気がした。

8　昭和五五年八月一四日未明

新宿のベッドハウスに宿泊していたところ、同じ部屋に宿泊していた人が、何だかんだ言う。これは岩国のことを福祉の人が言わせた。

(四)　病的体験に関する問診所見

〈警察の人が監視していると思うようになったのはいつごろか？〉

そういうことはありませんけど。警察の世話になってから岩国に行ってもおろおろしてた。

〈おろおろというのはあなた自身が？〉

そうです。

〈福祉関係の人が来ているのか？〉

そういうことはないけど。

〈何か言われたことは？〉

そういうことは言われませんけど、精神的にあれしてた。

〈現実に福祉の人が飯場の人に聞いてまわることはあったか？〉

来てるわね。しょっちゅう来てる。しょうがないです。

〈直接は言ってこないのか？〉

そうですね。言ってこないっていっても来てたです。だから逃げまわってた。

〈どうして来ているとわかるのか？〉

だいたいわかってたから。

〈風体とか？〉

そうではない。

〈聞いてまわったりするからか？〉

そうではない。

〈人中にいる時、そういう人が来ている感じがするのか？〉

そういうことはありませんけど。十何年おろおろしてますけん。その前までそういうことはなかったんですけど。

〈どんなことを言われるのか？〉

いろいろですけん。言いにくいです。

〈拘置所に入ってからはどうか?〉

　そういうことはないです。拘置所までは来ませんから。

〈飯場に泊っても来るのか?〉

　まあそういうこともありませんけど。

〈電話をかけると盗聴されるのか?〉

　聞いておりますけん。役所の人が。

〈聞いているというのは、どうしてわかったのか?〉

　自身がしゃべったことを言うから、役所のえらい人が。岩国の役所のえらい人にさからったことある。だから聞いてる。だから頭にくるし、むしゃくしゃする。電話まで聞いちょらんでいいのに。

〈さからったというのは?〉

　言いにくいですけん。

〈それはいつごろか?〉

　退院後です。

〈えらい人が根にもっているのか?〉

　それはわかりませんけど。電話かけても聞いてる。その人が言ってくるんだもん。人に言わせてくるんだね。

〈周りで働いている人が言うのか?〉

　そうですね、まあ。

〈特別な人が来て言うのか?〉

　そういう訳じゃありませんけど。

〈手紙はどうか?〉

手紙はどうちゅうことありませんけど。

〈いつも同じ人がつけて来るのか？〉

同じ人も違う人もいます。

〈変装はするのか？〉

そういうことはありませんけど。

〈抗議したことはあるか？〉

それはありませんけど。言われたらつらいから逃げちゃう。

〈腹を立てたり、怒ったことはあるか？〉

こっちは頭が上がりませんから。

〈どうして？〉

世話になってますけん、他の人が。

〈福祉の人が駅で拡声器を使って大きな声であなたのことを言ったことはあるか？〉

あったかな……。ありました。

〈何と言っていたか？〉

いろいろですけん。

〈葬式をやっていたのか？〉

役所がかまうんだね。仕事から帰ったらやってた。実際、誰も亡くなってないのに。

〈写真でも飾っていたのか？〉

そうじゃありません。後で「お前まだ生きてんのか。葬式だしてるよ」と言われた。むしゃくしゃしたことあります。

〈誰に言われたのか？〉
前に働いてた飯場の人に会ったんです。
〈葬式を見た時はどう思ったか？〉
誰か亡くなったんかなと思った。
〈その時は誰の葬式かわからなかったのか？〉
そう、自分はわかりませんけん。誰か亡くなったんかなと思った。
〈後で言われて、きついなと思ったのか？〉
そうですね。
〈葬式はどんなことをしていたか？〉
ふつうのあれですね。かっこだけ。
〈花輪やお棺はあったか？〉
そういうのはなかった。
〈坊さんは来ていたか？〉
来ておりませんけど。
〈みんな黒い服を着ていたのか？〉
……かまうのがきついと思ったことあります。
〈福祉の人が何十人も来たことがあるか？〉
そういうことはないけど。まあ来とったですね。
〈どうして福祉の人だとわかるのか？〉
かまうんだね。

〈どうやって?〉

まあいろいろです。

〈顔でわかるのか?〉

だいたいわかります。

〈何か言ってくるのか?〉

まあいろいろだね。

〈町の人間が怒ったりするのも関係あるのか?〉

そうですね。

〈デパートで怒られたのも関係あるのか?〉

それはありません。

〈新宿のベッドハウスで何か言われたのか?〉

泊ってる人が何だかんだ言いよったから。

〈何を言っていたのか?〉

岩国のことを言いよるような気がしたからすぐ出ちゃった。

〈気がしたのか?〉

気がしたって……言われたんだね。

㈤　精神病理学的要約

1　I精神病院入院の前後で、性格の変化が起こったとみる人が多い。被告人も、岩国ででたらめした、体裁が悪い、それで、おろおろするようになった、という。もっとも、性格変化を認めない人もいる。

2　入院前には、錯覚・不安・恐怖・まとまりのなさが観察されている。ただし、幻覚を疑う記録はない。

3　入院直後の茫然たる状態は、薬物の影響によるとも考えられる。

4　退院後には、まったく異常を認めない時期と、被害妄想・追跡妄想・関係妄想・注察妄想を訴える時期とがあった。迫害者は警察・役所である。

5　本件犯行直前に働いていた工務店では、被告人は目立たない一従業員で、異常に気づかれていない。

6　退院後には転職することか多く、これは右の妄想にもとづくことが多いと思われる。しかし、労働そのものは、勤勉・まじめ・従順でおとなしく、欠勤・遅刻等で目立つことがなかった。意欲減退・無為・亜昏迷などの状態も、興奮・不穏・錯乱等も認めない（意欲の障害はない）。

7　周囲の人々の供述では、被告人に幻聴があったと思われる言動は記憶されていない。独語・空笑などに気づいたものもいない。

8　被告人自身の供述では、4の妄想体験がより詳しく述べられるが、具体的に事実を訊ねてゆくと、あいまいになったり、矛盾したりすることもある。実際の体験なのか、追想錯誤なのか、区別しにくい場合もある。一部が作話である可能性も完全には否定できない。

9　妄想上の迫害者に対して、被告人はいつも逃げていて、相手に直面したり、反撃したりすることはこれまでなかった。ただし、酩酊時に相手を殴ったことが川崎で一度だけある。

10　「いわれた」「聞こえた」という表現が多いが、これが真の幻聴であるかどうかは疑問である。実際に他人のいっている言葉や雑音を自分に関係づけて曲解したり、誤って聞き取ったり（錯聴）することが妄想患者ではしばしば見られる。幻覚（幻聴）の有無は、診断上もきわめて大切な要素であるから、問診を重ね、病者に特有の幻聴の現象学的特徴を証明しようと試みたが、結局、被告人の供述はあいまいで、真の幻聴が存在したと信ずるに足る供述を得ることができなかった。

11　幻聴以外の幻覚——とくに分裂病者に多い身体幻覚の訴えはない。幻視・幻嗅・幻触・幻味などもない。
12　妄想的体験は、拘禁後はまったくなくなったと考えられる。
13　「電話を盗聴される」という訴えは、後になって周囲の人の言動から悟るものであるから、関係妄想であって、シュナイダーのいう「思考伝播」ではない。

第三章　本件犯行

第一節　本件犯行にいたる経過

被告人は昭和五五年八月一三日、工務店をやめ、同日夜新宿に来て、所持品を新宿駅地下街のコインロッカーに預け、夜、外で寝るのに寒いといけないと思い、毛布を買った後、ベッドハウスに宿泊した。

翌一四日は、早朝にベッドハウスを出て、新宿駅周辺や花園神社などをぶらぶらしていたが、昼間通行人に泊る場所を尋ねたところ、「高い旅館なら知ってる」と言われた。浮浪者扱いされたと思い腹が立った。同夜は新宿駅の周辺で野宿した。

同月一五日は、朝から飲酒し京王デパート地下階段付近で独言を言ったり、わめいていたところ、同デパート係員から「そんな所で座ってちゃだめだ」と注意された。そこで地上に出たところ「まわりの通行人はいい思いをして腹立しい」と思い大声を出したところ再び通行人から「うるせえぞ」と注意された。

午前一〇時過ぎに多摩川競艇場へ行き、最終レースの終わる午後四時ごろまでいた。ここでは一万円位すった。その後、多摩川堤でビールを飲みながら一～二時間過ごした。午後七時ごろ新宿にもどり酒を飲んでいると、朝注意されたことが頭に浮かび、かっとしてわめいているところをサラリーマンに注意された。

午後一〇時すぎごろ（公判での供述はこの日の午前）、ガソリンをポリ容器に一〇リットル位購入し、毛布に包み持ち歩き、新宿駅西口前の空気塔の植え込みに置いた。同夜は西口地下道で野宿した。

同月一六日、一七日は、競艇へ行ったり、新宿駅周辺をぶらついていたという。

同月一八日は、気分転換のため高尾山へ行き、同夜は高尾山口駅と高尾駅の中間地点にある小屋に泊った。

翌一九日は、朝からワンカップを二本飲み、高尾駅付近を行ったり来たりしていた。その後お宮へ行き、そこで寝ていた。また、禁漁区で魚を釣っているところを係員に注意された。昼は高尾駅でワンカップを二本程飲み、食堂でそばを食べた。それからまた近くで遊んだ。

午後七時半ごろ新宿にもどり、ワンカップを二～三本買い、預けていた所持品を取り出そうと、地下街のコインロッカーのところへ行くと鍵が開かず、しばらくしてもどるとロッカーは開いており荷物はなかった。ここで「かまわれた」「ばかにされた」と思った。

同月一五日に購入したガソリン入りポリ容器の置いてある植え込み付近へ行った。そこで酒を飲みながらバス停に発着するバスを見ているうちに、それまでの不愉快な出来事を思い出し、何かに火をつけようと決心した。

そこでガソリンを移す入れ物を捜しに食堂街へ行き、バケツを拾い、再び植え込み付近へ戻った。しばらくしてから、ガソリンを入れたバケツを右手に持ち、百円ライターで点火した新聞紙を左手に持ち、道路を横断し、停車中のバスの降車口から、まず新聞紙を投げ込み、続いてガソリンを投げ入れた。

被告人は犯行後、前記の植え込み方向へ逃げたが、途中、通行人によって捕えられた。同日午後九時一二分ごろ安田生命ビル前路上で現行犯逮捕された。

第二節　供述とその変遷

逮捕の日である昭和五五年八月一九日の弁解録取書では「そんな事知るか、髪の毛がこげているのは、めしをたくために火を燃やして、その火でこげたんだ」と述べ、犯行を否認している。

八月二〇日付の警察調書では「警察に捕ったのも憶えていません。新宿西口の火事のことなんか知りません。

何が燃えたのか、どうなったのかも知りません。何も憶えていません」と述べている。

八月二一日付の勾留訊問調書では、犯行を認め、「バスの乗客も焼き殺そうというような惨酷な気持ちはありませんでした。火をつけるときバスの中に乗客がいることは分かりませんでした」と述べている。

八月二二日付の警察調書では、バスの中に乗客はいたと供述している。

八月二三日付の警察調書では、ガソリンを買ったのは八月一五日の夜遅く、一〇時か一一時ごろであると供述している。

八月二八日付の警察調書では、ガソリンを買った理由について「自分が何となくいらいらして、ガソリンを買って火をつけてやれ、そうして人を、少しおどかしてやろう」と考えるようになったためであると述べている。

検察庁での供述も警察での供述とほぼ同様で、大きな変化はみられないが、放火の動機についてより詳細に述べている。

八月二七日の検察庁での供述では、ガソリンを買ったのは「何に使うためでもありません」、バスに火をつけたのは「理由はありません」と述べている。

八月二八日の供述では、買ったガソリンについて「このガソリンでどこに火をつけようということまで考えていたわけではありませんが、人前で火をつけてやろう」という気持ちだったと述べている。またバケツを拾った動機については「ガソリンで何かに火をつけてやろう」と思って「ガソリンをばらまくのに使う物を捜した」と述べている。

九月一日の供述では、事件当時の精神状態について「浮浪者みたいな自分に比べて周りの通行人がいい思いをしているという気がして、周りの人間に何となく腹が立っていた」という。そして当夜、酒を飲んでいるうちに、朝、通行人に注意されたことが頭に浮かんできて、かっかとしてきて「何とか世間の人間に思い知らせてやろう」という気持ちになり、「バスに火をつけてやろうということが頭に浮かんできた」と述べている。

九月二日の供述では、ガソリンを買う時、すでに通行人に思い知らせてやるという気持ちがあり、通行人の利用するバスにガソリンをばらまき燃やしてやろうと考えていたという。また、放火する直前にバスの中が見え「乗客の姿が目に入った」「乗客が何人か焼け死んでも、そんなことはかまわないという気持ちがあった」と述べている。

九月六日の供述では、八月一五日にガソリンを買う前に、被告人がわめいているところを通行人から注意され、その人が目の前のバス停にとまっていたバスに乗り込んだ、という出来事が新たに付け加えられている。

第一三回公判での被告人の供述では、ガソリンを買ったのは昭和五五年八月一五日の午前中で、競艇へ行くより前であり、「最初は工務店へ持って行こうと思って買った」と弁護人に対して述べている。また事件当日、高尾山口駅で中年女性から何か言われたことは否定している。さらに、バケツにガソリンを移した後、「何か燃やそうと思って行った」が、どこへ行こうという目的はなく、火を放り込んだ時にバスだとわかった。その後、逃げる途中、悲鳴を聞いて初めてバスに人が乗っていたとわかった。「かすんで中の明りがぱっと来て、よく見えなかったです。中がね。お客さん乗っておると思わなかったです」と述べて、殺意を否定している。

第一六回公判では、弁護人に対して「瞬間的に中を見たんだけれども、いないから」火をつけたと述べている。

第一七回公判では、警察官や検察官への供述との食い違いを追及されて「迷惑かけちゃいけないと思って言えなかった」「言ったかもわからないけれども、はっきり覚えておりません」と検察官に対して答えている。また、高尾山へ行った際、女性から「何か気になるようなことを言われたから、そのころはむしゃくしゃしておった」という。バケツは「火をつけちゃろうと思って取って来た」「向こう側にある建物か何か燃やそうと思うてあれしたんです」と検察官に対して答えている。

第三節　問診所見

〈ガソリンを買ったのは何のためか?〉

工務店の現場があって、そこに持って行こうと思って買ったんです。

〈どうして現場で要るのか?〉

会社の人が車で来るからあげようと思って。

〈以前にガソリンを買ってプレゼントしたことはあるか?〉

ありません。

〈ガソリンはどの位買ったのか?〉

何リットルかわかりませんけど。

〈ガソリンが危険であるとは考えなかった?〉

考えたけど容器に入ってるから大丈夫と思った。

〈どこへ置いたか?〉

現場のシートに突っ込んどこうと思って持って来よったんだけど、重かったから駅の前の植え込みのところに置いたんです。

〈警察ではガソリンを使って火でもつけてやれと思って買った、と言っているね?〉

そんなことはないです。

〈そう言ったことはないか?〉

ありませんよ。

〈警察官にそうだろ、と言われたから言ったのか?〉

それはまあ言ったかもわかりませんけど。買った時には火をつけてやろうとは思わなかった。

〈そのころいらいらしてた?〉

そうですね。いろいろですね。競艇場へ行けば係の人がかまうんだね。
〈何と言ってかまったのか？〉
むしゃくしゃすること言いよった。
〈福祉とは関係あるか？〉
それはありませんけど。よく知ってた、向こうは。競艇に負けた上に、頭にきますね。
〈高尾でも、朝、女の人が悪口を言っている気がしたのか？〉
そのころですね。
〈それでどなったのか？〉
いや、どなりはしませんけど。
〈高尾山口駅のあたりで何か言われたことは？〉
ないです。魚釣ったりして怒られたくらいです。
〈怒った人は福祉と関係あるのか？〉
関係ありません。
〈高尾山にいるころは福祉の人は来たか？〉
来ておりません。
〈何故、新宿にもどって来たのか？〉
また、どこかで使ってもらおうと思って。お盆過ぎましたから。
〈ロッカーで荷物がなくなったことがあるか？〉
なくなるっていっても、かまわれたんです。かまわれたような気がしたんです。
〈誰がかまったのか？〉

それは誰かがかまったんだと思います。

〈事務所へは行ったのか?〉

係の人を捜しかけたけどわかりませんから、またもどって来たです。そしたら開いてて（中の物が）なかったです。

〈それで腹が立った?〉

むしゃくしゃしたです。

〈その後、バケツを拾ったの?〉

そうですね。

〈どうして?〉

むしゃくしゃするから、ガソリン使って何か燃やそうと思って持って来ました。その前は、腹がへったので食堂街へ食べ物買いに行ったんです。それで一回植え込みのところへ戻って来て、また行ったんです。うろうろしてたらバケツがあって、そのころから何か燃やそうと思った。

〈バケツにガソリンを移したのはどういうつもりか?〉

むしゃくしゃしたから何か燃やそうと思って。

〈むしゃくしゃするのは何日も前から続いてたのか?〉

そうですね。そのころはそうでもなかったですけど、一九日の夕方むしゃくしゃするから、火つけたですね。ドアの後ろ開いてたから、からと思ったですね。お客おらんかと思ったですよ。

〈バスの中の電気は?〉

電気はついてました。明かりがパッと目に入って見えなかった。

〈どうしてバスを燃やしたの?〉

何か燃やそうと思った。

〈バスでなくてもよかったの？〉

そうですね。あっちに足が向いちゃったんです。

〈運転手にどなられたことはあるか？〉

それは運転手か誰かわかりませんけど、京王のバス会社の人ですわね。四、五人で、地下から上がったらかまいよったです。何か言いよったです。

〈いつごろ？〉

五月ごろ。西口の国鉄の駅の前のバス停前で。

〈それからバスをうらみに思うようになったのか？〉

そういうわけではありませんけど。

〈バスに人が乗ってることは？〉

考えなかったですね。後ろ（のドアが）開いてたから、かいらかと思って火をつけたんですね。お客さん見えなかったです。入口まで行ったんですけど、明かりがパッと目に入って見えなかったです。

〈頭がガンガンした？〉

そういうことはありませんけど。

〈目がカーとした？〉

カーとはならない。のぞくにはのぞいたんだけど。

〈どうしてのぞいたのか？〉

中のぞいたんですね。見えないから火つけたんです。

〈乗客がいるかいないか確かめたということか？〉

　確かめたっていうか……。のぞいたんですね。

〈人の姿が目に入ったら火はつけなかったか？〉

　そうですね。

〈バスは見てた時からとまっていたのか？〉

　見た時とまってました。

〈どうしてそのバスを選んだのか？〉

　選んだということはありません。そばにあったから。

〈火をつけてからは？〉

　逃げようと思って、逃げて来た。逃げる時女の人の悲鳴が聞こえたです。しもうたと思ったです。その、時、客が乗っとったと思ったです。

〈それから？〉

　すぐ捕った。それからわかりません。新宿警察行ってから気がついたです。

〈警察にいる人が福祉とは思わなかったか？〉

　そういうことはありません。

〈警察と福祉がぐるだとは？〉

　そういうことは思いません。

〈捕ってから福祉の人が自分の過去のことを話している声が聞こえたのか？〉

　そのころではありません。

〈いつごろ？〉

　、、、ずっと前。

〈何か燃やそうと思っていたのが、バスを燃やすことになったのは？〉

とまってるバスが目に入ったから。

〈ガソリンを買って植え込みに置いてから、事件当日まで容器を持ち歩いたことはあるか？〉

覚えておりません。一回か二回あるかもしれませんけど、はっきり覚えておりません。

〈文句を言った人やかまった人が、バスに乗り込んだことはあったか？〉

そういうことはないです。

〈当日、腹が立ったのはコインロッカーのことだけか？〉

まあ、いろいろあります。

〈下から見た時、座席に人が乗ってたわけだが、今考えて、人が見えないことがあると思うか？〉

乗客はふつう見えると思います。

〈人前で何か燃やして、むしゃくしゃや自分の言いたいことを表現したかったのか？〉

そういうことはありませんけど、人が見てるとか見てないというのは考えなかった。

〈そのころは誰もが憎らしかったのか？〉

そういうことは考えたことないですけど、自分自身に腹が立った。

〈バケツはガソリンを入れるために捜したの？〉

そうではないです。

〈警察では言う通り書いてくれたか？〉

そうですね。書いてくれたと思います。

〈ガソリンを買ったのは人にあげるためと言ったか？〉

言ったと思います。

〈警察調書では、人が乗ってたと言ったことになっているが？〉

言ったかもわかりません。

鑑定時の応答は明らかに防衛的な所があって、首尾一貫しなかったり、あいまいであったりするところもある。しかし、大筋において、記録上の所見と一致しているし、記憶も全体として、この知能レベルの人としては、よく保たれていると思われる。とくに、コインロッカーの一件で頭に来てから、放火するまでの経過についても、一応の記憶があって、この間に重い意識障害が存在していたことは否定できる。

逮捕から、新宿警察署までの間の健忘の存在は、大惨事となったことに対する驚愕などから、十分に考えうることである。しかし、警察では当夜も翌日も、犯行を弁明したり否認するなど、まったくものが考えられない状態ではなかったことが推認される。

第四章　現在証

第一節　**身体所見**

㈠　一般所見

被告人は小柄だが筋骨のよく発達した中年男子である。

内科的理学的検査では、心音・呼吸音ともに正常で、脈搏も毎分八〇で整、黄疸もなく、肝臓も触知しない。

神経学的検査では、瞳孔は正円で中等大、左右同大。対光反射は敏速かつ十分、輻輳反射も正常である。腱反射は一般に左右同等で、高進していない。病的反射もない。

ロンベルク検査（直立して閉眼）で動揺はない。振戦は眼瞼、手指舌尖とも認めない。

運動機能に異常がない。早幼児期脳障害の徴候とされるバヨネット・フィンガーも認めない。

また眼底精密検査では乳頭の辺縁は鮮明で、貧血・浮腫なく、網膜にも白斑・出血痕なく、網膜動静脈の走行・形態も正常である。また白内障・緑内障性の病変は認めない。

(二)　脳波所見

三月一五日、H神経クリニックにおいて記録した脳波所見は次のようで、おおむね正常範囲に入るものと診断される。

覚醒・安静・閉眼時の脳波は、一〇ヘルツ五〇〜六〇μVのα波が、中心・頭頂・後頭部優位に連続性よく出現しているが、時に不規則化することもある。また、中心・頭頂部に、散発性に三〇〜四〇μVのθ波が出現する。開眼によるα波の抑制は良好である。過呼吸四分間による賦活では、α波の量が多く、びまん化して単調になるが、ビルドアップや発作波は出現しない。閃光刺戟による賦活でも、特記すべき変化は認めない。

以上の脳波をパワースペクトルで分析すると、九・二ヘルツに主ピークを持つ、リズム性の良好なα波が、左右差なく出現している。θ、δ帯域（徐波）には異常な成分を認めない。一一・七ヘルツ付近にも小さなピークがあるが、これも異常所見とはいえない。

要するに、やや「びまん性α」の傾向があり、またθ波が散発する点が注目されるが、てんかん、器質性の脳機能低下などは否定される。

(三)　臨床検査所見

血液学的検査では、白血球六五〇〇、赤血球五一一万、ヘモグロビン一六g／dl、Ht四九%、血小板数二六万で、いずれも正常値である。

梅毒の血清学的検査では、ガラス板法、TPHA法のいずれも陰性である。

血液の生化学検査では、総蛋白六・九、総コレステロール一八〇、中性脂肪一五四、ナトリウム一四一、カリウム三・八、塩素一〇五、カルシウム四・五ですべて正常である。

肝機能検査では、チモール二・五、クンケル七・六、GOT二七、GPT三四（正常値八〜三〇）、アルカリフォスファターゼ五・七、γ-GPT三三、コリンエステラーゼ〇・九であって、GPTのみがやや高値を示しているので、慢性軽症の肝機能障害の疑いがないともいえないが、他の所見を総合すると、現在肝臓はほぼ正常に機能していると考えてよかろう。

㈣　脳レントゲン断層撮影（CT）

CTは、脳に微量のレントゲンをあて、これをコンピューターによって分析して、脳の七〜八ミリ厚の水平断面像を得る検査法である。七月三〇日の東横病院の検査では造影剤による血管造影をふくめて二二枚の断面像を得た。

検査結果はまったく正常であった。すなわち、脳に萎縮・偏倚・奇形・脳室拡大・腫瘍・血管障害などを認めなかった。

ちなみに、慢性の分裂病者のCTでは、正常者に比較して脳萎縮の像が得られる率が有意に高いといわれる。とくに発病後の年数が長いほど、萎縮が著しい者が多いといわれる。また、慢性アルコール中毒者にも、脳萎縮像が高率にみられるといわれる。しかし、被告人にはそのような所見は認めることができなかった（これはもちろん、それだけで慢性分裂病やアルコール中毒の診断を否定する所見ではない）。

㈤　要約

被告人には現在、特記すべき身体所見を認めない。

第二節　心理テスト所見

㈠　脳研式知能検査

文字を使わない検査で五つの検査に分かれている。

〈結果〉

1	立方体分析	一五点
2	充てん問題	六点
3	正誤問題	六点
4	時間的順序の把握	六点
5	類推問題	三点
	計	三六点（一〇〇点満点）

〈考察〉　一般成人の正常範囲は五〇～八〇点である。三六点という得点は、正常下位と精神薄弱（三〇点以下）の境界域の値である。また類推問題が特に悪いのは、抽象的理解力が低いことを示している。

㈡　WAIS知能診断検査

最も標準化された知能検査法である。言語性検査と動作性検査の二部からなり、各々がさらに五～六の検査項目に分かれている。

〈結果〉

		評価点
1	一般的知識	五
2	一般的理解	七

3	算数問題	六
4	類似問題	六
5	数唱問題	六
6	単語問題	〇
	言語性検査知能指数	六六
7	符号問題	四
8	絵画問題	七
9	積木問題	八
10	絵画配列	八
11	組み合せ問題	九
	動作性検査知能指数	八一
	全検査知能指数	六九

〈考察〉 全検査知能指数は精神薄弱（軽愚級）に相当する値である。精神薄弱群では、算数、符号問題が悪く、一般的理解、組み合せ問題が比較的良いのが特徴であるが、被告人の場合にもこれがあてはまる。また、教育や文化的な影響を受けやすい単語問題において特に成績が劣っている。このため言語性知能指数を引き下げる結果となっている。特に一般的知識、単語問題などの言語性の結果が悪いのは、言語による表現力が劣っていることと学校教育の不足からきていると思われる。

また動作性と言語性の差が大きいことが注目される。言語性が動作性に比して著しく劣るのは、非行・犯罪者に多く認められる。

㈢　記銘力テスト

一〇対ずつの有関係・無関係単語を覚えさえ、再生させることによる、短期記憶・記銘の検査である。脳研式記銘力検査表㈡を使用した。

〈結果〉各一〇問中の正答数を示す。

種別＼試行	第一回	第二回	第三回
有関係対語	八	八	一〇
無関係対語	一	三	四

〈考察〉有関係試験では平均に近い成績を示すが、無関係試験の成績が不良で、やや記銘力が悪い。

㈣　矢田部ギルフォード性格検査（YG）

質問紙法による性格検査のひとつで一二〇問からなる。

〈結果〉判定C型（安定消極型）

客観的、協調的で攻撃的でなく、非活動的な傾向がある。

〈考察〉情緒安定、社会的適応であるが、内向的で社会的接触に消極的なタイプである。問題を起こすことは少ないが、活動的ではない。

㈤　クレペリンテスト（KT）

一桁の数字の連続加算により、精神作業能力をみる検査である。

〈結果〉

項目	休憩前	休憩後
平均作業量	一三・七	一六・五
誤謬数	四	四
初頭努力率	〇・八八	〇・九七
動揺率	〇・三六	〇・三〇
V字落ちこみ	〇	〇
休憩効果	一・二〇	

作業量は著しく少なく、前半には初頭努力がない。後半は休憩効果があるが、作業にはややむらがみられる。

〈判定〉

c′f（疑問型）

〈考察〉作業曲線は、一部に平坦性が現れている、あまり大きな動揺のない平板低調型を示す。これは虚弱者、精神薄弱者または脳器質性疾患を有する者に多いとされている。分裂病者には少ないパターンである。

(六)　ベンダー・ゲシュタルト・テスト（ＢＧＴ）

精神作業・統合能力のテストの一種で、九個の幾何学図形を模写させ、ゲシュタルト機能の水準を検査するものである。

〈結果〉

粗点　　　七七点（パスカル＝サッテル法）

所要時間　　四分三六秒

〈解釈〉粗点七七点は正常人の値（二〇〜二五点以下）をはるかにこえていて、ゲシュタルト崩壊の著しいことを示す。

内容をみると、まず全体の構成にやや混乱がみられる。採点はされていないがA図の異常な配置が注目される。これは、高度のパーソナリティ不適応状態を示すといわれる。

次に特徴的なことは、Ⅲ図、Ⅴ図において「小円に変形」があり著しい退行を示し、Ⅴ図では「回転」、Ⅶ図、Ⅷ図には「閉鎖困難」がみられる。これらは、情緒的反応の鈍さ、対人関係維持の困難さを示唆する。

㈦　絵画－欲求不満テスト（ＰＦ）

欲求不満場面を示す二四の絵を示して、その場面に対する反応を答えさせる投影法検査である。

〈結果〉

1　集団一致度（ＧＣＲ）五七％（平均五八％）

2　攻撃の方向　外罰型（Ｅ）二九％（平均四〇％）

内罰型（Ｉ）三八％（平均二七％）

無罰型（Ｍ）三三％（平均三三％）

3　反応態度　障害優位型（Ｏ—Ｄ）二五％（平均二五％）

自己防御型（Ｅ—Ｄ）五〇％（平均五一％）

要求固執型（Ｎ—Ｐ）二五％（平均二三％）

〈考察〉　欲求不満場面ではかなり常識的な反応をとることができる。しかし、欲求不満に出会った際、簡単に不平・不満を口にし、失望してしまい、不満や攻撃を直接他人や自分に向けることはなく、その問題の解決を時の流れにまかそうとする傾向が強い。また、他人に援助を求めたり、当然の要求をしたりすることが出来ず、後悔や罪の意識を抱きやすいため、自責、自己非難の傾向が強い。

総合的にみると、自我を主張し自分を積極的に守ることができず、自罰的になり、攻撃性は幼稚で、精神発達や社会性が未熟なことが推察される。

(八)　ＨＴＰ描画テスト

これは、家・樹・人（男女）の絵を描かせるもので、投影法性格テストの一種である。

〈結果〉　家屋画は、小さく、扉のない、平面的な絵となっている。樹木画は、「拘置所の窓から見える」という実のなっている柿の木が描かれた。幹は左に傾斜しており、地平線はあるが、根、葉はない。人物画は、はじめに同性像が描かれるのが普通であるが、この被告人では女性像が先に描かれた。男性像は耳がなく、女性像と共通して、輪郭だけのひとみのない目が描かれ、手は大きく強調されているが、足は途中で切断されている。

〈考察〉　現実との接触が乏しく、逃避的、引きこもり傾向にあり、無力感、不安定感をもち活動性を欠く。低い知能と内向的・自閉的な性格が推定される。

(九)　ＭＡＰＳテスト

一〇枚の背景図版に、与えられた人形の中から好きなものを自由に配置させ、その場面に適した物語を作らせ、題と、自分と同一視する人物を指示させる。投影法人格検査の一種である。

〈結果〉

1　人物の平均使用数　　　二・六

平均初発反応時間　　五〇・八秒

2　同一視した人形は、成人男性三、成人女性一、男児三、女児二、警察官一であった。

3　画像の反復使用がみられ、人物誤認もみられた。

4　物語は単純で、情景のたんなる叙述に終始して、内容は貧困で発展性が乏しい。

5　母親像は稀薄である。

6　自己選択図版は寝室とキャンプであった。

〈考察〉

1　物語の構成度の低さ、認知のずれは、知能の低さを反映するものと思われる。

2　幼児的、依存的状態への退行がみられる。

3　情緒的には、対人的な関係に乏しく、甘え欲求が強く抑圧されている。これは被告人が幼児期の家庭環境において親密な親子関係を持ち得なかったことによるものと思われる。

4　精神病的体験、自殺念慮、思考途絶などは現在、存在しない。

(十)　ロールシャッハテスト

これは偶然のインクプロットからなる図版一〇枚を見せて、それが何に見えるかを問うものである。最も標準化された投影法検査である。

〈結果〉反応数は七で、きわめて少なく（普通二〇～四五）、カードⅦ、Ⅸ、Ⅹで反応が拒否された。平均反応初発時間は一三・九秒、無色彩カード一四・五秒、色彩カード一三秒で、その差はほとんどない。反応領域は全体反応四、通常部分反応三で、異常部分反応、空白反応は無い。反応決定因では、付加動物運動反応二、形態反応六、黒白反応一である。反応内容は、人間一、動物反応六（八六％）できわめて多い（普通二五～四五％）。平凡反応はわずか二（二九％）だが、良形態水準率は八三％である。

〈考察〉このテストにはとりわけ防衛的で、このテストから十分に内面を知ることには限界がある。しかし、得られた範囲で解釈すると次のことがいえる。

1　知能は低く、思考は紋切型で、観念内容は貧困である。

2　対人的共感性・社会性に乏しい。

3　情緒統制は圧縮的・抑圧的であり、体験型は両貧型である。

4　人格は未分化・未成熟で、原始的衝動を抑圧する傾向にある。

(十一)　総合所見

1　知能は軽愚級の精神薄弱である。そのため、言語的表現力や抽象的理解力に欠ける。したがって社会的適応や人格的成熟に欠ける面がある。しかし、爆発性・情性欠如性・抑制欠如性などの異常性格は認められない。

2　情緒的表現を抑制する傾向にあり、対人的共感性に乏しい。これは生活史上温かな愛情に恵まれなかったためとも思われる。

3　性格的には内向的であるが、分裂病的人格の崩れや、その他の精神病を疑わせる所見は認められない。

第三節　面接所見

被告人は四〇歳という年齢に比してやや子供っぽく、一見して人なつこい印象の中年男子である。

言動・態度は整っていて、奇妙な点は認めない。むしろひょうきんな感じもする。服装は、ややだらしない。

礼儀正しく、面接の始まりと終わりにはかならずきちんと挨拶し、また面接用の椅子にも指示されるまでは坐らない。

時間、場所、自己のおかれた状況についての見当識は保たれている。

思路の弛緩・滅裂はないが、具体的な事実の記憶は不正確である。質問に対する了解では抽象的な言葉の理解には乏しく、説明なども曖昧で、言語による表現能力が低い。しかも、知能は問診によっても明らかに低いと思われる。心理テスト場面では、「頭が悪いから」「学校を出てないから」と言って消極的になったり、自分は駄目な人間であるというような表現をくり返し、劣等感が強いこともうかがわれる。

質問にはすぐに応答し、拒否的なところはない。嘘言や誇張などはないようで、生活史などを語る場合には、笑顔をみせ、好きな釣のことは夢中になって話したりする。事件に関しては、「申し訳ないことをした」「女の人や子供まで殺した」「死刑になっても仕方がない」と述べ、しばしば反省のことばがくり返された。しかし、行為の動機について述べる時には答えが曖昧になり「だらしないことをした」「人が乗っているとは思わなかった」「バスだけ燃やすつもりだった」といつも、きまって、一方的に同じことをくり返す。また、事件直後の行動については短時間の健忘を強調する。

表情の動きは豊かであるとはいえないが、時に、照れたような笑顔を見せたり、自分の無能感、絶望感を述べる時などには涙を流すこともある。感情の動きは自然である。

精神分裂病に固有の表出である表情の冷たさ、硬さ、ひそめ眉などは、面接場面では認められない。問診中に興奮することもなかった。

鑑定期間中、不眠、食欲不振、めまいなどの神経症的訴えをすることもなかった。昼はマンガなどを読んで暮していているという。

現在は、妄想・幻覚・自我障害などの精神病的症状はない。妄想と考えられる過去の思いちがいについては

「そう聞いた」「そうだった」と固執し、福祉をめぐる問題には「体裁悪いから」「言えないようなことです」「いろいろです」と立ち入られることを頑強に拒否する。この防衛と拒否は一貫しており、分裂病者にみるような自我の弱さ、もろさ、矛盾などがない点に注目される。

なお、拘置所に入所してからは、警察や役所の人が追い回したり、調べたり、噂をたてたりすることなく、その点は、事件前より楽になった、という。ただ、裁判所へは行きたくないという。

なお、九月二〇日、拘置所での面接のさい、鑑定人は机の一隅（被告人から見て、机の向かい側の隅）に、鑑定助手から送られた封筒（B５判）を置いていた。問診がとぎれた時に、被告人は自分から「先生は藤沢にお住まいですか？」と問いかけて来た。これは、封筒の一隅に書かれた差出人の住所を読んだものと思われる。鑑定人が、住所の横に書かれた助手の名前を読んで、それが鑑定助手の住所であることを告げると、被告人は、事実を理解した。

このエピソードは二つのことを示唆する。第一は、被告人の注意力が一般に狭い範囲に狭縮・固定しているわけではなく、常に周囲の広い範囲に、旺盛といえる関心を見出して活動していることである。このことは、慢性分裂病者の視線の動きが、しばしば狭い範囲に固定しがちであるという、近年の視覚性認知過程の研究に照らしてみると興味あることである。

第二は、被告人の現実の認知の過程にやや軽率さがあることを示す。つまり、一部の知覚（情報）から、軽率に誤った結論を導くことであって、この場合には、住所のすぐわきに書かれている氏名（それが読めるか否かは別として）によって、その結論の真否を検討することはなされない、ということになる。

注：分裂病の視覚性認知過程の研究については、たとえば、飯田・風祭編『分裂病』有斐閣、一九七九年、七四―七六頁に紹介がある。

第五章　診断と考察

第一節　診断

被告人の精神医学的診断にあたっての困難は、鑑定時の被告人の精神状態と、これまで報告されている過去の精神状態（病的体験など）との間に、大きな距たりがあることである。

すなわち、現在証から見ると、被告人は知能がやや低い（精神薄弱軽愚）ものの、精神病的ではない。また過去に精神分裂病（以下に分裂病と略す）に罹患した人の多くが示すような人格変化（情意面の変化）のあとを示していない。これは、面接所見でも、各種の心理テストをとおして見ても同様である。ところが、被告人は、過去に精神分裂病という診断のもとに精神病院に入院したことがあり、退院後も犯行時にいたるまで、さまざまな妄想を抱いていたことが知られている。被告人が真性の分裂病であるとすれば、この両者の距りは大きな矛盾であると考えねばならない。

したがって、以下には分裂病との鑑別診断を中心に、被告人の精神医学的診断について検討する。

(一)　分裂病の概念と伝統的診断

精神分裂病なる病名は、一九一一年にスイスの医師E・ブロイラーの命名によるものであるが、ブロイラーは初めからこれを単一の疾患ではなく、症状、経過などに多少の差のある一群の「精神分裂病群」であると考えていた。実際、その後の遺伝生物学的研究によれば、分裂病と総称される患者は、三〜四群の、異なる遺伝形式をもつ人々の集まりであるとされる。

さて、ブロイラーが「分裂病」と呼んだ疾病は、一八九八年以降に、ドイツの精神科医クレペリンが、従来の妄想病・緊張病・破瓜病を「早発性痴呆」としてまとめ、躁うつ病とならぶ、内因精神病の一疾患単位としたことに始まる。早発性痴呆とは、①主として青春期に発病し、②しばしば慢性・進行性に病状が悪くなり、③おそかれ早かれ特有の人格荒廃（情意鈍麻などの欠陥状態）に達する、という特徴から命名されたものである。

ブロイラーの分裂病群の命名は、早発性痴呆の命名に対する批判によるものである。すなわち、妄想型のように、中年以降に発病する者も稀でなく（早発ではない）、また人格荒廃に達せずに回復したり、病気の進行が軽症のまま停止する（痴呆にいたらない）ケースも多い事実による。

さて、ブロイラーは、分裂病の多彩な症状を、分裂病ならかならずある「中軸症状」と、分裂病者の一部に見られる「辺縁症状」の二つに分けた。すなわち、

A　中軸症状

①　思考障害（連想弛緩・支離滅裂など）

②　感情障害（冷却・鈍麻・平板化）

③　意欲障害（自発性減退・無為・興奮）

B　辺縁症状

①　幻覚

②　妄想

③　自我障害（させられ体験・思考察知・思考化声・思考伝播など）

これによれば、たとえば単一型のように、幻覚・妄想などのない分裂病はあっても、情意障害や思考障害のない分裂病はない、ということになる。

ところで、被告人は、現在、ブロイラーのいう中軸症状をまったく欠いている。したがって、分裂病という診断をすることはできない。

なお、ブロイラーによれば、分裂病は、①単一型、②破瓜型、③緊張型、④妄想型、の四亜型に分けられる。

ドイツの精神医学者K・シュナイダーは、分裂病の診断上特に重要な意味をもつ「第一級症状」と、その意義のやや乏しい「第二級症状」とを区別した。シュナイダーによると、「第一級症状」とは、「①思考化声、②対話性の形の幻聴、③思考奪取、④その他思考への干渉、⑤思考伝播、⑥妄想知覚、⑦感情や欲動や意志の領域における他からの作為や被影響のすべて」である。ちなみに、思考（考想）伝播（波及）とは、「自分の考えが考えつかれた瞬間に、即座に、他者によって関知されたと思う症状」であって、幻聴とか、他人の素振りの妄想的解釈によって同様に推論される類似の体験からは区別すべきであると注意している。被告人の場合「電話をすると盗聴されて、言ったことがみな分かられてしまってまいった」という体験があるが、これはシュナイダーのいう意味での「思考伝播」ではない。

右のような「第一級症状」が存在し、身体に病的基礎が何も発見できなければ、「分裂病」という診断ができる、とシュナイダーはいう。しかし、被告人は右の「第一級症状」の一つをも、示していない。

シュナイダーは、「第二級症状」として「①右にあげた以外の幻覚、②妄想着想、③当惑、④抑うつ性／好機嫌性気分変調、⑤感情貧困化の体験」をあげ、これらの症状しか認められない時には、診断は臨床的な全体的関連によらねばならないが、第二級症状や表出症状だけでも分裂病の診断ができないわけではない、と述べている。

注：シュナイダー著、平井・鹿子木訳『臨床精神病理学』文光堂、一九八八年。とくに一四八―九頁、一一二頁。

被告人の場合、「第二級症状」はあるにしても、それによって分裂病の診断を下すことは、根拠が不十分であるように思われる。たしかに、被害妄想・関係妄想と思われる観念は入院時以来持続している。自分のした電話の内容や、自分の岩国でのデタラメが周囲の人々に知られているという思いこみもある。しかし、はっきりした幻聴の存在はなお確実に証明されているとはいえない。さらに、シュナイダーが「第二級症状」とともにあげた「表出症状」も、鑑定時には存在しないし、過去においても気づかれていない。また事件直後の簡易鑑定においても、記述されていない。

また、被告人の血縁者には、精神病者が認められず、遺伝負因がない。

㈡　分裂病の操作的診断（DSM－Ⅲ）

以上、ブロイラー、シュナイダーらの理論にもとづいて、被告人を分裂病と診断しうるかどうかを検討して来たが、これらの伝統的な学説・診断によっては、被告人は分裂病者とは診断しえないことを認めざるを得なかった。

これら、ドイツ語圏の伝統的な診断学に対して、アメリカ精神医学会は、『精神障害の診断と分類の手引き』を作成し、一九八〇年に作られたその第三版（DSM－Ⅲと略称する）は日本の大学病院などにおいても試用されている。この診断手引きは、ドイツ語圏の伝統的診断が疾病論にもとづいているのに対して、素人にも可能な記述的・操作的診断で、解りやすいという特徴がある。以下に、そのDSM－Ⅲにおける診断基準をあげて、被告人の症状と照合してみる。なおDSM－Ⅲは分裂病を「重篤な疾患で、家族的発症、（病前の）一定の機能レベルからの急速な悪化、精神機能の全般的な異常をふくむ特有な症状群、再発と進行する社会的機能の喪失などの傾向を示す疾患」と考えている。

《診断基準》次のA～Fをみたすこと。

A　病相期に、以下のうち少なくとも一項目が存在すること。

(1)　奇異な妄想（内容が明らかに不合理で、実際に根拠があり得ないもの）。たとえば被支配妄想（作為体験）、思考伝播、思考吹入、思考奪取のようなもの（これはシュナイダーのいう一級症状にほぼ相当する）。

(2)　被害妄想、嫉妬妄想以外の妄想。すなわち身体的・宗教的・誇大的・虚無的妄想。

(3)　被害妄想・嫉妬妄想で幻覚を伴うもの。

(4)(5)　幻聴（何度もおこるもの。二つ以上の声が議論しているもの。患者の行動や思考を逐一説明するもの）。

(6)　著しい思考障害が、(a)情意鈍麻か、(b)妄想または幻覚か、(c)緊張病性行動に伴う場合。

B　仕事・人間関係、身の回りの始末等で病前の機能水準から低下していること。

C　持続期間が六ヵ月以上。

D　感情障害（躁うつ病）でない。

E　発症が四五歳以前である。

F　いかなる器質精神障害にも精神遅滞にも起因しない。

以上の六項目（A〜F）のうち、被告人の症状は、Aのどれにも相当せず、Fの「精神遅滞に起因しない」にも該当しないので、DSM－Ⅲによっても分裂病とは診断できない。もっとも、被告人に幻覚があったと仮定すればA(3)は満足するので、Fの精神遅滞が「起因」的要素であるかどうかが微妙な問題となる。

ちなみにDSM－Ⅲには、分裂性障害とは別に、「妄想性障害」なるカテゴリーを設けている。ここでは、被害妄想が六ヵ月以上続き、幻覚がなく、情動と行動が妄想体系に適合していて、「共有妄想性障害」でなければ、「妄想性障害」と診断されることになっている。

ところで、右の「共有妄想性障害」とは「はっきりした妄想性の精神病にかかっている他の人物との親密な関係の結果として発展している」状態とされる。この記述は、被告人が前妻の精神病院入院に引き続いて発病していることに注意を向けさせる。被告人が前妻の妄想を「取り入れた」のかどうかは明らかでないが、もともと知能も低く、内向的な被告人が、前妻にひきずられるように親しくなり、性的関係を深める中で、前妻の妄想・錯乱などに対応しきれずに共に動揺し、不安定になったことは十分に考えられることである。

これはかつて「二人精神病」「共生精神病」「感応精神病」などと呼ばれていたものであり、被告人の発病契機としては無視しえないものである。しかし、この当時のことについては、現在十分な情報がないので推定にとどまる。

ところで、ＤＳＭ－Ⅲの診断基準にしたがうと、被告人の診断は「妄想性障害」ということになるが、これはドイツ語圏でいうパラノイア（次に述べる）とはまったく異なる概念であることに注意せねばならない。また、ＤＳＭ－Ⅲの診断では、「パラノイア」とともに、軽度「精神遅滞」（ＩＱ五〇～七〇）を診断名とせねばならない。

注：高橋ほか訳『ＤＳＭ－Ⅲ――精神障害の分類と診断の手引』医学書院（原書一九八〇年、訳書一九八二年）。

㈢　パラノイアについて

パラノイア（妄想症）は、古くから妄想を示す疾病の総称であったが、クレペリンによると「分別は保たれながら、確固として持続する妄想体系が、ゆっくりと形成される」。そのさい、思考・意志・行為の一貫性は保たれている。通常は幻覚は伴わない。妄想は、誇大妄想・被害妄想・好訴妄想などが多く、中年期以後の発病が多い、とした。クレペリンはその原因を分裂病と同じく内因性と考えた。

これに対して、一定の性格の人が、これに対応する鍵体験を経て妄想を形成するという発生機序、すなわち、心因性の妄想発展を主張する学者も多い。しかし、一定の素質・生活史・状況の布置を考えにいれても、その妄想にはなお了解不能なしこりのようなものが残るという学者もおり、なんらかの病的過程を仮定する人々も多い。

パラノイアについては、このように昔から解決困難な論点がつきまとい「パラノイア問題」といわれて議論が続けられて来た。実際問題としては、一方で分裂病の妄想型や、さらにその辺縁にあるパラフレニー（これらは人格変化が少ない）とパラノイアを区別し、他方で心因反応（敏感性関係妄想・好訴妄想など）と区別することが著しく困難である。予後調査や家族調査から、パラノイアのほとんどは分裂病圏に属するという学者もある。また、クレペリンらの規定に厳密にあう患者はきわめて稀であると考えられており、パラノイアという診断はごく一部の大学（系）を除いてはほとんど用いられなくなっているのが、近年の実状である。「分別ある妄想患者」

といわれるパラノイアの診断は、きわめて難しい。

被告人については、もともと知能に障害があり、分別が十分でなかった人であるから、いっそう診断が難しい。妄想体系の内容がかなり流動的であったり、その妄想の論理に矛盾が認められることや、自己感情が著しく低劣等的であることなどは、パラノイアに典型的でない。

なお、これとは別に、犯罪精神医学者ビルンバウムは「偏執型」という一群の症状群をとりあげているが、これも疾病論的にいえば、妄想型分裂病、パラフレニー、パラノイア、心因反応性妄想形成（妄想反応）など、さまざまなものがふくまれているので、診断学上の意味は乏しい。

注：この詳しい紹介は、山上皓「偏執型と殺人」犯罪学誌、四三巻四号、一九七七年にある。

㈣　精神薄弱者の心因性妄想形成

要するに、被告人は昭和四八年の入院のころから本件犯行時にいたるまで、持続的か否かは別として、妄想を抱いていた時期のあることが認められ、またおそらくその妄想の故に就職先が一定せず、入院前に比較してもいっそう各地の職場を転々としていたが、この妄想が分裂病のような疾病過程によるものとは診断できない。

したがって、精神薄弱軽愚級の低い知能と、内気で傷つきやすい敏感性の性格とが、妻の精神病増悪と入院、実子の施設収容などを契機として、心因反応性に妄想・不安・錯乱状態に陥り、自らも入院して治療を受けて一応は落ち着いたものの、精神病院入院歴に対する恥辱感、妻を精神病にしたという罪責感、実子が社会福祉施設の世話になっていて、十分に金を払っていないという負い目、さらにこの前後に社会福祉関係の人々と被告人との間に起こった葛藤（「えらい人にさからった」）などに対する後悔などが持続的に被告人の心の負担となって、罪責妄想・追跡妄想・被害妄想・関係妄想など、一連の妄想が形成されたものと考えられる。

この妄想の急性期（被告人の入院前）に、妻の精神病がどの程度に被告人の精神状態に影響を与えたのか（感応精神病）という点は、注目すべき点ではあるが、現在これを詳しく資料によって後づけることはできない。

ともあれ、被告人の妄想は、敏感性の性格の上に、右のようにはっきりした心理的な原因をきっかけにして、反応性に形成された妄想である。その形成と持続には、知能の欠陥による現実認識の不正確さと錯誤などが重要な役割を演じていることも考えられる。したがって、鑑定人の診断は「精神薄弱者の心因反応性妄想形成」ということになる。これを敏感性関係妄想（クレッチマー）とか異常体験反応（シュナイダー）とか、心因性妄想症ということもできる。疾病分類では分裂病・躁うつ病などの内因精神病に属するものではなく、神経症・心因反応と同類の病態である。

㈤　その他の鑑別診断

脳波検査・脳レントゲン検査・梅毒血清学的検査・血液生化学的検査・神経学的検査などによって、脳器質的・身体的障害のないことが確定しているので、器質精神病・症状精神病・てんかんなどの可能性は除外される。また覚せい剤・大麻・麻薬・有機溶剤などの使用歴は認められないので、中毒精神病の存在も否定できる。アルコールの使用は、犯行前の休みの間には毎日朝から五合ほど飲んでいたというが、稼動期間中の飲酒は終業後に限られており、ＤＳＭ－Ⅲのいう「病的なアルコール飲用パターン」にも、「アルコール飲用による社会的または職業的機能の障害」にもあたらないし、「アルコール耐性の上昇」も「離脱症状群」も認めないので、「アルコール乱用」「アルコール依存」「慢性アルコール中毒」と診断することはできない。

注：ＤＳＭ－Ⅲの「病的なアルコール飲用パターン」――毎日飲まないとうまくやれない。節酒・断酒ができない。むちゃ飲み。強い酒をボトル一本あける。酩酊中の記憶欠損（ブラック・アウト）など。同「機能の障害」――酩酊中の暴力、欠勤・失業・法的問題、家族や友人との争い。

なお、敏感関係妄想にしばしば認められるように、罪責念慮はあるが、抑うつ的な気分にあったとは思われない。犯行前に自殺を考えたことはないと述べ、実際、競艇に通ったり釣りを楽しんだりしており、うつ病者にみる行動の抑制などもみられない。

第二節　犯罪心理

(一)　動機の形成について

本件犯行であるバスへの放火の動機について、被告人は鑑定人に「ムシャクシャしてやった」「自分がだらしなく、ムシャクシャするから火をつけた」と述べている。

また、ムシャクシャした理由については、八月一五日に、京王デパートで酩酊していて、店員に立ち去るように強く言われたり、「自分自身に腹が立って」どなったりしていたら、通行人に「あっちに行けと文句を言われた」りして「どこへ行っても馬鹿にされた」。また一四日夜には「通行人に泊る所をたずねたら、『高いところなら知っている』とからかわれた」ことなどをあげている。

バス放火に用いたガソリンを買ったのは、八月一五日の午前中または夜であるが、これについて、警察では「火でもつけてやれ」と供述し、検察庁では「通行人に思い知らせてやろう。通行人が利用しているバスにガソリンをばらまき、燃してやろう」と思ってと述べているが、公判廷ではこの動機を否定し、「ガソリンを買ったのは工務店で世話になった人にお礼に持って行こうと思った」と述べ、鑑定人にも同じ理由をくりかえし、ガソリン購入時にはそれで放火をする意図がまだなかったと主張した。

ともあれ、一五日に買ったガソリンは、新宿駅西口前の植込みの中にいったん置かれた。一六日から一九日の午過ぎまでの間、被告人は競艇に行って一万円ぐらいずつ負けたり、新宿付近を歩いたり、高尾山に行って山野を歩いたり、釣りをしたりして休日を過ごした。

犯行当日は、午後七時ころ新宿駅に戻り、荷物を預けてあったロッカーを開こうとしたところ鍵が開かなかった。ところが、しばらくしてそこへ戻ると、そのロッカーはすでに開いており、中の荷物がなくなっていた。これを被告人は「かまわれた。またばかにされた。おちょくられた」と受けとって腹を立て、ムシャクシャしたという。そして、前に買ったガソリンで、建物かなにかに火をつけて燃してやろうと思い、地下街でバケツを拾い、植込みに隠しておいたガソリンをこれに移し、古新聞に火をつけた。

放火の対象をバスに選んだことについては、検察庁の供述ではガソリンを買った時からすでに考えていたように述べているし（既述）、被告人をどなった通行人が目の前のバスに乗ったエピソードも述べられている。しかし、また「植込みで酒を飲み始めると、バス停に来るバスが目に入った」と言って、たまたま目の前に見えた対象に放火したようにも述べている。

また、殺意については、「乗客がいるのはわかっていたが、殺すつもりはない」から、「その時はまわりの通行人が憎らしいと思い、乗客が焼け死んでもかまわないという気持ちがあった」と、未必の殺意を認めるかのような供述が捜査段階でなされている。

後に公判では、「火を放りこむ時に、（はじめて）バスだと思った」とか、「バスの後ろへ行ってから、バスを燃やそうと思った」「火をつける時は、乗客が見えなかった」「乗客がいることはまったく考えていなかった」「逃げる時に、後ろで悲鳴を聞いて、人が乗っていたことがわかった」という趣旨の供述をしている。

鑑定時の供述は、公判廷でのそれとほぼ同じで、「ムシャクシャしていたから」「たまたま、目の前にとまったから」「後ろの戸から火を投げこむ時は、あかりがパーッと目に入って、お客さんが見えなかった」「お客さんが乗っているとわかっていれば、そんなことはしない」「悲鳴を聞いて『しまった。大変なことをした』と思った」などと述べた。

しかし、バスに関係のあるエピソードとしては、昭和五五年五月に「バスの関係者にかまわれた。四～五人で、運転手のような人がいて、おれのことといっていた。それを、お盆になってから思いだした。それで、ついそっちの方に足が行った」とも述べている。京王バスが憎悪の対象であったという表現も見られる。

要するに、被告人は、八月一三日に工務店が盆の休みに入って仕事がなくなって以来犯行時までなにも仕事のない生活を送っていたものであるが、その間朝から飲酒してどなって歩いたり地下道に野宿したりしたさいに、通行人・ガードマン・デパート店員らに注意されたりしてムシャクシャし、さらにコインロッカーが開かなかったり、そこから荷物がなくなったことがきっかけとなって迫害者などに対する憤りの感情から放火を着想し、実行したということになろう。

ここで動機の中で重要な役割をしめる、「ばかにされている」「おちょくられている」「かまわれている」という感情は、被告人の年来の被害妄想にもとづくものである。盆休みになってからのおもなエピソードを拾うと、一三日夜に泊ったベッドハウスでは同室者の人々の話し声が、福祉関係のことを話しているように聞こえたり（実際の話し声の自己関係づけか幻聴）、いやがらせに何かいった（同上）と感じて、以後野宿したりする。一四日の、「高い旅館云々」のエピソードは、被告人の公判での供述のように実際に「浮浪者あつかいにされた」というのが事実なのかもしれないし、ふつうの対応をひがんで受け取っただけかもしれない。一五日に、朝、京王デパートで注意され、それを思い出して「馬鹿やろう」とわめくと通行人にどなられたのは実際に考えられることであるが、競艇場でも係の人から目の前でおちょくられたというのは、被害的・妄想的な受け取り方ではないかと思われる。もっとも、被告人は一五日と翌一六日ともに、第一レースから最終レースまで投票券を買うなどして遊んでいるので、この「からかい」が、その場に居たたまれないほど不快なものであったとは思われない。少なくとも切迫した不安や被害感を伴うものではなかろう。

一九日の朝、禁漁区で釣りをして、係員に注意されたことは、被告人も不当とは思わなかった。しかしこの朝、高尾付近で、年配の女性からなにか気になること（悪口）をいわれたように思い「うるせえ」とどなったという。これも、被害的自己関係づけか、幻聴か、実際に言われたことか明らかでない。

同日夜、ロッカーで荷物を取ることができなかった件で「かまわれた」と感じたことは、被害的な自己関係づけと考えてよいであろう。期限切れで保管されることに思い及ばなかったのには、知能の低さも関与している。また、被告人のいうムシャクシャの中には、「自分のだらしないのに腹を立てる」という要素もあるが、これは前妻の発病や実子の養育についての罪責感情にかかわる自己非難であり、それが「福祉」の人をめぐる追跡妄想・被害妄想の原因ともなり結果ともなってからみあっていることは、すでに見たとおりである。しかし、本件バス放火は、妄想上の迫害者に対する直接の反撃として企図されたものでもなく、また自己にふりかかる危難を回避して身を守るために、やむを得ず行われたものでもない。被告人が妄想的に、および現実に、周囲の都会の人間から受けた悪意ある行為に対して、うっ積していた憤りの念に動機づけられた攻撃行動である。

この場合に、攻撃対象が特定されず、「目の前にあるもの」なら「何でも」よく、「誰でも」よいのは、けっして不自然でない。たとえ、バスに特殊な感情を持っていても、被告人をかまったり、叱ったりした人間が乗っているバスに攻撃対象が限定されえないのは、都会の人間関係の著しい稀薄さ——無名性・匿名性——などを考えれば異とするにたりない。犯行当時の被告人にとっては、世間一般が、憤りや恨みの対象であったと考えられるのである。

(二)　酩酊の程度と異常の有無

被告人は犯行当時、飲酒酩酊していたが、当日の飲酒状況は、早朝五時にワンカップ（清酒一合入）二本（裁判での供述では二〜三本という）を飲んで酩酊しているが、これは夕刻までには完全にさめていたと考えられる。

次に、高尾山口でワンカップ二本を飲んでいると供述している時もあるが、これは正午ごろである。したがって、これも、おそくとも午後二時以前の飲酒であるとすれば、午後七時以降の酩酊には関係しないであろう。

午後七時ころ新宿に戻ってからは、すぐワンカップのアルミ缶二〜三本を買い、犯行までに飲用したという。

仮に三合（五四〇ml）の清酒（一六％と仮定）が五五kgの体重の平均的な体型の男子に飲用された場合の、飲用開始からの二時間後のアルコール血中濃度を試算すると、一・〇～一・五mg／mlとなり、これは軽度酩酊の状態といえる。したがって、単純酩酊においては、気分が高揚し、多弁・多動となり、抑制がとれ、批判力が低下するが、周囲の事物に対する認識（見当識）や善悪の判断能力などは十分に保たれている。もっとも、人によっては感情が激しやすくなったりすることも考えられる。被告人のように、日ごろからムシャクシャした気分を持っている人では、この程度の飲酒・酩酊によって、日ごろからの憤懣や怒りが、抑制を失って行動にあらわれることは、十分に考えられることである。

なお、この程度の酩酊度で、異常酩酊（ビンダーの病的酩酊、複雑酩酊、DSM‐Ⅲのアルコール特異体質中毒など）が起こることはない。実際、被告人は犯行前後の自分の行動について、著しい健忘の存在を否定するにたる記憶を持っていて、この点だけからも、異常酩酊を考える余地はない。

また、本件犯行の行為自体も、衝動的・反射的な単純な行動というよりは、ガソリンをバケツに移してバスまで運び、別の手に点火した新聞紙を持ち、先に新聞紙を投げ入れてからガソリンを撒くという複雑な行動から成り立っており、もうろう状態に陥っていた人の行動とはとても考えられない。

正常な脳波所見や脳レントゲン所見は、てんかん性ないし器質性の異常酩酊・病的酩酊の可能性を否定する。

㈢　認知障害の有無について

最後に、被告人が現在訴えているように、バスに放火するさいに乗客の存在を考えもしなかったし、また見えもしなかったということがあり得るかどうかを検討しよう。

たしかに被告人は知能が通常人よりもやや低く、犯行時は軽度酩酊であるにしても酩酊状態にあり、そのうえ、「おちょくられている」と感じるできごとのあとで感情的にひどく興奮していたことが認められる。これらの条件はすべて、精神的視野を狭窄させ、現実への配慮（特に関連する状況の検討能力）を低下させるであろう。しかし、バス・ターミナルにドアを開けて停車しているバスに乗客・乗員が乗っている可能性があることは、ほとんど常識といってよく、幼児ですら考えうることであろう。てんかんにおける精神運動発作や病的酩酊におけるもうろう状態でもないかぎり、このような認識が確実に失われたと考え得る根拠はない（もっとも、被告人の知能を考えると、結果の重大性の認識が十分ではなかったことは考えられる）。

また、バスの内部の明るい照明が目に入ったことは記憶しているが、乗客の存在は見えなかったという弁明は、実際のバスの構造からみてきわめて疑問と考えられる。外に立って後部ドアから内部を見れば、座席に坐った乗客の姿は当然に視野の中に入る。視野にある事物の存在も、もちろん深い酩酊時や著しい情動興奮にさいしては、無視したり、気づかなかったりすることはあり得るであろうが、このケースの場合、精神医学は、たしかに見えなかったであろうという証明も、見えたはずだという証明も与える立場にはない。被告人の精神状態が、常識的な判断を超える専門的判断が要求されるほど特殊な状態にあったとは思われないからである。

また、被告人が放火時に「馬鹿野郎、なめやがって」と怒号していることは、乗客に向かって言ったとも考えられるし、また被告人が過去数日来しばしば行ったように、一人言のわめきとも考えられるので、右の判断の助けとはならない。

第三節　責任能力

責任能力の判断はもちろん司法官の権限であるが、司法精神医学の立場からの見解を述べて、参考に資することにする。

被告人は、知能が精神薄弱軽愚級にあって、現実の認識や判断において通常の人に比較すると能力が劣っている。ハンディ・キャップを持っている。さらにその上に、右の知能の障害にも一部もとづいて、心因性の妄想形成が認められ、被害妄想・追跡妄想を抱いており、その妄想の故に、職場を転々とするとか、他人の言動を被害的に受けとって「ばかにされた」「おちょくられた」と感じ、社会の人々に憤りや恨みの感情を持ちやすかった、と思われる。もちろん、被告人の言動には実際にばかにされたり非難されやすいところもあろうから、すべてが妄想によるものと考えることはできないが、現実の被害体験も、被告人の主観的世界でいっそう被害的に拡大されて体験されたであろうことは否定できない。

本件犯行の動機が、主としてこの被害感にもとづく、迫害者など不特定の対象に対する怒りや恨みにもとづいていると考えると、被告人の精神障害と本件犯行の動機の形成の間には本質的に重要な意味関連がある。簡単にいえば、被告人の妄想がなければ、本件犯行もなかったであろう。

加えるに、本件犯行時の被告人は、著しくはないにせよ酩酊しており、さらにロッカーの問題を被害妄想的に受けとめて、感情的に興奮していた。酩酊や情動興奮の影響は、普通人であればかならずしも重大な程度のものと思われないが、精神的分化・成熟がこれと異なる被告人のような精神薄弱者では、かなり強い影響を与えるものと考えられる。

したがって、鑑定人は、犯行当時の被告人は自己の行為の是非善悪を弁識する能力も、それにしたがって行為を制御する能力も、著しく限定されていたと考える。

しかし、被告人の犯行の動機が彼の妄想にもとづいているということは、かならずしもその犯行が妄想に支配されて行われたものであることを意味しない。世間の人々にばかにされ、福祉関係の人々がつきまとっていやがらせをして不快であったとしても、だからといって誰もが放火などをするわけではない。また、妄想世界の中においても、迫害者が彼の生命に危害を加えようとして、それを免れるためにやむを得ずに犯行に走ったわけではない。いわんや、犯行を命令する幻聴や妄想に支配されていたわけではない。妄想は、被告人の犯行の動機を形成するのに大きな役割を演じているが、それでも被告人の人格全体を支配したわけではない。強い怒りや憤りから、放火を思いつき実行したのは、他ならぬ被告人の主体的意志であると考えられる。

ところで、ここで、妄想を抱いている人間に主体的な意志決定が期待できるかどうかが問題とされるであろう。司法精神医学の立場からこれに答えるとすれば、それは病的過程《プロセス》によって人格の核心が冒されているか否かによって異なるといえるであろう。たとえば、典型的な分裂病のような場合には、その中軸症状たる情意障害と思考障害によって、そのような能力が奪われていると考えられている。もっとも、非定型的・辺縁的な分裂病（とくに妄想型やパラフレニー）の場合や、「分別ある妄想形成」といわれるパラノイアの場合にも、一般的に心神喪失と評価すべきかどうか、という点についての議論はかならずしも一致しているとはいいがたい。したがって被告人を仮に分裂病と診断するとしても、被告人が情意障害・思考障害の著しい真性の分裂病ではないことが明らかであり、鑑定時にはまったく分裂病の症状がなく、犯行前にもまがりなりにも職業について自立した経済生活を送っていたことを考えれば、ただちに刑事責任無能力と断定することはできないと思われる。被告人の病態は、「妄想」という精神病的症状はあるが、病因論の意味での疾病ではなく、いわば半精神病の状態に位置づけられる。

ところで、心因性・反応性の妄想形成のさいには、分裂病の場合と違って、妄想の人格への支配力・影響力、犯行と妄想との意味連関の様態などを慎重に考慮する必要がある。一般的にいえば、心因反応性の妄想状態では、急性錯乱期を除けば、主体的意志決定の能力は完全には奪われていないと考えられる。なお被告人の場合の知的障害のもつ意味についてはすでにふれた。

以上により、本件犯行当時の被告人は妄想を抱いてはいたが、主体的な意志決定の能力がまったく失われていた状態とは考えられない。

三　鑑定主文

一、被告人春山五郎の現在の精神状態は、精神薄弱軽愚級の知能を有するが、幻覚・妄想・自我障害などの精神病的体験をもたず、また分裂病性の思考障害・情意障害・表出症状をまったく認めない。ただし、過去において抱いた被害妄想・追跡妄想・関係妄想などの真実性についての確信はなお保持されている。この過去の妄想の疾病学的・伝統的診断は「心因反応性の妄想形成」（異常体験反応）である。

二、被告人の本件犯行時の精神状態は、右現在の精神状態に加えて、被害妄想・追跡妄想・関係妄想などが存在し、右の妄想にもとづく被害的体験に対して、怒りや憤りの感情が強かった。さらに、飲酒にもとづく軽度の単純酩酊がこれに加わっていた。

三、本件犯行は、右の妄想にもとづく情動の興奮に動機づけられたものである。知能の障害や酩酊状態などの影響をも考慮すれば、被告人は自己の行為の是非善悪を弁識する能力および右能力にしたがって行動を制御する能力が著しく低下していたと判断される。ただし、右の能力がまったく喪失した状態であったとは考えられない。

右の通り鑑定します。

昭和五七年一一月四日

鑑定人　　上智大学心理学科教授　医師・医学博士　福島　章

本鑑定に要した期間は昭和五七年二月二四日から昭和五七年一一月四日までの二五三日間である。

深川の通り魔事件

風祭　元

目次

解　説

一九八一（昭和五六）年六月一七日、東京都江東区深川の路上で、覚醒剤常用の既往のある二九歳の男性が幼児二人を連れた通りがかりの女性の一家三人、その後を通行中の女性一人を柳刃包丁で刺殺し、二人の女性に重傷を追わせた後に、やはり通行中の主婦を人質にして中華料理店に七時間余立てこもった。その実況はテレビで全国に放映され、最後は突入した警官隊により逮捕された。この犯人は覚醒剤の常用歴を有し、四回の服役歴があって犯行が刑務所を出所してわずか二カ月後に行われたことから、覚醒剤中毒患者への対策や治療処分などに関する社会の議論を巻き起こした。

犯行は異常な精神状態で行われたと思われたので、東京地方検察庁の委嘱によって、上智大学の福島章教授が起訴前鑑定を行い、覚醒剤精神病による心神耗弱を示唆する鑑定書を提出された。起訴された後に、東京地方裁判所の命令によって筆者が第二回目の鑑定を行った報告書がここに挙げる精神鑑定書である。当時筆者が勤務していた帝京大学医学部附属病院の精神神経科病棟は開放病棟で、保護室（施錠できる隔離病室）は不十分なものが二つしかなかったので、鑑定入院の際には警察官の看守を依頼し、他の入院患者に不安を与えないよう完全に匿名で「教授の特別患者」として入院させるなどいろいろ苦心があった。

この犯行が病的な精神状態で行われたことは明らかであり、覚醒剤常用が関係していることは確実と思われたが、急性覚醒剤精神病なのか、慢性化した覚醒剤精神病なのか、いわゆるフラッシュバック現象なのか判断が難しかった。被告人は異常体験についてては饒舌によく話したが、逮捕後二一日間にわたって尿から覚醒剤が検出されたという科学警察研究所の検査所見に対して、出所後の覚醒剤使用を否認し、また、警察の捜査によっても使用の事実は確認できなかった。

しかし、過去の覚醒剤の大量使用の事実は確実であり、逮捕後の尿検査の所見から犯行時は覚醒剤による精神病状態と診断した。福島教授の前鑑定でも筆者の鑑定でも問題だったのは、被告人が覚醒剤使用以前に軽度の関係被害念慮や幻聴様体験があったと鑑定時述べていたこと（ただし、第三者は誰も確認していない）であったが、これは被告人の敏感性性格に基づく一種の敏感関係妄想様の体験がその後の覚醒剤による強い異常体験に関連して回想されたのか、あるいは一種の追想錯誤ではなかったかと思われた。

福島教授と私の鑑定の結果がほぼ類似した結論であったので、公判で検察官は無期懲役を求刑し、一九八二年一二月二三日に求刑通り無期懲役の判決があった。被告は控訴も考えたようであるが、弁護人の説得により控訴はせず、刑が確定した。

この事件については作家の佐木隆三氏が全公判を傍聴し、『小説新潮』一九八二年三月号にノンフィクション小説「深川通り魔事件」を執筆し、刑の確定後の一九八三年六月に同じ題名の単行書を文藝春秋社から発刊している。この時代には公判中の傍聴人の筆記は許可されていなかったこともあってか、精神鑑定に関する法廷の記述や、私の鑑定主文について若干の誤りがあったので、私から著者に指摘の手紙を差し上げた。この本は後に文春文庫（さ４９）に収録されたが、文庫本では若干訂正されている。また、この小説を脚色したテレビドラマが、一九八三年七月二五日にテレビ朝日で大地康雄主演で放映された。

福島教授の鑑定書は、後に同教授の『犯罪心理学研究Ⅱ』（一九八四年二月、金剛出版）に一部を省略して収載されている。

アンフェタミンによる依存症は欧米諸国にはほとんどみられず、日本にきわめて多い精神障害であるので、その精神病理学も不明の部分が多い。

筆者は一九九四年から東京都立松沢病院長になったが、松沢病院には覚醒剤の長期使用によって異常体験を主とする精神病状態を反復し、覚醒剤使用を中止しても精神病症状が消失せず、精神分裂病に似た人格変化と社会不適応のため長期にわたり入院している患者が沢山いる。これらの患者の三〇年後の経過を最近立津らが報告している（精神医学、三九巻十号、一九九七）。分裂病のいわゆる欠陥像とは対人接触などの点で異なってはいるが、横断的に見ると慢性精神分裂病の病像と区別しにくい状態になることが知られている。この被告の場合も、長期にわたる大量の覚醒剤の使用によって慢性精神病状態が使用中止後も持続し、出所後の持続的なストレス状況が重なって（さらに少量の覚醒剤使用も重なって）精神病状態が悪化して犯行に及んだとした鑑定は妥当であったと思う。

福島教授は覚醒剤による精神障害を六つの類型に分けて、それぞれの状態の刑事責任能力についての仮説を提唱しておられるが、同教授の提唱した類型に従えばこの被告の犯行時の精神状態は「不安状況反応」に相当するのであろうか。わが国では覚醒剤取締法によって覚醒剤の使用自体が違法行為とされるので、特殊な場合（強制的に注射された、覚醒剤と知らないで使った、など）を除いては、覚醒剤中毒の場合は一回きりの使用の急性中毒であっても、「原因において自由な行為」であり、何らかの責任能力は認められるべきではないかと筆者は考える。

（風祭　元）

殺人・殺人未遂・住居侵入・監禁致傷・鉄砲刀剣類所持等取締法違反事件被告人〇〇軍〇精神鑑定書

私は、昭和五七年二月二五日、東京地方裁判所刑事法廷において、東京地方裁判所刑事第七部裁判長N判事より、殺人・同未遂・住居侵入・監禁致傷・銃砲刀剣類所持等取締法違反事件被告人　〇〇軍〇（仮名）に関し、左記事項について鑑定を行い、その結果を書面で報告するよう命ぜられ、宣誓の上それを了承した。

鑑定事項

一、本件犯行時の精神状態、特に覚醒剤による精神障害の有無について
二、現在の精神状態

よって鑑定人は同日より鑑定に従事し、一件記録を精読すると共に、昭和五七年三月四日、東京拘置所で被告人と面接し、その結果一定期間の入院留置の上、精神的・身体的諸検査と行動観察を行う必要を認めたので、同年三月二三日より二六日の四日間、帝京大学医学部附属病院精神神経科病棟に留置入院せしめ、帝京大学医学部助教授松下昌雄、同大学院学生利田周太両医師及び同科中野明徳助手を補助者として、被告人の精神身体状態を精査した。またその後、鑑定人または補助者（松下）が七回にわたり、被告人を東京拘置所にて追加面接を行った。

なお、本被告人については、起訴前に東京地検の委嘱により上智大学教授福島章医師により精神鑑定が行われ、一〇月六日付で鑑定書が作成されている。鑑定人は、福島医師より、起訴前鑑定時の被告人の頭部CT写真および脳波記録を借覧した。また、福島章医師の鑑定書（以下福島鑑定という）の中で述べられている事実のうち、福島医師の主観的判断の介入していないと思われるものについては、本鑑定書内に「福島鑑定による」と明記の上で引用し、本鑑定の参考とした。

公訴事実

東京地方検察庁検察官　T検事記載の起訴状による犯罪事実は次の通りである。

本籍　千葉県銚子市（以下省略）

住所　不定

職業　無職（元すし屋板前等）

〇　〇　軍　〇（仮名）

昭和二七年〇月〇日生

被告人は、かねて東京都内の数か所のすし屋で板前として稼働していたが、いずれも短期間で解雇され、昭和五六年六月一六日ころ三か所のすし屋の求人に応募したが、いずれからも翌一七日までに不採用を通告されたため生活に行き詰まり、こうなったのは右すし屋の経営者らのせいだと逆恨みし、この上は通行人を殺害して世間を騒がせた後人質をとって立てこもり、右すし屋の経営者らを呼び集め、世間に同人らが殺人事件関係者である旨公表し、その信用を失墜させるなどしようと決意し、

第一　同日午前一一時三五分ころから同四〇分ころまでの間、東京都江東区森下二丁目喫茶店「ロアール」前道路上において、ベビーバギーに長男H（当一歳）を乗せ長女T（当三歳）を連れたR子（当二七歳）が通りかかるや、所携の柳刃包丁（刃体の長さ約二二センチメートル）で矢庭に、右Hに対しその腹部、そ径部、前胸部等を突き刺し、右R子に対し後方からその背部、右腋窩下を突き刺し、右Tに対しその背部、左胸部等を突き刺し、同所から約一〇メートル前方の同区森下二丁目三河屋岩永酒店前道路上において、同所を通行中のM子（当三三歳）に対し右包丁でその胸部、上腹部等を突き刺し、同所から約一五メートル先の同区森下二丁目森下診療所前道路上において、同所を通行中のS子（当七一歳）に対し右包丁でその腹部を突き刺し、同所から約一〇メートル先の同区森下二丁目花菱化粧品店前道路上において、同店舗から道路に出て来たC子（当三九歳）に対し右包丁でその腹部めがけて突き刺し、よって同日午後零時五分ごろ、右Hを同

区住吉一丁目あそか病院において肺動脈、大動脈刺創等に基づく失血により死亡させ、同零時二〇分ころ、右R子を同都千代田区神田駿河台一丁目日本大学駿河台病院において左肺内動静脈切断等に基づく失血により死亡させ、同一時五〇分ころ、右Tを同文京区千駄木一丁目日本医科大学附属病院において胸腹部刺創、臓器損傷等に基づく失血により死亡させ、同二時三〇分ころ、右M子を右あそか病院において肝臓大静脈損傷等に基づく失血性ショックにより死亡させ、もってそれぞれ殺害の目的を遂げ、右S子に対しては加療約四カ月間を要する小腸、腸間膜、後腹膜各損傷等の傷害を、右C子に対しては同女がとっさに右包丁を払いのけたため加療約二週間を要する左前腕切創の傷害をそれぞれ負わせたにとどまり、殺害の目的を遂げなかった。

第二　同日午前一一時四〇分ころ、右犯行に引き続き、同都江東区森下二丁目中華料理店「萬来」前道路上において、同所を通行中の主婦M（当三三歳）に対し矢庭に左腕でその頸部を抱え、右手で右柳刃包丁をそののど元に突き付け、「萬来」店舗出入口から奥六畳間に引きずり込み、もって故なく人の住居に侵入し、同女を室内に座らせた上、同日午後六時五四分ころまでの間、右包丁の刃を同女の頸部に押し当て、背部に切り付けるなどの脅迫暴行を加えて同所に監禁し、その際同女に対し加療約一週間を要する背部切創等の傷害を負わせた。

第三　業務その他正当な理由による場合でないのに、同日午前一一時三五分ころから同日午後六時五四分ころまでの間、右喫茶店「ロアール」前道路上から右中華料理店「萬来」に至る間の道路上及び「萬来」店舗内において、右柳刃包丁を携帯したものである。

罰条

第一の各事実　刑法　第一九九条、第二〇三条
第二の各事実　同法　第一三〇条、第二二〇条第一項、第二二一条
第三の事実　銃砲刀剣類所持等取締法　第三二条第三号、第二二条

一　生活史的背景

(a) **生活歴**（一部省略あり）

主として被告人の供述を基とし、家族および関係者の供述調書をも参考として得られた被告人の生活歴は次の通りである。

㈠　幼年期

被告人は、昭和二七年〇月〇〇日、茨城県鹿島郡波崎町において、両親の間に同胞五人の第四子（二男）として生れた。

父は利根川でしじみ取りを主とする半農半漁家で、家計は概して貧しかった。母は父の仕事を手伝いつつ、被告人らを育てた。

幼年期は家の前で近所の子とよく砂遊びをしたり、元気に馳け廻ったりしていて、小柄だったが活発で丈夫な子だった。

㈡　小学校時代

被告人は、昭和三三年四月に町立小学校に入学した。低学年の時はきかん坊であったらしい。被告人は小学校時代のエピソードを鑑定人に回想して述べているが、いたずらをして叱られた思い出、喧嘩をした思い出が多い。

高学年になると授業中よそ見をしたり話したりして、職員室で叱られたり廊下に立たされたりしたことが多く、五年生の時の二泊三日の房総半島一周の修学旅行では、いたずらが多いからと教師の横にねかせられたというから行動上の問題は多かったのであろう。

小学校時代の性行についての在学中の指導要録写しによれば（一部のみ抄記）、

小学三年・明朗性あるも、落ち着きなく、注意さんまん。

小学四年・おちつきは全くなし、友達とけんかをよくする。少しのことでもなぐったりする。また、おしゃべりがはげしい。

小学五年・落ち着きに欠け、やるきとかしっかりしない。いつもそわそわしておちつきがない。注意された事もなかなか守れない。

などと記載されており、要するに、情緒不安定、あきやすさ、注意散漫などが目立っていたようである。学業成績は「中の上」程度であったらしい。

㈢　中学校時代

被告人は、昭和三九年四月に町立中学校に入学した。学業成績は中程度であったが、この頃から喧嘩が多く、怒りっぽい点が目立ってきたようである。本人の回想でも、呼び掛けても返事しなかった後席の友人にいきなり殴りつけた話などが半ば自慢気に話され、「先制攻撃をして相手に反撃の隙を与えなかった」ことを強調する。卓球部（短期間のみ）、剣道部のクラブに所属していたがそれ程熱心ではなかった。

中学の生徒指導要録の写しの中の記録でも、

中学二年・しっかりした態度がなく、礼儀作法、ことばづかいもよくない。

中学三年・態度が粗野。落ち着きがない。ときどきかっとすることがある。

等とあり、喧嘩早い少年だったらしい。

中学時代の教師は高校への進学をすすめたが、家計の貧しいこともあって、被告人は進学を諦め、たまたま求人のあった寿司職人の面接をうけて、東京築地のS寿司に就職を決め、三月末に母が同伴して上京し、S寿司に住みこむことになった。

(四)　S寿司勤務時代

S寿司は従業員二〇人程のやや大規模の店で、被告人は約三年間板前見習として働いた。はじめから親方に「軍ちゃんなら、そつのない板前になる。頑張れ」といわれていたという。それもあって少し天狗になって、年上の者に命令的な口を利いたりして、おかみさんに叱られたりした。就職後一年少し過ぎてから、ある年上の同僚が被告人のことを生意気だと言っているということを別の人から聞かされた。被告人は直ぐに彼を店の裏へ呼び出して、手鉤の柄でいきなり相手の頭を殴りつけた。相手は死にそうな声を出してのたうち廻った。別の同僚が仲裁に入って何とか収まったが、あとで親方に叱られ、ひっぱたかれた。それ以来S寿司でも何やかや喧嘩が多くなっていった。

その頃、寮の近くのおでん屋で先輩と一緒に酒を飲んだことがあったが、これが被告人にとっての最初の飲酒であった。はじめてなのに日本酒四、五杯を飲んでかなり酔った。その時、保護観察中の同僚と、もう一人の同僚を加えて三人で飲酒していたのであるが、その同僚が通りがかりのアベックとちょっと喧嘩をした。ところが、保護観察中であったため警察署へ連れて行かれ、被告人も一緒に補導され調書をとられたが、これが被告人にとって初めての警察沙汰であった。また、寮で先輩に猥談などを聞かされて、その刺激で一七歳の時初めて大塚のトルコ風呂へ行って遊んだ。その後は二、三カ月に一回ぐらいトルコ風呂に通っていた。

S寿司の二階は親方夫婦の住いで、四階は従業員の寮になっていて、被告人の部屋もそこになった。昭和四五年五月（一八歳）頃のことであった。店の閉店は午後九時で、店のあと片付けをして、一〇時過ぎに自分の部屋へ上っていった。親方の部屋の前を通りかかった時、中から「軍ちゃんは乱暴だから辞めて貰おうか」というような親方夫婦のヒソヒソ話が聞こえてきた。それで、一部の同僚ともうまくゆかないし、仕事も覚えたからそろそろ外でやってもいいという気持ちもあり、翌日、自分の方から昨晩のことには触れずに自主的に辞めたいと申し出た。親方も余り止めもせず、ときどき遊びに来なさいといわれ円満に退職した。

被告人はS寿司時代の三年間は楽しかったと回想している。給与は住込みで三万二、三千円でまああの給与だったのであろう。被告人自身も、もしS寿司で辛抱していたらこんなにならなかったと述懐している。

S寿司時代、被告人は職人としては腕がよかったと自慢しているが、親方によればそれ程ではなく、仕事もやや雑であったらしい。この点に関しては自己評価と周囲の評価がその後も一貫して食い違っている。

S寿司を辞めるきっかけとなった親方夫婦の「軍ちゃんを辞めさせようか」という「ヒソヒソ話」の体験が、その後の被告人の妄想の中で一貫して続いている。とくに犯行前二カ月の間に寿司屋を転々としていた期間は、これと同じパターンの体験が頻回に繰り返されることになる。

(五)　S寿司辞職から川越少年刑務所入所まで

被告人はS寿司を辞めたあと、昭和四五年五月下旬（一八歳）新聞広告で見付けた新小岩八丁目にあるM寿司に勤めた。住込みで月給三万五、六千円だった。約半年いたが、そこに住吉連合に関係していて保護観察中の当時二七、八歳に見えた店員Wがいた。その男の白衣の下から文身がちらちら見えていて、「いいもんだなあ」と思った。それで、彼にせがんで彫り師を紹介して貰い、この頃両肩から上腕に牡丹の文身を入れた。

このあとから、被告人は、勤務先を転々とするようになっている。すなわち、昭和四五年一〇月から一カ月上野の寿司店（板前と口論して自分から辞める）に、一週間帰郷したのち、錦糸町の寿司店に一一月末に勤めたが翌四六年一月には仕事が面白くないので辞め、一月下旬に銚子の寿司店に約一カ月勤務、二月下旬には実家の近くの電気店にアルバイトとして勤務し電気工事の手伝いなどし、この間に教習所で運転免許を取得した。中古車を購入（頭金を父親が出し、あとは月割で支払う）したが、五月には仕事にあきて辞め上京した。その後、運送店三店、寿司店二店を転々とし、昭和四七年二月に看板広告業に勤めた。この時酔って傷害暴行事件を起こし、罰金三万円の判決をうけた。看板業（約一カ月）、栃木県那須のダム工事飯場の土工（同年五月頃、二週間程）を転々とし、六月六日には東京で飲酒の上、恐喝事件を起こし、逮捕されて東京地裁で懲役二年（執行猶予三年）の判決をうけた（八月八日）が、九月二九日に東京で酔って傷害暴行罪に問われ、一二月一一日に懲役一〇月の判決をうけ、昭和五〇年九月まで二年一〇月の実刑に服した（川越少年刑務所）。

㈥　川越少年刑務所出所より府中刑務所第一回入所まで

被告人は昭和五〇年九月二一日、川越少年刑務所を満期出所した。この時は父、兄、義兄の三人が迎えに来て、暫く父の家で起居し、一カ月程して上京し扇橋の運送店（玩具の配送、近くのアパートに居住、月給一五万円位）に四カ月、ついで翌五一年三月頃、東陽町の運送店に勤めたが、四月一四日、酒気帯び運転で逮捕（罰金四万円）されて辞め、後楽園の運送店に移ったが、四月二七日、スナック喫茶で飲酒の上、マダム等を脅迫し、この時は逮捕されなかったが、五月一〇日夜、飲食店内で飲酒の上、客に対し脅迫事件を起こし、七月一九日に懲役一〇月の実刑判決をうけて水戸少年刑務所で昭和五二年九月一八日まで服役した。福島鑑定によれば、この服役中は反則が極めて多く、保護房収容、独居拘禁等が頻回にあったという。また、入所前と出所後では被告人の性格言動が一変したと家族は述べている。

昭和五二年四月一九日に水戸少年刑務所を出所した時は両親と兄が迎えに行ったが、被告人は兄と喧嘩し、帰郷をすすめる両親と別れて上京したが、翌日上野の深夜喫茶で財布を紛失し無一文となったので、着払いのタクシーで銚子に戻り、父親のすすめで両親と一緒にしじみ取りに従事することになった。五二年一二月より翌年三月頃までの冬場は本格的なしじみ漁の時期で、被告人はよく働いたが、親に暴力を振るったり、他の漁業組合員に大声で怒鳴ったりすることが多く、両親は長兄宅に移り、しじみ掻きは弟が手伝うようになった。五二年末より五三年の前半にかけて、被告人はしじみ取りの収入（多い時は月二〇〇万円以上）を土地の暴力団との交遊や飲酒で使い果たしてしまったようである。乗用車もサニー、スバルレオーネバン、ローレル、スカイラインGTと順次買い替えている。五三年七月頃には持船と入漁権を七五万円で家族に無断で売却してしまった。五三年五月頃には銚子市松本町のアパートに移っており、気ままで不規則な生活を送っていた。この間、五三年の三月から一〇月にかけて六回にわたり無免許運転で道路交通法違反に問われ、罰金刑を科せられている。

昭和五三年一〇月一七日、被告人は、銚子市のクラブホステスNに対し傷害事件（寮から出勤しようとしたホステスに交際を求めて断わられたので、柳刃包丁の柄で殴り、手を切った）を起こし、逮捕され懲役一年の実刑判決をうけ、昭和五四年一一月一七日まで府中刑務所に服役した。

(七)　第一回府中刑務所出所以後

被告人は、昭和五四年一一月に府中刑務所を出所した。この頃は両親や兄との折り合いもわるく、誰も出迎えにも来なかった。出所時、服役中の労賃数千円を持ったのみで、出所の翌日に飯田橋の保護会へ行き、その斡旋で調布の街路警備会社に約一カ月つとめたが欠勤が多く退職となり、その後、大宮市の土建会社の土工になったがすぐやめ、二日程銚子の実兄宅に帰ったこともあるが、すぐ上京し、五四年内にK寿司につとめたが約一カ月でやめ、銚子に帰郷した。この時に、後述の如く友人Iより以前の借金の返済の代りに覚醒剤を入手して使用している。

昭和五五年二月末に上京し、戸田市の雑誌の梱包会社（日給四〇〇〇円、寮居住）にアルバイトで勤務したが短期間でやめさせられ、やむなく着払いのタクシーで銚子に帰った。この時は父親がタクシー代の代りにテレビ等を運転手に渡したという。仕事が見つかるまでの条件で兄宅に居候し、連日職安に通って、一週後に銚子の水産会社D水産に住み込みで就職が決まり、二月八日から四月一五日までつとめた。その後、波崎町の寿司店に二日間、運送店（五月一日～二三日）に勤務した。五月一七日に、母親が子宮癌で死亡している。その後、被告人は、職安の紹介でF商店（水産業、五月二七日～六月四日）、I水産（六月六日～一八日）、M食品（六月二一日～二八日）、M水産（七月一日～一三日）につとめた。七月一三日に飲酒の上運転中、魚市場の駐車場で方向転換のため車をバックさせた時に主婦をはね、大腿部に全治十カ月の重傷を負わせて逮捕され、無免許運転、業務上過失傷害の罪で懲役七カ月の判決をうけ府中刑務所で二度目の受刑となった。

昭和五四年一一月以後、被告人の転職はきわめて頻回である。勤務先の関係者の供述では、被告人の解雇の理由は、被告人の言動が粗野で対人関係がわるく、また勤務状態が不良であったためとされているが、被告人によれば、この間、後述するような異常体験、つまり、雇主や従業員達が誰かに圧力を掛けられて、被告人に異常な態度を示したためであるという。

第二回目の府中刑務所出所以後は、犯行時の精神状態の項で後述することにする。

以上の生活史を通覧すると、幼少時の不良な家庭環境、早期よりの飲酒と酒癖のわるいこと、若年よりの累犯傾向、覚醒剤の使用歴、近年になってとくに目立ってきた頻回の転職などが注目すべき所見と考えることができる。

(b)　家族歴

（具体的記述は省略）

母親が三〇代後半に出生、同胞五人の第四子である。家族歴を通覧して次のような点が問題と思われる。

①家族の男性は、他人から「短気」と形容される性格傾向を持つ。
②同胞中に殺人や免停中の道路交通法違反の犯歴のあるものがいる。
③近親者中に男女間の規範意識に問題があると思われる者がいる。

(c) 身体的既往歴

被告人の胎生期、出産前後、乳幼児期の状況については十分な資料が得られていない。被告人は、母から聞いたこととして、出生時に早産で小さかったと述べているが、詳細は不明である。助産婦が介助した自宅での分娩で、正常産であったらしい。乳幼児期の精神身体的発達はやや遅れ、歩行開始や発語、排泄の習慣の自立などいずれも同胞の中では一番遅れていたという。三歳の頃、頭部から右半身に熱湯をかけて火傷したことがあるというが、現在は瘢痕はみとめない。

幼時に何回かけいれん発作があったようである。被告人は、四〜五歳頃、両親と一緒に舟に乗っていた時、長時間暑いところに置かれ、けいれん発作を起こしたと聞いているというが、父親によると、小学校一〜二年頃初発して、合計五回程、全身の強直・間代性けいれん発作があったという。小学校高学年になってからはなく、持続的に抗けいれん剤を服用したことはない。

その他には、軽い外傷が何回かあったことを除いては、小児期には著患はない。成人後昭和五三年二月に飲酒運転をして車を街路樹に激突させ、フロントグラスに前頭部を突っ込み、短時間（数分？）意識を失い、前額部に裂傷を負ったことがある。

被告人は、女性と同棲、結婚の経験はない。初交は十七歳頃、S寿司勤務中、トルコ嬢が相手であったという。性病の罹患は否定している。飲酒・薬物乱用歴は項を改めて述べる。煙草はラーク一日一箱またはショートホープ二箱（二〇本）位を喫っていた。

被告人の既往歴の中では、早産（未熟児？）と幼時の発達遅延が推定されること、幼時にけいれん発作があったことが特記される。

(d) 飲酒・薬物乱用歴

被告人は一六歳頃、東京築地のＳ寿司に勤務した頃から飲酒を始め、次第に酒量が増してきた。昭和四七年二月、看板業勤務中に酩酊下で暴行事件を起こしており、以後の犯罪のほとんどは飲酒時におこなわれているのでかなりの問題飲酒者である。昭和五二年四月より昭和五三年一〇月までの期間は、しじみ取りの仕事が午前中で終わり、収入も多かったので、日中から大酒していたこともあったようであるが、その後は服役期間も長く、アルコール依存の状態ではなかった。これまでにアルコール禁断症状を疑わせる症状はない。被告人の酩酊時は、怒りっぽくなり、抑制がとれて日頃の不満を八つ当り的に暴行に及ぶことが多いが、記憶はほぼ保たれているようで、異常酩酊の傾向はあるが、病的酩酊ではない。

被告人は、覚醒剤以外の麻薬、シンナー、睡眠剤等の依存形成性の薬物の使用は否定しており、また乱用の証拠もない。

覚醒剤の使用については、被告人の陳述は多少変わっているが、昭和五二年四月の水戸少年刑務所出所以前は、覚醒剤使用を否定しており、使用を裏づける証拠もない。

鑑定人に被告人は次のように述べている。

「昭和五三年七月に父の漁船を売ってしまったが、その頃、友人のＩ——当時三〇歳位——から一パケ二万円で買い、一パケ（〇・二グラム位？）を四～五回分に分けてその一つを水に溶かし、注射器で右の肘静脈に注射した。針を刺した途端に効いてきた感じで全身の毛の逆立つような快感があった。この効果は約三時間位つづいた。翌日と翌々日に二回ずつ打って最初の一パケはなくなったが、その間、眠れず、口が渇き、ロレツがまわらず、目は血走って食欲がほとんどなく痩せた感じがした。その頃不良仲間が被告人のアパートに集まり、覚醒剤を打っていた。Ｉからその後八月下旬までに三パケ購入し、九月中旬に二グラム（五万円）を買って友人二人と分けた。それを五～一〇回位にわけて打ったのがこの年の覚醒剤使用の最後である。（要するに五回購入、二〇～二五回を二カ月間に打ったという。総量は一・五グラム位、ただし、友人の分を打ったこともあり、純粋な成分かどうかは分からない。）覚醒剤を打ったあとはビールも不味く、ほとんど飲酒はしない。電波やピリピリする感じ、テープの声はあったが、覚醒剤の効果に気をとられて少しらくだった（一〇月一七日に傷害罪で逮捕されて約一年服役する）。

昭和五五年の二月中旬に、都内の寿司店を辞めて銚子に帰ったが、友人のＩに五万円貸しがあり、その金を返してもらう代りに、五万円分の覚醒剤をうけとった。五回に分けて一日目に二回、二日目に二回注射したが純度の低いものだったらしく、快感はあったが軽いものであった。二日目の四回目の注射のあと、亡霊のようなものが見えてきた。ぼやーとした男とか女とか、煙のように、暗い中を人間の型をしたものが何人も何人も、横臥している被告人の上から覆いかぶさるように、フワフワと迫ってきた。はじめての経験で、はじめは何がなんだか分からなかった。そこは四畳半の部屋で、隣りには父母が寝ていた。襖が少し開いていて、父母が覗いているように感じた。部屋の角度が変り、部屋の中に階段が出てきたりした。そのうち真赤なあくどい色で異国の家のようになった。部屋の向きも横向きになったりした（それでも被告人は冷静だったという）。はじめ一、二時間は、おかしいなあと思っていた。けむりの亡霊みたいなものが消える頃、これは幻覚なのかなと思った。そのあと一時間くらい〝色〟が見えていた。誰かが部屋に入ってくる感じがして、人の声も聞えた。真っ赤が黄色になった時、自分でも頭がおかしいのかと思った。耳からの電波はボリュームが最高に上り、頭の中へ流れてきた。車のクラクションを思い切り鳴らしたような音量が脳の内部へ入ってきた。そのあと女の声で「病院へ行け」、「殺しちゃう」と入ってきた。「キンコンカン」と聞えた。「グワー」ときた。〝やばい〟と思って電燈を点けたら、見えていたものがすべて消えた。やばいので電燈を点けたまま寝た。

この体験の前後にビール一本ぐらいずつを飲んでいた。あとでまた水割を少し飲んだ。三日目は朝方ビール一、二本、昼過ぎにビール二本を飲んだ。午後七時頃、最後の五発目を打った。九時に消燈して床についたら嘔気がきたので、階段を下りて行ったら、もうろうとして階段の下で倒れてしまった。数秒と思うが意識を失った。気がついて立ち上り、お勝手に行って、水道を出しながら流し場へ嘔吐した。夕方ビールと一緒に食べたおかずを全部吐いてしまった。吐き終ったら今度は全身に「グワー」と汗が吹き出し、全身水を浴びたようになった。何か混っていたのかと思い、覚醒剤はやばい、もう打つのは止めようと思った。口をゆすぎ、二階に上り、横になってやっと収まった。この間快感はなく、「覚醒剤に体を蝕まれた感じ」だった。この間中電波は相変らず続いていた。このあとは覚醒剤を使用したことはない。

昭和五六年四月二一日、府中刑務所出所以後は、金もなかったし、薬を入手するルートもないので覚醒剤を打ったことはない。」

昭和五六年七月一〇日、深川警察での供述調書では次のように述べている。

「最初にシャブを打ったのは銚子に帰ってしじみ掻きをしていたころの昭和五三年三月ころだと思う。シャブを打てば、いい気持ちになり、疲れもとれることを聞いて好奇心で打ってみようかなという気持ちになった。（以下の供述は鑑定人への前記供述とほぼ同じ。ただし、二グラム五万円で買った相手はTという男と述べている）」

この供述では、シャブは六パケか七パケ、回数にして二五～二六回という。同日の供述でまた、昭和五五年の四月頃銚子に帰り、Iより波崎町の知人宅で〇・三グラム位のパケ一個を貸金（覚醒剤五パケを以前に渡してあった）の抵当に入手し、兄宅の二階で五回位に分けて注射したが、最後の五回目の注射のあと気持ちわるくなり、もう今後は絶対シャブはしないと決心したと述べている。昭和五六年四月出所以後はシャブの使用は否定し、シャブボケで今回の犯行をしたわけではないとくり返し強調している。

昭和五六年七月一日の東京地検での供述調書では、「五二年八月頃からテープの声がきこえて来た。苦しんでいたので、覚醒剤を打てば気分も変わるかと思い、五三年八月に、船を売ったあとで覚醒剤の注射を始めた。薬がきいている時は電波やテープが気にならなかった。およそ一三パケ、合計四〇発程射った」と述べ、また「府中刑務所第一回出所後にシャブ三パケを一〇発程射った、一回幻覚がみえた」と供述している。しかし、九月一〇日の東京地検での供述では、「最初にシャブを射ったのは五三年三月であり、まだしじみ掻きをしていた頃で、五三年九月頃まで二五発前後を射っている」と訂正している。また昭和五五年の注射は三月頃のことだったと述べている。

本人の覚醒剤に関する供述は、覚醒剤の開始時期については、五三年七月頃（本鑑定）、五三年三月（深川警察）、五三年八月（東京地検、七月一日）、五三年三月（東京地検、九月）とかならずしも一定していない。

実弟の昭和五六年七月二日、深川警察での供述では、昭和五二年一二月頃、被告人がアパートで友人二人と居り、シャブらしいものを「お前も射つか」とすすめられたと述べている。七月二三日の東京地検での供述もほぼ同じで、五二年暮頃に被告人からシャブをすすめられて断ったとしている。

また、福島鑑定中の記載では、川越、水戸少年刑務所入所時の考査では、覚醒剤の経験なしと申告し、府中刑務所受刑の際は二回とも、本件逮捕後の供述と同じように申告しているという。

昭和五六年四月二一日から本件犯行までの期間の覚醒剤使用は一貫して否認しているが、警視庁科学捜査研究所で行われた尿鑑定により、被告人の尿から、六月一七日、六月二七日、七月三日、七月一一日（犯行後二四日目）の四回にわたり、フェニルメチルアミノプロパンの含有を推定または検出するとの結果が報告されている。犯行二八日目の七月一五日の尿からは検出されていない。

要するに被告人は、昭和五二～五三年頃にやや大量の覚醒剤を使用し、さらに昭和五五年の初め頃（二～四月？）少量の覚醒剤を注射したことを認めている。開始時期、使用回数等についての供述は必ずしも正確ではないようである。

(e) 非行・犯罪・行刑歴

被告人の非行犯罪歴の一覧を次に示す。

犯行日	罪名	処分官庁
一、昭和四七年　三月　九日	傷害、暴行	東京簡易裁判所　罰金三万円
二、昭和四七年　六月　六日	恐喝	東京地方裁判所　懲役二年　執行猶予三年
三、昭和四七年　九月二九日	傷害、暴行	東京地方裁判所　懲役一〇月
（昭和四七年一二月二六日～五〇年九月二〇日　川越少年刑務所服役）		
四、昭和五〇年一二月二二日	道路交通法違反	麻生簡易裁判所　罰金六千円
五、昭和五一年　四月一四日	道路交通法違反	東京簡易裁判所　罰金四万円
六、昭和五一年　四月二一日	道路交通法違反	水戸簡易裁判所　罰金一万円
七、昭和五一年　四月二七日	暴力行為等処罰に関する法律違反、脅迫	東京地方裁判所　懲役一〇月（七・八）
八、昭和五一年　五月一〇日	〃	
（昭和五一年一〇月五日～五二年四月一九日　水戸少年刑務所服役）		
九、昭和五三年　三月一四日	道路交通法違反	立川簡易裁判所　罰金六万円
十、昭和五三年　四月一五日	道路交通法違反	銚子簡易裁判所　罰金三万六千円

十一、昭和五三年　六月二二日　道路交通法違反
十二、昭和五三年　八月二五日　〃
十三、昭和五三年一〇月　一日　〃
十四、昭和五三年一〇月一七日　傷害・銃砲刀剣所持等取締法違反
千葉地方裁判所八日市場支部　懲役一年
（昭和五四年一月五日〜五四年一一月一七日　府中刑務所服役）
十五、昭和五五年　七月一三日　業務上過失傷害
道路交通法違反
千葉地方裁判所八日市場支部　懲役七カ月
（昭和五五年九月四日〜五六年四月二一日　府中刑務所服役）

以上のように、前科調書に記録されている被告人の非行、犯罪歴は全部で一五件に及ぶが、うち九件の道路交通法違反を除けば、他の六件はほとんどすべて傷害、暴行、恐喝、脅迫などの粗暴犯であり、本被告人の性格行動をよく表している。なお、被告人にはこの他に前科調書には載っていない暴力行為がいくつかあるが、大部分は飲酒の上の行為である。

川越少年刑務所入所中は、職員暴行、自傷（玉入れ）、私本不正授受、同囚暴行などの反則が多く、約三カ月半は独房に拘禁されている。また水戸少年刑務所内でも、喧嘩、同囚暴行、受刑中不正横臥、静謐を乱するなどの反則が多く、保護房収容、独居拘禁等の処置をうけている。

府中刑務所入所中の被告人の状況についての府中刑務所長の報告によれば、被告人の服役中は、服役態度は不良であり、爆発傾向の強いもので、保安上の暴力常習者という印象が強かったが、暴言および暴行の気勢を示すという段階に止り、対人的な実害を及ぼすということはなく、精神病的な異常行動は観察されなかったという。

二回目の入所中、五回にわたり軽屏禁の懲罰をうけているが、出役拒否、職員への暴言等の理由である。

二　現病歴

被告人の場合、これまでの生活や行動のどの部分を、本件犯行時の病的精神状態と直接関係する「現病歴」として把えるべきかは極めて難しい問題である。ここでは、被告人の行動面の異常は生活歴、飲酒・薬物乱用歴、非行・犯罪・行刑歴の項に譲り、主として被告人が述べる「主観的体験の異常」の経過を記載する。

(a)　水戸少年刑務所服役以前

S寿司で働いていた頃（昭和四三年頃）中学の同級生Kと二人で、もう一人の友人宅に泊り掛けで遊びに行った。翌朝、Kと電車で向いあわせに坐って帰ってきたが、新橋駅近くで異様な雰囲気がしたので、Kの顔を見たら、「人間の喜怒哀楽では表せない凄い顔をしており、この顔は誰かにそうさせられているものと思った」。この体験を水戸少年刑務所服役中に思い出した。

川越少年刑務所を出所した日（昭和五〇年）の夜半、床の中で、外で水の流れる音に混って、二人の人の声で「どっちみちこうなるんだ」というような声がきこえて来て嫌な思いがした。このような体験は二週間ぐらい毎晩つづいたように思う。

昭和五一年になり上京して扇橋の運送店に勤務中、辞める一週間程前に、仕事を終って店を出た時に異様な雰囲気がしたので振りむくと、あとから店を出て来た社長と運転手が凄い顔付をしていた。「普通の喜怒哀楽では表せない顔で、誰かにいわれてそうしていると思った」という。この体験も水戸で服役中にあとから思い出したという。

(b) 水戸少年刑務所服役中および出所時の体験

昭和五一年、水戸に入所して二カ月もたたないうちに、同囚と喧嘩して独房に入れられたが、ここで突然「鼻にビリビリと電波がこびりついてきた」。刑務所の上層部が前科者に対して電波でいじめてきたと思った。はじめは、二〇〜三〇分続いて、「はっきり声にはならないが、頭の中を混乱させられた。心理的に、頭の中へ、脳の内部へ入ってきて、しかも、ボリュームが上ってないので耳には聞えないが、強制的にいらいらさせられた」。「毎日のように、一日五、六回、一回が一、二時間やられる。夜はとくにしつこくなった」。「いつも内容は同じで、名前の字画は何画だとかいい、強制的に字画を数えさせられる。声にならない声で聞かされる」。「田舎のことを思い出させたり、田舎の人間が策を弄しているという。同級生と比べて、向うの方が貫禄がある。お前が故郷に帰れば村八分にされる、など言ってくる」。「刑務所内の放送センターから流れてくるかと思った。上層部がやっていると思ったので、看守にも言えなかった。それでも睡眠はとれていた」。「寝ていると、凄い金縛りにあった。ウトウトしている時、体全体が凄い力で押えつけられて、グワァーと体が持って行かれる感じがした。二回あった。それで、パッと目が覚めた」。以来この異常体験が一貫して今回の犯行まで続いているという。

また、水戸の少年刑務所を出所する時に、「両親と兄が迎えに来たが、父と母が待合室にいて、母が父に不自然に寄り掛っていた。誰かにいわれてやっているような感じで、おかしいと思った」と述べている。

(c) 昭和五二年〜五三年頃

被告人は次のように述べている。すなわち昭和五二年六月七日頃、仕事も半日で切り上げて、車で銚子の自分のアパートへ帰る途中、ラジオをかけて音楽を聞きながら運転していたが、そのうちなんとなく自分のことを言っているような気がしたところ、突然、また、「ビリビリと鼻にきた」。それで気をとられないように注意して運転しながらやっとアパートへ帰った。ビール一本と水割りを飲んで多少落着いた。その時ラジオから聞こえてきたので何か芸能界が関係しているように思った。「ビリビリ」には強弱があり、切れ切れにきた。

約一週間後、舟の上で午後三時頃、早目に仕事を切り上げ、舟をドックに向けて走らせていたら、「突然、中声ではっきり耳に聞えてきた」。内容は前と同じで、「同級生の方がお前より貫禄がある」、「お前にいつまでもじみ掻きをさせないぞ」、「帰りに交通事故で殺しちゃう」という。この声は夜も続けて聞えてきた。「聾唖者の人間に使う機械を用いて電波を送ってくるようだと思った。その機械は補聴器ではない。夜に特にねちっこくなった」。しかしこの頃は、仕事は支障なくつづけていたようである。被告人はこれは覚醒剤使用以前のことであるといい、覚醒剤を使う時も、「電波、ビリビリする感じ、テープの声」は相変らずきこえていたが、電波は少しやわらぐ感じだった、電波は覚醒剤が切れても同じようにつづいていたと述べている。

(d)　府中刑務所入所後（昭和五三年一〇月以後）

被告人は、昭和五四年一月に府中刑務所に入所した。新入訓練を受けて工場へ下され、三日目には眼付けしたということから五、六人の同囚と殴り合い、被告人は独房へ入れられた。電波、「ビリビリ」、テープの声は一貫して続いていたが、独房へ移ってから電波がさらに酷くなった。この頃からの異常体験の内容を被告人は次のように述べている。

「独房へ入って何分もしないうちに、電波が強くなった。袋張りの作業をはじめたが、その間も電波は流れてきた。以前にはない強力なもので、脳内部を強制的に支配されるような感じだ。耳に入るというより、耳には感覚がなく、脳内部が支配される感じで、一秒の何分の一の隙間もなく流れてくる。ボリュームが上っていないから、はっきりとした声には聞こえてこないが、強力に考えさせられ、想像させられる。息がつまって『グワァー』となる。支配されないように耐えていたが、耐え切れなくて堪えるのを諦めたら、声が聞こえてきた。数カ月後女の声も聞こえてきた。男の尻を掘っているような人間、異常性欲者の男がいますね。こんな人間でもこれでは逆に尻を掘られてしまう。独房へ入ってから一カ月程したら『メソメソさせられる電波』がきた。一カ月のうち二〇日ぐらい、メソメソさせ、死ぬ思いにさせると同時に、それから二、三カ月したら今度は『ニタニタさせる電波』がきた。メソメソさせられると、滅入ってしまう。悲しい思いをさせられる。死ぬより辛い。ニタニタ電波がくると、声は出ないが、おかしくもないのに顔が緩んでしまう。府中へ入ってから五、六カ月後、急に女の声が聞こえてきた。知らない人で、四〇歳ぐらい。凄くボリュームが上った声で、耳の内部へ『てめぇ、殺しちゃう』、『穴掘らせろ』と言ってくる。女でも同じ方法でくる。看守や同囚のものも陰口を言ってくる。電波と関連して、『穴掘らせればいいんだ。知ってるくせに』、と毎日言ってくる。これは彼らが言っているというより圧力によって言わせられているんだと感じた。迫害してくる人間が圧力をかけて言わせている」。

被告人の異常体験についての陳述は、上申書や勾留中の日記等と同じく、ほぼ常同的な内容が延々と続き、要約するのはかなり難しいが、精神病理学的には、幻聴、作為思考、作為体験、思考吹入、思考化声などと名付けられるものに相当し、それらを刑務所の上層部や芸能界がやっていると信じていたと述べている。

兄の述べるところでは、昭和五四年一一月に府中刑務所より出所した時に、はじめて「やくざの大物から電波をとばされる」と被告人が言ったのを聞いたという。被告人の異常体験についての供述も、府中入所時頃からはかなり具体的で詳細なものとなっており、おそらくこの時期の異常体験の存在は確実であったと思われる。ただし、府中刑務所長からの報告では、このような被告人の病的体験の存在を示すような記載はみられない。

被告人は昭和五四年一一月に出所し、街路警備会社に就職したが、出所後も電波が酷く、通行人の陰口、メソメソ電波があった。社長や従業員の不自然な行動が誰かに指図されて不自然な演技をしているように思った。そのおかみさんが暗いのにサングラスを掛けていた。その後の大宮の土建会社、K寿司でも、従業員や客にコソコソ言われた。K寿司の寮にいた従業員が夜中にイビキに合わせて「ウハハハ」と笑い、誰かの圧力で言わされているようだったのでこちらも言い返したら、辞めさせられた。

Ｋ寿司をやめたのは五五年一月中旬であるが、Ｋ寿司にいる時に次のようなことがあった。被告人が、国電駒込駅近くのスナックに飲みに行ったことがあり、そこでホステスやバーテンとＫ・Ｋのことを話していた。Ｋ・Ｋは銀座のやくざで、しじみ取りをしていた頃から「お前をいじめているのはＫ・Ｋだ」などと聞こえてきていた。このＫ・Ｋが同店の開店の時、花輪を出したことがあるということなどから話題に上っていた。ところが近くの席で飲んでいた男三人がＫ・Ｋの身内のもので、Ｋ・Ｋのことをそう気楽に言うなと因縁をつけられ、そのうちの一人に顔を殴られたりした。結局バーテンが間に入ってその場は収まったが、帰りがけにその一人が「今喋ったことをテープにとっておけよ」と言った時、「あれ、おかしいな」と思ったという、その時、「やっぱりぐるだ、圧力がかかっているな」と思った。このＫ・Ｋというのは本件犯行の際に出てくる名前であるが、福島鑑定では、水戸刑務所の同房者で住吉連合系大日本興業の平組員であると記載されている。

その後一時帰郷し、銚子で第二回目の覚醒剤使用があり（昭和五五年二月頃）、二月末に上京して雑誌の梱包会社にアルバイトとして入社した。戸田市の寮に住み込んだが、ここでも圧力がかかり、電波がきて、通行人や電車の乗客にもコソコソ言われた。同じ部屋に同僚が三人いたが、彼らが夜「アー、アー」といい、今度は少し声になってきた。毎晩、電波、テープに合せて人の声、迫害の声、異常な声が流れてきた。はじめは辛抱していた。「怒っては駄目だ。私が落着いた生活をしないと、親が不憫だ」と思った。しかし、朝になると彼らは知らん顔していた。本当は人の良い奴らで、これも圧力でやらされていると分かっていたから辛抱していた。しかし、別の部屋から大声で「どっちみち計画的に馘にされるんだ」と言ってきた。仕事中も、出社の途中歩いていても、ねちっこく、「尻掘らせろ」、「どっちみち馘だ」など言い、メソメソさせてきた。機械の音に混って、「お前なんかすぐ馘にする」、「ざまあ見やがれ」と言ってくる。工場長も演技していた。普通の喜怒哀楽では表せない顔をした。友人Ｋ、扇橋の運送店の社長と従業員、母親、義姉、看守や服役者、街路警備の社長のおかみさんと従業員など皆同じように演技してきた。結局、嫌になって一日無断欠勤したら馘になった。寮長が来て、直ぐ部屋を出てくれと言われた。「カーッ」として強い口調で「分かった」と言ったら、寮長が泣きそうな顔をした。それは勘弁して下さいというような悲痛な顔だった。それでやっぱり圧力がかかっていることが分かった。

この時、無一文だったので着払いのタクシーで銚子に帰ったが、この頃までは両親や兄が圧力をかける黒幕とグルだとは知らなかった。しかし、兄宅に居候している間に、兄や義姉も陰口を言い出した。D水産につとめ出して、はじめ一週間は何も言われなかったが、そのうちに従業員がコソコソ言い出し、「尻掘らせろ」、「夜中殺しちゃう」と言い出し、そこのおかみさん、娘などが不自然な歩き方や顔をして演技し始めたので被告人も言い返し、結局辞めてしまった。この頃から、父、母、兄、弟などの態度もおかしくなった。その頃は家で父と食事中もメソメソさせられ、夜は一段としつっこくなった。そこで電波のことを父や兄に言ったことがあったが、まともには取り上げてもらえなかった。父、兄が「自分を暴れさせようとしているんじゃあないか」とさえ思った。これじゃ誰だって犯罪者になってしまう。そうなっても仕方がないと思った。異常な方法でいじめられた。

この後、波崎の寿司屋、運送店、F商店、I水産、M食品、M水産等を転々としたが、同様の体験がつづいていたという。

五月一七日、被告人の母が死亡したが、兄宅で被告人が母と同居していた時には、母にまでコソコソ言わせ、態度もおかしかった。

被告人によれば、母の葬儀の時もおかしなことがあったという。焼香の時も親戚のものが演技をしていた。父方の叔母が異常な顔をしていた。叔母の主人の弟のかみさんが、二回焼香に来た。その人は下着を一杯出したままにしていた。みんな誰かに言われて演技しているようだった。銚子市営火葬場だったと思うが、二時間程待っている間、ほかの組の人達が大声を出して笑っていた。火葬場で、小声で笑うならともかく、大声で笑うのはおかしい。誰かにやらせられていると感じた。弟の検察官への供述では、母親の通夜の時、被告人が二階から下りて来て、「何で俺の悪口を言うんだ」と詰問し、弟と殴り合いの喧嘩になったことがあるという。
昭和五五年七月一三日に、被告人は無免許運転、業務上過失傷害で逮捕され、懲役七カ月の判決を受け、八日市場拘置所、千葉刑務所を経て、十月四日に府中刑務所に第二回の入所をした。八日市場では、電波や陰口がひどくなった。圧力もエスカレートして、「メソメソ」もひどくなり、しつっこさも強くなった。千葉刑務所では看守や服役者がコソコソと言い、前回よりかなりひどい状態になった。府中刑務所へ移り新入訓練を受けていた時も、周囲がコソコソ言っていた。それは夜中も続いた。雑居に入ると直ぐ喧嘩になると思い、調書を破いて独房に入れられた。独居中も電波に声が乗ってきた。ボリュームは下げられているが、連続的に声や言葉がねちっこく、心理的にいじめてくる。そして想像させられる。脳の中へ言葉がビリビリと流れてくる。脳の中へ強制的にいじめてくる。いかれちゃいそうになった。耳にも流れてくる。普段は聞こえないが時々ボリュームが上って、何日も言葉が聞こえてくる。頭の中で喋る。こんな状態が一貫して続いたという。

以上、やや冗長に被告人の異常体験に関する陳述を記載した。被告人の陳述以外に、被告人の異常体験を家族が聞いたのは、昭和五四年一一月の府中刑務所出所以降であり、それ以前の体験の有無については、被告人自身の追想による以外に現時点では知る方法がない。これらの陳述の内容を精神医学的にどのように判断するかは、診断の項で述べる。

三　現在症

(a)　**精神的現在症**

鑑定人及び助手は、被告人を東京拘置所の検事取調室で長時間にわたり面接し、さらに帝京大学病院入院中は随時面接を行うほか、その行動を観察した。入院中は施錠した個室に起居せしめたが、院内では安全維持のため室内に警察官が常時同室しており、入院期間が短期間であったこともあって、被告人が社会生活でみせるであろう行動上の特徴などが十分にみられるような環境ではなかった。

被告人は小柄ながら頑丈な体格で、鑑定人や病院関係者には礼儀正しく応待し、特徴ある太い声で、「……です」「……ます」調で丁寧に話をする。質問はよく了解し、適切に応答し、まとまりもよく、おちついて、会話の際の感情の表出なども自然である。本鑑定に直接の関係のない過去の事象についての記憶などはおおむね正確のように思われ、知能は正常の範囲内と思われる。

面接中も、電波や幻聴などの主観的異常体験が存在すると多弁に訴えるが、面接中に幻聴にきき入ったり、幻聴と対話する独語などはみられない。面接時には、思路の障害はなく、意欲面の障害を思わせる所見はなかった。ただしこの精神状態は約九カ月間の拘禁後の所見であり、社会の中での被告人の状態と同一ではないであろう。

被告人は歩く際に肩を振って昂然と胸を張って歩き、臆せずに相手を正視するので、いかにも虚勢を張っている印象を与える。その特徴ある太い声や鋭い目付きと相まって、もし鑑定人が社会の中で被告人と相対したとすれば、状況によってはかなりの畏怖感を抱いたであろうと思われたが、これは一面では被告人においては、感情の表出が状況に即して自然であるように見えたことを示している。面接時の印象では慢性の分裂病患者にみられるような、感情表出の平板さ、不自然さはなく、疎通性も良好であると思われた。

本人の訴える異常体験については現病歴の項に詳述してあるが、常同的に訴える内容は、次の通りである。

『朝起きると、筆舌につくしがたい、強烈にやっかしい電波が左の耳から入ってくる。気狂いのように途切れることのないテープの声。ざまあみやがれ、苛め抜いてやる。形容し難い心理的に組み込まれた想像させる電波が一瞬も止ることがない。(中略) 常識では考えられない位、イライラさせられる。毎日、気狂いのような男と女の声は止まることがない。

夜ねると、頭全体にはりつくような筆舌につくしがたいやっかしい電波で、何でもかんでも気狂いにしたてちゃう、眠らせねえ。何でもかんでもぶっつぶせ、ケツをほらせろ。何もかも計算通りだ。一瞬も止まることなく一晩中気狂いのような男と女のテープの声がきこえる。強烈にメソメソさせられて辛い。耳から声が休む間もなく心理的に送られてきて、頭の中がいっぱいになりいくら眠ろうとしても眠れない。』

要するに本人の訴えは、男と女の声がきこえる（幻聴）、一刻も休みがない、自分でそうしようと思わなくても、メソメソ、ニヤニヤさせられる（作為思考、作為体験）、電波がかかってくる（電波被影響体験）などであるが、これらが語られる時は、きわめて誇張的な形容が常同的にくり返される。

「強烈な」「筆舌につくし難い」「一瞬の休みもなく」「徹底的な」「気狂いのような」「何とも形容し難いほど」「執拗に」「にえくりかえる程ねちっこくしつこく」など。

鑑定時に、本人の言う通り、異常体験が本当に存在しているのか否かは鑑定人には確定できなかったが、夜はよく眠っているようにみえ、「一時たりとも眠らせない」などの叙述はかなり誇張があるのではないかと推定される。

(b)　身体的現在症

㈠　一般理学的診察所見

被告人は、身長一六一センチメートル、体重五五・五キログラム、頭囲五七センチメートル、胸囲八九センチメートル。やや小柄で、体型は肥満型に近い。前頭部は髪がうすく禿げ上がり、鼻や唇は大きく、手足の指は短く、全体にずんぐりしている。筋肉の発達は良く、皮下脂肪も多い。

両肩から上腕の上半部にかけて、一部に朱を入れた牡丹の花の刺青があり、また、左頤部、左手背第Ⅱ指のつけね、右足第Ⅱ趾にそれぞれ小さい刺青がある（いたずらで入れたという）。前額部に不規則な形の裂傷の瘢痕があり（交通事故による）、左胸部（交通事故）、左前腕部（少年時代の犬咬傷）にも小さい外傷の瘢痕がある。右手の肘窩部の静脈に沿って皮膚がやや白く瘢痕化しており、被告人は覚醒剤の注射痕と述べるが、硬結や皮膚の着色等はなく、よく注意しないと見逃す程度のものである。（中略）いわゆるバヨネット・フィンガーの所見はⅠ～Ⅳ指で両手で陽性であった。以上、内科的、神経学的には著明な異常所見を認めない。

(二)　臨床検査所見（一部省略）

一般血液学的検査、検尿、肝機能、血中電解質等の血清化学的検査の所見はおおむね正常。血液梅毒反応、HB抗原、抗体ともに陰性。

心電図検査、胸部レントゲン所見も正常。

以上の検査所見より糖尿病が疑われるが、それ以外では異常な検査所見はみとめない。

(三)　脳波所見（一部省略）

帝京大学病院における脳波記録では、棘波、鋭波などのてんかん性異常波や、重い脳器質障害の存在を示唆するような基礎波の徐波化などはみとめない。総合判定として、正常範囲の脳波と考えられる。

福島前鑑定人は、昭和五六年八月の脳波記録について、後頭部α波の出現と振幅に左右差がみられ（右側が低電位）、さらに、後頭部のθ波の出現が右側に多い所見から、「軽度異常脳波」と判定している。しかし、同一記録を検討して鑑定人は、被告人の脳波にみられる後頭部のα波の左右差、徐波の混入等は、現在の臨床脳波学の診断基準では病的所見としての意義を賦与し得ない、正常範囲内の変異と考えるものである。ただし、このような所見が、被告人の幼少時における軽度の脳損傷の表現である可能性はあると考える。

㈣　頭部のＣＴ所見

脳のＣＴ断層撮影では、脳内に器質的障害や萎縮などを示す所見はなく、ほぼ正常と判定される。

以上の身体的検査所見を要約すると、犯行時および現在の精神状態の診断に直接に関連すると思われる異常所見を認めない。起訴前鑑定における脳波検査の際にみとめられた徐波成分の増加や左右差などの所見が、脳における全般性器質障害の存在を推定させる可能性がないとはいえないが、被告人の精神医学的診断に影響を与える程の重大な要因とは見做し得ないと考える。

以上、身体検査所見からは、現在の精神状態の判定に大きな関連を持つような異常所見を認めない。

(c)　心理検査所見

被告人の知能及び性格を客観的に知る目的で、以下の心理検査を施行した。今回の鑑定においては被告人は検査に対して拒否的なところはなく、協力的で熱心に受検した。また、本鑑定時に得られた所見と、起訴前に行われた福島鑑定で得られた心理検査結果との比較も試みた。

㈠　ＷＡＩＳ知能診断検査

本検査は成人を対象とした詳しい知能検査で、一一の下位尺度から成立し、それらは言語性検査か、動作性検査のいずれかに属する。各尺度の評価点は〇～一九の段階があり、一〇点が平均を示すとされる。被告人の成績を次に示す。

言語性検査		動作性検査	
一般的知識	九点	符号問題	一二点
一般的理解	一二点	絵画完成	一一点
算数問題	一四点	積木問題	一三点
類似問題	一一点	絵画配列	八点
数唱問題	一三点	組合せ問題	一三点
単語問題	一一点		
合計	七〇点	合計	五七点

全検査評価点総計　一二七点

この結果、言語性知能指数（ＩＱ）一〇五、動作性ＩＱ一〇一、全検査ＩＱ一〇四であり、平均的知能を示した。福島鑑定では、言語性ＩＱ七六、動作性ＩＱ一〇二、全検査ＩＱ八七である。動作性ＩＱは不変であるが、言語性ＩＱが今回著しく向上している。特に、一般的理解と単語問題の向上がみられ、道徳的、倫理的判断の改善、言語化、概念化の回復を示しているように思われる。福島鑑定においては、当時現実事態の判断力の悪さ、言語化できない程の混乱した精神状態が存在していたのか、あるいは検査に対し不熱心であったのかと推測される。本鑑定における所見が、被告人の本来の知能水準を示していると考えられる。

㈡　脳研式標準知能検査

本検査では、問題一が二〇点、問題二が一七点、問題三が一一点、問題四が一三点、問題五が一八点で、合計七九点（一〇〇点満点）であった。一般青年男子の平均が五七・五点であるから、知能障害は否定される。被告人のビネー知能年齢は一四歳三カ月に相当し、ＩＱ九五と推定され、ＷＡＩＳの所見とほぼ適合し、平均域の知能であることが示される。細かくみると、問題一のような単純計算では満点をとるが、問題三の得点の悪さは批判力に弱さがあることを示唆する。

(三)　心情質問診法

質問紙法による性格検査である。内閉性、爆発性及び自己顕示性が特に高いという結果を示した。すなわち、被告人は他人と打ちとけ合おうとせず、孤独、他人に無関心、非協調的であり、また、怒りの感情が短絡的に激しく発散する。さらに、実際以上に自分を表現する感情が強く、人の言葉に耳をかさずひとりよがりだったり、独断的でうぬぼれ、負け惜しみの強い性格であると考えられる。

(四)　精研式パースナリティー・インベントリー

質問紙法の性格検査で性格類型をみることができる。結果は、粘着、几帳面、興奮性、易怒性、執拗、熱中性を示すてんかん性格と、我儘、虚栄、好き嫌い、自己中心性を示すヒステリー性格であった。

(五)　モーズレイ性格検査（ＭＰＩ）

これも質問紙法であり、結果はE_0N^-、L_0で、外向性は中等度で、神経症的傾向は少ない。このタイプは、関心を持つテーマの幅が狭く、対人接触が少なく自己中心的で、反省の少ない傾向を示すことがある。

(六)　文章完成テスト（ＳＣＴ）

刺激語を与えて、未完成の文章を完成させる投影法の性格検査である。福島鑑定では四分の一しか答えていなかったが、今回は六〇の文章全部を完成した。特徴的なのは、「(私が知りたいことは) 誰が私に対して迫害を続けているかという事です」、「(人々) は私を迫害するその人間の指図により私に対しいつも陰口をいう」、「(もし私が) 電波の迫害にあっていなければどれ程気が楽だろう」など、迫害に関する記述が一〇もあることである。その中に、「(家の人は) 私を計画的に迫害するその者に指示されグルになりながらまるでそうでないふりをする」と述べ、家族に対しても被害的になっていることを示す。このように病的体験に支配されていることを述べている。その他、「(私のできないことは) 物事に対して意志を働かせたその時引く事のできない性格です」、「(私がひそかに) 思っている事は自分が世の中で重要な人物になろうという事です」などと述べているように、爆発傾向、自己顕示傾向もみられる。

(七)　P—Fスタディ

絵画欲求不満テストとも呼ばれるもので、二四の欲求不満場面に対して、どのように反応するかをみる投影法である。結果は、標準評点 (GCR) 三九% (男性の平均五八%) で、世間並に適応することができないことを示す。やや外罰傾向が高く、無罰傾向が低い。すなわち、抑圧が弱く、投影傾向のあることを示す。自己反省することよりも、攻撃にでて自己主張をし、自分を守る性格が示された。

(八)　ロールシャッハ・テスト

一〇枚のインク・ブロットを見せ、それがどのようにみえるか自由に述べさせる投影法の性格検査である。被告人の結果は次の通りである。

総反応数	R	二九	人間運動反応	M	六
反応拒否	Rej	〇	動物運動反応	FM	四・五

総反応時間	TT	八分一八秒	無生物運動反応	m	一
平均反応時間	RT	五〇秒	形態反応	F	一六（五五％）
初発反応時間	R_1T	八秒	材質形態反応	cF	〇・五
全体反応	W	七（二四％）	形態無彩色反応	FC′	一
普通部分反応	D	二一	彩色形態反応	CF	一
特殊部分反応	Dd	一	人間反応	H	九（三一％）
平凡反応	P	三・五	動物反応	A	九（三一％）
良形態反応率	ΣF＋%	五四％	解剖反応	At	三
体験型	M：Σc	六：一	修正	BRS	マイナス八

反応数は二九（福島鑑定では三四）で、少なくない。人間運動反応が多く、色彩反応が少ない内向型体験を示し、関心が内に向いている。人間運動反応は福島鑑定では一二と異常に多く、今回でも半減しているが平均より多いことは、観念活動が今なお活発であることを意味する。運動反応が多く色彩反応が少ないことは、外界の刺激を取り入れることより主観が優先し、思考や感情が投影される傾向を示す。この傾向は福島鑑定時には一層顕著であったであろうと推察される。形態を適確にみる能力、即ち良形態反応率は平均よりやや低く、平凡反応も平均より少ない。これは福島鑑定の結果とほとんど変わりがなく、依然として主観が優先され、現実吟味力の回復が十分でないことを示すものであろう。反応内容をみると、福島鑑定と同様に異常言語反応は少ない。しかし、「ネコのような人間のような」（Ⅱ図版）、「えたいの知れないもの」（Ⅲ、Ⅷ図版）、「人間みたいな怪物みたいな」（Ⅳ図版）などの曖昧な知覚が少なくなく、抑圧が不安定で、自我に親和しない漠然とした不気味感が内在していることが示唆される。異常言語反応の少ないことは、人格水準や自我境界の崩壊の少ないことを意味しよう。

さらに、反応内容には直接的に被害感情は表現されていない。しかし、福島鑑定と同様に対人知覚、顔の知覚が多いことは、被害的になりやすいパラノイド的傾向を有するとみられる。また、「人体の骨盤」、「人体の両肺」（Ⅲ図版）、「人体の骨格」（Ⅹ図版）と解剖反応がみられる。このことは、漠然とした不安が投影という防衛だけでなく身体化され、身体的表現をとると考えられる。一方、唯一の材質形態反応は、「ガラスの置き物」（Ⅸ図版）であり、その他「石燈籠」（Ⅰ図版）、「鉄棒」（Ⅵ図版）、「岩」（Ⅷ図版）と、いずれも硬い材質が知覚され、毛皮のような柔らかい材質を知覚できない。つまり、運動反応に比べて色彩反応が非常に少ないことと合せて考えると、情緒の硬直化が窺われ、対人交流や共感性が極めて乏しいとみられ、対象関係の悪さが考えられる。とりわけ、最も嫌いな図版と父親イメージの図版が共にⅧ図版であることから、父親との関係が悪いとみられる。精神分析的にいえば、父親を理想化し、とり入れ、同一化できていないことであり、潜在的な同性愛者であるといえよう。

以上のロールシャッハ検査の結果から診断上参考となし得る点を考察する。被告人が迫害を強く訴える割には、逸脱した異常言語反応は少なく、人格水準や自我境界の崩れが目立たない。このことは、心理検査の上では精神分裂病とは診断できないことを意味する。しかし、同性愛不安を含むであろう漠然とした不気味感、被害的にさせるパラノイド的傾向が潜在する。これに対する防衛としては、精神病者に多くみられる投影の機制が認められる。さらに身体化し、身体と結びついた訴えが前景にでるであろう。これらのことから、誘発的ストレス状況のもとで精神病状態が発症する可能性もある。なお、福島鑑定では人間運動反応が一二と異常に多く（健康者では多くてせいぜい五まで）、それが六にまで減少していることが今回の一つの大きな変化である。人間運動反応は元来これ程の大きな変化をしないものであるだけに、福島鑑定の際と本鑑定時とでは、被告人の状態像ないし心理的構えが、やや変わっていることを推定させる。

(九)　絵画統覚検査（ＴＡＴ）

本検査は、二〇枚のマレー図版を見せて、物語を想像させる投影法の性格検査である。全体的に奇異な内容はないが、後半では「わからない」と言って表現が乏しい。成就のテーマでは目標が達成され、肯定的結末が多い（1、2、4、7ＢＭ）。つまり、成就欲求の強さが窺われる。また、人間関係でも特徴がある。まず、3ＢＭで女性として認知され、18ＢＭで男女の混乱がみられることから、潜在的な同性愛傾向が窺われる。したがって、7ＢＭや12Ｍの男性同士の関係では従順な関係が述べられる。一方、10や13ＭＦの異性関係では破綻する結末である。8ＢＭのような図版では攻撃性が抑圧されるのに対し、13ＭＦの異性間の性のテーマの図版では、女性に対して他虐的であり、しかもこの13ＭＦを最も好きな図版と選ぶ。このことは女性に同一化し、サディズムを受け入れる態度を示すものであろう。また、3ＢＭや12Ｍで身体の病気、精神的負担が語られ、身体的不安をもちやすいことが窺われる。

以上の心理検査を要約すると、次の通りである。

一、知能は平均域にある。ＷＡＩＳの知能検査の結果は福島鑑定時より向上している。

二、質問紙法の性格検査では、被告人の性格は、内閉性、爆発性、自己顕示性、の傾向を示す。

三、投影法では、質問紙法で得られた性格傾向が裏付けられたと同時に潜在的同性愛、パラノイド的傾向、心気症傾向をも示された。

四、心理検査の所見からは精神分裂病の診断を積極的に支持することはできない。

（付記）福島鑑定には、これまで学校あるいは矯正施設で行われた知能検査および性格検査の結果が示されているので付記しておく。

〔知能検査〕

(1)	昭和三六年三月（　九歳）	田中B式	IQ　七八
(2)	昭和三六年六月（　九歳）	田中B式	IQ　一〇五
(3)	昭和三九年六月（一二歳）	田中B式	偏差値　五二
(4)	昭和四一年五月（一四歳）	田中B式	偏差値　五八
(5)	昭和四八年一月（二〇歳）		IQ　九七
(6)	昭和五一年九月（二四歳）	新田中BⅡ	IQ　九三
(7)	昭和五四年一月（二六歳）	新田中BⅠ	IQ　一〇一
(8)	昭和五五年十月（二八歳）	新田中BⅡ	IQ　九三

〔性格検査〕

川越少年刑務所入所時（昭和四八年一月頃）SCTでは「父母への愛着強く、神経質でうちとけにくい」「負けん気強い、見栄っぱり」、MJ式人格目録では、偏りはないが、自我防衛スコアが高く、自己顕示、過活動のスケールが高く、自信欠如、軽躁、従属、偏狭のスケールは低い。

昭和五四年一月頃、府中刑務所の心理技官の診断は、「精神病質の疑―自己中心性、爆発性」である。「性格的に偏り大きい。著しく自分勝手で、思い通りにならなかったり、圧力を掛けられたりするとすぐ反発し、攻撃的になる。他と協調してやってゆこうという構えは全くみられない。態度も横柄。不良」と記載されており、「顕示性大、自己統制不良。気分易変もはげしい」と要約されている。

四　犯行時の精神状態

(a)　本件犯行に至るまでの経過

被告人は、昭和五六年四月二一日、府中刑務所を出所した。出所時は、自分の所持金と報奨金で八四一五円を持っていた。直ぐに電車で新宿へ出て、それからスポーツ新聞の広告で探した寿司屋へ次々と電話をかけ、一部は面接にゆき、また、一部は就職している。しかし、どの店でも電波やコソコソ言う陰口などに悩まされ、被告人の言動が客商売に向かないということから、極く短期間で馘にされている。被告人の供述は次の通りである。

『四月二一日、新宿東口の寿司屋へ行って面接したが断られた。そこから渋谷へ出て、二五〇〇円で柳刃包丁を購入した。昼食をとったあと、渋谷駅のガード下の公衆電話から兄の勤務先へ電話をかけ、兄に対して、親、兄弟までぐるになっていて、電波で迫害する理由を問いただした。その時、兄もぐるになっているのを認めたような口振りだった。通行人を何人か刺し殺して人生を終らせようと思っていると兄に言った。人を刺して刑務所へ入り、舌を咬んで死んでやるとも言って電話を切った。コソコソ言われるから強盗もできない。人を殺すより仕方がないと思った。新宿へ行って断られたら人生を終らせようと真剣な気持ちだった。新宿東口へ戻り、就職のための電話をしようかどうしようかと一時間ぐらい悩んだ。もし断られたら、人殺しをしなければならないからと躊躇した。三時半過ぎ、金もないし、決心して寿司屋へ電話をしたら、そこのマスターがいなかった。昼食のときビール一本と酒一合を飲んだので残りはもう二千円しかなかった。そこで府中刑務所にいるとき、兄から三万円郵送するから出所日を知らせろという手紙が来ていたことを思い出し、もう一度兄の所へ電話をかけた。「さっきは俺も言い過ぎた」と詫び、借金を頼んだ。銚子駅にその日の午後八時頃に着き、兄に会って三万八千円を借りて、一二時過ぎに新宿へ戻った。食事をとって、生ビール大一本を飲んで百人町の簡易旅館へ泊った。四月二二日、三軒の寿司屋を廻ったが就職できなかった。四月二三日、また三軒廻って、うまくゆかなかった。四月二四日、浜松町の寿司店に就職が決まり、翌二五日より出勤した。住込みで月一五万円。しかし、五月一四日には同店を馘にされた。そこであとの面接の時のことを思い、ウールのジャンパー、Tシャツ、ズボン（犯行時着ていたもの）を一万五〜六千円で買った。五月一五日、新宿区歌舞伎町の寿司店へ面接にゆき、一六日から就職したが、一八日午前中に馘にされた。そこで父に電話をし、「死ぬかも知れない」と言ったが、「来るな」と言われた。五月一九日、錦糸町の寿司店で面接し、二〇日より就業したが、二二日には馘にされた。五月二五日、圧力のこと、親、兄弟がぐるになっていることなどを書面にしたため、それを持って銚子の兄の会社へゆき、兄に直接手渡した。突然行ったのに、兄は被告人が来ることを知っている様な顔付きをした。その時も、やはりおかしいと思った。五月二七日江東区大島の寿司店へ行き面接し、翌二八日より就業し、朝から働いたが、その日の夜には辞めてくれと言われ二万円貰った。その金で大衆酒場へ入り、ビール大二本、酒二本、刺身など三千円ぐらいを飲食した。店の名前が以前に働いたことのある運送店と同じ名前なので計画的に来させられたとも思った。さらに、森下町のスナックで、水割りとビールを飲み、一二時過ぎ、森下町のベッドハウス（一泊六〇〇円）に泊った。五月二九日、浦安の寿司店へ面接に行った。スーパーの中にある店頭販売専門の店で、翌三〇日から就業し、三一日に二万円貰ったが、六月一日には馘になり、さらに一万円貰った。その時マスターも青い顔をしていたから、やはり圧力がかかっていたと思った。一日、二日は森下町のベッドハウスへ泊り、一晩に二、三軒飲み歩いた。六月三日、数軒の店へ電話したが、いずれも断わられた。六月四日、代々木のマンション内の寿司店へ就職が決まり、六月五日より就業したが、八日には態よく辞めさせられた。この間六月七日に新宿で酒に酔ってアベックにぶつかり、迷惑行為として留置されたが即日釈放されたことがある。六月一一日、日本橋の寿司店へ面接にゆき、一二日より就業したが、やはり一三日には馘にされた。これは「ひっつき」のためと考えた被告人は自棄になって、代々木の寿司店のマスターに三千円借金をして、新宿に飲みに行った。六月一五日も借金をしようと同寿司店へ行ったがマスターが留守で、客のNと会い五千円借りた。六月一六日、駅前で求人広告の出ている新聞四部を買い、数軒を選んで職探しをした。赤羽の店へ電話をしたが、既に決まったといわれた。銀座の寿司店へ電話し、午前一〇時四〇分頃店で面接し、明日電話して下さいと言われた。万一を考えて、同一六日、芝の寿司店へ電話して、二時過ぎ頃店で面接したが、マスターの様子でここにも圧力がかかっていると感じ、給与も新聞と違うし、銀座の店の話もあるので、「もういい」と声を荒らげて店を出てしまった。さらに中葛西の寿司店へ電話をし、午後六時半から七時頃に店で面接したが、三日後もう一度電話をして下さいといわれた。そこで前借りを申し込んだところ、今度は「またの機会に」と就職も断られた。そこで森下町へ帰り、夜、二丁目交叉点近くの大衆酒場へ入り、焼酎二杯、焼鳥五本で四五〇円ぐらい使った。焼酎を飲んだのははじめてで、淋しかった。その時知らない客が「軍ぺい」と呼んでタバコを渡してくれた。S寿司時代「軍ちゃん」、「軍ぺい」とよばれていたが、はじめての人がそれを知っているのはおかしい、やはり圧力がかかっているなと思った。七時半過ぎベッドハウスへ帰った。そこでもベッドの上の泊り客がコソコソと、呼吸に合わせて言ってきた。しつっこく言うので辛抱し切れず、大声で「てめえの穴めどに俺のチンポぶち込んじゃうぞ」と怒鳴ったら、相手は静かになった。』

　要するに犯行前日までに、被告人は七軒の寿司屋に次々と勤めたが、短期間で馘首されている。勤務先の人の話を総合すると、被告人は態度が横柄かつ言動が粗野で、やくざっぽく、客商売向きでないと感じられ、また、本人の述べる経験年数に較べて職人としての技術も拙劣であったという。一方、被告人の方では、勤務先の人達の態度に不自然なものを感じ、彼らが圧力によって動かされて自分をやめさせるように仕向けたのだと述べている。しかし、この間、第三者には、被告人が妄想や幻覚を有しているような言動を示していないようである。ただ、辞めさせられる時は、あとで考えると思い当るような言葉を吐いたことはあった。歌舞伎町の寿司店で「俺を何だか知らねえわけじゃあるめえ。殺すのどうの……」と言ったという公判での同店専務の証言がある。また浜松町の寿司店主人の公判での供述では、四月二五日より五月一四日までの約二〇日間に三回遅刻したので辞めさせたという。夜間ずっと覚醒していたり、眠れないことがあったことには気付かれていない。また、大島の寿司店員の公判での証言では、同店に勤務中（五月二八日）昼食時に被告人が顔面蒼白になり、脂汗を流していて暫くして回復したことがあるという。「覚醒剤を打っているんじゃないか」と被告人に聞いたところ、即座に否定し、ゆうべ酒をのみすぎたと答えたという。もっとも、K巡査部長作成の被告人の金銭費消状況報告では、前日の二七日には飲酒のため金銭を費消したという事実は認められていない。

被告人が最後に稼働していたのは六月一三日までで、それ以後は就職のための面接をうけたがいずれも成功せず、犯行当日の朝は所持金一九五円で当夜泊るあてもないというかなり切迫した心理状況にあった。

(b) 犯行当日の精神的状況

昭和五六年六月一七日、被告人の本件犯行時の精神状態についての問診をまず左記に示す。

〈当日は何時頃起きたのか〉

私は時計持っていないから、一度起きて入口の時計見にいったら、七時ちょっと前だったので、それで、まだ早い、一一時半頃電話かけようともう一度横になりました。電話だけでその日はすむし、もう金銭もそん時は六百円のへやちんとあと八百円弱しかなかったし、もう銀座の寿司店に本当に私の人生賭けていました。それで一度また横になりまして、それで私はひげあたったんです。

〈洗面用具は持っていたのか〉

四月二一日に刑務所から持ち出しましたし、洗面用具は購入しました。

小さいかばんを持っていました。

〈銀座の寿司店に電話掛けることを第一に考えていたのか〉

もうそれしかないと。私もう、そこを断わられたらもう私は社会じゃ生きていけないと。これだけもういじめられてきてそれに、一般に私の親兄弟、刑務所とか、そういうように社会に隔絶されたところのものたちまでも、同じようにグルになって計画的に私に圧力かけてきたりするし、社会じゃ私は生きてゆけないと思った。どういう仕事しても、私に対して同じ圧力がかかってきますから。だから私は手に職のあるすし職で働こうと思った。

〈それでもどこでも妨害されるんだね〉

一七日は呆然とした状態でしたね。

〈追いつめられても父親のところに行く気はなかったか〉

父親に一度電話しました。錦糸町の寿司店に行く前に。もうせっぱつまって、どこに行っても邪魔されて馘にされてしまうし、もう職場が決らなかったら私は死ぬからと強い口調でいったんですね。そしたら、父親の方から、死ぬとも生きるとも好きにしろって言ってきたんです。そういう状態でしたから……。

〈それは電波か、本当に電話でいわれたか〉

電話です。もちろん電波はしじゅうきていますから。

〈電波に関係している家族は誰か〉

おやじと母親、あにき。

〈母親が死んでからはどうか〉

五月一七日に母親が死んでからはありません。

〈その他には〉

あによめ、弟。親兄弟。

〈他の親せきは〉

やっぱりぐるになっている。

〈伯母さんや、嫁に行った姉さんは〉

親戚のものは関係している。親類全体と職場でも。一般人も。

私の行くところ行くところで圧力かかっています。

〈もう一度きくが、親兄弟だけでなく、甥や姪までも関係しているのか〉

やっぱりグルになっているようだ。どこか不自然なところがあります。

〈事件のあった日も「ひっつき」はあったのか〉

だから、ひにちなど関係ないんです。ずーっと、夜、朝、だから食事していても洗面する時も、夜ねてる時も、翌日、あたし何回も目がさめますが、夢も見させられてしまうんですね。夢に関連したことで、電波やテープでいじめてくるんですね。朝意識がさめた時はもう電波やテープが流れているんですね。うとうとしている時もきこえてくるんですね。いつもひっついている。いろいろないじめ方があるんです。

〈事件の日はもう最後と思ったのか〉

そうです。

〈銀座の寿司屋に本当に採用されると思ったのか〉

私は採用される線の方が大きいと思った。

〈翌朝、金を払ってベッドハウスを出たのはいつ頃か〉

一一時一五分頃ですね。

〈そのあとどうしたか〉

早目に銀座の店に電話かけた。

〈返事はどうだったか〉

私はベッドハウスを出まして、呆然自失とした状態で電話ボックス探していました。その時電波がきこえてたような、きこえていないような、はっきり記憶にないんです。電話ボックス探して、何としてでも採用の返事をもらわなくちゃと自分でそう思いつめていました。思いつめた状態で私はベッドハウス出たんです。

そこで、オリオンパンですか、歩道上にある公衆電話ボックスを私は視覚で確認したんです。それで私、尋常な状態じゃなくて、もうはりつめた覚悟した気持ちでダイヤル廻したんです。

〈それで返事は駄目だったのか〉

そしたら、むこうの答えは、またこの次の機会にお願いしますという丁重な答えだったんですが、ニベもなく断わられました。そこで、私は銀座の寿司店に圧力掛かったという点が私が記憶にありますから、そして、同じような方法で私は何年もいじめられてきていますから。それで、その時点でガクンと絶望しまして、将来に自分の生きるのぞみなくしまして、それで電話切りまして、それで、そん時はもう絶望しちゃって、よーしという声を私は出しました。電話の受話機切って、その瞬間に私右側見てるんですけどね。そしたら、被害者のN親子が、丁度、森下町の交差点を上がってこっちに歩いてくるところだったんです。一〇〇メートル以上さきですけどね。

〈当日朝食はたべてなかったのか〉

もう金銭がなかった。電車賃も足りないくらいでした。六百円のヤド料払うと、百八十五円でしょう。電話代に十円払ったら、百七十五円しかなかった。

もう思いつめた状態だった。もう断わられたので思いつめすぎちゃった。覚悟した気持ちではりつめて電話して断わられちゃったでしょう。それでまあ、ああいう犯行になっちゃったんです。

〈それで、追いつめられて自殺などは考えなかったか。関係ない人を殺すということは普通は考えないと思うが〉

私の考えが、あの時気が狂ってしまったとしか言い様がないんです。罪もない女性や幼児を殺害してしまって……。

どういう人間が私を迫害を加えているか、私はまったく分からなかったもんですから、絶望してしまったんです。

〈それで……〉

私に対してしょっちゅう、「お前に家族は持たせない」とか、「結婚なんかさせない」とか、「女なんか抱かせない」とかねちこく私に指示的にいじめてくるんです。そういうことをしょっちゅういわれて、それに親兄弟がグルになっていまして、それで、どんなような仕事してもそういう圧力がかかってくるし、それに私に対してコソコソ言ってくる人間はその強大な圧力かけてくるその人間が結局圧力かけてくるから言っているんで、私にはとてもじゃないけどふだんは言えないわけです。だから私は、どうしてもその圧力掛けている人間をまともに相手に出来ないんです。それと、その人間と殺し合いしたとすると、私に圧力掛けている人間に思うように足ひっぱられて、刑務所に送りこまれる状態になりますね。いつでもいつでもそういう気持ちがあたしはあります。そこそ言われると、私はまともに相手にしませんから、店にいっても殴りもしないで辛抱していたんです。ただ、店でクビにならなければ何とかやって行けると。この人間達は皆圧力によって私にむかって言っているんだから、まともに相手にしちゃいけないと。何もはっきり言ってくるわけじゃないし、きこえるかきこえない位コソコソ言ってくる。それで毎月平均した給料を得ていれば日常の生活は送っていける。ちゃんとした家庭も持てる自信もありましたから。それで、私の方から喧嘩に持っていきませんでした。それに、親兄弟も関係していますから、まさか私から職場まで奪おうとは思わなかった。それで、電話で断わられまして、今いったように「家庭なんか持たせない」とテープで徹底的に言ってきますし、心理的にいじめて来ますし、それで、もう通行人殺害しちゃおうと、ヤケな気持ちが時々私の脳裏に浮んでくるわけです。

〈以前にもそういう気持ちになったことはあるか〉

ええ、何度もあります。だけど、私は職場さえあれば、辛抱してゆけると。まさか親兄弟まで職場を、それ以前からずっと計画的にグルになって、陰口や演技を行っていると。そして社会の一般人、通行人、電車の乗客、職場の人間、刑務所の人間、看守、懲役、出てきたらまた電車の人間とか通行人、どこに行ってもコソコソする。

〈貴方に接する人全部か〉

いや全部じゃない。接する人の何人かに圧力が掛かってコソコソ言ってくる。

それで周りは喧騒がはげしいでしょう。だから余計いじめられているように感ずる。

〈電話ボックス出たところで人が見えたので殺害しようと思ったのか〉

そういう気には何度もなった。通行人を殺害しちまおうと。

〈何故そう気持ちになるのか。関係している親兄弟を殺すのではなく、関係ない人を殺すのは？〉

その被害者も失礼だけど圧力掛ければだれでもコソコソ言いますよ。

〈コソコソ言っていた証拠があったのか〉

証拠はありませんが、圧力はみんな強大なものですから。

〈周囲の人には全部圧力がかかるのか〉

被害者には圧力はかかっていません。

だから、ずっと以前から五年以上もいじめられていますから、一秒も休みなくいじめられているし、まわりの現実の社会的なあれでも一般人とかに圧力が掛かってコソコソ言ってきますから、関連したことを。それで、私は人を殺害することに何とも罪悪感を感じなくなってしまっていたんです。自分で言うのもおかしいけど、悪いとも何とも思わない、ずっと以前から。それで結局、ああいう被害者が出ちゃったんです。

〈今まで抑えていたのが出てきたのは？〉

それは結局、職場が前には確保できていたから。まともな給金もらえれば、ちゃんとやってゆける自信がありましたから。職場ではやらなかった。たとえ計画的に解雇されてもまさか職場までうばうことはないだろうと。そういう気持ちでいましたから、私頑張っていたわけです。

〈何故その親子をやったのか〉

親子をやりたいわけではない。

〈誰でもよかったのか〉

誰でもよいわけではない。通行人。私は断られた時点で錯乱状態といいますか、絶望しまして、無感動のうちにブスブス家族を刺してしまったんです。あと、男ですか、ああいうものが歩いて来た時も刺していますから、刺しちゃったと思います。

〈被害者に何か落度があったのではないのか〉

私は無感動で包丁で刺してしまったんです。

〈今考えてみて、小さい子どもを刺したのは可哀そうだと思うか〉

私が逮捕されてからも同じように一秒も休みなく、ひにちに関係なく朝晩いじめぬかれていますし、大学ノート一冊以上分ありますね。一冊、一日に私のいじめられている方法をこう同じ文字で書きますと一日分だけで、一冊には書ききれません。（中略。幻聴のはげしさをくり返し強調）

〈親子を刺した時に、「刺し殺せ」という声が直接きこえたことはなかったか〉

いや、ありません。でも何年もの間には何度もあった。

〈その時はどうか〉

電話断わられてから、テープは流れてきました。

〈その内容は〉

「殺せ」とか「刺せ」とかは言ってません。

〈命令的な声は〉

命令的な声はきこえてきませんでした。

テープは流れてきましたが。

前には「通行人を刺し殺せ」というテープが流れてきたことは何回もあります。

〈その後の犯行の様子はおぼえているか〉

およそのことは覚えています。

だけど、主婦Mさんの時は瞬間的には覚えていません。どうして彼女が逃げ出したのかよく分りません。

(以下略)

以上の問診で分かるように、犯行当日は、空腹の状態ではあったが、銀座の寿司店への採用を正式に断わられたという事実以外は、犯行の直接のきっかけとなる心因は見当らないので、思いがけない心因によって、激情、興奮のもとで犯行を行ったとは思えない。ただ、犯行以前には幻覚、妄想状態がつづき、被告人としては、「未知の圧力」によって職業にもつけず、所持金もわずかになり食事代や宿泊代のあてもなく、故郷の家族にもたよれないといった、かなり追いつめられた精神状態にあったことは事実であろう。

犯行の動機や目的について、被告人は鑑定人に次のように述べている。

『私があんなことをしたのは、私を電波で迫害している強大なものと闘ったわけです。闘って、そういう喪失状態にされちゃったんです。死者が出まして、長年の間そういうふうに私の人生を駄目にしようとして、店も解雇して、何年も死ぬより辛い思いさせてきて、それには私の肉親も関係していて、一般に刑務所行っても、電車の中の客でも私にこそこそ言ってくる。その人間達と私を計画的に解雇したそのものたちにも、私があのような大事件を起こしちゃったそれに対して責任をとらせたいと思ったんです。もちろん私も責任とりますが。そういう気持ちで人質とったんです。寿司屋とか水産屋とかは圧力かけてくる人間にいわれてる。一般には探しようがありませんから。私が働いているところの人間は名前も顔も一応知ってるわけですから、その人間を事件現場までよびよせまして、その要求を出しまして、圧力かけてくる人間は誰なのかと、その人間たちに自白させて、その人間達をも強大な一番頂点にいる人間を呼び出して、私があういう事件を起こしたのも、一般の人間、職場の人間、私の親兄弟、頂点にいる圧力かけてくる人間にも、お前にも責任があるんだ、そういう意味でやったんです。』

被告人の供述は要領を得ない点もあるが、自分を苦しめる黒幕をあばき出すには、何人かを殺傷して、事件をテレビなどで報道させ、自分が捕まる前に人質を取ってたてこもり、自分を馘にしたり、採用しなかった当事者（寿司屋、水産業者等）を呼びつけて、本当のことを白状させたかったためであるという。

当日の犯行の経過については、細部を除いてはほぼ起訴状の通りと被告人も認めている。始めに、幼児H、幼児T、母R子の三人を刺し、ついで、歩行中のM子、S子、C子をも所携の柳刃包丁で殺傷し、その後通行中の主婦Mを捉えて中華料理店「萬来」に立てこもり、六時五四分頃、警官により逮捕されたものである。

被告人は犯行の様子をよく覚えているので犯行時、意識は清明であったと思われる。主婦Mを監禁後、人質に寿司屋や水産屋をつれて来いという手紙を代筆させて包囲している警官に渡し、ジュースや食物を要求して差し入れさせた時も、人質に毒見をさせたり、肉類はとりのけたりし、また、狙撃されぬよう自分の居場所を変えたりし、周囲に対する状況判断や注意力は十分あったようである。被告人はこの間、差し入れられた荒砥で包丁を磨ぎ直し、人質に三七カ所の切傷を与え、また、テレビの事件報道を視聴していたが、隙を見て人質が脱出した後、警官によって逮捕されている。

逮捕後の被告人の状態については、被告人自身は多くを語らないが、ひどい精神運動興奮状態や、嗜眠・脱力状態などはなかったようである。耳にテープの声は聞こえていたというが、翌六月一八日には深川警察署で犯行に関する供述を行っている。

五　診断と考察

(a)　精神医学的診断についての前おき

本被告人の診断に立ち入る前に、医学の診断にあたって、どのような情報源を基にして診断をすすめていくかを一般論として述べる。

医学的診断にあたっては、①患者の主観的な訴え、②患者の客観的行動の観察の結果、③患者の身体に関して、物理化学的手段でとらえられた検査所見の三つを基礎とする。

①の患者の主観的訴えとは「頭が痛い」とか「体がだるい」といった、患者本人でなければ分からない訴えであって、これに相応する客観的な所見はあることもないこともあり、客観的所見を随伴しない時には、患者が言語を用いて診察者に正しく表現してくれなければ、第三者には認知できないものである。本被告人の症状でいえば「テープで聞える」「電波がかかってくる」といった訴えがこれに相当する。

②の客観的行動の観察とは、医師をも含めた第三者が、患者の態度や行動を観察して認識し得る所見である。表情や素振りといった微視的で観察者の主観の介入しやすいものから、誰でも分かる社会の中での行動の異常まで、いろいろのレベルのものがある。「頭が痛い」と訴える人が、頭を抱えてうずくまり、当然行うべき仕事ができないという所見があれば、訴えがより確からしくなり、診断の確実性は増す。精神疾患の診断の際には、家庭、職場などでの本人の言動の観察所見が重要である。

③の臨床検査所見は、聴診、触診といった古典的な診察法によるものから、尿や血液の検査、X線検査、心電図、脳波、内視鏡、病理組織検査その他多種の物理化学的方法によるものまであり、身体医学の領域では、最終的には診断のキメ手として多くは信頼されるものである。精神疾患の診断にあたっても、臨床検査所見は重要である。ただし、臨床検査の所見もすべてが絶対的なものではなく、信頼性の高いものも低いものもあり、さまざまな誤りが入りこむこともあることは考慮しておかねばならない。

被告人の診断にあたって、鑑定人がもっとも苦慮した点は、被告人の主観的体験に関する陳述、被告人の言動についての第三者の観察所見、物理化学的検査の結果との間にいくつかの矛盾があったことである。それぞれの情報の信頼性をいちいち吟味した上で、一定の条件を仮定しつつ、考察してゆく作業が必要であった。

(b) 被告人の知能と性格

被告人の知能はほぼ正常で平均域にある。生活史を通覧して特徴的なことは、青年期以後、一つの職業に定着できず頻々と転職し、やくざや暴力団に憧れて交際して文身を施し、二〇歳頃よりは、暴行、恐喝、傷害、脅迫等の粗暴犯罪、覚醒剤使用、無免許運転等の社会的規範に違反する行為を反復していることである。これは、人生の比較的早い時期より現れている被告人の行動のパターンであって、反社会的人格障害、あるいは異常性格と診断される。性格の形成には遺伝により決定される素因が大きい役割を果すが、その他に、幼少時の生育環境、脳障害などの多元的要因が累加されると考えられている。シュナイダーは、性格異常のために自ら悩むか、社会を悩ませるものを「精神病質」と定義し、特徴的な一〇の類型を提唱したが、被告人の場合、シュナイダーの類型分類をあてはめれば、爆発性、情性欠如性、意志欠如性、自己顕示性、自信欠如性（敏感性）などの複合類型である。

爆発性とは、些細なことに対しすぐ激昂し、暴行などに及ぶ性格で、飲酒によりさらにこの性格特徴が目立つことが多い。被告人に見られる飲酒時の頻回の暴力犯罪や服役中の多数の反則等はその現れであろう。情性欠如性とは、他人に対する思いやり、同情、羞恥心、後悔などの気持ちの乏しい性格で、これは被告人の数多い反社会的行動の反復に示されている。意志欠如性とは、意志の決定性と持続性に欠ける性格で、あきやすく、長つづきせず、他者の影響をうけやすい行動特徴を示す。被告人の場合、頻繁に転職していること、職業の種類も寿司職人、運転手、土工、漁業等一定していないことなどがその現れであろう。自己顕示性とは、自分を実際以上にみせかけようとする欲求を特徴とし、若年時の文身などがその一つの表現と思われる。自信欠如性とは、内的な不全感を特徴とし、さらに、敏感性格と強迫性格の二亜型に分けられる。被告人は敏感性格に属する。周囲のちょっとしたことにも敏感に反応し、しかも自負心や名誉心はつよい（自己顕示性）ので容易にきずつきやすい。

被告人の生活歴をみると、自己の評価と他人の評価とのずれ（例えば寿司調理の技術等について）がよくみられるが、このような場合には他人の態度を邪推・曲解して、被害妄想様観念を生じやすい。

これらの類型は、必らずしも被告人の性格特徴のすべてを包含しているわけではないが、特徴ある行動の多くを説明し得るものである。父や兄弟にも類似の性格特徴が一部認められるように思われること、幼少時の生育環境が倫理感情の正常な発達を期待し得るものではなかったらしいこと、これらの行動特徴は少なくとも十代後半から持続して今日に至っていること、幼時に軽度の全般的脳障害の存在した可能性のあること（未熟児出産、幼時の発達障害、小・中学校時代の注意集中困難や多動傾向などの脳微細損傷症候群を疑わせる症状など）が、被告人の異常性格の形成に関連していると考えられる。

(c)　被告人の精神病様異常体験

前項に述べた如く、被告人は若年時から著明な性格の異常を示しているが、この他に、犯行前から現在に至るまで幻覚・妄想を主とする異常な体験があると訴えている。幻覚は幻聴が主であって「耳元で男のテープの声が流れる」と訴える。また、「顔のあたりにピリピリ来る」という異常身体幻覚もあったようである。この幻覚は、被告人によれば水戸少年刑務所服役中に始まり、以後犯行時から鑑定時点まで持続しているものであるという。

妄想は、この幻聴体験に密接に関連しており、被害妄想、迫害妄想を主とする。すなわち、法務省の高級役人が黒幕となって、被告人の接する人達（親兄弟、勤め先の上司や同僚、行きずりの人など）に圧力をかけて馘にしたり、悪口を言わせたりし、また、心理学者を使って電波やテープを用いて徹底的にいじめ抜くという一つの「妄想体系」が作り上げられている。この考えは、周囲の反論や説得により訂正不可能で、被告人は異常に強く確信しており、病気かもしれないという反省（病識）はまったくないようである。

被告人の示すこのような幻覚・妄想がいつ頃から始まったかは診断の上で重要な点である。鑑定時には被告人は、「ひっつき」は水戸少年刑務所服役中以来連続して存在していたように述べているが、逮捕後の被告人の供述を調書により検討してみると、六月二六日の供述調書で「銚子の水産屋で働いていた頃、親兄弟が役人に圧力をかけられてひっついた」、六月二九日「しじみ取りしていた頃ひっつかれ始めた」、七月九日「ひっつきが始まったのは水戸刑務所のころ」、「テープは五二年の夏頃」などと述べていて必ずしも一貫していない。

第三者の記録をみると、被告人が始めて妄想的になったのは川越少年刑務所受刑中であったという（「福島鑑定」による）。また、家族は、水戸少年刑務所服役後、被告人の性格が一変したと述べている。被告人の「電波がかかってくる」体験を兄が初めて聞いたのは、府中刑務所第一回出所時であり、親兄弟に対して「ひっつき」をはっきり非難して述べたのは府中刑務所第二回出所以後である。幻聴が持続的となり、「ケツを掘らせろ」といった男色的要素を帯びるのは府中刑務所第一回入所後である。

鑑定人の臨床的経験から考えると、精神病の際にみられる病的異常体験のうち、各種の妄想は、これを第三者に気付かれることなく長期間にわたり保持することがしばしば可能であるが、幻聴、幻視、身体幻覚などの幻覚が存在する時には、患者はふつう第三者にそれを訴えるか、それに対抗する手段を講じようとして他人に奇異な行動として気付かれ、他者にかくしおおせておくことは困難なものである。妄想は観念的事象であるが幻覚はより身体的な感覚で、感ずる当人にはかなり苦痛なものであるからであろう。したがって、被告人の幻聴様体験が昭和五一年頃から始まっていたのに、第三者にほとんど気付かれることなく、昭和五三年一〇月まで社会生活を送っていたという供述は不自然で、幻聴は昭和五三年秋以後の府中刑務所第一回服役時に始まり、第二回服役時から出所後にかけて強まって来たと考えるのがより妥当ではないかと思われる。

被告人の述べる異常体験のうち、昭和五二年以前のもの（昭和四三年、友人Kの顔が異様にみえた、昭和五一年頃、運輸会社社長の異様な顔、昭和五二年、水戸少年刑務所出所時の母親の奇妙な態度等）は、いわゆる追妄想（追想錯誤）である可能性が大きい。つまり、過去の何でもなかった知覚体験が一定の意味づけを持つものとしてあとになって想起されるという病的症状である。したがって被告人の病的体験の経過は次のように要約できよう。

(1) 川越少年刑務所入所中から関係妄想ないし被害妄想が始まり、出所後も完全には消失せず出没していた。

(2) 府中刑務所第一回服役後の頃から幻聴が始まり、これにむすびついた妄想が徐々に発展し、妄想体系が形成された。

(3) 府中刑務所第一回出所後も、幻聴や妄想は持続していた。

(4) 府中刑務所第二回入所後、拘禁状況でこれらの異常体験はさらに強まり、出所後も持続し、頻回の馘首などの経験により妄想が徐々に強化されて犯行に至った。

(5) 犯行後もこれらの病的体験は持続している。しかし、幻聴についての被告人の供述には現在ではかなりの誇張があるのではないかと考えられる。

(d) 覚醒剤乱用との関連

被告人には、覚醒剤の使用歴がある。供述によれば、被告人は昭和五三年三月頃から一〇月頃までに覚醒剤を二十数回、右腕へ静注し（六〜七パケ）、昭和五四年一一月から五五年初め頃にも五回位静注したという。覚醒剤使用の期間、用量については正確を期し難い。昭和五六年四月以後本件犯行までの覚醒剤の使用は被告人は強く否定しているが、科警研における尿検査で六月一七日〜七月一〇日までの四回、フェニルメチルアミノプロパンが尿中に検出されている。

一般に覚醒剤の一回の使用によって、中枢神経の刺激症状がみられるが、その長期間の使用により、精神分裂病類似の症状がおこるのは周知のことである。この場合、慢性中毒者の多くは不安、恐怖、苦悶感情を示し、幻聴が発呈し、「暴力団に狙われている」などという被害・関係・注察・追跡妄想などが惹起される。精神分裂病患者と異なり、覚醒剤中毒者では対人的疎通性が保たれ、妄想内容が状況反応的であることが特徴とされている。これらの症状は通常は連用を中止すれば一〜二週間以内に消退するが、中には、幻覚妄想状態が覚醒剤の使用中止にもかかわらず持続するものがある。立津ら（立津政順ほか、『覚醒剤中毒』医学書院、昭和三一年）によれば、昭和二二年より三〇年までに都立松沢病院に入院した覚醒剤中毒者一一七名中二年以上にわたり精神病状態を呈しているものが一九例もあった（このうち、幻覚・妄想・自我障害症状が明記されているもの一一例）。最近の佐藤らの報告（佐藤光源ほか「慢性覚醒剤中毒の臨床的研究」精神医学、昭和五七年五月号）でも、入院後一カ月以上経過しても幻覚・妄想の持続するものが、全一〇八名のうち一八%にみとめられている。また、覚醒剤中毒の際の精神病症状は、一旦消失しても、再注射あるいは他の薬物や心理的刺激によって容易に再現することが知られている（フラッシュバック現象）。これは覚醒剤の連用によって、脳内神経伝達物質であるドーパミン作動系の活動が異常に過敏に働くようになり、連用中止後も過敏性が残り、脳に生化学的な後遺症が残るためであろうと考えられている。

被告人の場合、はっきりした幻聴（テープの声）、電波の影響（「想像電波」「ニヤニヤ電波」「メソメソ電波」など、電波が被告人の行動や感情を左右する一種の作為体験）、他人の態度を異常と直感すること（妄想知覚）などが出現したのは、府中刑務所第一回入所後ではないかと推定されるので、これらの症状は覚醒剤使用後に起こった精神病症状であり、それが継続的に持続しているものとして理解できるように思われる。

昭和五六年四月二一日府中刑務所出所後、犯行までの期間の覚醒剤の使用を被告人はつよく否定し、深川署K巡査部長作成の被告人の出所後の金銭費消状況報告書によっても覚醒剤を使用するための金銭の支出は裏づけられていない。府中刑務所入所前に使用した覚醒剤が犯行後検出されること、あるいは服役中に覚醒剤を使用したことは考えられないので、出所後の覚醒剤使用に関しては、被告人の供述が嘘なのか、尿中の覚醒剤検出が偽陽性であったのかのいずれかということになる。

鑑定人の有する医学常識からは、被告人の尿中に逮捕後四回も覚醒剤が検出された事実を誤りとは考えにくい。もし、府中刑務所出所後、犯行までの間に被告人が覚醒剤を使用したとすると、覚醒剤はつよい中枢神経刺激作用、すなわち精神運動興奮作用を有しているので、以前から存在した異常体験を賦活し、異常体験を行動化した可能性がきわめて大きいであろう。

ただし、鑑定人は、覚醒剤の尿中検出の信頼性、検出期間等についての専門的学識を有していないので、この点については裁判化学あるいは法医学の専門家の意見を徴されることを強く希望する。

要するに、精神医学的には、以前から心因性に発呈していた妄想に、昭和五三年頃の覚醒剤使用により幻聴が加わり、それまで存在していた妄想を補強し、度重なる拘禁状況の中で妄想体系が次第に構築されてゆき、出所後、家族からも見放され、失職をくり返す極限状況の中で、覚醒剤の追加使用によって、妄想的な怨恨を世間の注目を集める重大犯罪を行うことにより晴らそうとする衝動性を強めたと考えるのがもっとも自然であり、精神症状の面ではこの推定に矛盾する所見はみとめられない。ただし、この推定は、被告人の供述のうちのいくつかを否定しなければ成立しない。

(e)　精神医学的診断

被告人の知能はほぼ正常域にあるが、性格には著明な偏りがある。この性格の偏りは、十代後半の人生の比較的早期から目立ち始め、爆発性、情性欠如性、意志欠如性、自己顕示性、自信欠如性（敏感性）などの特徴を持つ。自己顕示欲のきわめて強い被告人が、刑務所での拘禁状況の中で、周囲の人達の言動を被害的にうけとり、邪推して、いわゆる敏感性関係妄想を心因性に発展させたのは、川越・水戸少年刑務所時代であったと考えられる。

被告人の自己評価と周囲の人達の被告人の評価の差は社会生活の中でもかなり大きく、その結果起こる自己に不利な状況を、被告人はすべて自己中心的に解釈して、他人のせいにする傾向がある。このような思考傾向が現実生活における不遇な環境によってさらに強化され、被害妄想が徐々に形成されたのではないかと思われる。

このような心因性妄想反応の状態が発展していたところに、覚醒剤の連用により幻聴などの異常体験が付加され、これが前述の被害妄想をさらに補強し、その後の拘禁と社会不適応の反復の中で幻聴体験が徐々に増大し、確固たる妄想体系が形成されたのではないだろうか。

したがって、被告人の犯行時ならびに現在の精神状態は、(1)異常性格を基盤として起こった心因性妄想状態の上に、(2)慢性覚醒剤中毒による脳機能異常が加わった「幻覚妄想状態」と診断される。

被告人の場合、その他の精神医学的診断が考え得るか否かを簡単に考察する。

被告人についての神経学的諸検査の結果と、犯行時、意識が清明で健忘もみられなかったことから、脳器質性精神障害やてんかん性障害は否定される。犯行前日被告人は少量の飲酒をしているが、犯行当日は酩酊してはおらず、当日の精神状態へのアルコールの影響も否定できる。

被告人の示す幻覚妄想状態に類似の症状を示す病気に精神分裂病の妄想型がある。妄想型の精神分裂病は、二〇～四〇歳頃に、幻聴、妄想、作為体験等を主症状として発病し、病初期には意欲低下、感情鈍麻、自閉傾向、思考障害等が余り目立たず、人格の障害が比較的軽いものであるが、発病後時日が経過すると、漸次人格障害が目立ち、社会不適応を起こす。被告人の示した、幻聴、異常体感、作為体験、被害妄想などの主観的な異常体験は、分裂病患者にみられるものと現象学的にはほとんど区別し難いと鑑定人は考える。しかし鑑定時に被告人は周囲の事柄に対しよく気を配り、感情の反応性も豊かで、分裂病患者に通常みられる感情面の鈍麻はみられない。さらに被告人の供述は妄想・幻覚に関する点を除いては論理的で連想弛緩など思路の障害を認めない。要するに被告人には、分裂病にみられる意欲・感情・言語面での基本的な客観症状が欠けており、精神分裂病とは診断できない。家族に分裂病の負因のないことや、心理検査の結果もこの分裂病の否定診断を支持する根拠とみなし得る。

(f)　被告人の責任能力・処置等

被告人の責任能力は法家の判断に属することであるが、鑑定人の参考意見を述べる。鑑定人は被告人を異常性格＋妄想反応＋慢性覚醒剤中毒と診断し、その結果起こった幻覚妄想状態が本件犯行の動機として重要であると考えるものであるが、異常性格に基づく妄想反応の状態では、理非善悪を弁識し、これに従って行動を抑制する能力が著しく低下していたとは考えにくい。一方、慢性覚醒剤中毒の際にはさまざまな精神病様状態が惹起される。福島はこれらを、(a)非定型精神病型、(b)幻覚妄想状態回帰型、(c)挿間性幻覚型、(d)複雑酩酊型、(e)不安状況反応型、(f)一般的反応（急性中毒）の六型に分けているが、この分類に従えば、被告人の犯行時の精神状態は、(e)の「不安状況反応型」に近いと考えられる。犯行当時、被告人が幻覚妄想により被害的危機状況に自己がおかれたと誤信していたとしても、被告人の人格の変容はそれ程大きいものではなく、その状況をより合法的な方法によって、回避克服することがなお期待できたと考えることができよう。

右に述べたことを総合的に考察すると、本件犯行時に、自己の行為の理非善悪を弁識し、その弁識に従って行為を制御する被告人の能力は正常人に比し低下していたが、完全に喪失していた状態にあったとはいえない。

なお、被告人は犯行前より逮捕後、鑑定期間を通じて、持続的に幻聴や思考の作為体験などが存在すると訴えている。病因はとにかくとして、これらはあきらかに病的な異常体験であるのですみやかに拘置所の医官の精神医学的診察をうけ、治療が加えられることがのぞましいと考える。

六　鑑定主文

一、被告人は、爆発性、情性欠如性、意志欠如性、自己顕示性、自信欠如性（敏感性）などを主徴とする異常性格者である。

二、本件犯行時、被告人は、右に示した異常性格を基盤とした心因性妄想に覚醒剤連用の影響が加わって起こった幻覚妄想状態にあった。

右の通り鑑定する。

昭和五七年五月二四日

鑑定人　帝京大学医学部教授　医師・医学博士　風祭　元

悪魔祓いバラバラ殺人事件

福島　章

目次

解　説

一九八七（昭和六二）年二月下旬、神奈川県F市の木造アパートの一室にこもって、一組の男女が一心にある作業に従事していた。その作業とは、殺害した男性の死体をバラバラに解体することであった。すべての皮膚を剝ぎ取り、内臓や眼球は摘出した。摘出した内臓は切り刻んでビニール袋に入れて封印し、あるいは細断して下水に流した。筋肉はすべて骨から剝がして、骨は解剖学の標本のようにバラバラの白骨の状態にするなどという凄惨な行為であった。男女は、あたかも何ものに取り憑かれたかのようにこの行為に熱中し、夜もほとんど眠らずに働いたが、三日目に臨場した警察官に、殺人と死体損壊の疑いで逮捕された。

この事件の被害者は、家業の清掃会社を手伝いながらロックバンドを主宰していた三二歳の男性・田中安夫（仮名）だった。加害者のうち、男は三九歳の不動産業者で、被害者の従兄にあたる山田広二（仮名）だった。女は、被害者の新婚の妻で、結婚前に外科系病院の看護婦をしていた二九歳の田中恵（仮名）であった。

検察官の冒頭陳述によると、加害者らは、宗教的な信念から、被害者の安夫に人類救済のための「神の曲」を書かせようとしたが、思うような曲が出来なかったことから、「安夫には悪魔がついている」などと考えた。さまざまな悪魔祓いの儀式を試みた末、最終的には悪魔祓いの目的で、二人で共同して被害者を殺害し、さらに死体を損壊した。

被害者と加害者の三人は、ともに大山祇命教会という新新宗教の信者であったが、この場合の「神の曲」や悪魔憑きや悪魔祓いの観念は、この宗教団体の教義とはまったく関係がなかった。加害者・山田広二が抱いた、病的で特異な観念であった。

横浜地方検察庁から起訴前鑑定の依頼をうけた福島は、ほぼ三カ月をかけて山田広二と田中恵の精神鑑定を平行して行った。ここに掲げるのは、そのうち主犯格で、特異な精神病理を示した山田広二の精神鑑定書の抜粋である。

福島は、山田広二の精神状態について、脳波異常と臨床症状から「側頭葉てんかん」と診断し、その症状である幻覚にもとづいて特異な「宗教的支配信念」を抱き、そこから異常な動機が形成されたと鑑定した。憑き物祓い、宗教的動機などによる殺人事件などについての文献考察は鑑定書中に記載されている。

ちなみに、共犯者の田中恵は、山田の異常な支配観念に同調してこれに追随したものである。この従順さには多少の疑問が感じられるが、これは彼女が外科系の看護婦として長く働いており、権威的な年長男性（医師）の指示には素直に従うという習慣が身についていたため、「神が自分に降りた」と称する年上の広二の権威に従ったためであろう。

なお、山田広二は、未決勾留中にヒステリー性の拘禁反応を起こし始めたが、この拘禁反応の発生と発展の様子は鑑定期間中に詳細に観察することが出来、鑑定書にも記載された。

福島鑑定は、山田広二は側頭葉てんかんの患者ではあるが、犯行時の精神状態にはてんかん発作の徴候がなく、動機の形成にも病的体験が直接に関与したとは考えられないから、刑事責任能力は多少は低下しているかもしれないが、著しい程度の低下ではないとした。また、共犯者の田中恵にはなんらの精神障害もないとした。この鑑定結果にもとづいて、検察官は二人を起訴した。しかし、第一審の横浜地方裁判所では、さらに二回の司法精神鑑定が行われた。

その第一回は、東邦大学医学部精神医学教室・鈴木二郎教授によるものであった。鈴木鑑定では、被告人に睡眠脳波検査まで実施したが脳波に異常所見が発見できなかったとして、てんかんの診断を退け、山田広二被告人を「精神分裂病」と診断した。そして、犯行を幻覚・妄想にもとづく精神病者の行為として、心神喪失を示唆した。さらに、精神鑑定の終了後も、裁判所に依頼されて、被告人を大学病院に入院させて治療したが、拘禁反応は根本的には改善しなかった。

第二回は、東京医科歯科大学犯罪精神医学教室・中田修教授によるものであった。中田教授は、一面では鈴木鑑定に同調して「異常脳波は証明できず、てんかんではない」としたが、診断については鈴木鑑定の精神分裂病説も否定し、独自に「三人精神病」（感応精神病、すなわち、心因性の集団精神病の一種）という見解を打ち出した。ちなみに、感応精神病については、福島鑑定でも考慮したが、鑑別診断の項において明確に否定している。

横浜地方裁判所は、三つの鑑定がそれぞれ違う精神医学的診断を結論したことから、これを「三すくみ」と称していずれも排除し、完全責任能力と認定した。

さらに、犯行の動機としては、起訴状などにもあった宗教的な意味づけを、被告人らの弁明として退けた。すなわち、山田広二と田中恵の間には恋愛関係があり、安夫との三角関係が生じたが、犯人二人の邪魔者となる田中安夫を抹殺することを意図して殺害し、かつ完全に証拠隠滅しようとして死体損壊を起こした、きわめて悪質な殺人・死体損壊事件であると認定した。動機や情状については、検察官や弁護人の主張を無視し、裁判官自身が伝聞証拠や被告人らの些末な言動を拾い集めて解釈し、独自の論理を展開しつつ、この猟奇事件のもつ宗教的性格を否定し、まったく世俗的な「痴情による犯罪」だと断罪したのである。

判決は、山田広二に懲役十二年、田中恵に懲役八年という重い量刑だった。この判決に対して山田広二は控訴したが、東京高等裁判所で控訴棄却となった。田中恵は、起訴前鑑定の時から「裁判は早く終わりにして服役したい」と言っていたとおり控訴せず、この刑が確定した。

（福島　章）

殺人・死体損壊被疑事件被疑者 山田広二精神状態鑑定書

一　前文

昭和六二年三月一八日、横浜地方検察庁検察官高井新二検事は、上智大学文学部心理学科教授福島章医師に対して、殺人・死体損壊被疑事件被疑者山田広二について下記の精神鑑定を嘱託された。

鑑定事項

一　本件犯行時の精神状態と責任能力の有無・程度
二　現在の精神状態
三　その他参考事項

よって鑑定人は、同日より精神鑑定に従事し、一件記録を通読するとともに、横浜拘置支所に鑑定留置せしめた被疑者を三月二七日、四月九日、一八日、五月六日、六月三日に訪問して面接し、問診・医学的診察を行った。また、上智大学文学部心理学科学生大智聡、村松晶子、渋井総朗を鑑定助手として、心理テストなど鑑定人の業務の一部を補助せしめた。また鑑定人は、昭和六二年五月二一日に被害者の両親、同実弟を、同二三日に被疑者の実母をそれぞれ上智大学に招いて面接し事情を聴取した。また六月八日には被疑者を横浜少年鑑別所に連行させて、脳波検査、血液検査、頭部レントゲン検査などを実施せしめた。また、被疑者が逮捕後の昭和六二年二月二六日に受診したK医師に照会して同日記録した脳波と頭部CTフィルム二枚を借用して参考とした。

なお、鑑定人は被疑者の鑑定と平行して本件犯行の共犯被疑者田中恵の精神鑑定も行っていて、その資料も参考にした。

以上の資料にもとづいて、この精神鑑定書を作成した。

犯罪事実

(一)　被疑者
氏名　山田広二（仮名）
生年月日　昭和二二年三月（当三九歳）
本籍　神奈川県
住居　神奈川県F市（以下略）
職業　不動産業

(二)　送致事実
第一　被疑者は他一名と共謀の上、ロックバンドRのリーダーである田中安夫（当三二歳）に対し、演奏活動が行き詰った状態から脱却させ、作曲活動に専念させるべく同人を種々の言動を用いて説得し、神奈川県F市のJ荘二階、被疑者山田広二方に特別な環境づくりをなして被疑者らと共同生活をなすように同人を妄信させていたものであるが、同人において、被疑者らの意図に反発のうえ、「魔神が降りているんじゃないか」などと言って作曲活動の意欲を喪失した態度を示したことに憤激し、同人を殺害せんと企て、昭和六二年二月二二日午後三時ころ、前記山田広二方において右同人の足首、膝部、大腿部等を伸縮包帯、もも引等で緊縛の上、前頸部を両手で絞めつけ、もって頸部圧迫により即時同所において窒息死させて殺害したものである。（罪名、殺人。三月六日送致）

第二　被疑者山田広二は、同田中恵と昭和六二年二月二二日ころ、神奈川県F市J荘において、殺意をもって田中恵の夫田中安夫（当三二歳）を殺害したものであるが、共謀の上殺害の死体の処置に窮し、同死体を刃物で切り刻んで損壊しようと企て、右同日より同年同月二五日午後八時五〇分ころまでの間右同所において洋ハサミ及び菜切り包丁等を用い同死体の全身から肉及び内臓器部分を切り刻んで切り離した上、頭骨及び両手足骨を胸骨部から切り離すなどし、もって同死体を損壊したものである。（罪名、死体損壊。二月二七日送致）

二　鑑定経過

第一章　家族歴（主要部は省略）

被疑者の両親は離婚しており、母親は性格的にやや特異な人物であり、母方祖母も性格的に問題があったと言われる。しかし、明らかな精神病、てんかん、自殺者、犯罪者などは家系に見出しえない。

第二章　本人歴

第一節　生活史

被疑者山田広二は昭和二二年三月三一日、東京都荒川区日暮里で、次男として生まれた。当時父親は横浜のクラブの従業員をしており、母親は菓子店をやっていた。

幼児期の被疑者は可愛い顔をしていてよく女の子に間違われたというが、成長するにつれてきかない性格が出てきて、近所では餓鬼大将になって「喧嘩というと広二だ」といわれるようになったという。

昭和二六年四月、被疑者は日暮里の幼稚園に入ったが、いたずらが激しすぎるという理由で半年で退園させられた。

昭和二八年四月、区立小学校に入学した。しかし、昭和三二年九月に両親が離婚したため、しばらく母親の実家に預けられていたが、翌三三年五月には父親の実家に引きとられ、千葉県I町の小学校に転校した。これは被疑者が小学六年の時のことである。被疑者は、中学卒業までここにいた。母親は「広二は、父親の実家の者にひどくいじめられた」と述べ、被疑者も「未亡人の当主に、勉強中に電気を消されるとか、自分の分だけおかずがたりないとか、かなりつらく当られたが、その家には優しくしてくれる男の人もいた」と回想している。このころ、母親がこっそり息子に会いにいったりしても、広二は父方から何か言われていたのか会おうとしなかったという。被疑者は「当時は父親と母親で子供たちを取り合うような状況だった」という。

学校時代の記録によると知能偏差値は、小学三年以上で六〇台であるのに、学業成績の方は、東京の小学校で「中の下」、千葉県の小学校で「中」くらいで、知能と成績の乖離がある。

性格などに関しては、小学校低学年で「文字が粗雑、記憶力が劣る。何事にも努力が足りない。注意散漫、そわそわしている」などの所見がある。四～五年では「父母と別れて暮しているわりには明朗で元気」「我儘にして社会性なし」の記載がある。

昭和三七年三月、中学校を卒業した被疑者は、父親の紹介で東京都港区の飲食店に就職し、一年間働いたが身体を壊して千葉に戻った。二カ月ほど療養した後に再上京して新橋の飲食店に就職したが、また身体を壊して辞め、昭和三八年秋に、神奈川県H町に住んでいた母親のもとに身を寄せた。母親によると、当時の被疑者は「荒れていて、ステレオを大きな音でかける」などの問題があったが、一年ほどの間にしだいに収まって、母親のいうことを聞くようになってきたという。

母親は息子に家庭教師をつけ、翌三九年四月からは私立Y学院高等学校の定時制（夜間）に通うようになった。昭和四〇年九月授業料滞納で休学になったが、四一年度に復学した。この間、簿記学校・英語学校などにも行ったが永続きせず、すぐやめている。高校の学業成績は中位、性格は安定していると記録されている。

被疑者の家庭教師で、Y学園教師でもあった人は警察官に対する供述で、被疑者の当時の性格について「気が強く、明るい。よく喧嘩した。空手と柔道を習っていた」と述べている。

また当時の友人は警察官に対する供述で「授業は真剣に聞く。雑談をしている者を叱る。自己中心的なところがあった。短気だが、良い友人だった」という。

高校は五年かかって昭和四四年三月に卒業しているが、この間の昭和四〇年には自動車運転免許を取得し、昭和四三年には宅地建物取引主任試験に合格している。また、母子は昭和三九年にH町から横須賀市E町に転居した。被害者の田中一家は昭和四一年ころ被疑者宅の隣に転居している（被疑者一九歳、被害者一一歳。）

被疑者の職歴は、はっきりしない点も多いが、一方で兄や知人らと不動産会社を設立したり潰したりし、「また勉強のために」建築会社に勤めたりしているが、他方で母親の運転手兼助手のような形で不動産の取引に関与していた。被害者の父（被疑者の叔父）は「広二はまともに働いていたのを見たことがない」と評している。

この間、昭和四八年には茶の湯を習いに行って裏千家引次の資格を取ったり、空手を習いに行って昭和五〇年に少林寺の一級を取ったりしている。伝統的なものや、武道に興味を抱いていたようである。

昭和五三年一一月、不動産の取引に絡んで、秩父市の人からダイヤなどを預り、これを被疑者の名義で質に入れて流した後、「流さないために」という口実で同人から送金させて着服したとして母親とともに告訴され、昭和五四年一〇月に逮捕された。翌五五年五月に保釈されたが、昭和五七年五月には横浜地方裁判所横須賀支部で懲役八月の実刑判決を受けて収監され、保釈までまた五〇日間勾留された。控訴の結果、翌五八年九月に東京高等裁判所において、示談成立を理由に執行猶予が付けられたが、有罪判決は変わらなかった。

被疑者母子は、現在この詐欺事件は冤罪であって、警察などから不利益な扱いを受けたのには特別の事情があったとか、一審裁判官の心証を悪くしたのは花柳幻舟が裁判批判運動をやったからだ、などと述べている。

いずれにせよ、この二回の勾留生活と有罪判決は被疑者に大きなショックを与え、その後心身の不調を訴えるようになった。近くの漢方薬店の記録によれば、昭和五八年一〇〜一一月と、五九年一一月から六〇年四月にかけて「気管炎」「内痔核」などの症状名で投薬を受けている。

また、母親と一緒に行動したことが招いた結果であるとして、それまで比較的親しい関係にあった母親に強い怨みの気持ちを抱き、彼女とほとんど口をきかなくなった。もっとも身体の方は、昭和五九年一月に可愛がっていた猫が死んでから「たまが身代わりになってくれたように急に良くなった」という。この猫を被疑者は動物霊廟に手厚く葬っている。もっとも、猫の死による健康状態の好転は一時的なものであった。

昭和五九年暮、横須賀の家が競売に付せられることになり、翌六〇年五月、被疑者は茅ヶ崎市の借家に兄とともに移り、母親は横須賀市N町に転居し、母子は離れて住むようになった。もっとも、兄は同年暮ころ、弟が自分と一緒に住む気持ちがないと見てN町に移ったので、以後被疑者は茅ヶ崎に一人住いを続けた。この時期は、金がなく、千円で一週間を暮さなければならない時があった。また健康状態も悪く、被疑者の生涯において最悪の時期といってよい。

昭和六一年一〇月ころ、被疑者は茅ヶ崎の家では「変なことがよく起こる」として、本件犯行の現場となるF市のアパートJ荘二〇三号室に転居した。母親によれば、この間の昭和六一年秋から翌六二年一月七日まではほとんど母親や兄と暮していたと言い、被疑者も母親の供述にそうようなことを言ったこともあるが、またその年は暮と正月は、母親宅に数日しかいなかったということもある。

第二節　既往歴

被疑者の母親の鑑定人に対する供述によると、被疑者は妊娠七カ月末で、早期破水のため未熟児として自宅で出生した。誕生時の体重は六〇〇匁（二二五〇グラム）で、土気色で、すぐには泣かなかった。（医学的には、未熟児の定義は体重二五〇〇グラム以下である。）当時は哺育器がなく、酒を入れた風呂に入れたり、湯たんぽで温めたりしたという。一週間位は乳房から乳を飲む力がなく、毎日注射をしたり、脱脂綿に含ませた乳を与えたりした。生後一週間くらいで顔が紫色になり、心臓が止りそうになるという仮死状態に陥り、産婆が救急のマッサージをしたり医師が注射をしたりした。

しかし、乳幼児期にひきつけを起こすことはなく、歩行やトイレット・トレーニングも誕生日ころ（生後一年）には可能になった。もっとも、言語の発達は普通の子供より非常に遅れたという。栄養は母乳であった。

乳幼児期の重い病気は記憶されていない。

中学卒業後に上京して飲食店に就職して一年ほどで「胃腸を悪くして」退職し、千葉に戻って療養しており、再度上京して別の飲食店で働いて同様の症状を呈して離職しているが、この時の症状についてはあまりはっきりしたことが分からない。母親は鑑定人に「神経症のようなものではなかったか」と述べている。

本人は「最初の時は下痢や鼻血が止まらなくなり田舎に帰った。二回目の時は、空気が足りないような感じで息苦しくなったが、目まいや耳鳴りはなかった。H町に行ってからレントゲン写真をとってもらったら肋間に影があるといわれた」という。

昭和四四年ころに、蓄膿症ということで入院して手術を受けた。この時は頭重感があったが、手術でよくなったという。

昭和四八年ころ左前腕尺骨を骨折した。

昭和四九年ころ、血便が出て、内痔核と診断され、入院して手術を受けた。

昭和五四年に詐欺事件で逮捕・勾留されてから、心身の不調を自覚し訴えることが多くなったが、これは心理的原因によるところが大きい不定愁訴に相当するものであろう。本人は「勾留を経験した後は二回とも身体がガタガタになった感じで、性欲もなくなった」と言っている。

昭和五八年九月にぜんそく様の症状を呈した。この後で漢方薬を常用している。

同年一二月八日には「心臓発作」を起こして聖ヨゼフ病院を受診している。この時のカルテによると、主訴は動悸・不整脈・吐き気であり、理学的診察と心電図で異常がなかったことから、診断は「心臓神経症」（カルテ病名は cardioneuropathy）であった。精神安定剤を処方されている。

同月二二日には同様の発作で、救急車で救急医療センターに運ばれ「過換気症状群」と診断されている。記録によると、テレビを見ていて急に血の気が抜ける感じがして手足がしびれてきた、と訴えられている。ここでも診察所見・心電図は正常で精神安定剤コントロールを処方されている。

翌六〇年一月七日、一二日に叔父の紹介で東京のA内科を受診したが、心臓などに異常が発見されず、やはり「過換気症状、肝機能障害、胃潰瘍」と診断された。

母親によると、これらの発作の時には、唇が紫色に変わり、息が荒くなり、苦悶を訴え、死んだようになるが、意識はある程度あり、受け応えはできる。また、この発作の起こる前数日はいらいらし、表情も憂うつそうで、何かを思い詰めて考えているように見えたという。

本人によると、深夜など睡眠中に「心臓が止まるような、キューッと締め付けられるような感じがして、顔面蒼白になり、冷汗が出た。一回目の発作の時は注射をしてもすぐには楽にならなかった。二回目の発作の時はテレビを見ていて、手足からしびれてきて、腹から最後に顔にきて倒れた。この時の医師は「過換気症状群」とすぐ診断してくれたので気分がすぐ良くなった」という。目まい、吐き気、キーンという耳鳴り等があったということもある。

また、期日ははっきりしないが、横須賀にまだ住んでいるころ、眠っていたら地獄の亡者みたいな目がない人や片足の者などがいっぱい出てきて身体中を摑まれ、自分は逃げようとしても動くことができなかった。しかし、やがてお経の声が聞えてきて亡者が消え、自分は蒲団と一緒に上方に上って行き、また眠ったという（入眠時幻覚、金縛り体験、浮遊感覚）。

昭和六〇年五月、兄と茅ヶ崎市の借家住いをするようになってから身体の調子が非常に悪く、飯が石のようにジャリジャリしていたり、九月から血便が出て年末までに一〇キロもやせた。人に会うのが嫌で一カ月寝たりした。しかし、一〇月から整体治療師に治療してもらったところ、指圧ですぐ食欲がでたという。

なお、このころ、睡眠中の明け方に足を何者かの手で摑まれ、足をバタバタさせたり手で払ったら、その手が見えなくなったという幻覚体験があった。手（男の裸の手）だけが見えた。見えなくなったあとにはモヤーッとした妖気のようなものが残ったという（出眠時幻覚）。ちなみに、この家では便所に入ると必ず後ろに誰かがいるような気配がして背後を振り返りたくなったという（実体的意識性）。妖気については、母親も同様に感じている。

昭和六〇年暮、兄は被疑者が「一人炊きの」炊飯器を買ったことなどから、兄は被疑者に自分と一緒に暮す意志がないものと考えたが、このころ昼間自宅に電話をかけても電話に出ないとか、鍵や雨戸を締切りにしておくなどという自閉的な生活態度が認められた。本人も、「人に会うのが嫌だった」「挨拶するのも嫌だった」と述べているが、注察妄想・関係妄想・被害妄想などはなかったようである。

F市に転居した後、昭和六一年一一月五日から翌六二年二月一〇日まで、被疑者はアパート近くの鍼灸院の治療者に腰痛、顎・肩の痛み、肝臓障害などを訴えて一五回治療を受けている。治療者によると、「声をかけた時何故かおどおどした様子だった」「初診の時、ふんどしをしめていた」ことが印象的だったという。

また、被疑者は近年奇妙な相貌の錯覚を経験すると訴えている。母親と話していて母親の顔が狐に見えたとか、整体師の顔に歌舞伎役者のような赤い筋や隈が見えたとかいう。これは被疑者の、その時の話し相手に対する感情を象徴的に表現しているようにも見えるが、「……のように見える」というのではなく、「まさしく、そのものとして見える」という点で相貌的知覚のようにも考えられる。もっとも母親は、広二が自分を狐に見えると言うのを聞いたことはないというので――少なくとも安夫が悪魔に見えた本件犯行までは――その相貌的知覚が、被疑者を奇異な行動に駆り立てたことはないことになる。

母親の鑑定人に対する供述によると、最近数年間のこととして、被疑者が朝起きた時に「頬の内側を噛んだ」といって、口の周りを血だらけにしていたことや、夜中にタオルケットを引き裂いてしまったことがあるという。しかし、直接にけいれんや強直を見たことはない。また幻覚や妄想を思わせる言動も記憶していないが、自動車運転中にブツブツ独り言をいうことは奇妙に思ったという。運転中の独り語については、兄が同様の供述を警察官に対してしている。

本人も「舌や頬を噛んで出血したことはあるが、それが何時ころからあったかははっきり覚えていない。最近数年のことだと思う。またパジャマや毛布が起きてから破れていたことも時々あった」と認めている（睡眠時の強直発作）。

もっとも、本件犯行の前後に十数日を被疑者と行動を共にした共犯者・田中恵の鑑定人に対する供述によると、広二は睡眠中も覚醒時にも、発作を思わせる異常な言動はなかったという。

本件犯行逮捕後の二月二六日午前八時三〇分ころ、被疑者は死体損壊に用いた用具についての質問に答え「一番初めに青い柄のハサミを使い、刺し、そのまま切り裂いた。顔も丸く切った」と言うなり、急に天井を仰ぎ全身の力を抜いた状態になり、椅子にもたれ、両手をだらりと下げ、そのまま重心を失って床面に崩れるように倒れた。目は見開いて白目を出し、放心状態になり、さらに両手両足にけいれんを起こしはじめたので、病院に収容された。ここでの脳波検査・CT撮影の結果については、現在症の章で述べるが、医師の診断は「けいれん発作の疑い」で、「CT、生化学検査、血圧は正常、脳波は異常」であった。警察官の報告書からは「脱力・けいれん・意識喪失発作」が考えられる。

その後、被疑者はY拘置支所に移監されたが、ここでは本格的な発作は起こしていない。

第三節　性格・性愛・母子関係

(一)　性格と気質

被疑者の幼児期・少年期の性格・行動については、既に母親の供述や学校の記録を書いたので、成人後の性格について関係者の供述から抜き書きする。

母親は「広二は気持ちの純粋な、無私な人間であるが、詐欺事件以来ほとんど口を利かなくなったので、腫れ物に触わるように扱っていた」という。

不動産仲間の中には、被疑者を「世話好きで面倒見がよく、電車内で知らない子供の行動にも注意する位だ」と評価する人がある。一方、業務上の話のもつれから被疑者の母親にコップの水を掛けたところ、被疑者に殴られた人間もいて、「カッとしやすい」という者もいる。他方、商売の話がうまくゆかなかった後で被疑者にしつこく金銭を要求され、いくら説明しても納得してもらえないので、四年前やむなく月賦で高級乗用車を買って被疑者の使用に委ねたという人もいる。自己中心的な論理や要求固執性・粘着性が窺われる。また茶道の教授のように、真面目で、素直で、若いのに常識があり、明るい感じという一面を記憶している人もいる。平常の被疑者は、一見して特徴のない、平凡な外見を与えるようである。しかし、付き合いの長い某のように「普段は礼儀正しく、真面目で、マージャンでも最後まで投げない頑張りがある」が、「にこやかに話していても、突然話がとぎれたりする。突然、腕組みをして話題と別の考えをしているような目付きになり、陰気な感じで薄気味の悪い思いをすることがある」という詳細な観察をしている者もいる。

以上の観察は、相互に矛盾するように見えるが、これを要するに、てんかん患者の基礎性格、または「粘着気質」として把握することができる。粘着性と爆発性、うっ滞と爆発、自己中心とお節介、肉体的・地上的・秩序的なるものへの執着と神秘的・宗教的なるものへの傾き、という両極性において、典型的な「粘着気質」の性格像といえる。

(二)　異性愛と同性愛

性愛的な側面については、本人が多くを語りたがらないので詳細は不明であるが、四〇歳まで独身であり、同棲経験もない。しかし、性欲がないわけではなく、若いころは特殊浴場に行ったり、韓国にキーセン・ツアーをしたりしている。近年「身体を壊してから、遊びに行く元気がなくなった」というが、茅ヶ崎時代にも一回遊びに行ったことがあるという。しかし、今は自慰をする気持ちも起こらない。

女性関係では、Y学院時代に同級の看護婦とドライブに行ったりして「惚れた」と思ったが、彼女との関係で何か面倒臭いことがあって別れた。以来、女性と短期間付き合うことはあっても、女の気持ちは分からないし、女の子のお守りができない。素人の女と寝たことは一回もない、という（この点は後記する文章完成テストの記載と矛盾する）。しかし、セックスは気晴らしになるし、商売の女性とでも遊べば気が休まることもある。しかし、男でも女でも、身体に触ったり触られるのはものすごく嫌だという。

被疑者はこれを「多分、おふくろのことがあったからだろう」と自ら解釈している。

一方、女より男の方が気持ちが分かるし、武道をいろいろやったのもそのせいかもしれないが、同性愛的な欲望は意識したこともないし、三島由紀夫について世上噂されているような同性愛であるとはとても信じられない、という。サディズムやマゾヒズムのような性倒錯の傾向は自覚したことはない。動物虐待の経験もない。

なお、I氏との交際（後述）は、彼が自分の気持ちを分かってくれると感じたからであるというが、Iは警察官に対する供述で、自分がカウンセラーのように求められていると感じていたという。被疑者から電話をして長時間にわたって取りとめもない話をし、Iが「もう長くなるから電話を切るよ」というと、「Iさんと話をするとすっきりします」と感謝した。喫茶店で会ってやると「顔を見るだけで、良い」と感謝したという。そして茅ヶ崎やF市の家に招き、戦争の話や右翼の話を、真面目に素直に「はい、はい」と言って聴いたという。

㈢　母子関係

最後に母子関係についてであるが、被疑者は基本的には、「おふくろは好きだ」「小さい時の肌で感じるものは覚えていないけれども、可愛がってくれたと思う」という。実際青年期の被疑者は、母親の助手・運転手などとしてよく尽している。

しかし、詐欺事件で共犯に巻きこまれて勾留されてからは「母親に強い恨みの気持ちがあって、憎み抜いた」、「母親が誠意を見せてくれるのを待って、待っていたが、母親はついに何も言わなかった」。しかし、昭和六一年一〇月ころには、「母親と同じレベルであがいていても仕方がないから、許そうと思った」「そうしたら気持ちが変わっていった」ともいう。しかし、言葉の調子からは、被疑者は今もなお、母親に対する両価的な感情から完全に解放された訳ではなさそうである。

要するに被疑者は、気質的には粘着気質の素質を持って生まれ、幼児期から両親の葛藤・離婚、親戚へ預けられ冷遇されるなど恵まれない環境で成人となったために、かなり問題のあるパーソナリティ、性格像を形成したものと思われる。それは人間関係・性愛行動の問題を残していると考えられる。

第三章　本件犯行時の精神状態

第一節　動機の形成

被疑者・山田広二は、かなり迷信的な母親の影響を受けて育ったものの、もともとは無神論者を任じていて、特定の宗教にかかわることはほとんどなかった。

昭和四九年ころ、母親に連れられて、大山祇命教会の支部長・K師（女性）のもとを訪れた時も、四カ月ほどで行かなくなったという。このころ、被害者の田中安夫がこの教会の熱心な信者であり、K師から目をかけられていた。広二は鑑定人に、当時のK師が「安夫は耳の形が良い」「神の子である」と言うのを聞いたという。これが事実か、追想妄想であるかは分からないが、広二が安夫を「神の曲を書くべき選ばれた人である」と見なす観念を持った背景としては、このような経緯も関与していることが考えられる。K師は昭和五九年四月に死去した。

広二はその後、不動産業者で創価学会員のI氏と昭和五九年に知り合い、六〇年ころから接近し、茅ヶ崎時代以降は自宅に呼んで泊めるほどの親しさとなるが、これは淋しさや心身の不調を感じていた被疑者が、いわばカウンセラー代わりの存在としてI氏を必要としていたという面が強かったようで、広二が創価学会の教理や信仰について彼に教えを受けた形跡はない。広二は現在も創価学会の教理についてはほとんど知らない（例えば「悪魔」に関しても、被疑者は「三障四魔」という言葉を知らない）。I氏からはむしろ右翼や戦争の話を聞いていた。ちなみに、広二は三島由紀夫に傾倒している。

昭和六〇年から六一年にかけて、広二は、母親との和解を望みながら果さず、かえって母子別々に暮すようになり、心身の調子も最悪であり、経済的にも困窮していた時期すらあって、人生のどん底状態だったといえる。広二が、K師に関する神秘体験をしたと回想しているのは、まさにそのような人生の谷間においてであった。そして、それは彼の生き方とアイデンティティを根本的に逆転させるものであった。

このころ、K師が広二の夢枕に立って、昔予言したことを彼に回想させたともいう。この体験は大山祇命教会の教祖が病気（咽頭癌）で絶望していたときに、夢枕に女性神が現れて病気の治癒を約束し、その約束が実現されたことと筋立がよく似ている。

昭和六一年から翌六二年一月までの間に、十数年前に聞いたK師の声が突然聞こえ、先生が一〇年前に予言してくれたとおりのことが自分の上に起こったものとして、パノラマを見るようにはっきりと目の前に現れた。さらに「声」が「金を持って来てくれる人がいる」といって間もなく、兄が土地の金の広二の取り分を持って来てくれるに及んで、被疑者はK師の言葉（と彼が信じるもの）を信じるようになった。これは一種の幻覚体験であったと思われる。

K師の幻覚を体験したのが何時かという点についての被疑者の供述は一定しない。被疑者は「大体、茅ヶ崎の時」という。たしかに兄が土地の金を被疑者に与えたのは茅ヶ崎時代である。しかしまた「昔、K先生と話をしている情景が見えた」という表現をすることもある。また「F市時代にも、K先生が目の前にあらわれ、ものすごく喜んでいた」と述べることもあるので、幻覚体験があいまいなのか、複数回であるのか、両方の可能性がある。ともかく、

昼間、道を歩いていたら、空にKさんの顔が現れて、ほんわかした気分になっていらいらが安らいで、先生が守ってくれているという気持ちがした。

（四月九日）

K先生はまた《神の戦だ》ともいった、これは最近になって、拘置所に入ってから思い出した。

（六月三日）

一方、広二と安夫との関係では、従兄弟同士であり、二人が「三河島にいたころはあの子をおぶったこともあ」り、また横須賀では家が隣り同士であったこともあって、広二は安夫に「兄貴、兄貴」と呼ばれるような親しい関係であったという。しかし安夫の成人後は、安夫が大山祇命教会に熱中したりして、広二の思うようにな

らなくなったこともあってほとんど交流がなかった。特に前件の詐欺被告事件で勾留中に、被害者の父が広二母子の保釈金を貸してやらなかったことから両家は交際がとだえ、昭和五九年に広二母子が横須賀市E町を離れるに及んで絶縁といっても良い状態が続いた。このことは、昭和六一年四月の安夫と恵の結婚式に広二一家が出席しなかったことからもうかがい知ることができよう。

しかし、昭和六一年末ころ広二が「突然安夫に会いたくなって」E町を訪れた。この時安夫に会って、広二は何故か心を動かされるところがあったようである。

しばらく会わないうちに、すっかり大人になって、良い顔になったと思った。K先生が死んでから、この子も苦労して男になったのだと思った。成長して一人前になったと感じた。顔が上気したように赤みがかって、僕がこの子を何とかしてやらなければならないと感じた。

たまたまこのころ、安夫は自分がリーダーをしているロックバンドRに行きづまりを感じ、バンドを組み替えたり、ヒット曲を出さねばと思って「心が揺れていた」ので、広二の相談や援助を受け入れやすい状態にあった。

〈神様が君に降りたのと、安夫に会ってなんとかしてやろうと思ったのはどっちが先か？〉

会ったのが先ですね。あの子の顔にほてりがあって、私が燃えたんですね。初めは何気なしに行った……

その時はまだ神が降りたという気持ちはなしに行った。

〈それでは、神が降りたのは何時か？〉

やはりF市のアパートにいた時かな。あの時は勘がビシビシ冴えていましたからね。

無意識に湧いてくるのです。頭で考えるのでない。自分でしたくてするのでなくて、している。M（バンドメンバー）に何か言ったりしているのも、自然にそういう雰囲気に成ったんですね。　　　（六月三日）

この供述では、神が降りたのは二月一五日になり、安夫らの話を記憶している関係者の供述とは時期的にずれる。また、広二自身も鑑定人に「Mの所に行った時に降りたのですよ」と言い（五月六日）、一定しない憾みがある。

ある。しかし、上記の問診は、「神が降りた」という広二の体験の実態を理解するのに役立つ点もある。すなわち、被疑者の神がかりは、幻覚体験から直接直感したわけでもなく、またいわゆる憑依体験でもなく、自己の直感の冴えや指導性の自覚から、被疑者は「自分は全能的であり」「したがって、自分には神が降りたのだ」と解釈しているようである。

いずれにせよ、広二は昭和六一年暮ころから安夫・恵夫妻のもとに度々出入りして、音楽関係や住宅の相談を受けた。広二はまず、被害者の父の家が谷間にあって湿気が多く老朽化しているなどのことから、ここを出るべく新しい家を捜す手伝いを熱心にするようになった。広二は「窪地から偉い人間は出ない」という格言を引いて転居を勧めた。

被害者の両親は、六二年正月になってから広二がしげしげと自宅にやってきて、遅くまで安夫夫婦と話しこんでいたと記憶している。

一方、恵は夫の将来を案じて横浜駅西口・相鉄ビル地下の街頭の占い師に運命を見てもらったり、二月一日には夫婦で大森の運命判断師を訪問して、安夫が音楽家として成功するかどうかを占ってもらい、自分の将来を相談している。したがって、この頃までに、広二を自分達の唯一無二の救い主と確信していたかどうかは疑わしい。

しかし、二月二日ころ、K師の娘Bが安夫を呼んだ さい、安夫は「今、兄貴が頻繁に来てくれている。広二は『おれには神の声が聞える。神のお告げは、安夫は神の曲を作るべき人間で、何百人に一人の人間だと言っている』『お前はおれが守るから良い曲を作れ』といっている」などと彼女に話した。ちなみに、安夫は一月前半にはBにも度々電話し、音楽活動についての悩みや焦りについて相談したが、一月一五日の成人式の祝いに来た時には、そんなに参っているようには見えなかったという。

二月八日、安夫はバンドを解散して、新しいバンドを組織することを決意した。

二月九日、広二は不動産の取引の相談のため数人の関係者にF駅前のビルの喫茶店などで面談したが、その様子についてはまったく異常が認められなかった。一人は警察官に、「広二が書道や壺の話をしたので、趣味の広い、会話の巧みな人物で、動作も落着いていて紳士的であった。温和な、物腰の柔らかい、人の良い、程度の良いブローカーである」と述べている。

同日、広二は安夫夫婦とともに市内の不動産屋を訪問して、E町の家を売り、新しい家を買う相談をしている。この時応対した不動産業者も、三人の精神状態に異常を認めていない。

午後五時、広二は安夫夫婦とE町の家に来て「神の曲」について熱心に語り、「良い曲を作るにはここではだめだ。三人で家を出よう」と提案した。安夫と恵は、広二の話がこれまでに相談した占い師などの話ときわめて良く一致すると思い込み、広二の言説を信頼するにいたった。三人は翌朝まで話しこんでいた。

一〇日、広二はI氏とゴルフ場に関する商談をした。

この段階までに広二、安夫、恵に会った人々で、彼らの精神状態に異常を感じた者はいない。安夫は、広二に神が降りたという意味のことを述べているが、これを聞いた人間がこれを異常と感じたかどうかは分からない。

第二節　狂信とその共有

一二日、Rバンドはコンサートを行い、その際に三月一五日に解散することをヴォーカルが宣言した。演奏終了後の仲間らと居酒屋に行った安夫は、M、N、Wらの仲間に「兄貴は霊感を持っている」と話している。

一三日の夜、広二と安夫夫婦、Oの四人は、バンドの仲間のGのアパートに部屋があるというので見に行ったが、この時安夫は「兄貴は無神論者だったが、神が急に兄貴に降りた」と仲間たちに述べている。

その後、三人は居酒屋に赴いたが、安夫が飲酒して父の好きな軍歌「歩兵の本領」を歌うと、広二には安夫がその父そっくりに見えた。そこで広二は、「悪魔がお前を世に出させない。お前の両親には悪魔がついている」「家に帰るな」と言った。安夫は軍歌を歌うなという広二の指示に反抗して、「親は敬うもので、育ててもらった恩がある」などと述べ、広二は「お前にそう言わせているのは悪魔が言わせているのだ」と断じた。安夫は説得された。広二はますます、安夫に家出をさせて親の影響から引き離さなければならないと思った。

〈安夫が軍歌を歌ったのはどういう意味があるのか？〉

あの子じゃない。親父の顔になっていた。親の執念みたいな変な顔になっていた。

〈安夫は「親には恩がある」と言ったのか？〉

そんなことはいわない。しかし何しろこれではだめだという感じがした。

〈親子の関係を君はあまり好まないのか？〉

本当の正義、本当の愛情ならよいが、エゴイズムはいけない。

〈君は安夫を自分の思うとおりにしたかったのか？〉

正義の心ですよ。自分を捨てて、無欲でやった。無欲になると、すべてが見えてくるのですよ。

〈すべてが見えて来たのは何時か？〉

二月九日前後。神の知らせが来た。『神の知らせを世にだせ』と。

〈それでは悪魔の業が最初に見えたのは何時か？　居酒屋で見たのが最初か？〉

Mの所でも見た。Gのところでは壁に出た。悪魔が姿として見えた。

（六月三日）

一四日未明、三人とOは自動車でバンドのメンバーの一人であるMの部屋に赴いた。これは「親のもとに帰らない」という意味があったようである。午前八時ころ、広二はF市のアパートに戻り、午後五時ころM宅に来た。午後八時、Mはアルバイトに出掛けたが、翌一五日朝六時ころ帰宅すると、広二と恵が安夫に「神の曲を書け、神の曲を書け」と強要していたという。しかし、午前一一時ころ、三人はMの家を出て、Gの家の隣りのアパートに移動した。

この日の午後、広二はN町の母親の家を訪ね、金を要求して貰っているが、母親によると、この時の広二は

「真赤な目をして、やつれた感じだった。せかせかして、急いで帰るので、何か変だと思った」という。

なお、I氏はこの日広二と上野駅で仕事で待ち合わせる約束をしていたが、電話で一方的にキャンセルされたという。広二は、安夫のことで夢中になりながらも、まだ一方では別の社会的・人間関係について配慮し、断りの電話をする能力があったことになる。

午後八時ころ、広二は安夫を銭湯に連れていったが、自分は脱衣場にいて「安夫が悪魔に取りつかれないように見張っていた」。

この夜、広二はこのアパートの唐紙《からかみ》のしみを悪魔と見て、「悪魔封じの儀式」を行った。「悪魔はキラキラ光って死んでいった」が、その夜広二は眠らずに悪魔が出ないように安夫を見まもり、監視していたという。安夫、恵、Gの三人は、悪魔に関する広二の言動を真に受けて、広二の命じるままに「悪魔封じ」の手伝いをした。

一六日は朝四時から、安夫は「神の曲」を作るように努力して「かごめ、かごめ」に似た曲を作ったらしい。この一五〜一六日の間、安夫は一種の心理的退行状態に陥ったようである。すなわち、安夫はまったく受動的になり、広二や恵の言うがままになった。「赤ちゃんのようだった」。また彼は「核戦争が起こって人類が滅亡するから、僕が神の曲を作って平和にしなければならない」などといったという。

〈安夫には赤ちゃんのようになった時期があるのか?〉

一五日だかに、寝て起きたら赤ちゃんのようだった。あれがあの子の本当の姿なんです。

〈純粋無垢な感じ?〉

まったくそのとおりです。素直そのものでした。

〈その状態は何時まで続いたのか?〉

大勢で、皆がワーッと押し掛けて来た、あの晩くらいまで。顔は青みがかった白い、ろうのような白さで、恵もそんな顔になっていた。あの時は三人とも神界に入っていたんですよ。三人とも、欲のない人間の顔ですね。厭味のない顔ですね。

（五月六日）

一六日午後、広二、恵、安夫は自動車でドライブしながら話し合い、Gのアパートには悪魔がいるから「神の曲」の作曲には不適当であるとして、広二のアパートであるJ荘に移ることにし、午前中に転居した。Gも同行した。午後、広二は自分の預金通帳と印鑑を恵に託して、解約・払い戻しさせ、その金を恵に預けた。被疑者は、彼ら三、四人で、一種の生活共同体を始めようとしていたようである。

二月一七日未明、眠りから目覚めた広二は恵の顔を見て「お前の顔に鬼がいる」といい、恵の目を見つめて「鬼よ、出て行け」と言ったという。

同夜、広二はGらに命じて自室に白い布を張り巡らすなどの「環境整備」を行っている。同夜、Mからの知らせで広二らの行動に不安を抱いたバンド関係者やBが広二のアパートにやって来た。被疑者は彼らの入室を拒んだが、彼らがG、安夫、恵と話すことは禁じなかった。結局、Gは仲間の説得に従って集団から離脱し、安夫は迷いながらも、恵に励まされて広二のアパートに残った。

〈K先生の娘Bが他の人たちとアパートに来たのは覚えているか？〉

K先生の娘たちは、安夫を帰せと言ってきた。僕は、本人同士で話せと言ってやった。Gだけ一緒に帰った。何故、皆でワーワー言ってきたのでしょうね。

〈皆が来ない方が結果が良かったと思うのか？〉

人間界のことなんですね。違うんですよ、次元が。

（五月六日）

この時点での出来事に対する被疑者の記憶は正確で具体的であるが、その意味づけが独特である点が注目される。被疑者は自分の信念に従って行動しているが、それを他人の目から見てどう見えるかとか、常識的にどういうことかという点については、もうまったく考えることがなくなった。精神的視野が狭まって、神や悪魔に関する観念にのみ支配されていた（支配観念）。

翌一八日夜、バンド関係者らから事情を聞いた安夫の父親や恵の父親もアパートにやってきて、近くのファミリーレストランに安夫と恵を連れ出し、翌一九日午前一時まで二人を説得した。夫婦はE町の家に戻った。

安夫は母親や弟に「僕は神の世界に行ってきたよ」と話したが、その言葉つきや様子に異常はなかったという。安夫のいう「神の世界」とは、退行状態における夢幻的体験を回想したものであろう。関係者の警察官に対する供述などによると、一八日の夜応対に出た被疑者と安夫の言動には特別に異常と感じられる点はなかったという。Oも鑑定人に「前の夜に行った人から、三人とも顔つきが変わって狐みたいに目が吊りあがっていると聞いていったが、私の行った時には三人とも普通の、落着いた様子だった」と述べた。被疑者自身も、安夫の父親が安夫に「行き先も言わないで出てきて……」と文句を言ったことなど、成り行きの詳細を記憶している。

しかし、Mは警察官に対する供述で、二月一六日ころのこととして、「四人とも両眼が吊りあがっており、本当に狐にでもつかれたような顔だった」と述べている。このころ恵と広二はほとんど眠らず、食事も簡単なものに限られていた。一方、Wは、二月二五日の警察官に対する供述で、「安夫はおかしなことを言っていたが、広二はわれわれの話しをただ笑って『どうぞ、続けて下さい』というだけだった」、「目がとろんとして普通の顔ではない感じ」という印象を述べている。別の友人も同日の警察官に対する供述で、「一六日ころJ荘でお経のような曲をカセットテープで聞かせられた。四人は何かに取りつかれているのではないか。顔色は青白く、目が吊り上がっていた」と述べている。

一四日から一八日ころまでの三人の精神状態には、狂信的な観念（悪魔や神の曲についての非現実的な観念）の共有が認められる。また睡眠時間の不足や栄養の不足などによって、一種異様な外貌を呈していたことも否定できない。もっとも、その異様な外貌は持続的なものではなかった、

一九日午前九時ころ、広二は安夫宅に赴き夫婦を再び自室に連れもどした。三人はまたJ荘に入ったが、その深夜、関係者が再び安夫の弟の店で話し合いを持ち、安夫はバンドの援助者であるC氏の家に、恵は横浜市の実

家に引きとられた。しかし、安夫はＣ氏に懇願して、翌二〇日午前二時ころにはＪ荘に戻ってしまった。

被疑者によると、一九日、安夫は「自分が気違いに見える」とか「兄貴にも魔神がついている」などといったが、この時の顔は目が吊りあがり、眼球が赤黒く、顔は青黒く、映画「エクソシスト」の少女のようであった。

このころから、安夫は作曲に対する意欲を失い、広二に対する絶対的信頼感が揺らぎ、時には広二の神がかりに疑惑を述べるようになったようであり、これに対して広二が怒りや焦燥を感じたことは想像に困難でない。午後九時ころ、安夫は恵の実家に電話をかけてきたが、父親が受けて娘を電話に出すことを拒んだ。

二一日九時ころ、安夫は恵の実家に電話をかけ、母親が出ると恵を呼びだしてもらい、恵が出ると広二が電話口に出て、恵に「夫が神の曲を書くために、妻として一緒にいてやれ」と命じた。恵は実家を出て、Ｊ荘へ戻った。この時以後の被疑者らの行動や精神状態については、被疑者二人の供述以外に資料がない。

二一日午後一時ころ、広二は「悪魔を安夫から追い出すために」塩を皮膚に擦りこんでもんだりした。午後三時ころには安夫の目を見つめて「悪魔祓い」を行った。この間、三人は入浴したり、恵に近くのスーパーで簡単な食事を買ってこさせて食べたりしている。睡眠時間は相変らず少なかった。

悪魔祓いに用いる塩や、塩の擦りこみによって生じる糜爛《びらん》を治療するためなどの薬品類や食物を買うために、広二は恵をしばしば近所の薬屋やスーパーに行かせている。言いかえれば、三人はけっして閉鎖的な集団を形成していたわけでも、完全に外界から孤立して閉じこもっていたわけではない。

第三節　殺害・死体損壊

二月二二日、広二は安夫に憑いたと信じられた悪魔を祓うために、塩もみなどの「悪魔祓い」を行っていたが、効果はなかった。塩もみによる苦痛は安夫を苦しめたようである。広二はかつて見たオカルト映画「エクソシスト」（正続二編）を模倣して、割箸をセロテープで止めて十字架の形にして振りかざしてみたり、脱脂綿に水道水を含ませて、聖水として安夫に与えたりしたが効果はなかった。広二は、悪魔が安夫を乗っ取ったかのように感じた。そこで被疑者は「悪魔を追い出すために、安夫の肉体を殺し」、さらに「安夫の体から悪魔を追い出して清めるために」死体をバラバラに解体した。

〈殺した時のことはよく覚えているか?〉

覚えています。

〈膝を縛ったのはどうして?〉

何時、結わえたかは覚えていないが、結わえた覚えはあります。

〈ベルトを腰から抜いて使ったのか?〉

それは覚えています。

〈ももひきなんかも使ったのか?〉

ももひきとかタオルとか、そのへんにあるものをいろいろ使ったようですね。そのへんにあったからじゃないですか。

〈安夫さんが死んだということはどうして分かったか?〉

そこの所は覚えていない。

〈死ぬ時の安夫さんは息をゼイゼイ、スースーいわせて、苦しがったのではないか?〉

そんなことはない。苦しまなかったと思う。

〈死体をバラバラにしたのは何故か?〉

自分は何も考えていない。何も考えないでやった。

〈悪魔が見えたのか?〉

最初に首の所に出た。それから身体中に出た。湧くんですよ。

今では、神の指示があったと思っている。手が勝手に動くんですよ。野球で、選手が球を無意識に打てる。お茶で、お点前が無意識にできる。ああいう感じですね。

〈死体を解体したのも、そういう君の無意識でやったのか？〉

無我の境地ですね。

〈そんなことをしたらまずいんじゃないかとかは、全然考えなかったのか？〉

当時は、なかったですね。

〈自分のやっていることが重大なことだという認識がなかったか？〉

ないです。

〈安夫さんを殺したんだという認識はどうか？〉

人間だという意識はなかったですよ。悪魔そのものだと思っていました。

〈考えはともかく、死体を扱っていて、感覚的に気持悪いとか吐き気がするとかは？〉

それが、ぜんぜんなかった。

〈今はどう？〉

今でも、人間だと思っていませんから。

〈悪魔なのか、それとも悪魔に乗っ取られた人間なのか？〉

同じでしょう。あの時は、人間でないと思っていた。

〈今では、安夫さんの死体だったという認識があるのか？〉

ありますよ。それはみんながそう言うから。

その時に《お前は誰か》と聞いたら《私は悪魔だ》といったので……。

（頭を抱えて）……こんがらがってきたなあ。

しかし、自分があの子を救ったのだという気持ちがあります。次元が違うんです。ここの法律とは違うんです。

〈殺してから死体をいじったのは、頸の後ろが最初か？　頸の骨を取ったのは何故か？〉

見てて、ポッと湧いたのですよね。それでハサミで切ったら、女の性器に似ていたので……。中に悪魔がいるように見えた。それでその悪魔を取らなければいけないと。悪魔の顔か何かが見えたから。

〈女性性器というのは悪いものなのか？〉

いやらしい感じだった。

〈警察に摑まった時は、人を殺してしまったという意識はあったか？〉

あの子が死んだという意識はなかった。今では、死んだと思っている、肉体はね。でも、あの子はここ（自分の胸を指す）に生きているんですよ。私はあの子の魂を救ったんですよ。（六月三日）

二月二二日午後、広二は共犯者恵に安夫の膝・下腿などを縛らせ、押さえさせた状態で被害者の上に馬乗りになってその頸部を絞めて殺害したのであるが、それからほどなく広二は「死体の頸部に悪魔がいる」と言い出し、その皮膚を切り裂き、頸の骨が悪魔だといって頸椎を摘出した。それから、外科の看護婦であった共犯者恵と協力して、被害者の死体に次々と手を加え、皮を剝ぎ、眼球・脳・内臓などを摘出し、筋肉を骨からそぎおとすなどして、二月二五日午後八時五〇分の逮捕までの二昼夜の間に、死体をほぼ完全に解体してしまった。内臓の一部は細分されて下水に放流され、その余の部分は塩付けにされてビニール袋などに入れられ、「封印」されていた。

この間、被疑者二人は死体解体の作業に没頭していたが、二二日夜から二三日朝にかけては死体と同じ部屋で睡眠を取っている。また広二は、食事・塩・必要品などの買物に恵をスーパーなどに行かせている。

また、広二は、二三日の夜ころから、恵に悪魔がついたといって、顔の八箇所に塩を擦りこんでもんだ。

二四日夜八時ころ、心配した被害者の母親らがJ荘を訪れて扉を叩いているが、被疑者二人は息を潜めて彼らの立ち去るまで気配を消していた。被疑者らは、部屋の外部の出来事を正確に認識し、自分たちの行動を妨害されることのないように、的確な行動を取っている。しかし、外部からの刺激によって自分の行動の異常さに気づくとか、逃走しようと考えることはなかった。

二五日未明、シャワー、食事のあと被疑者二人はまた就寝しているが、広二は隣に寝ていた恵の右乳房を摑んでもんだ。この行動について被疑者は、胸に「悪魔がいるから」という理由をあげる時と、恵の自分に対する「信─不信」を試すためという時がある。恵は「衣類をまくって、塩は使わずに数分もまれた」といい、広二は「着衣のまま乳房を摑んだ」という。

しかし、二人は相互に恋愛感情を抱いたことはなく、また上記の行動以外には、接吻・性交などの性的・肉体的接触はなかったという。

〈恵さんの胸をもんだりしたのは、やはり悪魔が、見えたからか？〉

そうです。

〈それなら、この時だけ塩を使わなかったのはどうして？〉

あれは、神がやったんです。私がしようと思わないのに、手が自然に動いていたんですよ。あれは神がやったんです。

ちなみに、「発作」に関して聞くと、本人は「F市に移ってからは、気分が悪くなったり、睡眠中に頬を嚙んだりしたことはない」という。また、共犯者の恵も、「広二の発作らしいものに気づいたことはない」という。

第四節　逮捕後

逮捕された二五日、警察官に対する供述で、広二は「安夫が悪魔を祓ってくれというので、祓うために殺した」「その後、悪魔がいたので頸を切って、骨を出した。翌日、内臓をハサミで切って出した。そのあと、身体を塩でもんだ」などと警察官に供述した。

同日付けの「上申書」でも、安夫を殺したこと、悪魔を安夫の体から追い出そうとして馬乗りになって首を絞めたこと、その後の死体損壊の順序・方法などについて比較的詳細に、整然と、自筆で書いている。

二六日には、死体解体の用具を答えている時に「発作」を起こし、病院に搬送され、その後、Y拘置所に移管されたことは既に述べた。

以後も、警察官・検察官に対する供述は順調に進んだが、時に沈黙や拒否を示すこともあった。

三月一九日の鑑定留置以後の精神状態は次章で述べる。

第四章　現在症

第一節　身体所見

被告人は、中肉中背でやや筋肉質、闘士型の体型である。

血圧は最高一二九～最低八六で正常範囲にある。

頭蓋骨は左右非対称的で、左に比較して右の方が大きい。もっとも、計測学的に正常―異常を判断する基準は見当らないので、視診上、左右不同であるという記載にとどめる。腕などの静脈に注射痕はない。覚醒剤・幻覚剤・大麻などの使用歴は否定している。

肺の呼吸音は正常でラッセルを聞かず、心音も規則的で毎秒五四である。

神経学的検査では、手指・眼瞼に細かい軽度の振戦を認める。眼球運動の範囲は十分であるが、眼球運動にさいして軽度の水平眼振を認める。直立閉眼時の動揺は多少ある（ロンベルグ氏現象　偽陽性）。膝蓋腱反射は左右同等、アキレス腱反射も同様でやや高進している。上肢の腱反射は普通で、病的反射はすべて陰性である。脳障害児に多いといわれるバヨネット・フィンガーは一〇指すべて陰性である。

瞳孔は正円で、中等大、左右同大。対光反射は敏速かつ十分。輻輳《ふくそう》反射も正常である。この所見から中枢神経梅毒の可能性は否定される。

眼底の精密検査では、左右とも乳頭浮腫、腫脹なく、網膜の白斑・出血・変性なく、眼底動静脈の走行も正常で硬化・うつ滞・交叉現象を認めない。要するに、脳の腫瘍や血管障害を示唆する所見はない。

脳波検査・臨床検査・頭部レントゲン単純撮影は四月一〇日、Y少年鑑別所・入江是清医務課長に依頼した。

㈠　脳波検査

安静―閉眼―覚醒時の基礎律動は、九〜一一ヘルツ、六〇マイクロボルト以下の規則性のα波がほぼ全域にわたって、特に後頭部優位に、振幅を変化させつつ、ほぼ持続して出現している。時に、九ヘルツ程度の遅いα波が散発性に出現することがある。速波・徐波の混入はほとんどない。単極誘導においても、双極誘導においても、異常波の焦点や位相の反転は認めない。

閃光刺激による賦活では、α波の振幅が抑制され、低振幅速波の状態に変化する。

過呼吸による賦活では、開始後一分四〇秒位から時々全身の筋肉を緊張させ、二分一〇秒で陽性棘波が出現した。二分四〇秒で右側頭部に三・五ヘルツ一〇〇マイクロボルト以上の徐波が出現した。二分五〇秒で過呼吸を中止したが、その後の脳波は非常に不安定になり、速波群波、全般性陰性棘波、右側頭部のδ波などが相次いで出現し、中止五〇秒後には両側の頭頂部―側頭部に大δ波が、ついで四〜五ヘルツのθ波が出現し、約五秒持続した。なお、徐波の位相は頭頂部と側頭部とはおおむね逆位相であった。後頭部にはこの徐波はわずかだけ投影されている。約二〇秒後に、側頭部にθ群波が一回一秒以内再現しただけで、脳波は急速に回復した。

なお、検査を実施したI医師は、この発作波の出現とあいまって、被疑者が手足を緊張させる「強直性のけいれん」を起こしたが、呼掛けなどに対する反応はあり、意識喪失はなかった、と鑑定人に述べている。数日後の問診では、「脳波をとっていて、吐きっぽくなった。発作が起きた。けいれんし、身体が固くなった。記憶はある。注射を打ってもらってから落着いた。帰ってからも頭が痛くて、運動に出ても二〜三日身体に力が入らなかった」と述べた。

ちなみに、被疑者が二月二六日に病院でとってもらった脳波と今回の脳波を比較し検討する。

この脳波は「発作」の直後に、ホリゾンの注射を受けた後の記録と思われ、初めは低振幅速波がわずかに混入する平坦な脳波であるが、双極誘導で、一回、右側の頭頂部と側頭部を焦点とする徐波バーストが観察される。持続は一五秒、振幅は一八〇マイクロボルト以内、周波数はθ波からδ波に及ぶ不規則な形を示し、所々に鋭波を混入する。なお、この記録では、賦活は行っていない。

以上の脳波所見から、被疑者には側頭葉に焦点を有する発作性疾患「側頭葉てんかん」が存在することは明らかである。

また被疑者の血液成分・肝機能に異常なく、かつて肝機能障害などと診断されたことは不思議である。A内科の検査記録を調査しても、多数の検査項目の中でわずかにＬＤＨだけが正常範囲から逸脱しているにすぎない。

(二)　頭部レントゲン単純写

頭蓋骨は四方向から撮影した写真には、視診上認められた左右非対称を除けば、異常所見はない。すなわち、脳の外傷・腫瘍の存在や、トルコ鞍（脳下垂体）などの異常・疾病を有する可能性はほぼ否定される。

ちなみに、二月二六日に病院で撮影された八枚のＣＴレントゲン像を見ると、一見して左右非対称であって異常に見えるが、これは前記の頭蓋骨全体の形態の異常による正中線の設定が撮影時に狂ったことによるもので、脳・脳室・骨の病的異常は見あたらない。すなわち脳室の拡大・偏倚・非対称はなく、脳実質に低吸収域や高吸収域はない。問題の右側頭葉とその周辺にも、腫瘍・石灰化・萎縮などの像は見られない。

第二節　心理テスト所見

精神医学的面接・診察の補助として各種の心理テストを行った。

(一)　WAIS式知能検査

最も標準化された知能テストである。一一のサブテストからなり、言語性IQと動作性IQが算出できるように工夫されている。

表1　WAIS知能検査

1. 一般的知識	13点	7. 符号　問題	9点
2. 一般的理解	10点	8. 絵画　完成	12点
3. 算数　問題	6点	9. 積木　問題	10点
4. 類似　問題	12点	10. 絵画　配列	12点
5. 数唱　問題	2点	11. 組合せ問題	7点
6. 単語　問題	13点	動作性知能指数（P-IQ）	101
言語性知能指数（V-IQ）	95		
		全検査知能指数（全 IQ）	97

《解釈》　知能指数九七はほぼ平均（IQ＝一〇〇）程度の知能ということになるが、算数問題、数唱問題の二つがきわだって低いことを考えると、これが被疑者の知能をそのまま表現しているとはいえない。仮にこの二つの評価点が平均的（一〇点）であったとすると、言語性IQは一〇七、全検査知能指数は一〇四となる。被疑者は興味を感じられないテストに拒否反応を示し、成績にむらがあり、算出された知能指数は学校時代の記録より低下しているように見える。しかし、実際の知能は平均よりやや高い普通域にあるものと考えられる。

なお、このプロフィルは特定の精神病を示唆するものではない。

(二)　クレペリン精神作業検査

これは隣りあう一桁の数を二五分間加算させ、一分ごとの作業量のえがく作業曲線等を分析して性格、知能などをみるテストである。

《判定》　aP型

《特徴》　作業量は四一・〇、四三・一と普通域である。誤答もない。休憩効果は一・〇五で一応ある。しかし、作業量の振幅が甚だしく、後半では深いV字落込みがあり、集中力のむらが著しい。結局、①心的活動の調和・均衡を欠き、性格・行動に偏りがある。②仕事の取りかかりが遅く、なかなか調子がでない。③仕事にムラがあり、時折ぼんやりする。④無理な焦りがあり、事故や失敗が多い。⑤外部からの刺激に動揺しやすい。⑥衝動の統制が悪く、時々激しい興奮が見られる、などの問題がうかがわれる。

(三)　ベンダー・ゲシュタルト・テスト（BGT）

一〇個の幾何学的図形を模写させるもので、脳器質的な障害や知能障害を検出するのに適したテストである。

《結果》　得点　二五点（パスカル＝サッテル法）

《解釈》　得点は、正常者で二〇点以下とされているので、この結果はやや悪いが（この評価は減点法で行うので、数値が大きいほど成績が悪い）、基本的なゲシュタルト機能に崩れはなく、自信のなさからくる「繰り返し」が点数に影響しているだけである。

(四)　YG性格検査

これは一二〇問からなる質問に「はい」「いいえ」で答えさせる質問紙法の人格検査であるが、MMPIのように信頼性の検討はできない。

《結果》　劣等感まったくなく、抑うつ性小、神経質でなく、客観的、協調的、活動性、思考的内向、支配的、のんきでない、というプロフィルが得られた。

《判定》　C型（情緒安定―社会的適応―消極型。または穏和型）

《解釈》　このプロフィルは、本人の性格や現在の精神状態から見て非常に考えにくい。おそらく反応の歪曲によるものと思われる。別の言葉でいえば、この被験者は、自分の心理状態を正確・誠実に内省することができず、主観的・作話的である。

㈤　HTP描画テスト

これは、順次、「家、木、人の絵を書いてください」という指示による描画で、今回は非統合型・枠つきHTPPを施行した。性格や病気を診断する投影法の検査である。

《結果》　家は牧場の中の一軒家の絵で、木の絵は「枯れたけやきの木」の絵であった。幹は太く垂直で、枝は四つに分かれている。人の絵は、男女とも顔だけである。

《解釈》　生命的エネルギーは旺盛で、特に病的なサインはない。ある程度の社会適応は可能だが、外界への警戒心、不信感が認められる。自己中心的な内的世界を形成しており、対人関係においても相手に対する配慮を欠き、適切な距離を保てず、葛藤を生じやすい。家族に対しては否定的なイメージを抱いており、愛情欲求は強いが、依存欲求もさらに強い。衝動の制御の障害が示唆される。

㈥　風景構成法

これは、川、山、田、道、木、岩、人など、検査者の唱えるものを、枠づけした一枚の画用紙にサインペンで書き込ませ、風景を構成させた上で彩色させるものである。

《結果》　道が川を横切り、右上の山頂まで続いている。川は左から右へ流れており、男が釣りをしている。空に紫色の鳥が飛んでいるが、被験者も「紫色の鳥は異常かな」と述べた。彩色は大雑把で、かなりのムラが見られる。

《解釈》　近景と遠景の分離が不十分でやや奇異な印象を受けるが、人格の荒廃・解体のサインはない。
(七)　文章完成テスト（ＳＣＴ）
これは刺激語として、単文、単語を与えて連想を二行以内に綴らせるもので、投影法テストの一種である。そのいくつかをまず抄録する。「　」内は、刺激語である。

《結果》

「私はよく人から」すかれる。

「家の人は私を」変り者だと思っている。

「私の父」は我関せずで我が道を行く。

「私のきらいなのは」自分勝手な人、つめたい人。残酷な人、嘘つき。

「死」は怖くない（肉体の死）。

「私のできないことは」魂の悪の人間を善に変えること。

「時々私は」不安になったり、いらいらしたりする。

「私の兄弟」つめたく人間離れしている。

「女」わからない。

「私の母は」不思議な人。

「もう一度やり直せるなら」今のままでいい。自分で選んだ道だから悔いの残るようなことはしていない。

「恋愛」はしたことがある。けじめをつけるために肉体関係まで持った。

「私が残念なことは」安夫が悪魔に乗っとられたこと。魂は助けた。今は私と一緒にいる。

「どうしても私は」あの子のかたきをうつ。

《解釈》　文章は筋が通っており、支離滅裂・連想弛緩など思考形式の障害はないが、正義、神、悪魔、魂などの宗教的な言葉が沢山使われており、信仰に関する信念には常識的に理解できない部分もある。

父親には恨みの感情を、母親には両価的な感情を抱いている。被害者には一体感を持っている。依存欲求が強く、人なつこい一面もある。ものの考えかたは非常に主観的で独特である。

自分の健康状態については心気症的で、音に敏感であるが、自分の頭脳は「普通ではないか」と思っている。

(八)　ロールシャッハ・テスト

一〇枚のインク・プロットを見せて何に見えるかを問い、その結果を確立された方法で整理し、人格を診断するもので、代表的な投影法テストである。スイス原版を使用して第一回を、片口氏のカロ図版を用いて第二回を行った。

《解釈》　反応数は少ないが、反応拒否図版はない。平凡反応は一個しかなく、常識の欠如が窺われる。第一回では反応の半分の八つが「悪魔」で、他にも「化物」「魔界のもの」などの反応が多く、反復（固執性）が顕著であった。

把握型は部分反応型である。図版の一部の二点を目に見ると、そこから全体を悪魔、またはその顔と見て、他の部分や全体を見ようとしない。作話的反応とスコアされる現実無視の程度に達する反応もあった。二回目のテストでは「顔」という反応が多かった。

形態水準が低く、部分反応が多いことから、精神的成熟の未熟性または情緒的混乱があり、現実を客観的に把握する現実吟味能力に問題があるといえよう。被験者はむしろ現実を、自分の願望や恐怖に無理に一致させようと歪曲しているものと思われる。

テストに対して防衛的な態度も窺われる。

なお被験者は繊細・豊かな情緒に欠け、愛情欲求も未熟で、対人関係は温かさや優しさに乏しいものと思われる。なお、性反応（女性性器）、血液反応が出現していることは、社会的規範に対する無関心、衝動の制御の乏しさを示唆する。

表2　ロールシャッハ・テスト

項目	記号	第一回	第二回
反応数	R	16↓	18↓
全体反応	W	3↓	3↓
部分反応	D	10	13
異常部分反応	dr	2	0
空隙反応	S	1	2
人間運動反応	M	2↓	2↓
色彩形態反応	CF	0	1
形体反応	F	14	15
人間反応	H	5	7
動物反応	A	10	8
解剖反応	At	(1)	1
性反応	Sex	1	0
血液反応	Blood	0	1
反応初発時間		71↑	29秒
同（白黒）		61	21秒
同（カラー）		80↑	36秒↑
体験型　ΣC：M		0：2（内向型）	1：2
同　Fc＋c：FM＋m		0：0（共貧型）	0：0
同　Ⅷ＋Ⅸ＋Ⅹ/R		38	33％
良形態水準反応率　R＋％		63↓	47％↓
動物反応率　A％		63	44％
平凡反応　P		1↓	1↓
反応の種類（CR）		3↓	4↓
最も好きなカード＝Ⅹ、最も嫌いなカード＝Ⅰ			

反応において、妥当する言葉を発見することが難しく「あれ」「これ」などの使用が多く、当惑・あいまいを示したり、反応内容の反復・固執性などはてんかんを含む器質性精神障害を示唆する。実際、ピオツロウスキーの器質性障害サインのうち五つ、同じく「てんかんサイン」のうち六つが該当する。

もっとも、反応が豊かでないこともあって、ロールシャッハ・テストからだけでは荒廃した精神分裂病との鑑別は困難である。

(九)　TAT――絵画統覚検査

これは、一定の情景が描かれている絵を見せて、過去、現在、未来にわたる物語を作らせるもので、投影法の一種である。マレー原版から一一枚を選んで実施した。

《結果》　カード1で少年が「口から血を流している」と見た。カード2では年輩女性に対する敵意を表現した。カード3では普通の人が感じる不安や攻撃性を「抑圧」した。カード4では男女両者を悪霊ととらえ、裏切りだと見る。不快感を訴えている。カード6では、母子関係を投影したが、母親は息子の困難や願いを無視する冷たい人である。カード8では攻撃性は認知できているが「呆然としている」だけで罪悪感は持てない。カード9では、男性同士の共同生活や身体接触が「信頼感」として把握されている。カード10の男女関係では、物語を作れない。カード12では年輩の女性が不安や疑いの心をあおっている。カード16の白紙では、被害者の「純粋なしみ一つない心」を連想している。なお、後半では神、霊界、悪魔などに関連する話が多くなっている。

《解釈》　病的な認知の歪曲や誤解はないが、情景や人物のとらえかたはかなり主観的・個性的である。一つの主題にとらわれると、数枚のカードでそれに固執して、現実の刺激に適応できなくなる。母親に対する強い両価的な（むしろ否定的な）感情が反復して表現された。

(十)　絵画―欲求不満テスト

これは二四枚の絵で、欲求不満に陥っている情景を示して、その登場人物の反応を問う投影法の一種である。

《解釈》　社会的場面での反応は、一般的・常識的で、特に問題はない。欲求不満場面における姿勢は、自分の要求に固執するパターンで、自己中心的で他者への思い遣りに欠けるといえる。

(十一)　心理テスト所見の要約

知能は普通範囲にある。精神分裂病などの精神病を積極的に示唆する所見はない。しかし情緒的―性格的側面、すなわち現実適応、衝動制御、性的適応、自己内省、客観性、人間関係などの面における偏りは大きく、性格異常と思われる。

第三節　面接所見

(一)　第一回

鑑定人が被疑者に最初に面接したのは三月二七日であった。被疑者はやや神経質そうな態度で、時々顔をしかめて現在の苦痛などについて語った。周囲の音に敏感であり、「音に弱いんです」といい、周囲で実際に音がすると、いかにもつらそうにして会話を中断したり、疲れたような態度を示した。奇異に思われたことは、幼稚園に通ったこととの有無など、誰でも記憶しているような過去の出来事を尋ねた時でも「分からない」「あ、思い出せません」などと言って供述を中断し、結局答えないことであった。「考えると、頭がおかしくなる」「今は本も読めない」「今、頭と、こめかみと、目の奥が痛い」「ものを考えると吐き気がする」などと多彩な心気症状を訴え、供述はなかなか進行しなかった。何も音のしない時に、あたかも何か音が聞こえるかのように、耳をそばだてて会話を中断することが多く、「先生、今度は静かな部屋で調べてください」と要求したりした。

感覚過敏・幻覚・心気症状があることが窺われたが、対人接触はむしろ強引・積極的で、精神分裂病者のような冷たさ、固さは感じられなかった。しかめ眉、尖り口などの精神分裂病に固有の表出症状もない。

(二)　第二回

四月九日の面接では、鑑定助手三名が陪席していたが、食物に対する好悪がひどくなったと訴えた。すなわち「前は食べられないものがなかったが、今は臭いの強いもの、カレーの臭い、鮭、さんま、肉、豚の脂身、魚肉などを見ると吐き気がして食べられない。理由は分からない」と述べた。面接の後半でこの問題がふたたび問題になった時に、鑑定人が「自分のした死体損壊を連想するので肉類が食べられないのではないか？」と聞くと、言下に「そんなことは絶対ない」と否定した。

この回には、幻聴や実体的意識性に関する幻覚が訴えられた。「独房にいて、人の息をする音がすぐ耳の側で聞こえる。シューシューいう音である」（幻聴）。「夜中に蒲団の横に猫が寝ているような気がするが、手で確かめるといない」（実体的意識性）。「いつも安夫が歌っていた音が耳について聞こえる。何日も続けて。ハミング風。あの子（被害者）が喜んでいる顔が見える」（空想性幻覚）。ただし、面接中には聞こえていないという。「前回より今日の方が気分が良い」が、それでも「今でも音には敏感で大きな音には苦痛を感じる」「猫が何処かでうなっているのが聞こえる」という（鑑定人らにはそれらしい音は聞こえない）。また、「天井にかげろうが見える」「湯気が揺れている」などと視覚の変容を訴える。

しかし、鑑定人らに対する態度は異常なところがなく、話にも迫力がある。この回でも前科の詐欺事件について質問すると急に困惑状態を示し「出てこない。何故、思い出せないんだろう。ご免なさい。少し、待って下さい。……分からないな」と述べ、結局、想起することが出来なかった。印象としてはいかにも演技的であるように見えた。なお、シューシューいう呼吸の音という幻覚？は、絞殺された時に被害者が立てたであろう音と関係があるのではないかとも思われたが、この時は確かめなかった。

㈢　第三回

四月一八日の面接では、冒頭から頭痛、気分の悪さ、拘置所の窓の網を見るとちらちらして気分が悪くなるなどの訴えが強かった。この日は医学的検査を行ったが、触診や神経学的検査で被疑者と鑑定人の体が接触することがあった。とくに眼底精密検査のために鑑定人の顔を被疑者の顔に近づけると、クスクス笑って身をくねらせた。「くすぐったい」などと言って、しばらく笑っていた。

その後、問診に移ったが、被疑者はニヤニヤして「目がかゆい」と言い、質問に答えず黙り込むようになり、やがて眉をしかめたり、情なさそうな顔をしたりしたが、やがて手を机の上に組んで握りしめ、目を固くつぶってものを言わなくなった。もっとも、目は時々上目使いに開いて周囲や鑑定人を見ることもあった。目蓋はかなり強くけいれんしていた。体は固く緊張させていた。鑑定人が「どうしたのか？」と問い掛けると、うなずくとも首を振るともはっきりしない応答があり、やがて手真似でノートとボールペンを求めるので与えると、

「めがあけられない」

「ことばがでない」

などと仮名で書いた。そのうち目を開いて周囲をうかがう時間が長くなったので「目が開けられるようになったね」というと、またしっかり目蓋をつぶり、ノートの次のページを自らめくって

「ながく　あけられない」

と書いた。

以上の所見から、鑑定人は被疑者の症状を、てんかん発作によるものではなく、ヒステリー性の反応と判断して、面接を打ち切ったが、看守が付きそって帰る時、被疑者は「立てない」「目が見えない」と言いながら、実

際には自分の力で立ち、迷うこともなく帰って行った。

このエピソードは、一見すると側頭葉てんかんの精神発作のようにも見える。軽度の意識混濁、発語不能（失語発作）、目蓋のれん縮などである。しかし、周囲の状況の把握や相手の言うことが正確に把握されていることから、深い意識混濁はなく、運動の障害も実際には何もないのであるから、「側頭葉てんかん」を真似た「ヒステリー症状」と判断するのが妥当と思われる。

㈣　第四回

五月六日（午前）の面接では、心気症状、幻覚様の訴えが多く、神経質に見えた。もっとも、心気症状も多少変化している。

幻覚に関しては、

「天井の穴が横に揺れる」

「真赤な壁がブーッと動いたりする」（視覚的要素的幻覚）。

「自分の房に警察の人や看守が入ってくるので、喋ろうとすると消えている」（視覚的情景的幻覚）。

さらに、

「安夫の顔だけがボーッと浮かんでくる。ニコニコ笑っている。私が悪魔を祓ってやったから、喜んで、感激している」。

（鑑定人）恨んではいないのか？

「まったくない。あの子は私の体の中に生きているんですよ」

「私の此処に（胸部を指す）魂が入っているんですよ。毎日心の中で話をしているんですよ」（恍惚とした表情）

「突然、声が聞えることもあるんですよ」「自分の歌っている歌と違った歌が聞こえることもあるんですよ」。

不思議なことだね？

「不思議でもなんでも、私は体験していますからね」

「あの子には、言葉を超越した信頼があるからね」。

ところが、問診が被疑者の空想的・主観的問題から、生活史・家族歴などに移ったり、死体の解体などの具体的問題になると、被疑者は次第に言葉が滞るようになり、しばしば「言葉が出ません」「舌がもつれて喋れないんです」などといい、当惑状になって苦しそうに首をひねったり、目をつぶってしまう。「思い出せない」「出てこない」などという。結局、問診は続行不能となって、いったん診察を打ち切った。

㈤　第五回

その午後、もう一度問診を再開した。被疑者は「房に戻ったらすぐ言葉が出るようになった」「すーっと良くなった」と報告したが、再び家族歴などに話が進むと、また午前中と同様の状態になって、診察が渋滞した。

そこで鑑定人は「被疑者が現実を現実と認めたくない」「現実を直視しようとしない」ことが今の症状を作り出す心理的メカニズムとなっていることを指摘し、現実に直面化するように命じた。具体的には、肉類が食べれないのは死体解体の連想であり、呼吸音の幻覚は絞殺の時に聞いた被害者の苦しみの喘ぎであり、安夫は現実には死んで帰らぬ人となっているのに、被疑者はそれをそう意識しようとしないから、色々の症状が象徴的な形で現れるのではないか、と指摘したのである。

被疑者は、鑑定人の指摘（解釈）に猛烈に反発した。「そんなことはない」と否認し、立腹し、烈しい論争になったが、その過程で「喚語障害」や「目が見えない」症状はみごとに消失した。初めは病人のように診察室に入ってきた被疑者は、帰りには昂然と胸を張って出ていった。この事実は、被疑者の症状が心因反応（ヒステリー反応、犯罪と取調べに対する拘禁反応）に他ならないことをはっきりさせるものであった。

㈥　第六回

六月三日の面接では、比較的精神状態が安定しており、感覚の過敏も幻覚も前よりは良くなり、「息の音も聞こえなくなった」「食欲もでた」と述べた。睡眠も良い。

この回は、本件犯行について、確認も兼ねて聞いていったが、被疑者はおおむね渋滞することなく答えた。もっとも、幻覚体験などについては、供述のたびに少しずつ内容や時期が変化すること、あいまいさが増加してきていることが注目された。

第五章　診断と考察

第一節　精神状態の診断

被疑者山田広二の現在の精神障害は

1　側頭葉てんかん
2　心因反応（拘禁反応・ヒステリー性反応）
3　宗教的支配観念

の三つである。なお、本件犯行当時の精神障害としては、被疑者が「側頭葉てんかん」を持っていたことは言うまでもないが、本件犯行遂行には直接関係していたわけではなく、主として「宗教的支配観念」にもとづいて行動していた。

以下、順に説明する。

(一)　側頭葉てんかん

これは、脳波所見、現在の精神状態、過去の病歴の三つから確実に診断しうる。そこでまずこの疾患について説明しておこう。

大熊輝雄・国立神経精神研究センター総長によると、「側頭葉てんかん」とは、

「側頭葉に焦点を持ってんかんをいい、側頭葉発作は精神運動発作とほぼ同様に用いられる。レノックスは自動症発作（各種の自動症を示し、あとに健忘を残す発作）、主観性発作・精神発作（錯覚や幻覚を主として夢幻様発作とも呼ばれるもの）、強直性焦点発作の三者を精神運動発作三型と呼び、これに運動・表出の停止を加えて精神運動発作あるいは側頭葉てんかんと呼んでいる。側頭葉に焦点を持つてんかんにはこのほか聴覚性発作や嗅覚性発作などがある」。

「側頭葉は大脳半球のうちでも最も複雑な構造を持ち……焦点の局在部位と発作発射のひろがり方によって発作症状が異なる発作発射が側頭葉中・後部、島などに初発し、これが海馬あるいは扁桃核にいたる投射を局在性に侵襲すると錯覚・幻覚が起こり、その発作発射が扁桃・海馬系に達すると自動症が起こり、また鉤回《こうかい》・扁桃核・島皮質などに原発する発作発射によっても自動症が起こるといわれる。これらの精神運動発作は、発作発射がさらに拡延すると全般性けいれん発作に移行することもある。……発作症状の他、性格異常やその他の持続的精神症状を伴うことが他の発作型より多い」（加藤正明ほか編『増補版精神医学事典』弘文堂、一九八五年）。

山県博教授は、同右書の「側頭葉症状群」の項目の中で、

「側頭葉てんかん」では「多彩な幻覚体験が現れる。幻聴は人の声ではなく、要素的な音として聞こえる。またジャクソンにより提唱された夢幻様状態という現象では、既視感・未視感などの体験とともに、幻味・幻嗅・パノラマ様の幻視などがあらわれ、鉤回発作という名称で知られている」と述べている（同上書）。

なお、脳外科医ペンフィールドら（一九六三）は、焦点性発作を運動性発作と感覚的発作の二つに分け、後者

を視覚性発作・聴覚性発作などと分類したが、さらにこれとは別に経験的ないし精神的内容をもった発作を別に取りあげ「経験性幻覚」と「経験的錯覚」と呼んだ。彼らによると、経験的幻覚発作では、意識混濁がきわめて軽く、発作中の出来事（の記憶）がある程度保たれているのが普通で、またこのさい現れる幻覚は患者の過去に体験した出来事の再現として現れる特徴を示すとした。側頭葉皮質の電気刺激で幻覚が実験的にも生じうることを証明したのはペンフィールドらの功績である。ちなみに、レノックスらは発作を持つてんかん患者の一・三％に幻覚発作を、宮坂松衛らは精神運動発作の一・三％に経験性幻聴を認めている（大田原俊輔ほか編『脳波のチェックポイント―Q＆A』三六一頁、メヂカルリサーチセンター、一九八二年）。

被疑者の「側頭葉てんかん」の診断では、まず脳波所見が最も重要である。われわれの鑑定における脳波では、右の側頭葉に焦点を示す、棘徐波結合、過呼吸時に現れる三～五ヘルツ、二〇〇マイクロボルトの徐波バーストは決定的な意義を持っている。さらに、このような異常波が二月二六日においてもまったく同様に出現していることは、この所見が偶然の産物でないことを証明している。

さて「側頭葉てんかん」という診断のもとに被疑者の過去の病歴を検討すると、被疑者本人や家族らの供述がこの疾病の症状としてほぼ完全に説明できることが明らかである。すなわち、「過換気症状群」といわれた症状は、被疑者が過呼吸によって脳波上に発作波が出現することに厳密に対応する所見である。また、幻聴やパノラマ様幻視などは、「経験性幻覚」「主観発作」「精神発作」などとして理解しうるであろう。被疑者が睡眠中に頰を噛んだり、タオルケットを裂いたりすることがあるという母親の供述が真実であるとすれば、被疑者には精神発作だけではなく、睡眠中に強直性けいれんを起こしている可能性も高い。ただし、これは目撃はされていない。会話をしていて、時に虚ろな目をして黙り込んだり、ブツブツ独言をいうというエピソードも多くの人によって観察されているが、これが軽い精神発作である可能性もある。もっとも、この際に意識の喪失や硬直が観察されていないので、口唇自動症である可能性はない。また、被疑者には行動自動症はない。被疑者は昭和四〇年に自動車運転免許を取得し、二〇年以上にわたって自動車運転の履歴を持つ者であるが、この間に事故や重大な違反などは起こしたことがないので、覚醒時に発作が頻繁に起こっていたとは思われない。

ただし、逮捕後の二月二六日の発作や、鑑定人の面接時の緊張や目が開けられない訴えなどは、心理的・感情的刺激とあまりにも密接しているし、少なくとも後者での症状は発作性というよりヒステリー的であるので、側頭葉てんかんの症状というだけで片付けることができない。もっとも、学説的にはてんかん発作が情緒的負担・刺激によって誘発されること（情動発作）もあるし、緊張・興奮から無意識的に過呼吸を行うこともありうるから、これが「てんかん性」であることも一概に否定できない。心理的ストレス下で苦悶感・緊張などから呼吸を荒くしたりすれば血液のアルカローシスが起こって精神発作が起こりやすくなることは、脳波検査における過呼吸賦活においても見られるとおりである。

なお、二月二六日の症状が真のてんかん性発作であったとすると、その数日前の本件犯行時は、母親の指摘するような、てんかん性不機嫌状態にあった可能性もある。

過去における出眠時幻覚・金縛り体験なども、その生々しい知覚的性格からみて、正常者に時に見られるそれではなく、やはり、側頭葉てんかんの精神発作の一表現と見るべきであろう。

「側頭葉てんかん」によると考えられるこれらの症状は、調査した範囲では昭和五八年以降、すなわち本件犯行四年前から自覚・観察されていて、幼児期・少年期・青年期には出現していない。しかし、頭部レントゲン写真・頭部CT撮影・眼底精密検査などによっては、現在までに脳の腫瘍・血管障害・外傷など重篤・進行性の疾病の存在をうかがわせる所見はない。したがって、素質的に潜在していたものが中年期に出現したものと考えざるをえない。

現在の資料から最も考えられる原因は、未熟児として生まれ、仮死のエピソードなども加わり、幼若な脳が酸素欠乏に陥り、脳の一部に発達の障害が生じた可能性がある。病因的にいえば、早幼児期脳障害・微細脳障害症状群ということになる。これは、普通、知能障害や神経学的障害は呈しないが、性格形成と行動に問題を示すものである。被疑者が幼児期に活発すぎて幼稚園に適応出来なかったり（過活動）、小学校で知能偏差値が平均以上あるのに学業成績が中位程度に止まった（学習障害）ことなどは、上記の診断を支持する所見かもしれない。

㈡　心因反応（ヒステリー反応・拘禁反応）

これは心理的ストレスに対する個体の反応の一つである。

被疑者は殺人・死体損壊という重大犯罪を犯して拘禁されているのであるが、このような現実を認識することはきわめて苦痛である。そこで何とか事実を直視しないですむようにしたいと願うのが人情であろう。犯罪者の中には未決拘禁中に、このような意識的・無意識的願望によって、妄想形成・身体的症状（転換ヒステリー）、仮性痴呆などを呈する者がある。被疑者はもともと、現実を直視することがきわめて不得手な性格の人間であることもあって、失語・心因盲・失立・頭痛などの症状を示している。もっとも、失語発作は側頭葉てんかんでも起こることがあり、頭痛も同様であるが、想起が苦痛であることを質問された時にだけきまって起こることや、症状が流動的で持続性に乏しく、心理療法的な「直面化」の操作によって劇的に消失するなどの点は、心因反応という診断を確定する根拠になろう（福島章「拘禁反応」『現代精神医学大系六巻B』中山書店、一九七八年、後に福島章『犯罪心理学研究Ⅱ』金剛出版にも収録）。今後の審理の進行とともに、この被疑者が上述の多彩な症状を発展させ審理が困難になる可能性も大いに考えられる。

㈢　宗教的支配観念

「ある思考が感情的に強調され、他のすべての思考に優先し、この優先を長時間持続的に保っている場合、この思考または観念群を支配観念（もしくは優格観念）という。ヤスパースは、心理学的には探求者のよる真理への熱烈な追求や、あるいは政治的・倫理的確信への情熱と区別できないが、ただ誤謬があることによってそれらの現象から区別するという。ただし、学者によっては、近親者の不幸について頭が一杯になるような、誤謬とも無意味とも言えないような固定観念も支配観念に含める場合がある。いずれにせよ、ヤスパースは、支配観念は精神病質者にも健康な人間にも、発明妄想・嫉妬妄想・好訴妄想としても現れるが、これらは了解不能な真性妄想とは厳格に区別される、という。シュナイダーによれば、支配観念は本人のパーソナリティと生活体験の競合によって生じる。本人に異質なものと自覚されない点で自生観念と区別され、自ら苦しまない点で強迫観念と区別される。」（主として、小田晋「支配観念」前掲『増補版精神医学事典』による）

被疑者の支配観念の内容は、「自分に神が降りた」「被害者安夫は神に選ばれた人間である」「自分は被害者を悪魔から守る使命がある」という信念である。これは、常識的にみてあまり根拠のない、誤った観念であろう。しかし、被疑者の側頭葉てんかんの幻覚や、被害者―被疑者の人間関係などを考えれば、その発生が了解できないものでもなく、真性妄想とは断定できない。被疑者がこの支配観念に熱中して、被害者の生命安全も、自分自身の将来も考慮することなく本件犯行を遂行したことはすでに見たとおりである。

なお、この支配観念が、被害者や共犯者との間で共有され、相互に補強・増幅しあっていたことが認められるが、これを広義の感応反応と言いうるかどうかは次節で触れる。

（付）心理的同性愛的傾向

蛇足であるが、被疑者には「心理的な同性愛的傾向」とでもいうべきものがあると鑑定人は考える。本人はそれを否定しているが、被疑者の心理力動を考える上では「同性愛的な傾向」とでもいうべきものを想定すると理解が容易になるように思われるので、簡単に指摘しておく。

被疑者は四〇歳を迎える年齢まで独身であり、女性と肉体関係を持ったことはあるが恋愛関係は持続性に乏しく、またI氏のような年長の男性と親密な関係を求めている。さらに、本件犯行では被害者に対して激しい思い入れがあった。また、鑑定中の検査では身体的接触に敏感で、その直後に甘えの表現や転換ヒステリーの症状を示すなど、同性愛的な傾向の存在を示唆するような材料が多い。心理テストでは、ロールシャッハ・テストでは同性愛指標は満たさなかったが、TATやMAPSでは異性像には敵意が、同性像には親密さが投影された。また「安夫を殺害した後、頸部に悪魔が見えてその部分を切り裂いたところ、そこが女性性器に見え、その奥に悪魔がいるように思えて徹底的な解体へと進んだ」という供述も、この点に関連する所見と言える。

しかし、この「心理的同性愛的傾向」は、本人にも意識されていないものである。

第二節　鑑別診断

(一)　感応精神病

本件犯行当時の精神状態については「感応精神病」との鑑別が重要である。

そもそも「感応精神病とは、主に家族内において、一人の精神障害者（発端者）の精神症状（とりわけ妄想及び妄想観念）が他の一人以上の人々（継発者）に転移され複数の人々が同様の精神異常を呈する状態をいう」と定義される（柏瀬宏隆「感応精神病に関する臨床的研究」慶応医学、五六巻三号、一九七九年）。もっとも、畑下一男によれば、家族以外の友人同士、信者同士でも起こりうるという（前掲『増補版精神医学事典』）。

感応精神病のケース報告では発端者がほとんど精神分裂病など妄想性の精神病者が多い。また継発者は真の精神病者でなく、発端者と引き離すとただちに妄想を失って正常になることが多い。そこでシュナイダーは「感応精神病というより感応反応と呼ぶほうが正しい」と述べている（『今日の精神医学』文光堂、一九五七年）。

被疑者山田広二、被害者田中安夫は従兄弟同士で、少年時代に親しい関係にあったが、ここ数年は疎遠であった。二人が六一年暮ころからまた急速に接近し、本件犯行前には数日間起居を共にする共同生活をして、被害者は広二を「兄貴」と呼び、被疑者は被害者を現在「あの子」と呼ぶなど、かなり親密な関係にあったことは事実であるが、長年生活を共にしてきた家族のような共同体意識があったとは思えない。

もっとも今、被疑者は「今は自分の胸の中に入ってきた。身体の中に生きている」と称しているし、本件犯行前の共同生活の初期には自分の現金や預金を恵に委ねるなど、一体感を抱いているように見える。しかし、典型的な感応精神病に見られるような親密で持続的な長期の関係が彼ら三人の間にあったとはいえない。

共犯者恵と被害者は夫婦であり、また長年同じ信仰を持つ信者同士の間柄であったが、結婚生活は一年に満たない。夫と広二が急速に接近すると、夫とだいたい行動を共にして広二と接近し、二月一三日以降は被疑者広二と夫との三人の共同生活に入っていたが、その間には婚家や実家に戻るなどの中断期間もあり、またJ荘にいる間もしばしば買物にスーパーなどに出掛けているので、三人で外界と隔絶した生活を長期間送ったわけではない。

安夫も恵も、大山祇命教会の信者としての履歴が長く、神の存在を信じており、他方で占い、運命判断など神秘的・オカルト的なものへの関心も強い方であったから、広二の神秘体験や宗教的な言説を比較的抵抗なく受け入れる素地があったと考えられる。

したがって、本件犯行にいたるこの三人の関係は、典型的な感応精神病ということは困難で、むしろ「集団ヒステリー」というに近い。

なおこの感応状況で「発端者」になぞらえうる役割を果したのは被疑者である。被疑者は、側頭葉てんかんによって体験した幻覚などにもとづいて、救世主妄想（メサイヤ・コンプレックス）ともいうべき宗教的妄想を抱きつつあったのであるが、当時たまたま音楽活動に悩みを抱いて前途を模索していた被害者夫婦のニードと偶然にも一致した。そこで彼ら三人は「神の曲を書く」とか、その意図・営為を妨害する「悪魔を祓う」という想念の虜になったのである。

要するにここで共有された観念とは、柏瀬が感応精神病の定義として要請するような「妄想」というよりは、内容的に了解が容易な「支配観念」であったというべきであろう。そしてこの支配観念は、確かに相互的な共鳴・増幅のメカニズムによってしだいに肥大して本件犯行へと駆り立てて行ったのである。

㈡　精神分裂病

第二に、この事件はいかにも異常・奇異であって、被疑者の診断としては、精神分裂病圏の妄想疾患（精神分裂病妄想型、パラフレニー、パラノイア等）との鑑別も必要と感じられる。被疑者は、昭和六〇年ころから家に一人引きこもって寝ていたり（自閉性）、身体の不調を訴えていたり（心気妄想の疑い）、宗教的な妄想様の観念を抱いたりして、結局、異常・酸鼻な本件犯行を起こしている。

しかし、脳波には幻覚の原因を説明しうるような側頭葉焦点の発作波が証明されたこと、現在も対人接触が良く、感情鈍麻や意欲の低下が認められないこと、幻覚も幻視が主で幻聴は少ないこと、心理テストでも精神分裂病を疑わせる所見は（ロールシャッハ・テストを除いては）得られていないこと、被疑者を精神病ではないかと考えた関係者が事件まではいないこと、思考の内容には著しい問題（支配観念・狂信）があるが、思考の形式には連想弛緩・支離滅裂などの障害がないこと、などは除外診断の十分な根拠となろう。

㈢　祈禱精神病

日本精神医学者 森田正馬は「祈禱精神病」なる心因反応を提唱して次のように定義する。

「祈禱精神病とは、加持・祈禱またはこれと類似の事情を原因として起こる一種の自己暗示性の精神異常型に対して仮に名付けたもので……下層階級の者が多く、女に多い。身体病や疲弊に伴い、また本症の根底に神経症やヒステリーを有することもある。直接の原因は恐怖・感動、または予期感動であり、平素、憑依、神罰、精神貫通などの俗信を有するものが、偶然恐怖すべき事件や異様に思う病症に遭遇したさいに、あるいは神仏過信、祈願、祈禱などにより発病する。狐つきなどの地方的な憑依症もこれに編入させたい。人格変格、憑依妄想、宗教妄想などの症状のほかに、衒奇、言語錯乱、音読症、幻聴、衝動性興奮など外見上精神分裂病様のこともあるが、これを統一すれば、自己催眠による人格変換である。経過は……短い。」

さて、本被疑者にはもともと側頭葉てんかんがあって純粋の心因反応とはいえない。また、恐怖・感動などと遭遇したものではないし、加持・祈禱というべき持続的・単調な祈りや行動の反復を行っているうちに支配観念に囚われたわけではない。しかし、宗教的な観念のもとに超常的なものを想定して行動していたこと、基礎性格、睡眠不足などが関与していたことは、祈禱精神病と共通する。

要するに、被疑者は、病因的にも心因性の精神障害とはいえないし、精神病理学的にも「人格変換」というべき現象が誰からも観察されなかった。これが、祈禱精神病と区別される点であろう。

第三節　犯罪心理

本件犯行は一言でいえば宗教的ないしオカルト的内容の支配観念・狂信の結果であって、それに付け加えるべきものはあまりないように見える。憎悪・嫉妬・怨恨とか、男女関係とか、財産上の利益とか、この種の重大事件としては考えられがちな世俗的な動機は、その存在の片鱗を見ることができない。逆にいえば、動機と結果の重大性とのアンバランスが感じられるので、それだけ異様・不思議に見えるのであるが、宗教的観念とか狂信とかが常識的には考えられないような強い動因として人を駆り立てることがあることは、歴史上では宗教戦争から魔女裁判など、個人的には悪魔祓いや憑きもの落しによる傷害致死事件としてしばしば報告されることからも、事実として認めないわけにはいかないのである。なお、政治的な「支配観念」による集団的な事件としては、連合赤軍の大量リンチ殺人事件などが記憶に新しい。

ちなみに、被疑者の側頭葉てんかんによる幻覚体験は、安夫に接近しその音楽活動を援助しようという動機の形成に多少の関与をしているように見えるが、幻覚体験と本件犯行の遂行との直接的・具体的関係は、問診を重ねても、明確で具体的な経緯を明らかにすることが出来なかった。これは被疑者の内省や応答の不誠実性にももとづいているのであるが、もともと幻覚体験と本件犯行の経過とが直接的に結びついていないことを示唆する所見ともいえる。鑑定人は、被疑者の使命感の形成は、もともとK師の幻視によって何かをしようと感じた後で、たまたま被害者と出会ったという偶然的要素が絡んで発生したものと理解される。そして、被疑者の被害者に対する傾倒には、前述の心理的同性愛的傾向が大きく関与していると考える。

ところで、被疑者はもともと主観的・自己中心的・お節介な性格を有し、かつ対人関係では指導的・支配的な傾向を有するので、被疑者の主導のもとで共同生活が開始され、中断をはさみながらも持続されたものと考えられる。なお、被疑者は自分の指導性や直感力を自覚し、信じられないような気持ちを持ちながらも、この万能感に酔っていたと思われる節もあり、それが「神が降りた」という表現を選ばせたとも考えられる。昭和六〇年ころ、どん底に落込んで負け犬的心境にあった被疑者は、この観念なり使命感の獲得によって、アイデンティティの一八〇度の転換をなしとげることが出来たのであろう。これは、支配観念のもたらした心理的利益といってよい。

しかし、もとより被疑者は宗教的素養や霊的能力があるわけではないから、被害者に「神の曲」を作らせることが出来るわけではない。そこで当然、被疑者は挫折感なり焦り・苛立ちを感じざるを得ない。被疑者は、自分がこれまで受けた治療（マッサージ）とか、映画で見た悪魔祓いの儀式など、迷信的なアイデアを動員するわけであるが、この努力は当然不成功に終わる。ここで〈悪魔〉とは被疑者の意図を妨げる〈もの〉〈こと〉〈こころ〉等すべてを指してそう呼ばれていたように見える。いったい、悪魔とは抽象的な概念なのか実体的な存在なのか、現象なのか人格なのか、被疑者の説明は首尾一貫しない。ともあれ、被疑者は自分の使命感の遂行とその成功を妨げるすべてを悪魔と呼び、それと戦い、それを安夫から分離するために、安夫の肉体を痛めつけたり殺したりしなければいけないと思うにいたったのである。殺人に至る経過で、被疑者は底知れない絶望感に脅かされたに相違ないが、彼は自分の信念にますます固執することでこの絶望感を防衛しようとしていたのであろう。したがって、支配観念は常識的・世間的な顧慮を許さない程度のものとなり、被疑者は馬車馬的に「悪魔を除かねばならない」「そのためには安夫の肉体を殺すこともやむを得ない」「死後も悪魔を除くためには解体しなければならない」という目的のみを追求したのであろう。

ちなみに広二、恵、安夫がかかわっていたことのある大山祇命教会の教義や儀式は、被疑者の抱いていた宗教的・オカルト的観念や本件犯行の遂行手段とはまったく関係がないと言わねばならない。

被疑者は現在「殺したのは悪魔そのもので安夫ではない」とか「悪魔に見えたから殺した／解体した」などと言って、対象の認識の錯誤があったかのように述べているし、心理テストなどでも被疑者が主観的な対象認知の独特の歪曲を持ちやすいことは認められるが、逮捕直後の供述調書と上申書でははっきり「田中安夫を殺しました」と述べているので、幻覚や錯覚にもとづいてやったとは言えない。

安夫を殺害し酸鼻な解体に進んだ動機としては、意識のレベルでは上記の「支配観念」しか考えられない。無意識のレベルまでを考慮すれば、自分の意のままにならなくなった安夫に対する怒りや敵意が考えられるし、その根底には被疑者の持つ心理的同性愛的傾向が関係しているものと想像されるが、鑑定期間中に得られた所見からは、この推測を確認することはできない。

なお、結果の重大さについては、上記の支配観念とともに、共犯者が外科勤務の経験のある看護婦であって行為遂行機能に大きく関与したという偶然も大きいであろう。

第四節　刑事責任能力

(一)　精神医学からみた刑事責任能力の概要

責任能力の判断はいうまでもなく司法官の権能であり、鑑定人は精神医学者としての立場から参考としての見解を提供するにすぎない。

さて刑法三九条には、

心身喪失者ノ行為ハ之ヲ罰セス。心神耗弱者ノ行為ハソノ刑ヲ軽減ス

とある。さらに、一九三一年一二月三日に大審院が下した判列によると、

心神喪失と心神耗弱とはいずれも精神障害の様態に属するものなりといえども、其程度を異にするものにして即ち前者は精神の障害に因り事物の是非善悪を弁識するの能力なく又は此の弁識に従て行動するの能力なき状態を指称し、後者は精神の障害未だ上叙の能力を欠如する程度に達せざるも其能力いちじるしく減退せる状態を指称するものなりとす。

という。すなわち、精神障害という生物学的要件と、弁識の能力（判断能力）および行動の能力（制御能力）という心理学的要件の二面から判断する混合主義の立場をとっていることがうかがわれる。

西ドイツ刑法は、同様の混合主義を取るが、精神の障害をさらにこまかく規定して次のようにいう。

犯行の時、行為者が根深い意識の障害のため、精神活動の病的な障害のため、または精神の薄弱のため、その行為が許されないことを弁別し、またはこの弁別にしたがって行動することができないときには、罪となるべき行為は存在しない。

英米では、伝統的にマクノートン・ルールが用いられてきたが、それは、

犯行の時、被告人が心の病のために、自己の行為の性質（nature and quality）や、その悪であることを知りえないことが確認されれば免責される。

というものである。後に、これに加えて、精神の障害のために犯行への衝動に抵抗できない状態も責任無能力の条件としてあげられた。

西ドイツ刑法も、これらの英米のルールも、精神障害という生物学的要件と、弁別能力と行為能力とか、正邪判別あるいは抵抗不能の衝動という心理学的要件とをあげている点で（特に、その心理学的要件として、判断能力と制御能力の二面をあげている点で）、上記の大審院判例によく一致するものといえよう。もっとも、一九五四年の、いわゆるダラム・ルールは、生物学的要件のみを要請して、

被告人の違法行為が、精神疾患または精神欠陥の所産である場合には、刑事責任がない。

と判示しているが、その後、このダラム・ルールはきびしい批判を受け、現在ではほとんど顧みられなくなったという。一九五五年のアメリカ法律協会（ＡＬＩ）の模範刑法典はふたたび混合主義に復帰して、

行為のとき、精神疾患または精神欠陥のために、行為の犯罪性を理解し、あるいは法の要求にしたがって行動する実質的な能力を欠いている場合は、責任がない。

と規定している。この考えは現在多くの州で採用されている。

ところで、上の規定、すなわちいわゆる「弁識能力」と「制御能力」の存否を、犯行時に遡って経験科学的に確定しうるか否かという点については周知のように多くの論議がある。確定しえないとする不可知論の立場をとる人々は、疾病の臨床的診断にもとづいて責任能力の原則を定める「慣例」を樹立することによってこの困難を解決しようとする。例えば、精神分裂病・躁うつ病などの内因精神病において病的体験に支配された行為や病的酩酊の場合は原則として心神喪失、神経症・心因反応のように「疾病」でない状態は原則として完全責任能力、というような慣例である。

(二)　被疑者の生物学的要件と心理学的要件

ところで、本件犯行は一見すると宗教的かつ集団的な狂信にもとづくきわめて特異な動機と犯行様態を有し、被疑者山田広二の持病ともいえる側頭葉てんかんの精神発作も動機の形成に関与していることから、生物学的要

件の検討を含めた精神状態の慎重な検討が必要である。しかし一方で、真性の精神病、精神薄弱、重い意識混濁など、刑事責任能力の基盤を奪うような精神障害は認められない。したがって、刑事責任能力の判定では、

a　被疑者らが当時抱いていた「被害者には悪魔がついている」という信念が、被害者を殺害しその死体を損壊するという重大な違法行為をあえてする他ないような支配力を持つものであったかどうか。別の言いかたをすれば、当時の被疑者に、殺人・死体損壊以外の行為を選択する意志の自由があったかどうか

b　被疑者の「殺したのは安夫でなく悪魔だ。バラバラにしたのは安夫の死体ではなく悪魔そのものであった」という現在の主張から、殺害・損壊対象についての認識の錯誤が本当にあったのかどうか

c　被疑者らが殺人の故意をときに否定している点で、殺人か傷害致死かという法律判断に被疑者らの当時の精神状態の評価が影響を与えるかどうか

の三点が問題になろう。以下に、順を追って精神医学的な検討を行う。

まず第一に、被疑者らが本件犯行を遂行する間の精神状態を検討すると、この期間に被疑者が側頭葉てんかんの発作を起こしたという証拠は、ない。また他人から見てそれと判る程度の不機嫌状態にもなかったようである。この期間は、共犯者・恵がほとんど一緒にいたほか、被害者の父親やバンド仲間などが時々現場を訪問しており、また被疑者自身も自動車を運転して母親を訪ねて金を受け取っているが、誰にも、発作や病的と思われる言動は観察されていない。普段の広二とほぼ同じ状態だったと供述されている。本件犯行の前後に同室で被疑者と一緒に寝ていた恵も、睡眠発作・強直発作・意識変容状態などは観察していない。

なお被疑者が「悪魔が見える」などと称して行動したのも、現実に唐紙にしみがあったためと思われ、現実に存在する対象を歪曲して知覚して悪魔とみなしたのに過ぎないので、幻視発作によるものではない。被害者や共犯者の顔や頸部などに悪魔が見えたのも主観的な思い込みにもとづく錯覚と考えられ、この間に側頭葉てんかんの幻覚発作が終始起こっていたとは考えられない。一般に、てんかんの発作で見える幻視は、現実の存在物や状

況とそれほど一致しないものである。

第二に、被疑者には精神分裂病・躁うつ病などの内因性精神病の存在した疑いがないことは精神医学的診断の節で説明した。

第三に、被疑者は、知能が普通域にあって、知的な欠陥によって判断能力や思い込みが生じる可能性はない。

第四に、被疑者は事件の経過をきわめて詳細・具体的に記憶している。その記憶は、共犯者や時々現場に赴いた関係者の供述、逮捕後に収集された証拠物などときわめてよく一致することから、正確な記憶であることが証明されているといえる。したがって、この点だけからも、意識障害（意識混濁・意識変容・高度の意識狭窄・夢幻様状態など）が存在しなかったことが明白である。すなわち、被疑者らの行為はきわめて異常であるが、被疑者は、清明な意識状態において、本件犯行を遂行したということができる。

ただし、支配観念による行為が結果としてもたらすであろう現世的な反応についてはまったく考えていなかったようであるし、常識的に考えるときわめて兇悪・残酷な行為でありながらそれに対する認識や感情的反応がほとんどまったくなかったという点はきわめて異常である。悪魔祓いという支配観念に集中してその他のことをまったく考慮しなかった点は、「意識野の狭窄」「関心の集中」があったといえる。

これに関して、被疑者らがその宗教的な信念と、現実的・常識的・医学的な判断とをどのように調和させていたかという点になるが、殺人・死体損壊の過程で被疑者らは「安夫の魂を救うことだけを考えていた」「魂が救われれば肉体は蘇るだろうと信じていた」などと述べている。つまり、一つの観念に支配されて他の事情を認識するゆとりがなくなってしまう心理状態であったと言える（支配観念、優格観念、心因性の意識野の狭窄）。もっともこれは、正常者でも危急存亡の時やパニックに陥った時、何かに熱中した時に現れる心理状態で、たしかに異常ではあるが、精神医学的には必ずしも病的といえない。一般論としては刑事責任能力に大きな影響を与える精神状態とはいえない。

なお、心因性の異常状態において刑事責任能力を減免する場合には不眠・過労・絶食・身体疾患などの生物学的な布置因子が必要であるとする学説が有力であるので検討すると、被疑者の場合、睡眠時間はかなり減少していた。食事は簡単なものながら一応摂取していた。数日間、被害者の悪魔祓いに腐心して緊張や苦労が多かったとは推測される。しかしこれらをすべて考慮しても、心因反応を精神病に準じる状態に移行させたり、病的な意識障害をもたらすにたる程度の布置因子とはいえない。

第五に、心因性の精神病状態で、感応精神病・祈禱精神病・二人精神病と呼ばれる状態があるが、被疑者においても、精神病というべき病的状態の有無とその程度が考慮されなければならない。被害者を含めた三人（初期にはGを含めた四人）が、広二の言説を信じて悪魔の存在を信じ、悪魔祓いに一致協力して様々な努力を行ったことは事実であり、この間に被害者が著しい心理的退行状態を示したことも注目される。彼らの間で起こっていた精神現象は、従来の文献でいう感応精神病・複数精神病・祈禱精神病の記述に一致する点もあるが、その厳密な定義に一致しないことは既に述べた。また、精神的な退行状態を示したのは被害者だけであり、被疑者二人の現実意識や第三者への対応は常に正常に保たれていたことは明らかであるので、言葉の本来の意味での「精神病」という状態にはあたらないと考えられる。

第六は、被疑者の宗教的・オカルト的な支配観念ないし狂信の由来である。被疑者が被害者の援助者になる動機として、側頭葉てんかんによる幻視などが一役を買っていたことは否定できない事実である。被疑者は「自分には神が降りたの」で、安夫の「悪魔を落す役割を与えられた」という。この信念は、常識的にいえば誤った、異常な確信であり、本件犯行を通じて、さらには鑑定時にまで維持されているので「妄想」と言ってもよい。しかし、この確信は幻覚体験に出発してはいるが、被害者や共犯者らとの交流・感応によってしだいに強化・発展していることが窺われるので、少なくとも「幻覚に規定された妄想」とはいえず、むしろパーソナリティと生活歴の中から生み出された願望充足的な「妄想様観念」というべきである。しかも、被害者や共犯者との交流によってしだいに具体化し、増幅したので、「感応性に確立した支配観念」という性格が強い。すなわち、心因性妄想の特徴を持ってもいるのである。この心因性妄想は精神分裂病における真性妄想、原発妄想、一次妄想と違って、正常者の思い込みなどと質的な差異が明確でない。本人を自由意志に反して拘束するものではない。

ところで、宗教的な信念や認識は、時に超自然的な内容を含むことがあり、時代や文化により、また見る人によって正しい信仰とか信念と評価されることもあれば、狂信・迷信・妄想と排斥されることもある。常識的な経験律に適合しないものでも、それがかならずしも精神病理学的な意味で病的と断定できないことが多い。逆にいえば、信仰者の確信や認識は、もしそれが病的・生理的な原因にもとづくことが明らかでない場合には、その評価は経験科学としての精神医学の判断の外にあるといわねばならない。

また「殺したのは悪魔で、安夫ではない」ともいうが、これは対象の認識の錯誤というよりは、上記の優格観念にもとづいて、対象の属性を対象の本質と混同・同一視したものである。妄想や幻覚にもとづく錯誤ではない。ちなみに、この表現が、供述の時により、文脈により、強調されたり否定されたりすることも、この間の事情を物語る事実といえるであろう。

なお殺人について、悪魔を祓おうとして塩もみなどをする延長線上に、絞殺があったので、殺人という認識がなかったという主張は事実なのかどうか、悪魔から安夫を解放するためには少なくとも一時的には肉体の死をもたらすこともやむをえないと考えていたかどうか、という点は今後さらに検討の余地がある。

要するに、本件犯行当時の被疑者の精神状態は、宗教的な支配観念に支配されていて、とうてい正常な心理状態であったとはいえないが、精神医学的にみると精神病的な状態ではなく、心因反応のカテゴリーに属するものである。ところで心因反応にも軽度の異常状態から精神病状態や意識混濁状態に至るまでの様々な段階があるが、被疑者の精神状態は、その支配観念を抜きにすれば、病的な点を指摘するのが困難な程度の状態であった。

㈢　類似の事例について

本件犯行のような宗教的妄信にもとづく犯罪事例としては、これまでいくつかの事例報告がある。

九州大学名誉教授下田光造は昭和一一年、狐および狸が憑いた実母を殺害した一六歳の少年の精神鑑定をした。彼は自分には神が降りたと妄信して、母親の身体を三～四カ所突いた後に、刀で母親の首を切り、さらに押し切りで首を切断した事例である。精神医学的診断は「ヒステリー性変質者」の「人格変換と称する意識状態で」、刑事責任能力は「犯行は正常思弁欠如の下に行われたるもの」と結論している。

この事例では犯行後に意識混濁というべき著しい程度の意識障害や記憶の欠損があるが、犯行当時は人格変換によって「関知範囲に病的な狭窄」があった。すなわち、極度の心配と疲労のために幻聴なども生じていたところで急に、「突然自分の気持ちが澄み切って……一宮の神様の気持ちになり、色々のことが判るようになった」という人格変換が起こったのである。ちなみに、一家はすべて迷信家である。彼は、母親を傷つけることを家族に非難されると「母ではない。……狸が逃げれば母は元の身体になるから安心せい」「お前たちから見るとお母さんだけれど、これは狸だ。狸が死んだら母は元のとおりになる」などと答えている。また、母親を傷つける時に心の中で「何故？」という疑問が生じたが、すぐ「狸だから切らねばならぬ」とか「悪血を出すため」などと「頭に浮かんだ」ので行為を続けたという。この間の記憶は、自己と狸の行動に関するかぎりかなりよく保持されていて、鑑定人の問診にも、時間的に順序を追っての回想が可能であった。下田教授はこの状態を「翌朝回想できる纏まった夢」になぞらえ、「何れにしても此状態は吾人の正常思弁に不可欠要素たる全精神作用の統一的活動が失われたる状態、換言すれば正常思弁喪失の状態なること勿論なり」と結論している（下田光造『下田精神鑑定書集』二三七頁、鳥城会、一九七三年）。

この事例は、殺人と死体損壊が行われている点で本件犯行と似ているし、犯行時にこの少年が母親に対して抱いた認識は、本件犯行における被疑者らの認識と一脈通じているようにも見える。しかし、犯行前に劇的な人格変換が起こっていること、犯行後に重篤な意識混濁が生じてまた本来の人格に戻っている点などは、本被疑者と本質的に異なる点である。

宗教的ないし民俗的な迷信的知識・治療経験などを有するとする職業的な加持祈禱師が自己の迷信的信念にもとづいて「治療行為」を行い、その結果依頼者を死に至らしめた場合には業務上過失致死・傷害致死などの罪を適用している判例が多く見られる。これらのケースで刑事責任能力が問題になることが少ないのは、職業的な祈禱師などでは迷信に支配されていたり、憑依・興奮状態を示すことがあっても、病的な精神障害が認められない場合が多いからであろう。

もっとも、単なる「興奮状態」のために心神耗弱であったという主張を、個々の行動を検討して排斥した判決（昭和五四年五月、和歌山地裁田辺支部）もあれば、「被暗示性の強い被告人の自我意識が障害され、被告人は自分の言動が自己に所属するという実感はなく、自分の言動か他者の言動かどちらともいえない漠然とした状態や……判断の方向が一方的に宗教的迷信の範囲にとどまる所謂祈禱性精神病に陥っていたものである」から心神喪失であったと認定した判決（昭和四七年一二月、大阪地裁）まで色々あって、判例は一貫しないようにも見える。これは、祈禱性精神病とか感応精神病という概念が一般の人々や司法関係者に十分正確に理解されていないこと、特に「精神病」という言葉が精神分裂病・躁うつ病などの真性の精神病の概念と混同されやすいところから生じた判断の混乱が関与しているようにも思われる。

一方、狐憑き、狸憑きなどの状態に陥った家族の異常な状態に対応するため、その憑きものを落すためとして家族らが暴行・傷害などを加えた結果、たまたま死亡させてしまう傷害致死事件は現代でも稀でない。その被害者の多くは、実は精神分裂病などの精神障害者であるが、このような場合には加害者である家族も精神障害への対応や看護に疲れて、心因性に異常な精神状態に陥っている場合が多い。このようなケースでは、心因反応・感応精神病などと診断されて限定責任能力が認められることが多い。

例えば、精神分裂病と診断された息子を熱湯に漬けて窒息死させた父親に対して裁判所は「心因反応」で「異常な精神状態における行動」「妄想にみちびかれた病的思考にもとづく行動」として、心神耗弱を認定している（昭和五三年三月、長崎地裁佐世保支部の判決）。ただし、この被告人の妄想が真の妄想であるか、妄想様観念・支配観念に過ぎなかったかは明らかでない。

また、狸が憑いていると信じられた被害者を家族らが暴行して死亡させたが、それは「被告人の家族が次々と感応しあって、いわゆる祈禱精神病の状態に陥り……（被告人も）つきものに関する強い思考が長時間持続する状態、すなわち支配観念に陥っていた」として心神耗弱と判決されているケースがある（昭和五五年五月、熊本地裁八代支部）。

また、生き神様の示唆で「人間の体内にいる鬼を追い出すため」に修業を行いつつあった女性らが、その内の一人（家族）を外傷性ショックによって死亡させた事例では、行為者が複数である点や被害者も加害者と同じ信念を抱いていた点で本件犯行と類似性が高い。これは「集団的神がかりの状態、すなわち感応性精神病に罹患中で、高度の被影響感・被支配感を体験している」という鑑定を受け、裁判所も心神耗弱を認定している（昭和五四年五月、和歌山地裁田辺支部）。このケースでは、宗教的支配観念が教祖という外部の人から与えられているのに対して、本被疑者では自分が発想をしている点が違っている。

息子にむじなが憑いていると祈禱師に言われた母親が、幻覚を伴う祈禱性精神病で意識障害の著しい状態で、むじなと息子の区別が著しく薄れた（ないし消失した）状態で行った傷害致死事件で心神喪失が認定されている（昭和四八年五月、青森地裁）ことは、一般に妥当な判断と考えられているようである。ただし、本件犯行で「われわれが殺したのは安夫ではない。あれは悪魔だったんだ」と述べていることと、このケースとをただちに同一視することはできない。何故ならこのケースのような意識障害は、われわれの本件犯行では認められないからである。

最後に、知能が低い母親が、精神分裂病にかかった娘を、狐または狸が憑いたものと誤信して、狸落しの行を加えて衰弱死させたケースをあげる。彼女を鑑定した東京大学教授佐々木雄司医師は、被疑者が「偏った性格を持った精神薄弱者で……判断は主観的一方的で、しかも精神的危機状況において知的客観的判断能力はまひ状態に陥りやすいことが特徴的である」として「限定責任能力すら否定しうるほどの状況のもとに発生した」と判断されている（昭和四九年、浦和地検。佐々木雄司『宗教から精神衛生へ』九四頁、金剛出版、一九八六年。本ケースの司法的な処分については調査未了）。

このケースは知能障害がある点でわれわれの被疑者と異なっている。

㈣　結論

以上のように、宗教的な妄想、支配観念、迷信にもとづく憑きもの落しや、それに伴う感応精神病、祈禱精神病などの精神状態の評価に関する従来の判例は様々である。確実に言えることは、重い意識混濁や知能障害を伴うケースでは心神喪失や心神耗弱が多いが、それらを伴わないケースでの判例はかならずしも一貫しているとはいえない、ということである。そして、犯行の様態・経過の具体的な検討を通して被疑者・被告人の精神状態を評価する立場が多いように思われる。本鑑定人も本件犯行のような心因性の異常心理状態において行われたものでは、疾病診断に囚われるよりは、個々のケースの詳細な検討によって刑事責任能力を評価すべきであると考える。

本件犯行の動機は宗教的な支配観念に由来するものと考えるが、犯行経過における被疑者の行動は、周囲の現実によく対応している。本件犯行当時、被疑者の理性や意志の能力が障害されていたという根拠や、重い意識障害や幻覚などがあったという根拠はない。被疑者の様子が平常と著しく変わっていて人格変換を起こしているように見えたという観察もない。したがって、通常の事情では、刑事責任能力の著しい限定を考慮する事情はないものと判断する。

しかし一方、①この支配観念のそもそもの発想が側頭葉てんかんの幻覚発作であった可能性のあること、②犯行がきわめて異常であること、③この支配観念以外に考えうる動機がないように見えること、④被疑者がこの支配観念に集中・熱中して他のことを顧みることが出来なかったことが、あるいはてんかんに由来する粘着気質・執着性格によると考えられる可能性がないでもないこと、などを総合すると、本件犯行を行わない意志の自由が多少とも低下していた可能性も考えられる。

要するに刑事責任能力の判断は、被疑者の供述の今後の変遷やその評価、事実認定の如何にもかかわる点もあるので、司法官が慎重に判断しなければならないものと考える。

三　鑑定主文

一、本件犯行時の被疑者山田広二の精神状態は、側頭葉てんかん患者で、かつ宗教的な支配観念にとらわれていた。したがって、責任能力は存在していたが、その程度は多少とも低下していたことも考えられる。

二、現在の被疑者の精神状態は、側頭葉てんかん患者で、かつ心因反応を起こしている。この心因反応は、原因論的には拘禁反応、症状論的にはヒステリー性反応と言うことができる。宗教的な支配観念は現在も持続している。

三、その他の参考事項は〈二　鑑定経過〉に記載した。

上記のように鑑定します。

昭和六二年六月一九日

鑑定人

上智大学文学部心理学科教授　医師・医学博士

福島　章

47、XYY男性による反復殺人事件

風祭　元

目次

解説

一九世紀のイタリアの犯罪精神医学者ロンブローゾは、一八七六年に、犯罪者はすべて遺伝的な病的変種で、犯罪の原因として素質を最優先的に考えるべきだという「生来性犯罪者説」を唱えた。しかし、この説はその後多くの反対を受け、追試によって誤りを指摘されて現在では古い学説として葬り去られている。

人間の持つ身体的特性、たとえば顔付き、毛髪や瞳孔の色などのかなりの部分は遺伝によって決まることは以前から知られている。同様に人間の知能や行動特性のあるもの、特に性格の基盤をなす『気質（temperament）』は遺伝的な影響を受けると推定されてきた。しかし、犯罪といった社会病理現象は主として環境的要因によって起こるので、ある特定の遺伝子を持つ染色体の異常が特定の犯罪と直接に関連すると考える人はいなかった。

一　47、ＸＹＹ個体と犯罪との親和性

一九六五年にイギリスの細胞遺伝学者ジェイコブスら[1]がスコットランドの重罪犯を収容する「高度保安病院」で、「危険で暴力的あるいは犯罪傾向を持つ境界級の知能を持つ男性」一九七名に染色体検査を行ったところ、七名（三・五％）にＸＹＹという染色体異常を見いだした。

ヒトの染色体は一九五六年、テョーとレバンが四六個（常染色体四四個の他に男性はＸＹ、女性はＸＸの性染色体）であることを明らかにした。また、ダウン症候群では常染色体が一個多いこと（21トリソミー）、クラインフェルター症候群では性染色体が一個多いこと（47、ＸＸＹ）などが知られていた。それまでに、一般の男子

中の47,XYYの染色体異常の出現頻度は〇・一%前後であるとされていたので、ジェイコブスらの調査で得られた暴力犯中の三・五%という数字はきわめて高率であり、この報告以来、47,XYYという染色体異常が犯罪、非行、暴力行為、知能障害、精神異常と関連するのではないかという推定の下に、犯罪者、行刑施設や矯正施設の収容者、精神病院の入院患者などの中で本核型の頻度が精力的に調査され、いずれの研究でも一般集団の出現率よりも高頻度で見いだされることが知られた。

しかし、一方で犯罪や暴力行為とまったく関係のない47,XYYの男性も多数見いだされるようになり、現在では本核型が直接に犯罪や非行と関連すると考える研究者はなくなり、この染色体の異常を持つものの一部に遺伝される性格特徴の中に「衝動的行為に走りやすい」、「暴力的衝動を抑制できない」といった行動特性があり、それが時に犯罪行為となって現れるのではないかと考えられるようになってきている。

行動遺伝学者や犯罪精神医学者の、本核型と犯罪との関連性についてのこの数十年間の考え方の推移は、南光(2)、武村(3)、風祭(4)などを参照されたい。

二　わが国の47,XYY個体の犯罪者

南光(2)は一九八五年に出版したモノグラフ「超男性XYYの話」の中で、全世界で一九七六年までに論文などでその特性などが報告された本核型の男性三七六人についての所見をまとめており、また非行少年の調査で得られた自験例九例について簡単な症例報告を行っている。

わが国の本核型の男子で、殺人を行って犯罪学的・精神医学的に詳しい症例報告がなされているのは、三例ある(武村(5)、村上ら(6)、佐藤と堀越(7)―以上は同一例、風祭ら(8)、中根と辻村(9))。

ここに述べる症例は、その第二例で、南光(2)のモノグラフ中の症例六の後日譚である。

本症例は一五歳と三〇歳の時の二回、理由のあまりはっきりしない殺人(一回目は少女を絞殺、二回目は青年

を絞首して撲殺）を行っている。一五歳の事件後に医療少年院に入院した時、染色体検査で47、ＸＹＹの核型を有することが判明していたので、三〇歳の時の事件の折に筆者が精神鑑定を依頼されたものである。

本症例は、『精神医学』三一巻一一号（昭和五四年一一月号）に「殺人を反復した47、ＸＹＹ個体の一例」の題で発表してあるので、ここでは診察所見や犯罪事実などはその論文をほぼそのまま転載し、精神医学的考察の部分は割愛し、鑑定委嘱事項や鑑定主文などの司法的事項を追加した。

三　染色体異常症の刑事責任能力

この問題についてはわが国の本核型を持つ殺人犯の精神鑑定を行った武村[5]が初めて本格的に述べ、また、他の性染色体異常（クラインフェルター症候群、47、ＸＸＸ女性など）をも含めて風祭[4]が最近論じている。また、法家の立場から加藤[10]の研究がある。

現段階では、ある犯罪あるいは非行を行った個人が性染色体異常を有しているというだけでは刑事責任能力の軽減を考慮する要因とはなり得ないというのが通説である。

人間の社会的行動（違法行為である犯罪も含まれる）は、遺伝的に規定された素質の上に長期にわたる心理社会的要因が関連して形成される性格を基盤として、さまざまな環境への反応として起こる。性染色体異常は素質を決定する生物学的要因の一部を占めるに過ぎないと考えられるので、責任能力に直接に影響を与えるとは考えにくい。

染色体異常が存在すると、その結果さまざまな精神異常状態が起こることがある。たまたま違法行為を行った時に精神異常状態にあればその状態像に応じて責任能力の判定がなされるべきであろう。たとえば、21トリソミーのダウン症候群はほとんどが重度精神遅滞を呈するが、もし触法行為があれば21トリソミーがあるということではなくて、重度精神遅滞であるということで責任能力が判断される。

性染色体異常が存在する場合にも、それに対応する特殊な精神状態があるわけではないので、責任能力の判断は個々のケースに応じて判断されるべきであろうが、染色体異常が素質を規定する生物学的要因の一つとなっている可能性が大きいので、量刑の際に情状の一つとして考慮されてもよいと思う。

（風祭　元）

殺人を反復した47、XYY個体の一例

1　被疑事実・鑑定嘱託事項・鑑定経過

被疑者S（犯行時三〇歳）についての警察署長から検察庁宛ての送致書に記載された犯罪事実は次の通りである。

被疑事実

被疑者は昭和六二年某月某日午前三時頃、東京都新宿区（町名番地略）被疑者方において、男性H（当二二年）に対し、殺意をもって、その頭部を包丁で殴打した上、その頸部をビニール製の紐で強く締めつけるなどし、よってそのころ、同所において、同人を頸部加圧、後頭部打撲等に基づく吐物吸引により窒息死させたものである。

鑑定嘱託事項―東京地方検察庁より

一、被疑者の性染色体異常の有無及び知能程度、精神異常の有無。
二、被疑者の犯行前、犯行時、犯行後及び現在の精神状態。
三、その他の参考事項。

鑑定の経過

○約二か月間東京拘置所に鑑定留置。面接。
○その間四日間、T大学医学部附属病院精神神経科に入院させ、面接と諸検査施行。(補助者：小沢道雄、功刀浩、中野明徳、池田律子)
○被疑者の父・母と面接し参考事項を聴取。

2　診察所見

一　生活史的背景

(a)　**家族歴**

Sの父は一九二九年生まれ、大学卒で温和な人柄。母は一九三三年生まれ、大学中退(結婚のため)で真面目でしっかりした性格。精神神経疾患の明瞭な遺伝負因はみられない。

Sには大学卒でサラリーマンの一九六一年生まれで未婚の弟が一人いる。父、母、弟の鑑定時点での身長は、それぞれ一七二センチメートル、一五七センチメートル、一八〇センチメートルで、一九七一年頃受けた染色体検査では三人はいずれも正常核型を示した。

(b) 身体的既往歴

出産は生下時体重三一〇〇グラムの正常分娩。乳幼児期には著患はなく、精神身体発達は正常。湿疹ができやすく、喘息様気管支炎に罹りやすかった。熱性けいれんや頭部外傷の既往は否定。幼時には爪噛みや夜尿がみられた。八歳頃、オスグッド・シュラッター病のため一か月間、一二歳頃肥厚性鼻炎の手術のため一週間それぞれ入院したことがある。一五歳で第一回犯行のため逮捕された時には頭重感や頭痛を訴えており、また心尖部第Ⅰ音に心雑音を聴取したとの記載がある。煙草は一日二〇本前後を喫い、酒は機会的飲酒者で休日前夜にビールを三〜四本、ウイスキーの七六〇ミリリットルのボトル二分の一程度を飲むが、異常酩酊の既往はなく、薬物の習慣的服用・依存もない。

(c) 生活歴

(一) 第一回犯行まで（出生時〜一五歳）

幼時は温和しく無表情で動作が鈍く、遊び友達も少なかった。小学校入学後も食が細くてやせており、いじめられっ子で、勉強もあまりしなかった。小学校在学中の指導要録によれば「熱意がない。素直だが意志が弱い（一年生）、神経質、時々学校を嫌がって休む（二年生）、学習意欲に欠ける。いつも孤独（三年生）」などの記載がみられる。学業成績も5段階評価で1と2が多く、一年次の新田中B式知能検査ではＩＱ八九であった。

小学校四年の時Ｓ一家は東京近県に転居した。転校先の小学校では、学業成績は2と3が多くなり、小学校の指導要録にも「精神的に安定（五年生）、友人に信頼あり（六年生）」と書かれ、適応状態には改善がみられたようである。五年の時の新田中M式知能検査では偏差値四五であった。小学校高学年から身長が急に伸びはじめ、自慰が始まった。

地元の公立中学校に入学後は友人も多くなり、運動部の部長になった。両親はSが東京の私立高校に進学することを希望し、中学三年の夏休みに東京に下宿して受験塾に通ったが、成績のあまりよくなかったSにはかなり負担であったようである。

なお今回の鑑定時には、本人と家族から確認できなかったが、当時の記録によると、Sは一三歳頃、九歳の女児を、自分の名を呼び捨てにして生意気だからと自宅の庭に呼び出して首を絞めているところを母親に見つかり、注意されてあわてて深さ三〇センチメートルくらいの池に女児を突き落したことがあったという。

(二)　第一回犯行の状況

一五歳の時、Sは中学の下級生の一二歳の女児Jを殺害した。当時Jは生徒会の役員選挙に立候補しており、Sは翌日全校生徒の前でJの応援演説をする予定になっていた。事件後のSの供述では、人前で話すことは嫌なので、演説会の日にJがいなければ話さなくてもよくなると考えて、演説会の前日の日曜日にJに、「二人で応援演説の内容を相談しよう」といって近くの山に誘い出し、山道でJの後頭部を棍棒で殴打した上で絞殺し、山中に死体を隠して帰宅した。その日の夜半、Jの死体が発見されたが、それまでSは素知らぬ顔で捜索活動にも参加していた。翌朝警察で追及されて犯行を自白した。

(三)　医療少年院入院から今回犯行まで

当時Sは未成年であったので所轄地の家裁、少年鑑別所を経て医療少年院に収容された。少年鑑別所入所中に染色体検査が行われて47、XYY核型を有することが見いだされたが、染色体異常のあることは今回犯行までS

には伝えられていなかった。当時すでに身長は一八〇センチメートルであった。医療少年院在院中は日中は木工や園芸などの作業、夕食後に学習という日課であったが、Sはこの期間は体力もつき、収容された少年の中では学業も優れていたので、劣等感もなくなり性格が明るくなった。心理劇にも参加し、精神科医の精神療法をうけたが、犯行には無関心で悔悟の念の表明も少なく、冷情性精神病質と診断された。

約二年後にSは少年院を退院し、東京近県の農場の実習生となり、約三年間学習の傍ら酪農に従事し、この間に自動車の運転免許を取得した。三年後の九月に同農場の紹介で米国東部の牧場に牧童として四年間働いた。在米中の仕事は牛の搾乳が主で、重労働ではあったが、馴れるに従って自動車やライフル銃を購入し、また娼婦との初交も経験し、外国の生活をエンジョイしていた。その後知人の紹介で米国の日本料理店の調理師見習として働き、一九八一年六月帰国した。

帰国後Sは、両親の購入した都内のマンションに住み、都内の料理店に就職、一九八二年には調理師免許を取得した。在米経験を見込まれて、一九八三年五月より四カ月間マニラに、また一九八三年一〇月より二年間香港の日本料理店の支店に勤め、帰国後も調理師として働いていた。今回犯行時勤務していた店は都心の料理店で、一九八七年二月に就職した。この間、日常生活には特に問題となることはなく、結婚紹介のサークルにも入会して結婚を考えていた。ただSは女性の頸部（鎖骨上窩の部分）を見ると性的興奮を感じる性癖があり、貸しビデオ屋からビデオ映画を借りては頸部の写っている部分を編集し、それを見ながら自慰に耽る毎日であったという。

二　今回犯行の状況

Sは犯行の約一ヵ月前に、それまで勤めていた日本料理店が閉店したので、新しく都心の料理店に調理師として働いていた。今回の犯行は一九八七年三月某日の未明に行われたのであるが、前日は、午後八時頃まで通常通り勤務していた。勤務終了後、Sはそれまでよく行っていた六本木のカウンターバーでボトルキープしてあったウイスキーを水割りで飲み、バーテンダーと談笑しているうち、偶々隣席で飲んでいた二二歳の大学生Hと話し合うようになった。Hが近日中にアメリカ留学の予定と聞き、Sが在米経験があることを話しているうちに意気投合し、HがS宅に泊りに来ることになった。

Sは被害者Hと連れ立ってタクシーでSの自室に翌日午前二時頃到着した。しばらく二人でウイスキーを飲みながらアメリカ生活などについて談笑しているうち、Hが眠気を訴え横になったのでマッサージをしてやり、タオルで絞首して失神させたところをガムテープで手足を縛り、猿ぐつわをした。その時Hが覚醒して暴れ出したので、手近にあった肉包丁の峰で頭部を滅多打ちにし、さらにビニール紐で絞殺した。

その時の動機や心境についてSは、大略次のように述べている。

「自分は男でも女でも鎖骨の上のへこみ、咽喉仏から顎の線を触ったり空想したりすると性的に興奮する。バーでHと話している時のHの首筋の形が好きだったので、Hを一時的に失神させて思い切りその部分を触ってみたいと考えて首を絞めて手を縛った。しかし、その後Hが意識を取りもどして暴れたので夢中になって殴って殺してしまった」。

その後、SはHの死体を公園にでも捨てようと死体をかついで自室を出たが、道路は人通りが絶えないので、居住中のマンションの非常階段に死体を放置し、自室の血痕などを拭い、血のついた衣類などをまとめて隠し、早朝に就寝した。その後、Sは素知らぬ顔で勤務していたが、捜査が身辺に迫ったことを知り、両親に会って犯行を打ち明け、犯行四日後の深夜、母親に付き添われて所轄署に出頭し、逮捕された。

三　現在症

(a)　身体的現在症

㈠　一般診察所見

身長一八五・七センチメートル、体重八三キログラム、胸囲九五センチ、長身で均整のとれた闘士型体型で、栄養状態は良好。頭頸部・胸腹部の内科的診察所見では異常を認めず、神経学的所見も正常。陰毛は豊富で臍下部まで菱形の発毛がある。陰茎は太く長い。陰囊も大きく、二個の睾丸を触知する。外表奇形などは認めない。

㈡　臨床検査所見

血液学的検査、尿検査では異常を認めない。血液生化学的検査では、GPTが五二IU（正常値四～一七）、トリグリセライド二七二mg／dl（三五～一七〇）、β-リポ蛋白七九八mg／dl（二一三～六四五mg／dl）と若干高いが、病的意義は認め難い。血清梅毒反応、HB抗原・抗体反応は共に陰性。血中ホルモンの検査値は表1に示した通りであるが、血中アルドステロン値が低く、エストロン値、ACTH値が高い。しかしこれらの値は測定条件（採血時間、体位、運動量）によりかなり影響されることが知られている値であり、鑑定時の検査にあたっては通常の早朝空腹時の採血なので、特定の病的意義は賦与し難い。過呼吸、光刺激、睡眠記録を含む脳波検査、心電図検査、胸部単純X線検査、頭部単純X線撮影所見は正常、頭部CT検査では松果体部の石灰化像が認められたが正常範囲内の所見であった。

㈢　染色体検査

末梢血液の白血球培養を行い、Qバンド分染法による染色体検査を施行したところ、図1に示すように47、X

表 1　内分泌検査（血漿中）所見

サイロキシン（T_4）	8.1	（5.0〜12.7μg/dl）
トリヨードサイロニン（T_3）	103	（108〜190ng/dl）
遊離サイロキシン	1.8	（0.6〜1.6ng/dl）
レニン活性	0.5	（0.5〜3.0ng/dl）
アルドステロン	2.5以下	（10〜20ng/dl）
コーチゾール	21.0	（5〜15μg/dl）
エピネフリン	0.01	（0〜0.12ng/ml）
ノルエピネフリン	0.07	（0.1〜0.4ng/ml）
ドーパミン	0.1以下	（0〜0.2ng/ml）
テストステロン	533.6	（301〜849ng/dl）
エストロン（E_1）	237.0	（26.2〜42.8pg/ml）
エストラジオール（E_2）	36.4	（25.5〜52.3pg/ml）
エストリオール（E_3）	30.0以下	（3.1〜13.5pg/ml）
ACTH	76.5	（4〜40pg/ml）
プロゲステロン	0.8	（0.15〜0.39ng/ml）
成長ホルモン（GH）	2.3	（0〜5ng/ml）
TSH	0.78	（0.34〜3.90μIU/ml）
LH	16.3	（6.5〜34.5mIU/ml）
FSH	5.9	（1.9〜21.8mIU/ml）
プロラクチン	2.3	（2〜20ng/ml）
パラソルモン	238	（180〜560pg/ml）

（括弧内は正常値）

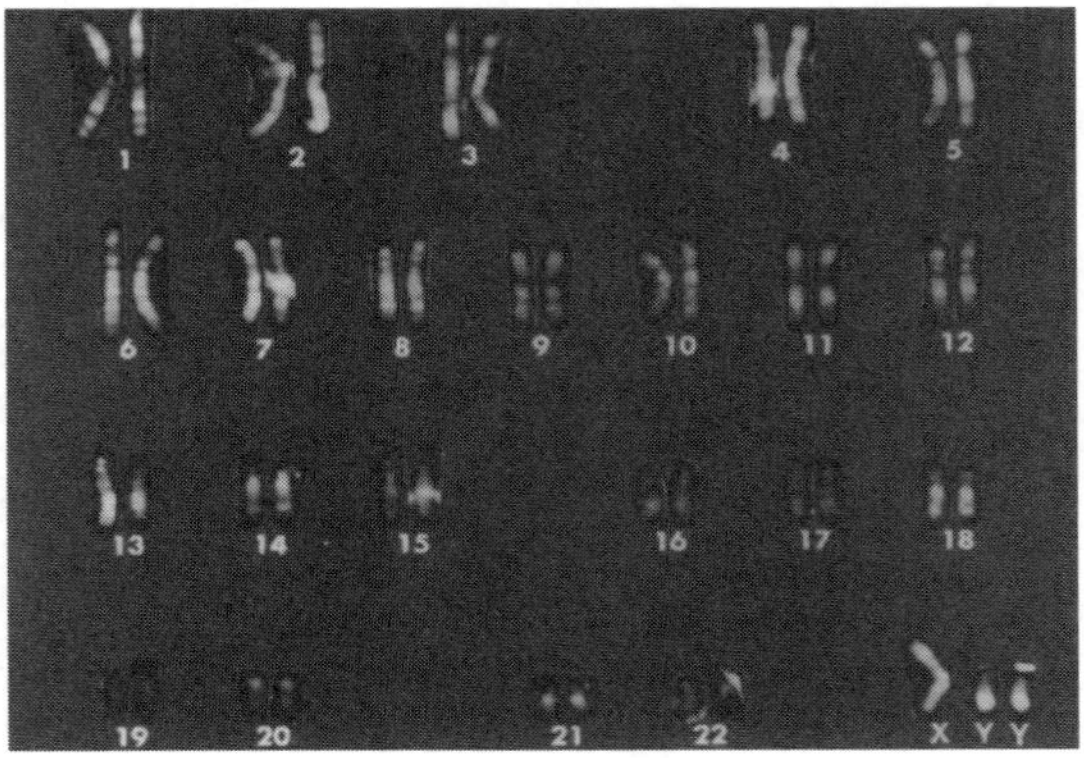

図 1　染色体像（Q バンド法）

ＹＹ核型を有することが見いだされた。

(b) **精神的現在症**

鑑定時Ｓは礼儀正しく、診察には協力的で疎通性はよく、状況の把握も適切で、了解や思考のまとまりも良好である。緊張は少なく、感情の表出は自然で、身振りや手振りによる表現も豊富である。質問されたことには太い声で饒舌に答えるが、感情を表現する言葉には乏しい印象をうけた。一度だけ母の愛情や名家の長男であることが自分には重荷だったと話した時は涙を見せたが、感情は概して安定しており、犯行についても淡々と話し、後悔や罪責感を自ら話すことはなかった。幻覚や妄想などの異常体験は否定し、過去の記憶も正確である。入院中は指示には素直に従い、食欲は旺盛、睡眠も良好であった。

(c) **心理検査所見**

心理検査に対しては概ね協力的であったが、想像力を要求される投影法検査には、時に困惑や不快感を示すことがあった。

(一)　ＷＡＩＳ

言語性検査評価点七五点、ＩＱ一一一、動作性検査評価点五六点、ＩＱ一〇〇で、全検査ＩＱは一〇七と平均的知能を示した。

(二)　ＭＭＰＩ

妥当性尺度ではいずれも異常な高得点はない。臨床尺度でＴ得点が六〇以上のものは社会的向性尺度（Ｔ得点六五）のみで、内向的、引っ込み思案、打ちとけにくい性格特徴を示している。性度得点は低く（T得点四二）男性的興味の強いことを示す。

㈢　PFスタディ

標準得点との一致度（GCR）は五〇％で、欲求不満の原因を環境や他者に求める外罰的反応が多い。また、欲求固執型反応が五〇％を占め、欲求不満の解決の際に固執しやすい傾向を有することを示す。

㈣　文章完成テスト（SCT）

犯行に対する贖罪感はまったくみられない。家族、とくに母親に対する罪責感の表現が目立つ。自己に関しては「（将来）社会にまた復帰できるかどうか心配です」。性格に関しては「（私はよく）孤独の世界にひたっていた」、「（今まで）親に頼った生活だったので、もし復帰できたら一人で生きてみたい」等と述べる。性倒錯については「（私がひそかに）考えていたことは私の人生の中で今までずっと隠し続けていた」と暗に述べるに止っている。「（もし私が）気狂いならこの先どうなるのか」と不安が表明されていることから、性倒錯の不安が人間関係孤立の一要因となっていたことが窺われる。

㈤　HTP描画テスト

「家」（六・〇二）は「洋風のパーティーハウス」で家庭的雰囲気に欠ける。「木」（五・五〇）は「砂に生えている一本松」、「人」は始めに女性（六・〇二）、ついで男性（五・二〇）を描く。女性について「二七〜二八歳のOLかキャリアウーマンで気が強く頭が切れる」と説明する。女性の顔は大きい帽子でおおわれ、肩すじが張り首すじがリアルに描かれ、首飾り、ネックレスを身につけている。女性への関心が並々ならぬものであることを推察させる。

表2　ロールシャッハ・テスト所見の要約

R	12	M：ΣC	2：1
Rej	0	M	2
TT	11′10″	FM	2
RT	1′07″	K	0（副1）
R_1T	19"	FK	2（副1）
W	9（75%）	F	5（42%）
D	2（17%）	CF	1
D_d	0	P	6（50%）
S	1（ 8%）	H	2（17%）
ΣF＋%	73%	A	6（50%）
修正 BRS	−16		

㈥　ロールシャッハテスト

重要な所見を要約して表2に示す。反応数は一二で、知能を考慮すると著しく少ない。自己の空想を秘密にし、外に現れるのを恐れているようで、平凡反応が半数を占める。立体・通景反応が多いのは感情移入を避け美化する自己愛傾向の強いことを示すのかもしれない。また「牛の胃袋を切って開いた感じ」（Ⅳ図版）のような動物を解剖する内容の反応が四個あり、調理に関連した攻撃性が窺える。Sは自己イメージとしてⅧ図版を選び、「自然が好きで群のない動物のように自由が好きだけど自然の中では生きられない。気が小さく昔は内向的で劣等感の塊だった」と説明した。父親イメージはⅨ図版で「鳥のように温和しく、動かず静かに見守る芯の強い人」、母親イメージはⅦ図版で、「可愛らしいものが好き、気が強くて頭が切れる」と述べた。HTP描画テストの女性像は母のイメージと重複したものであることが窺われ、母親との心理的密着が推定される。本検査で精神病的な思考や感情の歪みはみられなかった。

㈦　絵画統覚検査（TAT）

マレー図版を用いた。白紙の16図版で反応を拒否し、曖昧な11図版でも困惑を示し、空想力を過度に働かせることを嫌がった。また現実的世界から距離を置く傾向がある。反応の詳細な解釈は省略するが、男性としての劣等意識、母の強い支配力の存在などが推察される。一つだけ、Sの心理を象徴するように思われる反応を述べておく。性場面を示した13図版で「真面目一本で学校を卒業した男が、娼婦に声を掛けられ、酒の力で言われるままにホテルの一室に入った。いざ性交が始まったのだけれども、緊張と酒で酔っていたので思い通りのセックスができなくて娼婦に罵られ、馬鹿にされた。男はついつい花瓶か何かで女を殴りつけたところ、あっけなく女は死んだ」と反応した。

以上の心理検査の結果を要約すると、Sの知能は平均域にあり、精神病的思考・感情はみられない。母親との心理的密着が強く、男性性を傷つける母親から逃れようとする一方、母親のような女性にひかれて自己をよくみせようとし、その両価性から解放されていないと推察される。男性性への劣等感は、外罰傾向とサディスティックな衝動を生んでおり、性的障害ないし偏りの存在が窺われた。

四　診断と考察

(a) 被疑者の精神医学的診断

知能検査で得られた被疑者の知能指数は一〇七で知能は正常である。今回の犯行当時のことを詳しく想起することが可能であり、幻覚や妄想のような異常な主観的体験や、抑うつ感や高揚感のような気分の著しい異常も認められず、鑑定時の精神状態は、犯行時酩酊していたことを除いては基本的には犯行時の精神状態とほぼ同一と考えられる。診察の結果から精神分裂病や躁うつ病、非定型精神病のような精神病、脳疾患、身体疾患や物質常用に基づく精神病、意識障害等の精神異常は否定されるので、被疑者で精神医学的に問題となるのは性格の異常と性欲の問題であると考えられる。

被疑者の生活歴を通覧すると、第一回の犯行までは、特に大きい問題があるとも思われない普通の家庭で生育し、内気でおとなしい少年として生育したように思われる。第一回犯行後、医療少年院に入所し、出所後は東京近県、米国で牧童、ついで調理師、帰国して約五年余、香港、マニラ等の外地も含めて日本料理店の調理師として働いていたが、この間今回の犯行に至るまでは特に大きい異常もなく生活してきたように思われる。したがって、被疑者の性格の異常はもし存在するとしても、毎日の生活の中で常時表現される性質のものではなく、特定の状況の中で発揮される性質のものであろう。

一般に人間の性格は、遺伝的にある程度規定される「気質」あるいは「素因」の上に、幼少時からの生育環境、時には脳の障害等の影響が加わって徐々に形成され、年齢が長ずるにつれて一定のパターンを呈するものであって、個人の感情、意志、行動に現れる特性をいうものである。性格の記述の仕方には一定の法則があるわけではなく一般には人間の主要な心理的特性、たとえば意志の強さ、思考の速さ、他者への配慮の仕方等にみられる行動の特徴を基準として類型化したものが慣用されている。そして、性格の特性が対人関係や社会適応上の障害、あるいは自己自身の悩みとして現れる場合に、性格障害あるいは異常性格と呼ばれる。

異常性格の分類には、シュナイダーの精神病質人格分類を始めとして、世界保健機構（ＷＨＯ）の国際疾病分類（ＩＣＤ－９）の人格障害、米国精神医学会の診断基準であるＤＳＭ－Ⅲ等にいくつかの類型化の試みがあるが、いずれも臨床上比較的多くみられる異常性格の代表的類型を抽出記載したもので、人間にみられるあらゆる性格異常を網羅したものではなく、またそうすることは不可能なことであろう。

さて、被疑者の性格については、少なくとも日常生活においては、前述のように際立った異常性を指摘することはできない。したがって性格の異常性があるとすれば、一五歳時の犯行と今回の犯行時の行動に現れた特徴から診断する他はない。被疑者の二回の犯行は、いずれも、殺人というきわめて重大な行為を、他人からみればきわめて些細な動機で遂行し、しかもその行為に対して反省悔悟の情がほとんど表出されていないように思われるという特徴がある。このような性格障害を主徴とする類型は、ＩＣＤ－９およびＤＳＭ－Ⅲの中には見いだし難い。これに対して、従来司法精神医学で慣用されていたシュナイダーの精神病質人格類型の中の「情性欠如性」

精神病質のカテゴリーに被疑者の犯行時の行動はある程度適合するように思われる。シュナイダーは、性格が平均基準から著しく偏倚しており、その性格の異常のために自ら悩むか、または社会が悩むものを「精神病質人格」と名付けた。これは現在の精神医学で用いられている異常性格（人格異常）と、同意義と考えてよい。

シュナイダーの原著によれば、この人格は「他の人々に対する情性の鈍麻を特徴とする異常人格」で、「同情、羞恥心、名誉感情、後悔、良心というものを持たない」人々であるという。シュナイダーはショルツの「道徳律をよく知っており、よく判っているが、それを情感しない」、ガウプの「生来的に同情を感ずる能力に欠ける」等という記述を引用し、これらの表現がこの異常人格に適切な具象性を持っているという。

被疑者の場合、通常の日常生活においては上述の特徴が持続的に現れているとはいいにくいが、二回の殺人の際には、殺人に至る動機がきわめて薄弱で、少なくとも被害者やその家族の苦痛や悲しみに対する同情心がみられていないので、情性欠如型の性格異常と診断してよいであろう。心理検査（たとえばＳＣＴ）の所見もこれを裏付けていると思われる。

一方、本件犯行は被害者の身体の特定の部位（鎖骨上窩）を思いきり触って性的快感を得たいということが一つの動機となっているようであり、その意味では淫楽殺人（殺害行為によって快感を感ずる）の可能性も考えられる。

被疑者は性器の発達は正常、内分泌学的検査でも著しい異常は認めない。成人後はほとんど毎日自慰行為を行っているので、精力は強い方であろうが、これも病的異常とはいえない。米国、香港、マニラ等で娼婦を相手に性交の経験もあるというが、被疑者の述べるところでは、女性の頸部、特に鎖骨上窩を見たり触ったりすることで性的に興奮して射精し、これまで女性の膣内に射精したことはないという。性行動は個人差が大きく、正常・異常の判定は時に困難であるが、被疑者の場合は、女性（時には男性）の鎖骨上窩を見たり触ったりすることにより性的に興奮し、自慰の場合も専らその情景を空想するという。このように性愛の対象が身体の一部分（毛髪、足先、肩等の例が多い）や、着衣、持ち物等である性愛感情をフェティシズムと称し、性倒錯の一種とされる。ただ、正常な性愛の場合でも相手の身体の一部（とりわけ性器、乳房、口唇等）に特に愛着を感じ、性的興奮を起こすことは勿論あるので、その部分が元来の性対象から分離され、それと結びついた異常行動に発展した場合のみはじめて異常とされる。

被疑者の述べるところでは、自慰行為の際の空想の際にも頸部から鎖骨上部の一定の形態を思い描いて興奮し、本件犯行の場合には、被害者の身体のその部分を思いきり見て、触りたいという動機で被害者を失神せしめようとして絞首しているので、被疑者はフェティシズムの傾向（ちなみに「フェティシュ」は「魔力をそなえる物体」という意味のラテン語で、フェティシズムはビネーにより命名された。邦訳としては節片淫乱症、物体愛等がある）を有する性倒錯者であるといえる。

なお、被疑者は、同性愛の傾向は否定しており、あったという証拠もない。バーの女性には好意を感じており、また、結婚紹介のサークルに入会して結婚を志向していた。被疑者には空想上のサディズムの傾向があったと思われる。一五歳の時の犯行も女児を目隠しし、後ろ手に縛った上で絞殺しており、今回の犯行でも、絞首して失神させた後、ガムテープで目隠しし、手足を縛っている。また、自慰にあたっては、女性が抵抗不能の状態で苦しむ顔や姿態を想像して興奮すると述べている。

被疑者は、フェティシズムとサディズムの性倒錯の傾向を持ち、情性欠如を主徴とする異常性格を有すると診断される。また、犯行時は飲酒しており、酩酊状態にあったが、運動麻痺や意識障害はなく、軽度の酩酊状態であったと推定される。

(b)　性染色体異常

被疑者の性染色体検査を施行したところ、正常の男性では一個のＹ染色体が二個存在し、47、ＸＹＹの核型を有することが明らかになった。

人体の細胞の核の中には、通常、四六個の染色体が存在する。染色体は蛋白質に囲まれたデオキシリボ核酸（DNA）分子の連鎖より構成される無数の遺伝子よりなり、この遺伝子が遺伝により規定される人間の形質を決定する機能を担っている。通常、ヒトの染色体は四四個（二二対）の常染色体と二個の性染色体より成り、性染色体は男性はX染色体とY染色体、女性は二個のX染色体を有する。ところが、配偶子（精子や卵子）の形成過程で染色体の数や構成に異常が生ずることがあり、このような配偶子がたまたま受精すると突然変異として染色体異常を有する個体が生まれる。被疑者の47、XYYの核型はこのようにして形成されたと考えられる。

性染色体がXYYの構成を持つ個体（以下XYY個体という）の新生男児における発現の頻度はおよそ一〇〇〇人に一人といわれている。現在のところXYY個体の身体的特徴としては、大部分のものが思春期以後、身長が同年齢の集団の平均より有意に高いことが知られているが、これ以外には特徴的な身体所見や内分泌異常は知られていない。しかし、XYY個体はこの二〇年来、司法精神医学的に犯罪との関連性でさまざまな論議のもととなってきている。

XYY個体は一九六一年に初めて発見され報告されたが、一九六五年に英国のジェイコブスがスコットランドの精神障害犯罪者の収容施設で「危険で暴力的あるいは犯罪傾向を持つ境界級知能の男子」一九七名の染色体検査を行い、七名（三・五％）にXYY個体を見いだしたことを報告して以来、多くの国々で疫学的調査が行われ、XYY個体と犯罪、異常性格、知能障害、精神病症状との間に少なからぬ関連が存在することが推定されてきた。前述のとおり、一般男子人口中のXYY個体の比率は〇・一％前後であるので、XYY個体と犯罪傾向となんらかの有意の関連があるらしいことは否定できないが、一方、XYY個体でも知能が正常で社会適応に問題のない男性も多いので、47、XYYという核型と異常性格や犯罪傾向とが一義的に対応するとは考えられない。

さて、被疑者は身長が一八五・七センチメートルと明らかに平均より高いが、知能は正常である。一五歳と三

○歳の時に、正常人には感情移入して了解することが困難な殺人を反復しており、しかも犯行の様態は残忍で、情性欠如を主徴とする性格異常と性倒錯傾向の存在が示唆される。これらの事実を考え合わせると、被疑者の異常性格・性倒錯傾向の形成に性染色体異常がなんらかの関連性を有する可能性があると思われる。しかし、人間の性格は遺伝子により伝えられる素因の上に、生後の環境や、時には脳障害等の影響が重なって形成されるものであり、染色体異常の存在が異常性格と関連があったとしても、関連する多くの要因のうちの一部分のみを占めるに過ぎないと考えられる。

(c)　被疑者の責任能力等の参考事項

被疑者の責任能力は司法官の判断すべきことであるが、以下に鑑定人の参考意見を述べる。

現在の司法精神医学の通説では、異常性格（あるいは精神病質人格）および性倒錯には原則として完全な責任能力を認めている。被疑者には、47、XYY核型という染色体異常が存在する。犯罪者の精神鑑定を行うと、さまざまな程度の身体異常（たとえば糖尿病や高血圧等）が見られることは珍しくないが、これらの身体的異常が責任能力に関連して論じられるのは、身体的異常が精神機能に直接に影響を与えている可能性がある場合のみである。したがって被疑者にみられる染色体異常も、被疑者の示す性格異常あるいは性倒錯の傾向の形成と直接に関連する身体的基礎と考えられる可能性のある時のみ責任能力が論議の対象となろう。

現在、世界の犯罪学あるいは司法精神医学では、XYY個体が異常な人格像ないし行動特徴を示していても、それが過剰なY染色体によるものであることが明瞭に立証されない限り、染色体異常のない異常性格者と法的に同様に扱われるのが通説になっている。わが国のXYY個体の殺人事件の被告の精神鑑定の第一例について、東大助教授（当時）の武村信義氏は完全有責と判断し、この見解が大方の司法官および精神医学者により容認されているようである。

被疑者については、過剰なY染色体が被疑者の性格形成にある程度関連を有する生物学的要因である可能性はあるが、犯行は被疑者の人格に相応する行為であって、完全な刑事責任能力を措定するのが妥当と考える。また、犯行時、被疑者は軽度の酩酊下にあったが、司法責任能力に影響を与える程度の異常性の高い酩酊ではなかったと推定される。

なお、被疑者は前回犯行時、鑑別所在監中に染色体検査を受け、47、XYYの核型であると診断された。このことは両親には伝えられ、両親と弟は当時染色体検査を受けた。また、医療少年院の医師にも核型異常の診断は伝えられていたが、被疑者自身には犯行時まで知らされていなかった。

本鑑定にあたっては、検察庁よりの鑑定委嘱事項の第一に「性染色体異常の有無」と明記してあるので、鑑定時に被疑者に検査の協力を得るためにも、「染色体の異常が疑われるので詳しく検査する」と鑑定人より被疑者に告げてあるが、それ以上の細かい説明は行っていない。染色体の核型異常は先天異常で、核型異常自体を治療し得る可能性はなく、性格異常との関連性も確実な訳ではないので、今後、被疑者の裁判、行刑にあたって染色体異常の存在を被疑者にどのように伝え、理解させるかについて関係者の間で十分な配慮が必要であると思われることを付記しておきたい。被疑者が自己の染色体異常の存在を知ってこれを宿命的なものと捉え、以後、自己の性格異常や行動特性への洞察と矯正の努力を放棄することにならぬよう、司法、矯正関係者が十分な配慮を払われることを鑑定人は重ねて強く希望する。

被疑者は将来において矯正施設外で社会生活を送る機会が与えられた場合、同種の犯罪を三度犯す可能性を否定できないと思われる。これを予防するためには、被疑者に性倒錯傾向や、衝動性の抑制力の欠如、情性の乏しさ等の自己の性格異常を内省させ、その洞察に基づいた行動の規制を目指させる精神医学的接近が必要であろう。これは現実的には極めて困難なことであろうが、その方向への努力は要請さるべきである。

五　鑑定主文

一、被疑者は、フェティシズム、サディズム等の性倒錯の傾向を有し、情性欠如を主徴とする異常性格者と診断される。知能は正常で、精神病症状や意識の障害は認められない。

二、被疑者は本件犯行時、軽い酩酊状態にあったが、基本的には右に述べた現在の精神状態と異なる状態にはなかったと推定される。

三、被疑者は47、XYY核型なる性染色体の異常を有する。この性染色体異常が、被疑者の性格の形成に関与した一要因であった可能性は否定できないが、本件犯行時に被疑者の是非善悪の判断能力が障害されていたことは考えられない。

右の通り鑑定する。

昭和六二年五月一四日

鑑定人　　帝京大学医学部精神科教授　医師・医学博士　　風祭　元

六　司法判断

第一審で地方裁判所はSに懲役一二年の判決を下したが、Sはこれを不満として控訴した。裁判の過程で、司法関係者は鑑定人の要望を容れて、Sが性染色体の異常を有することはSには一切告げられず、法廷でも問題とはされなかった。控訴審ではもっぱら殺意の有無が裁判の争点となった模様で、結局、殺意がなかったと認定されて傷害致死罪で懲役七年の判決をうけた。

3　補充的考察

以上、47、XYY男性の反復殺人の症例について、診察所見の要約と鑑定書の考察・鑑定主文を記載した。若干の考察を付加したい。性染色体異常（主としてクラインフェルター症候群と47、XYY個体）と犯罪との関係についての一九七三年頃までの文献の総説は武村[3]の解説的論文、その後の文献については風祭[4]を参照されたい。

本染色体異常が見いだされた初期には、47、XYY個体は犯罪者、非行少年、知的障害者などの集団内で高率に見いだされていたが、一般の人口や入院患者などから偶発的に発見された散発例には犯罪と関連するような衝動性や高い活動性などはみられない。精神分裂病類似の症状を呈した本核型の双生児例を発表した山田ら[11]は本核型の個体は分化型と未分化型に分かれ、前者が犯罪や非行に関連するのではないかという仮説を提唱している。

本核型を持った個体の心理学的研究もいくつか発表されている。たとえばノエルら[12]は七例の本核型の男性を対照例と比較し、本核型の患者は攻撃性が強く感情爆発の傾向があり、欲求不満状況に直面すると衝動的行動を取りやすいと述べ、また、タイルガールト[13]は、情動の易変性、未分化性、感情の不安定性、判断力の貧困、人格統合の不調和などの特徴が対照群よりも多少なりと多くみられることを示した。しかし、人格の形成は、遺伝的要因と心理社会的要因との相互作用の結果形成されるものであるから、特定の病的人格と染色体異常が直接に関連することを期待することはできないように思われる。

近年は、出生時期の染色体検査によって発見された本核型の男子を長期にわたってフォローアップし、発達上の問題があった時に早期に介入しようとする前方視的な研究が大規模に行われるようになってきている。

なお、性染色体異常には、47、ＸＹＹの他に、45、ＸＯ（ターナー症候群）、47、ＸＸＹ（クラインフェルター症候群）、47、ＸＸＸなどがある。染色体異常が高度になるほど知能が低下する。47、ＸＸＹ、47、ＸＸＸは精神障害と親和性があるといわれ、わが国でも犯罪例の報告がある。これらについては風祭の総説(4)を参照されたい。

［文献］

(1) Jacobs, A., et al. : Aggressive behavior, mental subnormality and the XYY male. Nature 208 : 1351-1352, 1965

(2) 南光進一郎：超男性ＸＹＹの話—行動遺伝学研究のモデル、海鳴社、1985

(3) 武村信義：性染色体異常と犯罪、懸田克躬・武村信義・中田修（編）、司法精神医学（現代精神医学大系24巻）、中山書店、330-345, 1976

(4) 風祭元：染色体異常と犯罪、風祭元・山上皓（編）、司法精神医学と精神鑑定（臨床精神医学講座19巻）、中山書店、275-284, 1998

(5) 武村信義：ＸＹＹ個体の刑事責任能力—一鑑定例の報告、精神医学20：1325-1331, 1978

(6) 村上光道ほか：拘禁反応を呈したＸＹＹ染色体異常者の一例、矯正医学37：81-82, 1988

(7) 佐藤康二・堀越立：ミュンヒハウゼン症候群を呈した犯罪性ＸＹＹの一症例、犯罪学雑誌57：8-12, 1991

(8) 風祭元ほか：殺人を反復した47、ＸＹＹ個体の一例、精神医学31：1505-1509, 1989

(9) 中根允文、辻村徹：重大犯罪を反復したＸＹＹ個体の一例、臨床精神医学18：1707-1714, 1987

(10) 加藤久雄：犯罪性精神病質者の刑事責任能力にかんする一考察（上）（中）（下）、判例タイムスNo. 288, 289, 292, 1973

(11) 山田泰司ほか：精神分裂病と診断された一卵性双生児ＸＹＹ症例、九州神経精神医学33：219-224, 1987

(12) Noël, B., et al. : The XYY syndrome : Reality or myth?, Clin. Genet. 5 : 387-394, 1974
(13) Theilgaard, A. : A psychological study of the personality of XYY-and XXY men, Acta Psychiatr. Scand. 69 : Suppl. 315, 1-114, 1984

女子中学生殺害事件

作田　明

目次

解説

思春期に性の衝動に目覚めた少年が、異性の肉体に対する欲望に駆り立てられながらも、生来の内向的・非社交的な性格のため、例えばガール・フレンドを作って少女に接近するというようなステップを踏むことができないままに、通り魔のように女子中学生に襲いかかり、被害者に激しく抵抗されて彼女を殺してしまった、というのがこの鑑定書の対象となった事件である。被鑑定人は犯行当時は一七歳の男子高校生であった。

しかしこの犯罪をよく見ると、ただ単に「若気のいたり」とか「青春の蹉跌」などと言ってすますことのできない謎と問題が含まれていた。

第一に、この少年は、これまで非行や問題行動がまったくなかった。また、両親の揃った家庭で一人っ子として育ち、中学までは成績も良く、通っていた高校は地域ではナンバーワンの進学校（男女共学）であった。この重大犯行は、まったく唐突に行われ、奇異に思われた。

第二に、彼のこの犯行はきわめて衝動的・非計画的だった。まず、地方都市郊外の農道で一三歳の少女と遭遇していきなり被害者を自転車ごと押し倒すという短絡的なものであった。農道から少し離れた湿地帯に連れていってから着衣を脱がそうなどとしているが、周辺は自転車や自動車が頻繁に通る道路であって、現場はいつ犯行が発覚してもおかしくない状況であった。また、犯行前の少年の姿は何人かの人によって目撃されていた。

結局、この少年は湿地帯に運んだ裸の死体に草をかけ、被害者の着衣は被害者の鞄につめて別の所に捨てるなどしていったんは帰宅した。しかし、また気になって犯行後に現場に戻っていったところを、被害者の安否を気づかって捜索していた被害者の親族らと鉢合わせをし、あっけなく駆けつけた警察官に身柄を拘束され逮捕されたのである。

第三に、犯行の稚拙さが注目される。少年は、被害者の激しい抵抗にあって、その抵抗を抑圧するために彼女の頸を絞めて死亡させてしまい、手首の脈拍が途絶えたことを確認してから、彼女を全裸にして姦淫を試みた。しかし、性知識に乏しく、自慰以外の性体験がまったくない少年が性交に成功したかどうかは今になってはわからない。少年自身は被害者の体内で射精したと供述しているが、司法解剖では膣内や直腸などに精子は発見されておらず、わずかに、会陰部に精液の痕跡を示す酸性フォスファターゼの陽性反応が証明されただけであった。

第四に、この少年は犯行前、きわめて孤独な生活をし、学校には一応通っていたが、成績は下降線を辿り、学校や家庭では奇異な言動が注目されていた。

＊

こうした、謎に満ちた少年犯罪の精神鑑定を依頼された作田医師は、この少年の犯罪心理を、まず、この少年が精神分裂病者であったと診断することによって解こうとした。

すなわち、感情鈍麻、思考障害、意欲障害など、精神分裂病の中軸症状が認められるとし、その精神病的な過程が、この奇妙な犯罪の根底にあったことを指摘したのである。少年の精神状態の異常は、単なる性格の偏りを超えた、精神病的な過程の発動であるとしたのである。その論旨は、本編の精神鑑定書に見るとおりであり、刑事責任能力に関しては限定責任能力（心神耗弱）を示唆している。

しかし、作田鑑定に不満を抱いた検察官は裁判所に再鑑定を申請した。作田鑑定人の次には、前東京都立松沢病院長・金子嗣郎医師（故人）が鑑定人となり、精神分裂病を否定し、完全責任能力を主張する鑑定書を書いた。

金子鑑定人は、少年が「表情に乏しく、表面的で、動作にも硬さがある」「まったく受け身で内容に乏しい」

「時にやや不自然、ぎごちなさが見える」などとしながらも、「感情面の硬さ、疎通性の悪さ、孤独が目立つ症状であって、これらが進行するものではない」から、「感情希薄、自閉性などの性格的な偏りは見られるが、破瓜型の分裂病の病的過程が進行していたとは考えない」とした。

金子医師は裁判所の証人尋問で、「精神分裂病が始まっているんじゃないかと思われる症状はゼロではない」「自閉的になったり、少し性格的な偏りが出てくるというふうなことが全然あり得ないかどうかというふうなことを考えてみた時に、必ずしも、破瓜型分裂病が始まらなくてもそういうことというのはあるんじゃないかというう考え方と、いや、それ自身がもう破瓜型の始まりなんだから、先まで見通せば、きっと分裂病がどんどん悪くなって行くよ、という考え方の二つあると思う」とも述べ、この問題の複雑さを示唆した。

精神医学の歴史を繙くと、この少年に見られたような精神状態が――すなわち、思春期において特有で著明な人格変化が見られているが、まだ幻覚や妄想などはっきりした陽性症状は認められない状態が――、いったい精神病といえるかどうかをめぐっては、多くの学説が提出されたまま、なお決着していない。

一九世紀の終わり、ヘッカーは「破瓜精神病」(思春期精神病)と彼が呼んだものにきわめて似た感情鈍麻、意欲障害、思考障害、問題行動を示しながら、幻覚・妄想・自我障害などが証明できない一群の青年がいることに着目して、これを「類破瓜型」(思春期半精神病)と命名した。

近代精神医学の体系を築いたクレペリンは、二〇世紀初頭に、「早発性痴呆」という一群をまとめたが、この中には情意変化だけを示す単純型(単一型)が含まれていた。

一方「精神分裂病」という病名を提唱したブロイラーは、同病の中に単一型として類破瓜型を位置づけたが、彼の少年非行の精神鑑定には、この精神分裂病単一型がきわめて高い比率を占めたという。

ヘッカーも、クレペリンも、ブロイラーも、この病態を精神病の一型と認めていたわけである。

これに対して、『体格と性格』で有名なクレッチマーは「思春期危機」という概念を提唱して、何とも分類しがたい青年期の性格変化や問題行動を一括した。クレッチマー一門の行った成り行き調査によると、思春期危機と診断された青少年の、三分の一はそのまま進行して症状の顕著な精神分裂病になるが、逆の三分の一は成人になると健常人となり、残りの三分の一は神経症、人格障害、性的倒錯などと診断できるようになるという。

一方ウィルマンスは、青年期の重大犯罪で、唐突・奇異で、動機が十分に理解できないものは精神分裂病の前駆期や潜伏期に行われたものである確率が高いから、十分に時間をおいて観察してから判断する必要があると指摘し、これを精神病の始まりと見る見解を示している。

日本でもよく引用されるアメリカ精神医学会の『精神疾患の診断・統計マニュアル』(第Ⅳ版、一九九四年)では、類破瓜型や破瓜病の一部は精神分裂病の診断基準にあてはまらないように作られている。彼らは、分裂病型人格障害、分裂質人格障害などとして、人格障害の一タイプとされた。ただし、これは司法精神医学の根拠となる疾病学とはまったく違った症状学的な分類であるから、この診断基準から刑事責任能力を云々することは出来ない。

なお、世界保健機構（ＷＨＯ）が制定した国際疾病分類第一〇版（ＩＣＤ－10）では、従来の精神分裂病の陰性症状（中軸症状）のみ認められ、陽性症状（辺縁症状）がない群は「精神分裂病型障害」と定義された。ＩＣＤによると、この精神状態は人格障害ではなく、精神障害の一型である。

＊

われわれが精神鑑定を引き受けるケースには、右に述べてきたような青年期の不可解なケース、あるいはかつての青年期に、右の類破瓜型人格変化や、精神分裂病破瓜型の軽症・一過性のエピソードが起こったことが明らかになることなどが少なくない。そこで、彼らの精神状態を精神病の軽症型と診断するか、人格障害の重症型と評価するかがいつも議論の種となる。二つの鑑定人の論述を比較しても、作田鑑定人と金子鑑定人の見ていたものがそれほど違っているとは思えないのに、結論としての診断と、それに伴う責任能力の評価が対照的であったのは、まさにこのような学問的な困難さを反映しているものである。

検察官は懲役一〇年を求刑した。裁判所は完全責任能力と判断しながらも懲役七年の判決を言い渡した。しかし、裁判所のこの判断が正しかったかどうか、言い換えれば、作田鑑定と金子鑑定のいずれが正しかったかは、被告人のフォローアップの結果も含めて、今後に残された問題である。

（福島　章）

殺人・死体遺棄被告事件被告人 青山喜久夫精神状態鑑定書

一　前文

わたくしは平成五年九月二日、殺人・死体遺棄被告事件被告人青山喜久夫（仮名）についてB地方裁判所第〇刑事部裁判長より左記事項の鑑定を命ぜられた。

鑑定事項

一、事件当時における被告人の精神状態及び心理状態
二、被告人の責任能力の有無・程度
三、本件犯行の原因・動機
四、本件犯行に関連する被告人の性格、行動傾向における問題点

五、被告人の生活史、家族歴、生活環境における問題点

六、その他被告人の処遇にかんして参考となる事項

よって鑑定人は同日より鑑定に従事し、一件記録を精読するとともに、被告人をB拘置支所に訪問して面接を重ねた。また被告人を北所沢病院に招いて身体検診、脳波検査、CT検査などを行った。また上智大学文学部大学院関智雄文学修士（心理学専攻）を鑑定助手として鑑定に協力せしめ、被告人の実父純一（仮名）ならびに実母紀子（仮名）と面接せしめて事情聴取させると共に、被告人の心理テストの実施と解釈も行わせた。また、鑑定人は、鑑定助手とは別の機会を設けて被告人の実父ならびに実母に面接して事情を聴取した。また上智大学文学部大学院古澤聖子文学士（心理学専攻）にも鑑定助手として被告人の心理テストの実施と解釈を一部行わせた。

以上の診察・調査の結果得られた資料をもとに本鑑定を作成した。

犯罪事実

平成四年一月一七日付B地方検察庁検察官田所一夫検事の起訴状によると、

一、被告人

氏名　青山喜久夫

生年月日　昭和四九年六月〇〇日

職業　高校生

二、公訴事実

被告人は、

第一　平成三年一一月二二日午後七時ころ、A県B市の休耕田において、小峰友恵（仮名、当時一二年）に対し、殺意をもってその頸部を皮製ベルトで絞めつけ、よって、即時同所において、同女を窒息死させて殺害し、

第二　前記日時ころ、前同所から近くの休耕田まで同女の遺体を引きずって運搬し、同所において、同遺体を全裸にした上その上に枯れ草等をかぶせて置き去りにし、もって、死体を遺棄したものである。

三、罪名及び罰条

第一　殺人　刑法第一九九条

第二　死体遺棄　刑法第一九〇条

また、平成四年一月八日付B家庭裁判所岡村道代裁判官によって言渡告知された決定によると、

青山喜久夫に対する殺人、死体遺棄保護事件について当裁判所は調査、審判を遂げ、次のとおり決定する。

主文

本件をB検察庁検察官に送致する。

（罪となるべき事実）

少年は、

一、平成三年一一月二二日午後七時ころ、B市の休耕田付近の道路において強姦の目的で通行中の女性を探していたところ、折りしも同所を自転車で通りかかった小峰友恵（当時一二年）を認め、後方から同女の右肩に手を掛けてその場に引き倒したうえ前記休耕田に抱えて投げ込み、同所において、スカート内に手を入れるなどの猥褻行為に及んだところ、同女に激しく抵抗されたことから、気絶させて目的を達しようと両手で同女の頸部を圧迫したが、同女がなおも抵抗を続けたため、突嗟に同女を殺害することを決意し、自分のズボンのベルトを外して同女の頸の後で交差させて強く締め、もって殺害し、

二、前記日時ころ、右殺害現場から同女の遺体を約三〇メートル離れた休耕田内に運搬し、同所において同女の衣類を脱がせて全裸にしたうえ屍姦し、その後死体の上に枯草をかぶせて置き去りにし、もって遺棄したもの

である。

（本件を検察官に送致する理由）

本件は自己の強姦計画にのっとって、塾に行く途中の女子中学生を襲い、抵抗されたため頸を締めて殺害した後屍姦して死体を遺棄したというものであって、その結果は重大であり、社会に与えた影響ははかり知れない。

少年は、安定した堅実な家庭で育ち、知的能力にも恵まれながら、その対人能力の低さは著しい。その性格は内向的で、自己抑制力が過剰に働き、素直に感情を表出できず、不満やいらいら感情を蓄積してきており、その緊張感の高まりが性的衝動に触発され、本件非行に至ったものと思われる。本件で鑑別所に入所後も、自作のゲームに熱中したり、事件内容についても淀むことなく説明したり、その態度は罪悪感を有しているように見えない。これは現実に目を瞑り、不安を避けて通ろうとする少年の自己防衛の現れとも思われる。とするならば、現在の少年にとっては、刑事処分を受け、自身の責任の重大さを認識することが自己の防衛的逃避的側面を直視することに他ならず、その教育的効果も期待できることとなる。

以上、本件事案の重大さ、社会に与えた影響の大きさ、少年自身のかかえる問題性に鑑みるならば、少年が現在一七歳であり、本件が初めての事件係属であるとしても、少年を刑事処分に付することが相当と思われる。

よって、少年法二三条一項、二〇条を適用して、主文のとおり決定する。

二　診療記録

第一章　家族歴

第一節　家系

被告人の父純一（仮名）は大学生の時には学生運動に参加して活動しており、逮捕歴も数回あるという。大学卒業後、親族の経営する会社に勤務した後、現在は独立して事業を営んでいる。

鑑定人が純一と面接した際の印象は商売人らしく如才ない面もあるが、基本的には温厚で他人とはできるだけ調和を保とうとするタイプであるように思われる。鑑定人の質問は良く理解し、的確な回答をする。知的水準も高いように思われる。

純一には妹高子（仮名）がいる。高子は高校卒業後一度結婚したが、一年位で離婚し、会社に勤めながら単身生活を送っている。

被告人の母紀子（仮名）は、高等学校卒業後会社勤めをしていたところ、当時学生であった純一と知り合い、後に結婚することになった。紀子の同胞は四人であり、第二子が長女の紀子である。いずれもおとなしく、穏やかな性格であるという。四人共結婚して子どもをもうけている。

鑑定人の紀子に対する印象は、優しく穏やかな性格ではあるが飾り気がなく、さっぱりした感じを受ける。質問には必要なことを簡潔に答え、一人よがりな考え方や一方的な思い込みは全く見られない。知的水準が高いことは推測できるが、謙虚な性格である。子どもに対して過干渉的であるような印象はない。現代の平均的な母親と比較すればむしろ母子関係には比較的距離があるようにも思われるが、被告人が小・中学校を通じて優秀で、ほとんど反抗することもなく、両親にとってほとんど手がかからない子であったことから、こうした態度が形成されてきたと考えることもできるのである。

第二節　要約

家系には、精神病・精神薄弱・異常性格・犯罪者・自殺者などの遺伝負因を認めない。調査しえた範囲では、精神医学的、心理学的に特記すべき問題はない。被告人の父親と、母親の男子同胞がいずれも大学を卒業していることは、彼らが農村地域における農家の出身であったこともあわせて考えれば、被告人が遺伝学的な優秀家系に属すると判断して差し支えないものと思われる。

第二章　本人歴

第一節　生活史

被告人は昭和四九年六月〇〇日、両親の長男として生まれた。

母子健康手帳によれば、出産開始時の胎位は第一頭位、在胎期間三八週で、分娩所要時間は七時間である。自然分娩で、出産時体重は二八〇〇グラムであった。

妊娠三ヵ月位の頃に出血あり、またつわりもひどく、切迫流産との診断のもとに半月程入院していたことがあったという。

出産後は約一週間入院し、退院後は一、二ヵ月間父の実家のもとに滞在した。

妊娠時の父母の気持ちについてであるが、母は「特に子どもを欲しいと思っていなかったが、早すぎるとも思わなかった」。両親共に妊娠を喜んだという。母は夫の仕事を手伝っていたが、出産前に辞めた。母は妊娠中「生まれてくる子どもは漠然と女の子がいい」と思っていた。「もし男の子だったらどうやって育てればいいのかわからない」からであったという。生まれた時は、「どうしよう」という気持ちもあったが、「とても可愛い」と思ったと語っている。母乳が出ず、初乳は他人から貰ったという。その後も母乳は出ず、ミルクであったが、よく飲んだという。

父方の実家にしばらく滞在した後、自宅に戻っている。夜泣きはなく、昼間も泣いてぐずることはなく、目が覚めるといつの間にかニコニコしていた。母には「泣かせるとかわいそうだ」という思いと、「乳児の泣き声が好きでない」という気持ちがあった。そのため、おむつが濡れる前に早めにチェックするなどして泣かせないようにしていたという。おむつが取れたのは一歳六ヵ月位で、初歩きは一歳二ヵ月位であった。その後、トイレの時は母の手をひいて知らせた。二歳までにはトイレットトレーニングは終了した。人見知りはなく、両親共に手のかからない子どもであったという印象を強く持っている。母は「スキンシップは少なかったかもしれないが、いつも子どもの側にいた」という。母は本人が二歳ころより夫の仕事を再び手伝い始めたが、職場に子どもを連れて行っていた。

母親によれば、育児で困った唯一のことは、初語が三歳頃で、「マンマ」「みず」など一〇語位しかなかったことであったという。意志表示は言語でなく、母親を欲しい物のある所（たとえば冷蔵庫）へ連れて行くなど、態度で示す傾向があった。このため母親は夫には相談せず、自分で育児書を読み、言葉かけを多くしたり、単語のみではその要求に応じないような態度を取り始めたところ、普通の子どものように「水をちょうだい」等と言えるようになったという。母親はその後も育児のことで夫に相談したことはない。「夫が自分よりも子どものことをわかっているとは思えなかったから」であるという。

母の記憶では、幼稚園入園前（三歳頃）は近所の子どもと遊んでいたというが、父は本人が他の子どもと遊んでいたかどうかは覚えていない。本人は入園前からミニカーに興味を持ち、車の名前をよく覚えた。この頃父が拾った猫を飼いはじめ、本人が中学二年生の頃まで飼っていた。猫の世話は本人も手伝っていたようである。

被告人が三歳の時に父親の仕事の関係で転居している。四歳の時に幼稚園に入園した（二年保育）。それ以前に保育園などに通園したことはない。また被告人は、学習塾やスポーツ（水泳・体操など）、習字・ピアノなどの教室に通ったことが全くない（この点については高等学校に至るまで経験がなかった）。幼稚園が終わった後に幼稚園のバスが両親の会社まで送ってくれ、本人は会社の事務所や倉庫で一人で遊んでおり、母親の仕事が終わった後に母親と一緒に自宅へ帰るという生活であった。

入園時のテストでは、課題から他の玩具に注意が移ってしまい、学芸会の時には椅子に座って居られず、一人で砂場で遊んでいた。遠足の時などは先生や付き添いの役員父兄の手を握って放さなかった。幼稚園年中の時、年長の子どもにいじめられ、一時期登園を渋ったが、幼稚園を長く休むことはなかったという。借家が契約切れとなり明け渡すように迫られたことと、部屋も手狭になってきたことから、昭和五五年三月三一日（被告人が幼稚園年中から年長に進級する春休み）に、現在の自宅に転居した。この時幼稚園は変わらなかった。

被告人は、幼児期より両親から叱られるようなことはせず、両親にも本人をどなりつけたり、殴ったりした記憶はない。幼稚園時代にも反抗するなどして両親を困らせることはなく、両親に身体的に接触して甘えることもなかった。この頃、母が昼寝をしているとき、母の着ていたセーターをハサミで切ってしまったことがあった。

昭和五五年度における幼稚園の生活の記録に記載されている担任の所見によれば、第一学期では、「初めの頃は一人遊びが多く、それで自分でも満足しているようだったが、この頃他の子と遊ぼうとする様子が見られるようになった。文字数字などに関心があり理解力もあるが、体育的なことは苦手のようである。外で元気に遊べるようになってほしい」とある。第二学期では、「最初の頃は、年少組の友だちと遊んでいることが多かったが、この頃同じクラスの子と遊ぶことが見られるようになり、外へも遊びに行くようにだんだんなってきた。だれとでも元気に遊べるようになっていってほしいと思う。食べ物の好き嫌いをなくしてほしい。おゆうぎ会でのかす役やハーモニカなどしっかりできました」となっている。第三学期においては、「一学期から思うと、他の子どもたちとの接触も会話も多くなってきました。喜久夫君、小学校に行っても元気でがんばってね。給食も好ききらいしないで何でも食べられるようにね。お友達をたくさんつくって元気にあそんでね」と記されている。

被告人の幼少児期は極めて健康であり、カゼをひくことも少なく、発熱が長く続いたり入院することもなかった。突発疹・尋麻疹・水痘・麻疹・風疹などは八歳位までに罹患したが、重症になることもなく、特別の合併症も認められなかった。幼稚園年長組における欠席日数は一学期五（出席日数七八）、二学期二（同九〇）、三学期〇（同五二）であり、少ない。

被告人は、昭和五六年四月に公立小学校に入学し、昭和六二年四月に同じ市の公立中学校に進学し、平成二年に中学校を卒業した。

小学校時代には自分から声をかけて友達を作れなかったが、友達は何人かいて楽しく過ごしていた、という印象を母子ともに持っている。学校へは近所の子どもたちとバスで通学し、帰りは約四・五キロメートルの道のりを一時間以上かけて歩いた（他の生徒も同様）。母は本人の入学に際して、本人のために仕事を辞め、手作りのお菓子などを作った。本人は低学年の頃より、家で学校のことなどについて話をすることはなく、テストの結果も見せなかった。成績は良かったので両親もそのままにしていた。小学校、中学校を通じて体育を苦手とするほかは成績は上位であった。しかし小学校一、二年生の頃、勉強のことを両親に口を出され、体温計を床に叩きつけて壊し、父に叱られたことがあった。「放っておいて欲しかった」とのことである。本人曰く、その後も小学校の間は、カッとしてものを壊すことがあったが、それは両親の前だけであって、学校や友人と遊ぶ時には抑えていた。

小学校二年生の頃からあまりふざけなくなり、また学校の規則を守らない生徒を嫌うようになった。廊下で走っている子どもがいるとその子のことを許せなかった。本人は他の子が叱られるのを見て自分はやるまいと決めていた。この頃通信簿に「一度喧嘩すると仲直りできない」と書かれた。遊びにでかけることは少なく、時々近所の女の子が来る位だけであり、それもまれであった（学校から帰ってきた時にはすでに遅い時間になっていたという状況でもあった）。

小学校三年生になり、毎年学校が休みになると父親の実家へ一人で電車に乗って遊びに行くようになる。父親の実家の近所には子どもは居らず、商店街から一〇キロメートル位のところにあった。そのため祖父母の家では一日中祖父母と一緒にいた。

小学校四年生になると、友達は村川君（仮名、クラスは違うが家が近所）だけになり、お互いの家で遊んだり、自転車で出かけた。事件のあった場所もそのころ二人でよく遊んだ場所である。母によると、この頃から急に、村川君と遊ぶ以外は運動をせず、家に閉じこもるようになったという。そんな時本人は「黙って我慢していた」と言う。涙の跡を残して帰宅することが何回かあったが、両親に打ち明けることはなかった。母親も気づいていたが尋ねることはなかった。その後学校でカッとなって男子生徒に乱暴し、怪我をさせ、担任から電話があり、母子でその男子生徒の家へ謝罪に行ったことがある。

小学校四年まで両親と一緒に寝ていたという。五年生になると、母は再び夫の会社で週三日働きに出るようになった。しかし本人が家で一人きりになるのが「かわいそう」なので、本人が下校する時間には母親は必ず帰宅していたという。この頃、スーパーで菓子七〇〇円位を万引きしたことがあった。店から電話があり、母が駆けつけると本人は泣いていなかったという。母は家に帰ってからも叱らなかった。それは「言葉で叱らなくても態度でわかったと思う。それに私がスーパーで謝っていたのを見て、大変なことをしたということがわかったと思ったから」であった。家に戻った後、本人は母が立て替えた金を返したという。

小学校六年生になると、母は毎日仕事に出るようになるが、本人の下校時間には帰宅するようになった。本人曰く、学校生活では、高学年になってからますます他の生徒と話したり、遊ぶことは少なくなった。「人から軽く見られないようにしていた。〝どうしようもない奴だ〟と言われたくなかった。そうならないように軽々しく人と口をきかないようにしていた」と言う。こういった思いは、以後中学、高校も同様であった。放課後も遊ぶのは村川君とだけであった。

中学入学後、半分は全く知らない生徒で慣れることができず、小学校入学時と同様自分から声をかけることができなかった。しかし学校を休むことはなく、また塾へ通ったことはなかったが、成績は三年間を通じてクラスで上位であった。勉強は学校の授業だけでほとんど完全に理解でき、小中学校を通じて自宅で勉強している姿を見たことはほとんどない、と母親は語っている。

入学後、体育苦手克服のため、両親の勧めで卓球部へ所属するが、一学期で退部。その後英語部に所属した。英語部は「おもしろかった」が、「意見が合わなくなった」ので「一人でいるほうが良かった」という。本人曰く、同級生はアイドルなどの話で盛り上がっていたが、自分は流行を追っている同級生を「軽蔑していた」と言う。同級生から文句などをつけられても、「気にしないでおこうと受け流していた」。友人は四〜五人いたが、主に話すのは村川君だけで、オーディオの話をしていた。父によれば、この頃一度文化祭で帰宅が遅くなったことがあったが、母親に叱られ、以後六時前には必ず帰宅するようになったという。母親からみると中学に入学後少し大人っぽくなったように思えたが、反抗することなどはなかった。部屋が汚れているのが常であったので、母親が掃除を促すと「ふん」という位であった（掃除は本人がやっていた）。本人は運動は不得意であったが、自分の自転車がパンクすると市販されているパンク修理セットで修理したり、ビデオデッキとテレビの配線をしたり、ビデオに録画したテレビ番組の編集をするなど、器用なところもあったようである。また父親に対して反抗することは皆無であった。

中学二年生の頃、本人は芸能人の〝小堺一機〟〝関根勤〟のファンであったが、村川君が彼らをけなしたことがあり、本人は内心腹を立てていたが、黙っていたという。中学三年生になり、村川君と小学、中学を通じて始めて同級生になったが、村川君の「嫌な面が目につくようになった」。村川君が運動の苦手な同級生をみて「あいつは鈍いやつだ」と言ったりしたとき、本人は無視していた。本人は「（村川君が）人の悪口を言うのが嫌だった」、「そういうこと言う奴じゃないと思っていた」からであった。また同級生や本人と話をするとき、村川君は流行語を混ぜて話したが、本人はその話し方にとてもイライラした。次第に村川君とは口を利かなくなり、本人自ら離れていった。母によると、以後友達から電話などがかかってくることはなくなり、遊びに行くことも全くなくなった。本人は、村川君を失ったことに「とてもショック」で、「友達を作ろうと思わなくなった」。

村川君との離別後、日曜日など一人で鎌倉に行ったり、鉄道の写真をとりに出かけたりし始めた。また成績向上と交換条件で両親に購入してもらったオーディオでテープの編集をしたり、レンタルビデオを観賞することが日常の楽しみになったという。学校では同級生と話をすることはなかったが、修学旅行のリーダーになり、一人で計画を着々と立て、下見に行ったりなど、積極的に行動した。中学二年生の時、初めての射精があり、夢精であった。

村川君の警察官に対する供述によると、小学校の頃の被告人は、おとなしいという印象よりも、にぎやかでよくクラスでふざけあっていたという感じがあり、当時は日曜日など学校が休みの時に被告人の家に行って二人で遊んでいたが、村川君の他には友達はいなかったようである旨を述べている。村川君によると、中学生の頃は、それまでにぎやかで元気だった被告人がだんだんおとなしくなり、「何か僕と性格が逆転したような感じさえ受け」たという。中学三年生の時に村川君が小堺一機のことを馬鹿にしたということから口を利いてくれなくなり、村川君はそのことで被告人に謝ったが、それ以後口も利いてくれなくなったという。村川君によれば、被告人は「何か気持ちが小さい人間」であり、「おこり出すと止まらない性格」「プライドが高い」「付き合いにくいタイプ」であるが、「行動力があり、どこへも一人で行けたし、中学三年の京都、奈良への修学旅行の時にも見学コースは、アオちゃんが出した案だった」。一面では、「女の友達というのは、僕が知る限りでは」いなかったし、「隣に座っていた女の子ともあまり話さないぐらいだし、特定の彼女をつくることは、アオちゃんにはできない」と思われると言う。そして被告人の「おとうさんも、おかあさんもやさしい人で、アオちゃんの家に遊びに行ってもいつも明るい家庭だなあ」と思っていたし、「うらやましい」と思ったこともあると述べている。

被告人は平成二年に自宅から通学できる公立高校へ進学した。男女共学の進学校であり、卒業生のほとんどが大学へ進学している。担任の話によると、一年次は、リーダーの生徒が「一緒にお弁当食べよ」と誘って一緒に食べるようにしたが、会話は聞いているものの、口を開くことはなく、また誘われた時しか仲間に加わらなかった。「英語の授業では、ゲーム形式でグループ対抗戦をよく行ったが、その時のヒーローはいつも本生徒だった。

一番先に積極的に手を挙げ、級友たちからは歓声や拍手がおこった」。「しかし、休みの時間や、人と話し合いなさいと指示された時は、いつも自分の机に座ってじっと下を見ていることが多かった」。「三学期の二月、女子生徒数名が、本人が一人で誰もいない三年生の教室へかけ上がっていってお弁当を食べていると、心配して報告してくれた」。「保護者面談では、学校での様子をお話した。父親からは、家では寝てばかりいる。また、テレビやビデオを見ており勉強していない。勉強方法がわかっていないようだとのお話があった」。「三学期のある時期にヒゲをはやしていたことがあった。理由をたずねると『ヒゲ剃りが壊れているので』とのことで、二日後に剃ってきた」。

二年次では、担任が「クラスの雰囲気はどうか。男子が三一人、女子一四人と、昨年と違って半々ではないけど、どうだ」と聞くと、「まあ、しかたないじゃないですか」と答えていたという。「『まあ』というのは彼の口ぐせのようで、最初にいつも付いていたように思う」。「旅行中の夜間外出で門限ぎりぎりに一人で帰ってきた際には、日頃は少しおどおどしたところがあったけれども、その時は目がすわっており、自分から積極的に話しかけてきて、いつもとちがうので気をつけた方がいいよ、と副担任より報告をうけた」。「たまに無精ヒゲをはやしていた。あまり身なりを気にしないところがあるのかと感じ、なんでヒゲを伸ばしているのか聞くとヒゲソリの電池が切れたと言っていた。一年次もそうであったらしい」。「表情があまりなく、何を考えているのかわからないところはあるが、制服もきっちりしてズボンは全く標準の形で、カバンはめずらしく学生カバンを持ってくるので、非常にまじめな生徒という判断はしていた」。

また、同級生の女子生徒の話によれば、被告人は「孤独な人で勉強以外のことでは一人で行動するのが好きな人」であり、「お昼の弁当の時間になると自分で早く食べ終わって図書室へ行き本を見ていたり、空いている三年生の教室へ行って一人で弁当を食べていることがあった」。「私たちのクラスには青山君と似ている男子生徒がおり、二人共、無口でおとなしく、自分から話しかける人ではなく、仲間にも加わらない人でした。しかし、その二人で話が合って友達になってはいませんでした」。「青山君という人は、おとなしく無口で自分の思っていることを相手にうまく言えない。言葉をかけると、おどおどしたりにこにこしたり照れ屋」であり、「声をかけるといやな態度は示さず、嬉しい表情をするが、おどおどしているというか、恥ずかしいような態度をする」。被告人が女子生徒に対して変な目つきとか、女子にすごく興味を示すということは感じず、色気のない人と感じていたという。被告人には積極的になる時もあった。一つは英会話の授業の時に自ら進んで発表したことであり、今一つは学校誌の編集クラス委員に選ばれ、進んで投稿したことである。また、平成三年三月の春休み（二年に進級する前）にクラス仲間で花見へ行こうとしたところ、自由参加であるにもかかわらず参加したことも級友をおどろかせたという。つまり被告人は消極的なように見えるが、時に全く周囲の人間が予期していない積極的な行動をとることがあり、級友を驚かすことがあったということがわかる。

高校でもそれまでと同様勉強していたが、成績が落ち始めた。高校一年生の間は、母親から見て本人は全く元気がなかったとのことである。

両親によれば、高校一年生の中頃から、少し怒りっぽくなり始め、事件の頃まで続いたという。テレビドラマのいじめ場面や理不尽な場面をみるとイライラして、「なんだこんなの」とテレビを消して部屋に閉じこもり、しばらくするとケロッとして出てきたという。両親に直接あたることはなかった。母親によると高校生になってから、外出すると「叱られるんじゃないかとオドオドしていた」という。本屋に入った時など、店内を見回していたという。旅行などで知っている人と会わない場所では平気であったと母は言う。

高校二年生になると数学で赤点をとり、両親は塾を勧めるが、本人は拒否。本人はこの時成績が下がったことで両親に強く叱られたという印象を持っている。

母によれば、高校二年の夏頃に、母親が家でテレビを見たり新聞を読んでいたりすると、後ろから擦り寄って「肩もむにゃーん」など猫の真似をして肩をもんだりするようになったという（小・中学校時代に母親の体に触れるような行動は全くなかった)。母親は少し煩わしかったが、体をずらす程度で、拒否することはなかった。本人が母に擦り寄るのは父親がいないときだけであったという。また同じ頃、本人が「猫の森」と称する捨て猫が集まる林を見つけ、イライラした時など一人で行って「慰めてもらっていた」という。体育の剣道で負かされた日や授業中指された時に答えを間違えた日は、イライラしていたので、学校帰りに自転車で遠回りをして気を紛らわせていた。

高校二年生の八月、拾ったヌード雑誌を見て、初めて性的に興奮した。それまでは興味なかったという。「どんな方法でもいいからやりたい」と思うようになったという。初めてマスターベーションをしたのはこの頃であったという。また同時期、テレビドラマでレイプシーンを見て、「こういう方法がある」と思い、一〇月に下校途中暗くなってから相手(相手は誰でもよかったという)を「探すという感じ」で自転車に乗っていたという。しかし二、三回そういったことがあったが、その度に「やっちゃいけないこと」「警察につかまるから」と思い、やめたという。

被告人は動物好きで、猫の他にも自宅で熱帯魚を飼育していたことがある。小学校四年生位から六年間にわたり、その間容器の掃除も自分でやっていたという。小学校の時に友達に誘われ釣りをしたこともあるが熱中はしなかった。サイクリングも好んだが、休みの日に近い所へ行くだけであった。父親とキャッチボールをしたこともあった。

被告人は映画が好きである。邦画より洋画を好み、映画館に行くのではなく、自宅でビデオを見て楽しんでいた。本人の小遣いが少なく(一ヵ月二〇〇〇円位)、また、あまり金を使いたくないので買うよりはむしろ録画に頼っていた(被告人は倹約家で、たとえば両親と外食をする時に飲み物を取ろうとすると、外の自動販売機で買う方が安いからと言って注文しないほどであった)。テレビからの録画は冒険・アクション・SFものが多いが、テレビから録画して一人で見て楽しむことが多かった。コサキン(小堺一機と関根勤)の熱心なファンで、小堺一機の番組はできるだけ視聴するようにしていた。また小堺のCDも数枚持っていた。水曜日の夜に放送されるコサキンの番組をカセットテープに録音し、休日になると外出せずに一日中同じテープを繰り返し聴いていることもあったという。

旅行・鉄道が好きであり、電車を写しに行ったり、新しい路線ができると乗りに行ったりしていた。西村京太郎の小説が好きであるが、これは西村京太郎の小説には鉄道や旅の話が多く出てくるためであるという。修学旅行なども嫌がらずに参加していた。旅行で他の生徒と一緒にいるのは苦痛ではないようだったという。

被告人は中学時代から帰宅するとパジャマに着替えてそのままでいるという生活が習慣となっていた。この点についても両親は全く注意したことがない。父親がスーパーに行くというとついてくる。ただ買物にずっとつきあうわけではなく、スーパーの近くの店で一人で商品を見ていることが多かったという。

第二節　既往歴

九ヵ月健康診査、三歳児健康診査では特に異常を認めていない。水痘は六歳、風疹は七歳、麻疹は八歳で罹患している。

被告人の母親は昭和五二年に再び妊娠したが流産してしまう。この時に一ヵ月位入院し、被告人は祖父母のもとに預けられていた（被告人三歳の時）。これ以前に両親と離れていたことはなかった。

被告人には反抗期はなかったと言ってよい。子どもの頃から家庭内ではおとなしく、両親に口答えすることもなく、良く指示を聞き、興奮したり暴れたりすることはなかった。既述したような性格変化が生じた後も、両親に口答えしたり、特別攻撃的になるようなことは認められなかった。

被告人は高校時代になってから、両親にファミコンを買って欲しいと言ったが買ってくれなかったという。また、母親に「猫の森」の話をしたことがあるともいう。しかし、両親はそういう話を全く聞いたことがないと否定している。被告人の妄想と考えられる。

被告人には酒・タバコを嗜んだ経験が全くない。試みようと思ったこともないという。

高校一年の夏頃に両親と一緒に夜居間でテレビを見ていたところ、男女のセックスシーンを見て興奮し、トイレへ行って自慰によって射精したことがある。その後まもなく（高一の夏）「猫の森」の近くで女性の裸が出ている本を拾い、その後『投稿写真』などの同種の雑誌を拾って自分の部屋に隠し持つようになった（両親は全く気づかなかったという）。被告人はその種の雑誌を買うのは恥ずかしくてできず、もっぱら拾って手に入れていたのである。そして被告人はそれらの雑誌にのっている女性の裸の写真を見ながら自慰するようになった（一ヵ月に一回程度）。しばらくの間被告人はこうした生活を続けていたが、次第にセックスをしたいという気持ちが強くなってくるようになり、本件犯行にいたっている。

第三章　現在証

第一節　身体所見

㈠　一般的所見

被告人は身長一七一・〇センチメートル、体重五七・五キログラム、細長型の青年男子である。栄養状態はほぼ良好。四肢軀幹に左右不均等や奇形、上下肢の注射痕等外見上の異常は認められない。胸腹部の内科学的理学的検査では異常所見はない。神経学的にも特記すべき異常所見を認めない。血圧は一〇二～一六〇mmHgでやや高い。脈搏は毎分八六で整脈である。

㈡　脳波

安静覚醒閉眼時の脳波は、頭頂、後頭部優位に一〇～一一c/s、五〇～七〇μVのα波が中等量出現している。閉眼によるα波の抑制は良好である。低振幅速波の混入はほとんどみられないが、散発性の徐波が少量認められる。後頭部のα波の振幅にも左右差はない。他には局在性の障害や発作波は認めない。過呼吸四分間賦活によっても、徐波化、発作波の出現は認めないが、基礎波はやや不規則となる。閃光刺激による賦活でも異常波は現れない。要するに脳波学的にはほぼ正常である。

(三)　頭部CT検査

CTスキャンは脳に萎縮・偏倚・奇形・脳室拡大・腫瘍・血管障害などを認めない。特別な異常所見は指摘しえない。

(四)　頭蓋写

頭蓋骨二方向撮影（前後・左右）によると、頭蓋骨の大きさ、形は普通である。縫合は年齢相応であり、トルコ鞍の大きさ、形状にも異常がない。脳内の腫瘍・奇形、血管障害を示唆する所見もない。

第二節　心理テスト所見

精神医学的面接・診察の補助手段として各種の心理テストを実施した。

(一)　検査時の態度

検査者の質問には、小さな声でポツリポツリと、適格ではあるが必要最小限に答えていた。しかし検査者には拒否的な態度とは感じられず、むしろ被検者の警戒心の強さと内気な性格によるものだと感じられた。終始緊張していた様子で、困った時はこわばった笑顔で反応することが多かった。検査者に対して一貫して礼儀正しく、検査にも協力的で、熱心に取り組んでいた。思考障害などの病的サインは見られなかったが、返答の際、小さな声でぼそぼそと復唱してから答えるなど過度に思われる程の慎重さが目立った。

(二)　WAIS－R知能検査

言語性検査	評価点	動作性検査	評価点
一般的知識	一四	絵画完成	一二
数唱問題	八	絵画配列	一三
単語問題	一三	積木模様	一五
算数問題	一四	組合せ問題	一三
一般的理解	一二	符合問題	五
類似問題	一一		
言語性IQ	一一二	動作性IQ	一一二

全検査IQ　一一四

下位検査において、言語性検査の「数唱」と動作性検査の「符号」の得点の低さが目立つが、全体的にみると知能水準は普通域の中でも優秀の部類に位置し、「数唱」「符号」の得点の低さは被検者のある分野での能力の低さというよりも、性格傾向ゆえの集中力の低下という面が大きいと考えられる。この場合、過度の慎重さであろうか。

検査に対しては熱心であり、自分の能力を発揮できる場を喜んでいるかのようでもあった。自信をもって答えられなかった時は、返答後答えを修正するような独り言が多かった。検査後に得意だと感想を述べた「絵画配列」では、検査者がカードを一枚ずつ並べる間、手を膝の上におきカードを見ないようにそっぽを向くというような、やや幼児性を感じさせる正義感を見せた。また「単語」問題において単語を説明する際、「相手が――」という二者関係を想定する答え方がいくつか見られ、被検者の集団の中での体験不足が推察された。

(三) ロールシャッハ・テスト〈エクスナー法〉

検査場面では、充分時間をかけて熱心に反応を出していたが、その熱心さに反応内容が見合っていないのが特徴的であった。これは事象の把握が大雑把であることが大きな原因となっているようである。把握が大雑把であるゆえ、日常の決まった仕事に関しては効率は良いと推察されるが、それが表面的にならざるを得ないため、複雑な人間関係において有効であるかは疑わしい。したがって事象の把握が大雑把にならざるを得ない理由が、被検者の性格構造に存すると考えられる。

体験型は浸透度の強い内向型であり、行動決定に際し、自分の主観を第一の拠り所とすると思われる。また対人関係において安心感がないため、内に怒りや反発を秘めていると思われるが、それが反社会的行動よりも主に対人場面から遠ざかるという非社会的行動になる傾向が強いと推察される。そして避けられない対人場面においては、過剰に警戒することによって自分を守ろうとすると思われる。しかし情緒刺激によって喚起された様々な感情を対人場面で表出する術を持たないため、事象に対して慎重に関わろうとするにもかかわらず、漠然とした把握にならざるを得ないと推察される。

安心感の欠如という心理の背後には、自己そして他者イメージの不確かさがあると思われる。したがって人間関係の中で育つはずの常識的なものの見方も身についていないようである。自己イメージの稀薄さは、情緒刺激によって生じる情動欲求に巻き込まれることによって、知覚の統合が乱れ、現実検討が低下するという形で現れると推察される。すなわち事象の把握が粗雑になった上に、自己本位な解釈が加わることになる。また思考の柔軟性が乏しいため、こうした歪んだ認知が修正されることは難しいと思われる。

上述の思路の乱れは、その内閉的性向ゆえ衝動的に行動に移されることは少ないと思われる。しかし欲求不満を感じにくい傾向が強いことは、情動欲求を精神内界から排除するという対処法と、何らかのしかたですぐに満たすという対処法を示唆すると思われる。したがって後者の対処法においては、激しい情動欲求が生じた場合、現実検討の低い行動として現れる可能性はあると推察される。

㈣　TAT

検査後、本検査のような問題は得意であると感想を述べていたが、ロールシャッハ・テストと同様に、時間をかけた割にその物語の内容は豊かであるとはいえなかった。

全体的に情緒的な場面は表現されにくく、被検者の対人場面への回避傾向が強くうかがわれた。特に母親との関係が表現されやすいとされる6BMカードでは、一般に母親と設定される人物は「秘書」と一度言及されるだけであり、母子関係における問題の深刻さがうかがわれた。また父子関係が表現されやすい7BMカードでも、ボスに対して絶対服従的なスパイが淡々と仕事をこなすという話が作られ、情緒的な内容には至らず、権威に盲従的な傾向を示すのみであった。

性的欲求、攻撃性の抑圧傾向が強く、人間関係では不信感が強く受け身的であることが、対人場面を回避する傾向を強めていると推察される。欲求挫折場面においても、その悲しみや悔しさに直面することが少なく、自己本位に短絡的に問題を解決する傾向があると思われる。

㈤　YG性格検査

AC・AE混合型

情緒不安定項目のうち、劣等感因子が高値であった。

また、社会的適応項目のうち、客観性因子に大きな傾きがみられ、過剰適応状態が推測された。さらに、のんきでない・社会的内向等が大きな傾きのみられる因子として注目された。

本検査は、非常にこなしてゆくスピードが早い印象を受けた。「できるだけ、はい、か、いいえで答えて下さい」と伝えると、「どちらでもない」には一切記入をしない等、指示に対して従順である。

(六) 内田クレペリン精神検査

判定：内田式　A段階（水準が高い）

　横田式　A（定型）

　曲線類型　a（定型特徴を備えている）

平均作業量：休憩前　五八・四七

　休憩後　六八・六七

作業量最大差：休憩前　一〇

　休憩後　一三

初頭効果率：休憩前　一・〇七＋

　休憩後　一・一三

動揺率：休憩前　〇・一七

　休憩後　〇・一九

V字落ち込み（目測）　なし

休憩効果率：　一・一七

前期はほぼU字に近く、休憩後の骨組みは右下がりとなっている。前期の作業量に対して後期の作業量が全体的に増加し、曲線には適度な動揺（ギザギザ）がみられる。誤答はなく、作業量も平均で一定範囲に到達している。このような観点から、「知能」「作業処理能力」「活動のテンポ」等が優れていることを示している。

本検査休憩時、何度か腕を伸ばしたり、手をさすったりしていた。「疲れましたか」と尋ねると、「疲れました」と言い、疲労の表情がうかがえた。

(七)　バウム・テスト

用紙を手渡すと、初めに画面を大きなラインで分割し、構図を決めてから描き始める。なお、このラインは作品完成後、丁寧に消しゴムを用いて消滅させた。

この検査で一番特徴的な点は、枝の張り巡らせかたである。三方に入り組みながら、伸ばす末枝の先端は樹冠によって閉ざされている。被検者は、懸命に社会に向かって接触を求めているが、それと同時に、その芽を摘んでしまうもう一人の自己が存在するのかもしれない。樹皮のキズからは、被検者の内的な傷付きが、また装飾物からは若干の虚栄的な一面がうかがえた。

本検査終了後感想を求めると、絵は得意であるということと、描いた樹木は家にある柿の木をイメージして描いたとのことが伝えられる。

(八)　風景構成法

本検査において特徴的なことは、左上方から右下方に急降下している川と道、一つだけ描かれた高峰を抱く山、密集した田、家の上方に描かれた人、寄せ集められた石があげられる。はじめ、川を描いて下さいとの指示に非常にためらいをみせていた。

全体からは、遠近のなさや各パーツの接合部の唐突さ、全パーツの凝集性のなさが認められ、被検者の認知

〈知覚〉の障害や内的な統合性の悪さ（自己同一性・一貫性のなさ）、強迫的な一面が推測された。

彩色時、緑を多く用いる他、実際の風景にはあまり認められない紫を好んで使う傾向がみられた。

なお描かれている動物はネコで、書き足したパーツは太陽、季節は夏の朝を想定し、人が起き出して外にでようとしているところであるという。「仕上げてみて、なかなか雰囲気の良いところだなあ」と思ったと述べている。

(九)　文章構成法

本検査は、考えがうまくまとまらないと言い、着手に当たってかなりの時間を要していた。熟考を要しない検査は非常にたやすくこなしてゆくが、そうでない自分なりの回答が必要なものにはかなりの時間を要する。

記述されたものから特徴的な傾向を抽出すると、父親に対しては強いイメージを抱いており、共に遊んだ経験を記憶している。母親は非常に安心できる存在としてとらえている。

一方、同性に対しては変わりない態度で接することができるのに、異性（女性）に対しては少しあがってしまうとのことである。

また、人間関係を、時に煩わしいものとしてとらえている。他に、行動する前に深く熟考するなど慎重過ぎるくらいの面や、自己の考えや感情をそのまま外に表出することなく、心の中に留めておく傾向が強くうかがえた。

(十)　心理テストのまとめ

〈知的側面〉知的水準は、普通域でも優秀の部類に位置する。

〈情緒的側面〉人間関係において、基本的な安心感、信頼感が育っておらず、自己、他者イメージが不確かであると思われる。これは両親との関係、特に母親との関係における問題の影響が大きいと推察される。したがって人間から遠ざかる傾向が強く、人間関係から得る常識的なものの見方も身についていないと思われる。

対人場面において自分の情動欲求を表現する手段を持たないため、攻撃性、性的欲求は抑圧される傾向が強いと思われる。したがって、対人場面では警戒心が強いが、情緒刺激に動揺しやすいため、その慎重さとは裏腹にものごとの把握が大雑把にならざるを得ず、人間関係は表面的で柔軟性に欠け、型通りのものになると推察される。

情緒刺激にさらされた場合には、自分の情動欲求に受け身的に巻き込まれ、思路が乱れる傾向がある。その乱れ方は、知覚の統合が悪くなった上に、現実検討の低い自己本位な解釈が加わるという形をとると推察される。これらは日常生活において衝動的に行動に移されることは少ないと思われる。しかし、欲求不満を感じにくい傾向があり、このことから被検者が自分の欲求を排除している可能性と、自分の欲求を何らかの形で短絡的に満たしている可能性とが考えられる。

第三節　面接所見

被告人の態度・服装・動作などは全体として整っている。語調は単調であり、温かみに欠ける。事件について触れた時にも他人事のように話し、特別の感情の変化を認め難い。深刻に何かを悩んでいる様子は見られず、心理的葛藤があるようにも感じられない。話題にかかわらず表情の変化に乏しく、ほとんど笑うこともないが、状況と無関係にニヤリと笑うこともある。

発音ははっきりしているが、抑揚に乏しく、平板・単調である。要するに言語表現に伴うはずの感情の表現というものがほとんど認められないのである。質問に対しては、「はい」「いいえ」あるいは極めて短い回答にとどまることが多く、長時間話をしていても、あるいは面接を重ねても疎通性が向上することはない。鑑定人が質問した後でうつむいて考えているようなポーズをとり、しばらく黙ったまま口をもぐもぐ動かしてから声を出すことが頻繁に観察された。したがって知能は高いにもかかわらず、一見愚鈍な印象を与えることがある。また、しばしば「まあ、」という言葉を発し、それに続けて話をするパターンが多い。
右のような所見は、しばしば精神分裂病者などで観察される所見である。

精神状態に関する一問一答

〈男の友達も女の友達もあまりいない？〉
はい。あまりというか、高校の時は全くいませんでしたね。
〈どうして？〉
…………
〈一人で遊んでいる方が楽しい？〉
まあ、それもありますね。
〈本とか映画とか？〉
はい。
〈お父さんやお母さんはやさしかった？〉
はい。
〈厳しく言われたことは？〉
まあ、あまりないですね。
〈おこられた記憶は？〉
まあ、何度かありますね。
〈どんな時？〉

小学校の時喧嘩して顔に傷を受けた時。
〈どういう風におこられた？〉
喧嘩したことに対しておこられました。
〈喧嘩しちゃいけないって？〉
はい。
〈親に反抗したり、喧嘩したりしたことある？〉
なかったですね。
〈口きかないこともない？〉
はい。
〈家に帰るとパジャマに着替える？〉
中学に入って制服になってからは、そういうふうにしています。
〈お父さんもそうしてる？〉
してないです。
〈どんなかっこうしてる？〉
ふつうのワイシャツとズボンです。
〈会社から帰って着替えない？〉
会社へ行くときの服ですね。
〈（パジャマでいることに対して）お父さんとかお母さんは注意しなかった？〉
はい。
〈着始めた時も何も言われなかった？〉

はい。
〈君も注意されるとは思わなかった？〉
はい。
〈小学校の時に万引をしたことがあるね？〉
はい。
〈何を取ったの？〉
おまけつきのキャラメルです。
〈お菓子屋さん？〉
スーパーです。
〈見つかって、お母さんが呼ばれた？〉
はい。
〈お母さんに何て言われた？〉
こんなことしちゃいけないと、おこられました。
〈どうして取りたくなったのかな？〉
まあ、何となく欲しくなりました。
〈スーパーへ行く前は取る気はなかった？〉
はい。
〈よくスーパーへ行っていた？〉
ええ、その時は。
〈お母さんとは行かない？〉

平日はあまり行かないですね。

〈つかまった時は、どんな気持ちになった？〉

かなりこわかったですね。

〈小学校の時にいじめられたよね？〉

はい。

〈どんないじめ？〉

まあ、一方的に責められたですね。

〈学校の中？〉

中の時も外の時もありました。追いかけられたりしていました。

〈そこには他の子もいた？〉

わかりませんね。

〈どうして目をつけられたの？〉

それもわかりませんね。

〈いろいろ言われたわけ？〉

まあ、あまりないですね。

〈どんなことされた？〉

…………

〈けとばされたり、なぐられたり？〉

はい、まあ、そういうことです。

〈ケガをしたこともある？〉

あります。

〈どういうけが？〉

顔に傷がついたり……。

〈親には何て言ったの？〉

喧嘩したと。

〈どうして詳しく言わなかったの？〉

まあ、言えないですね。

〈同級生？〉

まあ、ほとんど上級生です。

〈お父さんの性格は君に似ている？〉

あまり、人と話をしないというのは似ているところだと思います。

〈それはどこでわかる？〉

すぐ帰ってきて何も話さないとか……。機嫌悪くないのに。

〈お母さんと似ているところはある？〉

物事をよく考えてから行動するということですね。

〈割に落ち着いている？〉

はい。

〈感情的にならない？〉

まあ、そういうのはないですね。

〈感情の起伏がない？〉

はい。

〈お父さんもそう？〉

はい。

〈割に静かな家庭だね。〉

はい。

〈村川君とはいつまで仲良かった？〉

中三までです。

〈小学校から友達だよね。〉

小二の頃からです。

〈どうして仲悪くなった？〉

気が合わなくなっちゃったんですね。

〈趣味が合わない？〉

はい。

〈ひどい目にあわされたわけじゃない？〉

はい。

〈一番大きな原因は？〉

軽薄過ぎて信用できないことですね。

〈たとえば？〉

態度とか、人の悪口とかを平気で言うので、まあ、信用できるのかな？　と思うようになりましたね。

〈自分の悪口を他で言われるんじゃないか、ということ？〉

まあ、そうですね。

〈実際に言われたの？〉

わからないですね。

〈学校の友達があなたの悪口を言っていたことはない？〉

はっきりしないですね。

〈そんな気がしたことはある？〉

あります。

〈それはどういう時？〉

はっきりとはしないけど、何となくです。

〈いつ頃の話？〉

中学の頃ですね。

〈高校ではなかった？〉

ないです。

〈全然？〉

多分。

〈学校の先生はどう言っていた？〉

友達がいないのをいろいろ言ってましたね。もう少し積極的に人と話をした方がいいと言ってました。

〈友達をつくろうという気はなかった？〉

ないですね。

〈どうして？〉

…………

〈さびしくない?〉

まあ、別にさびしくないです。

〈そういうことで悩んだことはない?〉

ないです。

〈自分の体のことで悩んだことない?〉

ないです。

〈何も悩みはなかったの?〉

成績が伸びないのを悩んだ位ですね。

〈女性とセックスしたいけどできないという悩みは?〉

本を拾うようになってそういう気持ちになりました。

〈そのことで自分の性格を悩んだことはない?〉

ないです。

〈こんな性格じゃだめだと思ったことはない?〉

ないです。

被告人の自閉的な傾向は右の一問一答からも明らかである。特徴的なのは、本人がそういう傾向について、あたかも他人のように話し、自分のことであるにもかかわらず実在感を失っていることである（現実感喪失）。そして、自分が考え、感じ、行動しているという自我感が喪失していると言ってよい状態（離人体験）がある。被告人は家族に対しても、また先生・級友に対しても冷淡で不関性であるように思われる。これは被害者に対しての感情にも認められ、本人に深い反省がないかのように思われたこともあったようであるが、実は病的な感情鈍麻の現れであると考えられる。

被告人の会話からは意欲も認められず、動作もまた不活発で、生き生きとしたところ、きびきびしたところがない。能動性の減退と言うべき症状が存在していると考えられる。

神経症者や性的倒錯者によくみるような苦悩意識や愁訴もない。また、異常性格（精神病質）者によくみられるような反社会的人格を感じさせるような所見は認め難いのである。

第四章　本件犯行

第一節　本件犯行にいたる経過

本件犯行は、高校一年頃から猥褻な本を拾って、本に掲載されている女性の裸の写真等を見るようになり、それらの写真を見ながら自分の部屋で自慰をするようになったが、次第に女性とセックスをしたいと思うようになり、たまたま母親が実家へ帰省し、父親も帰宅が遅くなることが予期された日に、かねてから場所を知っていた近所の農道へ自転車で行き、たまたま塾へ向かう途中であった被害者を襲って自らの欲望を遂げようとしたものであった。

被告人によれば被害者は最初のうちはそれほど抵抗しなかったが、被害者の衣服を脱がしていくうちに激しく抵抗するようになり、その抵抗を押さえようとして手で首を絞め、さらにはベルトで首を絞めているうちに被害者が死亡するに至ったという。この際の殺意の有無については本公判中で現在争われており、鑑定人は立ち入らない。

被告人は被害者が死亡したことを手首の脈搏の消失等から確認した後に被害者の衣服を脱がせたが、この時に被害者に対して姦淫したと主張している。ところが法医学鑑定書によると、死因は頸部の強い圧迫による急性窒息と考えられるものの、「会陰部、直腸内、膣内から採取された検体から精子は検出されなかったので、本屍の死亡に接近した時刻に肛門や膣内への通常の射精を伴う姦淫はなかったと判断される。ただし、会陰部の検体がSM試薬に対する酸フォスファターゼによる反応が強陽性を示すことから、会陰部及びその周囲に精液成分が付着していると考えられる」旨述べられている。

被告人は被害者の遺体を現場付近に放置していったんは自宅に戻ったものの、現場の状況が気になって再び現場に戻ったところ被害者の父親や捜索中の警察官に見とがめられて警察官の質問を受けるなどしているうちに、逮捕に至ったものである。

第二節　問診所見

〈事件について聞くけれども、どうしてああいうことになってしまったんだろう？〉

自分の気分次第でつっぱってしまったんですね。

〈計画していたわけではない？〉

はい。

〈全くその日の気分でやっちゃった？〉

はい。

〈その日の気分は、他の日の気分と違う？〉

同じ気分の日もありました。

〈どういう点で同じ？〉

たとえば家に誰もいないという解放感とか。

〈両親がいなかったのは、はじめて？〉

そこは、ちょっと……

〈ほとんどそういうことはなかった？〉

はい。

〈その日の気分はどんな感じ？〉

不機嫌な感じ。

〈もやもやした？〉

そういう感じですね。

〈満たされない感じ？〉

ええ、まあ、そうですね。

いらいらして、何かにあたりたいという感じでしたね。

〈その日は誰もいなかった？〉

朝はお父さんがいました。

〈それで学校へ行って、学校が終わってからは？〉

寄り道してました。

〈どうして寄り道をしたの？〉

まあ、遊んで、帰ろうと思って。

電器屋とか本屋とかひやかして帰ろうと思っていました。

〈女の子に話しかけた？〉

話しかけやしないです。

〈何も言わないで？〉

はい。いきなりおそいかかったんです。
〈結局殺しちゃったのはどうして？〉
失敗したんですね。
気を失わせてしまおうと思ったら、力が入り過ぎて死んじゃったというわけですね。
〈殺す気はなかった？〉
はい。
〈拾っていた雑誌ってどんなもの？〉
写真雑誌ですね。
〈どこで拾ったの？〉
通学路のわきのごみ箱から拾ったんです。
〈前にも拾っていた？〉
高二の頃からですね。
〈自分の部屋に置いてる？〉
まあ、隠したりはしてます。
〈どこに？〉
押入れの中ですね。
〈拾うのはなぜ？〉
まあ、買うのが恥ずかしいからですね。
〈マスターベーションしたことある？〉
はい。

〈初めてはいつかな？〉
高一の時ですね。
〈人から教えてもらった？〉
本で見て。
本に文とやり方が書いてありました。
〈セックスについて知ったのは？〉
それとだいたい同じ位です。
〈学校の女友達とは話もしない？〉
はい。

〈テレビを見ていてああいう風にやろうと思った？〉
はい。
〈それまでにそういう場面を見たことは？〉
ないです。
〈それがはじめて？〉
はい。
〈おそってうまくいくと思った？〉
はい。
〈自由にやれる相手をつくろうという気はなかった？〉
なかったです。

（以上一二月二二日）

〈どうして？〉
まあ、つきあうのが面倒かなと。
〈面倒というよりはできないんじゃないの？〉
はい。
〈自分でそういうことは無理かね？〉
まあ、できないと思いますね。
〈将来はできると思う？〉
まあ、多分できないと思います。
〈若い時は内気な人でも、できるようになるのがふつうだと思うけど？〉
性格変わんないから無理だと思います。
〈そのうち変わるんじゃないの？〉
まあ、おそらく無理だと思います。

（以上一月六日）

〈当日の行動についてだけど、学校からの帰りに何軒かお店をまわっているね？〉
はい。
〈何軒位？〉
三軒ですね。
〈最初は？〉
電器屋です。
〈何分位いたの？〉

三〇分位です。
〈次はどこへ行ったの?〉
本屋です。
〈そこにはどれ位いたの?〉
一時間位です。
〈立ち読みしていたの?〉
はい。
〈大きな本屋?〉
はい。
〈それからどこへ行ったの?〉
別の本屋へ寄りました。
〈そこも大きい本屋?〉
はい。
〈そこにはどれ位いたの?〉
一〇分程度です。
〈短かいね〉
ええ。最初の本屋でなかった本を読もうと思っていたんで……。
〈どんな本?〉
まあ、鉄道関係の雑誌です。
〈そこを出てからは?〉

猫の森へちょっと寄りました。
〈そこには何分位いたの？〉
一〇分くらいですね。
〈それから？〉
現場へ行こうと思いまして。
〈現場は家へ帰る途中にあるの？〉
少し離れてます。
〈どうしてそこへ？〉
まあ、人があまりいなかったんですね。
〈昔行ったことある？〉
小学校の時に遊びに行く時に通りました。
〈現場へ行く時にはセックスしようと思っていた？〉
はい。
〈方法は考えてなかった？〉
まあ、多少は考えてました。
〈どういうふうに？〉
まあ、道から離れた所に連れ込んで襲おうと思っていました。
〈すごく抵抗されるとは思ってなかった？〉
あまり考えてなかったですね。
〈どうして？〉

おそらくテレビの影響ですね。
〈テレビの番組を見たから？〉
まあ、ああいう風にやればうまくいくと思っていました。
〈テレビでは抵抗していなかった？〉
少ししていましたね。
〈はじめて会った人に襲いかかったら相当抵抗されると思わなかった？〉
まあ、当時は思わなかったですね。
〈はじめはあまり抵抗しなかった？〉
はい。
〈パンツに手をかけたらひどく抵抗を始めた？〉
はい。
〈やめようとは思わなかった？〉
思わなかったですね。
まあ、ここまでやっちゃったんだから一気にやってしまおうと思いました。
〈首をしめたよね？〉
はい。
〈首をしめて死ぬとは思わなかった？〉
まあ、ちょっと手かげんをしたら大丈夫だろうと思ってました。
〈最後まで殺す気はなかった？〉
はい。

〈柔道をやったことある？〉
　高一の時学校で……。
〈締め技も習った？〉
　はい。
〈それを使った？〉
　はい。
〈締め技だったら死なないよね？〉
　はい。だから大丈夫だと思ってたんですけどね。
　まあ、それに多少手加減をしましたし、大丈夫だと思ってました。
〈現場を離れるまで死んでないと思ってた？〉
　…………
〈死んでしまったと思ったことはない？〉
　まあ、しばらく放って見てましたね。その後で確認したら死んでました。
〈死体を置いたのは死んだとわかってからだね？〉
　はい。
〈セックスした？〉
　まあ、入れはしました。
〈中で射精した？〉
　はい。
〈そういう感じはあった？〉

はい。
〈気持ちは良かった?〉
まあ、あまり変わりなかったです。
〈変わりなかったというと?〉
気分的には……
〈マスターベーションした時の気分より良くない?〉
はい。
〈家へ帰ってからはどういう気分でいた?〉
まあ、何とかして見つからなきゃいいと思いました。
〈見つかるのがこわかった?〉
はい。
〈後で現場へ行ったのは?〉
まあ、確認しに行ったんです。
〈つかまるとは思わなかった?〉
まあ、軽く通り過ぎようと思ってました。
〈この事件については見通しが甘いんじゃないの?〉
ええ、まあ、予想と大きく食い違いましたね。
〈今ではどう思ってる?〉
………
〈あんなことしなきゃよかった?〉

ええ、まあ。
〈女性について、男女交際とか結婚とかどう考えてる？〉
まあ、今のところ全く考えてないですね。
〈相手が死んでしまったとわかった時の気持ちは？〉
最初はこわくなって、……今度はつかまりたくないと思い始めました。
〈死んだことはどうやって確認したの？〉
手首をさわって脈をみたけど、ありませんでした。
〈どうして救急車を呼ばなかったの？〉
すぐには思いませんでした。
〈どうして？〉
まず、身元を隠そうと……
〈わかるのがこわかった？〉
ついでに自分の指紋のついた服を取ってしまおうと。
〈セックスしたいと思ったのは？〉
裸にした時にしたいなと思いました。
〈死んでいる相手とのセックスは気にならなかったの？〉
気にならなかったです。
〈で、その場に置いて帰ったの？〉
いいえ、少し奥に連れて行きました。

（以上一月一三日）

〈どうして戻ったの？〉

戻った時は指紋とかついた服を捨てようと思って。

〈ところで、セックスはうまくできたの？〉

その点は、どうもはっきりしません。

〈服を脱がしている間にも射精してる？〉

はい。

〈どのあたり？〉

確か、ブラウスを脱がしたあたりだと思いますね。

〈手で締めていて、後でベルトを使ったのはなぜ？〉

あまり効果がないんで……。

〈ベルトを使うと死んじゃうんじゃないか、と思わなかった？〉

ええ、あまり力を入れなきゃ大丈夫だろうかと。

〈元気なくなった時にやめなかった？〉

やめました。

〈ぐったりしたら、すぐやめた？〉

はい。

〈襲う時にはうまくいくと思ってたんだね？〉

テレビを見て、そういうシーンを見て、抵抗されずにうまくいっているんで、そう思いました。

〈他のテレビのドラマを見ても現実のものと思っていた？〉

はい。

〈それはつくりごとだとか演技だとか思ってないの？〉

　思えなかったですね。

〈テレビと現実とは違うでしょ？〉

　こういうことを本当にやっているんじゃないかと思っていました。

〈どうしてそう思えた？〉

　別に理由はないですね。

〈相手の人に対してはどんな気持ち？〉

　まだ若いのに死なせてしまって……。悪いことしたな、と思ってますね。

〈相手のお父さんとお母さんに申し訳ないことをしたと思う？〉

はい。

〈また出たらやっちゃいそう？〉

　今度はしないですね。

〈大丈夫？〉

　一回やった失敗は繰り返さないですから。以前にも万引やってつかまってすぐやめましたから。

〈セックスしたくならない？〉

　たぶんそんなひまないと思いますね。

〈というと？〉

　計画では田舎にひっこむつもりでいますから。

〈お父さんお母さんは何て言ったの？〉

　まあ、いいんじゃないか、と言ってました。

〈おじいちゃんとこ戻りたい？〉
はい。前から考えてましたね。
〈お父さんとお母さんとは一緒に暮らしたくないの？〉
お父さん、お母さんにも来てもらいます。
〈仕事があるでしょう？〉
その、仕事ができなくなったあたりで。
〈お母さんを女性としてみたことはない？〉
思えないですね。
〈お母さんに猫の真似をしたのはなぜ？〉
猫がいなくなって、さみしくなって、ああいうことやったわけですね。
〈子どもにかえったような感じだった？〉
はい。

（以上三月九日）

なお、動機について、平成五年六月一四日の第一二回公判での陳述では、高校二年の夏頃から拾った雑誌を見ながらマスターベーションをしたり、高校一年の時の同級生であった女生徒の裸を思い描いてマスターベーションをするようになった旨述べている。被告人は次第に、実際にセックスをしてみたいと思うようになったが、高二の八月頃にテレビドラマの中で男が女の服を脱がせ、その後で別な人が来て男が逃げるシーンを見て、こういう方法もあったのかと思ったが、同じ九月頃に女性の頭の後ろをなぐって気絶させてセックスをするシーンをテレビで見ることがあり、こういうふうにやればセックスができるのかと思うようになった、と述べている。
被告人は事件の当日は書店や百貨店などへ行きひまをつぶした後、猫の森に向かい、猫の森で猫を抱いたりじゃれたりした後、そろそろ帰ろうかなと思ったときに、猫のしっぽを踏んで、その踏まれた猫に手をひっかかれ、猫は怒鳴っただけで逃げてしまったものの、被告人は「かなり頭に来」て、「それで、もう何がなんでもやってやろう、もう、なんと言ったらいいんだろうな、何がなんでももう実行してやろうっていう気になって、もう向かいましたね、現場に」と述べている。

被告人はたまたま農道を通りかかった女子中学生に襲いかかり、農道からさらに奥の方へ連れて行き服を脱がせようとしたところ、被害者のパンツに手をかけたところで突然抵抗が強くなり、口をふさいだり手を封じたりしたものの抵抗はやまず、テレビで見たように首の後ろを叩いたが気は失わず、さらに首を絞めたもののあまり効果がなかったために、自らの学生ズボンからベルトを抜いて首を絞めたところ死亡するに至ったと述べている。

被告人は被害者の死体を人目につかないようなところに隠そうと思い、ヤブの中に隠して逃げようと考えたが、被害者の服のボタン等に自らの指紋が付いているのではないかと考え、被害者の服を脱がせて全裸にした。全裸にしたところ再び欲望がおこり、セックスをしたが、その後で体の上に草を掛けて隠し、被害者のカバンの中に服を詰めて、人目に付かないところに自転車とカバンを隠して帰宅した。

帰宅した後の被告人は、服を着替えてパジャマを着、ビデオを見ていたが、サイレンの音がすることに気づき、現場に戻って結局逮捕されるに至っている。

第三節　要約

被告人の犯行は、もともと女性と交際する機会に恵まれず、またある程度成熟した女性と合意に基づく性交渉を営む意志も能力も基本的に欠如していると思われる男子高校生が、女子中学生を襲って姦淫しようと試みたものの激しい抵抗にあい、その抵抗を押さえようとしているうちに被害者が死亡するに至ったというものである。

犯行後被告人は自らの姓名を偽るなど虚偽の陳述を行っているが、これは自己防衛的態度によるものであろう。

その後取り調べの段階で殺意の存在を肯定したこともあるが、この点に関する調書の供述の証拠能力について鑑定人は判断する立場にはない。ただ鑑定中に被告人がことさら虚偽の発言をしたという印象はない。時に常識的に理解し難い説明をすることもあるが、だからと言ってそれが被告人がウソを言っていることとはならないと思われるのである。

犯行行動についての記憶は詳細に保たれており、意識障害の存在は否定される。ここで注意すべき点は、被告人の犯行行動についての説明が客観的であるばかりか、自然な感情の変化を伴わず、淡々としているという以上に一種の冷たい感じも含み、あたかも他人事のような話し方をするということである。この傾向は犯行以外の話をしている場合でも認められるが、悔んで涙を流したり、自分の将来を深刻に案じたり、あるいは鑑定人に甘えたり、逆に感情的に反発するといった、ふつうの被疑者や被告人にみられる感情の動きがほとんど認められないのである。

犯行の動機は極めて短絡的で思慮を欠くものである。テレビの番組に刺激されて性犯罪を犯すこと自体は稀でないが、番組の内容がそのまま容易に実現され得ると思い込むのは、被告人の年齢と知能程度ならびに発育環境を考慮に入れれば了解し難いものであり、思考障害の存在を強く疑わざるを得ないのである。犯行の直接のきっかけとなったのは猫に手をひっかかれたための怒りであると言うが、こうした些細な出来事によってこのように重大な犯罪が企図されるのも、また常識的には了解し難いところである。

犯行についても比較的冷静であるにもかかわらず、事件前に通行人と出会っても気にならず、自らと被害者の自転車を農道近くに放置したまま行為に及び、また犯行中も現場近くを一〇台くらい自転車やオートバイが通っているることを知っているにもかかわらず、見つかるとも思わず、また途中でやめようとも思わなかったというのも奇異な話であり、理解し難いところである。

以上述べてきたように、本件犯行については極めて了解し難い点がいくつかあり、それらは被告人の作話によるものであるとか、少年期の未熟さによるものであるとか、あるいは生来の性格の偏りによるものとして断ずることはできず、全体として精神疾患が基盤に存在していたものとして判断すべき性質のものである。

第五章　診断・心理学的考察・責任能力・被告人の処遇

第一節　診断

被告人の現在および犯行時の精神状態は、進行中の破瓜型精神分裂病に罹患している状態である。その他の精神病・神経症・てんかん・意識障害・脳器質性精神障害などは存在しない。

精神分裂病の原因はまだ不明であるが、発病の条件や疾患の背景となっていることがらを調べると、一定の特徴をとらえることができる。またそのなかには、分裂病の診断や治療の実際に結びつけられるものもある。

精神分裂病の発病年齢は、主として思春期から三〇歳ごろまでの間であり、症状は極めて複雑であるが、基本的な特徴は、精神内界の特有な不調和にもとづく自我と外界との関係の歪みであり、内的体験の異常（妄想、幻覚など）、および外界との接触性の異常（とくに自閉）として形成される。

分裂病は、いかなる症状が前景に立つかによって、概念的には三つの病型に分けられる。すなわち、感情の鈍麻を主とする破瓜型、意志発動の障害を主とする緊張型、内的体験の異常を主とする妄想型であるが、個々の症例を、それぞれの病型にはっきり分けることは困難なことが多い。そして分裂病の経過をみると、大部分のものは多かれ少なかれ人格の変化をきたし、あるいは荒廃に陥る。

クレッチマーは、分裂病者の体格には細長型が多いと述べ、さらに分裂病の病前性格である分裂病質の特徴としては、次の三群をあげている。

㈠　非社交的、静寂、控え目、堅くるしい（ユーモアがない）、変人

㈡　引込思案、臆病、繊細、敏感、神経質、激昂、自然と書物の友

㈢　御しやすい、善良、行儀良い、無頓着、鈍感、無感覚

第一群は基本的傾向であり、第二、三群はそれぞれ敏感および鈍感という両極の状態を示し、これらがいろいろな割合に混合されて各種の分裂病質を構成する。ただ分裂病質の場合には、両極の間に連続的な移行があるのではなく、むしろ一方では敏感でありながら、同時に他方では鈍感であるという点が特徴的である。このような分裂病に特有な体格や性格傾向がはっきりしているときには、分裂病という診断をつけるのに役立つことが多いが、被告人の場合には細長型であって、かつ分裂病質の特徴もかなり備えているように思われ、被告人が分裂病であるという診断を支持する要素となっている。

破瓜型精神分裂病の状態像の主体をなすものは感情および意志の鈍麻（無感情、無為）であって、分裂病の中でも比較的若年者に徐々に発病し、経過が長く人格荒廃が著しい。破瓜型は精神分裂病の基本型ともいえるものであり、特有な初期症状（接触性または疎通性の障害、特有な内的体験）をしめす時期（軽微なためにほとんど気づかれないことも少なくない）を経過すると、感情と意志の面における鈍麻がしだいに強くなり、初期にあった妄想や幻覚はほとんど消え、あるいは残っていても患者自身は無関心な態度をとり、自閉的となり、さらにいわゆる無感情、無為の状態に陥る。このように人格荒廃が病像の主体をなしているという意味で、精神分裂病の基本型とみなすことができるわけであるが、人格の荒廃がそれほど進まないものは単純型または単純痴呆とよばれることもあり、応対時には異常がないようにみえるが、社会生活に対する順応性はかなり障害され、非常識な奇行が認められることが多い。被告人はほぼ単純型と考えてよいと思われる。

破瓜型の発病は緩慢であり、陳旧例では、ある一定の時期からの生活態度の変化や、特有な初期症状の発現をさかのぼって確かめることがほとんど不可能なことが少なくない。

精神分裂病という疾病概念を提唱したブロイラーによると、分裂病者に必発の「中軸症状」とは、①思考障害（連想弛緩・支離滅裂など）、②感情障害（冷却・鈍麻・平板化）、③意志障害（自発性減退・無為・興奮）の三

つであり、①幻覚、②妄想、③自我障害などは「辺縁症状」とされる。つまり、分裂病の本質は、いわゆる精神病的経験にあるわけではなく、情意面と思考の根本的な障害にある。そして、この情意障害の終着点が、人格荒廃・欠陥状態などと称せられる状態なのである。さて、幻覚・妄想・自我障害などとこの人格変化とは、平行することもあるし、平行しないこともある。いったん精神病状態となった後、数年を経て病的症状が色あせ、目立たなくなっても、情意鈍麻などの障害は持続する。この情意障害が欠陥状態といわれるものの中核である。この欠陥状態には、きわめて軽度で、専門医が注意深い診察によってようやく認めるようなものから、世間からも「変わり者」とみなされるようなもの、保護者や治療者の配慮がなければ社会生活や家庭生活が困難なものなど、いろいろの程度のものがある。

㈠　被告人がブロイラーの言う「中軸症状」の中で感情障害を示していることは、本鑑定書の中で既に記述している。

《感情鈍麻》　被告人は感情を起こすような環境的刺激があっても、これに対する感情の発露がみられず、周囲に対して冷淡、不関性である。喜怒哀楽を起こすような事件に対しても平然として感情をあらわさない。他者が自分をどう見ているか、あるいはどう評価しているかについても関心を示さない。あるいはそれがわかったとしても気にならない。深刻に考えることも悩むこともないのである。ただ被告人を含む分裂病者においては全般的感情鈍麻の中に繊細な感情が混在して、このため感情が異常に緊張し、刺激性となることがしばしばある。被告人が〝猫の森〟で猫にひっかかれ、これが犯行の直接のきっかけになったことは分裂病性感情障害の一つのあらわれである。

《感情的接触または感情的疎通の障害》　話しかけても感情が通じ合わない、親しみがわかない、心と心が融け合うというところがない。話を介して感情が、親しみでも、怒りでも、不信でも、とにかく何でも人間的感情が交流するということがない。このため違った世界、違った心の持ち主としか感じられない。

《アンビバレンツ》相反する感情が同時に存在している。愛と憎しみ、依存と敵意などが分化しないまま同時に併存している。被告人と母親の関係にもこの傾向がみられる（心理検査の項参照）。

《表情の異常》冷い、硬い、空虚な、奇妙な表情が認められる。不快な感情をもちながら微笑したり、悲しいのか嬉しいのかわからないような表情をしたりする。とにかく親しみにくい、感情的疎通性の欠けた顔つきをするが、これは感情鈍麻と自閉症の産物である。

(二)　意志障害の存在も明らかである。

《自発性減退（能動性減退）》能動性の減退は本病の基本的障害と考えられるが、被告人に明らかである。成績の低下傾向、怠惰でだらしなく、不潔に思える行為（自宅で常にパジャマを着ていたり、ヒゲをそらずに学校へ行ったことなど）などが具体的な現れである。

動作もまた不活発で、生き生きとしたところ、きびきびしたところがない。

能動性の減退は、関心興味の減退と結びつき、本病患者の人格変化、生活変化を特徴づけるものである。おそらく人格の基本にある生命躍動の低下によるものと考えられる。

(三)　思考障害の存在も観察される。

前述したように、被告人はテレビの番組を見て犯行が成功するものと確信しているが、被告人のように高い知能を持ち、特別問題のない生育環境に育った男子高校生がそのように信じて疑わないばかりか実際に行動に移すという短絡性は、通常では全く理解できないものであり、基底に分裂病性思考障害が存在していたと考えるのが普通である。

また、ファミコンを買ってほしいと親に話したと言い、〝猫の森〟についても確かに母親に話したと述べているが、両親は全く聞いていないと強く否定している。両親は同様の事象をいくつか経験している。両親、本人ともに記憶力は良く、家庭の状況からも単なる勘違いとは考えられない。被告人の妄想と考えるべきものである。

思考が障害すればもちろん判断も障害されるし、行動も解体する。思考を論理的に組み立て、そして進めていくことは、すなわち人間の知的活動そのものといってよい。したがって思考の解体はつまり知的能力の解体に至らざるを得ないのである。

〔本節における精神分裂病の精神症状についての記載にあたっては、諏訪望著『最新精神医学』南光堂（一九七八年、新訂第二五版）、新福尚武著『新精神医学』医学出版社（一九七五年、改訂第一六版）、福島章著『精神鑑定』有斐閣選書R（一九八五年）から一部を引用している。〕

第二節　責任能力

責任能力の判断はもちろん裁判官の権能に属することがらであって、鑑定人の任務ではない。しかし本鑑定にあたっては「被告人の責任能力の有無、程度」について答えることを求められているので、ここで鑑定人が被告人の責任能力について参考意見を述べることは妥当であると考える。

一九五五年、グルーレは、『精神鑑定』という本の中で次のように書いている。「真の精神病すなわち躁うつ病・精神分裂病・進行麻痺などがたしかに存在するならば、その犯罪の如何を問わず、はっきりと責任無能力が認められなければならない。この精神病の特殊な形式と内容からまさにこの犯行が起こったという、いわゆる心理学的な証明は、まったく不必要なことである。」（グルーレ『精神鑑定と犯罪心理』中田修訳、金剛出版、一九七九年）。また一九六一年、シュナイダーは、「精神鑑定について」という論文で次のように述べる。「異論のない躁うつ病の病相期や、精神分裂病などの形をとった精神活動の病的障害が存在するならば、その程度や状態と犯行との関係を考慮することなく、つねに免責を推すであろう。これらの状態は、たとえ軽度のものであっても、人間の本質と行為への測り知れない侵襲を意味するから、つねに第五一条第一項（旧西ドイツ刑法の心神喪失規定）が妥当する」（中田修「精神分裂病の責任能力への一寄与」精神医学、第一〇巻一号、一九六八年）。

裁判所の判断としては、一九五五年の旧西独最高裁判所第四刑事部の見解は次のように説示する（保崎秀夫「昨今の精神鑑定から」精神医学、第二〇巻一二号、一九七八年）。「行為に動機づけがあり、計画的に実行されていても、行為を意志無能力とすることを妨げない。行為者が精神分裂病に罹っていさえすれば、軽症の事例においてさえも、原則として、行為者の心の状態に身をおいて考えることや、特定時点における分裂病性意志障害の程度を正しく評価することは不可能となる。疑いがある以上、責任無能力を承認すべきである。」

最近まで右のような見解は、日本の司法精神医学界においては支配的、主流的な見解とされてきた。中田修氏は次のように言っている。「精神分裂病・躁うつ病のごとき内因精神病の明らかな証明があれば、その初期の状態であっても、疾病と行為との関連性を考慮することなく、ただちに責任無能力とすべきであるという原則は、シュナイダー学派のみならず、広く一般に支配的な考え方である」（中田修「刑法と精神医学」秋元波留夫ほか編『日本精神医学全書』第六巻、金原出版、一九五九年）。

ところが近年、分裂病の治療が進歩して、分裂病であっても生涯に一度も入院することなく、治療を続けながら定職についたり社会復帰が望める例が多くなってきたこともあり、精神分裂病者であっても正常に判断・制御をする部分が残っているケースでは、その能力がどの程度残されているかを検討すべきであるとする見解が力を得てきている。すなわち分裂病者の犯罪の中にも、幻覚・妄想など病的な動機によるとは見られない犯罪があり、嫉妬・憎悪・利欲・憤怒など、一見すると正常者と同じような動機で犯される場合には部分責任能力とする議論である。福島は次のように述べている。「分裂病者を正常者とは質的にまったく違った存在と考える古典的な考え方は、『分裂病の神話化』などと批判されるように、十分な根拠がない。分裂病者といえども、病的な心の部分と健康な心の部分とが併存しているはずであって、だからこそ心理療法的働きかけや社会復帰などが可能なのである。もちろん、病的な部分が健康な部分を圧倒、支配している場合もあって、この場合は責任無能力と考えるべきであるが、正常に判断・制御をする部分が残っているケースでは、その能力が量的にどの程度残されているかを検討・評価すべきであろう」（福島章『精神鑑定』有斐閣選書Ｒ）。

被告人については精神分裂病のために知・情・意の全面にわたって人格が障害されており、病的変化の力の支配下にあるばかりではなく、分裂病性思考障害の基盤の上に犯行の動機が形成されており、犯行時にも他者の存在や犯行の発覚についても相当無頓着であるなど、分裂病性感情障害が認められるのであり、分裂病者の行為についは、その軽重にかかわらず、また症状と行為との関係にも無関係に、無条件に責任無能力が認められるべきであるという比較的通説的な見解に従えば、責任無能力とされるのが妥当であるとも考えられる。

しかし、一方では被告人は犯行現場へ向かう以前から犯行を企図しているなど全く偶発的・衝動的な犯行とも考えられず、また犯行の経過についても、被害者に対する行為の全体について著しく不自然なところは認め難く、死体の処理にあたっての行動もある程度まとまっていて、必ずしもはなはだしく荒廃した精神状態にあったとは言い難いこと、さらに被告人が、低レベルの適応状態ではあったにせよ、一応通常の高校生活を送っていたこと、加えて拘置所内における動静についても特別の異常が認められないこと、などから被告人に全く帰責能力がないと考えることもできないのであり、限定責任能力の程度であったと考えるのが妥当であろうと考えるものである。

第三節　被告人の処遇

精神分裂病である以上、早期に専門医による効果的な治療を開始すべきものと考える。ただこれは、すなわち直ちに精神病院における入院治療を開始すべきであるという結論には至らない。被告人の現在の精神症状は、犯行を除けば絶対的に入院治療を要する状態ではないからである。

もちろん仮に責任無能力とされれば精神病院への入院が望ましいが、限定責任能力の場合には有期刑となることが、ある程度の確率で予想されるのであり、この場所には医療刑務所への移送も考慮すべき段階が訪れる可能性があることを指摘しておきたい。

なお将来の社会復帰後の職業としては、営業職等対人関係の多い職種は将来共に不適であると思われる。現実的には祖父が農業を営んでおり、本人もそれに就くことを希望しているので、その方向を中心に進路調整を図るのが最適と思われる。

三　鑑定主文

一、被告人の犯行時の精神状態は、精神分裂病に罹患している状態であり、判断・抑制能力が著しく低下していた。したがって被告人は、犯行時、自己の行為の是非善悪を弁識する能力も、この弁識に従って行為する能力も著しく限定されていたと判断される。

二、その他の参考事項については本文を参照されたい。

右の通り鑑定する。

平成六年三月二二日

鑑定人　医療法人明雄会北所沢病院理事長（鑑定受命時院長兼任）・医師　作田　明

本鑑定に要した期間は平成五年九月二日から平成六年三月二二日までの二〇二日間である。

執筆者紹介

日本の精神鑑定

内村祐之　一八九七（明治30）年、東京に生れる。大正12年東京大学医学部卒業。東京大学精神科、松沢病院を経て昭和2年北海道大学教授。昭和11年東京大学精神医学教室主任教授兼松沢病院長。昭和33年東京大学教授退官。昭和35年国立精神衛生研究所長。東京大学名誉教授、財団法人神経研究所名誉所長、同顧問、日本学士院会員など歴任。医学博士。昭和55年9月17日逝去。著書に『傑出人脳の研究』『精神医学教科書（上巻）』『精神鑑定』『わが歩みし精神医学の道』『精神医学の基本問題』『鑑三・野球・精神医学』など。訳書にヤスペルス『精神病理学総論』、クレッチマー『天才人』『天才の心理学』など。

三浦百重　一八九一（明治24）年、静岡県に生れる。大正7年九州大学医学部卒業。大正8年京都大学医学部助手、大正13年同講師、大正14年同助教授。昭和10年京都大学医学部精神医学教室主任教授。昭和29年定年退官。昭和32年より昭和42年まで鳥取大学学長。医学博士。昭和47年2月29日逝去。主論文「連合診断の臨床的基礎」「離人症」。

村松常雄　一九〇〇（明治33）年、東京に生れる。大正14年東京大学医学部卒業。東京大学精神科に入局、昭和8年同講師、都立梅ヶ丘病院長兼都立松沢病院副院長を経て、昭和23年国立国府台病院長。昭和25年名古屋大学精神医学教室主任教授。昭和39年国立精神衛生研究所長。昭和46年退官。名古屋大学名誉教授、医学博士。昭和56年8月30日逝去。著書に『精神衛生』『日本人』『犯罪心理学』『精神鑑定と裁判判断』など。

高橋角次郎　一九〇六（明治39）年、逗子に生れる。昭和11年東京大学医学部卒業。東京大学精神科入局、昭和16年同講師、昭和17年毛呂病院長、昭和23年川口病院長、昭和30年戸田病院長（兼）となる。医学博士。平成6年10月17日逝去。著書に

『脳血管撮影法』。主論文に"Die Arteriographie der Arteria vertebralis und ihrer Versorgungsgebiete"。

吉益脩夫　一八九九（明治32）年、大垣市に生れる。大正13年東京大学医学部卒業。東京大学精神科、松沢病院に勤務。昭和6年東京大学文学部大学院（心理学）卒業。昭和11年東京大学脳研究所講師。昭和20年同精神医学教室助教授。昭和31年同脳研究所教授。昭和34年東京医科歯科大学犯罪心理学研究室教授。昭和40年退官。医学博士。昭和49年7月14日逝去。著書に『優生学』『優生学の理論と実際』『犯罪人』『犯罪心理学』『犯罪病理学』『精神医学』『精神病の鑑別診断』『犯罪学概論』『正田昭・黙想ノート』など。訳書にレンツ『犯罪生物学原論』、メッツガー『犯罪学と刑事政策』、クレッチマー『ヒステリーの心理』など。

神谷美恵子　一九一四（大正3）年、岡山県に生れる。昭和10年津田英学塾卒業。コロンビア大学に留学。昭和19年東京女子医学専門学校卒業、東京大学医学部精神科勤務。昭和27年大阪大学医学部神経科。昭和35年神戸女学院大学教授。昭和33年–47年長島愛生園精神科勤務。昭和38年–51年津田塾大学教授。医学博士。昭和54年10月22日逝去。著書に『神谷美恵子著作集』（全10巻）など。訳書にマルクス・アウレリウス『自省録』、ジルボーグ『医学的心理学史』、フーコー『臨床医学の誕生』『精神疾患と心理学』、V・ウルフ『ある作家の日記』など。

武村信義　一九二八（昭和3）年、長野県に生れる。昭和28年東京大学医学部卒業。東京大学精神科、同脳研究所心理学部門に勤務、昭和40年同助教授。昭和58年より報徳会宇都宮病院勤務。医学博士。平成14年10月3日逝去。著書に『精神医学』『優生学』『司法精神医学』など。

中田　修　一九二二（大正11）年、兵庫県淡路島に生れる。昭和20年東京大学医学部卒業。東京大学精神科、東京拘置所、松沢病院、都立梅ヶ丘病院などを経て昭和34年東京医科歯科大学犯罪精神医学研究室助教授。昭和40年同教授。昭和63年同名誉教授。第一五期日本学術会議会員。医学博士。著書に『精神医学』『犯罪と精神医学』『犯罪精神医学』『司法精神医学』『精

神鑑定と供述心理』『放火の犯罪心理』。訳書にグルーレ『犯罪心理』『精神鑑定』、ゼーリッヒ／ワインドラー『犯罪者の類型』など。

秋元波留夫　一九〇六（明治39）年、長野市に生れる。昭和4年東京大学医学部卒業。北海道大学精神医学教室、都立松沢病院を経て昭和15年東京大学講師。昭和16年金沢大学教授。昭和33年東京大学精神医学教室主任教授。昭和41年国立武蔵療養所長。昭和54年都立松沢病院院長。医学博士。平成19年4月25日逝去。著書に『日本精神医学全書』『作業療法の源流』『精神医学と反精神医学』『神経精神医学』『精神を病むということ』『精神医学逍遥』など。訳書にパリュック『社会精神医学』、ドレ／デニケル『臨床精神薬理学』『分裂病の最新研究』など。

風祭　元　一九三四（昭和9）年、東京に生れる。昭和33年東京大学医学部卒業。東京大学精神科、関東中央病院、東京大学保健センターなどを経て、昭和47年より帝京大学精神科教授、平成6年より東京都立松沢病院長。医学博士。平成29年8月逝去。著書に『精神分裂病と向精神薬療法』『分裂病』。

萩原　泉　一九二八（昭和3）年、土浦市に生れる。昭和33年東京大学農学部卒業。昭和37年東京大学医学部卒業。東京大学精神科、国立武蔵療養所を経て、昭和44年より豊里病院長。平成27年逝去。主論文「片側総頸動脈結紮ネコによるCO中毒実験（共著）」。

小木貞孝　一九二九（昭和4）年、東京に生れる。昭和28年東京大学医学部卒業。東京大学精神科、同脳研究所を経て、昭和40年東京医科歯科大学犯罪心理学研究室助教授、昭和44年―54年上智大学文学部教授。医学博士。著書に『精神医学』『死刑囚と無期囚の研究』。訳書にメルロー＝ポンティ『知覚の現象学』など。ペンネーム加賀乙彦で小説家としても著作『宣告』『永遠の都』など。

福島　章　一九三六（昭和11）年、東京に生れる。昭和38年東京大学医学部卒業。東京大学精神科、府中刑務所を経て、昭和44年東京医科歯科大学犯罪精神医学研究室助手、昭和49年助教授。昭和54年上智大学文学部教授を経て、上智大学名誉教授。医学博士。著書に『宮沢賢治』『愛と性と死』『犯罪心理学入門』『現代人の攻撃性』『犯罪心理学研究Ⅰ・Ⅱ』『血が酩酊する時』『精神鑑定』『天才』『天才の精神分析』など。訳書にマックスウィニー『クレージーエイプ』、ノイマン『グレートマザー』、ローゼン『アイデンティティ論を超えて』など。

現代の精神鑑定

福島　章　同書の編者。前出。

石川義博　一九三五（昭和10）年、東京都に生れる。東京大学医学部卒業。法務省関東医療少年院、東京大学助手、ロンドン大学精神医学研究所留学、八王子医療刑務所、東京都精神医学総合研究所副所長、江戸川病院臨床顧問を経て、石川クリニック院長。医学博士。著書に『非行の病理と治療』（金剛出版）『思春期危機と家族』（岩崎学術出版社）『非行の臨床』（金剛出版）『少年非行の矯正と治療』（金剛出版）、主論文に「少年非行と精神医学」（『精神医学』第25巻、医学書院）など。

保崎秀夫　一九二六（大正15）年、神奈川県に生れる。慶應義塾大学医学部卒業。同医学部精神神経科教授、慶應義塾大学病院長を歴任。平成3年より慶應義塾大学名誉教授。医学博士。著書に『精神分裂病の概念』（金剛出版）など。

丹生谷晃代　一九五九（昭和34）年、東京都に生れる。慶應義塾大学医学部卒業、同大学大学院修了。立川共済病院精神科医師、慈雲堂病院副院長などを経て、ひまわりメンタルクリニック院長。医学博士。主論文に「精神病後抑うつ状態（post psychotic depression）を示した精神分裂病の経過類型に関する研究」（『慶應医学』67巻）など。

山上　皓　一九四一（昭和16）年、北海道に生れる。北海道大学医学部卒業、同大学大学院、国立武蔵療養所医師、府中刑

務所医師、東京医科歯科大学助手、法務省紫明女子学院医務課長、東京医科歯科大学助教授、同大学教授を歴任。東京医科歯科大学名誉教授。著書に『精神分裂病と犯罪』（金剛出版）『犯罪学』（青林書院）『精神鑑定』（ライフサイエンス）『司法精神医学・精神鑑定』『司法精神鑑定例』（中山書店）など。

中田　修　前出。

作田　明　一九五〇（昭和25）年、千葉県に生れる。聖マリアンナ医科大学医学部卒業。東京大学精神医学教室、ロンドン大学精神医学研究所、八王子医療刑務所医師、市原学園（少年院）医務課長、北所沢病院理事長を歴任。平成23年逝去。著書に『法精神医学』（共著、金原出版）『犯罪ハンドブック』（共著、新書館）、訳書にチャップマン『サリヴァン治療技法入門』（共訳、星和書店）、ウェスト『性的攻撃　強姦の精神病理』（金剛出版）など。

風祭　元　前出。

本書中、「大本教事件」「金閣放火事件」の執筆者である三浦百重先生、「阿部定事件」の執筆者の一人である村松常雄先生の著作権継承者とご連絡をとることができませんでした。ご存知の方がおられましたら、お手数ですが、ご一報いただきたく、お願い申し上げます。

みすず書房編集部

内村祐之・吉益脩夫監修
福島 章・中田 修・小木貞孝編集

日本の精神鑑定
重要事件25の鑑定書と解説 1936-1994
［増補新版］

2018年12月25日 第1刷発行

発行所 株式会社 みすず書房
〒113-0033 東京都文京区本郷2丁目20-7
電話 03-3814-0131（営業） 03-3815-9181（編集）
www.msz.co.jp

本文組版 キャップス
印刷・製本所 萩原印刷
装丁 安藤剛史

ISBN 978-4-622-08766-3
［にほんのせいしんかんてい］